ERGEBNISSE DER INNEREN MEDIZIN UND KINDERHEILKUNDE

HERAUSGEGEBEN VON

A. CZERNY · FR. MÜLLER · M. v. PFAUNDLER
A. SCHITTENHELM

REDIGIERT VON

M. v. PFAUNDLER
MÜNCHEN

A. SCHITTENHELM
MÜNCHEN

FÜNFUNDFÜNFZIGSTER BAND

MIT 76 ABBILDUNGEN

BERLIN
VERLAG VON JULIUS SPRINGER
1938

ISBN-13:978-3-642-88833-5 e-ISBN-13:978-3-642-90688-6
DOI: 10.1007/978-3-642-90688-6

SOFTCOVER REPRINT OF THE HARDCOVER 1ST EDITION 1938

Inhaltsverzeichnis.

Ein Generalregister für die Bände 1—25 befindet sich in Band 25 und für die Bände 26—50 in Band 50.

Berichtigungen.

Beitrag W. N. BOLDYREFF: Ulcus rotundum ventriculi et duodeni *in Band 54.*

S. 348, 9. Z. v. o. statt: *seinem,* lies: *meinem.*

S. 351, 1. Z. v. o. statt: SIMENS, lies: SIMONDS.

S. 352, 6. Z. v. o. statt: SIMENS, lies: SIMONDS.

S. 353, Fußn. 1, Z. 2 statt: ein rundes Geschwür in der Nähe des Pylorus im Zwölffingerdarm gefunden. Dieses Geschwür war direkt der Öffnung des Kanals der Bauchspeicheldrüse zugewendet.

lies: ein *Zuschlags-Pankreas* und ein rundes Geschwür in der Nähe des Pylorus im Zwölffingerdarm gefunden. Dieses Geschwür war direkt der Öffnung des Kanales der *Zuschlags*-Bauchspeicheldrüse zugewendet.

S. 356, 6. Z. v. u. statt: *Magensäure,* lies: *Magensaft.*

I. Über Stercobilin und Urobilin IX α.

Von

Hans Halbach-München.

Inhalt.

Literatur.

Adler, A.: Zur Theorie der Urobilinogenie. Klin. Wschr. **1922 II**, 2505.

— Eine neue Methode der exakt-quantitativen Urobilinogen- (Mesobilirubinogen-) Bestimmung in Harn und Stuhl. Dtsch. Arch. klin. Med. **154**, 238 (1927).

— Die Leber als Excretionsorgan für den Gallenfarbstoff. Handbuch der normalen und pathologischen Physiologie, Bd. 4, S. 785.

— u. M. Bressel: Urobilinogenbestimmung in Stuhl und Harn mittels der neuen Extraktionsmethode. Dtsch. Arch. klin. Med. **155**, 326 (1927).

— u. B. zu Jeddeloh: Zur feineren Diagnostik von Leber- und Gallenwegserkrankungen. Dtsch. Arch. klin. Med. **164**, 282 (1929).

— u. M. Sachs: Die Urobilinausscheidung in Stuhl und Harn bei verschiedenartiger einseitiger Ernährung. Z. exper. Med. **31**, 398 (1923).

Adler, H. u. F. Reimann: Beitrag zur Funktionsprüfung des retikulo-endothelialen Apparates. Z. exper. Med. **47**, 617 (1925).

Anselmino, K. J. u. F. Hoffmann: Die Ursachen des Icterus neonatorum. Arch. Gynäk. **143**, 477 (1931).

Aschoff, L.: Über den Ort der Gallenfarbstoffbildung. Klin. Wschr. **1924 I**, 961.

— Über die verschiedenen Auswirkungen des Bilirubins I und Bilirubins II auf den übrigen Organismus. Med. Klin. **1932 II**, 1553.

— Über Gallenfarbstoffbildung und Gelbsucht. Klin. Wschr. **1932 II**, 1620.

Bang, O.: Klinische Urobilinstudien. Oslo 1929. — Klin. Wschr. **1930 I**, 227.

Bartha, J. u. D. Görög: Splenomegalia haemolytica mit paroxysmaler Haemoglobinurie. Virchows Arch. **273**, 266 (1929).

Belonogowa, N. S.: Über den Blutumsatz bei verschiedenen Anämieen und die Beeinflussung derselben durch die Behandlung mit Bluttransfusion, Salvarsan, Arsen, Eisen und Leberdiät. Dtsch. Arch. klin. Med. **162**, 297 (1928).

Bendien, M. u. J. Snapper: Weitere Untersuchungen über die Bindung der Serumkolloide mittels für Eiweiß durchlässiger Ultrafilter. II. Mitt. Biochem. Z. **261**, 1 (1933).

Bennhold, H.: Über die Anpassung der Serumeiweißkörper an die Transportnotwendigkeiten im kranken Organismus. Verh. Kongr. inn. Med. **1930**, 353.

BILLI, A., L. HEILMEYER u. F. PFOTENHAUER: Harnfarbstoffausscheidung und Darmfäulnis. II. Mitt. Z. exper. Med. **91**, 720 (1933).

BINGOLD, K.: Über das Schicksal des überalterten Blutfarbstoffs im Organismus. Z. exper. Med. **99**, 325 (1936).

BJØRN-HANSEN, H.: Über die paroxysmale Kältehämoglobinurie. Acta med. scand. (Stockh.) 88, 129 (1936).

BLANKENHORN, M. A.: Blood urobilin. J. of biol. Chem. **80**, 477 (1928).

BORK, K.: Zur Lehre von der allgemeinen Haemochromatose. Virchows Arch. **269**, 178 (1928).

BRUGSCH, J. TH.: Untersuchungen des quantitativen Porphyrinstoffwechsels beim gesunden und kranken Menschen. II. Mitt. Z. exper. Med. **95**, 482 (1934).

BRUGSCH, TH. u. K. KAWASHIMA: Der Einfluß von Hämatoporphyrin, Hämin und Urobilin auf die Gallenfarbstoffbildung. Z. exper. Path. u. Ther. 8, 645 (1911).

BRULÉ, M. et H. GARBAN: Recherches sur les Ictères. Paris 1922.

CZIKE, A. v.: Über Gallenfarbstoffbildung in vitro. Dtsch. Arch. klin. Med. **164**, 236 (1929).

DOLJANSKI, L. u. O. KOCH: Der Blutfarbstoff und die lebende Zelle. III. Mitt. Virchows Arch. **291**, 397 (1933).

DUESBERG, R.: Über die biologischen Beziehungen des Hämoglobins zu Bilirubin und Hämatin bei normalen und pathologischen Zuständen des Menschen. Arch. f. exper. Path. **174**, 305 (1933).

DYMSCHITZ, J. u. G. FRENCKELL: Über die SCHLESINGERsche Fluorescenz in den Venen innerer Organe. Pflügers Arch. **220**, 623 (1928).

EHLERT, H. u. F. FRETWURST: Urobilinogenwerte im Stuhl und ihre differentialdiagnostische Bedeutung. Klin. Wschr. **1935 II**, 1654.

EHRSTRÖM, M.: Blutstoffwechsel und Urobilinurie bei Herzinsuffizienz. Acta med. scand. (Stockh.) 88, 517 (1936).

ENDERLEN, E., S. J. THANNHAUSER u. M. JENKE: Die Einwirkung der Leberexstirpation bei Hunden auf den Cholesterinstoffwechsel. Arch. f. exper. Path. **120**, 16 (1926).

EPPINGER, H.: Zur Pathologie der Milzfunktion. Berl. klin. Wschr. **1913 II**, 1509.

— Die hepatolienalen Erkrankungen, 1920.

— Leberkrankheiten, 1937.

— u. D. CHARNAS: Was lehren uns quantitative Urobilinbestimmungen im Stuhl? Z. klin. Med. 78, 387 (1913).

ERNST, Z. u. J. FÖRSTER: Untersuchungen über extrahepatogene Gallenfarbstoffbildung an überlebenden Organen. IV. Mitt. Biochem. Z. **157**, 492 (1925).

— u. E. HALLAY: Zur Frage der Bilirubinbildung durch Fermente und Bakterien. Z. exper. Med. 78, 325 (1931).

FELIX, K. u. H. MOEBUS: Das Verhalten von Urobilinogen in der Leber. Hoppe-Seylers Z. **236**, 230 (1935).

FIESSINGER, N. et H. WALTHER: L'Exploration fonctionelle du foie et l'insuffisance hépatique. Paris 1925.

FISCHER, H.: Zur Kenntnis der Gallenfarbstoffe. I. Mitt. Hoppe-Seylers Z. **73**, 204 (1911).

— u. H. HALBACH: Über die Konstitution des Stercobilins. Hoppe-Seylers Z. **238**, 59 (1936).

— u. K. HERRLE: Einwirkung von Licht auf Porphyrine (I. Mitt.). Überführung von Aetioporphyrin I in bilirubinoide Farbstoffe. Hoppe-Seylers Z. **251**, 85 (1938).

— u. H. LIBOWITZKY: Auftreten von Uro- bzw. Koproporphyrin I bei akuter Porphyrie. Hoppe-Seylers Z. **241**, 220 (1937).

— — Überführung von Kopro-hämin I in Kopro-glaukobilin. Hoppe-Seylers Z. **251**, 198 (1938).

— u. FR. MEYER-BETZ: Zur Kenntnis der Gallenfarbstoffe. II. Mitt. Hoppe-Seylers Z. **75**, 232 (1911).

— — Über das Verhalten des Hemibilirubins beim Gesunden und Leberkranken. Münch. med. Wschr. **1912 I**, 799.

— u. A. MÜLLER: Über die Pentdyopent-Reaktion I. Hoppe-Seylers Z. **246**, 43 (1937).

— u. H. ORTH: Die Chemie des Pyrrols, Bd. 2/1. Leipzig 1937.

— u. W. ZERWECK: Über den Harnfarbstoff bei normalen und pathologischen Verhältnissen und seine lichtschützende Wirkung. Zugleich einige Beiträge zur Kenntnis der Porphyrinurie. Hoppe-Seylers Z. **137**, 176 (1924).

FISCHLER, F.: Physiologie und Pathologie der Leber. Berlin 1925.
— u. F. OTTENSOSER: Zur Theorie der Urobilinentstehung. Dtsch. Arch. klin. Med. **146**, 305 (1925).
FOWWEATHER, F. S.: Bilirubin and the VAN DEN BERGH-reaction. Biochemic. J. **26**, 165 (1932).
FRANKE, K.: Klinische und lebendmikroskopische Untersuchungen der gestörten Leberfunktion. Z. klin. Med. **130**, 193 (1936).
GÄNSSLEN, M., E. ZIPPERLEN u. E. SCHÜZ: Die hämolytische Konstitution. Dtsch. Arch. klin. Med. **146**, 1 (1925).
GITTER, A. u. L. HEILMEYER: Klinische Farbmessungen XI. Z. exper. Med. **77**, 594 (1931).
GILBERT, HERRSCHER et LEREBOULLET: Bull. Soc. méd. Hôp. Paris **1907**.
GOLDSCHMIDT-SCHULHOFF, L. u. A. ADLER: Über das Vorkommen von Urobilin im Stuhl und Harn von Neugeborenen. Zbl. ges. Gynäk. **1924**, 1520.
HALBACH, H.: Über die Konstitution des Stercobilins. Diss. Techn. Hochschule München 1936.
HEILMEYER, L.: Blutfarbstoffwechselstudien I. Dtsch. Arch. klin. Med. **171**, 123 (1931).
— Blutfarbstoffwechselstudien V. Dtsch. Arch. klin. Med. **172**, 628 (1932).
— u. W. KREBS: Über krystallisiertes Urobilin. Hoppe-Seylers Z. **228**, 33 (1934).
— u. W. OHLIG: Über Urobilin im Blut. Klin. Wschr. **1936 II**, 1124.
— u. F. PFOTENHAUER: Harnfarbstoffausscheidung und Darmfäulnis. I. Mitt. Z. exper. Med. **91**, 714 (1933).
HELD: Über experimentelle Beeinflussung des Bilirubinstoffwechsels. Klin. Wschr. **1933 I**, 365.
HERZFELD, E. u. A. HAEMMERLI: Die Galle im Stoffwechsel. II. Mitt. Schweiz. med. Wschr. **1925 I**, 164.
HILDEBRANDT, W.: Studien über Urobilinurie und Ikterus. Z. klin. Med. **59**, 351 (1906).
HOESCH, K.: Zur Urobilinogenurie. Biochem. Z. **167**, 107 (1925).
HOFFMANN: Zur Klinik des Ikterus. Münch. med. Wschr. **1924 I**, 630.
HUGHES, T. A.: The origin of urobilin in persons who have suffered from chronic malaria. Indian J. med. Res. **14**, 157 (1926).
JENEY, A. v.: Über die unmittelbare Wirkung der Gallenbestandteile auf das Knochenmark. Virchows Arch. **280**, 306 (1931).
JONES, CH. M. and B. B.: A study of hemoglobin metabolism in paroxysmal hemoglobinuria. Arch. int. Med. **29**, 669 (1922).
KÄMMERER, H. u. K. MILLER: Zur enterogenen Urobilinbildung. Dtsch. Arch. klin. Med. **141**, 318 (1923).
KAZNELSON, P.: Beobachtungen über paroxysmale Kältehämoglobinurie und Kälteikterus. Dtsch. Arch. klin. Med. **138**, 46 (1922).
KIMURA, T.: Untersuchungen der menschlichen Blasengalle. Dtsch. Arch. klin. Med. **79**, 274 (1904).
KÜHL, G.: Untersuchungen über den Blutumsatz an einem Fall von allgemeiner Hämochromatose. Dtsch. Arch. klin. Med. **144**, 331 (1924).
LEMBERG, R.: Transformation of haemins into bile pigments. Biochemic. J. **29**, 1322 (1935).
— and R. WYNDHAM: Reduction of biliverdin to bilirubin in tissues. Biochemic. J. **30**, 1147 (1936).
LEPEL, G.: Zur Frage der Pathogenese des hämolytischen Ikterus. Dtsch. Arch. klin. Med. **180**, 245 (1937).
LEUBE, W.: Verh. physik.-med. Ges. Würzburg **1888**.
LICHTENSTFIN, A. u. A. J. L. TERWEN: Über Blutmauserung und Urobilinausscheidung. Dtsch. Arch. klin. Med. **149**, 102 (1925).
LOEB, L. FARMER: Über das Vorkommen von Urobilinogen im Blutserum. Biochem. Z. **244**, 426 (1932).
MAGNUS-LEVY, A.: Über die Säurebildung bei der Autolyse der Leber. Beitr. chem. Physiol. u. Path. **2**, 261 (1902).
MANN, F. C. u. T. B. MAGATH: Die Wirkungen der totalen Leberexstirpation. Erg. Physiol. **23**, 212 (1924).
MARCHIAFAVA, E.: Anemia emolitica con emosiderinuria perpetua. Haematologica (Pavia) **3**, 63 (1932).

MASTER, MC. and R. ELMAN: Studies on urobilin physiology and pathology. III. J. of exper. Med. **41**, 719 (1925).
— — Studies on urobilin physiology and pathology. VI. J. of exper. Med. **43**, 753 (1926).
MELCHIOR, E., F. ROSENTHAL u. H. LICHT: Untersuchungen am leberlosen Säugetier. I. Mitt. Arch. f. exper. Path. **107**, 238 (1925).
MEYER, E. u. H. HEINELT: Über den Einfluß des Galleflusses und der Nahrungsaufnahme auf den Bilirubingehalt des Blutes und die Urobilinogenausscheidung mit dem Urin. Dtsch. Arch. klin. Med. **142**, 94 (1923).
MORAWITZ, P.: Messung des Blutumsatzes. Handbuch der normalen und pathologischen Physiologie, Bd. 6/1, S. 203.
— u. G. KÜHL: Der Blutumsatz des Normalen unter verschiedenen Bedingungen (Arsen, Eisen, Fleisch). Klin. Wschr. **1925 I**, 7.
MÜLLER, F.: Über Ikterus. Verh. schles. Ges. vaterl. Kultur **1892**.
— Verh. Kongr. inn. Med. **1892**, 118.
NEUBAUER, O.: Über die Bedeutung der neuen EHRLICHschen Farbenreaktion (mit Dimethylaminobenzaldehyd). Münch. med. Wschr. **1903 II**, 1846.
NOTHHAAS, R.: Die Ableitung von Harnfarbstoff aus dem Hämoglobin. Klin. Wschr. **1933 II**, 1438.
— u. F. WIDENBAUER: Beziehungen zwischen Blutfarbstoff und Harnfarbstoff. Z. exper. Med. **93**, 644 (1934).
OHNO, Y.: Gibt es eine echte hämolytische Gelbsucht? Klin. Wschr. **1929 II**, 2188.
OSHIMA, M.: Clinical and experimental studies on the urobilin-bodies. IV. Jap. J. Gastroenterol. **3**, 137 (1931); V. **3**, 141 (1931); VI. **3**, 207 (1931); VII. **4**, 41 (1932); IX. **4**, 102 (1932).
OTTO, W. u. L. HEILMEYER: Klinische Farbmessungen. X. Mitt. Z. exper. Med. **77**, 144 (1931).
PASCHKIS, K. u. M. DIAMANT: Beiträge zur Pathologie der perniciösen Anämie. Z. klin. Med. **114**, 765 (1930).
— — Beiträge zur Pathologie der Erythraemie. Dtsch. Arch. klin. Med. **169**, 180 (1930).
PASSINI, F.: Über den Abbau der Gallenfarbstoffe durch streng anaerobisch wachsende, fäulniserregende Darmbakterien. Wien. klin. Wschr. **1922 I**, 219.
PEDERSEN, K. O. u. J. WALDENSTRÖM: Studien über das Bilirubin in Blut und Galle mit Hilfe von Elektrophorese und Ultrazentrifugierung. Hoppe-Seylers Z. **245**, 152 (1935).
RICH, A. R.: The formation of bile pigment from haemoglobin in tissue cultures. Bull. Hopkins Hosp. **35**, 406 (1924).
— The pathogenesis of the forms of jaundice. Bull. Hopkins Hosp. **47**, 338 (1930).
RÖMCKE, O. u. A. SCHRUMPF: Einige Urobilin- und Urobilinogenstudien. Z. exper. Med. **74**, 458 (1930).
ROSENTHAL, F.: Über eine neue Form von paroxysmaler Hämoglobinurie. Z. klin. Med. **119**, 449 (1932).
ROYER, M.: Rôle des organes dans la disparation de l'urobiline injectée dans le sang. C. r. Soc. Biol. Paris **99**, 1420 (1928).
— Die Urobilinurie nach der intravenösen Injektion von hämolysiertem Blut. Rev. Soc. argent. Biol. 8, 305 (1932).
— et J. BERTRAND: L'urobiline chez le nouveau-né normal ou ictérique. C. r. Soc. Biol. Paris **100**, 130 (1929).
SALÉN, E.: Der kausale Zusammenhang zwischen Lues und Kältehämoglobinurie. Acta med. scand. (Stockh.) **62**, 521 (1925).
— u. B. ENOCKSON: Urobilinstudien. II. Über die Bildungsstätte des Harnurobilins. Acta med. scand. (Stockh.) **66**, 366 (1927).
SCHALLY, A.: Beitrag zur Ätiologie der kryptogenetischen paroxysmalen Hämoglobinurie. Z. klin. Med. **127**, 697 (1935).
SCHILLER, W.: Zur Entstehung der Urobilinogenurie. Wien. Arch. inn. Med. **12**, 417 (1929).
SCHÖNHEIMER, R.: Über den roten Farbstoff der Herz- und Skelettmuskulatur. Hoppe-Seylers Z. **180**, 144 (1928).
SCHOLDERER, H.: Untersuchungen über die Resorption von Bilirubin aus dem Darm. Biochem. Z. **257**, 137 (1933).
SCHREUS, TH. u. C. CARRIÉ: Untersuchungen zum Gallenfarbstoffwechsel. II. Mitt. Klin. Wschr. **1934 II**, 1673.

SIEDEL, W. u. H. FISCHER: Über die Konstitution des Bilirubins, Synthesen der Neo- und der Iso-neoxanthobilirubinsäure. Hoppe-Seylers Z. **214**, 153 (1933).
— u. E. MEIER: Synthese des Urobilins (Urobilin-IX, α) sowie der isomeren Urobiline-III, α und-XIII, α. Hoppe-Seylers Z. **242**, 101 (1936).
SINGER, K.: Studien zum Problem der Blutmauserung II. Z. exper. Med. **71**, 137 (1930).
— Studien zum Problem der Blutmauserung. III; IV. Z. exper. Med. **73**, 92, 97 (1930).
STRAUSS, H. u. L. HAHN: Über Urobilin im Duodenalsaft. Münch. med. Wschr. **1920 II**, 1286.
SÜMEGI, ST., M. CSABA u. E. v. BALOGH: Weitere Untersuchungen über Gallenfarbstoffbildung in Milzgewebskulturen. Virchows Arch. **293**, 320 (1934).
VERZÁR, F.: Die Rolle des Bilirubins bei der Regelung der roten Blutkörperchenzahl. Z. exper. Med. **68**, 475 (1929).
— A. v. ARVAY, J. PETER u. H. SCHOLDERER: Serum-Bilirubin und Erythropoese im Hochgebirge. Biochem. Z. **257**, 113 (1933).
WAKABAYASHI, E. u. K. NAKASHIMA: An investigation on the relation between urobilinogen and the color of bile. Acta Scholae med. Kioto **9**, 343 (1927).
WALZEL, P. u. O. WELTMANN: Studien zur Gallensekretion bei einer Leber-Gallenfistel nach vorausgegangener Totalexstirpation einer sog. idiopathischen Choledochuscyste. Mitt. Grenzgeb. Med. u. Chir. **37**, 437 (1924).
WARBURG, O. u. E. NEGELEIN: Grünes Haemin aus Blut-Haemin. Ber. dtsch. chem. Ges. **63**, 1816 (1930).
WATSON, C. J.: Über Stercobilin und Porphyrine aus Kot. Hoppe-Seylers Z. **204**, 57 (1932).
— Über krystallisiertes Harnurobilin, sowie weiteres über Stercobilin und Kopromesobiliviolin. Hoppe-Seylers Z. **221**, 145 (1933).
— Über krystallisiertes Stercobilin bzw. Urobilin. Hoppe-Seylers Z. **233**, 39 (1935).
— Fate of parenterally administered crystalline urobilin, urobilin tolerance test of liver function. Proc. Soc. exper. Biol. a. Med. **34**, 377 (1936).
— Studies of urobilinogen II, III. Arch. int. Med. **59**, 196, 206 (1937).
WEISS, M.: Neuere Harnuntersuchungsmethoden und ihre klinische Bedeutung. Erg. inn. Med. **22**, 139 (1922).
— Über Urobilin und seine diagnostische Verwertung. Wien. Arch. inn. Med. **20**, 39 (1930).
WELTMANN, O. u. W. LÖWENSTEIN: Über den Nachweis des Urobilins im Blute und in Körperflüssigkeiten. Wien. Arch. inn. Med. **6**, 587 (1923).
WHIPPLE, G. H. and C. H. HOOPER: Pigment metabolism and regeneration of hemoglobin in the body. Arch. int. Med. **29**, 711 (1922).
WINTERNITZ, M.: Zur Theorie der Urobilinogenentstehung nach Versuchen an paroxysmaler Hämoglobinurie. Wien. Arch. inn. Med. **7**, 201 (1923).
— Über Urobilinämie. Z. exper. Med. **47**, 634 (1925).
— Urobilin beim Neugeborenen. Klin. Wschr. **1926 I**, 988.
ZIH, A.: Die erythropoietische Wirkung des Bilirubins bei Gallenfistelanämie der Hunde. Z. exper. Med. **99**, 657 (1936).

Diese Zusammenstellung wurde angeregt durch die Perspektiven, welche sich nach dem Bekanntwerden eines weiteren Endprodukts des Blutfarbstoffwechsels eröffneten. Wenn es auch mangels geeigneter Bestimmungsmethoden für das Stercobilin sowie klinischer Erfahrungen noch nicht möglich ist zu sagen, ob die Anschauungen von der Blutmauserung eine Abänderung erfahren müssen, so soll doch wenigstens versucht werden, auf Grund der chemischen Besonderheiten dieses Farbstoffs Ansatzpunkte für seinen Einbau in die bestehenden Auffassungen vom Blutfarbstoffwechsel zu finden.

1. Gibt es einen Dualismus der Urobiline?

Diese Frage mußte gestellt werden, als die von H. FISCHER und HALBACH bei der Konstitutionsermittlung des Stercobilins erhobenen Befunde die vermutete enge Verwandtschaft dieses Farbstoffs mit Bilirubin nicht bestätigten.

Bilirubin und Mesobilirubinogen waren die einzigen in ihrer Konstitution bis dahin bekannten Farbstoffe des Blutfarbstoffabbaus. Das Stercobilin war als das Urobilin der Faeces, d. h. als eine der Endstufen des physiologischen Blutfarbstoffabbaus zuerst von WATSON krystallisiert erhalten worden und stellte damit das erste krystallisierte Urobilin überhaupt dar.

20 Jahre früher war es H. FISCHER und MEYER-BETZ gelungen, das Urobilin des pathologischen Harns, d. h. des Harns mit stark positiver EHRLICHscher Reaktion von gemischten Fällen, als Leukoverbindung zu isolieren und mit dem Mesobilirubinogen H. FISCHERs zu identifizieren. Damit bewiesen sie den geraden Weg des Abbaus des Blutfarbstoffs durch Sprengung des Porphinrings mit anschließender Hydrierung. Die Beweiskette dieses Zusammenhangs wurde geschlossen durch die Erkenntnis von der gleichartigen Anordnung der Seitenketten im Molekül des Hämins wie des Bilirubins.

Es war längst bekannt, daß im Harn das Urobilin als solches neben seiner Leukoverbindung vorhanden ist, wobei diese als primär ausgeschieden und das Urobilin durch Dehydrierung aus ihr entstanden aufgefaßt werden. Daher die Forderung ADLERs zu Recht besteht, der quantitativen Bestimmung des Urobilins als Leukoverbindung nach NEUBAUER mit dem EHRLICHschen Reagens den Vorzug zu geben vor der SCHLESINGERschen Reaktion, wenn die Bestimmung des Gesamturobilins für klinische Zwecke gefordert wird. Daß Urobilin im nativen Harn ausschließlich als Leukoverbindung vorhanden ist, wurde noch nicht bewiesen, wird aber gemäß der Lehre von der enterogenen Urobilinurie allgemein als feststehende Arbeitshypothese vorausgesetzt und entspricht dem stets sich wiederholenden Befund, daß die Fluorescenzreaktion des Harns beim Stehen in dem Maß zunimmt wie die nur für das Urobilinogen spezifische EHRLICHsche Reaktion verschwindet. Nach HOESCH sowie ADLER und BRESSEL ist die Geschwindigkeit dieser Umwandlung sehr verschieden in verschiedenen Harnen, nach ersterem ein bakterieller Prozeß. RÖMCKE und SCHRUMPF halten die Oxydation für gekuppelt mit der bakteriell bedingten Reduktion der Harnnitrate zu Nitriten. Einen direkten Beweis für die Verschiebung des Gleichgewichts Farbstoff-Leukoverbindung zugunsten der letzteren erbrachte OSHIMA. Ins Blut injizierte Urobilinkörper sind nach längstens einer Stunde darin nicht mehr nachweisbar. Beinahe die Gesamtmenge des zugeführten Urobilins wird in der Galle als Urobilinogen ausgeschieden.

In gleicher Weise treffen wir in den Faeces den Farbstoff Stercobilin neben seiner farblosen Leukoverbindung Stercobilinogen, diese ebenfalls kenntlich an der Aldehydreaktion. Während WATSON die Isolierung des stabilen oxydierten Farbstoffs betrieb, wird es jetzt offenbar, daß in den nativen Faeces die Leukoverbindung ebenfalls überwiegt, wenn nicht die allein primär darin vorhandene Form ist. Was bisher eine Konsequenz der Theorie von der intestinalen Urobilinogenie war und auch aus den spezifischen Reaktionen geschlossen wurde, wird jetzt bei der präparativen Darstellung von Stercobilin und Stercobilinogen bestätigt.

Die Leukoverbindungen des Stercobilins und Urobilins sind je um zwei Wasserstoffatome reicher als ihre Farbstoffe. Für Stercobilin konnte das durch katalytische Anlagerung von Wasserstoff nachgewiesen werden. Für Urobilin gilt es unter der Voraussetzung der Identität des synthetisch gewonnenen Farbstoffs mit dem natürlichen.

Seit der Erstbeobachtung des Urobilins durch Jaffé im Harn, durch Vanlair und Masius im Stuhl wurde die Identität von Urobilin und Stercobilin immer wieder wechselnd beurteilt.

Urobilin bzw. Urobilinogen erscheinen normalerweise nicht oder in geringer Konzentration im Harn, wie zuletzt von Watson wieder bestätigt. Die Fälle mit vermehrtem Harnurobilin sind sämtlich pathologisch, wenn auch aus den verschiedensten Ursachen, was den diagnostischen Wert der Urobilinprobe im Harn allein oft so zweifelhaft erscheinen läßt. Stercobilin, zumindest aber Stercobilinogen, wird in jedem normalen Stuhl gefunden, immer sogar in Substanz daraus isolierbar. In Fällen gesteigerten Blutzerfalls, d. i. bei hämolytischem Ikterus und Biermerscher Anämie, wird es bis auf das 10- bis 20fache vermehrt im Stuhl angetroffen und krystallisiert erhalten.

Der Erstdarsteller der krystallisierten Produkte hielt Urobilin aus Harn mit Stercobilin aus Stuhl für identisch auf Grund des krystallographischen Vergleichs und der Identität der Eisenchloridverbindungen. Sein Urobilin entstammte dem Harn bei Stauungsleber. Ebenso glaubten Heilmeyer und Krebs später das aus dem Harn bei hämolytischem Ikterus gewonnene Urobilin mit Stercobilin gleichsetzen zu dürfen wegen der Übereinstimmung einiger physikalischer Konstanten. Das Harnurobilin Watsons und Heilmeyers konnte sehr wohl in beiden Fällen einer Störung des Blutfarbstoffwechsels seine Entstehung verdanken. Daher lag schon aus klinischen Erwägungen seine Identität mit Stercobilin nahe. Dies trifft aber für das von H. Fischer isolierte Urobilinogen, dessen Entstehung mit Störungen des Blutfarbstoffwechsels unmittelbar nicht in Zusammenhang gebracht werden kann, nicht zu.

Den exakten Beweis der Verschiedenheit von Urobilin und Stercobilin lieferten erst die Konstitutionsaufklärung des Stercobilins durch H. Fischer und Halbach und die Synthese des Urobilins IX α durch Siedel und Meier.

Urobilin IX α ist identisch mit dem aus Mesobilirubinogen oxydativ erhaltenen Urobilin, welches man als Harnurobilin somit bezeichnen muß. Allerdings wurde aus Harn bisher nur in 2 Fällen von Watson sowie Heilmeyer das Harnurobilin krystallisiert erhalten und konnte mit Urobilin IX α direkt noch nicht verglichen werden. Im Gegenteil wurde seine Identität mit Stercobilin in Watsons Fall festgestellt. Dieser Befund schließt jedoch die Anwesenheit des dem Mesobilirubinogen entsprechenden Urobilins im Harn nicht aus.

Die Formel für Stercobilin gründet sich auf analytische Untersuchungen und wurde von den Autoren als vorläufige bezeichnet, deren Bestätigung durch synthetische Arbeit noch aussteht. Stercobilin hat vier Wasserstoffatome mehr als Urobilin IX α und ist um zwei Wasserstoffatome reicher als Mesobilirubinogen. Stercobilin kann also durch Oxydation aus Mesobilirubinogen nicht entstanden sein. Wesentlich unterscheidet sich Stercobilin vom Urobilin IX α durch seine optische Aktivität ($[\alpha]_{20^0}^{610-720\,m\mu} = -1400^0$ bis -1450^0 in Chloroform in etwa 20 mg%-iger Konzentration). Stercobilin ist nur in der linksdrehenden Form bekannt. Der Verdacht, daß diese, bei Blut- und Gallenfarbstoff erstmalig beobachtete optische Aktivität durch optisch aktive Begleitsubstanzen verursacht sein könnte, fällt durch die gelungene Überführung des Stercobilins in den bekannten Gallenfarbstoff Glaukobilin mit einer Ausbeute von über 90%; die etwa fehlenden 5% können als Verunreinigung die optische Aktivität des

Stercobilins nicht vortäuschen, dessen spezifische Drehung höher ist als die irgendeiner bekannten organischen Verbindung. Zugleich beweist die glatte Überführung in Glaukobilin das Vorhandensein der gleichen Seitenketten in gleichartiger Anordnung wie im Bilirubin und damit die direkte Abstammung des Stercobilins von Hämin.

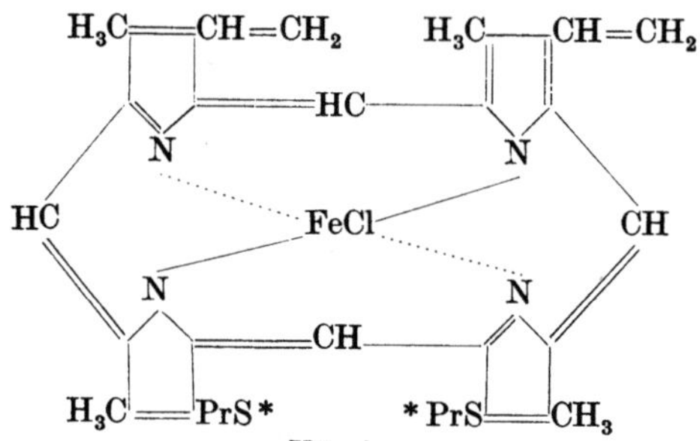

Hämin.

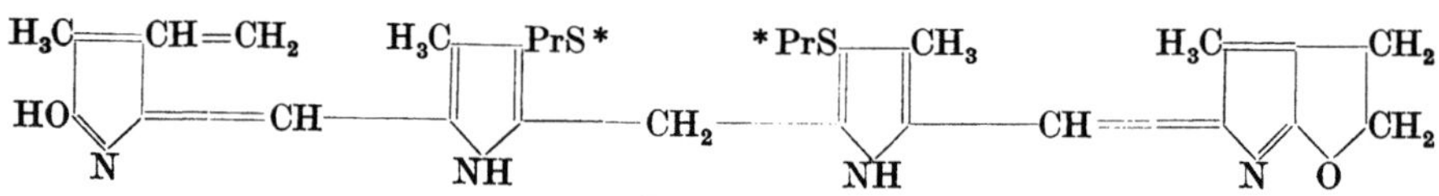

Bilirubin.

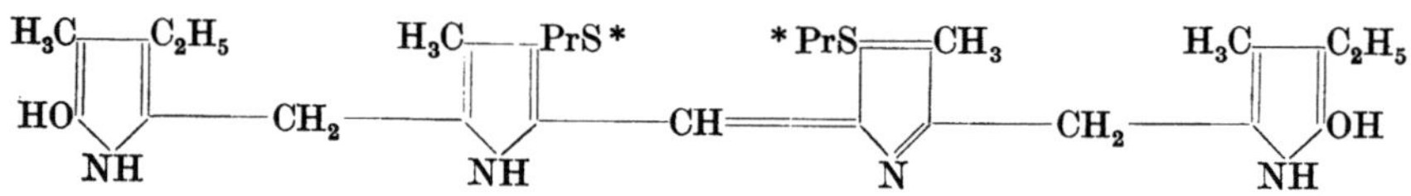

Urobilin IX α.

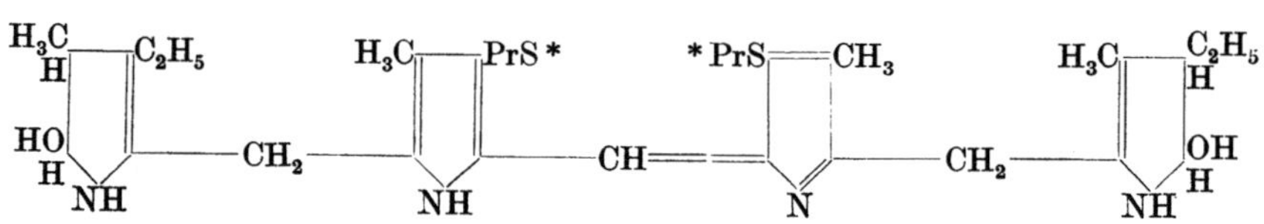

Stercobilin.

Der physiologische Abbau des Blutfarbstoffes liefert also in der Gallenfarbstoffreihe zwei verschiedene Endprodukte. Dieses Ergebnis muß als gesichert betrachtet werden. Zwar könnte die Isolierung eines krystallisierten mit Stercobilin identischen Urobilins aus Harn die Auffassung stützen, daß dieses das einzige Abbauprodukt sei. Jedoch macht die schon oben erörterte Verschiedenheit der die Urobilinurie auslösenden Ursachen die Identität des von WATSON und HEILMEYER gewonnenen Urobilins bzw. seiner Leukoverbindung mit dem von H. FISCHER dargestellten Mesobilirubinogen unwahrscheinlich. Und wenn wir schon die Leukoverbindung als die ursprünglich ausgeschiedene Form der Farbstoffe ansehen, um so mehr beweist die Darstellung des Mesobilirubinogens aus Harn die Existenz des Urobilins IX α neben Stercobilin. Wenn es andererseits bisher nicht gelungen ist, eine Leukoverbindung aus Faeces zu isolieren, so steht dieser Mißerfolg im Einklang mit dem chemischen Verhalten und der mangelnden Krystallisationsfreudigkeit der analytisch erhaltenen Leukoverbindung des Stercobilins.

* PrS = $—CH_2—CH_2—COOH$.

Im folgenden wird unterschieden zwischen Stercobilin einerseits und Urobilin IX α andererseits. Wo die Unterscheidung zwischen beiden noch nicht getroffen werden konnte, wie das in fast allen klinischen Untersuchungen der Fall ist, wird wie bisher von Urobilin gesprochen. Das gleiche gilt für die „Gene“. Die notwendige Unterscheidung wird bei klinischen Untersuchungen in der Prüfung des Drehungsvermögens bestehen müssen.

Wird nun Stercobilin ausschließlich in Faeces, Urobilin IX α ausschließlich im Harn angetroffen? — Diese Scheidung besteht nach den bisherigen Befunden nicht. Mit Hilfe der einfach anzustellenden „Biuret“-Reaktion nach H. FISCHER gelingt es leicht, Urobilin IX α von Stercobilin zu unterscheiden. Auf diese Weise wurde von ihm mit H. LIBOWITZKY festgestellt, daß die Urobilinharne ebenso wie Stuhl in vielen Fällen Urobilin IX α enthalten. Das von HOESCH beobachtete unterschiedliche Verhalten des urobilinhaltigen Harns gegenüber Eisenchlorid-Salzsäure, welche Mesobilirubinogen bzw. Urobilin IX α zum violetten Mesobiliviolin oxydiert, mit Stercobilinogen bzw. Stercobilin ein stabiles Doppelsalz ohne Farbumschlag bildet, spricht auch für die Ausscheidung sowohl des Urobilins IX α als auch des Stercobilins im Harn. Eine Spezifität in bezug auf ihren Ausscheidungsweg besteht also wahrscheinlich nicht.

2. Ursprung der Urobiline.

Für Stercobilin dürfen wir zwanglos das Bilirubin ebenso als Muttersubstanz betrachten wie es für das Urobilin IX α der Fall ist. Die Formel des Stercobilins spricht nicht dagegen. Die direkte Abstammung des Urobilins von Bilirubin wurde dreifach bewiesen: Biologisch durch F. v. MÜLLER in dem berühmten Fütterungsversuch mit Schweinegalle frei von Hydrobilirubin, das ist Mesobilirubinogen. KÄMMERER und MILLER erhielten durch bakterielle Wasserstoffanlagerung aus Bilirubin Urobilinogen. In diesen Versuchen konnte noch nicht entschieden werden, ob das gebildete „Gen“ das des Stercobilins oder des Urobilins IX α war. Den exakten Beweis stellt H. FISCHERs chemische Hydrierung des Bilirubins zu Mesobilirubinogen dar. Für Stercobilin liegt ein Befund, der gegen seine Abstammung von Bilirubin bzw. Hämin spräche, nicht vor.

Die a priori gefaßte Vorstellung von der auch biologisch direkten Abstammung des Urobilins von Hämin wurde immer mehr gesichert durch die zahlreichen Versuche zur Aufklärung des Hämolysevorgangs und der Blutmauserung. Immer wurde bei künstlich im Organismus erzeugter Hämolyse sowie nach Zufuhr von hämolysiertem Blut bzw. Bilirubin das Auftreten einer Urobilinämie oder Urobilinurie beobachtet bzw. das Gegenteil bei künstlicher Verminderung des natürlichen Hämoglobinangebots. OSHIMA stellte nach intravitaler Hämolyse sowie nach intravenöser Hämoglobinzufuhr bereits 1 Stunde nach der Injektion Vermehrung von Bilirubin und Urobilin in der Galle fest, wobei der Höhepunkt der Urobilinausscheidung eher erreicht wurde als der der Bilirubinausscheidung. HEILMEYER vermißt nach parenteraler Zufuhr von Lackblut die Urobilinurie, stellt jedoch hochgradige Vermehrung des Urobilins im Stuhl als Folge fest. Nach ROYER soll die Hämolyse bei hämolytischem Ikterus, perniziöser Anämie, Malaria im Gebiet der Pfortader lokalisiert sein; er zieht diesen Rückschluß, nachdem nicht nach intravenöser, sondern erst nach intraportaler Injektion von hämolysiertem Blut ein vermehrter Übertritt von Urobilin in den Harn beobachtet wird. Allerdings betont HEILMEYER, daß ein exakter Nachweis der quantitativen Überführung von Hämoglobin oder Hämin in Bilirubin bzw. Urobilin auf dem Weg parenteraler Zufuhr mit anschließender Bestimmung des Farbstoffs in Harn, Stuhl oder Fistelgalle nicht möglich sei, weil „injiziertes Hämoglobin zwar vollständig in Urobilin übergehen kann, aber das bei der intravitalen Hämolyse freiwerdende Hämoglobin nicht quantitativ als Urobilin zur Ausscheidung kommen muß". Nachdem die hämolytische Anämie regelmäßig mit einer erhöhten Stercobilinausscheidung verbunden ist, stützen auch die vorerwähnten Befunde die Annahme, daß Stercobilin direkt vom Blutfarbstoff abstamme.

Die von HIJMANS V. D. BERGH getroffene Unterscheidung zwischen direkt und indirekt mit Diazoreagens kuppelndem Bilirubin läßt eine Beziehung zum Dualismus der Urobiline möglich erscheinen. So könnte man Urobilin IX α aus Bilirubin II, Stercobilin aus Bilirubin I entstanden denken, weil ja ausschließlich letzteres nach ASCHOFF, EPPINGER, ADLER, FRANKE bei hämolytischem Ikterus wie bei Icterus neonatorum im Blut vermehrt ist. ADLER fand im Serum des hämolytischen Ikterus wiederholt indirekt reagierendes Bilirubin bis zu 10 mg-%. Bei einer engen Beziehung von Urobilin IX α bzw. Stercobilin zu je einer der beiden Formen des Bilirubins dürften sich diese nicht allein in der Bindung des Bilirubins an das Serumalbumin unterscheiden, welche bei Bilirubin I vorhanden sein, bei Bilirubin II fehlen soll. Der Unterschied der Bilirubine müßte in ihrer Konstitution liegen. FOWWEATHER nahm als Ursache für das unterschiedliche Kupplungsvermögen der Bilirubine Keto-Enol-Tautomerie an. Wenn nun nur eine der α-ständigen OH-Gruppen als Ketogruppe formuliert wird, so kann die gleiche Konfiguration der die Pyrrolkerne verbindenden Methin- und Methylengruppen wie in Stercobilin auftreten. Das Unvermögen des Stercobilins zur Diazokupplung wird schon allein durch diese Konfiguration erklärt. Auffallend wäre nur die rasche Umlagerung unter dem Einfluß von Alkohol, welche bei Stercobilin nicht beobachtet wird.

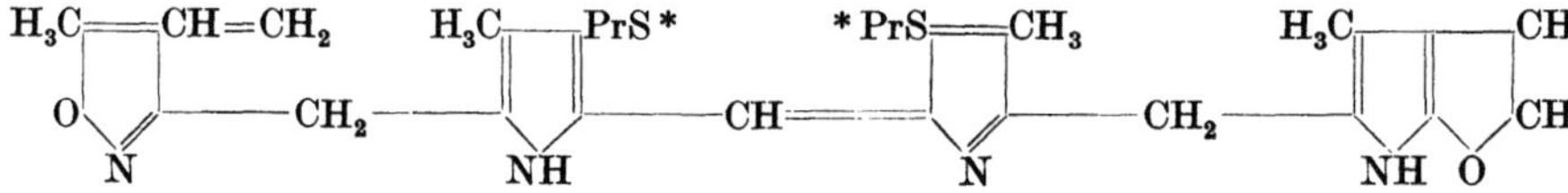

Bilirubin (Ketoform).

Wenn Bilirubin I die Muttersubstanz für Stercobilin wäre, so dürfte dessen Synthese im Organismus wohl nicht über die Leukoverbindung verlaufen, weil diese ja zur Ketoform des Bilirubins in bezug auf die Brückenbindungen keine besonderen Beziehungen hat.

Die Differenz der Bilirubine in der Eiweißbindung wurde schon von BENNHOLD in Frage gestellt. Durch Kataphoreseversuche zeigte er, daß der Gallenfarbstoff des Serums an Albumin gebunden ist sowohl bei direkter als auch bei indirekter Diazoreaktion des Serums. Zum gleichen Resultat kamen BENDIEN und SNAPPER durch den Vergleich von Ultrafiltraten ikterischer Seren. PEDERSEN und WALDENSTRÖM bestätigten die Einheitlichkeit der Bindung an Serumalbumin auf Grund des Verhaltens in der Ultrazentrifuge und bei der Elektrophorese.

Hier muß noch erwähnt werden, was ohne direkte Beobachtung als Ausgangsmaterial für Stercobilin bzw. Urobilin von im Organismus vorkommenden

* PrS = $-CH_2-CH_2-COOH$.

Farbstoffen und Nichtfarbstoffen in Betracht gezogen wurde. Die große Auswahl kennzeichnet die noch bestehende Unklarheit in dieser Frage.

MORAWITZ erwähnt als Urobilinquelle das in Geweben ubiquitär vorkommende Cytochrom, von dem man jetzt seinen dem Hämin prinzipiell gleichen Aufbau kennt, sowie das sauerstoffübertragende Atmungsferment WARBURGs, welches zwischen Hämin und Chlorophyll zu stehen scheint. Eine so einfache Abbaureaktion wie im Fall des Hämins zu Bilirubin bzw. Urobilin würde beim Atmungsferment jedenfalls nicht statthaben können.

Ein Übergang von Porphyrinen in Gallenfarbstoff ist in vivo nicht beobachtet worden. Nach DUESBERG stellen Bilirubinbildung und Hämatinbildung zwei verschiedene Wege des Hämoglobinabbaus dar. In Anbetracht der erhöhten Porphyrinbildung bei Perniciosa und hämolytischem Ikterus (J. TH. BRUGSCH) wäre eine Beziehung zwischen Porphyrin und Stercobilin allerdings denkbar, besonders bei Berücksichtigung einer hepatischen Bildungsmöglichkeit des letzteren. Chlorophyll erscheint nach Verfütterung als Phylloerythrin in der Galle.

Auch an körpereigenen Muskelfarbstoff als Quelle für den Gallenfarbstoff wurde gedacht. Da die prosthetische Gruppe des Myoglobins nach SCHÖNHEIMER und nach HALBACH aber mit dem Hämin des Hämoglobins identisch ist, so ergibt diese Hypothese für den Chemismus des Blutfarbstoffabbaus keine neuen Gesichtspunkte.

Von WHIPPLE und seinen Mitarbeitern wurde das Primat des Blutfarbstoffs als Lieferant für Gallenfarbstoffe stark bezweifelt und experimentell zu widerlegen versucht. Der Gallenfarbstoff soll außer vom Hämoglobin noch von einem Pigmentkomplex sich herleiten können, welcher durch Nahrungsstoffe und Zellmaterial des Körpers dargestellt wird. Ein Hauptargument WHIPPLEs ist die ungeheure Steigerung des Blutumsatzes, wie sie aus der auf das Zwanzigfache gesteigerten Urobilinausscheidung bei hämolytischen Prozessen gefolgert werden muß. WHIPPLE erkennt diese zwar an, hält aber die Intensität der entsprechenden Blutregeneration für ausgeschlossen und schließt daraus, daß Urobilin in diesen Fällen nicht allein aus dem Blutfarbstoff entstanden sein könne. Insbesondere das Urobilin im Harn soll zum Teil direkt aus diesem Pigmentkomplex stammen unter Umgehung der Resorption aus dem Darm. Die Hypothese schaltet den normalen Harnfarbstoff Urochrom in den Blutfarbstoffwechsel ein. Er soll ebenfalls aus dem Pigmentkomplex entstehen können. Diese Thesen werden von HEILMEYER abgelehnt unter Kritik der Versuchsbedingungen der amerikanischen Autoren.

Den braunen Harnfarbstoff von Gesunden sowie bei Porphyrinurie charakterisierten H. FISCHER und ZERWECK als nicht aus Pyrrolverbindungen zusammengesetzt und vermuten seine Abstammung aus dem Eiweißanteil eines Chromoproteids. Das schließt zwar den Pigmentkomplex WHIPPLEs als Quelle für diesen Farbstoff nicht aus, sicher aber diesen als Quelle für einen Gallenfarbstoff. Eine Beziehung von Urochrom B und Uroerythrin zur Hämolyse glaubte HEILMEYER zu erkennen, als er bei hämolytischem Ikterus im Harn viel Uroerythrin und Urochrom B neben Urobilin feststellte. NOTHHAAS und WIDENBAUER betrachten Urochrom B als Blutfarbstoffabbauprodukt. WEISS betont jedoch in seinen Studien über das Urochrom, daß die Urochromogenausscheidung mit der Urobilinausscheidung nicht in Parallele gesetzt werden darf.

Die Frage, ob Hämin, Bilirubin und Biliverdin allein in der Richtung Urobilin IX α oder Stercobilin verändert und ausgeschieden werden, wird von BINGOLD verneinend beantwortet. Katalaseführendes Blut kann von Peroxyden erst oxydativ verändert werden, nachdem es seines Schutzfermentes gegen diese Oxydation, eben der Katalase, in der Niere beraubt worden ist. Das Produkt der Oxydation mit Peroxyden ist das Pentdyopent, ausgezeichnet durch ein charakteristisches Absorptionsspektrum. Das Pentdyopent ist regelmäßig als physiologischer Bestandteil in jedem Blut vorgebildet, wird aber normalerweise daraus nicht entfernt, sodaß es im Harn nicht erscheint, aber ständig im Blut kreist. Beziehungen des Pentdyopents auch zum Gallenfarbstoff wurden festgestellt durch die Beobachtung des Pentdyopentspektrums in gallenfarbstoffhaltigem Harn. Nach H. FISCHER und A. MÜLLER ist die Pentdyopentreaktion eine Gruppenreaktion ebenso wie die Urobilinreaktion. Ihre Untersuchungen ergaben, daß dem Pentdyopent im Prinzip die Struktur eines Oxypyrromethens zugrunde liegt. Wahrscheinlich entstehen durch Herausoxydation zweier gegenständiger Methingruppen aus dem Porphingerüst derartige Verbindungen, wie z. B. aus Hämin:

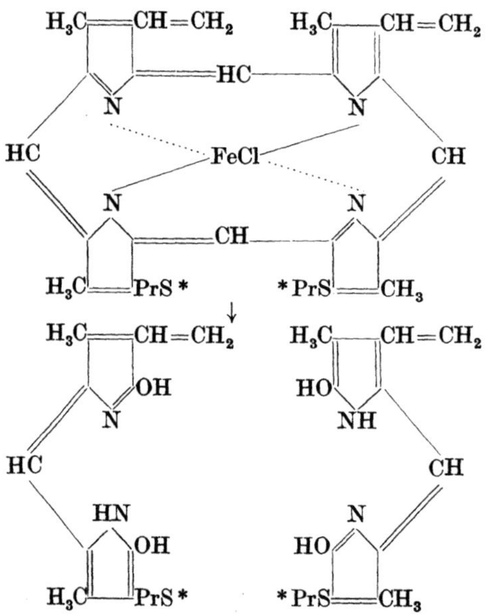

Es gelingt auch die chemische Überführung in Pentdyopent mit Bilirubin, Stercobilin, Urobilin IX α, Porphyrinen sowie vielen zweikernigen Pyrrolverbindungen. So stellt das Pentdyopent ein neues Blutfarbstoffabbauprodukt dar, welches Beziehungen zum Urochrom B haben kann, weil ein Farbstoff mit dessen Eigenschaften ebenfalls mit Wasserstoffperoxyd aus Blutfarbstoff von NOTHHAAS erhalten wurde. Ein Übertritt von Pentdyopent aus dem Kreislauf in den Harn findet statt, wenn bei Bilirubinämie auch die Gallenfarbstoffe in der Niere zu Pentdyopent abgebaut werden, bei Ikterus der verschiedensten Herkunft, Leberatrophie, fieberhaften Infektionen, Leberschädigungen ohne Ikterus, hämolytischem Ikterus, aber auffallenderweise nicht bei der perniziösen Anämie. Das bedeutet also, daß es nicht die gesteigerte Konzentration an Urobilin allein ist, welche die Pentdyopentvermehrung zur Folge hat. Engere Beziehungen zum Urobilinwechsel hat das Pentdyopent also nicht, als daß es ein aus dem Kreislauf des Farbstoffwechsels ausscheidendes Abbauprodukt des Hämins, Bilirubins und Urobilins sein kann und damit die Bilanz des Farbstoffwechsels noch weniger übersichtlich gestaltet.

Es folgt ein Überblick über die Vorstellungen vom

3. Chemismus der Gallenfarbstoffbildung.

Nachdem die gleichartige Anordnung der Seitenketten in Hämin und Bilirubin bewiesen wurde, war die Annahme von der Aufspaltung des Hämins in

* PrS = CH_2—CH_2—COOH.

kleinere Moleküle und Resynthese zu Bilirubin hinfällig. Denn nun brauchte der Porphinring ja nur an der α-Methinbrücke gesprengt zu werden durch Oxydation, wobei die Methingruppe vielleicht als Kohlensäure oder Ameisensäure entfernt wird. Es werden aber außer diesem rein formelmäßig wahrscheinlichsten Schema noch andere Wege der biologischen Umwandlung diskutiert.

Warburg und Negelein erhielten aus Hämin im Redoxsystem (bestehend aus Hydrazinsauerstoff in Pyridinlösung) das sogenannte grüne Hämin, eine Vorstufe eines Gallenfarbstoffs, dessen Konstitution Lemberg als die eines Biliverdins aufklärte.

Unter den physiologischen mehr angenäherten Bedingungen arbeiteten Schreus und Carrié. Durch Einwirkung von Leberbrei auf Hämoglobinlösungen erhielten sie einen blaugrünen Farbstoff, welchen sie allerdings ohne für Gallenfarbstoff charakteristische Reaktionen als einen solchen ansprechen.

Die Hypothese vom Auftreten grüner Farbstoffe, welche höher oxydiert sind als Bilirubin, als erste Stufe des physiologischen Blutfarbstoffabbaus wird gestützt durch den Befund von Lemberg und Wyndham. Durch die Mitwirkung verschiedener Gewebsarten von verschiedenen Organen wird unter anaeroben Bedingungen Biliverdin zu Bilirubin reduziert.

H. Fischer und Herrle entwickelten jüngst auf Grund von Studien über die Einwirkung des Lichts auf Porphyrine die Vorstellung, daß der biologische Abbau des Hämins zu Gallenfarbstoff über die Zwischenstufe des Biliverdins verlaufen könnte, wobei Porphyrin als Zwischenprodukt wahrscheinlich nicht auftritt. Sie führten zum erstenmal ein Porphyrin auf chemischem Weg in einen Gallenfarbstoff über. Die Bedingungen dabei sind so schonende, daß sie eine analoge biologische Übergangsmöglichkeit in Betracht ziehen, wenn auch bisher nur bei komplexen Eisensalzen die Überführung in Gallenfarbstoff möglich war. Aus einem Hämin in auch biologisch vorstellbarem Reaktionsmechanismus krystallisierten Gallenfarbstoff zu erhalten, gelang erstmals H. Fischer und Libowitzky. Im Redoxsystem Ascorbinsäure-Sauerstoff führten sie Koprohämin I in Kopro-glaukobilin über. Der Reaktionsmechanismus gilt auch für andere Hämine.

Wenn auch bisher als einziger Überführungsmodus des Stercobilins in einen Gallenfarbstoff bekannter Konstitution seine Dehydrierung zu Glaukobilin bekannt ist, so darf doch diese Tatsache nicht als Stütze gelten für eine ähnliche biologische Reaktion in umgekehrter Richtung mit Stercobilin als Endprodukt. Es gelingt nämlich die chemische Überführung in Gallenfarbstoff von der Oxydationsstufe des Glaukobilins auch mit anderen Gallenfarbstoffen.

Eine bemerkenswerte von Wakabayashi und Nakashima aufgedeckte Kombination gehört auch hierher, ohne jedoch in bestimmter Richtung gedeutet werden zu können. Die Autoren fanden bei gleichzeitiger Untersuchung von Duodenalsaft auf Bilirubin und von Urin auf Urobilin und Urobilinogen, daß im Harn das Urobilinogen fehlte bei Vorhandensein des Urobilins in Fällen, in denen die Duodenalgalle grün war, also wahrscheinlich Biliverdin enthielt. Es wird der Schluß gezogen, daß in der biliverdinhaltigen Galle selbst die Oxydation des Urobilinogens zu Urobilin stattfindet. Mit gleicher Berechtigung kann hier aber auch eine direkte Beziehung von Biliverdin zu Urobilin vermutet werden in bezug auf den Entstehungsmechanismus des letzteren.

Auch die von Th. Brugsch als Verdinikterus bezeichnete Form des Verschlußikterus, bei welcher nach Franke durch fermentative Vorgänge innerhalb der Leber und tieferen Gallengänge Bilirubin zu Biliverdin oxydiert werden soll, läßt sich nicht in irgendeine Beziehung zu der Frage nach Besonderheiten in der Genese des Stercobilins bringen. Denn einerseits tritt Bilirubin hier primär auf, andererseits ist über den weiteren Abbau nichts gesagt.

4. Die normale und pathologische Stercobilinproduktion.

Stercobilin oder Stercobilinogen sind in jedem normalen Stuhl enthalten und in Mengen von durchschnittlich 50 mg je Kilogramm Stuhl daraus isolierbar. Der Farbstoffgehalt des Stuhls ist nach H. Fischer und Halbach unabhängig von fleischfreier oder fleischreicher Ernährung. Wenn nach den Beobachtungen von Morawitz und von Singer die Verfütterung von Fleisch und insbesondere Leber die Urobilinausscheidung in Stuhl und Harn erhöhte, so soll das nach Singer als Förderung des erythrolytischen Systems beim Gesunden (im Gegensatz zur Förderung des erythropoetischen Systems im Fall der antiperniziösen Wirkung) aufgefaßt werden, nach Morawitz als Reizwirkung auf die blutbildenden Organe. Wenn die Deutungen sich auch nicht decken, so wird doch übereinstimmend heterogener Muskel- bzw. Blutfarbstoff als Quelle für Urobilin ausgeschlossen.

Regelmäßig vermehrt ist Stercobilin im Stuhl bei hämolytischem Ikterus, nach Watson bis zu 2 g in krystallisierter Form je Kilogramm Stuhl. Sämtliche Autoren — Eppinger und Charnas, Lichtenstein und Terwen, Adler, Belonogowa, Heilmeyer —, welche den Blutfarbstoffwechsel bei hämolytischem Ikterus untersuchten, stellten hier vermehrte Urobilinausscheidung besonders im Stuhl fest als Folge vermehrter Blutzerstörung. Auffallend ist, daß das zahlenmäßige Verhältnis dieser Vermehrung, welches ziemlich übereinstimmend als 1 : 20 mit der Messung der Fluorescenzintensität wie der Colorimetrie des Farbstoffs der Ehrlichschen Reaktion bestimmt wurde, von Watson bei der präparativen Darstellung des Stercobilins in der gleichen Größenordnung festgestellt wurde.

Eine regelmäßige Steigerung des Urobilins beobachtet man auch bei dem anderen pathologischen Vorgang gesteigerter Hämolyse, bei der perniziösen Anämie. Im allgemeinen pflegt hier der hämolytische Vorgang nicht in dem hohen Grade wie bei der hämolytischen Anämie abzulaufen, die Ausscheidung von Urobilin daher weniger stark erhöht zu sein. Bei beiden Anämien trifft man viel Urobilinogen im Harn an sowie eine Vermehrung des indirekten Bilirubins im Serum. Dieser letztere Befund bedarf einer Erörterung bei der Frage nach dem Ort der Stercobilinbildung. Weil in mehreren Fällen das bei perniziöser Anämie vermehrte Stuhlurobilin als Stercobilin isoliert werden konnte, so handelt es sich auch bei dem von vielen anderen Autoren — Eppinger, Lichtenstein und Terwen, Adler, Belonogowa, Paschkis und Diamant, Ehlert und Fretwurst — bei dieser Krankheit vermehrt festgestellten Stuhlurobilin wahrscheinlich um Stercobilin.

Die einzigen Fälle, in welchen Urobilin aus Harn in Krystallen isoliert werden konnte, waren die eines hämolytischen Ikterus (Heilmeyer und Krebs) und einer Stauungsleber (Watson). Im letzteren Fall konnte der Farbstoff durch

Überführung in sein Eisenchlorid-Doppelsalz als Stercobilin identifiziert werden, wenn auch die einwandfreie Identifizierung durch Feststellung des Drehungsvermögens noch nicht möglich war. Offenbar ist es die gestörte Rückresorption des Stercobilins durch die Leber, welche dieses auf dem Blutweg in höherer Konzentration in den Harn übertreten läßt. Für Mesobilirubinogen zeigten H. FISCHER und MEYER-BETZ die Abhängigkeit seiner Ausscheidung im Harn von der Leberfunktion. Und zwar wird peroral zugeführtes Mesobilirubinogen von Leberkranken vollkommener ausgeschieden als von Lebergesunden. Leberstauung als mitwirkende Ursache für Urobilinurie finden wir auch bei EHRSTRÖM. Experimentell wurde von WATSON neuerdings gezeigt, daß bei Stercobilinzufuhr die gesunde Leber nur Spuren von Urobilinogen (Stercobilinogen ?) in den Harn übertreten läßt, die geschädigte Leber dagegen mehr, aber auch nur einen Bruchteil des zugeführten.

5. Der Ort der Urobilinbildung.

a) Die Theorien von der Urobilinogenie.

Sowohl die klinische als auch die rein physiologische Betrachtungsweise erfordert eine Erörterung der fünf Haupttheorien der Urobilinbildung bzw. Urobilinurie in bezug auf die Möglichkeit, den Dualismus der Urobiline mit ihnen zu vereinigen.

Die älteste Anschauung, von LEUBE zuerst vertreten, verlegt die Bildung des Urobilins aus Bilirubin in die Niere, da bei bestehender Urobilinurie Urobilin im Blut sich nicht nachweisen ließe. In der schwierig zu deutenden Erscheinung, daß bei hämolytischem Ikterus für gewöhnlich Bilirubinämie mit Urobilinurie aber ohne Bilirubinurie besteht, sahen GILBERT, HERRSCHER und LEREBOULLET ein Argument für die nephrogene Urobilinurie. Der hohe Gehalt an Blutbilirubin äußere sich nach Umformung in der Niere direkt in der Urobilinurie. Seitdem aber der Nachweis des Urobilins im Serum gelang (neueste Methode vgl. HEILMEYER), ist der nephrogenen Theorie die Hauptstütze entzogen. HERZFELD und HAEMMERLI erklären durch den Nachweis regelmäßigen Vorkommens von Urobilin im Serum in Fällen starker Urobilinurie, diese als nicht durch renale Urobilinogenie verursacht. Diese wird dennoch in der französischen Schule als Möglichkeit anerkannt (FIESSINGER-WALTHER). Aber fast die gesamte klinische und experimentelle Erfahrung ist geeignet sie zu widerlegen. Allenfalls die Versuche OSHIMAs zur Reduktion von Urobilin zur Leukoverbindung sowohl mit Nierengewebe als auch in der durchströmten Niere weisen auf eine Beteiligung der Niere hin, können aber mit der Neubildung von Urobilin in der Niere nicht in Zusammenhang gebracht werden. SCHOLDERER zeigte, daß intravenös eingeführtes Bilirubin sehr rasch aus dem Blut verschwindet, auch nach Exstirpation beider Nieren, welche daher als Ort der Urobilinbildung ausscheiden.

Eine hämatogene Urobilinurie glaubte man annehmen zu müssen in allen Fällen eines erhöhten Blutzerfalls, sei es durch intravasale Hämolyse, sei es im Blutextravasat. In neuerer Zeit wurden aus der Anwesenheit des Urobilins im Serum weitgehende Schlüsse auf den Ort der Urobilinbildung gezogen. Nachdem aber HEILMEYER die auf der Fluorescenzreaktion beruhende Nachweismethode durch den exakteren spektrophotometrischen Nachweis ersetzte, stellte es sich heraus, daß die von BLANKENHORN als physiologisch beschriebene Urobilinämie nicht besteht. Dagegen wird die von vielen Autoren (vgl. WELTMANN) bei bestehender Urobilinurie beobachtete Urobilinämie, welche bei Lebererkrankungen und Stauungsleber auch spektrophotometrisch nachgewiesen werden konnte, wohl den Tatsachen entsprechen. Jedoch gestatten auch die mit der spektrophotometrischen Methode gewonnenen Ergebnisse die Annahme von Beziehungen der Urobilinämie zur Urobilinbildung noch nicht. Wenn die, zwar nach der alten Methode erhaltenen, aber einheitlichen Werte von WINTERNITZ anerkannt werden, so ergibt sich aus dem Vergleich der Urobilinämie mit dem Kongorotindex von ADLER und REIMANN immerhin eine Beziehung des Urobilinwechsels zum reticuloendothelialen System. Nach WINTERNITZ soll das Serumurobilin immer enterogen und seine Vermehrung durch eine Funktionsstörung des RES. bedingt sein, welches normalerweise das Urobilin aus dem Blut abfangen soll. Eine Beziehung des reticuloendothelialen Apparats zu Urobilin im Sinn einer Speicherung glaubte auch ROYER nach intravenöser Injektion von Urobilin feststellen zu können. Größerer Wert, aus experimentellen Gründen, ist dem negativen Befund WINTERNITZ' beizumessen, wonach bei komplettem Choledochusverschluß mit Acholie das Urobilin aus dem Serum verschwindet, also in diesen Fällen bestimmt nicht hämatogen, sondern allenfalls enterogen gewesen sein kann.

Der Theorie vom hämatogenen Urobilin steht sehr nahe die histogene Theorie, welche in BRULÉ noch ihren Hauptvertreter hat. Ihr zufolge soll Urobilin überall in den Geweben gebildet werden können, in denen Bilirubin vorhanden ist. Von SALÉN und ENOCKSON wurde die histogene Theorie eingehend kritisiert und abgelehnt. Es wird zwar nach Bildung von Blutextravasaten Bilirubinämie und Urobilinurie beobachtet. In sterilen Hämatomen ist jedoch bisher Urobilin nicht festgestellt worden, wie SCHILLER für ein Hämatom von geplatzter Tubargravidität nachwies, welches trotz hohem Bilirubingehalt frei von Urobilin war. Erhöhung speziell der Urobilinausscheidung im Stuhl nach operativ gesetzten Blutextravasaten beobachtete SINGER.

Die Argumente für die histogene Theorie sind gesucht worden im Ausschluß der anderen Theorien für gewisse Fälle, ohne daß für die ubiquitäre Urobilinbildung in den Geweben Beweise erbracht werden konnten. Im übertragenen Sinn ist jedoch die histogene Theorie für Urobilin heute wieder als gültig anzusehen. Die ubiquitäre Bildungsmöglichkeit für Bilirubin in den Geweben mit Hilfe des reticuloendothelialen Apparats wird heute von der ASCHOFFschen Schule verfochten. Da nun auch für Urobilin, wie unten beschrieben wird, die Bildung in KUPFFERschen Sternzellen für möglich gehalten wird, so wäre dieses Urobilin im engeren Sinn als histogen zu bezeichnen.

Die Theorie der Urobilinbildung in der Leber allein wurde früh aufgestellt. Ihr zufolge soll die gesunde Leberzelle Bilirubin bilden, die kranke Leberzelle Urobilin oder Urobilinogen. Einer experimentellen Grundlage entbehrt diese Theorie; sie wurde auf klinische Beobachtungen gegründet, als die häufigen Fälle von Urobilinurie bei Leberkrankheiten mit der ursprünglich absoluten enterogenen Theorie allein nicht mehr erklärt werden konnten. Die Diskussion über die hepatische Urobilinogenie geht jetzt um die Frage, ob der reticulo-endotheliale Teil der Leber, die KUPFFERschen Sternzellen, zur Urobilinsynthese fähig ist. Somit besteht die Bezeichnung „hepatogen“ für so gebildetes Urobilin nicht mehr zu Recht.

b) Enterohepatische Urobilinogenie und Stercobilinbildungsstätte.

Weder in der Niere noch im Gewebe oder Blut, noch in der Leberzelle kann gemäß den skizzierten Theorien der Ort der Urobilin-, also auch nicht der Stercobilinbildung gesehen werden. Von den Theorien der Urobilinogenie vereinigt die enterogene F. v. MÜLLERs die meisten Argumente und Anhänger. Da aber die Fähigkeit der Urobilinbildung auch der Leber zugeschrieben wird, soll im folgenden versucht werden, die Anschauungen der enterogenen und hepatogenen Richtung abzuwägen in bezug auf die Einordnung des Stercobilins.

Wo sollten wir in der Betrachtungsweise der enterogenen Theorie den Ort der Stercobilinsynthese vermuten unter der Voraussetzung, daß Bilirubin für Stercobilin ebenso das Ausgangsmaterial darstellt wie für Urobilin IX α? Als Synthese wird die Überführung von Bilirubin in Stercobilin bzw. zuvor in Stercobilinogen mit Recht bezeichnet. Denn in ihrem Verlauf wird das Molekül optisch aktiv. Es kann also vermutet werden, daß der Entstehungsort und -mechanismus des Stercobilins nicht auch der des Urobilins IX α sei.

Angenommen, das Stercobilin würde als Leukoverbindung im Darm gebildet, wie es für Urobilin bewiesen ist, so würde Bilirubin in einem gleichartigen Reaktionsmechanismus zwei verschiedene Produkte liefern. Das ist aber unwahrscheinlich; denn das Vorhandensein zweier verschiedener Bakterienarten, welche die im wesentlichen gleiche Aufgabe haben, am gleichen Ort erscheint unzweckmäßig. Wenn die Veränderungen, die das Bilirubin im Darm erleidet, lediglich zufällige sind und für den Organismus bedeutungslos, da es sich um eine Stoffwechselschlacke handelt, welche nur auf geradem Weg ausgeschieden werden soll, warum spielt sich dann im Verlauf der Bilirubinumwandlung die komplizierte Reaktion der optisch aktiven Synthese ab? In den meisten bekannten Fällen erscheint eine optisch aktive Synthese begründet in der starken biologischen Wirksamkeit ihres Produkts im Vergleich mit seinem optischen Antipoden. In unserem besonderen Fall ist der Zufall beim Auftreten eines optisch aktiven Farbstoffs sehr unwahrscheinlich durch die Tatsache, daß weder Hämin noch die bekannten Gallenfarbstoffe und Porphyrine optisch aktiv sind. (Die optische Aktivität des Chlorophylls mag begründet sein in seiner Funktion der photodynamischen assimilatorischen Synthese.) Aber auch den Reduktionsvorgang als solchen als zufällig anzusehen, ist nicht mehr erlaubt, seitdem die lebhaftere Diffusionsfähigkeit des Urobilins bzw. Urobilinogens gegenüber der trägeren Diffundierbarkeit des Bilirubins bekannt ist. Diese Eigenachaft kann sehr wohl als Voraussetzung gelten für die Fähigkeit des Organismus, Gallenfarbstoffe als Bausteine für die Blutfarbstoffsynthese wieder zu verwerten. Die Hypothese des Wiederaufbaus ist zwar durch nichts bewiesen, wird aber doch allgemein aufrechterhalten angesichts der Tatsache, daß niemals der gesamte abgebaute Blutfarbstoff restlos ausgeschieden wird, sondern zu einem Teil in ständigem Kreislauf begriffen ist (HEILMEYER). So führt die Frage nach dem Sinn der Änderung der Diffusionsqualitäten bei der Reduktion des Gallenfarbstoffs ebenfalls zu der Auffassung, daß diese durch zufällig gleichzeitig anwesende Bakterien nicht bedingt sein könne.

Wollten wir auch für die Stercobilinsynthese einen gleichen oder ähnlichen Bakteriensynergismus annehmen, so ist es weiterhin nicht verständlich und sogar unwahrscheinlich, daß in den Fällen, in denen eine plötzlich gesteigerte Bilirubinmenge den Darm passiert, gerade die für Stercobilin spezifische Bakterienflora dem gesteigerten Angebot durch rasche Vermehrung sich anpaßt, wie schon von H. FISCHER und HALBACH formuliert wurde. Daß es in den Fällen von hämolytischem Ikterus und perniziöser Anämie das Stercobilin ist, welches vermehrt im Stuhl ausgeschieden wird, darf als gesetzmäßig gelten. Nun kann die Stercobilinvermehrung beim hämolytischen Ikterus in sehr kurzer Zeit sich abspielen.

Der paroxysmale Charakter der Urobilinvermehrung wird besonders deutlich in den Fällen von paroxysmaler Hämoglobinurie, welche des öfteren als mit Urobilinurie einhergehend beschrieben wurden. CH. und B. JONES sahen in einem künstlich erzeugten Anfall von typischer paroxysmaler Hämoglobinurie ein rasches Ansteigen des Bilirubingehalts der Galle bis auf das dreifache mit innerhalb 1 Stunde folgendem Anstieg des Urobilingehalts der Galle. Sie schließen daraus, daß dieses Urobilin in der Leber gebildet sein müsse, da die Rückresorption von etwa vermehrt in den Darm ausgeschiedenem Bilirubin in der verhältnismäßig kurzen Zeit unwahrscheinlich sei. WINTERNITZ fand einen parallel gehenden Anstieg des Bilirubins und Urobilins in der Duodenalgalle nach hämoglobinurischen Anfällen innerhalb kurzer Frist. BJÖRN-HANSEN stellte unmittelbar nach dem Abklingen des hämoglobinurischen Anfalls eine verstärkte Urobilinreaktion im Harn fest. Die latente Hämoglobinurie ohne Hämoglobin im Urin läßt nach SALÉN den Vorgang der Hämolyse nur erkennen durch Erythrocytenverminderung und eine der Abkühlung rasch folgende kurz dauernde Zunahme des Harnurobilins. KAZNELSON erkannte im Serum nach jedem Kältereiz freies Hämoglobin und ein gleichzeitiges rasches Ansteigen des Bilirubinspiegels, ohne daß es zur Hämoglobinurie kam, was er erklärt durch die Annahme, daß erst bei genügend ausgedehnter Hämolyse der Schwellenwert für die Ausscheidung des freien Hämoglobins durch die Niere erreicht wird, andernfalls dieses durch den normalerweise stattfindenden Abbau zu Gallenfarbstoff eliminiert wird.

Es ist also die mit einem hämolytischen Anfall verbundene rasche Bildung von Urobilin als bewiesen zu betrachten. Wir wissen zwar nichts von der Art des bei Hämoglobinurie ausgeschiedenen Urobilins. Aber es besteht die Auffassung, daß die Hämoglobinurie, wenn sie auf dem Boden einer hämolytischen Konstitution sich einstellt, eben nur eine Begleiterscheinung hämolytischer Vorgänge sei, eine Auffassung, wie sie von BARTHA und GÖRÖG, MARCHIAFAVA, ROSENTHAL, SCHALLY auf Grund von Beobachtungen vertreten wird. Wegen dieses Zusammenhangs dürfen wir auch das in den hämoglobinurischen Anfällen ausgeschiedene Urobilin dem bei hämolytischem Ikterus ausgeschiedenen gleichsetzen, und dieses ist Stercobilin. Da die bakterielle Reduktion des Bilirubins erst in den unteren Darmabschnitten erfolgt, so kann das bei der oben beschriebenen Form des hämolytischen Ikterus paroxysmal auftretende Urobilin bzw. Stercobilin in Blut und Harn nicht erst aus dem Darm resorbiert und daher nicht enterogen sein. So kommen wir zu dem Schluß, daß die auffallend rasche Vermehrung des Stercobilins bei hämoglobinurischen Krisen wohl kaum der Mitwirkung einer noch rascher sich vermehrenden Bakterienflora zu verdanken ist. Daher ist die Vorstellung von einer allein bakteriellen Bildung des Stercobilins abzulehnen.

Die hämolytische paroxysmale Urobilinurie gab Anlaß zu der Auffassung, daß hier die Urobilinbildung nicht über die Zwischenstufe des Bilirubins verliefe. SALÉN lehnt sie ab mit der Begründung, daß auch in den Fällen schlagartig einsetzender Urobilinurie eine Hyperbilirubinämie dieser vorauszugehen pflegt.

Wir greifen zurück auf die Angaben über eine andere als bakterielle Bildung von Urobilin. Die durch breite Diskussion häufig erörterte Frage ist allerdings die nach dem Ort der Gallenfarbstoffbildung, worunter aber so gut wie in allen Abhandlungen Bilirubinbildung verstanden wird. Daher werden in Diskussion und Bearbeitung dieses Problems nur wenige Befunde angetroffen, welche unmittelbar oder mittelbar Beziehung zu unserer Fragestellung haben.

Eine zusammenfassende Darstellung der Urobilinogenie erschien von FISCHLER. Die darin enthaltenen diesbezüglichen Betrachtungen und Ergebnisse müssen daher kurz zitiert werden.

Ausgehend von der Tatsache, daß der Harn normalerweise immer nur Spuren bzw. überhaupt kein Urobilin enthält, suchte FISCHLER zu beweisen, daß es die normale Funktion der Leber ist, welche den Übertritt von Urobilin ins Blut verhindert. Aus Versuchen am Gallenfistelhund, bei welchem die durch Choledochusunterbindung herbeigeführte Urobilinfreiheit der Galle durch enterale Zufuhr von Galle wieder aufgehoben wurde, folgerte er, daß normalerweise die Leber das im Darm resorbierte Urobilin bzw. Urobilinogen quantitativ aufnimmt und zu einem Teil mit der Galle wieder ausscheidet, zu einem anderen Teil vielleicht für die Resynthese von Bilirubin verwendet oder es zerstört.

Die Resynthese in der Leber wurde wahrscheinlich durch den von MC. MASTER und ELMAN aufgeklärten Zusammenhang, daß Bilirubin oder Urobilin, in reiner Lösung oder in Galle, ins Duodenum von Gallenfistelhunden eingeführt eine Erhöhung der gesamten Bilirubinexkretion der Leber bewirken. Zuerst wurde von BRUGSCH und KAWASHIMA die Resynthese von Bilirubin aus Urobilin diskutiert, weil nach subcutaner Injektion von Urobilin eine Vermehrung des Farbstoffgehalts der Fistelgalle eintrat, woraus auf eine Oxydation von Urobilin zu Bilirubin geschlossen wurde. WINTERNITZ zeigte in Übereinstimmung mit LEPEHNE, daß normale Galle nur Spuren von Urobilinogen enthält. Er folgert daraus, daß resorbiertes Urobilinogen in der gesunden Leber in Bilirubin zurückverwandelt wird, da ja mit dem Harn normalerweise nur eine geringe Menge bzw. gar kein Urobilinogen ausgeschieden wird. Jedoch ist eine Dehydrierung, besonders der Äthylgruppen des Urobilins bzw. Urobilinogens zu den Vinylgruppen des Bilirubins unwahrscheinlich.

Als weitere Funktion des Urobilins wäre noch seine Wirkung auf die Erythropoese zu untersuchen. Die erythropoetische Wirkung des Bilirubins ist ja nach den Arbeiten von ZIH, VERZÁR, v. JENEY ziemlich sichergestellt. Nach VERZÁR soll Mesobilirubinogen die gleiche Wirkung haben. Somit erscheint der erythropoetische Effekt nicht allein einem Gallenfarbstoff eigen.

Zur Frage der hepatalen Urobilinzerstörung sind neuerdings zwei Beiträge geliefert worden. FELIX und MOEBUS haben die Frage unter Zugrundelegung der FISCHLERschen Anschauung zu klären versucht durch Umsetzung von chemisch reinem Urobilinogen IX α, das ist Mesobilirubinogen, mit Leberbrei. Sie stellten fest, daß nur bei Sauerstoffanwesenheit und optimal bei neutraler Reaktion das Urobilinogen verändert wird, wahrscheinlich durch fermentative oxydierende Aufspaltung. Urobilin sowie Bilirubin oder ein anderer diazopositiver Gallenfarbstoff entstehen hierbei nicht. Im Gegensatz dazu verneint OSHIMA die sogenannte urobilinzerstörende oder -fixierende Eigenschaft des Lebergewebes auf Grund des Befundes, daß parenteral zugeführtes Urobilin spätestens in einer halben Stunde beinahe quantitativ mit der Galle als

Urobilinogen ausgeschieden ist. Nur bei sehr hoher, die Ausscheidungsfähigkeit der Leber übersteigender Blutkonzentration an Urobilin würde dieses durch die Niere ausgeschieden.

Bei teilweiser Ausschaltung der Leber durch Umleitung des Pfortaderbluts in einer ECKschen Fistel tritt bereits Urobilin, welches nun nicht mehr in der Leber zurückgehalten wird, in den Harn über. Bei weitergehender Ausschaltung der Leberfunktion durch Phosphorvergiftung oder FISCHLERs sogenannte glykoprive Intoxikation wird die Urobilinurie erheblich. Es gelang ihm an Gallenblasenfisteltieren mit urobilinfreier Galle, welche allerdings mit dem Kot immer eine kleine Menge wohl aus dem Serumbilirubin stammenden Urobilins ausschieden, eine starke Urobilinausscheidung in der Galle zu erzeugen auf dem Weg einer kombinierten Phosphor-Amylalkohol-Vergiftung. Durchsichtiger ist folgender Nachweis einer hepatischen Urobilinkörperbildung. Eine durch intravenöse Zufuhr von viel Wasser erzeugte Hämoglobinämie bewirkte eine erhebliche Urobilinausscheidung in der vorher urobilinfreien Fistelgalle. Daß hier wirklich eine Verarbeitung des Überangebotes an Hämoglobin vorliegt und nicht etwa eine durch die parenterale Wasserzufuhr gesetzte Störung unbekannter Art die Urobilinvermehrung zur Folge hatte, beweist das Abklingen dieser beim Aufhören der Hämoglobinämie. Die Mitwirkung von Bakterien innerhalb der Gallenwege wird unwahrscheinlich dadurch, daß der gleiche Effekt der Urobilinvermehrung sowohl durch eine Giftschädigung als durch einen, wenn auch gesteigerten, physiologischen Vorgang, nämlich den Abbau gelösten Hämoglobins hervorgerufen wird.

Einen weiteren Beweis für die extraintestinale Urobilinentstehung erblickt FISCHLER in den Folgen der glykopriven Intoxikation von Kaninchen durch Hunger oder Phlorrhizin. Ihre auf diese Weise funktionell überbeanspruchte und daher geschädigte Leber muß das im Harn reichlich ausgeschiedene Urobilin selbst gebildet haben, da nach Unterbindung des Ductus choledochus der Zufluß von Gallenfarbstoff in den Darm vermieden und eine bakterielle Mitwirkung in den Gallenwegen durch Nichtanlegung einer Gallenfistel ausgeschlossen wurde. Einen Beitrag gegen die Lehre von der ausschließlich enterogenen Urobilinurie erblickt FISCHLER in der klinischen Beobachtung, daß oft eine Diskrepanz in der Urobilinausscheidung zwischen Harn und Stuhl vorliegt, welche ja, intestinale Bildung vorausgesetzt, gleichsinnig steigen oder fallen sollte. Auf Grund dieser Beobachtungen kommt FISCHLER zu dem Schluß, daß unter besonderen und seltenen Verhältnissen die Leber zur Produktion von Urobilin fähig sei. Erst besondere Bedingungen sollen die Leberzelle befähigen ihre Affinität und Reaktionsweise bezüglich Umwandlung und Zerstörung dem Urobilin gegenüber zu verändern. Die Kombination einer entero-hepatogenen Theorie entspricht weitestgehend den beobachteten Tatsachen. Außer zu Leber und Darm habe jedoch der Urobilinkörperwechsel zu keinem Organ oder Gewebe Beziehungen. Eine Bestätigung dieser Abgrenzung wird von FISCHLER erblickt in dem Befund MAGNUS-LEVYs; nur die Leber bildet bei der stark reduzierend wirkenden Autolyse reichlich Urobilin, auch bei antiseptischem Verfahren.

Ein Überblick über die einschlägigen Arbeiten zeigt, daß die besonderen Bedingungen, welche die Leber zur Urobilinproduktion veranlassen, nicht so seltene sind. Was zunächst die Anwesenheit des Urobilins in der nichtinfizierten tierischen und menschlichen Leber betrifft, so liegen darüber zahlreiche Mitteilungen vor. Von MEYER und HEINELT wird Urobilin als normaler Bestandteil der Duodenalsondengalle und der frischen Leichengalle bezeichnet. WEISS äußert sich in gleicher Weise; er findet den Gehalt der Sondengalle relativ geringer als den der postmortal gewonnenen Galle. Er bestätigt den Urobilingehalt der Galle als physiologisch vorhanden wie ihn schon KIMURA auf Grund seiner Befunde in der v. MÜLLERschen Klinik fand. Allerdings sah KIMURA kein Urobilin in der Obduktionsgalle nach länger bestehendem Choledochusverschluß. Nach STRAUSS und HAHN ist Urobilin ein normaler Bestandteil der ins Duodenum ausgeschiedenen Galle. ADLER erhielt anläßlich einer Gallenfisteloperation in zwei Fällen eine sterile Galle mit außerordentlich hohem Urobilingehalt. Für die hepatale Bildung dieses Urobilins spricht das fast völlige Fehlen des Urobilins in Harn und Stuhl dieser Patienten. WINTERNITZ prüfte nach hämolytischen Anfällen die mit der Duodenalsonde erhaltene Galle auf ihren Gehalt an Bilirubin und Urobilin. Beide Farbstoffe waren nach dem Anfall vermehrt, was wieder den Verdacht auf einen hepatalen Prozeß erweckt. Allerdings soll nach McMASTER und ELMAN schon in den oberen Gallenwegen ein bakterieller Prozeß möglich sein; jedoch lehnen auch sie die Möglichkeit der Urobilinbildung durch Lebergewebe nicht ganz ab. Den Fall einer bedeutenden Urobilinurie bei seit längerer Zeit bestehender Acholie teilt HOFFMANN mit.

Für vorstehende Fälle mit Ausnahme des zuletzt angeführten besteht durchaus die Möglichkeit der Wiederausscheidung des aus dem Darm resorbierten und mit dem Pfortaderblut der Leber zugeführten Urobilinogens. Diese Quelle für das von der Leber ausgeschiedene Urobilin ist aber noch nicht vorhanden im Organismus des Neugeborenen, welcher ja mangels einer Darmflora Urobilin gemäß der enterogenen Theorie nicht erzeugen könnte. Als erster benutzte diese natürlichen Versuchsbedingungen PASSINI. Im Gallenblaseninhalt einiger, noch nicht der Fäulnis anheimgefallener, Neugeborener fand sich Urobilin neben Bilirubin. Im Meconium nachgewiesen wurde Urobilin in zahlreichen Fällen von GOLDSCHMIDT-SCHULHOFF und ADLER. In Harn und Stuhl von Neugeborenen stellten sie in $^3/_4$ der untersuchten Fälle Urobilin fest. WINTERNITZ bestätigte sogar in allen beobachteten Fällen, bei welchen die Keimfreiheit des untersuchten Materials besonders betont ist, die Anwesenheit von Urobilin im Harn sowie im Meconium. Das Dogma von der intestinalen Urobilinogenie veranlaßt ihn diesen Widerspruch durch eine Hilfstheorie von der diaplacentaren Urobilinwanderung zu beseitigen. Diese ist aber wenig wahrscheinlich, wenn bei der Untersuchung auf die gleichzeitige Anwesenheit von Urobilin im Serum von Mutter und Kind diese nur in 10% der untersuchten Fälle bestätigt werden konnte. Bemerkenswert ist besonders ADLERs Befund von der Urobilinurie Neugeborener trotz der noch am fünften Lebenstag vermißten Urobilinausscheidung im Stuhl, geradezu ein Beweis für die abakterielle Urobilinogenie. ROYER bezeichnet darüber hinaus die Urobilinurie des Neugeborenen als normal. Er stellt sie fast immer auch bei fehlendem Stuhlurobilin fest. Der Stuhl ikterischer Neugeborener ist urobilinhaltig. In der Leber Neugeborener wies er Urobilin nach. F. v. MÜLLER bestritt dagegen die Urobilinogenurie Neugeborener.

Wenn auch nicht in allen diesen Fällen von einem gleichzeitig bestehenden Icterus neonatorum berichtet wird, so wird die Vorstellung eines übermäßigen Angebots von Bilirubin als Quelle für das nicht intestinal entstehende Urobilin erleichtert durch die Feststellung von ANSELMINO und HOFFMANN, daß das

Neugeborene in der ersten Lebenszeit Hämoglobin in einer Menge bis 1% seines Körpergewichts abbauen muß. Die Urobilinurie bei fehlender Ausscheidung durch den Darm ist also bei der starken Bilirubinbelastung der Leber wohl verständlich gemäß ADLERs Vorstellung und eine Stütze für die von ihm geforderte Urobilinbildung in der Galle (s. unten).

Einige Beiträge, die im Sinne einer direkten Überführung von Hämoglobin in Urobilinkörper mit Überspringen der Zwischenstufe des Bilirubins gedeutet werden können, liefert OSHIMA. Nach intravenöser Injektion von Hämoglobinlösung oder hämolysierendem Gift wird schon eine Stunde später Urobilin und Vermehrung des Bilirubins in der Galle beobachtet. Bemerkenswert hierbei ist, daß der Höhepunkt der Urobilinausschwemmung vor dem der Bilirubinvermehrung liegt. Aus diesem Grund und da während des Versuchs Gallenfarbstoff nicht in den Darm gelangen konnte, kann hier auf direkte Überführung des Blutfarbstoffs in Urobilin geschlossen werden. Die Lokalisierung dieses Prozesses wird dadurch erkannt, daß die intraportale Injektion des Blutfarbstoffs den Effekt verstärkt, die funktionelle Beeinträchtigung der Leber ihn herabmindert. Wenn es erlaubt ist, in der Blockierung des reticuloendothelialen Systems mit corpusculären Farbstoffen einen funktionellen Anreiz für dasselbe zu erblicken — ASCHOFF hält die Steigerung der Fermentausscheidung und anderer Fähigkeiten der Reticuloendothelzellen durch gleichzeitige Erschöpfung ihrer phagocytären Kapazität für möglich auf Grund zahlreicher Erfahrungen auch anderer Autoren (vgl. ERNST und FÖRSTER) —, so würde auch die hierdurch hervorgerufene Urobilinausscheidung in der vermehrt sezernierten Galle sowie im Harn des Kaninchens nach OSHIMA als eine, hier sicherlich abakterielle, Urobilinproduktion des RES. der Leber aufzufassen sein. Eindrucksvoll ist in diesem Versuch das Verhältnis 1 : 10 des Urobilins zu seiner Leukoverbindung in der Galle.

Eine mehr physiologische funktionelle Belastung der Leber benutzten ADLER und BREHM. Bei Verabreichung von Traubenzucker mit großen Dosen Insulin scheidet der Hund in der sterilen, vorher urobilinfreien Fistelgalle nun Urobilin aus. LOEB bestätigte die nach Zuckerbelastung auftretende Urobilinogenurie beim Menschen. Die gleiche Beobachtung machte FISCHLER am Kaninchen, bei welchem durch Choledochusunterbindung die intestinale Urobilinogenie eliminiert war. Bemerkenswert ist seine Feststellung, daß Leberbelastung durch glykoprive Intoxikation ebenfalls Urobilinausscheidung in der Galle zur Folge hatte. Das würde also bedeuten, daß die hepatale Urobilinogenie nicht von der Leberzelle geleistet wird, weil ja eine entgegengesetzt gerichtete Schädigung derselben wahrscheinlich nicht den gleichen Effekt haben kann. Damit ist ein Hinweis auf die Beteiligung der KUPFFERschen Sternzellen gegeben.

ADLER zieht aus seinen Befunden den gleichen Schluß wie FISCHLER mit einigen Ergänzungen: Wenn aus irgendeinem Grund der Abtransport des Gallenfarbstoffs durch die Galle beeinträchtigt ist, so tritt er in den großen Kreislauf über und von dort in den Harn oder die Gewebe. Daneben kommt für die Ausscheidung des Gallenfarbstoffs noch in Betracht die Umwandlung von schwer diffusiblem Bilirubin in leicht diffundierendes Urobilin bzw. Urobilinogen. Bei vermehrter Produktion von Gallenfarbstoff, wie bei hämolytischen Prozessen, wird zunächst die Galle stark mit Farbstoffen beladen. Kann die Leber die Überproduktion nicht mehr bewältigen, so setzt bereits vermehrte Urobilinogenbildung in der Galle ein. Es besteht also einerseits eine normale intestinale

Urobilinogenie sowie pathologische cholangitische Urobilinogenie, beide mit bakterieller Reduktion des Bilirubins; andererseits die Möglichkeit eines hepatogenen Ursprungs des Urobilins. Ob die hepatische Urobilinbildung cellulärer oder humoraler Natur ist, ist unentschieden. Wird nun die Leber überdies in ihrer Funktion geschädigt, so tritt das vermehrt sezernierte Urobilin — als leicht diffusibel gegenüber Bilirubin — ins Blut und erscheint im Harn. Im weiteren Verlauf dieses Prozesses beginnt Bilirubin ins Blut überzutreten, erst als direkt, später als indirekt reagierendes. In Einklang hiermit ist ADLERs Feststellung, daß es eine unmittelbare Abhängigkeit des Harnurobilins vom Blutbilirubin nicht gibt. So beobachtete er bei Lebermetastasen hochgradige Urobilinurie ohne Bilirubinvermehrung im Serum. Eine Relation zwischen beiden Werten vermißt auch HUGHES. ADLERs Vorstellung vom Zustandekommen der Urobilinurie hat eine Stütze in dem schon früh von H. FISCHER und MEYER-BETZ erhobenen Befund, daß per os eingeführtes Mesobilirubinogen mit dem Harn wieder ausgeschieden wird, und zwar bei Leberkranken vollkommener als bei Lebergesunden. Übereinstimmend damit fanden H. FISCHER und HALBACH nach Zufuhr von einem Gramm Bilirubin in vier aufeinanderfolgenden Tagen eine geringgradige, über drei Wochen anhaltende Urobilinurie und Urobilinogenurie. Die in diesem Selbstversuch früh auftretende Bilirubinurie würde sich durch die, leider nicht kontrollierte, aber zweifellos einsetzende Bilirubinämie erklären, welche ja bei Zufuhr von krystallisiertem Bilirubin von anderer Art sein muß als die physiologische Bilirubinämie, die ADLER in seinen Mechanismus der Urobilinurie einschaltet.

Den jüngsten exakten Befund einer Urobilinbelastung verdanken wir WATSON. Bei intravenöser oder intramuskulärer Injektion von 50 mg krystallisiertem Stercobilin erscheint dieses nach zwei Stunden im Harn als Leukoverbindung, ein neuer Beweis für das Vorkommen des Stercobilins im Harn, da eine Umwandlung in Urobilinogen IX α unwahrscheinlich ist. Intestinale Prozesse sind ausgeschlossen durch den gleichen Ausfall des Versuchs bei vollständigem Choledochusverschluß, totaler Acholie und Anurobilinurie. Eine kleine Menge des injizierten Stercobilins wird unverändert im Harn als solches ausgeschieden, die Hauptmenge, über die Hälfte, wird retiniert und auch im Stuhl nicht ausgeschieden. Während der Gesunde für gewöhnlich ohne Urobilinurie ist, scheidet er nach Injektion von 50 mg Stercobilin 2—5 mg desselben im Harn aus, der Leberkranke bis zu 32 mg. Die Ausscheidung ist nach acht Stunden beendet, verlängert bei Niereninsuffizienz. Die hier festgestellte Retention wurde schon von ROYER beobachtet. Nach intravenöser Injektion von allerdings nichtkrystallisiertem Stuhlurobilin, also wahrscheinlich Stercobilin, stellte er dessen Anhäufung in Leber, Niere, Muskel sowie in Zellen des RES. fest.

Die Hunger-Urobilinurie (ADLER und SACHS, HILDEBRANDT) kann mit der enterogenen Theorie allein nicht erklärt werden. Denn die im Hunger verringerte Gallensekretion sollte im Gegenteil eine Verminderung des Bilirubins im Darm zur Folge haben und die Darmentleerung eine Herabsetzung der Bakterienflora bewirken. Eine funktionelle Leberstörung durch Hunger entspricht auch in etwa der glykopriven Intoxikation FISCHLERs. Die Hunger-Urobilinurie ist also mit der ADLERschen Theorie in gutem Einklang. Vielleicht können auch die Zusammenhänge zwischen Ernährung und Urobilinurie, Flüssigkeitszufuhr und Urobilinurie in ihrem Sinn erklärt werden. Bang führt die Provokation der Urobilinurie durch kohlehydratarme Kost sowie Natriumbicarbonat auf eine Leberschädigung zurück. Zur cholangitischen Urobilinurie wäre noch ein Befund Frankes in Beziehung zu bringen. Nach wenige Stunden dauernder Gallenstauung stellt er eine Vermehrung des Biliverdins auf Kosten des Bilirubins in der Galle fest. Die Oxydationsreaktion verlegt er in die tieferen Gallenwege und Gallenblase, d.h. also, mit der Oxydation des Bilirubins könnte seine Reduktion zu Urobilin gekoppelt sein.

Die Beteiligung der Leber an der Urobilinogenie versuchten Dymschitz und Frenckell zu beweisen mit Hilfe der Fluorescenzprüfung von Organvenenblut. Sie stellten dabei eine intensive Fluorescenz des Blutserums in den Lebervenen fest gegenüber einer schwächeren in der Pfortader. Diese Differenz änderte sich nicht nach Unterbindung des Ductus choledochus. Sogar nach Unterbindung der Pfortader blieb die Fluorescenz im Lebervenenblut relativ noch höher als in anderen Organvenen. Die Autoren übernehmen daher die Fischlersche Anschauung von der Beteiligung der Leber an der Urobilinogenie.

Eine Beeinträchtigung der Beweiskraft des Müllerschen Versuchs der peroralen Zufuhr von Galle mit dem Effekt der Urobilinausscheidung erblicken Walzel und Weltmann in der Beobachtung eines Falls mit operativ angelegter Gallenfistel beim Menschen. Die steril aufgefangene, reichlich sezernierte Galle war urobilinfrei, ebenso das Blut, während Stuhl und Harn Urobilin enthielten. Perorale Zufuhr weder von eigener bilirubinhaltiger Galle noch von 100 mg Bilirubin konnte eine Erhöhung der Urobilinurie bewirken. Die Einverleibung von 250 ccm Schweinegalle hatte starke Urobilinogenurie zur Folge, aber nur, weil sie nativ urobilinogenhaltig war.

Billi, Heilmeyer und Pfotenhauer treten ein für die ausschließlich intestinale Urobilinbildung, weil nach vollständiger Exenterierung des Tiers das Urobilin restlos aus dem Harn verschwindet und auch nach Injektion von Lackblut und Hämin nicht wieder erscheint. Aber gestattet dieser ausgedehnte Eingriff diesen unbedingten Schluß? Wird nicht vielleicht die Funktion der Leber verändert durch Fehlen des Portalkreislaufs, welcher ja bei der Eckschen Fistel teilweise noch erhalten ist? Und die beobachtete, der Exenterierung folgende starke Bilirubinurie schließt ja nach Adler die Urobilinurie bis zu einem gewissen Grade aus. Das Fehlen der Urobilinurie bei bestehender Bilirubinurie beweist unter diesen Verhältnissen nichts gegen die Existenz einer hepatischen Urobilinsynthese. Schließlich ist ein Hinweis gegen oder für die Mitwirkung der Darmflora bei der Urobilinogenie das Resultat von Versuchen eben diese Darmflora zu entfernen oder einzuschränken. Dymschitz und Frenkkell konnten nach Abführung und Diät eine Veränderung des Urobilingehalts der Organvenen nicht feststellen. Dagegen fanden Salén und Enockson als Vertreter der enterogenen Theorie nach Abführung und Darmspülung erwartungsgemäß ein Absinken des Harnurobilins bei hämolytischem Ikterus. Heilmeyer beobachtete dabei keine Verminderung des Harnurobilins. Er verwirft die Methode zur Entscheidung der Frage „enterogen oder nichtenterogen?“, weil auch Indican, welches bestimmt bei Darmfäulnis entsteht, unvermindert im Harn ausgeschieden wird nach Darmreinigung.

c) Stercobilinbildung bei hämolytischen Krankheiten.

Hinweise auf die Stercobilinogenie finden wir im Geschehen der hämolytischen Krankheiten. Ist es allein die gesteigerte Hämolyse, welche beim hämolytischen Ikterus und der perniziösen Anämie die Vermehrung des ausgeschiedenen Stercobilins zur Folge hat, oder ist diese Vermehrung auf eine Abartung des normalen Blutfarbstoffabbaus zurückzuführen? In diesem letzteren Sinn gibt OHNO seine Erklärung des hämolytischen Ikterus als Leberzellschädigung vereint mit gesteigerter Hämolyse. Die Leberzelle ist nicht fähig, das in den KUPFFERschen Sternzellen gebildete Bilirubin aufzunehmen und in die Gallencapillaren auszuscheiden. Diese Insuffizienz äußert sich im Auftreten des indirekt reagierenden Bilirubins im Blut, ein von vielen Autoren erhobener Befund. Soweit ist diese Definition nur eine Erklärung der ASCHOFFschen These, daß es der Durchgang durch die Leberzelle ist, der Bilirubin I in Bilirubin II verwandelt. Betrachten wir das weitere Schicksal des Bilirubins nach der ADLERschen Vorstellung, so wäre es eben hier die obenerwähnte Leberzellschädigung, welche bei verminderter Ausscheidungsfähigkeit des Bilirubins durch die Galle die Umwandlung in Stercobilin veranlassen soll. Der Gehalt der Duodenalgalle an Urobilinogen ist ja bei hämolytischem Ikterus gegenüber normal wesentlich erhöht. Für die Entstehung und den Weg des Stercobilins der Faeces würde sich hier die ADLERsche Anschauung mit der von OHNO vereinbaren. Aber einen Hinweis auf genaue Lokalisation und Art und Weise der Stercobilinsynthese in der Leber geben uns diese Erklärungen nicht. Als Ursache der obengenannten Leberzellschädigung betrachtet RICH eine Anoxämie infolge Mangels an Hämoglobin. Sauerstoffmangel kann allerdings die Reduktion zum Stercobilin nur fördern.

Da nach EPPINGER die morphologische Untersuchung einen gleichzeitig gesteigerten Blutaufbau neben dem Abbau erkennen läßt, so wäre dem Stercobilin für die Resynthese des Blutfarbstoffs vielleicht eine besondere Rolle einzuräumen. Aus der Gegenüberstellung des Modus der Blutfarbstoffzerstörung bei hämolytischem Ikterus mit dem bei perniziöser Anämie, wie er von EPPINGER durchgeführt wird, könnten Schlüsse gezogen werden auf den Ort der Stercobilinbildung. Die für die Perniciosa typische, bei hämolytischem Ikterus trotz dem noch größeren Blutuntergang fehlende Hämosiderose der Leber faßt EPPINGER als durch das gestörte Wechselspiel zwischen KUPFFERschen Sternzellen und Leberparenchym bedingt auf. Wollte man durch diese Störung die höhere Stercobilinausscheidung des hämolytischen Ikterus erklären, so wäre das auch ein Hinweis auf die celluläre Natur der Stercobilinogenie. Beziehungen zwischen Abbau des Hämoglobinmoleküls und dem CASTLE-Prinzip sind nach EPPINGER noch nicht erkennbar.

Die Hämochromatose als Störung des Blutfarbstoffabbaus weist keinerlei Beziehungen zu den Gallenfarbstoffen auf, weil übereinstimmend nach EPPINGER, KÜHL, BORK Erhöhung des Blutzerfalls nicht ihre Ursache ist, sondern diese in einem anders gerichteten Abbau des Hämoglobinmoleküls zu eisenhaltigen sowie eisenfreien Farbstoffen, den Porphyrinen, gesehen wird.

LEPEL will mit Hilfe hämolytisch wirkender Organextrakte beweisen, daß der hämolytische Ikterus eine Systemerkrankung des RES. ist und trifft damit die Definition EPPINGERs: Eine Erkrankung des gesamten RES., also des blutzerstörenden Apparates wie auch des blutbereitenden, im Sinn einer pathologisch gesteigerten Überfunktion.

Bei der Polycythämie wird von EPPINGER, ADLER, PASCHKIS, WATSON eine im Verhältnis zur großen Blutmenge kleine Urobilinausscheidung im Stuhl festgestellt, ebenso das Fehlen von Urobilin im Harn. Die Blutzerstörung erscheint nicht vermehrt, wenn man den Blutmauserungsindex, das ist die Relation zwischen ausgeschiedenem Urobilin und Hämoglobinbestand, bestimmt (PASCHKIS, OTTO und HEILMEYER). Damit stimmt überein die Verminderung der Zahl der KUPFFERschen Sternzellen in der Leber, welche außerdem nicht die Kennzeichen einer gesteigerten blutzerstörenden Tätigkeit aufweisen, nicht vergrößert und nicht pigmentführend sind. Für die nicht gesteigerte Blutzerstörung spricht weiterhin die Verarmung der Milzpulpa an Erythrocyten, sowie fehlende Hämosiderose der Milz (EPPINGER). Die Gegenüberstellung dieses Bildes mit dem bei hämolytischem Ikterus — Vermehrung der KUPFFERschen Sternzellen mit erhöhter Aktivität — weist wiederum hin auf die besondere Aufgabe des RES. beim Abbau des hämolysierten Bluts, in welchem der Abbau zu Stercobilin irgendwie einbegriffen sein dürfte.

Aus dem Effekt der Splenektomie bei hämolytischem Ikterus können Schlüsse auf den Ort der Stercobilinbildung nicht gezogen werden. SINGER fand eine inkonstante Verminderung des Stuhlurobilins nach Splenektomie. Der Streit der Meinungen geht hier um die sog. aktive oder passive Milzhämolyse, wobei die Beobachtungen sich auf das Bilirubin in Milz, Leber und RES. richteten. Eine von SCHOLDERER gemachte Feststellung schließt die alleinige Beteiligung der Milz bei der Urobilinbildung aus, vorausgesetzt, daß der Abbau des Bilirubins nur in dieser Richtung verläuft. Intravenös gegebenes Bilirubin verschwindet nämlich beim Kaninchen sehr rasch aus der Blutbahn, auch nach Entfernung der Milz. Dagegen bleibt es im Blut erhalten nach Eventeration mit gleichzeitigem Ausschluß der Leber aus dem Kreislauf.

6. Urobilinähnliche Farbstoffe im Blutfarbstoffwechsel.

Die Forschung und Diskussion über den Ort der Gallenfarbstoffbildung, d. h. Bilirubinbildung, berührt nirgends das Problem der Urobilinogenie, mit einer Ausnahme. ENDERLEN, THANNHAUSER und JENKE fanden, daß das Serum der Hunde, welchen nach MANN und MAGATH die Leber exstirpiert war, auffallend gelbrot gefärbt war, jedoch den hiernach vermuteten hohen Gehalt an Bilirubin nicht aufwies. Sie glauben die Gelbfärbung des Serums, welches nicht mehr als eine Einheit Bilirubin enthielt, auf einen anderen unbekannten Farbstoff beziehen zu müssen. ENDERLEN versuchte diesen Farbstoff, der nicht mit dem Diazoreagens kuppelt, zu isolieren. Das von H. FISCHER und REINDEL geprüfte Verhalten dieses gelbroten Farbstoffs — seine leichte Löslichkeit in Chloroform, nur die aus stark salzsaurer Lösung mögliche Überführung in Äther, große Alkalilöslichkeit und vor allem das fehlende Kupplungsvermögen mit Diazobenzolchlorid, welches sonst den meisten bekannten Gallenfarbstoffen eigen ist — erinnert an Stercobilin und Urobilin IX α. Auch für Stercobilin ist ein, wahrscheinlich oxydatives, Ausbleichen in Chloroformlösung beobachtet. Das Spektrum der ätherischen Lösung hat zwei verwaschene Banden, deren eine sich mit der allerdings einzigen des Stercobilins und Urobilins IX α bei 490 mμ deckt. Die geringe Menge des erhaltenen Farbstoffs gestattete nicht seine Krystallisation. Die Entdecker nannten ihn Xanthorubin.

Gleichzeitig stellten Melchior, Rosenthal und Licht fest, daß „der nach Hepatektomie beim Hund im Kreislauf auftretende gelbe Farbstoff nicht ausschließlich sich aus Gallenfarbstoff zusammensetzt, sondern ein Gemisch darstellt aus Bilirubin und anderen gelben Körpern, über deren Natur wir vorläufig nichts Sicheres aussagen können". Die Autoren heben das Fehlen der Kupplungsreaktion mit Diazoniumsalzen hervor. Sie erinnern an ähnliche von ihnen beobachtete Unstimmigkeiten zwischen der Farbe des Bluts nach Milzdurchströmung und seinem Bilirubingehalt laut Diazoreaktion.

Einen rotgelben Farbstoff, nichtidentisch mit Bilirubin, beschreiben Ernst und Hallay anläßlich ihrer Studien über die fermentative Gallenfarbstoffbildung. Er entsteht beim Zusammenbringen von Blut mit Milzextrakt bei Körpertemperatur. Der fermentative Charakter der Bildung dieses Farbstoffs wird wahrscheinlich gemacht durch die Bildungshemmung durch Antiseptica. Mit Sicherheit wurde der neue Farbstoff in den beschriebenen Fällen extrahepatisch gebildet; besonders weil die Gelbfärbung des Serums erst einige Stunden nach der Entfernung der Leber beobachtet wird. Die gleichzeitig ausgeführte Eventeration schließt auch seine intestinale Entstehungsmöglichkeit aus.

Einen klinischen Hinweis auf Xanthorubin gibt Schally. In einem Fall von paroxysmaler Hämoglobinurie mit hämolytischem Ikterus vom Typus Marchiafava-Micheli wird im Anfall nicht die obligate Erhöhung des Serumbilirubins erreicht, obwohl die ikterische Verfärbung der Haut bedeutend ist. Neben anderen Möglichkeiten des gestörten Blutfarbstoffabbaus in diesem Fall wird auch die des Abbaus von Hämoglobin zu Xanthorubin erwogen.

Bei der experimentellen Beeinflussung des Bilirubinwechsels des Hundes durch Hemmung der Funktion des aktiven Mesenchyms mit Thoriumdioxyd, welches ohne primäres Zellgift zu sein nur im engeren RES. gespeichert werden soll, fand Held eine Oxydationshemmung, angezeigt durch Ausscheidung von Bilirubin in der Fistelgalle statt wie zuvor Biliverdin. Späterhin wird ein bräunliches Pigment ausgeschieden ohne Kupplungsvermögen mit Diazoreagens. Dieser Farbstoff ließ sich auch im Serum und in den Zellen des RES. nachweisen. Angenommen, es handle sich bei dem braunen Farbstoff um Urobilin, so ist die Deutung schwierig. Es würde also die Bildung des Bilirubins im RES. zurückgedrängt zugunsten der Urobilinsynthese oder, was wahrscheinlicher ist, es wird die Reduktionswirkung im RES. erhöht, kenntlich auch an der Verschiebung des Gleichgewichts Bilirubin-Biliverdin zum stärker reduzierten Farbstoff und so die Bildung des wasserstoffreichen Urobilins gefördert.

„Über die Bildung eines gelben Farbstoffs in Gewebskulturen" berichten Doljanski und Koch. In den flüssigen Nährmedien der Kulturen von Milz, Bindegewebe und besonders gut von Leber wird aus zugesetztem Hämoglobin außer Methämoglobin ein Farbstoff gebildet, dessen beschriebene Eigenschaften mit Ausnahme der anscheinend leichten Löslichkeit in Äther denen des Stercobilins und Urobilins IX α sehr nahe stehen. Vor allem das fehlende Diazokupplungsvermögen und die Banden bei 550—535 mμ und 510—480 mμ sind die gleichen wie bei Xanthorubin. In Berührung mit der Nährflüssigkeit allein findet die Bildung des Farbstoffs nicht statt. Sie scheint also nur von lebenden Zellen besorgt werden zu können.

Früher hatte Rich in lebenden Gewebskulturen, welche phagocytäre Elemente irgendeines Gewebes mesodermaler Herkunft enthielten, die Einverleibung der

Erythrocyten und Aufspaltung des Hämoglobins in einen eisenhaltigen Anteil und einen eisenfreien Gallenfarbstoff mikroskopisch beobachtet. Während der Gallenfarbstoff schließlich in Hämatoidinkrystallen oder amorph als Biliverdin erschien, beherbergten die Freßzellen einen Farbstoff, welcher weder Eisen- noch Gallenfarbstoffreaktion zeigte, weswegen RICH ihn für eine Zwischenstufe auf dem Weg des Hämoglobinabbaus zu Bilirubin hält. Diese Stellung wird zwar dem Urobilin nicht zuerkannt, aber wahrscheinlich handelt es sich auch hier um solches. Denn eisenhaltiges Pigment wird ausgeschlossen, und andere gelbrote Farbstoffe ohne Gallenfarbstoffreaktion als Urobilin IX α und Stercobilin sind im Blutfarbstoffabbau bis jetzt nicht bekannt, abgesehen von der Gruppe des Urochroms. Die Beziehung zum RES. wird hervorgehoben durch den negativen Befund in Kulturen von ektodermaler sowie entodermaler Herkunft.

Nachdem zahlreiche Untersuchungen die engen Beziehungen der Urobilinbildung zum reticuloendothelialen Zellapparat dargetan haben, muß man sich fragen, ob sie des weiteren ein fermentativer Vorgang ist. Zur Beantwortung dieser Frage können allenfalls Parallelen zu den Verhältnissen bei der Bilirubinbildung gezogen werden. Experimentell ist sie nicht bearbeitet worden. Die Bilirubinbildung ist von ASCHOFF, v. CZIKE der Wirkung von Fermenten zugeschrieben worden, fußend auf der oft bestätigten Beobachtung VIRCHOWs vom Vorhandensein des Hämatoidins, das ist Bilirubins, in alten Blutextravasaten. Dagegen wird auf Grund von Studien an Gewebskulturen von SÜMEGI, GSABA und v. BALOGH die Mitwirkung eines Ferments abgelehnt und den Zellen des RES. allein die Fähigkeit der Bilirubinbildung zugeschrieben. ERNST und HALLAY vermitteln, indem sie zwar die fermentative und bakterielle Genese des Bilirubins nicht nachweisen konnten, aber die intracelluläre Bilirubinbildung mit Hilfe von intracellulären Fermenten für möglich halten. Von den Autoren, welche in Gewebskulturen den unbekannten auf Stercobilin verdächtigen Farbstoff Xanthorubin erhielten, sahen DOLJANSKI und KOCH seine Bildung nicht als einen allein humoralen Vorgang, der ohne unmittelbare Beteiligung der Zellen ablaufen könnte. ERNST und HALLAY dagegen sehen in der Bildung des unbekannten Farbstoffs einen fermentativen Prozeß, weil er durch Fermentgifte gehemmt wird.

Wenn auch diese spezielle Frage ungeklärt ist, so steht doch fest, daß das Xanthorubin aus Hämoglobin unter Mitwirkung von Zellen des RES. gebildet werden kann. Die Identität von Stercobilin und Xanthorubin vorausgesetzt, ergänzen diese Befunde die durch klinische Beobachtungen und im Tierexperiment gewonnene Einsicht.

Die zusammenfassende Betrachtung erlaubt die Frage: Besteht eine Gegensätzlichkeit der Urobiline in bezug auf ihre Genese, welche für Urobilin IX α eine intestinale, für Stercobilin eine reticuloendotheliale ist? — Die Beantwortung durch das Experiment wird erleichtert werden durch die Möglichkeit, zwischen Urobilin IX α und Stercobilin mit Hilfe der Polarimetrie zu unterscheiden.

II. Über den Stoffwechsel der Vitamine.

Von

Wolf v. Drigalski-Halle a. S.

Inhalt.

Literatur.

Abbasy, Ray and Marrack: Diagnosis of the subnitrition with C by Urine-analysis. Lancet **1935 II**, 5860.

Abderhalden: Funktion des Vitamin B_1-Aneurin. Dtsch. med. Wschr. **1937 II**, 1141.

— Der gegenwärtige Stand unserer Kenntnisse über die Funktionen des Vitamin B_1-Aneurin. 50. Kongr. Ges. inn. Med. Wiesbaden 1938.

— u. Wertheimer: Über das Verhalten des Glykogens im Organismus bei Abwesenheit des Vitamin B-Komplexes (insbesondere des Vitamins B_1) in der Nahrung. Pflügers Arch. **230**, 601 (1932).

Abelin: Über den Antagonismus A-Vitamin-Thyroxin. Z. Vitaminforsch. **4**, 120 (1935).

— u. Schönenberger: Analyse der Dijodthyrosin- und Diätwirkung bei der experimentellen Hyperthyreose. Z. exper. Med. **90**, 489 (1934).

Ahmad: Observations of the Chemical Method for Determination of Vitamin C. Biochemic. J. **29**, 275 (1935).

Altenburger: Über die Beziehungen der Ascorbinsäure zum Glykogenhaushalt der Leber. Klin. Wschr. **1936 II**, 1129.

Armentano: Hämorrhagische Diathese und Vitamin C. Der Nachweis der Hypovitaminosen aus dem Harn. Z. klin. Med. **129**, 685 (1936).

Arvay: Die spezifisch-dynamische Wirkung bei Vitaminmangel. IX. Mitt. Inkretion und Avitaminose. Biochem. Z. **192**, 369 (1928).

Aschoff: 27. Tagg. dtsch. path. Ges. Rostock 1934.

Aszodyi u. Mosonyi: Beeinflussung der Langerhansschen Inseln durch den Vagus mittels der Vitamine B_1 und C. Klin. Wschr. **1937 II**, 1214.

Baglioni: Sul comportamento e destine del fattore antineuritico (B_1) nel colombo. Fisiol. e Med. **5**, 649 (1934).

Banerjee: Synthesis of Vitamin C in Human Infants. Current Sci. **3**, 335 (1935).

Barone: Sull'importanza del lievito nel metabolismo degli idrati di carbonio. Clin. med. ital. **66**, 507 (1935).

Baumann: Tagg. dtsch. Ges. Kinderheilk. Würzburg 1936.

— Die Bestimmung der physiologischen Spanne der C-Vitamin-Sättigung des Organismus. Klin. Wschr. **1937 II**, 1246.

Baumann u. Rappolt: Untersuchungen zum C-Vitaminstoffwechsel. Z. Vitaminforsch. **6**, 1 (1937).
— Riising and Steenbock: Fat-Soluble Vitamins. XVII. The Absorption and Storage of Vitamin A in the Rat. J. of biol. Chem. **107**, 705 (1934).
Benjamin and Hess: Urinary Excretion of Vitamin C. Proc. Soc. exper. Biol. a. Med. **31**, 855 (1934).
Bennhold: Weitere Untersuchungen über die Funktion der Serumeiweißkörper, insbesondere über ihre Zusammenarbeit mit der Niere. Klin. Wschr. **1934 I**, 36.
Bersin, Lauber u. Nafziger: Der Einfluß der Narkose und Operation auf den Vitamin-C-Haushalt. Klin. Wschr. **1937 II**, 1272.
Bergh, v. d., Muller u. Brockmeier: Das lipochrome Pigment in Blutserum und Organen, Xanthosis, Hyperlipochromämie. Biochem. Z. **108**, 279 (1920).
— u. Snapper: Die Farbstoffe des Blutserums. Dtsch. Arch. klin. Med. **110**, 540 (1913).
Bickel: Vitamine, Avitaminose und dysoxydative Carbonurie. Med. Klin. **1925 I**, 1071.
Birch, György and Harris: The Vitamin B_2 Complex. Differentiation of the Antiblacktongue and the "PP" Factors from Lactoflavin and Vitamin B_6 (So-called Rat-Pellagra-Factor). Biochemic. J. **29**, 2830 (1935).
Birnbacher: Zur Physiologie des fettlöslichen Vitamins A. Münch. med. Wschr. **1928 I**, 1114.
Blegvad: Xérophthalmie et sa fréquence en Danemark, de 1909 à 1920. C. r. Soc. Biol. Paris **89**, 197 (1923).
Bloch: Handbuch der Haut- und Geschlechtskrankheiten, Bd. 1/I, S. 434. Berlin 1927.
Boller u. Brunner: Über die Ausscheidung von Vitamin A im Harn. Klin. Wschr. **1936 II**, 1106.
— — Über die Ausscheidung von Vitamin A im Harn. Klin. Wschr. **1937 I**, 861.
— — u. Grant: Über den Vitamin A-Nachweis im Blute, in Exsudaten, im Duodenalsaft und in Faeces. Klin. Wschr. **1937 II**, 1027.
Botta: Il comportamento della glicemia nel decorso dell'avitaminosi A. Boll. Soc. Biol. sper. **7**, 912 (1932).
Bourne: Synthesis of Vitamin C by Luteal Tissue. Nature (Lond.) **1935 I**, 148.
Brandaleone and Ralli: Fasting Blood Carotene Level in Normal and Diabetic Individuals. Proc. Soc. exper. Biol. a. Med. **32**, 200 (1934).
Broeder u. Engel: Einheimische Beriberi. Münch. med. Wschr. **1938 I**, 88.
Brugsch: Moderne Vitaminbehandlung im Kindesalter. Klin. Wschr. **1935 I**, 109.
Bullowa, Rothstein, Rathis and Harde: Cevitamic Acid Excretion in Pneumonias and Some Other Pathological Conditions. Proc. Soc. exper. Biol. a. Med. **34**, 1 (1936).
Burckhard u. Waiser: Über Vitamin C-Ausscheidung bei tuberkulösen Kindern. Schweiz. med. Wschr. **1936 I**, 832.
Campagnacci e Rizzi: Azione comparativa della codidetta vitamina B_2 e dei preparati di zolfo sul ricambio idrocarbonato nell'avitaminosi sperimentali. Giorn. Clin. med. **14**, 22 (1933).
Catel: Klinische und tierexperimentelle Studien über die normale und pathologische Physiologie des A-Vitamins. Klin. Wschr. **1938 I**, 574.
Chesney and McCoord: Vitamin A of Serum Following Administration of Haliver Oil in Normal Children and in Chronic Steatorrhoe. Proc. Soc. exper. Biol. a. Med. **31**, 887 (1934).
Chevallier et Baert: De l'influence de la vitamine A sur le métabolisme du rat. C. r. Soc. Biol. Paris **116**, 1037 (1934).
Chick, Copping and Edgar: The Water-Soluble Vitamins. IV. The Components of Vitamin B_2. Biochemic. J. **29**, 722 (1935).
Clausen: Limits of the Anti-Infective Value of Provitamin A (Carotene). J. amer. med. Assoc. **101**, 1385 (1933).
Collazo u. Pi-Suner-Bayo: Über die Wirkung der B-Vitamine und des Insulins auf die Kohlehydratstoffwechselstörungen bei Mangel an B-Vitaminen. Biochem. Z. **238**, 335 (1931).
— Torres u. Sanchez-Rodriguez: Das A-Vitamin und der Cholesterinstoffwechsel. Klin. Wschr. **1934 II**, 1678.
Connor: Studies on Lipochromes. III. The Quantitative Estimation of Carotine in Blood and Tissues. J. of biol. Chem. **77**, 619 (1928).

COPPENS u. METZ: Die zerstörende Wirkung von Lungengewebe auf das antirachitische Vermögen bestrahlten Ergosterins (Vitamins D). Biochem. Z. **266**, 169 (1933).

DANN: The Transmission of Vitamin A from Parents to Young in Mammals. III. Effect of the Fat Content of Diet During Pregnancy on the Transmission of Vitamin A to the Foetal Rat. Effect of the Liver Reserves of the Mother on the Transmission of Vitamin A to the Foetal and Suckling Rat. Biochemic. J. **28**, 634, 2141 (1934).

DAVIES u. MOORE: Vitamin A und Carotin. II. Verteilung von Vitamin A in den Organen der normalen und hypervitaminotischen Ratte. Chem. Zbl. **1935 I**, 76.

DEBRÉ et BUSSON: Infection et vitamine A chez l'homme. C. r. Acad. Sci. Paris **114**, 1162 (1933).

DEGELLER: Zit. bei TRIER.

DEMOLE: On the Physiological Action of Ascorbic Acid and Some Related Compounds. Biochemic. J. **28**, 770 (1934).

DRIGALSKI, v.: Über Schädigung durch Vitamin A. Klin. Wschr. **1933 I**, 308.

— Über Carotin-Vitamin A im menschlichen Körper. Z. Vitaminforsch. **3**, 37 (1934).

— Beitrag zur Frage einer Bedeutung des Vitamins C im Pigmentstoffwechsel. Klin. Wschr. **1934 II**, 1354.

— Über lokale Vitaminwirkung bei Lebertranverbänden. Z. Vitaminforsch. **3**, 260 (1934).

— Über Vitamin C bzw. die Reduktionskraft im Urin von Gesunden und Kranken. Z. Vitaminforsch. **4**, 128 (1935).

— Untersuchungen über die B_2-Avitaminose und Pellagra an der Ratte sowie grundsätzliche Fragen bei biologischen Vitaminversuchen. Z. Vitaminforsch. **4**, 177 (1935).

— Untersuchungen über Vitamin B_2. Klin. Wschr. **1935 I**, 773.

— Über den Wert von Zweinährstoffsystemen in der Behandlung des Diabetes. Arch. Verdgskrkh. **57**, 1 (1935).

— u. LAUBMANN: Über Schädigungen durch Vitamin A. Histologische Untersuchungen an Rattenorganen. Klin. Wschr. **1933 II**, 1171.

DRUMMOND and MACWALTHER: The Biological Relation between Vitamin A and Carotene. Biochemic. J. **27**, 1342 (1933).

EDMUND and CLEMMESEN: On Deficiency of Vitamin A and Visual Dysadaptation. London 1936.

EEKELEN u. HAAS: Karotin und Vitamin A in Frauenmilch, besonders im Kollostrum. Nederl. Tijdskr. Geneesk. **1934 II**, 2671.

— JOSEPHY, EMMERIE u. WOLFF: Untersuchungen über Vitamin C. Nederl. Tijdschr. Geneesk. **1934 I**, 737.

— — — — Über die Diagnostik der Hypovitaminosen A und C durch die Bestimmung dieser Vitamine im Blut. Z. Vitaminforsch. **6**, 150 (1937).

EINHAUSER: C-Vitamin und Gastroenteritis. Z. exper. Med. **98**, 461 (1936).

— C-Vitamin und Magendarmkanal. Arch. Verdgskrkh. **62**, 1 (1937).

ELLISON and MOORE: Vitamin A and Carotene. XIV. The Vitamin A Reserves of the Human Infant and Child in Health and Disease. Biochemic. J. **31**, 165 (1937).

ELMBY u. WITH: Methode zur Bestimmung der Serumascorbinsäure mit Capillarblut. Klin. Wschr. **1937 I**, 746.

EMMERIE: Bestimmung und Ausscheidung von Flavinen im Harn beim normalen Menschen. Nederl. Tijdschr. Geneesk. **1936 II**, 3621.

EUFINGER u. GOTTLIEB: Wirkungskoeffizienten des Thyroxineffekts im biologischen Versuch. Klin. Wschr. **1933 II**, 1397.

EULER, v. u. EULER: C-Vitamin in Meeresfischen und Evertebraten. Sv. kem. Tidskr. **45**, 173 (1933).

— u. MALMBERG: Ausscheidung und Speicherung des C-Vitamins im Menschen- und Tierkörper. I. Messungen des C-Vitamingehaltes im Harn der Bewohner einiger schwedischer Landesteile. Biochem. Z. **278**, 338 (1935).

— u. MARTIUS: Über den Gehalt der Augenlinsen an Sulfhydrylverbindungen und an Ascorbinsäure. Z. physiol. Chem. **222**, 65 (1933).

— u. RYDBOM: Zur Kenntnis der Vitaminwirkungen von Carotin. Ark. Kem. och Mineral. **10**, 6 (1930).

FARMER and ABT: Ascorbic Acid Content of Blood. Proc. Soc. exper. Biol. a. Med. **32**, 1625 (1935).

Farmer and Abt: Determination of Reduced Ascorbic Acid in Small Amounts of Blood. Proc. Soc. exper. Biol. a. Med. **34**, 146 (1936).
Fasold: Zur Kenntnis der Lipoidanreicherungen nach größeren Gaben von Vitamin A. Z. exper. Med. **94**, 35 (1934).
— u. Heidemann: Über die Gelbfärbung der Milch thyreopriver Ziegen. Z. exper. Med. **92**, 53 (1933).
— u. Peters: Über den Antagonismus zwischen Thyroxin und Vitamin A. Z. exper. Med. **92**, 57 (1933).
Finkle: Observations on Excretion of Vitamin C in Some Vascular Diseases. Proc. Soc. exper. Biol. a. Med. **32**, 1163 (1935).
Fiorio: Vitamin B_1 und Diurese. Klin. Wschr. **1938 II**, 1054.
Fischbach u. Terbrüggen: Vitamin C und Leberglykogen, sowie über die gegenseitige Beeinflussung von Ascorbinsäure, thyreotropem Hormon und Thyroxin. Klin. Wschr. **1937 II**, 1125.
Fridericia and Holm: Experimental Contribution to the Study of the Rotation between Night Blindness and Malnutrition. Amer. J. Physiol. **73**, 63 (1925).
Frisch u. Willheim: Über Beeinflussung der Muskelglykolyse durch Carotin. Biochem. Z. **272**, 332 (1934).
Funk and Schönborn: Effect of Vitamin B on Carbohydrate Metabolism. J. of Physiol. **48**, 328 (1914).
Gabbe: Bestimmung von Vitamin C im Blutserum. Klin. Wschr. **1934 II**, 1389.
— Über die Wirkung heißer Bäder auf oxydative Vorgänge im Blute. Dtsch. med. Wschr. **1936 I**, 996.
— Vitamin C-Studien an Harn und Blut. Klin. Wschr. **1936 I**, 292.
Gaethgens: Über die Ausscheidung von Vitamin A in der Gravidität. Klin. Wschr. **1937 I**, 52.
— Bestimmungen von Carotin und Vitamin im Schwangerenblut. Klin. Wschr. **1937 I**, 894.
— Der Gehalt der Placenta an Carotin und A. Arch. Gynäk. **164**, 571 (1937).
Galvao u. Florence: Über die Milchsäureoxydation im Gehirn von Hühnern in Avitaminose B. Pflügers Arch. **233**, 714 (1934).
Geiger u. Rosenberg: Methylglyoxal im Harn und in der Cerebrospinalflüssigkeit bei Ernährungsstörungen der Säuglinge mit toxischen Symptomen und bei der experimentellen B_1-Avitaminose bei Hunden und Ratten. Klin. Wschr. **1933 II**, 1258.
Gillam and Ridy: Carotenoids and Vitamin A in Cow's Blood Serum. Biochemic. J. **29**, 2465 (1935).
Giroud, Leblond et Rabinowicz: Recherches histochimiques sur la vitamine C dans l'organisme. C. r. Acad. Sci. Paris **115**, 1088 (1934).
— Ruiz, Leblond et Ratsimamanga: Le Taud de l'acide ascorbique chez les animaux carencés. Bull. Soc. Chim. biol. Paris **18**, 750 (1936).
Glanzmann: Experimentelle Untersuchungen über die Nahrungsdefekte der Kuhmilch und verschiedene Milchpräparate. Z. Vitaminforsch. **3**, 2 (1934).
Glick and Biskind: Studies in Histochemistry. VIII. Relationship Between Concentration of Vitamin C and Development of Pineal Gland. Proc. Soc. exper. Biol. a. Med. **34**, 866 (1936).
Göthlin: Human Daily Requirements of Dietary Ascorbic Acid. Nature (Lond.) **134**, 569 (1934).
Goth: Vitamin C-Stoffwechsel in pathologischen Fällen. Z. Vitaminforsch. **7**, 326 (1938).
Gottlebe: Vitamin B_1 und Kohlehydratstoffwechsel. Z. klin. Med. **133**, 739 (1938).
Goldblatt and Soames: Studies of the Fat. Soluble Growth-Promoting Factor. Biochemic. J. **17**, 446 (1923).
Gorter: Dietary Depigmentation of Young Black and Pied Rats, Promoted by Rapid Growth, Prevented and Cured by Ingestion of Copper. Z. Vitaminforsch. **4**, 277 (1935).
Gough: Vitamin C in the Human Pituitary. Lancet **1934 II**, 1279.
Grant: Der Vitamin A- und Cholesterinspiegel in seiner Beziehung zur Vitamin A-Ausscheidung im Harn. Vitamin A-Nachweis in Ergüssen, im Duodenalsaft und der Faeces. Z. klin. Med. **133**, 168 (1937).
Greaves and Schmidt: Further Experiments on the Rôle Played by Bile in the Absorption of Vitamin D in the Rat. Univ. California Publ. Physiol. **6**, 43 (1934).

GRIEBEL: Vitamin C-Bilanz im operierten und fieberhaften Organismus. Dtsch. med. Wschr. **1938 I**, 147.
GRUNKE u. OTTO: Die klinische Bedeutung des Vitamin C. Med. Klin. **1936 I**, 52.
GUDJONSSON: Is A-Vitamin Secreted through the Skin? Amer. J. Physiol. **75**, 353 (1926).
GUERRANT and DUTCHER: Effect of Type of Carbohydrate on Vitamines B and G Potency of Feces Voided by Rats. Proc. Soc. exper. Biol. a. Med. **31**, 796 (1934).
— MORCK, BECHTEL and HILSTON: Storage of Vitamin D in Growing Calves. Proc. Soc. exper. Biol. a. Med. **38**, 827 (1938).
GUTMANN u. KALLFELZ: Über den klinischen Wert einiger peroraler Antidiabetica. Klin. Wschr. **1929 II**, 2246.
GYÖRGYI: Investigations on the Vitamin B_2-Complex. I. The Distribution of Lactoflavin. Biochemic. J. **29**, 741 (1935).
HAAS and MEULEMANS: The Carotene and Vitamin A Contents of Cow's Milk and of Cow's Milk Mixtures. Z. Vitaminforsch. **7**, 1 (1938).
HAHN: Besitzt der junge Säugling eine Sonderstellung im Vitamin C-Stoffwechsel? Z. Kinderheilk. **57**, 442 (1935).
HAMEL: Über die Vitamin C-Bilanz des Menschen. II. Belastungsversuche zur Ermittlung des täglichen Verbrauchs und des Sättigungsdefizits. Klin. Wschr. **1937 II**, 1105.
HARDE, ROTHSTEIN and RATHIS: Vitamin C Excretion in Pneumonia. Proc. Soc. exper. Biol. a. Med. **32**, 1088 (1935).
HARRIS and LEONG: Vitamins in Human Nutrition. The Excretion of Vitamin B_1 in Human Urine and its Dependence of the Dietary Intake. Lancet **1936 I**, 886.
— and RAY: Diagnosis of Vitamin C Subnutrition by Urine Analysis. Lancet **1935 I**, 71.
HASSELBACH: Das Vitamin C-Defizit bei Tuberkulösen. Dtsch. med. Wschr. **1936 I**, 924.
HECHT u. WEESE: Pharmakologisches über Vitamin B_1 (Betaxin). Klin. Wschr. **1937 I**, 414.
HEISE and MARTIN: Ascorbic Acid Metabolism in Tuberculosis. Proc. Soc. exper. Biol. a. Med. **34**, 642 (1936).
HELMER: Vitamin B_1 and B_2 Content of the Human Urine. Proc. Soc. exper. Biol. a. Med. **32**, 1187 (1935).
HIRATA and SUZUKI: Dystrophia musculorum progressiva und Vitamin C. Klin. Wschr. **1937 I**, 1019.
HIRSCH: Über den Einfluß der Ascorbinsäure auf den Glykogengehalt der Leber hyperthyreoidisierter Meerschweinchen. Biochem. Z. **287**, 126 (1936).
HOFF: Klinische Beiträge zum Problem der krankhaften Hautpigmentierungen. Dtsch. med. Wschr. **1936 I**, 129.
HOLM: Demonstration of Vitamin A in Retina Tissue and a Comparison with the Vitamin Contant of Brain Tissue. Acta ophthalm. (Københ.) **1**, 17 (1929).
HOU: Comparison of Oral and subcutaneous Administration of Protective Doses of Ascorbic Acid (Vitamin C). Proc. Soc. exper. Biol. a. Med. **33**, 1391 (1935).
IPPEN: Über jahreszeitliche Schwankungen im Vitamin C-Gehalt des Organismus. Schweiz. med. Wschr. **1935 I**, 19.
JACOBI u. POMP: Zur Behandlung der Hyperthyreosen mit Vitamin A und Vitamin B_1. Klin. Wschr. **1938 I**, 873.
JACOBSEN: On the Storage of Ascorbic Acid in the Intestinal Wall of the Guinea Pig. Acta med. scand. (Stockh.) **85**, 419 (1935).
JADASSOHN u. SCHAAF: Zur Frage der depigmentierenden Wirkung der l-Ascorbinsäure (Vitamin C). Klin. Wschr. **1934 I**, 845.
JARUSSOWA: Zur Frage über die Anhäufung des antineuritischen Vitamins (B_1) im Organismus von Tieren. Z. Vitaminforsch. **6**, 98 (1937).
JETTER and BUMBALO: Vitamin C Content of Human Non-Scorbutic Cerebrospinal Fluids. Proc. Soc. exper. Biol. a. Med. **38**, 164 (1938).
JEZLER u. KAPP: Zur Frage des Vitamin C-Defizits. Klin. Wschr. **1936 II**, 976.
— — u. IPPEN: Vorkommen und Häufigkeit von Ascorbinsäureretentionen bei Belastungen. Z. klin. Med. **133**, 692 (1938).
JOHNSON and ZILVA: The Urinary Excretion of Ascorbic Acid in Man. Biochemic. J. **28**, 1393 (1934).
JUHASZ-SCHAEFFER: Das E-Vitamin. Erg. inn. Med. **45**, 129 (1933).
JUSATZ: Experimentelle Untersuchungen über den Synergismus der Vitamine. Z. exper. Med. **87**, 529 (1933).

Jusatz: Die Bedeutung des A-Vitamins für die Entstehung und Bekämpfung von Infektionen. Dtsch. med. Wschr. **1934 I**, 573.
Kahler u. La Croix: Über den Einfluß der Ascorbinsäure auf die Melanogenausscheidung. Klin. Wschr. **1935 II**, 1851.
Kalnins: Über die Bestimmung des Gehaltes an C-Vitamin im menschlichen Gehirn mittels der Zahntestmethode. Klin. Wschr. **1937 I**, 93.
Karrer: Vitamin A. Erg. Physiol. **34**, 812 (1932).
Kasahara, Hayashi, Yokonowa u. Frurumi: Die Resorption des Vitamins B_1 durch die Haut. Klin. Wschr. **1938 I**, 939.
Kauffmann-Cosla, Vasilcu u. Oeriu: Experimentelle Untersuchungen über die Kohlehydrattoleranz im Verlauf der allgemeinen Avitaminose und Avitaminose B. Z. physiol. Chem. **207**, 113 (1932).
Kawachi: Antiskorbutische Wirkung des Kammerwassers. Z. physiol. Chem. **225**, 273 (1934).
Keller u. Schoen: Fluorescenzuntersuchungen am Eintrocknungsbild des menschlichen Liquor cerebrospinalis. Klin. Wschr. **1935 I**, 817.
Kinnersley and Peters: The Formaldehyd-Azo-Test for Vitamin B_1. Biochemic. J. **28**, 667 (1934).
Klingspoor: C-Hypovitaminose als Ursache postpartaler Blutungen. Dtsch. med. Wschr. **1937 II**, 1625.
Klodt: Die ausreichende Versorgung des Organismus mit Vitamin C als Problem der Volksernährung. Münch. med. Wschr. **1937 II**.
— Mannose und Ascorbinsäuresynthese im tierischen Organismus. Naunyn-Schmiedebergs Arch. **189**, 157 (1938).
— u. Stieb: Über die Oxydationsgeschwindigkeit natürlichen und synthetischen C-Vitamins unter der Einwirkung der üblichen Nahrungszubereitung und Konservierung. Naunyn-Schmiedebergs Arch. **188**, 21 (1937).
Koch: Über die klinische Bedeutung der Avitaminosen bzw. Hypovitaminosen. Münch. med. Wschr. **1937 II**.
Komarov: Presence of Vitamin B_1 in the Gastric Juice. Proc. Soc. exper. Biol. a. Med. **32**, 398 (1934).
Kon: A Study of the Nitrogen Balance in Vitamin B_2 Deficiency in the Rat. Biochemic. J. **25**, 482 (1931).
Kuhn u. Brockmann: Einfluß der Carotine auf Wachstum, Xerophthalmie, Kolpokeratose und Brunstzyklus. Klin. Wschr. **1933 I**, 972.
— u. Weygand: Synthetisches Vitamin B_2. Ber. dtsch. chem. Ges. **67**, 2084 (1934).
Kuipers: Über Gneis (Kopfexanthem) und das Vitamin A. Nederl. Tijdschr. Geneesk. **1931 I**, 459.
Labbé, Nepveux et Gringoire: Influences des vitamines B sur la teneur en glycogène et en glutathion du foie des lapins. C. r. Soc. Biol. Paris **113**, 1859 (1933).
Lasch: Über die Wirkung des Vitamin A auf das Serumcholesterin beim Menschen. Klin. Wschr. **1934 II**, 1534.
— Vitamin A-Stoffwechsel und Leber bei experimenteller Phosphorvergiftung. Klin. Wschr. **1935 II**, 1070.
— Über den Vitamin A-Spiegel bei Leberkrankheiten. Klin. Wschr. **1938 II**, 1107.
— u. Boller: Über die Beeinflussung des Vitamin A-Stoffwechsels der Leber durch Blockade des Reticuloendothels. Klin. Wschr. **1936 II**, 1636.
Lauber, Bersin u. Nafziger: Der Ascorbinsäurebedarf bei Infektionen. Klin. Wschr. **1937 II**, 1274.
Lauersen, Voit u. Wendt: Über den Einfluß des Vitamins A auf den Quotienten C:N im Harn. Klin. Wschr. **1937 II**, 1047.
Lavollay: Le magnésium dans la carence en vitamine A. Bull. Soc. Chim. biol. Paris **13**, 1210 (1931).
Lehmann: Ist das Vorkommen von Methylglyoxal im Harn spezifisch für B_1-Avitaminose? Skand. Arch. Physiol. (Berl. u. Lpz.) **71**, 157 (1935).
Lepcovsky, Wood and Evans: Glucose Tolerance in Avitaminose, Due to Low Antineuritic Vitamin B. J. of biol. Chem. **87**, 239 (1930).
Lewinson: Dynamik des Kohlehydratstoffwechsels bei Hunden und Tauben in Avitaminose B. Z. Vitaminforsch. **6**, 209 (1937).

LEY: Die Bedeutung des Vitamins C für das Neugeborene. Klin. Wschr. **1937 II**, 1425.
LOESER: Siehe bei FISCHBACH-TERBRÜGGEN.
LORRENS: D-Vitamingehalt der Frauenmilch und der Kuhmilch im Sommer. Klin. Wschr. **1937 I**, 81.
LUDANY, v. u. v. MEGAY: Über den Vitamin C-Gehalt der Thrombocyten. Klin. Wschr. **1938 II**, 1228.
LUND: Eine quantitative und spezifische Methode zur Ascorbinsäuretitration im Harn und Bestimmung des Schwellenwertes. Klin. Wschr. **1937 II**, 1085.
— LIECK, WITH u. CLEMMESEN: Untersuchungen über Serum-Ascorbinsäure und Vitamin C-Depot bei 4 Fällen von klinisch manifester Hypovitaminosis C. Klin. Wschr. **1937 I**, 748.
MACY, OUTHOUSE, GRAHAM and LONG: A Study of the Vitamin A and B Content of Mixed Human Milk. J. of biol. Chem. **67**, 51 (1926).
MAHLO: Neue Untersuchungen über die Physiologie des Magenschleims. Dtsch. med. Wschr. **1936 II**, 96.
MARKOFF: Vitamin C bei Typhus abdominalis. Dtsch. med. Wschr. **1937 I**, 131.
MARXER u. MÜLLER: Variations expérimentales de la teneur du foie en vitamine C. Z. Vitaminforsch. **7**, 299 (1938).
MAY: Das Verhalten von Schilddrüse und Nebennieren beim experimentellen Skorbut und unter dem Einfluß von Vitamin C (Redoxon). Z. Vitaminforsch. **6**, 239 (1937).
MELKA u. KLIMOV: Ascorbinsäuregehalt in der Cerebrospinalflüssigkeit des Menschen. Klin. Wschr. **1938 I**, 302.
— u. MELKA: Über den Ascorbinsäuregehalt in menschlichen Tonsillen. Klin. Wschr. **1937 II**, 1217.
MENKEN: Die Bestimmung des Vitamin A-Gehaltes im Blutserum des Menschen. Dtsch. med. Wschr. **1932 II**, 1484.
MEYER: Über den Vitamin C-Mangel. Klin. Wschr. **1938 II**, 1111.
MICHEEL: Fortschritte der physiologischen Chemie seit 1929. Vitamine. Das Vitamin C. Angew. Chem. **47**, 550 (1934).
MIRSKY, SWADECH and SOSKIN: Total Ascorbic Acid Content of Human Blood. Proc. Soc. exper. Biol. a. Med. **32**, 1130 (1935).
MONAUNI: Vitamin B_1 und Kohlehydratstoffwechsel. II. Vitamin B_1 und Spontanhypoglykämie. Z. klin. Med. **132**, 812 (1937).
— Zur Methodik der Bestimmung des Vitamin C-Bestandes im Organismus. Dtsch. Arch. klin. Med. **180**, 607 (1937).
MOORE: XVIII. Vitamin A and Carotene. XIII. The Vitamin A Reserve of the Adult Human Being in Health and Disease. Biochemic. J. **31**, 155 (1937).
MORAWITZ: Pathologische Hautpigmentierung und „Pigmentvitamine". Klin. Wschr. **1934 I**, 324.
MOSONYI u. ASZODI: Beeinflussung der LANGERHANSschen Inseln durch den Vagus mittels der Vitamine B_1 und C. Klin. Wschr. **1938 I**, 337.
MÜLLER: Beobachtungen über den Lactoflavingehalt der Frauenmilch und seine Beeinflussung durch die Ernährung. Klin. Wschr. **1937 II**, 807.
— BUSCHKE, GUREWITSCH u. BRÜHL: Vitamin C in Kammerwasser und Linse. Klin. Wschr. **1934 I**, 21.
MULLER and SUZMAN: The Cholesterol and Vitamin A Content of the Liver in Man. A Study of One Hundred and Six Livers Obtained at Autopsy. Arch. int. Med. **54**, 405 (1934).
NETTER: Recherches sur le carotène des glandes endocrines des bovides. Bull. Soc. Chim. biol. Paris **14**, 1595 (1932).
NEUWEILER: Über den Gehalt der Frauenmilch an Vitamin C. Z. Vitaminforsch. **4**, 39 (1935).
— Der Vitamin A- und Carotingehalt der Frauenmilch. Z. Vitaminforsch. **4**, 259 (1935).
— Über den Bedarf an Vitamin C während Gravidität und Lactation. Klin. Wschr. **1935 II**, 1793.
— Der Gehalt der fetalen und Neugeborenenleber an Vitamin A. Z. Vitaminforsch. **5**, 104 (1936).
— Vitamin C-Stoffwechsel beim Neugeborenen. Z. Vitaminforsch. **6**, 75 (1937).
— Über den Nachweis des Vitamin C-Sättigungsgrades des Organismus. Z. Vitaminforsch. **7**, 128 (1938).

NISENSON and COHEN: Adult Scuroy. Study of the Urinary Output of Cevitamic Acid. Amer. J. med. Sci. **194**, 63 (1937).
PASSMORE, PETERS and SINCLAIR: On Catatorulin. A New Method of Comparing the Oxydative Factor in Vitamin B_1 Concentrates. Biochemic. J. **27**, 842 (1933).
PETERS: Die Physiologie des Vitamins B_1. Dtsch. med. Wschr. **1937 II**, 1144.
— and MARTIN: Ascorbic Acid in Gastric Juice. Proc. Soc. exper. Biol. a. Med. **36**, 76 (1937).
— RYDIN and THOMPSON: The Relation of Pyruvic Acid in Brain to Certain Tissue Poisons. Biochemic. J. **29**, 53 (1935).
PINOTTI: Die Ausscheidung von Vitamin C durch die Nieren bei experimenteller Nephritis. Klin. Wschr. **1935 II**, 1289.
PLAUT u. BOSSERT: Über das Vorkommen eines dem Vitamin B_2 nahestehenden Farbstoffes im Liquor cerebrospinalis. Klin. Wschr. **1934 I**, 450.
— u. BÜLOW: Die Liquoruntersuchung zur Feststellung von C-Hypovitaminosen. Klin. Wschr. **1935 I**, 276.
— — Die Abnahme des C-Vitamins im Liquor cerebrospinalis als Ausdruck gesteigerter Stoffwechselvorgänge bei Malaria und bei Thyreoidinzufuhr. Klin. Wschr. **1935 II**, 1317.
PORETTI e PORAZZO: Contributo allo studio del metabolismo intermedio dei glucidi nell'avitaminosi B. Nota I. Arch. di Sci. biol. **19**, 227 (1933).
PORTNOY and WILKONSON: Intradermal Test für Vitamin C-Hypovitaminosis. Brit. med. J. **1937**, 4023.
PURJESZ u. MESZAROS: Die Verwendung Vitamin B-haltiger Stoffe bei der Behandlung Zuckerkranker. Arch. Verdgskrkh. **62**, 42 (1937).
QUERNER, V.: Mikroskopischer Nachweis von Vitamin A im animalen Gewebe. Zur Kenntnis der paraplasmatischen Leberzelleinschlüsse. Klin. Wschr. **1935 II**, 1213.
— Die biologischen Beziehungen zwischen Vitamin A-Stoffwechsel und Cholesterinhaushalt und ihre Bedeutung als Angriffspunkt elektromagnetischer Schwingungen am biologischen Objekt. Klin. Wschr. **1937 I**, 671.
RAADT: Krebserzeugung mittels basischer Nahrung. Z. Krebsforsch. **30**, 450 (1930).
RALLI, FLAUM, JOFFE and STUCK: Further Observation on the Vitamin A Content of the Livers of Depancreatized Dogs and its Relationship to the Symptoms Occuring in these Animals. Amer. J. Physiol. **107**, 157 (1934).
— FRIEDMAN and KASLOV: An Excretory Test for Vitamin C Deficiency and Subnutrition. Proc. Soc. exper. Biol. a. Med. **36**, 52 (1937).
RAPPAI u. ROSENFELD: Gaswechselversuche bei mit Thyroxin und Vitamin A behandelten Tieren. Pflügers Arch. **236**, 465 (1935).
RATSCHEWSKIJ: Physiologische und therapeutische Wirkungen von kolloidalen Lösungen des Provitamins A bei dessen lokaler Anwendung am Auge. Klin. Wschr. **1934 I**, 918.
ROCHE: Recherches sur le syndrome urinaire des troubles metaboliques provoquées par la carence an facteur B chez le rat. Bull. Soc. Chim. biol. Paris **12**, 342 (1930).
ROHMER, BESZONOFF et STOERR: La synthèse de la vitamine C dans l'organisme du nourrisson. Bull. Acad. Méd. Paris **3**, 871 (1934).
ROSENWALD: Vermehrte Milchsäureausscheidung durch den Harn bei der Avitaminose als Ausdruck der Störung des Kohlehydratstoffwechsels und die Beeinflussung dieser Milchsäureausscheidung durch Insulin. Biochem. Z. **168**, 324 (1926).
SAITO: Resorption von Vitamin D durch die Wunde. Zbl. Chir. **1937 I**, Nr 14.
SAMPSON, DENNISON and KORENCHEVSKY: The Absorption of Nitrogen and of Fat from the Alimentary Canal of Rats Kept on a Vitamin A Deficient Diet. Biochemic. J. **26**, 1315 (1932).
SANTOS RUIZ: Über den Mechanismus der Ausscheidung des Vitamins A. Chem. Zbl. **1936 II**, 2156.
SCHADE: Beitrag zur Frage des Einflusses von Vitamin C auf Pigmentierungsvorgänge. Klin. Wschr. **1935 I**, 60.
SCHNEIDER u. BURGER: Der Vitamin B_1-Spiegel in Blut, Urin und seine Veränderungen bei der Hyperthyreose und bei der Krebskachexie. Klin. Wschr. **1938 I**, 905.
— u. WEIGAND: Die krankhafte Vitamin A-Ausscheidung im Harn. Klin. Wschr. **1937 I**, 442.
— — Vitamin A-Verlust und sekundäre Hypovitaminosen. Z. klin. Med. **132**, 423 (1937).
— u. WIDMANN: Über Beziehungen des Vitamins A und seiner Vorstufen zur Leberschädigung und zur Widerstandskraft gegenüber Infektionen. Klin. Wschr. **1934 II**, 1497.
— — Blutserum, Bluteiweißkörper und Vitamin C. Klin. Wschr. **1935 II**, 1454.

SCHROEDER: Über die Hemmung der Dopareaktion durch Vitamin C. Klin. Wschr. **1934 I**, 553.
— Die Ausscheidung der Ascorbinsäure im gesunden und kranken Organismus. Klin. Wschr. **1935 I**, 484.
— Die Beziehungen der wichtigsten Vitamine zum Kohlehydratstoffwechsel. Z. exper. Med. **101**, 373 (1937).
— Über einige wichtige Probleme des Vitamin C-Stoffwechsels. Dtsch. med. Wschr. **1938 I**, 469.
— u. EINHAUSER: Über einen Zusammenhang zwischen gestörter Vitamin C-Resorption und pathologischer Pigmentierung bei Gastroenteritis und Achylia gastrica. Münch. med. Wschr. **1936 I**, 923.
SEYDERHELM u. TAMMANN: Zur Frage der relativen Avitaminosen (Hypovitaminosen). Dtsch. med. Wschr. **1936 I**, 625.
SHERMAN and BOYNTON: Quantitative Experiments upon the Occurence and Distribution of Vitamin A in the Body, and the Influence of the Food. J. amer. chem. Soc. **47**, 1646 (1925).
SIEHRS, GOTTARDO, BRAZDA and MILLIER: Antiscorbutic Properties of Methyl-2-Keto-Gluconate. Proc. Soc. exper. Biol. a. Med. **33**, 422 (1935).
SIMOLA u. KALAJA: Über den Einfluß des Vitamins A auf den Fett- und Lipoidstoffwechsel. Suomen Kemistilehti B **43** (1935).
SIWE: Das Verhalten des C-Vitamins bei Morbus Addisoni. Klin. Wschr. **1935 II**, 1311.
SPENCE and SCOWEN: The Effect of Ascorbic Acid on Experimental Goitre. Biochemic. J. **29**, 562 (1935).
STÄHLER: Untersuchungen über den Vitamin B_1-Stoffwechsel gesunder und polyneuritiskranker Schwangerer und Wöchnerinnen. Dtsch. med. Wschr. **1938 II**, 1107.
STEFFEN u. ZOIS: Vitamin A und C im Kohlehydratstoffwechsel bei Hyperthyreose. Naunyn-Schmiedebergs Arch. **189**, 75 (1938).
STÜRUP: Zit. bei TRIER.
SUNER-BAYO: Action des vitamines B_1 et B_2 sur l'oxygéne vacant urinaire. Verh. 14. internat. Kongr. Physiol. **1932**, 204.
SURE and THATCHER: Avitaminosis. XVI. Production of Gastric Ulcers in the Albino Rat as a Result of Specific Influence of Deficiency of Vitamin B. Arch. of Path. **16**, 809 (1933).
STEPP: In STEPP, KÜHNAU u. SCHROEDER: Die Vitamine und ihre klinische Anwendung, S. 40. Stuttgart 1936.
— u. SCHROEDER: Das Schicksal des Vitamins C im Verdauungskanal. I. Über die Einwirkung von Darmbakterien auf das Vitamin C. Münch. med. Wschr. **1935 I**, 147.
— — Beriberi-Erkrankung beim Menschen, hervorgerufen durch übermäßigen Zuckergenuß. Münch. med. Wschr. **1936 I**, 763.
STRAUSS and CASTLE: The Extrinsic (Deficiency) Factor in Pernicious and Related Anemias. Lancet **1932 II**, 111.
STUTEVILLE: Presence of Vitamin C in the Saliva. Proc. Soc. exper. Biol. a. Med. **32**, 1454 (1935).
SZYLE: Behandlung der ADDISONschen Krankheit mit Cortigen und Zitronensaftkur. Stoffwechselveränderungen bei der ADDISONschen Krankheit. Münch. med. Wschr. **1933 I**, 786.
TEDESCHI: Sulla Carotinemia. Ric. sper. Arch. Fisiopat. **2**, 177 (1934).
TENCHIO: Beeinflußt Vitamin C die normalen Pigmentierungsvorgänge? Klin. Wschr. **1934 II**, 1511.
TERBRÜGGEN: Siehe unter FISCHBACH u. TERBRÜGGEN.
TEUBERN, v.: Verh. med. Ges. Leipzig **1933**.
THADDEA: C-Vitamin und Infektabwehr. Klin. Wschr. **1937 I**, 856.
— u. HOFFMEISTER: Die Bedeutung des C-Vitamins für den Infektionsverlauf und die Krankheitsabwehr. Z. klin. Med. **132**, 379 (1937).
— u. RUNNER: C-Vitamin und Schilddrüsenfunktion. Z. exper. Med. **103**, H. 2 (1938).
THIELE: Die Bedeutung des Vitamins C für die Behandlung Magenkranker. Dtsch. med. Wschr. **1937 I**, 855.
TÖRÖK u. NEUFELD: Ascorbinsäure und Blutkatalase. Klin. Wschr. **1934 II**, 1205.

Török u. Neufeld: Ascorbinsäure und Blutkatalase. II. Die Ermittlung des Vitamin C-Defizit. Klin. Wschr. **1934 II**, 1816.
— — Beziehungen zwischen Vitamin B_1 und Schwefelstoffwechsel. Klin. Wschr. **1938 I**, 603.
Tonutti: Vitamin C-Speicherung im Organismus. Klin. Wschr. **1936 II**, 1788.
— Histochemische Vitamin C-Untersuchungen. Klin. Wschr. **1937 I**, 861.
— u. Matzner: Vitamin C bei der fermentativen Lösung toten Materials im Organismus. Z. klin. Med. **132**, 443 (1937).
Trier: Siehe bei Lund u. Lieck.
— Die jahreszeitlichen Schwankungen der Serumascorbinsäure. Klin. Wschr. **1938 I**, 976.
Trück: Vitamin C-Stoffwechsel bei chirurgischen Erkrankungen. Z. Vitaminforsch. **7**, 16 (1938).
Turner: Effect of Prolonged Feeding of Raw Carrots on Vitamin A Content of Liver and Kidneys in the Dog. Proc. Soc. exper. Biol. a. Med. **31**, 866 (1934).
Vetter u. Winson: Der Bedarf des Menschen an Vitamin C. Z. Vitaminforsch. **7**, 173 (1938).
Vivanco: Kenntnis der Flavinbilanz im tierischen Organismus. Sv. Vet. Akad. Ark. Kemi, Mineral. og Geol. **12** A, **3** (1935).
Vogt: Untersuchungen über den Vitamingehalt der Hypophyse. Med. Klin. **1933 II**, 1734.
— Über die Auswirkungen des rein dargestellten Vitamin A (Vogan) in der Schwangerschaft gegenüber der natürlichen Anreicherung der Nahrung an Vitaminen. Münch. med. Wschr. **1934 II**, 1373.
Vogt-Möller: Ist Avitaminosis B_1 eine Intoxikation mit Methylglyoxal? Biochem. Z. **233**, 248 (1931).
Vorhaus, Williams and Waterman: Studies on Cristalline Vitamin B_1: Observations in Diabetes. Amer. J. digest. Dis. a. Nutrit. **2**, 541 (1935).
Wachholder: Die Versorgung des Säuglings mit Vitamin C. Klin. Wschr. **1936 I**, 593.
— Über die Vitamin C-Bilanz des Menschen. Klin. Wschr. **1938 I**, 5.
— u. Hamel: Über die Vitamin C-Bilanz des Menschen. VII. Täglicher Bedarf und Güte des Versorgungszustandes nach den Beziehungen des Blutgehaltes zu Ausscheidung und Gewebssättigung. Klin. Wschr. **1937 II**, 1740.
Wahren: Über die Bestimmung des Vitamin C im Serum unter Benutzung des Stufenphotometers. Klin. Wschr. **1937 II**, 1496.
— u. Rundquist: Über den Ascorbinsäuregehalt des Blutes von Mutter und Frucht. Klin. Wschr. **1937 II**, 1498.
Wald: Carotenoids and Vision. Amer. J. Physiol. **109**, 107 (1934).
Wendt: Beiträge zur Kenntnis des Carotin- und Vitamin A-Stoffwechsels. Klinische und experimentelle Untersuchungen. Klin. Wschr. **1935 I**, 9.
— Über Veränderungen im Carotin-Vitamin A-Haushalt beim Myxödem und bei Kretins. Münch. med. Wschr. **1935 II**, 1679.
— Über den Carotin-Vitamin A-Stoffwechsel des menschlichen Fetus. Carotin-Vitamin A-Bestimmungen in Placenta, Schwangerenblut und fetalen Lebern. Klin. Wschr. **1936 I**, 222.
— Untersuchungen über die Ausscheidung von Vitamin A im Stuhl des Menschen. Ein Beitrag für die Regulation des Vitamin A-Stoffwechsels. Klin. Wschr. **1937 II**, 1175.
Westenbrinck u. Goudsmit: Aneurinstoffwechsel und Schwangerschaft. Arch. néerl. Physiol. **22**, 319 (1937).
— u. Overbeck: Vitamine B und Darmresorption. Arch. néerl. Physiol. **18**, 416 (1933).
Wetzler, Lighetti u. Willheim: Über Beeinflussung glykolytischer Vorgänge durch Carotin. Biochem. Z. **254**, 364 (1932).
White and Gordon: The Estimation of Serum Carotene. J. Labor. a. clin. Med. **17**, 53 (1931).
Widenbauer: Ascorbinsäurestudien an Klein- und Schulkindern. Jb. Kinderheilk. **146**, 297 (1936).
— Toxische Nebenwirkungen von Ascorbinsäure: C-Hypervitaminose. Klin. Wschr. **1936 II**, 1158.
— Ascorbinsäurestudien an Säuglingen. Klin. Wschr. **1936 I**, 815.
— Der Vitamin C-Haushalt des Menschen unter verschiedenen Verhältnissen. Klin. Wschr. **1937 I**, 600.

Wildenbauer: Über den Vitamin C-Bedarf der Säuglinge und stillenden Frauen. Dtsch. med. Wschr. **1936 II**, 1578.
— u. Kühner: Ascorbinsäurestudien an stillenden Frauen. Z. Vitaminforsch. **6**, 50 (1937).
Wieters: Über das Vorkommen von Ascorbinsäure in Organen und Körperflüssigkeiten, besonders im Urin. Mercks Jb. **49**, 93 (1935).
— Die Vitamin C-Bilanz des Menschen bei der Belastungsprobe. Mercks Jb. **1937**, 38.
Wize and Diasio: Carotenemia associated with Diabetes. Arch. of Dermat. **20**, 862 (1929).
Yavorsky, Almaden and King: The Vitamin C Content of Human Tissues. J. of biol. Chem. **106**, 525 (1934).
Youmans, Corlette, Akeroyd and Frank: Studies in Vitamin C Excretion and Saturation. Amer. J. med. Sci. **191**, 319 (1936).
Zechmeister u. Tuszon: Isolierung des Lipochroms aus Hühner- und Pferdefett. Einige Beobachtungen an menschlichem Fett. Z. physiol. Chem. **225**, 189 (1934).
Zilva: The Ascorbic Acid Content of the Intestine of the Guinea Pig. Biochemic. J. **29**, 100 (1935).
— The Behavior of l-Ascorbic Acid and chemically Related Compounds in the Animal Body. Antiscorbutic Activity in Relation to Retention by the Organism. Biochemic. J. **29**, 1612 (1935).

Zwei wichtige Fragenkreise in der Vitaminforschung bedürfen noch eingehender Untersuchungen: Wir wissen über den Angriffsmechanismus der Vitamine noch sehr wenig; das gleiche gilt von der praktisch wichtigen Frage der Vitaminversorgung: ist in unseren Breiten, wo die Krankheitsbilder der großen Avitaminosen kaum vorkommen, die Versorgung mit Vitaminen wirklich ausreichend, optimal, oder gibt es Krankheitsbilder allgemeiner Natur, die erst durch Analyse der Vitaminversorgung des Organismus als latente Avitaminosen aufzudecken sind? In diesen Fragen müssen wir vor allem durch systematische Untersuchungen über das Verhalten der Vitamine im menschlichen Körper unter normalen und krankhaften Bedingungen, mit einem Wort durch *Vitaminstoffwechseluntersuchungen* weiterkommen. Ausgehend von systematischen eigenen Untersuchungen über den Stoffwechsel der Vitamine soll hier unter Einbeziehung der gleichgerichteten Arbeiten der Literatur eine zusammenfassende Darstellung des Stoffwechsels der Vitamine gegeben werden; dies erscheint um so mehr angebracht, als Übersichten über dieses Gebiet bisher nicht vorliegen.

1. Vitamin A.

Über den *Stoffwechsel* des Vitamins A sind wir am besten von allen Vitaminen unterrichtet. Zur Bildung des Vitamins ist der Tierkörper nicht befähigt. Das Vitamin wird in Form seiner Vorstufen, der Carotine, aus der Pflanzenwelt aufgenommen und in der Leber zu A umgewandelt. Von den Carotinen sind bisher 5 als A-wirksam beschrieben worden: α-, β-, γ-Carotin, Kryptoxanthin, Retinin (Kuhn und Mitarbeiter, Wald). Daß A im Blut in großen Mengen in Form des Carotins vorkommen kann, ist aus der Klinik bekannt. Unter ausgiebiger Gemüse- oder Eiernahrung tritt bei Diabetikern, kleinen Kindern, Vegetariern und anderen einseitig ernährten Personen die sog. „*Xanthose*" auf; es handelt sich um eine möhrenartige, rötlich-gelbe, nicht ikterische Hautverfärbung, die von reichlichem Gehalt des Blutes an Carotin herrührt. van den Bergh und Snapper haben den Farbstoff als erste vom Bilirubin im Blut abgetrennt. Die Vorstufe „Carotin" wird in der Leber in das Vitamin A umgewandelt (Karrer, Turner). An diesem Umbau ist offenbar die Schilddrüse beteiligt

(Fasold und Heidemann). Die beiden Körper sind im Organismus praktisch immer vergesellschaftet. Der Ausdruck „Vitamin A" soll hier für den Carotin-A-Komplex gelten, und getrennte Betrachtung nur da erfolgen, wo es erforderlich ist.

Im Körper ist *Vitamin A überall* da vorhanden, *wo Fett* ist, *außerdem in bestimmten Organen* in besonders reichem Maße. Die größten Mengen des Vitamins sind in der Leber, dem Ort des Umbaus und der Speicherung eingelagert; es folgen in mengenmäßiger Reihenfolge Hoden, Milz, Lunge, Nebenniere, Gehirn, Hypophyse, Fettgewebe. Ich konnte bei mit A überfütterten Ratten im Hypervitaminoseversuch A in allen diesen Organen reichlich nachweisen, außerdem in Lunge, Herz und nächst der Leber am stärksten im Hoden. A-Gehalt des Hodens ist von Bailly sowie Netter bestätigt worden.

Daß die *Speicherung des Carotins im Fett* in unveränderter Form stattfindet, wurde von Zechmeister und Tuszon nachgewiesen; die Autoren schätzen die Summe des im Fett des Pferdes enthaltenen Carotins auf nur 500 bis 600 mg, doch findet hier Ausscheidung durch den Stuhl zu einem beträchtlichen Teil statt. Differenzierte Angaben über die Verteilung des Vitamins im Fett liefert Aschoff: Er fand Carotin A im Depotfett, an normalerweise bedeckten Stellen mehr als an den Extremitäten; die höchsten Werte wiesen Nebennieren, atheromatöse Herde und Leber auf. Verminderung des Depotfettes soll meist mit Erhöhung des Blutspiegels einhergehen, während bei Urämie und Lebercirrhose A in der Leber vermindert sei.

Als spezielle Vitaminspeicherungsstätte dient das braune Fettgewebe, das beim Menschen in der Umgebung von Nebenniere und Thymus bekannt ist (Tonutti).

Bei der *Ratte* fehlt im Säuglingsalter die elastische Aufnahmebereitschaft für A: der A-Gehalt der Leber ist hier noch starr und durch Zulagen an die Mutter kaum zu heben (Dann). Der A-Gehalt der Leber beim *Fetus* und *Neugeborenen* entspricht dem des Erwachsenen (Neuweiler). Nach Baumann und Mitarbeiter beträgt der Anteil der Leberspeicherung 25%.

Die zentrale Stellung der *Leber* im Stoffwechsel des Vitamins A wird durch die Koppelung von Leberkrankheiten und A-Mangelerscheinungen beleuchtet. So ist das Zusammentreffen von Hemeralopie und Lebercirrhose schon lange bekannt (Fernandez, Koyanagi, Dinulescu und Nestianu, Venko, Blegvad).

Bei Chloroformvergiftung wird die Speicherung nach Clausen und McCoord geschädigt.

Auffallenderweise bleibt der A-Gehalt der Leber bei experimentell mit Phosphor gesetzter Leberschädigung unangetastet (Lasch), wohl deshalb, weil das Vitamin im *Reticuloendothel* abgelagert ist. Dafür sprechen Befunde von Lasch, Lasch und Roller, Drummond-Gilding-McWalter sowie Ahmad, ebenso die histologischen Befunde bei A-Hypervitaminose (v. Drigalski und Laubmann).

Frauen verfügen entsprechend dem größeren Fettansatz über *mehr Vitamin A*, so daß über die Placenta und später die Milch reichlich A an das Kind abgegeben werden kann. Die größere Speicherung des Vitamins bei Frauen trat deutlich bei einer A-Avitaminose hervor, die die Wiener Bevölkerung in Form einer Hemeralopieepidemie befiel; hier erkrankten vorwiegend die Männer (Birnbacher).

Eine besondere Rolle spielt der hohe Gehalt der *Retina* an Carotin. Eine Störung des Dunkelsehens, die essentielle *Hemeralopie*, ist als A-Mangelerscheinung bekannt. Durch HOLM, FREDERICIA, SMITH, IBATA u. a. sind wir darüber unterrichtet, daß diese Form der Nachtblindheit mit Verarmung des in der Retina normalerweise reichlich vorhandenen Carotins einhergeht. WALD verdanken wir eine weitergehende Klärung: A und Xanthophyll sind in der Pigmentosa und Chorioidea enthalten, während in der Retina ein drittes Carotin abgelagert ist, daß er *Retinin* nennt. Dies steht mit dem Sehakt in Beziehung. Aus den in Pigmentosa und Chorioidea liegenden Vorräten diffundieren laufend kleine Mengen in den Sehpurpur.

Von der Tatsache ausgehend, daß A-Mangel eine Beeinträchtigung der *Adaptationsvorgänge* des Auges bewirkt, haben EDMUND und CLEMMESEN den Versuch unternommen, durch Messung der Anpassungsfähigkeit der Augen an verschiedene Beleuchtungen Aufschlüsse über den Vitamin A-Haushalt des menschlichen Organismus zu erlangen. Eine allgemeine Herabsetzung der Distinktionswerte, die sich sowohl auf das Sehen bei Tage als auch bei Nacht erstreckt, wird als *Dysadaptation* bezeichnet und als Maß einer ungenügenden A-Versorgung genommen.

Zahlenmäßig wird der *Gehalt an A in den Organen* von SHERMAN und BOYNTON so angegeben, daß Leber 400-, Niere und Lunge 40mal soviel enthalten wie der Muskel. Gegenüber diesen Organen ist das Blut am wenigsten A-haltig (v. D. BERGH u. Mitarb.). Der Übergang des Vitamins in die *Haut* ist von der Xanthose her bekannt. In vernix caseosa fand KUIPERS das Vitamin in 78 von 136 Fällen. Bei den Schafen wird das Vitamin durch die Haut ins Wollfett sezerniert (GUDJONSSON). Bei Überschwemmung des Körpers mit A (A-Hypervitaminose) bleibt schließlich kein Organ mehr A-frei, am stärksten getränkt sind Leber und Hoden.

Ich habe das Verhalten des Vitamins A im *Blut* unter natürlichen und künstlichen Bedingungen studiert. *Methodisch* wurde der Carotingehalt des Serums nach CONNOR extrahiert und gegen einen Kaliumbichromat-Standard verglichen; außerdem wurden in Stichproben die Blaureaktion mit Antimontrichlorid sowie der Tierversuch zur Sicherung des Vitamincharakters der Extrakte einbezogen (Einzelheiten v. DRIGALSKI).

In *Reihenuntersuchungen* an insgesamt 1000 Personen wurde festgestellt, welche Mengen Carotin im Blut überhaupt vorkommen, welche als normal zu werten sind, welche Bedingungen bei nicht normalen Werten vorliegen und zu welchen Schlüssen Carotinuntersuchungen im Blut berechtigen.

Nachdem in Reihenversuchen das normale und pathologische Verhalten des Carotins im Blut ermittelt war, wurde eine zweite Gruppe von *langfristigen Einzelversuchen* angestellt.

Das Vitamin geht erst nach Auffüllung der Körperspeicher ins Blut über. Die von mir am häufigsten gefundenen Werte für Carotin im Blut liegen zwischen Spuren und 0,01 mg-%, die höchsten bei 0,27 mg-%.

Eindeutig erwies sich, daß Hypercarotinämie, die wir bei über 0,1 mg-% liegenden Werten annehmen, immer alimentären Ursprungs ist.

Ich verfolgte den Carotinspiegel bei mittelschweren Diabetikern unter den gleichen Bedingungen. Insbesondere wurde auf Zusammenhänge zwischen Blutzucker und Carotinspiegel und Einwirkung des Insulins auf die Carotinkurve geachtet. Übereinstimmend fand sich, daß der Carotinspiegel genau wie beim Gesunden auf Zulage anstieg und ebenso langsam wieder abfiel, unabhängig von Insulinmedikation, Besserung der Stoffwechsellage und Blutzuckerhöhe

Es besteht daher kein Grund, frühere Vorstellungen einer endogenen, intermediär bedingten Genese der Hypercarotinämie, in Analogie etwa zur Lipämie der Diabetiker, aufrechtzuerhalten.

Hervorzuheben ist die *Schwankungsbreite des Carotinspiegels im Blut*, die in Grenzen spielt, wie sie in dem Ausmaß bisher nur aus dem Hormongebiet bekanntgeworden sind. Diese Schwankungsbreite beträgt für Carotin, grob geschätzt, bis zum 27fachen des untersten meßbaren Wertes. Dieser Aufnahmefähigkeit des Blutes entspricht eine *große Speicherungsfähigkeit der Organe*, die ich in langfristigen Einzelversuchen ermittelte.

Zu einer *Ausscheidung* des Vitamins A kommt es im allgemeinen *nicht* (s. u.). Die Befunde, daß Menschen, die vor Zufuhr kein Carotin aufwiesen, erst nach einer Latenzzeit einen Anstieg bekommen, während er bei Carotinämischen sofort erfolgt und daß eine Ausscheidung nicht stattfindet, lassen nur eine Deutung zu: Der Mensch häuft das Vitamin zunächst in bestimmten Organen an. Als Speicher für das Vitamin sind auf Grund ihres hohen Gehaltes vor allem Leber, Fettgewebe, Nebenniere, Retina bekannt. Zu ausgeprägter Carotinämie, dem Übertritt in größeren Mengen ins Blut, kommt es offenbar erst, nachdem die Füllung der Organe einen hohen Grad erreicht hat. Die *Speicherung* wird noch durch folgende Beobachtung erwiesen: Wird die Vitaminzulage abgesetzt, nachdem Carotinämie hervorgerufen ist, so hält sich der Blutspiegel noch tagelang auf der erreichten Maximalhöhe, um dann erst langsam im Laufe von 4—8 Wochen zurückzugehen. Er schnellt dann um so rascher wieder in die Höhe, je eher wieder Carotin zugelegt wird, je voller die Speicher also noch sind.

Untersuchungen über Carotin im *Blut* liegen weiter vor von Menken, Clausen, White und Cordon, Wendt sowie Brandaleone und Ralli. Die erhaltenen Werte decken sich im allgemeinen mit meinen Zahlen gut: Clausen gibt durchschnittliche Werte an von 0,075—0,10, White und Cordon 0,63 bei Normalen, 0,72—3,79 bei Diabetikern, Brandaleone und Ralli 0,109 bei Gesunden, 0,262 bei Diabetikern; demgegenüber eigene Werte 0,01—0,27 mg-%. Wendt, der Carotin und A nebeneinander im Blut erfaßte, bestätigt die große Speicherungsfähigkeit des Körpers.

van Eckelen, Emmerie und Wolff fanden in intern. Einheiten ausgedrückt, folgende Werte: 0—4 „schlecht“; 4—8 „mäßig“; über 8 „gut“; höchster Wert 9,5, alles auf 10 ccm Blut gerechnet.

Im *Blut von Rindern* zeigten sich *jahreszeitliche* und *geschlechtliche Unterschiede*: Der Carotinspiegel betrug nach Untersuchungen von Gillam und Rudi im Winter 0,40, im Sommer 1,11 mg-% durchschnittlich und lag bei männlichen Tieren niedriger; die entsprechenden Werte für A betrugen 0,13 bzw. 0,29 mg-%.

Tedeschi rief Hypercarotinämie an Ratten, Mäusen und Meerschweinchen hervor.

Anschaulich kam die *Abhängigkeit der Vitaminaufnahme von der Intaktheit der Gallensekretion* zum Ausdruck. Die einzigen Fälle, in denen es nicht gelang, den Übertritt des Carotins in das Blut durch Fütterung zu erzwingen, waren solche mit schwerem Ikterus catarrhalis (2 Fälle) und 1 Fall von Okklusions-

Ikterus. Hier konnte auch der Abgang des nicht aufgenommenen Carotins im Stuhl nachgewiesen werden.

Störungen der Resorption des Vitamins, wie ich sie bei *Ikterus* sah, sind von WENDT bestätigt, von CHESNEY und McCOORD auch bei idiopathischer *Steatorrhöe* beschrieben und von RALLI und Mitarbeiter am *pankreaslosen Hund* experimentell erzeugt worden; im letzteren Fall nehmen die Autoren an, daß die Störung in der Verarbeitung der Fette, nicht primär in der Resorption gelegen ist. Bei Kindern mit angeborener *Gallengangsatresie* sah ALTSCHULE trotz vitaminreicher Ernährung A-Mangel auftreten. LASCH fand Erniedrigung des A-Gehaltes im Blute bei Parenchymerkrankungen der Leber, ist (Cirrhose, Icterus catarrhalis), gleichgültig, ob mit oder ohne Ikterus, bei mechanischem Ikterus normale Werte. Auch bei hohen Graden von Carotinämie ist nur das *Serum* Träger des Vitamins, was schon KARRER feststellt. Im Serum ist das Vitamin an die *Globuline* gebunden (BENNHOLD).

Einflüsse, die ein beschleunigtes Absinken des erhöhten Spiegels bewirken, sahen wir nicht. Intensive Ultraviolett- wie Sonnenbestrahlung, über drei Wochen bis an die Grenze der Verträglichkeit durchgeführt, bewirkte nur vorübergehende Ausschläge der Kurve, meist nach oben. Dies hat insofern Interesse, als ultraviolettes Licht stark zerstörend auf das Vitamin wirkt, so daß anzunehmen ist, daß durch den Strahlenschutz des Organismus größere Strahlenmengen abgefangen werden oder eine zerstörende Wirkung infolge der Größe der Vitaminvorräte nicht zur Geltung kommt.

Aus den Befunden ergibt sich klar, daß der Carotingehalt des Blutes einen Indicator für die im Körper vorhandenen Vitaminmengen nur einseitig (im positiven Sinne) darstellen kann: Wohl beweist ein über die Höhe von 0,1 mg-% hinausgehender Carotinspiegel eine besonders reichliche Versorgung; umgekehrt ist es aber nicht statthaft, aus einem niedrigen Carotinspiegel auf mangelnde Versorgung des Körpers mit dem Vitamin zu schließen. Bei der Aufnahme des Vitamins im Körper wird das Blut erst zuletzt, wenn alle anderen, offenbar große Mengen aufnehmenden Organe voll sind und überlaufen, von der Carotinflut betroffen. Ein völliges Fehlen von Carotin im Blut habe ich nie beobachten können, vielmehr die Feststellung gemacht, daß dann, wenn 3 ccm Serum keine nachweisbaren Mengen enthalten, bei Verwendung größerer Blutmengen das Carotin doch noch nachweisbar ist. *Es ist wohl anzunehmen, daß Spuren des Vitamins im Austausch zwischen speichernden und verbrauchenden Organen immer auf dem Blutwege kreisen werden, ohne daß hieraus über den A-Gehalt der Organe etwas ausgesagt werden könnte. Ein sicherer Weg, die Blutuntersuchung für die Vitaminversorgung des Körpers zu benutzen, wäre lediglich durch Anstellung einer Belastungskurve nach der angegebenen Art zu finden; dabei würde die Latenzzeit bewertet, die zwischen dem Beginn einer regelmäßigen Vitaminzufütterung und dem Anstieg des Blutspiegels läge.* Indes wäre dieses Verfahren wegen der Umständlichkeit nur bei Einzeluntersuchungen, niemals für Reihenversuche brauchbar.

Ein neuer Weg zur Ermittlung der A-Versorgung des Organismus ist von EDMUND und CLEMMESEN durch Verwertung der *Adaptionsvorgänge am Auge* beschritten worden.

Meine Versuchspersonen hatten während der Beobachtungszeit keine so schweren Infekte, daß sie sich auf die Kurven auswirkten oder hätten auswirken müssen. Ein stärkerer Vitamin A-Verbrauch im Infekt wird von klinischer, besonders pädiatrischer Seite angenommen, ohne daß sich bisher sichere Beweis hierfür hätten erbringen lassen. Theoretisch ließe sich ein solcher aus der bekannten A-zehrenden Wirkung des Thyroxins (ABELIN, v. EULER u. a.) wohl ableiten, wo ja gleichfalls Vermehrung der Oxydationen im Körper vorliegt.

Untersuchungen über den Carotin A-Gehalt des *Schwangerenblutes* von GAETHGENS ergaben Verminderung des A-Gehaltes, zu erklären durch Abwanderung in den Fetus und gelegentlich durch Übertritt in den Urin. Der Carotingehalt des Schwangerenblutes ist normal. Im *Nabelschnurblut* fand GAETHGENS sehr geringe Mengen. *Niedriger A-Spiegel* im Blut wurde von WENDT bei Basedow, Myxödem und Kretinismus, von CLAUSEN bei Infektionen gefunden. Wie oben ausgeführt, kann aber aus dem Blut nicht mit Sicherheit auf den Vitamingehalt des Organismus geschlossen werden, jedenfalls nicht in dem Sinne, daß niedriger Spiegel gleichbedeutend mit schlechter Versorgung wäre.

Besonders eindrucksvoll müßte eine A-zehrende Wirkung der Infektion in der Leber als dem Hauptspeicher des Vitamins zum Ausdruck kommen. Es wurden daher gleiche Mengen von 70 menschlichen Lebern verarbeitet, getrennt nach großen infektiösen und nichtinfektiösen Todesursachen. Durch Extraktion nach CONNOR und Anstellung der Blaureaktion sowie Kontrolle im Tierversuch wurde der ganze Carotin A-Komplex erfaßt. Dabei wurde kein meßbarer Unterschied im Vitamin A-Gehalt der beiden Gruppen gefunden, vielmehr enthielten auch die Lebern der infektionskrank Verstorbenen beträchtliche Mengen A. Damit stimmt gut überein, daß auch DEBRÉ und BUSSON bei Puerperalsepsis keine Verminderung des A-Gehaltes in der Leber und v. EULER keine Herabsetzung des A-Gehaltes an Tieren im Infekt feststellten. Der A-Gehalt in einzelnen anderen Organen, die quantitativ wenig ins Gewicht fallen, scheint bei Fieber abzusinken; so wurde dies von der *Hypophyse* durch VOGT, von *Nebennieren* und *Lungen* von CLAUSEN und MCCOORD festgestellt. Umfassende Untersuchungen über die Vitamin A-Reserven des Körpers hat jüngst MOORE auf Grund der Untersuchung von 1000 menschlichen Lebern angestellt: Dabei stellte sich heraus, daß A-Gehalt der Leber und allgemeiner Ernährungszustand nicht parallel zu gehen brauchen. Gegenüber an Unfällen Verstorbenen weist die Leber bei allen Krankheiten einen erniedrigten A-Gehalt auf. Unter diesen niedrigeren Durchschnitt liegende Werte fand MOORE bei Bronchiektasen, chronischer Bronchitis, subakuter und chronischer Nephritis, Pneumonie, Empyem, Herzklappenfehlern, Sepsis, Prostataleiden, Nierenbecken- und Blasenkrankheiten, Lebercirrhose. Eine Reihe anderer, darunter auch infektiöser, Krankheiten weist keine Erniedrigung auf. Erhöhung des A-Gehaltes wurde bei Hyperthyreosen und Diabetes gefunden. MOORE betont, daß wir hieraus nicht zu sagen vermögen, ob der erniedrigte A-Gehalt ein spezifisches Phänomen oder nur Ausdruck einer schlechteren Ernährung bzw. Resorption ist und ob er Ursache oder Folge einer Krankheit darstellt.

Die Untersuchungen hat MOORE mit ELLISON auf die Lebern von 200 Kindern ausgedehnt. Dabei fielen beträchtliche Altersunterschiede auf: Kleinkinder haben sehr niedrige Werte, die proportional dem Alter ansteigen. Kuh- und Muttermilchernährung scheint in bezug auf A-Versorgung ausreichend zu sein. Im übrigen waren die Ergebnisse bei Kindern analog.

Zur Frage der A-Ausscheidung.

Ich habe laufend *Stuhl* und *Urin* der unter Hypercarotinämie gesetzten Versuchspersonen untersucht, unter Einschaltung des Tierversuchs. Sofern eine Ausscheidung beim Gesunden statthat, müßte sie unter den Bedingungen solcher maximalen Belastung zu erwarten sein. Diese Untersuchungen wurden auf die Frage des Übertritts von A in *Liquor*, *Sperma*, *Schweiß* und *Galle* ausgedehnt.

Ich habe eine Ausscheidung des Carotins und des Vitamins selbst in Stuhl und Harn auch bei maximaler Auffüllung des Körpers nicht beobachtet. Die Stühle der Versuchspersonen wurden immer frei von A gefunden. Nach carotinhaltigen Mahlzeiten findet man im Stuhl bei mikroskopischer Betrachtung häufig Carotin in Krystallform; es handelt sich hier um im Verhältnis zur Carotinaufnahme sehr geringe Mengen, so daß man von einer Ausscheidung kaum reden kann. Auch Grant fand den Stuhl A-frei. Bei kleinen Kindern ist dagegen von Rowntree, neuerdings auch von Catel, A-Verlust im Stuhl beobachtet worden, was wohl auf die mangelnde Reife des Darms zurückzuführen ist. Bei Ratten fanden wir A-Ausscheidung im Stuhl erst bei Zufuhr ganz unphysiologisch großer Mengen des Vitamins (A-Hypervitaminose).

Wendt fand, allerdings ohne den Tierversuch einzubeziehen, im Stuhl von Gesunden 30—245 Blaueinheiten A. Bei Belastung gingen die Werte nach einer Latenzzeit von 15—30 Tagen in die Höhe und erreichten mehrere 1000 Blaueinheiten. Bei Resorptionsstörung fand sich, ebenso wie in meinen Versuchen, sofortige Ausscheidung.

Übertritt in den *Urin* habe ich weder bei der physiologischen Belastung am Gesunden noch bei der experimentellen A-Hypervitaminose an der Ratte beobachtet. Schneider und Weigand vermißten gleichfalls am Gesunden auch bei stärkster Belastung A im Harn, fanden es aber bei manchen Kranken (Krebs, Tuberkulose, Infektionen). Boller und Brunner beobachteten Übertritt von A in den Harn am Gesunden bei Verabreichung in reiner Form und über das physiologische Maß hinausgehende Mengen. Die gleichen Autoren fanden A bei verschiedenen Krankheiten im Harn: gonotoxischer Ikterus, kompletter Gallenwegsverschluß, Nephrosen, chronische Nephritis, Lobärpneumonien. Auch Catel fand A unter pathologischen Verhältnissen (Nephritis) im Harn. Der Blutspiegel war in den Fällen, wo A ausgeschieden wurde, öfter, nicht immer, niedrig. In weiteren Untersuchungen stellten die Autoren fest, daß A-Ausscheidung nur bei mit C-Hypovitaminose verbundenen Krankheitszuständen zu beobachten war und daß sie auf Behebung des C-Defizits verschwand. Nach Catel wird im Harn des gesunden Kindes niemals gefunden, kann aber bei Säuglingen und Frühgeburten in ganz geringen Mengen auftreten.

Es sei bemerkt, daß der biologische Nachweis des Vitamins A im Harn mittels Tierversuch bisher noch von keiner Seite geführt ist.

In *Galle*, die ich in Form von Gallensteinen und mittels Sonde von den Versuchspersonen gewonnener Galle untersuchte, fand ich kein A. Dasselbe stellten am Duodenalsaft Boller, Brunner und Grant fest.

In den *Liquor cerebrospinalis* geht A gleichfalls nicht über; dagegen konnte hier die wasserlöslichen Vitamine C und B_2 gefunden werden (s. u.).

Es wurde weiterhin untersucht, ob A in *Transsudate* übergeht, was bei der großen Aufnahmefähigkeit des Serums naheläge. Obwohl große Mengen Ascites

(10 l) extrahiert wurden, fand sich bei nichtcarotinämischen Versuchspersonen kein A im Ascites. Dagegen enthielt hämorrhagischer Ascites A in Spuren. Bei einer Patientin, die an Lebercirrhose litt und einen alle 8—10 Tage sich auffüllenden Ascites hatte, wurde mit Vitamin A belastet und Ascites laufend untersucht. Erst nachdem der Blutspiegel den hohen Wert von 0,13 mg-% erreicht hatte, ging auch A in den Ascites über, in Mengen allerdings, die im Verhältnis zum Serum verschwindend gering waren. Anders verhielt sich eine Patientin mit einem nichthämorrhagischen Pleura*exsudat*, die in gleicher Weise beobachtet wurde: Hier trat Carotin in etwa dem Serum entsprechenden Mengen in das Exsudat über. Vitamin A ist also in Ascites im allgemeinen nicht enthalten, es kann bei hohem Carotinblutspiegel in kleinen Mengen in Transsudate, in größeren in Exsudate übergehen; der Gehalt von hämorrhagischem Ascites beruht wohl auf dem A-Gehalt des beigemischten Blutes. Diese Befunde sind von BOLLER, BRUNNER und GRANT bestätigt worden.

Bezüglich des A-Gehaltes von *Sperma* lagen Hinweise vor, die eine Untersuchung angebracht erscheinen ließen: Während EULER und RYDBOM im tierischen Sperma A nachgewiesen, fand POULSSON, daß Spermatozoen von Fischen, doppelt soviel A als Rogen enthalten. POULSSON schließt daraus, daß das Ei, das im Dotter A ablagert, dies vom Spermatozoon erhielte.

Wir untersuchten Sperma von 24 gesunden Männern und fanden es frei von A.

Im menschlichen *Schweiß* fanden wir gleichfalls kein A.

Übergang von Vitamin A in die *Frauenmilch* ist bekannt und ausführlich insbesondere von NEUWEILER studiert worden. Auch hier wurde, wie bei meinen Belastungsversuchen, bei Zulage großer A-Mengen erst nach einer Latenzzeit von mehreren Tagen Übertritt der Zulage in die Milch erzielt; sie machte auch nur einen kleinen Teil aus. Nach HAAS und MEULEMANS liegt der Carotin A-Gehalt der Frauenmilch über dem der *Kuhmilch*.

Aus den Ergebnissen folgt, daß der gesunde Körper selbst nach Auffüllung seiner gesamten Vitaminspeicher das Vitamin A nicht oder kaum in vitaminwirksamer Form ausscheidet; physiologisch macht nur die Lactationsperiode eine Ausnahme, wo Übergang in die Milch stattfindet. *Es ist anzunehmen, daß das Vitamin im Organismus abgebaut wird,* da wir aus der Bilanz auf Verbrauch schließen müssen. *Der Ort der Zerstörung wird wohl in der im Mittelpunkt des A-Stoffwechsels stehenden Leber zu suchen sein. Die Zerstörung dürfte nach unseren Kenntnissen von der Oxydationsempfindlichkeit des Vitamins in oxydativem Abbau bestehen.*

In diesem Sinne sprechen sich auch neuerdings DAVIS und MOORE sowie SANTOS RUITZ aus: Bei massiver A-Zufuhr werden sehr große Mengen in der Leber gespeichert; dieser Vorrat geht aber später erheblich zurück, ohne daß A in Stuhl und Urin ausgeschieden wird.

Über die *Auswirkungen des Vitamins A auf den Stoffwechsel anderer Körper* sind eine Reihe von Tatsachen bekanntgeworden.

Nach Fütterung großer A-Mengen steigt der *Cholesterinspiegel* im Blut an (JUSATZ, LASCH, COLLAZO und Mitarbeiter). Da es sich um eine Vermehrung der Cholesterinester handelt, nimmt LASCH an, daß A hier über die Leber, die den Cholesterinstoffwechsel reguliert, wirkt. Eine Korrelation zwischen Gehalt der Leber an A und Cholesterin besteht allerdings nicht (MULLER und SUZMAN).

Die Cholesterinvermehrung ist offenbar nur durch Überschwemmung mit unphysiologisch großen A-Mengen möglich; bei den großen, aber im Rahmen des Physiologischen bleibenden A-Mengen, die wir in unseren Versuchen verwandten, kam es nicht zu Cholesterinvermehrung. Das gleiche berichten auch WIZE und DIASIO sowie FASOLD. Umgekehrt fanden COLLAZO und Mitarbeiter sowie v. QUERNER bei A-Mangel Verminderung des Cholesteringehaltes in Blut und Organen, während wieder JAVILLIERS unter gleichen Bedingungen keine Änderung bei Cholesterin, Fettsäuren und Lipoiden sah.

Über den Einfluß von A auf den *Fett- und Lipoidstoffwechsel* ist einiges bekannt. Mangel an A führt an der Ratte zu einer starken Verminderung des Fettsäuregehaltes sowie der Jodzahl der Haut, während Cholesterin, besonders freies Cholesterin in der Haut vermehrt ist. Auch in der Leber ist der Fettsäuregehalt vermindert. Andere Organe zeigen keine eindeutigen Veränderungen in dieser Richtung. Analoge Verhältnisse wurden am Meerschweinchen festgestellt. Hypervitaminose führt an der Ratte und am Meerschweinchen zu Vermehrung des freien Cholesterins der Haut, sowie der Cholesterinester in der Leber.

Im *Urin* gehen bei A-Mangel Verschiebungen vor sich, die als Ausdruck des Epithelumbaues gedeutet werden können: Der Anteil des Allantoins am Gesamt-N sinkt, der des Harnstoffes steigt an (MORGAN, FAY und EMERSON).

Widersprechend sind die Angaben über die Wirkung des Vitamins A auf den *Grundumsatz.* MCKAY sowie ARVAY sahen keine Beeinflussung durch A-Mangel, dagegen konnte ARVAY durch A-Zulage am Kaninchen bedeutende Steigerungen von Grundumsatz und spezifisch-dynamischer Wirkung beobachten. Umgekehrt geben CHEVALLIER und BAERT Steigerung bei A-Mangel und Senkung bei Überfütterung an, und zwar um so ausgeprägter, je jünger das Tier sei. SAMPSON und Mitarbeiter fassen eine Steigerung des Eiweißstoffwechsels überhaupt als die Ursache des Wachstumsstillstandes bei A-Avitaminose auf.

Eine Reihe von Befunden spricht für eine gegensätzliche Beeinflussung von *Thyroxin und Vitamin A.* Thyroxin steigert den Verbrauch des Vitamins (WAGNER, v. EULER), während wiederum A die Toleranz für Thyroxin heraufsetzt. MOELLER beschreibt günstige Wirkung von A bei Hyperthyreose am Tier. Im gleichen Sinne sprechen sich EUFINGER und GOTTLIEB aus; sie fanden eine thyroxinkompensierende Wirkung von A bei der Kaulquappenmetamorphose und sehen in A den Träger der antithyreoidalen Schutzkraft, die Normalblut gegenüber Thyroxin eigen ist.

Auch RAPPAI und ROSENFELD beobachteten eine Thyroxinschutzwirkung von A an der Ratte.

Umgekehrt konnten FASOLD und PETERS A-Hypervitaminose durch Thyroxin verhindern. Auf die im Bereich des KH-Stoffwechsels liegenden Wirkungen des Thyroxins bzw. thyreotropen Hormons (Glykogenverminderung, Kreatinurie) erstreckt sich die Schutzwirkung von A und Carotin nicht (STEFFEN und ZOIS). ABELIN stellte Hemmung der Carotinspeicherung durch Thyroxin und Zerstörung von Carotin durch in vitro zugesetztes Thyroxin fest. Er fand weiter, daß A im Gegensatz zu Thyroxin die Glykogenfixation im Muskel begünstigt. Umgekehrt vermindert Thyroxingabe den A-Gehalt der Leber (ABELIN und SCHÖNENBERGER). WENDT fand bei Schilddrüsenstörungen (Basedow,

Myxödem, Kretinismus) Erniedrigung des A-Gehaltes im Blut. Die auch von WENDT beschriebene günstige Einwirkung von A auf den Morbus Basedow führt WENDT mit LAUERSEN und VOIT auf eine Erhöhung des Quotienten C : N, die die Autoren am Gesunden bei A-Verabreichung fanden, zurück.

Ich habe mich von einer günstigen Einwirkung auf Basedow bei alleiniger A-Behandlung — und nur eine solche dürfte wohl der Beurteilung zugrunde gelegt werden! — nicht überzeugen können. Auch POMP und JACOBI teilen kürzlich gleiche Eindrücke mit.

Umbau des Vitamins in der Leber ist nach SCHNEIDER und WIDMANN an den des Glykogens gekoppelt. Auf die *Muskelglykolyse* wirkt Carotin wie A beschleunigend (WEZLER-LIGHETTI und WILLHEIM, FRISCH und WILLHEIM).

Blutzuckererhöhung fand BOTTA bei A-Mangel.

Zum *Magnesiumstoffwechsel* bestehen keine Beziehungen (LAVOLLAY und MINCLARE).

Auf die *Blutkatalase* hat A keinen Einfluß im Gegensatz zu Vitamin B und D (JUSATZ).

Bei *Ultraviolettbestrahlung* sahen GOLDBLATT und SOAMES bei auf A-Mangel gesetzten Tieren ein gewisses Aufflackern der Lebenskräfte, dem um so schnellerer Verfall folgt wohl zu der Mobilisierung der letzten A-Reserven.

Wir fanden bei Ganzbestrahlung mit Höhensonne an zwei carotinämischen Versuchspersonen, die sich über 11 und 14 Tage erstreckte, lediglich eine gewisse vorübergehende Unruhe des Carotinspiegels.

v. QUERNER hat interessante Untersuchungen über die Einwirkung der *Röntgenstrahlen* auf den A-Haushalt angestellt. Durch Insolationen, insbesondere durch auf die Bauchgegend applizierte Strahlendosen konnte v. QUERNER, unabhängig von der Wellenlänge, die A-Vorräte der Leber angreifen; es kommt dann schlagartig zu einer Erschöpfung ihrer A-Reserve und einer entsprechend der Oxydationsgröße ausfallenden Hypovitaminose. Auch der vorübergehende Verlust kann so groß sein, daß er sich am Blutspiegel auswirkt, er kann infolge seiner Plötzlichkeit zu Erscheinungen eines sog. „A-Hypovitaminoseshocks" führen. Spezifische A-Mangelerscheinungen werden durch Ausgleichung des Leber-A-Defizits aus anderen Speicherorganen verhindert. Das klinische Bild des „*Strahlenkaters*" dürfte, zumal es gerade nach Bestrahlung der Bauch- (also Leber-!)Gegend auftritt, zum Teil in diesem Hypovitaminoseshock bedingt sein.

Nach v. QUERNER ist der Eingriff in den A-Haushalt bei der Röntgenbestrahlung nur das erste Glied in der Kette der Schädigungen des Strahlenkaters: Alle weiteren Umstellungen in Organismus und Zelle werden mittelbar durch sie bedingt. Es kommt zu einer Störung des Cholesterin-Lecithingleichgewichts (Cholesterinabfall im Blut nach Bestrahlung!), weiter Änderung der Permeabilitätsvorgänge an den Zellmembranen und schließlich Elektrolytverschiebung mit der initialen Azidose und nachfolgenden Alkalose.

Bezüglich des *Säure-Basengleichgewichts* wird allgemein Alkalose bei A-Mangel angegeben: LANGEN führt darauf die Neigung zu Entzündungen und Steinbildung bei der A-Avitaminose zurück; RAADT glaubt die Alkalose in Beschränkung der Eiweißverbrennung begründet; KUIPERS stellte in einem Teil der Fälle von seborrhoischem Ekzem A in den Schuppen fest und sieht den Grad der Alkalose für umgekehrt proportional der A-Versorgung an.

Histologischen Untersuchungen über die Verteilung des Vitamins A steht das Hindernis entgegen, daß das Vitamin in Schnittpräparaten die Farbreaktionen nicht oder ganz unsicher gibt. Ich fand sogar an Schnitten von Karotten sowie von Organen, die sich bei Extraktion als überschwemmt mit A erwiesen hatten (Hypervitaminoseversuche), keine positive Farbreaktion (Arsentrichlorid, Antimontrichlorid, konzentrierte Schwefelsäure). Hier bedeutet das Verfahren von v. QUERNER einen großen Fortschritt, dem es gelang, mit Hilfe des Fluorescenzmikroskops das Vitamin als Leuchtstoff zu identifizieren und damit zum erstenmal *innerhalb der Zelle zu lokalisieren.*

Mittels einer neuen Technik gelang jüngst auch TONUTTI der histologische Nachweis im braunen Fettgewebe der Maus.

Die Aufnahme des Vitamins A kann auch auf *parenteralem Wege* erfolgen. So haben BLEGVAD und BRUGSCH A subcutan mit Erfolg gespritzt, RATSCHEWSKI Carotin ins Auge gegeben, EDMUND und CLEMMESEN Hemeralopie durch A-Injektionen behandelt. In eigenen Versuchen wurde Aufnahme von der Wunde aus beobachtet (v. DRIGALSKI).

2. Vitamin B_1 (Aneurin).

Das *antineuritische* Vitamin war bis vor kurzem nur auf dem Wege des Tierversuchs nachweisbar. Neuerdings sind mehrere Methoden zum chemischen Nachweis angegeben worden (KINNERSLEY und PETERS, KARRER, WIDENBAUER-HUHN-BECKER). Als B_1-Pyrophosphorsäure ist das Vitamin das Co-Ferment der Carboxylase und in dieser Form ein notwendiges Glied im Kohlehydratstoffwechsel (ABDERHALDEN).

Die *Wirkung* von B_1 greift auch im Kohlehydratstoffwechsel des Gehirns an. Nach ABDERHALDEN liegt der Angriffspunkt von B_1 im Kohlehydratabbau da, wo die letzte anaerobe Phase abläuft oder die aerobe Phase einsetzt. Nach PETERS erzeugen die bei B_1-Mangel einsetzenden Störungen der KH-Verbrennung im Gehirn sekundär Veränderungen im KH-Stoffwechsel durch die primäre Dysfunktion der Gehirnzellen.

Vom *Stoffwechsel* des Vitamins B_1 wissen wir, daß es in Urin, Muttermilch und Stuhl übergeht und im Magensaft vorkommt (KOMAROV). Eine Ausscheidung scheint nur bei Milch und Urin vorzuliegen, während das Vorhandensein im Stuhl auf Bakterien zurückzuführen ist, die die Fähigkeit zur Bildung des Vitamins haben (GUERRANT und DUTCHER). Diese Erscheinung ist die Ursache der *Koprophagie,* d. h. der Tatsache, daß auf B_1-Mangel gesetzte Ratten das Bestreben zeigen, ihren Stuhl zu fressen. Im menschlichen Urin hat HELMER das Vitamin dadurch nachgewiesen, daß er den Urin im Vakuum destillierte, trocknete und den Rückstand verfütterte. Er gibt an, daß B_1 in Mengen im Urin vorhanden ist, die erlauben, es noch in $^1/_{25}$ der Tagesurinportion nachzuweisen.

HARRIS und LEONG fanden im Tagesurin von Gesunden 12—35 RE., gleich 5—8% der zugeführten Menge. Geringere Ausscheidung sehen sie als Zeichen für B_1-Mangel an. Nach BAGLIONI tritt überhaupt nur im Übermaß zugeführtes B_1 in den Harn über. WIDENBAUER, HUHN und BECKER fanden bei Säuglingen 3—24 Taubeneinheiten täglich im Harn. Bei Erwachsenen geben SCHULTZ, LIGHT und FREY durchschnittlich 497 ($\pm$ 47) γ, beim Kind 333 ($\pm$ 60) γ

tägliche B_1-Ausscheidung im Urin an. Bei Belastung kommt es bei starkem B_1-Verlust im Stuhl zu einer gleichmäßigen Einstellung der Urinausscheidung vor B_1. *Speicherung* wies Jarussowa an der Taube nach. Schneider und Widmann geben eine Tages-Urinausscheidung von 80—100 γ beim Gesunden und doppelt so hohen Werten bei Hyperthyreosen an. Nach Westenbrink und Gudsmit beträgt die Ausscheidung gesunder, gut ernährter Personen 100—300 γ. Bei einer nahezu aneurinfreien Kost gingen die Werte schon in 2 Tagen auf 40 γ zurück. Bei Zulage von 3 mg Aneurin täglich zur Normalkost wurden 600 γ in 24 Stunden ausgeschieden, doch war diese Steigerung schon einen Tag späte verschwunden. Bei Bestimmung der Ausscheidung zu verschiedenen Tages zeiten war ein erhöhter Abgang nach der Hauptmahlzeit erkennbar. Nachts la die Ausscheidung pro Stunde etwas höher als am Tage.

Wurde das Aneurin intramuskulär verabreicht, so stieg die Ausscheidun in den ersten Stunden schnell an, sank aber auch schneller ab als bei innerliche Verabfolgung.

Bei *Schwangeren* wurde von Westenbrink und Gudsmit mit wenigen Aus nahmen kein B_1 im Harn gefunden. Auch nach Zulage von 5 mg stieg hier di Ausscheidung kaum an. Die meisten dieser Frauen litten unter erhebliche Schwangerschaftsbeschwerden. Stähler hat mit der technisch einfache Methode von Karrer, modifiziert von Ritsert, den B_1-Haushalt gesunder un polyneuritis*kranker* Schwangerer und Wöchnerinnen untersucht. Das intra muskulär verabreichte Vitamin wurde von Graviden und Wöchnerinnen retiniert Insbesondere gelang Stähler der Nachweis eines Defizits bei Polyneuriti gravidarum.

Der aus den Belastungsversuchen ermittelte *Bedarf* betrug nach diese Untersuchungen 7—8 mg.

Durchlässigkeit der Placenta für B_1 fand Stähler.

Im *Blut* fand Stähler nur sehr geringe Mengen des Vitamins, währen Schneider und Widmann Werte von durchschnittlich 6,4 γ-% gegenübe 7—8 γ-% im Harn angeben.

Im Blut und Harn *Krebskranker* fehlt B_1 (Schneider und Widmann).

In Salbenform gegeben wird B_1 *durch die Haut* aufgenommen (Kasahara, Hayashi, Yokonowa und Frurumi).

Beim Kaninchen beobachteten Török und Neufeld Beeinflussung de *Schwefelfraktionen* des Blutes durch Aneurin.

Der *Bedarf des Menschen* steigt mit Kohlehydratanteil in der Nahrun sowie bei Muskelarbeit. Er wird geschätzt auf 250—500 γ = 100—200 I optimal dürfte 1 mg täglich sein (Jansen). Der Bedarf der Schwangeren un Stillenden beträgt ein Vielfaches des Minimums, der des Kindes etwa da Doppelte.

Der Gehalt der *Frauenmilch* an B_1 wurde von Macy, Outhouse, Graha und Long sowie Neuweiler mit etwa 10 γ-% bei einer Streuung von Spure bis 13 γ-% ermittelt. Bei *Kuhmilch* liegen die Werte höher: 24—57 γ-%. Durc parenterale und orale Zufuhr von B_1 läßt sich der Gehalt der Frauenmilc steigern (Neuweiler).

Eine *diuretische Wirkung* von B_1 wies Fiorio im Verdünnungsversuch nac sofern die Diurese krankhaft herabgesetzt war.

3. Vitamin B_2.

Der bisher als Vitamin B_2 bezeichnete Körper kann heute als Komplex verschiedener, wenngleich meist zusammen vorkommender Vitamine gelten (BIRCH, HARRIS und RAY, CHICK, COPPING und EDGAR, GYÖRGYI, v. EULER und MALMBERG). Wir unterscheiden das *Pellagravitamin* (PP-Faktor), das von KUHN chemisch identifizierte *Lactoflavin* und einen Rattenfaktor B_6.

Über den *Stoffwechsel* des Vitamins B_2 wurden eigene Untersuchungen angestellt (v. DRIGALSKI): Im Tierkörper wird der Vitaminkomplex in hohem Maße gespeichert. Diese Speicherung reicht bei der Ratte aus, sie 40—90 Tage lang ohne Zufuhr des Vitamins auskommen zu lassen. Das ist ein Zeitmaß, daß das aller anderen Vitamine, ausgenommen E, übertrifft. Diese Speicherung hat aber eine bisher nicht beobachtete Besonderheit: Sie sinkt nach einmal eingetretenem B_2-Mangel stark herab. Wurde B_2 nach Eintreten von Mangelerscheinungen wieder zugelegt, so hielt diese Zulage, unabhängig davon, in welcher Stärke und wie lange sie gereicht wurde, nur einige Tage vor, meist 4—5, höchstens 9 Tage. Für den quantitativen Nachweis des Vitamins, wie er im Tierversuch geführt wird, bedeutet das eine Einschränkung in dem Sinne, daß über die zum Anschlag der Gewichtskurve nötigen Dosis hinausgehende Mengen sich dem Nachweis entziehen, da die Speicherung höheren Dosen nicht mehr folgen kann.

Über das Verhalten im menschlichen Körper konnten eine Reihe von Feststellungen getroffen werden (v. DRIGALSKI): B_2 komplex kommt im Blut vor, und zwar ausschließlich im Serum. Die im Blut kreisenden Mengen werden durch B_2-reiche Zulagen nicht wesentlich gesteigert und scheinen unter den in Milch, auch Muttermilch enthaltenen Mengen zu liegen. Eine stärkere Vermehrung von B_2 im Blut wurde dagegen im Verlauf längerer Behandlung mit Campolon festgestellt, das sich auch im Tierversuch als reich an B_2 erwies; dagegen enthalten andere perniciosawirksame Präparate das Vitamin nicht. Im Vergleich mit Vitamin A zeigt das Blut eine geringere und ziemlich starre Aufnahmefähigkeit für B_2. Als zweites Vitamin, das in den *Liquor* übergeht, konnte B_2 unabhängig voneinander von mir sowie KELLER und SCHOEN festgestellt werden. Übertritt in die *Milch* konnte ich bei Frauenmilch feststellen.

KUHN und Mitarbeiter haben festgestellt, daß *Flavin* aus der Pflanze aufgenommen wird, und der Tierkörper nicht imstande ist, das Vitamin aufzubauen. Die pflanzlichen Flavine entsprechen somit den A-wirksamen Carotinen. Von den gleichen Autoren sowie von HELMER wurde Ausscheidung von Flavin in den menschlichen Urin festgestellt, von VIVANCO in Urin und Stuhl.

Als besonders flavinreiche Organe (Speicherung) erwiesen sich Leber, Niere und Retina (CHARITE und KHAUSTOV).

Eingehende Untersuchungen über den Flavinstoffwechsel des *Neugeborenen* veröffentlichte kürzlich NEUWEILER: Die Werte für Flavin liegen beim Säugling höher als beim Erwachsenen und zeigen eine zwischen 22 und 207 γ liegende Streuung. Dabei ist die Art der Milch gleichgültig. Auf Verabreichung von Lactoflavin steigt der Uringehalt ziemlich rasch an. Der Gehalt der *Frauenmilch* beträgt 16—52 γ/100 ccm, *Kuhmilch* 120—180 γ.

Nach MÜLLER finden sich in Frauenmilch — im Gegensatz zu Kuhmilch — ungefähr 25% des in der Nahrung aufgenommenen Lactoflavins wieder.

4. B-Vitamine und Kohlehydratstoffwechsel.

Auf Grund zahlreicher Hinweise für eine Bedeutung der B-Vitamine für den *Kohlehydratstoffwechsel* wurde diese Frage einer Bearbeitung unterzogen (v. Drigalski).

Auf solche Zusammenhänge wurde bereits 1914 von Funk und Schönborn sowie Bradden und Cooper aufmerksam gemacht. Seitdem ist über diese Frage eine große Zahl tierexperimenteller Untersuchungen angestellt worden. Bickel und seine Schüler stellten fest, daß bei Entzug aller Vitamine eine schwere Störung im Kohlehydratstoffwechsel entsteht, die in Ausscheidung von Milchsäure, Acetaldehyd und vor allem in einer Erhöhung des Harnquotienten C/N im Sinne einer „dysoxydativen Carbonurie“ zum Ausdruck kommt. Diese Veränderungen sind nach Kauffmann-Cosla, Vasilco und Oeriu an den Mangel der B-Vitamine gebunden. In der Tat wurden von vielen Seiten Störungen im Kohlehydrathaushalt bei B-Mangel festgestellt. Die Erhöhung des Harnquotienten C/N hat Roche bestätigt. Weiter wurde bei B-Mangel festgestellt (Literaturverzeichnis siehe v. Drigalski): Verarmung der Leber an Glykogen, Erhöhung des Blutzuckers, Absinken der Kohlehydrattoleranz, Verminderung der Zuckeraufnahme aus dem Darm. Der Bedarf an Vitamin B geht mit dem Angebot an Kohlehydraten parallel. So wurde den B-Vitaminen, die damals noch nicht in die Vitamine B_1 usw. aufgespalten waren, sogar insulinähnliche Wirkung zugeschrieben. Merkwürdigerweise ist die Frage, welchem der B-Vitamine solche insulinähnlichen Wirkungen zukommen, bis heute nicht eindeutig beantwortet worden. Eine Reihe von Autoren schreibt die Stoffwechselwirkung dem Vitamin B_1 zu: Funk und Schönborn, Bradden und Cooper, Kauffmann-Cosla und Mitarbeiter, Bell, Sure, Thatcher und Walker, Lepcovsky, Wood und Evans, Abderhalden und Wertheimer wiesen nach, daß der Bedarf an B_1 quantitativ parallel mit dem Kohlehydratangebot geht und daß Kohlehydrate bei B_1-Mangel in der Nahrungsverwertung zurückgedrängt werden. Einen bedeutungsvollen Beitrag zu dieser Frage von der klinischen Seite her stellt eine Beobachtung von Bröder und Engel dar: Entstehung von Beriberi nach hochgradigem Zuckermißbrauch.

Umgekehrt verficht die Gegenseite die Behauptung, daß es das Vitamin B_2 sei, das im Kohlehydrathaushalt angreift: Collazo, Roche, Labbé, Campagnacci, Kon, Sunerbayo, Glanzmann. Die gründlichsten und neuesten Untersuchungen über diese Frage stammen von Westenbrink und Overbeck, die nebeneinander den B-Komplex, B_1 und B_2 in dieser Richtung prüften. Sie fanden Störungen der Zuckerresorption im Tierexperiment bei Fehlen von B-Komplex sowohl wie von B_1 oder B_2, dagegen keinen Unterschied im Glykogengehalt der Leber.

Der Frage einer fördernden Einwirkung von B auf den Kohlehydratumsatz ist gleichfalls in vielen Arbeiten nachgegangen worden. Übereinstimmend ist dabei die Beobachtung gemacht worden, daß Hefe oder Hefeextrakte, B-Komplex also, den Glykogengehalt der Leber steigern. Sogar Blutzuckersenkung durch B ist beim Menschen angegeben. Bei Kaninchen wird diese Wirkung von B vielfach beschrieben. Die Zuckerresorption im Darm wird durch Hefeextrakt beschleunigt, der Harnquotient C/N gesenkt. Auch hier sind die Angaben widersprechend, welches der B-Vitamine für diese fördernde Wirkung in Frage kommt.

Über den *Angriffsmechanismus* des B-Vitamins im Kohlehydrathaushalt bestehen mehrere Theorien.

Einheitlich wird die Wirkung von B gegenüber der des Insulins so abgegrenzt, daß Insulin wohl den Anteil der durch B-Mangel gesetzten Störungen, soweit sie sich im Kohlehydrathaushalt abspielen, voll und ganz zu beseitigen vermag. Auf den Ablauf der Avitaminose selbst hat Insulin dagegen keinen Einfluß, es enthält auch kein B.

B seinerseits soll die Insulinwirkung untersützen.

Collazo und Suner-Bayo verlegen die Wirkung des B-Vitamins in die fermentativen Vorgänge; so soll B reizend auf die Dehydrasen wirken und besonders die Milchsäurehydrase aktivieren, die Milchsäure in Brenztraubensäure abbauen soll. Diese Auffassung kann in den Ergebnissen von Abderhalden und Mitarbeiter eine Stütze finden, wonach bei B-Mangel die Dehydrasen vermindert sind. Abderhalden nimmt fehlerhaften Ablauf von Oxydoreduktionsvorgängen an. Vogt-Möller glaubt an eine durch Fehlen eines Ferments hervorgerufene Vergiftung mit dem normalerweise zu Milchsäure weiterverarbeiteten Methylglyoxal (von Geiger und Rosenberg bestätigt, von Jansen sowie Lehmann bestritten). Rosenwald verlegt die Störung in die oxydative Phase des Zuckerabbaues. Nach Peretti und Porazzo greift B aber am Milchsäurestoffwechsel nicht an.

Im Gehirn ist jedenfalls bei Mangel an B_1 eine Verminderung der Atmung durch Hemmung der Milchsäureoxydation sichergestellt (Passmore, Peters und Sinclair, Galvao und Florence).

Die Bedeutung des B_1 im Kohlehydrathaushalt ist durch Abderhalden nunmehr dahingehend geklärt worden, daß das Vitamin als B_1-Pyrophosphorsäure ein unentbehrliches Glied in der KH-Verbrennung darstellt, und zwar als Co-Ferment der Carboxylase.

In Anbetracht der zahlreichen Hinweise aus dem Tierexperiment lag es nahe, eine den Kohlehydratumsatz fördernde B-Wirkung in der Diabetesbehandlung zu verwerten.

In der Tat ist B-Vitamin von einer Reihe von Autoren, meist in Form von Trockenhefe, bei Diabetes gegeben worden. Bis auf ein Autorenpaar berichten alle über „schöne Erfolge", Besserung der Stoffwechsellage und empfehlen Hefe zur Einsparung, in gewissen Grenzen auch zum Ersatz von Insulin (Colombo, Gaschke, Jüngerich, Klotz und Höpfner, Kröber, Mansbach, McLear, Schlosser, Stöger, Ziegelroth, Literaturangaben bei v. Drigalski). Auch jüngst wieder berichten amerikanische Autoren über günstige Wirkungen von oral verabreichtem B_1 bei 6 von 11 Diabetikern (Vorhaus und Mitarbeiter).

Lediglich Gutmann und Kallfelz hatten sich gegen einen Nutzen von Hefe in der Diabetesbehandlung ausgesprochen.

Wegen der therapeutischen, sozialen und wirtschaftlichen Bedeutung, die ein insulinsparendes, einfach zu nehmendes Medikament wie Hefe hätte, habe ich diese Frage einer klinischen Prüfung unterzogen (v. Drigalski). Das Ergebnis der Versuche war eindeutig: Es gibt *keine echte insulinsparende oder ersetzende Wirkung von Hefe* bei menschlichem Diabetes. Eine günstige Einwirkung des B-Vitaminkomplexes auf Stoffwechsellage, Zuckerausscheidung, Azidose, Blutzuckerhöhe, Körpergewicht und Insulinbedarf ist *nicht* vorhanden.

Analoge Untersuchungen wurden mit dem gleichen Ergebnis von Barone durchgeführt. Am reinen B_1 wurde das Fehlen einer Blutzuckersenkung bestätigt (Hecht und Weese, s. auch Lewinson). Monsonyi und Aszodi konnten mit großen Dosen reinem B_1 Blutzuckersenkung am Gesunden, Toleranzsteigerung am Diabetiker nachweisen. Monauni fand keine wesentliche Beeinflussung des normalen Blutzuckers, wohl aber einen deutlich hemmenden Einfluß auf *Hypoglykämie* spontaner und experimenteller Art.

Schroeder bezieht eine angebliche insulinsparende Wirkung der Hefe auf Flavin, das intravenös gegeben, den Blutzucker des Diabetikers senken und die Toleranz heben soll. Eine insulinartige Wirkung von B_1-haltigen Stoffen, wie Roggenkleie und Hefe wird auch jüngst wieder von Purjesz und Meszaros behauptet. Gottlebe stellte bei intravenöser B_1-Gabe eine bei Gesunden und Diabetikern gleich geringe Blutzuckersenkung sowie eine Toleranzverbesserung und Verstärkung der Insulinwirkung bei Zuckerbelastung fest.

Im ganzen lassen sich aus den widersprechenden Ergebnissen der bisherigen Untersuchungen eindeutige Resultate für eine therapeutisch brauchbare Verwendung der B-Vitamine im gestörten Kohlehydrathaushalt nicht ableiten.

5. Vitamin C.

Auf Grund einer zuerst von Tillmanns angegebenen *Methode*, die mit Dichlorphenolindophenol arbeitet, sind eine Reihe von Untersuchungen über C in Körperflüssigkeiten, besonders Urin, angestellt worden (Harris und Ray, Johnson und Zilva, Benjamin und Hess, van Eekelen, Josephy, Emmerie und Wolff). Diese Arbeiten haben zur Voraussetzung, daß unter den reduzierenden Substanzen im Urin Vitamin C den größten Anteil hat; die Reduktionskraft des Urins soll daher unter Vernachlässigung der in geringen Mengen daneben vorkommenden anderen reduzierenden Stoffe ohne groben Fehler als Maß des C-Gehaltes zu benutzen sein.

Die Untersuchungen der genannten Autoren erstrecken sich auf Urin von Gesunden und Skorbutpatienten und zeigen verschiedenartige Ergebnisse: Harris und Ray stellten fest, daß der Vitamingehalt des Urins von der Ernährung abhängt und bei Skorbut erniedrigt ist; sie fanden beim durchschnittlich ernährten Engländer eine ziemlich gleichmäßige Ausscheidung von 30 bis 33 mg täglich. Ähnlich lauten die von Johnson und Zilva sowie Eekelen und Mitarbeiter erhaltenen Ergebnisse. Dagegen fanden Hess und Benjamin C nur bei besonders großer Zufuhr im Urin.

In *eigenen* Versuchen wurden über den *C-Stoffwechsel* Untersuchungen angestellt. Die Urinwerte bei Erwachsenen betrugen in 24 Stunden durchschnittlich um 40 g. Die Werte bei Kindern lagen, vom Säugling an bis zum Alter von 10 Jahren, zwischen 16 (22, 24 beim Säugling) und 30 mg.

Die Ausscheidung wurde nicht durch hohe Dosen der Vitamine A, B und D sowie Höhensonnenbestrahlung beeinflußt. Größere Mengen Flüssigkeit schwemmen größere C-Mengen aus. Die ausgeschiedene Menge steht nicht in einem starren Verhältnis zur Urinmenge, sondern spielt in ähnlichen Grenzen wie die anderer harnfähiger Stoffe. Die Höchstkonzentration lag bei 10,4 mg-%. Eine Stillende wies bei sehr guter C-Versorgung nur halb so hohe Werte auf wie andere bei gleicher Ernährung. Die Differenz entsprach der von ihrem Säugling ausgeschiedenen C-Menge. Sobald der Säugling Obstsaftzufütterung bekam, stieg sein Urinwert etwa auf die der Mutter.

Die normalen Urinwerte beim Erwachsenen werden von verschiedenen Autoren und aus verschiedenen Ländern recht verschieden angegeben; mit meinen Zahlen im ganzen übereinstimmend bewegen sich die Angaben von GRUNKE und OTTO, THIELE, JEZLER und KAPPRALLI-FEIDMAN-KASLOW, FINKLE). SCHROEDER 20—30 mg bei Krankenhauskost; 20 mg (ABBASY); YOUMANS 20 mg als untere normale Grenze; GABBE 15—35 mg; BAUMANN und RAPPOLT um 30 mg (bei Kindern 5—25); schließlich gibt WIDENBAUER ebenso wie LUND an, daß C keinen normalen Urinbestandteil darstelle. *Für die Praxis der C-Bestimmung hält man sich am besten an* WIETERS, *daß das Reduktionsvermögen im Harn, als absolute Zahl genommen, nur bedingten Wert hat und sicher auswertbar nur die Steigerung des Reduktionsvermögens nach Zufuhr reichlicher Dosen C (Belastung) ist.*

C-Ausscheidung und Krankheit. SCHROEDER fand bei fieberhaften Erkrankungen nur teilweise wesentliche Änderungen, bei Tuberkulose Erniedrigung. Ein Unterschied zwischen Fiebernden und Gesunden wurde dagegen in der Reaktion auf Darreichung großer C-Mengen gefunden, ein Verfahren, das von HARRIS und RAY erstmalig angewandt und zur Aufdeckung präskorbutischer Zustände — *Hypovitaminose* — empfohlen worden ist. SCHROEDER beobachtete so beim Gesunden Steigerung der Ausscheidung um 90% der Zulage, während Fiebernde, Diabetiker und Carcinomkranke retinierten. Auch bei *Tuberkulose* besteht nach HASSELBACH sowie HEISE und MARTIN, BURCKHARDT und WEISER ein latenter C-Mangel. Bei C-armer Kost und 90 bzw. 45 bzw. 15 mg täglich Zulage schieden Versuchspersonen 50 bzw. 30 bzw. 15 mg täglich aus (ABBASY und Mitarbeiter); Absinken der Ausscheidung im *Fieber* wird hier gleichfalls hervorgehoben. Bei *künstlichem Fieber* ist die Ausscheidung nicht verändert (GOTH).

Erhöhten C-Verbrauch im Infekt gelang es auch THADDEA sowie LAUBER, BERSIN und NAFZIGER, GRUNKE und OTTO, GRIEBEL, BAER, WIDENBAUER nachzuweisen.

TRÜCK fand bei akuten, kurzdauernden Infektionen sowie bei Frakturen normale Verhältnisse; verzögerte Ausscheidung war bei langdauernden und bei schwersten akuten Infektionen nachweisbar.

HARDE, ROTHSTEIN und RATHIS waren die ersten, die auf ein *Vitamin C-Defizit bei Pneumonie* aufmerksam machten. Diese Befunde sind von vielen Seiten bestätigt und durch die Ergebnisse einer C-Behandlung der Pneumonie zu unterstützen versucht worden (HOCHWALD, GANDER und NIEDERBERGER, BOHNHOLTZER). Nach TONUTTI und MATZNER wäre ein Mehrverbrauch von C bei der Lyse der Pneumonie durch C-Verbrauch in den Phagocyten zu erklären.

Wie BAUMANN und RAPPOLT keine sichere Beeinflussung der Pneumonie durch C-Gaben sahen, möchte ich auf Grund eigener Erfahrungen am Erwachsenen ebenfalls Vorsicht in der Beurteilung empfehlen; zunächst ist bei dem wechselnden Charakter der Pneumonie wohl nur die Versuchsanordnung beweiskräftig, bei der jeder 2. Fall mit und jeder 2. Fall ohne C behandelt wird. Bei solchem Vorgehen habe ich bisher *keinen Einfluß der C-Darreichung bei Pneumonie* (in Dosen von mindestens 1000 mg pro Fall intravenös) *gesehen.* Gleiche Ergebnisse teilt auch GOTH kürzlich mit.

Der Warnung MEYERS, *die Diagnose der C-Hypovitaminose nicht zu weit zu spannen, ist voll und ganz zuzustimmen.* Die Durchprüfung eines großen

Krankenmaterials der Basler Klinik (JEZLER, KAPP und IPPEN) ergab, daß bei Infektionskrankheiten nicht notwendig ein Vitamindefizit vorhanden ist (Influenza, Pneumonie, Typhus). Der Auffassung der Autoren, daß *ein C-Defizit für wenige Krankheiten pathognomonisch, für viele ein häufiger Nebenbefund sei, ist sicherlich beizupflichten.* Auch die unten erwähnten Befunde von normalem C-Gehalt in den Lebern von an Infekten eingegangenen Tieren sprechen in diesem Sinne.

Bei Magen- bzw. postpartalen *Blutungen* fanden ein C-Defizit THIELE bzw. KLINGSPOHR. ARMENTANO, FINKLE gibt Erniedrigung der Ausscheidung an bei Purpura und Metrorrhagien. In einem Fall von Morbus Addison fand SIWE niedrige Ausscheidung auch bei Belastung.

Bei experimenteller *Nephritis* ist die Ausscheidung nach PINOTTI gesteigert.

Störung der C-Resorption ist weiter bei HERTHER-HEUBNER*schem Infantilismus* beschrieben worden sowie bei *Lebensschwäche* der Kinder (LEY).

Auf häufigen C-Mangel bei *Stillenden* ist verschiedentlich aufmerksam gemacht worden (WIDENBAUER, LEY).

Am Kaninchen soll C-Verbrauch in der Narkose zu finden sein (BERIN, LAUBER und NAFZIGER).

Bei *Skorbut* haben NISENSON und COHEN am Menschen das erwartete C-Defizit nachgewiesen. Beim Tier dagegen fand sich in den Organen noch reichlich C (GIROUD, RUIZ, LEBLOND und RATSIMAMANGA).

C und Schilddrüse. Gewisse Beziehungen zwischen C und Schilddrüse scheinen sich aus den Versuchen MAYs zu ergeben im Sinne einer physiologischen Dämpfungswirkung des Vitamins. Bei Hyperthyreosen fanden THADDEA und RUNNE ein C-Defizit, das nach erfolgreicher Behandlung zurückging. Eine kropfverhütende Wirkung hat das Vitamin am Kaninchen nicht (SPENCE und SCOWEN).

Der C-Haushalt der Nebenniere und Leber wird durch Thyroxin wie durch Hypophysenvorderlappenextrakt beeinflußt (PAAL und BRECHT): Es ist wahrscheinlich, daß C als antithyreoidaler Stoff in den Wirkungsmechanismus des Thyroxins bzw. des thyreotropen Hormons modifizierend eingreift. Eine im KH-Stoffwechsel liegende, als Teil einer antithyreoidalen Wirkung anzusehende Funktion von C haben STEFFEN und ZOIS festgestellt. C gleicht am Tier die durch Thyroxin bzw. thyreotropes Hormon hervorgerufene Glykogenverarmung in der Muskulatur aus, verhindert bzw. unterdrückt die thyreotoxische Kreatinurie.

Daß C im übrigen *nicht antithyreotrop* wirkt, kann nach diesen und anderen Untersuchern als sicher gelten (SCHNEIDER und WIDMANN, SCHÄFER, EITEL, SPENCE und SCOWEN).

Bei *Dystrophia musculorum progressiva* fanden HIRATA und SUZUKI hochgradige C-Verarmung und bringen dies mit Beziehungen des Vitamins zum *Kohlehydratstoffwechsel* in Verbindung; Förderung des Glykogenansatzes ist am Tier von ALTENBURGER sowie HIRSCH beschrieben worden. In ähnlichem Sinne sprechen die Untersuchungen von ASZODI und MOSONYI.

Bedarf und Versorgung. Sehr bedeutungsvoll sind Ergebnisse, die WIDENBAUER in Danzig an Kindern mit seiner modifizierten Belastung fand: er unterscheidet eine *Belastungsdosis* und einen *zusätzlichen Tagesverbrauch.* Die Belastungsdosis stellt die C-Menge dar, die als Zulage erforderlich ist, bis im Urin erheblich vermehrte C-Ausscheidung statthat; sie sagt etwas über ein vorhandenes *Defizit* aus. Die Frage, ob dies Defizit aus mangelnder Zufuhr oder gesteigertem Verbrauch resultiert, wird durch die „zusätzliche Tagesdosis" geklärt, d. h. die Differenz zwischen zusätzlich zugeführter und im Urin überschüssig ausgeschiedener C-Menge. Die *Normalwerte* für die Belastungsdosis gibt er mit 10—15 mg/kg, des zusätzlichen Tagesverbrauchs mit 1 mg/kg Körpergewicht an. WIDENBAUER fand auf diese Weise erschreckend niedrige Werte bei Kindern und insbesondere schwere Hypovitaminose bei künstlich ernährten Säuglingen.

BAUMANN empfiehlt als Belastungsdosis bei kleineren Kindern 50, bei Erwachsenen 100 mg einige Tage lang zu geben.

Der *normale Sättigungsgrad* des Organismus ist erreicht, wenn nach 1- bis 3tägiger oraler Zufuhr von je 100 mg C die Urinausscheidung etwa 90% erreicht. Allerdings ist nicht jede verminderte C-Ausscheidung unmittelbar auf ein C-Defizit in der Nahrung oder im Körper zurückzuführen, sondern es können Angebot und Nachfrage von noch anderen endogenen Momenten *modifiziert* werden. *Einmalige* Belastungen eignen sich zur Prüfung des Sättigungsgrades *nicht*. Der Sättigungsgrad hängt weitgehend von Schwere und Dauer einer *Krankheit* ab, und wird besonders durch Höhe und Dauer des *Fiebers* beansprucht. Sehr wichtig erscheint die Folgerung BAUMANNs und RAPPOLTs, daß trotzdem eine therapeutisch wirksame *antiinfektiöse* Bedeutung des Vitamins *nicht* zu beobachten war, und daß offenbar eine *weite Spanne liegt zwischen optimalem Sättigungsgrad und greifbarer Hypovitaminose,* daß also ein *Vitamindefizit* nicht unbedingt als krankhafte Erscheinung gewertet werden kann! Der Organismus kann C *speichern*. Zur *Technik* der Belastungsversuche:

Der gesättigte Organismus scheidet in der Regel bei einer einmaligen Belastung von 100 mg innerhalb von 24 Stunden über 80% der eingeführten Menge wieder aus, wobei die Hauptmenge des C-Vitamins in der Regel zwischen 4 und 10 Stunden nach Beginn im Urin erscheint. Im ungesättigten Organismus verzögert sich die Hauptausscheidung auf die Zeit zwischen 6 und 24 Stunden nach Beginn der Belastung. Der gesättigte Organismus zeigt 48—72 Stunden nach der Belastung noch leicht erhöhte Werte im Urin, während der ungesättigte die erhöhte Ausscheidung nach 24 Stunden beendet. Bei einer Ausscheidung zwischen 40 und 80% der Einfuhr besteht ein leichtes Vitamindefizit des Organismus und ein starkes bei Ausscheidung unter 40%.

Das Optimum der C-Zufuhr wird nach WIDENBAUER später ermittelt, daß nach einer mehrtägigen Vorperiode, in der Normalkost unter Vermeidung besonders C-reicher Speisen (Beeren, Obst) eine Belastung mit 200—500 mg C vorgenommen wird bis zur Sättigung, d. h. bis der Urinreduktionswert steil, etwa der Hälfte der letzten C-Halbtagesdosis entsprechend, ansteigt. In einer nun folgenden Zwischenperiode wird die Menge C annähernd ermittelt, die täglich zugelegt werden muß, um einen etwas höheren Titrationswert als den Leerwert zu erzielen. Dann beginnt die eigentliche Bestimmung des „zusätzlichen Tagesverbrauchs", indem die durch Einspielung ermittelte Dosis, oder auch mehr, täglich gegeben und die Berechnung von Woche zu Woche durchschnittlich ausgeführt wird. Auf diese Weise wird der *optimale zusätzliche Tagesverbrauch* bestimmt gleich der Menge C, die der Körper äußerstenfalls zusätzlich der in seiner Grundkost enthaltenen Menge verbrauchen kann. Die *Sättigungsdosis* des Organismus beträgt nach WIETERS etwa 1600 mg C bei peroraler — und nur diese ist zulässig! — Zufuhr. Für die Aufsättigung ist es gleichgültig, ob kurzfristig große oder verzettelt kleine Dosen gegeben werden. Praktisch sind für klinische Zwecke Tagesgaben von 300—600 mg empfehlenswert.

Als *physiologischen Sättigungsgrad* gibt BAUMANN eine Belastungsdosis von 0—30—40 mg/kg Körpergewicht an; darüberliegende Werte gehören ins Bereich der Hypovitaminose. Das *absolute C-Defizit* (C-Bedarf bei Skorbut bis zur Heilung scheint bei 5000 mg und höher zu liegen (MEYER).

Besonders aufschlußreich sind die Ergebnisse über C-Bilanz von HAMEL und WACHHOLDER. Hier wurden zum erstenmal *C-Zufuhr* durch methodische Untersuchung des C-Gehaltes der Nahrung und Beobachtung der *Ausscheidung* unter neuen Kautelen durchgeführt: es wurde die C-Menge des Urins dadurch ermittelt, daß von dem Gesamtreduktionswert der Wert abgezogen wurde, der durch Einwirkung einer C-Oxydase auf den Urin erhalten wurde. Die *Tagesausscheidung* betrug bei C-armer Kost 1—4,5 mg; bei Studenten (Mensaessen) 4—5,8, bei „volkstümlicher Familienkost" (Rostock) 2,2—9,6; bei Selbstversorgern (eigener Garten) 14—21; dasselbe bei regelmäßigem Genuß von Apfelsinen und Citronen. Die Aufrechterhaltung des Zustandes der Vollsättigung ist zwangsläufig mit einer gewissen Grundausscheidung verbunden. Es wird die Behauptung einer Steigerung des C-Verbrauchs durch erhöhte (künstliche) Zufuhr im Sinne einer *„Spezifisch-dynamischen Wirkung"* festgestellt. Bei derselben Versuchsperson waren bei einer nach Ermittlung des meist vorhandenen Sättigungsdefizits durch konstante Zulage von 100 mg C täglich erreichten Ausscheidungs- („Behalte-") Werte konstant; zwischen verschiedenen Personen wurden individuelle Unterschiede gefunden. Bei *Grippe* und *körperlicher Mehrarbeit* wurde *Verbrauchssteigerung* festgestellt (Defizit von 200—300 mg; schwere Arbeit 20 mg täglich mindestens). Über den *Bedarf des Erwachsenen* an C wird daher gefolgert: 45—55 mg C täglich reichen bei mäßiger sportlicher Betätigung völlig aus. Bei schwerer körperlicher Arbeit müssen 20 mg mindestens zugelegt werden. Bei körperlich wenig Arbeitenden werden 40 mg täglich als ausreichend angesehen. Zu allen Zeiten ist das Bestehen eines Sättigungsdefizits festzustellen! Eine auffallende Parallelität zu den Befunden WIDENBAUERs am Säugling! Der Unterschied zwischen Sommer und Winter war deutlich. Maximale Sättigung sucht der Körper nach HAMEL offenbar unter allen Umständen loszuwerden: entweder durch Steigerung der Oxydationsfähigkeit für C, ein erschöpfbarer Mechanismus oder durch Steigerung der Ausscheidung, ein Vorgang, der wohl erst in zweiter Linie kommt. Als Zeichen der *Hypervitaminose* wurden in einem Falle Abgeschlagenheit, Schlafbedürfnis und Leistungsabfall beschrieben.

Wenn auch nach WACHHOLDER bei Familienkost in der guten Jahreszeit täglich etwa 50—55 mg C aufgenommen werden können, so scheint doch festzustehen, daß viele Gesunde täglich nur etwa 20 mg C zu sich nehmen. Tatsächlich vermag der Organismus durch umstellende Einsparung hiermit ohne grobe Avitaminosenzeichen auszukommen, eine Tatsache, auf die auch BAUMANN hinwies. Aus der von vielen Seiten beobachteten Leistungssteigerung durch C-Zulage (GANDER und NIEDERBERGER) ergibt sich aber vielleicht, daß diese geringe C-Zufuhr optimales Verhältnis darstellt. Diese Feststellungen werden durch sehr genaue *Kostanalysen* von VETTER und WINTER bestätigt. Häufigkeit der C-Hypovitaminose wird auch von KLODT sowie KOCH hervorgehoben.

Der von mir indirekt geführte Nachweis des Vitamins C in der *Muttermilch* ist auch direkt angestellt worden (EEKELEN und HAAS sowie NEUWEILER, WACHHOLDER, CORRENS, BAUMANN und RAPPOLT). Die hier enthaltenen Mengen werden von NEUWEILER auf 4—7 mg-% angegeben; mit diesen Werten stimmen unsere Urinbefunde beim Brustkind gut überein. 8 mg-% beträgt der Sättigungsspiegel der Muttermilch (CHU und SUNG). Ebenso bestätigt NEUWEILER einen besonders großen C-Bedarf der *Stillenden,* eine Steigerung, die er in geringerem Maße auch schon bei der Schwangeren fand. Als untere Grenze der Norm sehen BAUMANN und RAPPOLT einen Gehalt unter 4 mg-% in der Muttermilch an.

Es ist physiologisch von großem Interesse, daß die Blut-Nieren-Urin-Schranke für C bedeutend höher liegt als die Blut-Brustdrüsen-Milch-Schranke: der Organismus geht mit dem Vitamin haushälterisch um, die Stillende ist dadurch, daß bei ungenügender Zufuhr zunächst die Urinausscheidung gesperrt wird, in weitem Maße vor Avitaminose geschützt (WILDENBAUER).

Der Auffassung von ROHMER, BESZONOFF und STOERR, daß der Säugling im 1. Jahr das Vitamin selbst bilde, kann daher nicht zugestimmt werden (s. auch NEUWEILER, WACHHOLDER, HAHN, WAHREN und RUNDQUIST). Dagegen scheint *Aufbau aus nahe verwandten Körpern* möglich zu sein: 2-Methyl-Keto-Gluconat wirkt am Meerschweinchen antiskorbutisch (SIEHRS und Mitarbeiter, GOTTAWDO und MILLER); BANERJEE beobachtete an einem 6 Monate alten Kind Steigerung der Ausscheidung des Vitamins nach Mannosezulage. Doch wird eine C-Synthese aus Mannose von KLODT bestritten. Nach ZILVA sind C wirksam am Meerschweinchen die der Ascorbinsäure verwandten Körper, wo die Hydroxylgruppe auf der rechten Seite des Ringes sitzt, z. B. d-arabo-Ascorbinsäure; nur diese Stoffe werden wie C gespeichert. Die Speicherung wird also durch die Vitaminwirksamkeit bestimmt, also durch funktionelle, nicht lediglich chemische Eigenschaften.

In den *Stuhl* wird C nicht ausgeschieden (EEKELEN und Mitarbeiter, JEZLER und KAPP).

STEPP und SCHROEDER fanden Abhängigkeit der Resorption des Vitamins C von der Bakterienflora des Darms; bestimmte Stämme von Coli und Paratyphus B steigern den Verbrauch des Vitamins. Dem entspricht eine verzögerte Ausscheidung bei C-Belastung bei Gastroenteritis (SCHROEDER, EINHAUSER). Daß C im Verlauf der Verdauung teilweise zu Verlust geht, wird auch dadurch bestätigt, daß die Skorbutschutzdosis bei Meerschweinchen bei oraler Gabe doppelt so hoch liegt als bei subcutaner (HOU). EINHAUSER fand Störung der C-Aufnahme bei Anacidität. Auch die Beschaffenheit des *Magenschleims* ist nach MAHLO für die Aufnahme des Vitamins C von Bedeutung, indem saurer Schleim das Vitamin absorbiert und zugleich vor Oxydation schützt, während alkalischem Schleim diese Schutzwirkung mangelt. Auch die *Galle* scheint über C stabilisierende Stoffe zu verfügen (KLODT). C wird in Citronensaft besser resorbiert als in reiner Form (EINHAUSER).

C ist auch in Citronensaft bedeutend stabiler als in reiner Form. Für die Praxis der Ernährung gilt, daß mit Zerstörung der Pflanzenzelle der Zerfall des Vitamins einsetzt (KLODT und STIEB).

In der *Darmwand* des Dünndarms scheint eine selektive *Speicherung* des Vitamins stattzufinden (JACOBSEN sowie ZILVA und EINHAUSER).

Im *Blut* ist Vitamin C zuerst von EEKELEN, EMMERIE, JOSEPHY und WOLFF sowie im großen Maßstabe von GABBE untersucht worden. GABBE fand mittels einer modifizierten Dichlorphenolindophenolmethode mittlere Werte von 0,5 bis 0,7 mg-%, als höchsten Wert 1,1 mg-%, als niedrigsten Wert 0,1 mg-%. Bei schweren Erkrankungen, besonders solchen infektiöser Natur, fand GABBE weniger C und stellte im übrigen Abhängigkeit des C-Spiegels im Blut von Jahreszeit und Ernährungslage wie Schwankungen nach heißen Halbbädern fest.

Im *Urin* wurden solche jahreszeitliche Schwankungen von IPPEN sowie BAUMANN und IPPEN beobachtet.

Im Gegensatz zu GABBE fanden MIRSKY, SWADECH und SOSKIN sowie SCHNEIDER und WIDMANN im *Blut* keinen Unterschied des C-Gehaltes bei Gesunden und Kranken, was mit meinen Befunden übereinstimmen würde. Die Werte dieser Autoren liegen mit 1,11—2,88 bzw. 1,25—4,10 mg-%, durchschnittlich 2,62 mg-%, auch wesentlich über denen GABBEs. FARMER und ABT bestimmten im Blut die reduzierte Ascorbinsäure, die allein einen Schluß auf die C-Versorgung des Körpers erlauben soll; ihre Werte liegen zwischen 0,513 bis 1,687 mg-% bei Kindern, zwischen 0,687 bis 2,360 mg-% bei Erwachsenen. Die niedrigen Zahlen stammen von C-arm-, die hohen von C-reich-Ernährten.

Eigene Untersuchungen über Vitamin C im menschlichen *Blut* wurden nach der Methode von FARMER und ABT angestellt.

Die Methode hat sich inzwischen auch anderen Autoren als brauchbar erwiesen (WACHHOLDER und HAMEL, NEUWEILER).

Die Werte für C im Blut (reduzierter Anteil) betrugen 0,3—2,0, bis 3,5 mg-% bei künstlicher C-Zufuhr); die in Danzig am häufigsten gefundenen Werte lagen bei 0,5—1,25 mg-%. Durch Zufuhr von C-Präparaten stieg der Spiegel auf Werte bis 3,5 mg-%. Jede solche Extrasteigerung war flüchtig und von verstärkter Ausschwemmung des Vitamins im Urin gefolgt. Bei vom Durchschnitt nach oben oder unten abweichenden Werten ließen sich immer Besonderheiten der Ernährung im Sinne der Hypovitaminose oder besonders reicher C-Zufuhr nachweisen. *Bestimmung des C-Spiegels kann von praktischer Bedeutung für die Aufdeckung von Hypovitaminosen sein; dank ihrer Einfachheit und Zuverlässigkeit kann die Bestimmung als Vorprobe für den schlüssigen Nachweis eines Vitamindefizit mittels der wesentlich teureren und umständlicheren Belastungsmethode dienen.*

Bei *fraktionierter Zufuhr* des Vitamins wurde die maximale Höhe des C-Spiegels 3—4 Stunden nach der ersten Zulage erreicht.

Das stimmt mit dem Befund von HAWLEY und STEPHENS überein, der bei oraler Zufuhr das Maximum nach 3—4 Stunden im Urin erscheinen sah.

Innerhalb des folgenden Tages pflegte der C-Spiegel dann zum Ausgangswert zurückzukehren. Über 1,5 mg-% liegende Werte waren nur durch weitere Zufuhr von C zu erhalten.

Die gleichen Feststellungen haben kürzlich von EEKELEN, EMMERIE und WOLFF am Totalblut getroffen; die Werte werden folgendermaßen klassifiziert: 0—0,04 mg-% „schlecht“; 0,04—0,08 „mäßig“; 0,08—0,12 „gut“; über 0,12 „gesättigt“. NEUWEILER bestätigte diese Ergebnisse und ergänzte sie durch Kontrolle mit Belastungsversuchen. Sie kommen zu dem Schluß, daß die verwertbaren Extremwerte für C im Blut bei 0,6 und 1,0 mg-% liegen und daß die dazwischenliegende Spanne diagnostisch noch indifferent ist. Bei Werten unter 0,6 liegt sichere schwere Hypovitaminose vor.

GREENBERG, RINEHART und PHATAK bestätigen die gute Verwertbarkeit der FARMER-ABT-Methode. Am Gesunden stellten sie 2—4$^1/_2$ Stunden nach Zufuhr von Orangensaft deutliche, 15—69% betragende Steigerung des C-Spiegels fest. Der Durchschnittswert des Gesunden wird mit 0,7 angegeben. 0,55 mg-% wurde bei einer Gruppe von schlecht ernährten Studenten gefunden.

RINEHART, GREENBERG und BAKER erweiterten die Basis dieser Untersuchungen mit dem Ergebnis, daß ein Gehalt unter 0,7 wahrscheinlich unterhalb des Optimums liegt. Bei Gelenkrheumatismus wurden sehr niedrige Werte gefunden (0,14—0,66 mg-% bei akuten Prozessen). Es war dies auch bei C-reich ernährten Kranken der Fall, so daß hier auf erhöhten Verbrauch geschlossen wird. In einer Untersuchung über 1300 Fälle fand TRIER, der selbst angibt, daß seine Methode niedrigere Werte gibt als die mit den TILLMANNschen Modifikationen arbeitenden, bei Gesunden und Kranken der *Jahreszeit* nach verschiedene Blutwerte: im Sommer 0,3—0,55, im Winter 0,2—0,35, im Mai, dem schlechtesten Monat, 0,1—0,25 mg-%. Niedrigere Werte fand er bei Fiebernden und bei nicht fieberhaften pyogenen Erkrankungen. Eine solche Abhängigkeit des C-Blutspiegels von der Jahreszeit wird auch von DEGELLER angegeben, dessen Werte sich zwischen 0,20 und 1,40 mg-% bewegen.

Altersmäßig sinken die Werte mit dem Alter (TRIER).

Das Verhalten des Blutes auf *intramuskuläre* C-Zufuhr beobachteten LILIENFELD, WRIGHT und MACLENATHEN. Die Reaktion ist grundsätzlich dieselbe; der Blutspiegel stieg sofort für etwa 2 Stunden in die Höhe.

Eine kombinierte Belastungsmethode (Blut und Urin) haben auch WRIGHT und MACLENATHEN angegeben.

Bei der gewöhnlichen gebräuchlichen *Methode der Vitamin C-Testgaben* wird übersehen, daß bei intravenöser Darreichung zwar die Fehlerquelle einer Zerstörung im Darm ausgeschaltet ist, daß aber ein Verlust in der Niere angesetzt werden muß, der bisher unbekannt groß ist. Es ist daher nötig, die C-Blutkurve zu verfolgen. Es wird eine Testmethode angegeben, die unter diesen Kautelen genau arbeitet. Erhebliche Retention von Vitamin C fand sich nur bei Kranken mit erheblicher Stickstoffretention, aber nicht an allen. Es wird so vorgegangen, daß die Versuchsperson ihre Ernährungsweise beibehält, mit Ausnahme von Apfelsinen und Citronen, und am Morgen des Versuchstages nüchtern bleibt. Aller Harn wird entleert und weggegossen. Es wird eine Blutprobe auf C (nach der Methode von FARMER und ABT) entnommen und 1000 mg C in 10,0 physiologischer Kochsalzlösung i.v. gegeben. Nach 15 Minuten, 1$^1/_2$, 3 und 5 Stunden wird Urin und Blut zur C-Bestimmung abgenommen.

BAUMANN gibt, gleichfalls unter Heranziehung der Urinausscheidung in Form der Belastungsdosis folgende Zahlen:

C-Spiegel:	Belastungsdosis:
1,4 —2,5	3,0— 0,0
1,0 —1,4	10 — 4
0,8 —1,0	15 — 8
0,45—0,8	40 —15
unter 0,45	über 40

BAUMANN sieht als *physiologische Spanne* Werte zwischen 0,45 und 2,6 mg-% an. Erst unter 0,45 mg-% liegt die Hypovitaminose.

WACHHOLDER und HAMEL unterscheiden zwei verschiedene Typen bezüglich der Abhängigkeit von C-Spiegel und C-Ausscheidung: einen Typus, der schon bei niedrigem Blutwert die maximale Ausscheidung aufweist, und einen Typ, der sie erst bei höherem Blutwert erreicht. Die *Blutgrenzwerte* betrugen hier 1,2—1,3 bzw. 1,8—2,0 mg-%. Auch WACHHOLDER und HAMEL nehmen wie FARMER und ABT einen Plasmagehalt von *unter* 0,75—0,85 mg-% als *subnormal* an. Sie bestätigen die Brauchbarkeit der FARMER-ABT-Methode zur Aufdeckung eines Vitamindefizits, machen aber den Vorbehalt, daß höhere Werte nicht eine Vollsättigung des Organismus beweisen.

WAHREN fand mit einer eigenen Methode unter Benutzung des Stufenphotometers bei 20 Gesunden Werte zwischen 0,06 und 0,42 mg-%, Mittelwert 0,22. Bei Vergleich der Blutwerte von Mutter und Kind fanden WAHREN und RUNDQUIST bei Feten bedeutend höhere Werte als bei der Mutter.

LUND, LIECK und TRIER fanden mit einer eigenen Methode an 156 Personen einen Mittelwert von 0,4 mg-%; auch sie stellten gute Übereinstimmung von C-Spiegel und Ernährung fest. Bei Belastungsversuchen mit derselben Methode ermittelten ELMBY und WITH bei Darreichung von 400 mg per os einen maximalen Anstieg auf 3,1 mg-% (nach 15 Stunden). LUND, LIECK, WITH und CLEMMESEN konnten bei Skorbutverdächtigen Serumwerte von 0 und deren allmählichen Anstieg nach C-Gabe beobachten. LUND fand bei 3 Gesunden einen Schwellenwert von 0,75—1,2 mg-%, oberhalb dessen Übertritt in den Harn erfolgt. Einen intradermalen Test auf C-Mangel hat ROTTER angegeben und PORTNOY und WILKINSON ausgebaut. 0,01 ccm einer Lösung von 2 mg Dichlorphenolindophenol in 4,9 ccm Aq. dest. wird intradermal am Vorderarm eingespritzt. Als Test dient die Entfärbungsdauer, die bis 5 Min. als normal, ab 10 Min. als für C-Mangel typisch gewertet wird.

Im Gegensatz zu A und B_2 sind auch die *Blutkörperchen* Träger des Vitamin C (EEKELEN, SCHNEIDER und WIDMANN), sowie in hohem Maße die *Thrombocyten* (v. LUDANY und v. MEGAY).

Im *Liquor* ist C gleichfalls vorhanden (EEKELEN und Mitarbeiter). Hier ist deutlicher und verwertbarer Rückgang bei erhöhtem Stoffwechsel (Fieber, Thyroxingabe) vorhanden (PLAUT und BÜLOW, THADEA und HOFFMEISTER, MONAUNI). Die Werte entsprechen denen des Blutes mit einer Spanne zwischen 0,7 und 2,1, im Mittel 1,2 mg-% (JETTER und BUMBALO). Es besteht Abhängigkeit von der Ernährung (MELKA und KLIMOR) und der Jahreszeit (STÜRUP).

Im *Speichel* ist C chemisch und biologisch von STUTEVILLE nachgewiesen. Im *Magensaft* wurde das Vitamin bei Hunden und Menschen festgestellt (PETERS und MARTIN) (0,33—1,51 mg-% beim Hunde; 0,46—1,04 beim Menschen).

Im *Schweiß* eines Fiebernden nachgewiesen wurde C von LILIENFELD, WRIGHT und MACLENATHEN.

Eine besondere Bedeutung kommt dem Gehalt von Linse und Kammerwasser des *Auges* zu (MÜLLER, BUSCHKE, GUREWITSCH und BRÜHL, v. EULER und MARTIUS, v. EULER und MALMBORG, KAWACHI).. Die erstgenannten Autoren haben die Hypothese aufgestellt, daß C als H-Vehikel in der Atmung der vom Blutkreislauf praktisch abgeschlossenen Linse mitwirkt. In Starlinsen ist der Gehalt an C herabgesetzt. Allerdings tritt bei Skorbut am Meerschweinchen kein Star auf, so daß BIETTI und CARTENI folgern, daß C-Mangel Folge und nicht Ursache von Star sei.

Dem Gehalt an C nach besteht folgende Reihenfolge: Nebennieren, Hirn, Pankreas, Leber, Milz, Niere, Lunge, Herz, Muskulatur. Von den Organen sind besonders die *Nebennieren reich* an Vitamin C. Auch hier ist der Vitamingehalt bei verschiedenen Krankheiten untersucht worden. YAVORSKY, ALMADEN und KING machten Tiere mit Erregern und Toxinen krank und erhoben bezüglich des C-Gehaltes in den Nebennieren folgende Befunde: Normaler Gehalt bei Hundswut, Tuberkulose, Ruhr, Herabsetzung bei Tetanus, Mäusetyphus und wiederum Ruhr. Im Vergleich fanden diese Autoren bei Mensch und Meerschweinchen ähnliche Verhältnisse in bezug auf den C-Gehalt der Organe. Den C-Gehalt in den Organen von an Infekten zugrunde gegangenen Tieren fanden auch MARXER und MÜLLER normal.

Bei *Fischen* fanden v. EULER und EULER die Niere zweimal so reich an C wie die Leber. In Zahlen wird der Gehalt in Nebenniere und Herzmuskel auf 0,55 bzw. 0,04 mg pro Gramm Gewebe geschätzt (YAVORSKY und Mitarbeiter).

Aus diesem reichen Vorkommen des Vitamins C im Tierkörper erklärt sich auch die Tatsache, daß die Eskimos keinen Skorbut bekommen, obwohl sie bis auf wenige Flechten rein animalisch leben (v. EULER).

Schließlich wurde C auch in der *Hypophyse* festgestellt (GOUGH). In menschlichen *Tonsillen* wurde das Vitamin von MELKA und MELKA nachgewiesen.

TONUTTI hat als erster die allgemeingültige Feststellung gemacht, daß *innerhalb der Zelle* der GOLGI-Apparat den C-Stoffwechsel reguliert, indem er nur jeweils soviel C in die Zelle hineinläßt wie benötigt wird. Als eigentliche *Speicherzellen* für C kommen nur solche mesenchymaler Abkunft in Frage: Nebennierenrinde, Deciduazellen der Placenta. Der C-Reichtum einer Zelle ist nicht immer identisch mit Speicherung; er kann im Reizzustand vorübergehend erhöht sein (TONUTTI).

Innerhalb der Organe verhält sich die Verteilung verschieden; so ist bei der Nebenniere das Mark arm und nur die Rinde reich an C, im Hoden sind die LEYDIGschen Zwischenzellen mit C beladen, im Ovar ist das Corpus luteum reich, der Follikel arm an C (GIROUD und Mitarbeiter).

Der *Bedarf* an Vitamin C wird verschieden hoch eingeschätzt: GÖTHLIN gibt 19—27 mg täglich an, MICHEEL 30—60, EEKELEN 1 mg/1 kg Körpergewicht, WACHHOLDER stellt als optimale Zufuhr eine das ganze Jahr über aufrechtzuerhaltende Menge von etwa 50 mg täglich auf. 50 mg stellen nach WIETERS die Menge dar, die nach erfolgter Aufsättigung des Organismus den Sättigungszustand aufrechtzuerhalten vermag. Der Bedarf der *Schwangeren* wird auf 100 mg geschätzt (GAETHGENS), der der *Stillenden* auf 70—100 mg täglich (WIDENBAUER).

Außer den erwähnten Stoffwechselmethoden zur Bestimmung der C-Versorgung des Körpers sind noch angegeben worden die Bestimmung der Capillarresistenz von GÖTHLIN, die stark angegriffen worden ist, sowie die Messung der Blutkatalase (TÖRÖK und NEUFELD).

6. C und Pigmentstoffwechsel.

Über eine Verbindung von Vitamin C und Pigmentstoffwechsel sind Vermutungen von verschiedenen Seiten angestellt worden. MORAWITZ, der dies zuerst aussprach, stützt sich dabei auf klinische Beobachtungen; er sah bei manchen Addisonkranken auf Behandlung mit Nebennierenpulver Abblassen der Pigmentierung und beobachtete das gleiche bei einer pigmentierten Patientin mit Enteritis, die wegen eines dazugetretenen Skorbuts mit Vitamin behandelt wurde. Abblassen der Braunfärbung bei manchen Addisonkranken unter Vitamin C-Behandlung ist auch von v. Szent-György, Szyle, v. Teubern, Landsiedl sowie von Hoff bei Überpigmentierung verschiedener Genese festgestellt worden.

Die Möglichkeit einer hemmenden Einwirkung des Vitamins auf die autogenen Melanine, die nicht vom Blutfarbstoff abgeleiteten Pigmente, ist theoretisch denkbar. Bloch und seine Schule haben die Theorie ausgearbeitet, daß die Bildung des braunen Hautpigments, des Melanins, auf Oxydation von Phenolkörpern beruht, unter denen als Muttersubstanz des Pigments das Dioxyphenylalanin an erster Stelle zu stehen scheint. Die Ascorbinsäure, wie der chemische Name für Vitamin C lautet, stellt nun einen sehr kräftig reduzierenden Körper dar; in der Tat konnte v. Szent-György in vitro Hemmung der Pigmentbildung bei Anwesenheit von Vitamin C, Schroeder der Dopareaktion durch C beobachten.

Experimentell ist dies Problem mehrfach bearbeitet worden.

In eigenen Versuchen (v. Drigalski) wurde das Verhalten von Pigment am Menschen, hervorgerufen durch gefelderte Höhensonnenbestrahlung, bei C-armer und C-reicher Kost untersucht. *Auf die physiologische Pigmentierung wurde keinerlei depigmentierende Wirkung des Vitamins C im Rahmen einer physiologischen Dosierung festgestellt.*

Das gleiche Ergebnis hatten Versuche Tenchios am Meerschweinchen. Auch Teschner erzielte bei Behandlung von Chloasma uterinum mit C keine Wirkung. Ebenso war C in sehr großen Dosen unwirksam bei Pigmentierung, die am Meerschweinchen hormonal erzeugt wurde (Jadassohn und Schaaf), desgleichen bei der Ratte (Cowler). Diesen negativen Ergebnissen steht nur ein positives Resultat von Schade gegenüber.

Schroeder und Einhauser konnten einen Fall von Pigmentierung bei Perniciosa gleichfalls durch C zum Abblassen bringen.

Auf Grund eigener Beobachtungen scheint es, daß es unter den pathologischen Pigmentierungen im Gegensatz zur physiologischen Pigmentierung Formen gibt, die auf C abblassen.

7. Vitamin D.

Das antirachitische Vitamin D ist in seiner Bedeutung am besten erforscht, da sein Mangel die einzige in unseren Breiten häufige Avitaminose hervorruft, die Rachitis. Diese Tatsache ist in der besonderen Versorgung mit Vitamin D begründet. Der Vitamin D-Bedarf wird durch die Nahrung nur zu einem wahrscheinlich geringen Teil gedeckt; die D-haltigen Nahrungsmittel: Ei, Milch, Butter, Tomate enthalten nur relativ kleine Mengen. Reichlich enthalten ist D im Lebertran, der eigentlich kein Nahrungsmittel darstellt. Die Fische, die D in der Leber speichern, nehmen das Vitamin aus dem Zooplankton auf.

Die wichtigste Quelle des Vitamins ist im Körper selbst gelegen: das Ergosterin, ein Begleitstoff des Cholesterins und Isomer des Vitamins wird unter Mitwirkung des ultravioletten Strahlenanteils zum Vitamin D umgebaut, indem eine Umlagerung von Doppelbindungen stattfindet. Diese Photosynthese kann zur Versorgung des Körpers mit D ausreichen.

D läßt sich nur im Tierversuch nachweisen, der hier durch Röntgenkontrollen besonders kostspielig wird. Über sein weiteres Verhalten im Organismus ist denn auch wenig bekannt.

Wie bei dem gleichfalls festlöslichen Vitamin A ist die Resorption an die intakte *Gallensekretion* geknüpft (Greaves und Schmidt). Von Seyderhelm und Tammann wurde ein hepato-enteraler Kreislauf des Vitamins festgestellt: das aus den Erythrocyten in der Leber freiwerdende D gelangt mit der Galle in den Darm und wird rückresorbiert. Systematische Untersuchungen über den weiteren Weg des Vitamins sind von Coppens und Metz am Hund angestellt worden. Es geht ins Blut über und wurde in Nebennieren, Milz, Leber und Lunge, in Spuren auch in der Niere gefunden; Herz, Hirn, Haut, Fett und Pankreas sollen kein D enthalten. In langfristigen Fütterungsversuchen an jungen *Kälbern* konnten Guerrant, Morck, Bechdel und Hilston zeigen, daß Vitamin D nur in Blut und Leber in nennenswerten (und etwa gleichen) Mengen auftritt. Coppens und Metz fanden auch in der Lunge und im Blut einen Stoff, der in vitro D zerstört. In die Milch geht D wie alle Vitamine über.

8. Vitamin E.

Vitamin E, das Antisterilitätsvitamin, ist am schwierigsten nachzuweisen, da sein Mangelsymptom, die Unfruchtbarkeit, erst in der zweiten oder dritten Tiergeneration aufzutreten pflegt.

Bisher ist vom Stoffwechsel nur bekannt, daß E in fast allen Pflanzen vorkommt, im Hypophysenvorderlappen und Ovar nicht, dagegen im Hoden nachgewiesen ist und im Stuhl ausgeschieden wird (Juhasz-Schaeffer).

III. Die Colikrankheiten im Kindesalter.

Von

Kurt Hassmann-Wien[1].

Mit 2 Abbildungen.

Inhalt.

Literatur.

Adam: Über die Biologie der Dyspepsiecoli und ihre Beziehungen zur Dyspepsie und Intoxikation. Jb. Kinderheilk. **101**, 295 (1923).
— Zur Physiologie und Pathologie des Dünndarms. I. Z. Kinderheilk. **38**, 378 (1924).
— II. Z. Kinderheilk. **38**, 386 (1924).
— Über Darmbakteriologie und Darmpathologie des Säuglings. Dtsch. med. Wschr. **1925 I**, 739.
— Zur Pathogenese der schweren Durchfallserkrankungen des Säuglings. Mschr. Kinderheilk. **34**, 467 (1926).

[1] Aus der Reichsanstalt für Mutter- und Kinderfürsorge in Wien (Direktor: Professor Dr. A. v. Reuss).

ADAM: Dyspepsiecoli. Zur Frage der bakteriellen Ätiologie der sog. alimentären Intoxikation. Jb. Kinderheilk. **116**, 8 (1927).

— Pyuriecoli. Mschr. Kinderheilk. **40**, 251 (1928).

— Untersuchungen zur Pathologie der Durchfallserkrankungen des Säuglings. Acta paediatr. (Stockh.) **11**, 145 (1930).

— u. FROBOESE: Anatomie und Bakteriologie des Darmes bei Durchfallserkrankungen des Säuglings. Mschr. Kinderheilk. **29**, 562 (1925).

ASHBY and SUTHERLAND: Congenital dilatation of the colon treated by division of the lumbar sympathetic cord. Brit. med. J. **3**, 805, 1069 (1933).

BACH: Mécanisme de l'action antiseptique de l'acide lactique pour le Bacterium coli. C. r. Acad. Sci. Paris **192**, 1680 (1931).

BARENBERG and GRAND: Epidemic of infection diarrhea in the new born. J. amer. med. Assoc. **106**, 1256 (1936).

BAUMANN: Das chemische Stuhlbild und die Darmfunktion der Säuglinge und Kleinkinder bei Apfelkost. Ein Beitrag zur Wirkungsweise der Rohkost. Klin. Wschr. **1932 II**, 1267.

— Die Wirkung der Rohobstdiät auf den kindlichen Organismus. Abh. Kinderheilk. **1936**, H. 42.

BECK: Über den Befund einer dem Paratyphus A-Bazillus ähnlichen Colivariante im Urin eines Kindes. Zbl. Bakter. I Orig. **122**, 537 (1931).

BERGMANN: Zur Pathogenese der akuten Dyspepsie im Säuglingsalter. Coliagglutinine. Jb. Kinderheilk. **125**, 339 (1929).

BESSAU: Zur Pathogenese der Intoxikation. Mschr. Kinderheilk. **38**, 141 (1928).

— Wesen der Ernährungsstörungen. Arch. Kinderheilk. **99**, 51 (1933).

— Die Saprophyten der Milch. Acta paediatr. (Stockh.) **16**, 299 (1933).

— Ernährungsstörungen. Mschr. Kinderheilk. **63**, 4 (1935).

— Zur Physiologie der künstlichen Ernährung. Dtsch. Ges. Kinderheilk. Würzburg 1936.

— u. BOSSERT: Zur Pathogenese der akuten Ernährungsstörungen. Jb. Kinderheilk. **89**, 213 (1919).

— u. ROSENBAUM: Zur Pathogenese der Intoxikation. Mschr. Kinderheilk. **38**, 141 (1928).

BEUMER: Über die Ernährung des Säuglings, 2. Aufl. Leipzig: Georg Thieme 1937.

BLACKLOCK, GUTHRIE and MACPHERSON: Über die Darmflora beim Kinde. Mit besonderer Berücksichtigung des Auftretens von Colistämmen bei Gesundheit und akuter primärer Gastroenteritis. J. of Path. **44**, 297 (1937).

BOGENDORFER: Über Bacteriostanine, lipoidartige, bakterienhemmende Stoffe im Dünndarmsaft und in den Dünndarmepithelien. Z. exper. Med. **41**, 637 (1924).

— Untersuchungen über Bakterien und Fermente des menschlichen Dünndarms. Dtsch. med. Wschr. **1924 II**, 1085.

BOSSERT u. LEICHTENTRITT: Die Bedeutung der bakteriologischen Blutuntersuchung für die Pathologie des Säuglings. Jb. Kinderheilk. **92**, 152 (1920).

BRANDES: Über die Aminbildung im Säuglingsdarm und die Bedeutung der Amine für die Entstehung der Säuglingstoxikose. Jb. Kinderheilk. **141**, 128 (1933).

BREHME: Die Behandlung der akuten Dyspepsie beim Säugling mit milchsauren Vollmilchverdünnungen. Kinderärztl. Prax. **2**, 370 (1931).

BRUGSCH: Über gehäuftes Auftreten schwerer Säuglingsdurchfälle unklarer Ätiologie. Arch. Kinderheilk. **108**, 177 (1936).

BURK u. SAUERBECK: Zit. bei GOTTSCHLICH. Handbuch der pathogenen Mikroorganismen, Bd. III/1, S. 33. 1929.

CASTELLANI: Zit. bei KLIMMER: Technik und Methodik der Bakteriologie und Serologie, S. 374. Berlin: Julius Springer 1923.

— Metadysenterie. With Remarks On A Chronic Type. Lancet **1929 I**, 370.

CATEL: Weitere Studien am Tierdarm. Über den Einfluß bakteriologisch zersetzter Milch (einschließlich der Buttermilch und Eiweißmilch) auf die Peristaltik. Jb. Kinderheilk. **117**, **33** (1927).

— Über die Wirkung verschiedener Kohlehydrate auf Darmperistaltik und Kammertätigkeit des Herzens (Tierversuche). Jb. Kinderheilk. **130**, 305 (1931).

— Über experimentelle Darmentzündung und die Reizbarkeit des entzündeten Darms. 43. Tagg dtsch. Ges. Kinderheilk. Wien 1932.

— Untersuchungen über Peristaltik und Resorption am entzündeten Darm. Klin. Wschr. **1936 II**, 1348.

CATEL u. GRÄVENITZ: Über den Einfluß von flüchtigen Fettsäuren und Milchsäure, sowie von enterokokken- und colivergorener Kuhmagermilch auf den Tierdarm. Jb. Kinderheilk. **109**, 249 (1925).
— u. PALLASKE: Über experimentelle Erzeugung einer Enteritis durch Colibazillen. Jb. Kinderheilk. **139**, 165 (1933).
COHEN, MILLER u. KRAMER: Die alimentäre Toxikose bei Kindern. Das Säure-Basengleichgewicht bei der Behandlung mit intravenöser Dauerinfusion. J. of Paediatr. **3**, 299 (1933).
CSAPO u. KERPEL-FRONIUS: Zur Pathologie der Säuglingstoxikose. Mschr. Kinderheilk. **58**, 147 (1933).
CZERNY: Die Abhängigkeit der natürlichen Immunität von der Ernährung. Med. Klin. **1913 I**, 895.
— u. KELLER: Des Kindes Ernährung. Ernährungsstörungen und Ernährungstherapie, Bd. II/2, S. 193. Leipzig u. Wien: Franz Deuticke 1925.
— u. MOSER: Klinische Beobachtungen an magendarmkranken Kindern im Säuglingsalter. Jb. Kinderheilk. **38**, 430 (1894).
DEAK: Über das Vorkommen des d'HERELLEschen Bakteriophagen auf Coli und Paracoli im Stuhl bei darmgesunden und darmkranken Säuglingen. Mschr. Kinderheilk. **58**, 143 (1933).
— Coli- und Paracolibefunde im Magen und Stuhl bei darmgesunden und darmkranken Säuglingen. Z. Kinderheilk. **55**, 196 (1933).
DENECKE: Experimentelle Versuche über verschiedene Giftigkeit von normalen und anormalen Colistämmen nach der Methode von CATEL und PALLASKE. Zbl. Bakter. I Orig. **132**, 163 (1934).
DODD, MINOT and CASPARIS: Quanidine as a factor in alimentary intox. in infants. Amer. J. Dis. Childr. **43**, 1 (1932).
DRIGALSKI u. CONRADI: Über ein Verfahren zum Nachweis der Typhusbazillen. Z. Hyg. **39**, 283 (1902).
EPPINGER, FALTITSCHEK, KAUNITZ u. POPPER: Über Intoxikation und Infektion. Wien. klin. Wschr. **1934 I**, 228.
— KAUNITZ u. POPPER: Die seröse Entzündung. Wien: Julius Springer 1935.
ESCHERICH: Die Darmbakterien des Säuglings. Stuttgart 1886.
— Die desinfizierenden Behandlungsmethoden der Magen-Darmkrankheiten des Säuglingsalters. Zbl. Bakter. **1**, 1 (1887).
— Beitrag zur Pathogenese der bakteriellen Magen- und Darmerkrankungen im Säuglingsalter. Wien. med. Presse **41**, 1 (1889).
— und PFAUNDLER: Bacterium coli commune. KOLLE-WASSERMANNS Handbuch der pathogenen Mikroorganismen, Bd. 2. 1903.
FALKOVIC u. ROSEN: Die Bakteriologie einer eigenartigen Epidemie in einem Kinderheim. Z. Mikrobiol. **7**, 122 (1930).
FALTITSCHEK: Zur Pathogenese der Icterus catarrhalis. Z. klin. Med. **128**, 480 (1935).
FANCONI: Die Früchtediät bei akuten Verdauungsstörungen des Kindes. Dtsch. med. Wschr. **1930 II**, 1949.
FINKELSTEIN: Neueres über akute Ernährungsstörungen beim Säugling. Jkurse ärztl. Fortbildg **22**, 1 (1931).
FOTHERGILL, KRAKOWER and FREEMAN: The pathogenic significance of „late lactose-fermenting" coli-like bacilli. J. of Paediatr. **9**, 23 (1936).
FRANK: Beitrag zur Kenntnis der Erreger der Colipyurie. Arch. Kinderheilk. **92**, 254 (1931).
GASSNER: Ein neuer Dreifarbennährboden zur Typhus-Ruhrdiagnose. Zbl. Bakter. I Orig. **80**, 219 (1916).
GERLACH: Zur Klinik und Therapie der Colitis infectiosa. Med. Klin. **1932 II**, 1575.
GESCHNIKOVA: Beiträge zur Ätiologie der Durchfälle im Kindesalter und deren Prophylaxe und Therapie. Sowet. Pediatr. **6**, 55 (1935). Ref. Zbl. Kinderheilk. **31**, 295 (1936).
GINS: Beiträge zur Pathogenese und Epidemiologie der Infektionskrankheiten. Leipzig: Georg Thieme 1935.
GOEBEL: Über Spasmus des Sphincter ani als Ursache der HIRSCHSPRUNGschen Krankheit. Mitt. Grenzgeb. Med. u. Chir. **32**, 498 (1920).
— Weitere Beiträge zu der Bedeutung des Mesenterium commune ileocolicum für die Genese der HIRSCHSPRUNGschen Krankheit. Z. Kinderheilk. **27**, 323 (1921).

GOEBEL: Über den Anstieg der Toxikosen im Sommer 1928. Arch. Kinderheilk. **86**, 241 (1928).
GOLDSCHMIDT: Coliendotoxinversuche. Jb. Kinderheilk. **133**, 346 (1931).
— Untersuchungen zur Ätiologie der Durchfallserkrankungen des Säuglings. Jb. Kinderheilk. **139**, 318 (1933).
GOTTSCHLICH: Allgemeine Morphologie und Biologie der pathogenen Mikroorganismen. Handbuch der pathogenen Mikroorganismen, Bd. III/1, S. 33. 1929.
GREIFF u. STEIN: Klinisches und Bakteriologisches zur Pyuriefrage des Säuglings. Zbl. Bakter. I Orig. **119**, 103 (1930).
GRIMSTEDT: Zit. bei SCHUBERT u. DAVID: Paracoli als Nahrungsmittelvergifter. Med. Klin. **1935 II**, 979.
GYÖRGY: Über paracolibazilläre Infektionen. Wien. klin. Wschr. **1917 I**, 233.
— Beiträge zur Systematik der Paracolibazillen. Zbl. Bakter. I Orig. **84**, 321 (1920).
— Zur Klinik der chronischen Pyurie. Jb. Kinderheilk. **120**, 253 (1928).
— Beitrag zur Systematik der Paracolibazillen. Handbuch der pathogenen Mikroorganismen, Bd. III/3. 1929.
HAESSLER: Die giftarmen Ruhrbazillen, ein Beitrag zur Ätiologie der Durchfallsstörungen im Säuglings- und Kindesalter, sowie zur Namengebung, Epidemiologie und Prophylaxe der Ruhr. Abh. Kinderheilk. Beih. zum Jb. Kinderheilk. **39** (1935).
HAMBURGER: Über Ansteckung und Krankheit. Münch. med. Wschr. **1925 I**, 215.
— Über Erstinfektion und Reinfektion. Wien. klin. Wschr. **1931 I**, 533.
— u. SZICKELI: Über indirekte Agglutinationsverwandtschaft. Wien. klin. Wschr. **1924 I**, 10.
HASSMANN: Zur Frage der bakteriellen Ätiologie enteraler Störungen im Säuglings- und späteren Kindesalter. Wien. klin. Wschr. **1934 II**, 904.
— Über Paracolibefunde bei fieberhaften Zuständen nach Masern. Klin. Wschr. **1935 II**, 1177.
— Zur Frage der bakteriellen Ätiologie des Icterus catarrhalis. Münch. med. Wschr. **1935 II**, 1520.
— Rezidivierende Darmerkrankungen im Kleinkindesalter. Dtsch. Ges. Kinderheilk. Wiesbaden 1938.
— u. DEAK: Zum Nachweis des toxischen Prinzips bei den schweren Säuglingsdyspepsien. Z. Kinderheilk. **55**, 248 (1933).
— u. HERZMANN: Paracolibazillen und enterale Erkrankungen. Z. Kinderheilk. **56**, 486 (1934).
— u. SCHARFETTER: Über die Wirkung von Coli- und Paracolikulturfiltraten auf den überlebenden Kaninchendarm. Z. Kinderheilk. **56**, 486 (1934)
HAYEM: Traitement de la dyspepsie du premier age et particulierement de la diarrhee verte, Acad. de med. Zit. bei ESCHERICH: Zbl. Bakter. **1** (1887).
HECKER: Icterus infectiosus. Jb. Kinderheilk. **120**, 114 (1928).
HEISLER: Rohe Apfeltage bei Durchfällen im Kindesalter und bei Erwachsenen. Acta paediatr. (Stockh.) **11**, 379, 387 (1930).
HERBST: Beiträge zur Pyuriefrage. Arch. Kinderheilk. **81**, 11 (1927).
HERZMANN: Wann darf eine Mutter als stillunfähig bezeichnet werden. Med. Klin. **1936 I**, 1.
— Die Apfeldiät im frühesten Säuglingsalter. Kinderärztl. Prax. **9**, 1 (1938).
HILGERS: Über die Rasse E (Milchzuckerrasse) der Pseudodysenterie. Z. Immun.forsch. **30**, 77 (1920).
HODER: Die Variabilität der Dysenteriebakterien im Lichte neuerer Forschung. Med. Klin. **1932 II**, 1713.
— u. SUZUKI: Vergleichende Untersuchungen natürlich vorkommender und künstlich erzeugter paratyphusähnlicher Stämme. Z. Immun.forsch. **52**, 420 (1927).
HÖRING: Die bakterielle Infektion im Lichte ätiologischer Betrachtung, Münch. med. Wschr. **1935 I**, 213.
— Endokrine Krankheiten und Infektionsresistenz. Erg. inn. Med. **52**, 336 (1937).
— Klinische Infektionslehre. Berlin: Julius Springer 1938.
HORNUNG: Die sog. „Wasserkrankheit". Münch. med. Wschr. **1936 II**, 1264.
HOTTINGER: Über die Aufzucht frühgeborener Kinder im Basler Kinderspital und deren Ergebnisse von 1922—1927. Beih. z. Jb. Kinderheilk. **20** (1928).
INGLESSI: Ricerche sulle coli agglutinine nei neonati e latanti. Riv. Clin. paediatr. **29**, 713 (1931).

JAKOBITZ u. KAYSER: Über bakterielle Nahrungsmittelvergiftungen. Zbl. Bakter. I Orig. **53**, 377 (1910).

JENSEN: Kälberruhr. KOLLE-WASSERMANNS Handbuch der pathogenen Mikroorganismen, Bd. II/2. 1913. Zit. bei NOEGGERATH u. NITSCHKE: Urogenitalerkrankungen der Kinder. PFAUNDLER-SCHLOSSMANNS Handbuch der Kinderheilk., Bd. IV, S. 152. 1931.

JOPPICH: Bakteriologische Untersuchungen zur kindlichen Pyurie. Mschr. Kinderheilk. **65**, 25 (1936).

KAEHLER: Beiträge zur Kenntnis pathogener Colibakterien. Diss. Kiel 1935.

— Ein Beitrag zur serologischen Differenzierung des Dyspepsiecoli (ADAM). Jb. Kinderheilk. **151**, 70 (1938).

KAHN: Der Einfluß der Fütterung von Bananenpulver auf die Stuhlflora von Säuglingen. Arch. of Pediatr. **50**, 330 (1933).

KARELLITZ: Continous intravenous therapy in pediatrics, with spezial emphasis on its use in alimentary toxicosis. Acta paediatr. (Stockh.) **16**, 546 (1933).

KAYSER: Erfahrungen aus der Erfurter Frauenmilchsammelstelle. Dtsch. Ges. Kinderheilk. Würzburg 1936.

KHALIK, ERFAN and ASKAR: The position of the large intestine in infants and its relation to constipation. Arch. Dis. Childr. **7**, 249 (1932).

KLEINSCHMIDT: Zur Bakteriologie des Harnes bei Säuglingen. Jb. Kinderheilk. **94**, 77 (1921).

— Magen- und Darmerkrankungen. PFAUNDLER-SCHLOSSMANNS Handbuch der Kinderheilkkunde, Bd. III, S. 283. 1931.

— HIRSCHSPRUNGsche Krankheit bzw. HIRSCHSPRUNGsches Syndrom. PFAUNDLER-SCHLOSSMANNS Handbuch der Kinderheilkunde, Bd. III, S. 287. 1931.

— Obstkuren bei Verdauungsstörungen des Kindes, insbesondere dem intestinalen Infantilismus. Jkurse ärztl. Fortbildg **22**, 12 (1931).

— Die Bakterienbesiedlung des Darmes beim neugeborenen Kind. Mschr. Kinderheilk. **62**, 14 (1934).

— Die Darmbakterienflora des Säuglings in gesunden und kranken Tagen. Klin. Wschr. **1935 I**, 257.

KLIMMER: Technik und Methodik der Bakteriologie und Serologie. Berlin: Julius Springer 1923.

KUNITAKE: Studien über die Coligruppe im Kindesalter. I. Die Coligruppe bei Diarrhoeen. Nagoya J. med. Sci. **9**, 109 (1935). — II. Variabilität der Coligruppe. Nagoya J. med. Sci. **9**, 185 (1935). Ref. Zbl. Kinderheilk. **32**, 267 (1937).

KUNZ: Serumtherapie in der Chirurgie. Zbl. Chir. 8, 1096 (1933).

LANGER: Die Grundlagen der therapeutischen Desinfektion der Harnwege. Z. Kinderheilk. **37**, 271 (1924).

— u. SOLDIN: Zur Ätiologie der Säuglingspyelitis. Z. Kinderheilk. **19**, 161 (1919).

LEHNDORFF u. MAUTNER: Die Coeliakie. Erg. inn. Med. **31**, 456 (1927).

LIPSKA: Les colibazilles et les coliphages chez le nourissons. Lait **16**, 235 (1936).

LOTZE: Studien zur Epidemiologie. Zbl. Bakter. I Orig. **121** (1931).

— Probleme der Epidemiologie. Z. Hyg. **116**, 552 (1934).

MAI: Beobachtungen von harnstoffdesamidierenden Colistämmen bei kindlicher Pyurie. Z. Kinderheilk. **53**, 666 (1932).

MALLYOTH: Kurzer analytischer Vergleich von frischem Apfel und Apfelpulver. Klin. Wschr. **1931 II**, 1255.

MARFAN: Les causes et la pathogenic de la diarrhoe choleriforme de la premiere enfance. Nourisson **18**, 337 (1930).

MARRIOTT: Enteral and parenteral factors in the causation of diarrhea. South. med. J. **24**, 278 (1931).

MARX: Über Sommerdurchfälle (kritische Gedanken eines Bakteriologen). Berl. klin. Wschr. **1915 II**, 1277.

MEIER: Sorgen um Muttermilch und Laktationsfähigkeit. Wien. med. Wschr. **1938 II**.

MEVES: Über Variabilitätserscheinungen an Coli-Paratyphus- und Ruhrbazillen bei Einwirkung tierischer Gewebe. Z. exper. Med. **96**, 221 (1935).

MEYER u. LÖBENBERG: Zur Frage der serologischen Einheitlichkeit der Colibazillen. Klin. Wschr. **1924 I**, 836.

MOLTKE: Über die Anwendung des Bakteriophagen zur Behandlung der Colipyurie bei Kindern und Erwachsenen. Ugeskr. Laeg. (dän.) **1931 I**, 378. Ref. Zbl. Kinderheilk. **25**, 794 (1931).

MORO: Morphologische und biologische Untersuchungen über die Darmbakterien des Säuglings. Berlin: S. Karger 1905.

— Die endogene Infektion des Dünndarms. Jb. Kinderheilk. **84**, 1 (1916).

— 2 Tage Apfeldiät (roh und gerieben) zur Behandlung diarrhoischer Zustände im Kindesalter. Klin. Wschr. **1929 II**, 2414.

NAEGELI: Allgemeine Konstitutionslehre in naturwissenschaftlicher und medizinischer Betrachtung, Bd. II, S. 84. 1934.

NEISSER: Ein Fall von Mutation im Sinne DE VRIES' bei Bakterien und andere Demonstrationen. Zbl. Bakter. I **38**, 98 (1906).

— Gärung. Zbl. Bakter. **97**, 14 (1926).

NEUSTADTL u. STEINER: Über gehäuft auftretende Colibazillosen mit paratyphusartigem Krankheitsverlaufe. Wien. klin. Wschr. **1918 I**, 415.

NISSLE: Die Colibakterien und ihre pathogenetische Bedeutung. KOLLE-WASSERMANNS Handbuch der pathogenen Mikroorganismen, Bd. VI/1, S. 415. 1929.

NOEGGERATH u. NITSCHKE: Urogenitalerkrankungen der Kinder. PFAUNDLER-SCHLOSSMANNS Handbuch der Kinderheilk., Bd. IV, S. 152. 1931.

PAFFRATH: Permeabilitätsstudien an der Darmschleimhaut, zugleich ein Beitrag zur Pathogenese der Säuglingsintoxikation. Abh. Kinderheilk. Beih. zum Jb. Kinderheilk. **28**.

PFAUNDLER, V.: Eine neue Form der Serumreaktion auf Coli- und Proteusbacillosen. Zbl. Bakter. I Orig. **23**, 9, 71, 131 (1898).

— Über „Gruppenagglutination" und über das Verhalten des Bacterium coli bei Typhus. Münch. med. Wschr. **1899 I**, 15.

— Spezielle Immunitätslehre betreffs Bacterium coli. KOLLE-WASSERMANNS Handbuch der pathogenen Mikroorganismen, Bd. 4. 1903.

PLANTENGA: Ätiologie und Pathogenese der sog. alimentären Intoxikation. Jb. Kinderheilk. **109**, 195 (1925).

— Das Colitoxin. Jb. Kinderheilk. **129**, 253 (1930).

PLONZKER: Coli im Säuglingsmagen. Jb. Kinderheilk. **109**, 96 (1925).

PONDSMANN u. WIJNGAARDEN: Colitoxin. Leeuwenhoek **3**, 244 (1936).

PRELL: Zur Kenntnis einiger defekter Coliformen. Zbl. Bakter. I Orig. **80**, 225 (1918).

RAILLIETT et GINSBOURG: Colibazillose aigue chez un nourisson de 6 mois. Bull. Soc. Pédiatr. Paris **33**, 140 (1935).

REICHEL: Die keimwidrigen Kräfte im Magen-Darm-Kanal. Jb. Kinderheilk. **129**, 127 (1930).

REICHENBACH: Die Einwanderung von Colibakterien in den Darmkanal der Neugeborenen. Magy. orv. Arch. **31**, 468 (1930).

REITER: Über intravenöse Dauertropfinfusion. Wien. med. Wschr. **1936 II**, 798.

REUSS, V.: Klinische Beobachtungen über Paratyphus. Med. Klin. **1915 I**, 1.

— Zur Frage der Coliabartung bei den Ernährungsstörungen des Säuglings. Scritti med. in onore di R. Jemma. **2**, 1085 (1934).

— Zur Frage der Paracoliinfekte im Kindesalter. Liječn. Vjesn. (serbo-kroat.) **69**, 452 (1937).

— Einige aktuelle Fragen in der Säuglingsernährung. Wien. klin. Wschr. **1937 I**, 1.

— Schutzmaßnahmen gegen die Säuglingssterblichkeit infolge von Ernährungsstörungen. Internat. Kongr. Kinderfürs. Rom 1937.

REUSS u. HASSMANN: Darmbakterienvariabilität und ihre ätiologische Bedeutung für enterale Störungen im Säuglings- und späteren Kindesalter. Wien. klin. Wschr. **1936 I**, 769, 811.

RHENTER et DARDAILLON: Meningite e colibacilli chez un nouveanne. Bull. Soc. Obstétr. Paris **22**, 426 (1933).

RIETSCHEL: Zur Pathogenese und Therapie der Sprue, insbesondere der Sprue der Kinder. Dtsch. med. Wschr. **1938 I**, 73.

RIMPAU: Epidemien von Brechruhr und gastroenteritische Erkrankungen unbekannter Ätiologie. Arch. f. Hyg. **115**, 272 (1936).

ROETHLER: Über das Verhalten der Amine bei Dyspepsien und Intoxikation. Jb. Kinderheilk. **120**, 162 (1928).
ROMINGER: Die Ernährungsstörungen des Säuglings. PFAUNDLER-SCHLOSSMANNS Handbuch der Kinderheilkunde, Bd. III, S. 100. 1931.
— u. MAYER: Klinisch-experimentelle Untersuchungen über Aminbildung im Säuglingsdarm. Mschr. Kinderheilk. **29**, 569 (1925).
RÖSSLE: Klin. Wschr. **1933 I**, 574.
ROSENOW: Zit. bei NOEGGERATH u. NITSCHKE: Handbuch der Kinderheilkunde, Bd. IV, S. 156, 1931.
ROSKE: Über Bedingungen der Aminbildung durch Bacterium coli. Jb. Kinderheilk. **120**, 186 (1928).
RUSSO: Eine enterocolitische Hausepidemie mit verschiedenen „spezifischen Erregern". Münch. med. Wschr. **1938 I**, 747.
SARTORIUS: Zur Ruhrdiagnostik. Zbl. Bakter. I Orig. **111**, 266 (1929).
— Klinik und Ruhrforschung. Med. Klin. **1932 I**, 777.
SAUER: Enteritis: Its control and prevention bey the Dick diet kitchen and mercery technic. Amer. J. Diss. Childr. **50**, 159 (1935).
SCHEER: Über die keimabtötende Wirkung des Magensaftes auf die Bazillen der Typhus-Coli- und Ruhrgruppe. Arch. f. Hyg. **88**, 130 (1919).
— Bakteriologisch-serologische Untersuchungen zur endogenen Infektion des Dünndarms. Z. Kinderheilk. **32**, 241 (1920).
— Die Colivaccinetherapie der toxischen Säuglingsdyspepsien. Jb. Kinderheilk. **130**, 45 (1930).
SCHLACK: Zit. bei NOEGGERATH und NITSCHKE. PFAUNDLER-SCHLOSSMANNS Handbuch der Kinderheilkunde, Bd. IV, S. 152. 1931.
SCHREIBER: Apfeldiät und Darmflora. Med. Klin. **1931 II**, 1446.
SCHUBERT u. DAVID: Paracoli als Nahrungsmittelvergifter. Med. Klin. **1935 II**, 979.
SCHWARTZER: Die Beeinflussung der experimentellen Colitoxinvergiftung durch C-Vitamin und Nebennierenrindenhormon. Mschr. Kinderheilk. **72**, 208 (1938).
SEYFFARTH: Über Colibefunde im Magen und Stuhl frühgeborener Kinder. Mschr. Kinderheilk. **52**, 73 (1932).
SHANKS: Congenital abnormalities of the colon. Brit. J. Radiol. **10**, 261 (1937).
SHITATE: Studies on the bacteriophage of bacillus-coli. I. Orient. J. Diss. Infants **9**, 1 (1931). — Zbl. Kinderheilk. **25**, 631 (1931).
— II. Orient. J. Diss. Infants **9**, 37 (1931); **10**, 1 (1931). — Zbl. Kinderheilk. **26**, 260 (1932).
SITTLER: Die wichtigsten Bakterientypen der Darmflora beim Säugling, ihre gegenseitigen Beziehungen und ihre Abhängigkeit von äußeren Einflüssen. Würzburg: Kabitzsch 1909.
SOKGOBENSON u. JAENINA: Zur Frage der Mikroflora des Darmes bei toxischen Sommerdurchfällen der Kinder. Z. Mikrobiol. **17**, 353 (1936).
SZICKELI: Biologisches über den Erreger der Coli-Pyelo-Cystitis. Zbl. Bakter. I Orig. **92**, 527 (1924).
TEVELI: Beiträge zur Bakteriologie der Pyurie. Arch. Kinderheilk. **96**, 208 (1932).
UFFENHEIMER: Die Darmflora. PFAUNDLER-SCHLOSSMANNS Handbuch der Kinderheilkunde, Bd. III, S. 541. 1931.
VASILE: Kurze Bemerkungen über den biologischen Charakter der Colistämme der kindlichen Pyelocystitis. Arch. Kinderheilk. **97**, 238 (1932).
VOGT: Sind die Sauervollmilchen der Allgemeinheit zur Ernährung des gesunden jungen Säuglings zu empfehlen? Arch. Kinderheilk. **102** (1934).
— Ernährungsstörungen des Säuglings. Mschr. Kinderheilk. **71**, 98 (1937).
WALLGREEN: Erfahrungen über epidemischen Icterus (sog. Icterus catarrhalis). Acta paediatr. (Stockh.) **9**, 2 (1930).
WEISS: Zur Frage des Dyspepsiecoli. Mschr. Kinderheilk. **31**, 404 (1926).
WISKOTT: Verwendung von Frischapfelpulver in der Behandlung kindlicher Durchfallserkrankungen. Klin. Wschr. **1931 II**, 1252.
WOLFF: Die MOROsche Apfeldiät zur Behandlung diarrhoischer Zustände. Dtsch. med Wschr. **1930 II**, 2, 211.

I. Einleitung.

Seit der Entdeckung des Bacterium coli commune im Harn pyuriekranker Kinder durch ESCHERICH haben sich sowohl die Bakteriologen, als auch die Kliniker mit dem Vorkommen des Colibacillus bei den verschiedenartigsten Erkrankungen befaßt. Gilt er nunmehr als der Haupterreger der kindlichen Pyurie, so besteht auch kein Zweifel mehr, daß der Colibacillus, wenn er bei den mannigfachsten Erkrankungen außerhalb des Darmsystems, beispielsweise bei einer Meningitis im Liquor, bei einer Phlegmone oder Peritonitis im Eiter bzw. bei einer Lebererkrankung in der Galle gefunden wird, als pathogener Keim bezeichnet werden muß.

Im Darmtrakt werden hingegen schon in gesunden Tagen Colibacillen nachgewiesen, deren Invasion in den Körper des neugeborenen Kindes nach Untersuchungen von KLEINSCHMIDT, SITTLER sowie REICHENBACH und BLACKLOCK schon in den ersten Lebensstunden vom Mund und After her, also ab- und aufsteigend erfolgt. Diese Colibacillen unterscheiden sich zunächst in der Regel nicht von denen der darmkranken Kinder, so daß die Frage, ob ein solcher bei einer Darmerkrankung gefundener Colibacillus auch als „Erreger" der Krankheit zu gelten hat, sich nicht exakt beantworten ließ. Später wirkten die Untersuchungen MOROs, daß bei gesunden Säuglingen und älteren Kindern im oberen Dünndarm in der Regel fast völlige Keimfreiheit herrscht, dagegen bei darmkranken Kindern ein „Aufwandern" der Colibacillen aus den untersten Dünndarmschlingen erfolgt und dann auch im obersten Dünndarm reichlich Colibacillen nachweisbar werden, bahnbrechend. Er bezeichnete diesen Vorgang als *endogene Infektion*, indem er annahm, daß die in normalen Zeiten nur ganz vereinzelt im Dünndarm vorkommenden Colibacillen unter geeigneten Bedingungen zu wuchern beginnen. Diesem Umstande mußte Rechnung getragen und zugegeben werden, daß der Colibacillus auch als „Erreger" einer Darmerkrankung in Frage kommen, also auch im Darm eine pathogene Wirkung entfalten kann.

Die weiteren Bestrebungen zielten nun darauf ab, die *saprophytären* Colikeime von den *krankmachenden,* also *parasitären* Colibacillen in kultureller oder serologischer Hinsicht abzutrennen. Die Vielfalt der dafür in Anspruch genommenen Untersuchungsmethoden, insbesondere der Nährböden, hat vorerst nur das eine Ergebnis zeitigen können, daß eine bald von bakteriologischer, bald von klinischer Seite vorgenommene Klassifizierung der Colikeime an der ganz besonders hochgradigen *kulturellen Vielgestaltigkeit der Colibacillen* scheitern muß, wenn sie über bestimmte Hauptmerkmale hinauszugehen versucht.

Die große Zahl kultureller und sonstiger Verschiedenheiten der Colikeime hat schon ESCHERICH dazu veranlaßt, von „persönlichen Colirassen" zu sprechen, was soviel bedeuten sollte, daß jedes Kind seine eigene, biologisch anders geartete Colirasse beherberge. Es schien ihm eine Klassifikation und Unterscheidung der saprophytären und parasitären Colistämme auf diesem Wege unmöglich. Die Richtigkeit dieser Auffassung konnte in besonders augenfälliger Weise v. PFAUNDLER erweisen, der beobachtete, daß eine von ihm als „Fadenreaktion" bezeichnete Form der Agglutination nur dann eintrete, wenn der Colistamm des Patienten mit dem Serum desselben Kranken zusammengebracht wurde. Bei Verwendung heterologer Colistämme blieb diese Reaktion regelmäßig aus.

Einer Art von Colibakterien, der Dyspepsiecoli ADAMs, muß besonders Erwähnung getan werden, da sie von bakteriologischer Seite als dem Kälberruhrbacillus ähnliche Keime angesprochen werden und von zahlreichen Kinderklinikern wegen der Konstanz der Eigenschaften als hauptsächlich vorkommende Erreger schwerer Darmerkrankungen im Säuglingsalter gelten. Aber auch die Eigenschaften dieser Dyspepsiecoli scheinen nicht immer so konstant zu sein, wie allgemein angenommen wird, worauf als erster WEISE und später auch HASSMANN und KAEHLER hinwiesen.

Hat die kulturelle und serologische *Typenbestimmung* der Bakterien gerade bei der Klärung der Ätiologie der enteralen Störungen im Säuglings- und späteren Kindesalter viel geleistet — konnten doch eine Anzahl uncharakteristischer Darmerkrankungen in diesen Altersstufen mit Hilfe der bakteriologischen Untersuchungen als Typhus, Paratyphus, Dysenterie bzw. Paradysenterie geklärt werden —, so läßt gerade die Typenbestimmung bei einer großen Zahl von Bakterienstämmen, die bei ähnlichen Erkrankungen oft erst bei Reihenuntersuchungen gefunden werden, im Stich. Bei diesen letzteren Erkrankungsformen bildet allem Anschein nach die *Variabilität* der Colibacillen eine der letzten ätiologischen Faktoren.

Es sei von vornherein festgestellt, daß bereits ESCHERICH die vom Normaltypus abweichenden Colistämme, die wir heute als *Paracoli* bezeichnen, kannte, und wegen des blauen Wachstums der Kolonien auf der Nährplatte von CONRADI-DRIGALSKI als „blaue" Colistämme bezeichnete. Er nahm bereits damals an, daß diese vom Normalcoli verschiedenen Colistämme bei enteralen Störungen eine ätiologische Bedeutung haben. Viele von ihm so benannte Colistämme wurden durch die verfeinerte kulturelle wie serologische Untersuchungsmethodik den heute schon allgemein als pathogen geltenden *Paradysenterie*stämmen zugeordnet, es gibt aber sicher noch eine große Gruppe von Paracolibacillen, die derzeit in *keine* dieser Stammformen eingereiht werden können und überdies eine ausgesprochene Variabilität in ihrem kulturellen und serologischen Verhalten aufweisen. Die Mittlerrolle der Paracolistämme in der großen Coli-Typhus-Bakteriengruppe wird von vielen Bakteriologen noch abgelehnt, doch nehmen sich gerade die Kliniker (REUSS, SCHITTENHELM, HÖRING) dieses Gedankenganges an.

Neben den Paracolibacillen und Dyspepsiecolistämmen muß aber angenommen werden, daß auch andere Keime der Bacterium coli commune-Gruppe *ohne* kulturelle Besonderheiten und serologische Differenziertheit doch auch im Darm unter geeigneten Bedingungen eine krankmachende Bedeutung haben oder annehmen können, da es kaum vorstellbar ist, daß Keime der gleichen Gruppe, die zweifellos die Erreger der verschiedensten, außerhalb des Darmes lokalisierten Erkrankungen sind, nicht im Darm selbst unter bestimmten Umständen eine krankmachende Wirkung entfalten können. Sie wird immer dann eintreten können, wenn das *Gleichgewichtsverhältnis der Symbiose zwischen Wirt und Keim* zugunsten des Keimes verschoben wird.

Alle diese Fragen bewegen vor allem den Arzt am Krankenbett, wenn bei enteralen Störungen die bakteriologischen und serologischen Untersuchungen, wofern sie sich auf die allgemein als pathogen geltenden Keime der Coli-Typhusgruppe beschränken, negativ ausfallen. Nur die Erkenntnis von *Zusammenhängen der sogenannten saprophytären und parasitären Keime sowie der symbiotischen Einwirkung von Wirt auf Keim und umgekehrt* kann Lücken unseres bisherigen Wissens ausfüllen. Darauf näher einzugehen, sei nachstehenden Ausführungen vorbehalten.

II. Bakteriologie der Colibacillen.

1. Namengebung und Einteilung nach kulturellem und serologischem Verhalten.

a) Bacterium coli commune.

Unter Bacterium coli commune versteht man den, bei jedem gesunden Menschen vorkommenden, beim Säugling schon bald nach der Geburt in den Organismus eindringenden Keim, ein im allgemeinen auffallend plumpes, 1 μ breites und 2—3 μ langes gramnegatives Stäbchen mit 4—6 peritrichen Geiseln (Klimmer). Colibakterien gedeihen am besten bei einem p_H-Wert von 6,8 bis 8,2 und bewegen sich mit Hilfe der peritrichen Geiseln mäßig rasch vorwärts. Die kulturelle Fortzüchtung des Bact. coli commune ergibt im allgemeinen eine Vergärbarkeit vieler Zuckerarten, ferner zeigt die Bebrütung in Eiweißlösung (Trypsinbouillon), daß der Colibacillus auch Eiweiß unter Fäulnis (Indolbildung) abzubauen imstande ist. Daraus geht hervor, daß er sowohl im Milieu gärungsfähiger als auch fäulnisfähiger Substanzen sehr gut gedeihen kann und sich da außerordentlich zu vermehren imstande ist. Die Züchtung auf den verschiedenen Nährböden hat aber gezeigt, daß die *Vergärbarkeit verschiedener Zuckerarten* bei den verschiedenen Colistämmen durchaus nicht regelmäßig, ja nicht einmal bei einem und demselben Colistamm gleichbleibend ist. Der Wunsch der Bakteriologen, eine scharfe Abgrenzung und damit Einteilung der großen Coligruppe zu treffen, war allgemein dadurch begründet, daß, wie in jeder anderen Bakteriengruppe auch in der Coli-Typhus-Bakteriengruppe gerade durch die *Typenbestimmung* sich große Gruppen abtrennen ließen, die sich als absolut oder relativ pathogene Erreger erwiesen. In diese Gruppen gehören der kulturell scharf umrissene *Typhus*bacillus und die bereits wieder mehrere Typen umfassende Gruppe von *Paratyphus-* und *Dysenterie*bacillen. Ein schon wesentlich umstritteneres Typengebiet bildet die Gruppe der giftarmen *Paradysenterie*stämme, deren pathogenetische Bedeutung wohl allgemein anerkannt wird, deren Bestimmung aber gewöhnlich erst dann gelingt, wenn die kulturellen Methoden im Vereine mit serologischen Anwendung finden. Ihre Bestimmung stößt wiederholt, wie auch aus der Arbeit von Haessler hervorgeht, auf Schwierigkeiten, da ihre Abgrenzung gegenüber anderen indolbildenden und beweglich werdenden Stämmen *(Paracolibacillen)* manchmal nicht gelingt. Das Problem der *Variabilität* spielt in dieser Gruppe, die bereits eine ungleich größere Vielfalt der kulturellen und serologischen Eigenschaften zeigt, schon eine bedeutsame Rolle. Es hat den Anschein, daß mit Zunahme der einer Gruppe angehörigen Typen auch die Variabilität zunimmt, was sich am besten durch obenstehende Zeichnung veranschaulichen läßt (Abb. 1).

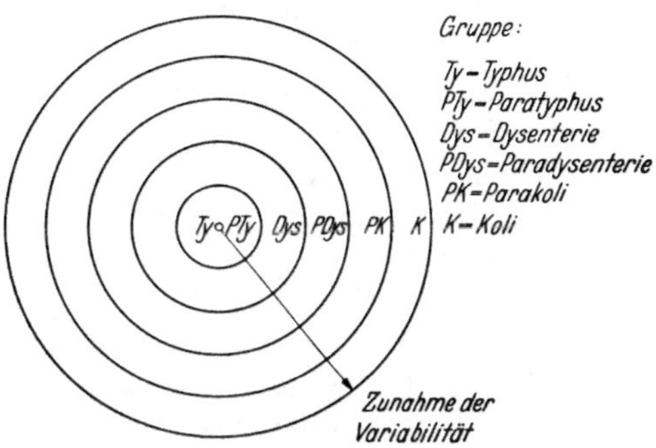

Abb. 1. Die Variabilität der Coli-Typhus-Dysenteriegruppe. Die einzelnen konzentrischen Kreise sollen die vom fixen Typhusbacillus über Paratyphus, Dysenterie, Paradysenterie. Paracoli bis zum variablen Colibacillus zugleich mit der Zahl der Typen stetig zunehmende Variabilität zum Ausdruck bringen.

b) Dyspepsiecoli.

Von Adam wurde bei schweren Darmstörungen ein Colityp gezüchtet, der von ihm Dyspepsiecoli genannt wurde und sich dadurch auszeichnet, daß er ähnlich dem Kälberruhrbacillus (Jensen) weit mehr Zuckerarten als der gewöhnliche Colibacillus zu vergären vermag. So werden von diesen Stämmen nicht nur Milchzucker, Maltose, Mannit, Saccharose und Traubenzucker vergoren, sondern mit großer Regelmäßigkeit auch Rhamnose, Dulcit, Isodulcit, Arabinose, Sorbit und Adonit. Bei kultureller Fortzüchtung dieser Stämme konnte Adam feststellen, daß der Dyspepsiecoli diese Eigenschaften konstant beibehält, weswegen ihm eine besondere pathogenetische Bedeutung beigemessen wurde. Daß es nur *eine* Dyspepsiecolirasse gibt und von dieser sogar ein eigener „Pyuriecoli" (Frank) unterschieden werden kann, wird aber von vielen Autoren abgelehnt (Szikeli, Vasile, Herbst). Kleinschmidt fand bei Darmstörungen neben dem Dyspepsiecoli Adams auch Colistämme, die Adonit nicht veränderten und auf Grund dieser Eigenschaften als mit den Kälberruhrbacillus (Typ IV) identisch anzusehen waren. Ebenso spricht Bessau bereits von „zahlreichen" Dyspepsiecoliarten, die aber auch seiner Ansicht nach immerhin ein regelmäßiges und konstantes Verhalten aufweisen und unter den verschiedenen Colirassen am meisten pathogen sind. Dagegen hat Weise und ebenso Weiss feststellen können, daß der Dyspepsiecoli doch nur eine Variante des gewöhnlichen Colibacillus ist, da die Überführung des gewöhnlichen Colibacillus in den Dyspepsiecoli durch kulturelle Methoden bzw. durch Tierpassage möglich ist. Auch Hassmann konnte zeigen, daß die Eigenschaften einzelner Dyspepsiecolistämme in der Kultur variabel sein können, die Konstanz der Eigenschaften also nicht bei allen solchen Stämmen zu finden ist. Wenn nun Kaehler jüngst behauptet, daß die Dyspepsiecolistämme „sich aber auch durchaus wie normale Colistämme verhalten können", als Dyspepsiecoli also jeder bei einer schweren Darmerkrankung des Säuglings oder auch Erwachsenen gefundene Stamm zu gelten hat, dann wäre jede weitere kulturelle Unterscheidung überflüssig. Es erscheint dann aber auch sehr fraglich, ob unter diesen Gesichtspunkten ein serologischer Nachweis des Dyspepsiecolistammes immer möglich ist. Im Einzelfall kann das, wie Kaehler gezeigt hat, wohl gelingen.

Die von Adam, Catel, Goldschmidt u. a. im Tierversuch geprüften, als Dyspepsiecoli bezeichneten Stämme haben eine ausgesprochene pathogene Wirkung gezeigt. Die Dyspepsiecoligruppe spielt daher bei der Entstehung enteraler Störungen sicher eine wesentliche Rolle. Es handelt sich aber bei der Dyspepsiecoligruppe doch wahrscheinlich nur um eine relativ beständige Dauermodifikation der großen Bacterium coli-Gruppe.

c) Paracoli.

Als Paracolibacillen bezeichnet Nissle alle Colistämme, die im Nährboden Milchzucker nicht verändern. Sie sind kulturell und auch serologisch oft sehr different, so daß eine Unterteilung dieser Stämme seiner Meinung nach wenig aussichtsreich oder zweckvoll erscheint. Wegen der Inkonstanz der kulturellen und serologischen Eigenschaften werden sie vielfach als saprophytäre Minusvarianten bezeichnet und ihre ätiologische Bedeutung von bakteriologischer Seite geleugnet. Wird diesem Gedankengang aber entgegengehalten, daß

Paracolistämme im Tierversuch sehr oft außerordentlich toxisch wirken (HASSMANN und SCHARFETTER), weiters, daß alle als pathogen anerkannten Stämme der Coli-Typhusgruppe Milchzucker nicht vergären, so ist schwer verständlich, warum gerade die Paracolibacillen nur als Saprophyten zu bezeichnen sein sollten. Zahlreiche Untersuchungen von DEAK, HASSMANN, HÖRING, HORNUNG, SCHUBERT und DAVID bestätigen die Ansicht GOTTSCHLICHs, daß gerade die Minusvarianten unter den Bakterien sehr häufig parasitäre Eigenschaften haben oder annehmen können. Gegen diese Auffassung könnte zwar angeführt werden, daß trotz des oftmals gelungenen tierexperimentellen Nachweises der toxischen Eigenschaften dieser Erreger sie auch relativ häufig bei Gesunden gefunden werden können und eine toxische Eigenschaft diesen Keimen dann fehlt. Bacillenträgertum findet man jedoch, wenn auch seltener, bei allen sonstigen als pathogen anerkannten Milchzucker nicht vergärenden Vertretern der Typhus-Dysenteriegruppe, so daß auch dieser Einwand nicht stichhaltig erscheint.

Während eine Minderzahl der Paracolistämme im kulturellen Verhalten absolut konstant bleibt, zeigen andere Paracolistämme große Neigung zum Erwerb neuer oder Aufgeben bisher bestehender Eigenschaften, also ein besonders variables oder fluktuierendes Verhalten. Ihre große Neigung, zu variieren, bildete ebenfalls einen Grund, warum man die Paracolistämme als saprophytäre Keime bezeichnete und bisher wenig beachtete.

d) Andere Varianten.

Schon aus den bisherigen Ausführungen ergibt sich, daß der Colibacillus im allgemeinen als stark fluktuierender Keim bezeichnet werden kann. Es geht dies auch noch daraus hervor, daß sich bei Coli-Plattenkulturen unter den Kolonien überdies noch Rauh- und Glattformen sowie Flach- und Rundformen finden, die sich bezüglich Kultivierung und serologischer Prüfung verschieden verhalten können. Beispielsweise agglutiniert ein aus Flachformen gewonnenes Immunserum manchmal nur einen aus Flachformen kultivierten Stamm und umgekehrt. Auch die Knopfbildung bzw. das Fehlen derselben auf 1%igem Raffinoseagar (HILGERS) dient zur Unterscheidung verschiedener Varianten. Überdies werden Colirassen nach ihrem besonderen Verhalten gegenüber Hämoglobin als hämolytische und anhämolytische Colistämme (MEYER und LÖWENBERG) unterschieden, nach ihrem Verhalten gegenüber Saccharose als Bacterium coli perfectum und imperfectum (NISSLE). Diese letztere Einteilung wird aber vielfach nicht einheitlich durchgeführt, da auch Paracolibacillen den Keimen der Bacterium coli imperfectum-Gruppe in der Bezeichnung gleichgesetzt werden (HÖRING, RUSSO). Wachsen auf den üblichen Nährböden, besonders auf der Nährplatte nach CONRADI-DRIGALSKI, die Colibakterien besonders stark und in schleimartigen Kolonien, so werden sie als *Coli mucosus*-Stämme bezeichnet; auch ihnen wurde, ähnlich wie den hämolytischen Colistämmen, eine besondere ätiologische Bedeutung beigemessen. Weit seltener findet sich noch die Bezeichnung und Trennung der Colistämme in Coli histaminogenes und tyraminogenes. Varianten von Colistämmen, die Harnstoff unter Amoniakbildung spalten, stellte MAI bei Pyurien mit alkalischem Harn fest. Nach NISSLE kommt aber allen diesen Varianten keine besondere ätiologische Bedeutung zu, eine Einteilung nach diesen Gesichtspunkten soll daher besser unterbleiben.

Eine besondere Stellung nehmen nach GOTTSCHLICH noch die Colistämme ein, die der Gruppe des *Bacterium coli mutabile* angehören. Sie wachsen auf den spezifischen Nährböden zuerst in Form einer farblosen Kolonie; die bei längerer Bebrütungsdauer sich aus dieser Kolonie bildenden Fortsätze („Knöpfe") vermögen aber bereits den Milchzucker des Nährbodens zu spalten und erscheinen dann auf der Endoagarplatte als rote, metallisch glänzende Tochterkolonien. Bemerkenswert ist das gleichbleibende Verhalten der Mutterkolonie bei der kulturellen Weiterzüchtung. Es scheint sich hier um eine für die allgemeine Pathologie der „Colikrankheiten" außerordentlich wichtige Variante zu handeln, die in Anbetracht der stets gleichmäßig wiederkehrenden Variation als „Dauervariante" bezeichnet werden könnte.

2. Technik der Züchtung und Differenzierung.

Die Züchtung der Colibakterien geschieht nach Aufschwemmung eines kleinen Stuhlteiles in steriler physiologischer Kochsalzlösung und Ausstreichen auf den spezifischen Nährböden, vor allem auf der Endoagarplatte, dem Nährboden nach CONRADI-DRIGALSKI oder besser — wegen Hemmung des da leicht überwuchernden Wachstums der Proteusbacillen — auf dem Nährboden nach GASSNER.

Der *Lackmus-Nutrose-Milchzuckeragar* nach DRIGALSKI und CONRADI wird in der Weise hergestellt, daß einerseits Fleischwasser ($1^1/_2$ kg fettfreies Fleisch auf 2 Liter Wasser) mit 20 g Pepton sicc. Witte, 20 g Nutrose und 10 g Kochsalz versetzt wird. Dieses Gemisch wird 1 Stunde gekocht, durch Leinwand filtriert und das Filtrat auf 2 Liter Gesamtmenge ergänzt. Dazu werden 60—70 g zerkleinerter Stangenagar gegeben; diese Mischung läßt man 2 Stunden quellen und kocht sie dann 3 Stunden im Dampftopf. Der fertige Nutroseagar wird nun gegen Lackmuspapier schwach alkalisch gemacht, filtriert und wieder sterilisiert.

Andererseits werden 260 ccm der fertigen Lackmuslösung 10 Min. gekocht, dazu 30 g chemisch reiner Milchzucker gegeben und nochmals 15 Min. gekocht. Die heiße Lackmusmilchzuckerlösung wird zum heißen flüssigen Nutroseagar dazugegeben, gut durchmischt und die verlorengegangene schwach alkalische Reaktion wieder hergestellt, hierauf überdies 3,8 ccm einer heißen sterilen Normalsodalösung zugesetzt. Der Schüttelschaum muß nunmehr etwas bläulich sein, worauf zur bisherigen Mischung noch 20 ccm einer frisch bereiteten Lösung von chemisch reinem Krystallviolett (0,1 g auf 100 ccm destillierten Wassers) dazu gegeben wird. Die fertige Lösung wird nochmals vorsichtig sterilisiert und abgefüllt, sowie jeweils nach Bedarf in Platten ausgegossen.

Der *Fuchsin-Milchzuckeragar nach* ENDO beruht ähnlich wie der vorhergehende darauf, daß unter Zusatz eines Indicators die Säurebildung der Bakterien aus Milchzucker untersucht und durch Farbenumschlag kenntlich gemacht wird. Zu 1000 g Fleischwasser kommen 10 g Pepton, 5 g Kochsalz und 30—40 g zerkleinerter Stangenagar. Nachdem der Agar einige Stunden zum Quellen gebracht wurde, wird er 3 Stunden im Dampftopf gekocht. Nach Neutralisation des Gemisches unter Zuhilfenahme des Lackmusindicators werden noch 7 ccm sterile Normalsodalösung dazugegeben, gekocht und filtriert.

Hierauf wird 10 g chemisch reiner Milchzucker, 5 ccm konzentrierte alkoholische filtrierte Fuchsinlösung und 25 ccm einer 10%igen frisch bereiteten Lösung von Natriumsulfit dazugegeben. Der Nährboden ist dann farblos oder leicht rosarot gefärbt.

Bei der Herstellung der *Dreifarbennährböden mit Metachromgelb und Wasserblau nach* GASSNER fügt man zu 2 Liter eines schwach alkalischen Fleischwasserpeptonagars erstens 125 ccm 2%iges Metachromgelb, das 2 Min. lang aufgekocht wurde, zweitens 175 ccm einer 1%igen Wasserblaulösung und 100 g Milchzucker dazu. Die beiden letzten Lösungen müssen aber, bevor sie zur ersten dazugegeben werden, 10 Min. lang gekocht sein. Der Nährboden ist ausgesprochen grün.

Erfolgt das Wachstum auf der Endoagarplatte und dem Nährboden nach DRIGALSKI in flächenartigen, leicht irisierenden Kolonien mit etwas gebuchtetem

Rand, die auf dem Endonährboden in roter, auf der GASSNER-Platte in tiefblauer Farbe sichtbar werden, so handelt es sich um Stämme der Bacterium coli commune-Gruppe. Nach Reinzüchtung einer einzelnen Kolonie wird der Stamm auf seine Beweglichkeit im hängenden Tropfen und mit Hilfe der „bunten Reihe" näher bestimmt.

Unter der sog. „bunten Reihe" versteht man flüssige Nährböden, die verschiedene Zuckerarten und eine Indicatorfarblösung enthalten, die dann bei Umschlag oder Gleichbleiben der Farbe anzeigt, ob der Zucker von der betreffenden Bakterienart vergoren wird oder nicht. Nach BARSIEKOW wird die erste Lösung so hergestellt, daß in 1 Liter destilliertes Wasser 10 g Nutrose und 5 g Kochsalz 2 Stunden lang im Dampftopf gekocht und filtriert wird, bis das Filtrat vollkommen klar ist. Hierauf wird es abgefüllt und 1 Stunde lang sterilisiert.

Zu 200 ccm dieser Stammlösung fügt man 15—20 ccm Lackmuslösung und 2 g Zucker, die man früher 15 Min. lang im Wasserbad gekocht hat. Nun werden die verschiedenen Zuckerarten dazugegeben, und zwar 2% Traubenzucker, Milchzucker, Maltose, Mannit und Saccharose bzw. Rhamnose, Dulcit, Sorbit, Sorbose, Adonit und andere, dann gekocht, worauf nochmals an 2 aufeinanderfolgenden Tagen je 15 Min. im Dampf sterilisiert wird.

Diese mit dem jeweiligen Zucker versehenen Nährböden werden noch dadurch ergänzt, daß eine *Trypsinbouillon nach* NEISSER zur Prüfung der Indolbildung der Bakterien herangezogen wird. In 1 Liter Bouillon mit p_H 7,2 kommt 0,2 g Trypsin und 10 g Chloroform. Diese Lösung wird unter häufigem Schütteln 24 Stunden bei 37° gehalten, nun filtriert und das Filtrat mit physiologischer Kochsalzlösung im Verhältnis von 1:10 verdünnt. Diese werden wieder an zwei aufeinanderfolgenden Tagen vor Gebrauch nochmals sterilisiert. Ähnlich wird auch die *Milch* als Nährboden zur Prüfung der Gerinnungsfähigkeit durch Bakterien verwendet. Die Milch wird $^1/_2$ Stunde im Dampftopf gekocht, 1—2 Tage stehen gelassen und abgerahmt. Nach nochmaliger Sterilisation an 2 aufeinanderfolgenden Tagen ist sie der gebrauchsfertige Nährboden.

Da zeigt sich nun, daß in der Regel alle gewöhnlichen Zuckerarten unter Säurebildung verändert werden, aus Trypsinbouillon über Tryptophan Indol gebildet wird und Milch unter der Einwirkung der gewöhnlichen Colibacillen gerinnt. Werden neben den Zuckerarten der üblichen „bunten Reihe" noch die verschiedensten anderen Zuckerarten vergoren, so handelt es sich um Dyspepsiecolistämme nach ADAM. Diese können überdies auch zum Teil serologisch differenziert werden, in dem sie von einem spezifischen Dyspepsiecoliserum agglutiniert werden, während ein anderes Coliserum keine Agglutination oder nur geringe Paragglutination aufweist (ADAM, KAEHLER).

Wird dagegen der Milchzucker des Nährbodens von der Keimaussaat oder auch nur einem Teil derselben nicht verändert, wächst also die Kolonie in der Farbe des Nährbodens oder auf dem GASSNER-Nährboden gelbgrün, so muß eine genaue weitere Differenzierung nach kulturellen und serologischen Methoden durchgeführt werden. Nach Reinzüchtung einer einzelnen Kolonie wird der Stamm auf Beweglichkeit untersucht, in der „bunten Reihe" und überdies serologisch mit Hilfe der verschiedenen Testseren bestimmt. Zeigt nun das serologische Testverfahren, wie das manchmal der Fall ist, neben der Hauptagglutination durch ein spezifisches Serum noch höhergradige Paragglutinationen durch andere spezifische Sera, so kann durch das Absättigungsverfahren nach CASTELLANI die Identität des Stammes gewöhnlich festgestellt werden.

Das Verfahren gründet sich auf die Tatsache, daß das Serum eines infolge Infektion durch nur eine einzige Bacillenart erkrankten Individuums seine Wirksamkeit allen Arten gegenüber verliert, die es mit beeinflußt hat (Mitagglutination), wenn es mit dem homologen Stamm erschöpft wird. Wird das

Serum dagegen mit der nur mitagglutinierenden heterologen Bakterienart zusammengebracht, so verliert es sein Agglutinationsvermögen nur für diese, nicht aber für die homologe Bakterienart.

Kann auch auf diesem Wege eine Abgrenzung gegenüber den bisher als pathogen bekannten Keimen nicht vorgenommen werden, dann besteht die Berechtigung, den gefundenen Stamm der Paracoligruppe zuzuordnen, wofern er sich kulturell wie ein Colistamm verhält. Die Paracolistämme lassen sich dann ähnlich wie die Colistämme auch von spezifischen Paracolitestsera, die im Tierversuch selbst hergestellt werden können, bis zu hohem Titer agglutinieren (Hassmann). Es kann bei ihnen also ebenfalls eine serologische Bestimmung durchgeführt werden. Es findet sich aber auch bei dieser Bestimmung sehr häufig, daß ein Paracolistamm nur von dem durch den gleichen Stamm erzeugten Testserum bis zur höchsten Verdünnungsreihe, von anderen Paracoliimmunseris aber nur bis zu einem wesentlich geringeren Titer oder gar nicht agglutiniert wird. (Eigene Untersuchungen.)

3. Variabilität.

Solange die Bacterium coli-Gruppe kulturell bekannt ist, ist auch die Selbstbildung von Varianten, auch Minusvarianten bekannt; diese Erscheinungen sind nicht etwa Zeichen einer Degeneration, sondern stellen nur die besondere Anpassungsfähigkeit einer phylogenetisch sehr alten Keimgruppe an seine jeweilige Umgebung dar. Gottschlich geht noch weiter, wenn er sagt: „Wir müssen die pathogenen Formen phylogenetisch als Abkömmlinge verwandter saprophytischer Lebewesen ansehen und in Erweiterung dieser Auffassung überhaupt die Spezifität nicht als etwas schlechthin Gegebenes und Umwandelbares, sondern als Produkt der Variabilität auffassen.“ Ähnliche Gedankengänge ergeben sich aus einer Mitteilung v. Pfaundler im Jahre 1899, der als erster auf das Phänomen der Gruppenagglutination in der Coli-Typhusgruppe hinwies. Damit soll selbstverständlich nicht behauptet werden, daß die kulturelle und serologische Abgrenzung verschiedener Typen in der Bakteriologie zwecklos sei, ebenso muß es aber Gefahren in sich bergen, die Zusammenhänge zwischen den einzelnen Typen außer acht zu lassen und alle Krankheitsvorgänge nur vom typenbestimmten Mikroorganismus aus zu betrachten. Aus diesem Grunde erscheint es zweckmäßig, auf das Symptom der Variabilität gerade in der Coligruppe ausführlich hinzuweisen.

Gottschlich unterscheidet nun Variationen, welche unter äußerer Einwirkung eintreten und solche durch innere Ursachen. Den ersteren entsprechen die *gewöhnlichen* und *Dauermodifikationen,* durch innere Ursachen kommt es aber zur echten *Mutation,* die man auch Allogonie zu nennen pflegt.

Naegeli spricht von Mutation dann, wenn auf Grund verschiedener Entwicklungspotenzen plötzlich und sprunghaft von innen heraus etwas Neues entsteht, mögen dabei auch äußere Momente diese sprunghafte Entwicklung fördern oder auslösen. Ob es solche echte Mutationen unter den Bakterien gibt, ist nach Naegeli schwer, ja unmöglich zu entscheiden, da den Bakterien die Eigentümlichkeit, sich sexuell zu vermehren, fehle und die Vererbbarkeit zum Wesen des Mutationsbegriffes gehöre. Was an Variabilitäten in der Bakterienwelt zu sehen ist, gehört wohl meist in das Gebiet der *Modifikationen,* die Naegeli als „durch die Außenwelt geschaffene reversible Veränderungen“ definiert.

Scheinen die einmal eingetretenen Veränderungen der Modifikationen inversibel zu sein, dann handelt es sich um sogenannte „Langdauermodifikationen". Diese Bezeichnung scheint deswegen von großer Bedeutung, weil sich schon in ihr die Möglichkeit ausdrückt, daß eine solche Langdauermodifikation sich in ihren biologischen Eigenschaften doch ändern kann, die Konstanz der Mutation also fehlt.

In erster Linie sind es äußere chemische Einwirkungen, die ursächlich für die Entstehung von Varianten oder Modifikationen in Betracht kommen; so kann unter dem Einfluß von Zuckerarten, also gärfähigen Substanzen, wie NEISSER zeigen konnte, experimentell z. B. die Variante des Bacterium coli mutabile im Sinne der Knopfbildung mit nun veränderten Eigenschaften entstehen. Von BURK und SAUERBECK wurden ähnliche Varianten auch direkt aus dem Stuhl von Darmkranken gezüchtet, ein Beweis, daß solche Varianten auch intra vitam entstehen können.

GREIFF und STEIN züchteten aus dem Katheterharn pyuriekranker Kinder, sowie aus dem Stuhl eines dyspeptischen Säuglings mehrere Bakterienstämme, die kulturell den Charakter von Paratyphusbacillen hatten, von den spezifischen Seris aber nicht agglutiniert wurden, während das Patientenserum die Stämme hoch agglutinierte. Nach Bebrütung der Stämme in Organpepbouillon zeigte die Mehrzahl nach 50 Tagen den teilweisen Übergang in gewöhnliche Colibacillen, zum Teil wurden sie nun als Enteritis GÄRTNER-Bacillen bestimmt. Das Lactosespaltungsvermögen konnte überdies durch wiederholtes Überimpfen auf Lactoseagar ständig erhöht werden.

BECK gelang es ebenfalls aus dem Harn eines Kindes eine Bacillenart zu züchten, die sowohl kulturell als auch serologisch als Paratyphus A-Stamm anzusprechen war. Bei Nährbodenpassage (am besten bewährte sich Überimpfung in Milch) mußte aber festgestellt werden, daß es sich um eine Colivariante handelte. Sobald der als Paracoli zu bezeichnende Stamm in Galle überimpft wurde, agglutinierte er wieder in Paratyphus A-Serum, während ihm diese Eigenschaft vor der Überimpfung in Galle nicht zu eigen war. Ganz ähnliche Ergebnisse erzielte HASSMANN bei Überimpfung von typischen Paracolistämmen in Rindergalle. Während sie vorher weder von Typhus- noch von Paratyphusserum agglutiniert wurden, eine solche agglutinierende Fähigkeit nur beim Patientenserum festgestellt werden konnte, trat nach der Überimpfung in Galle nunmehr eine typische Agglutination in einem Falle durch ein Paratyphus B-Serum, im zweiten Falle durch ein Typhusserum ein, während das Patientenserum nur wesentlich geringere Paragglutinationen ergab. Es war also in diesen Fällen zu einer Variation des serologischen Verhaltens gekommen. Auch HÄSSLER schildert eine außerordentlich wichtige Variation von Paradysenterie zu Paracoli: Er beschreibt Erreger, die sich in der bunten Reihe wie Ruhrbacillen verhielten, auf 1%igem Raffinoseagar aber keine Knopfbildung zeigten und sich dann bei positiver Rhamnosereaktion als bewegliche, nicht der Ruhrgruppe zugehörige Bacillen erwiesen. Die Beweglichkeit trat auch erst im Laufe der Überimpfung ein. Die Kulturen ergaben von vornherein fast regelmäßig auch positive Indolreaktion, während die Milchgerinnung teils positiv, teils negativ ausfiel. Gerade diese letzteren Untersuchungen zeigen, daß es nicht nur Beziehungen der Coli- bzw. Paracoligruppe zu Typhus- und Paratyphusstämmen gibt, die sich durch kulturelle und serologische Eigenschaftsveränderungen identifizieren lassen, sondern auch zur Paradysenteriebacillengruppe.

Die Möglichkeit, daß in der Kultur, die aus einer einzelnen Kolonie gezüchtet wurde, bei Fortimpfung ein Überwuchern schon vorher vorhandener, aber bisher nicht in Erscheinung getretener Keime handelt, ist unwahrscheinlich, da eine einzelne Kolonie in der Regel aus einem einzelnen Keim entsteht; überdies ist die Variabilität einzelner isolierter Bakterien ebenfalls schon länger bekannt. Einen weiteren Nachweis in dieser Richtung konnten Hassmann und Scharfetter bei Versuchen mit keimfreien Filtraten am überlebenden Kaninchendarm erbringen. Sie prüften zuerst das Filtrat eines Colistammes, der in der Kultur aus einem Paracolistamm hervorgegangen war, am überlebenden Kaninchendarm durch Registrierung der Darmbewegung auf einer Schreibtrommel und stellten eine ausgesprochene toxische Wirkung fest. Nach Auswaschen des Darmes bis zur normalen Schreibfähigkeit wurde nun das Filtrat des ursprünglichen Paracolistammes geprüft und dabei neuerdings die vollkommen gleiche Reaktionsgröße und -art (Reizung des Darmes) festgestellt. Aus der vollkommen gleichen Wirkungsweise beider Filtrate konnte erschlossen werden, daß es sich beim Übergang von Paracoli in Coli nicht um das Wuchern eines bisher saprophytären im Wachstum unterdrückten Colistammes handelte, sondern um eine echte Variation von Paracoli in Coli, da im anderen Falle das Filtrat des saprophytären Colistammes auch bei Berücksichtigung des P_H-Unterschiedes eine Wirkung hätte vermissen lassen.

Ähnlich wie Hassmann, Deak und Herzmann der experimentelle Nachweis von Varietäten typischer Colistämme und atypischer Paracolirassen gelungen war, konnten sie auch bei unmittelbar post mortem durchgeführten Darminhaltsuntersuchungen solche Variabilitätsvorgänge nachweisen, indem sie zwischen und neben beiden früher genannten Gruppen stehende Übergangsformen fanden, die den Variationskreislauf in dieser Gruppe zu schließen imstande schienen. Auch Marx fand solche Übergangsformen, die sich dadurch zu erkennen gaben, daß sie auf dem Nährboden den Milchzucker zuerst nur in geringem Maße vergoren, um ihn schließlich bei Fortzüchtung entweder vollkommen zu vergären oder unverändert zu lassen (siehe auch Greiff). Die Tatsache, daß es möglich war, solche Übergangsformen bereits bei der ersten Kultur festzustellen, spricht ebenfalls in dem Sinn, daß es sich bei den Paracolibacillen zum Teil um regelrechte Variationen handelt.

Kunitake untersuchte eine größere Anzahl von Colistämmen in gewöhnlicher, aerober und anaerober Kultur, um die Einwirkung des Sauerstoffes auf die Variabilität der Stämme zu untersuchen. Er fand nun, daß der Einfluß des Sauerstoffes auf die Variabilität sehr bedeutend war, da die Variationen biologischer und serologischer Art bei reichlicher Sauerstoffzufuhr auffällig zunahmen, während ihm bei anaerober Kultur die Zahl der Variationen geringer erschien. Er zog daraus den Schluß — zumal die verschiedenen Variationen biologischer und serologischer Eigenschaften durchaus nicht immer gleichzeitig auftraten —, daß es unlogisch wäre, so veränderliche Bakterien wie die der Coligruppe nach bestimmten Grundsätzen einzuteilen und sorgfältige Typenbestimmungen durchzuführen. Auch Fothergill kam auf Grund seiner Untersuchungen bei Paracolistämmen zu dem Ergebnis, daß es sich um Variationen der Coligruppe handle, deren exakte biologische Klassifizierung bisher unmöglich erscheine, zumal ihm eine Verwechslung mit Paratyphusarten leicht möglich erschien. In die gleiche Ergebnisreihe wären noch die Untersuchungen Weises bzw. WEISS' einzureihen, denen es gelang, durch kulturelle, wie Tierpassageversuche nachzuweisen, daß gewöhnliche Colistämme phänotypisch in Dyspepsiecolistämme umgezüchtet werden können.

Auf Grund der vorher angeführten Untersuchungen kann ganz allgemein festgestellt werden, daß die Variabilität der Colibakterien eine vielfach bestätigte Tatsache ist; die in der Kultur, wie in vivo nachgewiesenen Varianten lassen nicht nur Beziehungen der einzelnen Coligruppen untereinander, sondern auch solche zur Typhus-, Paratyphus-, Dysenterie- und Paradysenteriegruppe erkennen. LOTZE gelang es nun, diese von bakteriologischer wie klinischer Seite immer wieder gemachten Erfahrungen in außerordentlich überzeugender Weise zu bekräftigen. Er konnte nämlich durch Züchtungsversuche das Bacterium coli in Formen umwandeln, die phänotypisch mit Bacillen der Typhus- bzw. Paratyphusgruppe identisch waren, ebenso auch umgekehrt Typhus- und Paratyphusbacillen in Bacterium coli-Stämme überführen. Er kam ähnlich wie REUSS auf Grund seiner in vitro durchgeführten Versuche zum Schluß, daß sich solche Vorgänge auch im Darminnern abspielen können, und daß die Ursache plötzlich auftretender sporadischer Typhus- oder Paratyphuserkrankungen, aber auch von Epidemien in der *endogenen „Abartung"* von bisher saprophytären Keimen zu selbst hochgradig pathogenen Bacillen gelegen sein könne. In experimenteller Nachahmung der Bedingungen, wie sie die Theorie von der Entstehung der Epidemien durch Bodengase besagt, konnte er weitere außerordentlich interessante, bis dahin unbekannte Ergebnisse feststellen. Er konnte nämlich zeigen, daß Mäuse, deren Darmflora auf Grund bakteriologischer Untersuchungen der Exkrete keine abnormen Keime ergab, dadurch, daß sie ammoniakalischen Exhalationen ausgesetzt wurden, an einer hämorrhagischen Enteritis erkrankten und daran zugrunde gingen, wobei in ihren Stühlen nunmehr stark pathogene Keime auftraten. Damit gelang es ihm, durch exakte experimentelle Untersuchungen beim lebenden Tier endogen abgeartete pathogene Minusvarianten zu erzeugen. In diesem Zusammenhang müssen auch die Untersuchungen HÖRINGS und RUSSOS erwähnt werden. HÖRING vertritt in seinem Buch über „Klinische Infektionslehre" die Auffassung, daß die Variabilität der Colibacillen eine sehr große ist und auch im Darminnern vorkommen kann, mißt diesen Vorgängen jedoch nur eine sekundäre, nebensächliche Bedeutung bei. Unter den Krankheitserregern glaubt er den Paracolibacillen wohl eine fakultativ-pathogenetische Rolle im biologischen Krankheitsgeschehen geben zu können, während er die Colibacillen als rein saprophytäre Keime ansieht. Allerdings läßt er die Frage offen, ob ein im Darm durch Veränderung des Darmchymus oder bakterienregulierender Kräfte sekundär variierter Keim im Laufe des Krankheitsgeschehens nicht doch noch eine pathogenetische Bedeutung bekommen kann.

RUSSO konnte an der Münchener medizinischen Klinik zusammen mit HÖRING eine enterocolitische Abteilungsepidemie im Zeitraum von 11 Tagen wiederholt bakteriologisch und serologisch verfolgen. Es konnte dabei mit Sicherheit ein Nahrungsmittel als Infektionsquelle nicht angeschuldigt werden, obwohl einige Patienten Milch bekommen hatten, welche als Infektionsquelle hätte in Betracht kommen können. Bei allen fanden sich im Stuhle Paracolibacillen, daneben aber auch E-Ruhrbacillen oder Proteusbacillen. Bei einem Kranken, der im Stuhl mit Hilfe kultureller und serologischer Methoden festgestellte Paracolistämme aufwies, wurden zu gleicher Zeit im Blut Paratyphus-BRESLAU-Bacillen gefunden. Überdies wiesen mehrere Patienten auch Paragglutinine für Proteusbacillen sowie für Paratyphus-BRESLAU-Bacillen bis zum Tier von 1 : 400 auf. Die Wiedergabe dieser außerordentlich interessanten Mitteilung erfolgt deswegen ausführlicher, weil die Entstehung der Epidemie doch nur im Sinne einer endogenen Variabilitätsstörung von Keimen befriedigend erklärt werden kann. Es ist nicht anzunehmen, daß eine Infektion mit drei verschiedenen Bakterientypen zu gleicher Zeit erfolgt ist. Vielmehr dürfte es unter dem Einfluß einer besonderen Disposition zu einer mehrfachen Varietätenbildung von einer Bakteriengruppe aus gekommen sein. Ob dieser primäre Keim nun ein Colibacillus war, der, wie RUSSO annimmt, unter dem Einfluß chemisch zersetzter Milch im Sinne einer endogenen Variation einerseits regelmäßig zum Paracolibacillus, andererseits vereinzelt auch zu E-Ruhrbacillen und sogar zu einem Paratyphus-BRESLAU-Bacillus geworden ist, kann nicht entschieden werden. Daß aber auch RUSSO den Standpunkt vertritt, diese sekundären Vorgänge seien belanglos, ist nicht verständlich, denn es kann doch sicher auch der sekundär „abgeartete" Keim als ätiologischer Faktor im Rahmen der sonstigen Krankheitsbedingungen mitwirken. Auf eine andere Möglichkeit der von den ersten Krankheitsfällen ausgehenden Infektion muß aber noch hingewiesen werden, zumal die Erkrankungen nicht explosionsartig an einem Tag auftraten. Es bestünde nämlich die Möglichkeit, daß die bei den Ersterkrankten sekundär abgearteten, pathogen gewordenen Keime auf andere, bisher nicht Infizierte übertragen wurden und dort nunmehr eine exogen bedingte enterale Erkrankung auslösten.

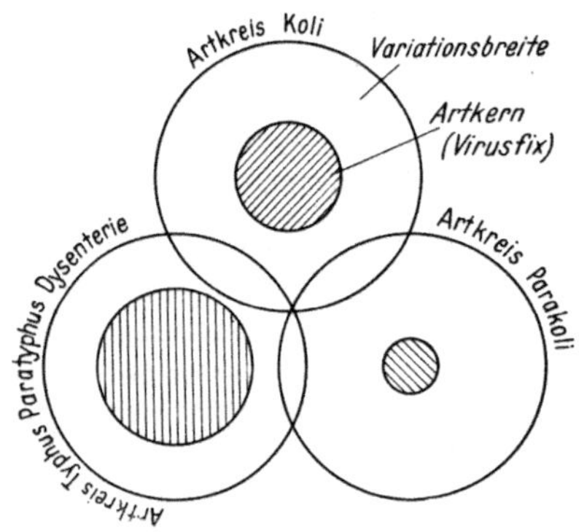

Abb. 2. Die 3 Kreise entsprechen dem Artkreis der Typhus-, Paratyphus-, Dysenterie-, der Coli- und Paracoligruppe. Der schraffierte Innenkern entspricht den fixen, nicht variablen Typen. Er ist bei der erstgenannten Gruppe am größten, bei der Paracoligruppe am kleinsten; die Coligruppe steht in der Mitte. Der weiße Anteil der Kreise entspricht der Variationsbreite, welche das umgekehrte Verhalten zeigt wie die Artkerne. Das Überschneiden der Artkreise veranschaulicht den durch Variation zustande kommenden Übergang von Vertretern eines Artkreises in solche eines anderen.

Das Wesentliche dieser Untersuchungen liegt vor allem darin, daß RUSSO Beziehungen der Paracolistämme zu den E-Ruhrbacillen und den Paratyphus-BRESLAU-Bacillen annehmen zu können glaubt. Diese Meinung ist dadurch gerechtfertigt, daß auch SARTORIUS bei einer Ruhrepidemie einen E-Ruhrstamm isoliert hat, der in der Folgezeit coliartige Varianten bildete. Im Hinblick darauf meint SARTORIUS und ähnlich auch HODER, daß aller Wahrscheinlichkeit nach als Ruhrerreger auch abgestufte Varianten des E-Ruhrbacillentypes bis zur Bacterium coli-Gruppe hin in Betracht gezogen werden müssen, und daß deshalb in vielen Fällen nichts anderes gefunden werden könne, als sogenannte „wild gewordene Colistämme". Für die Entstehung solcher Keime scheint auch ihm eine endogene Veränderung der Darmflora durch plötzliche Änderung des Nahrungschemismus die Hauptbedingung zu sein.

Damit ist aber auch die Lösung der Frage gegeben, ob endogen eine Umwandlung pathogener oder erst sekundär pathogen gewordener Keime in apathogen scheinende Keime möglich ist. HASSMANN und SCHARFETTER ist es bereits gelungen, bei Prüfung keimfreier Filtrate von Paracoli- und Colistämmen, die nebeneinander im Stuhl kultiviert wurden, den Nachweis zu führen, daß beide Stämme am überlebenden Kaninchendarm in vollkommen gleicher Weise toxisch wirken können. Damals wurde von ihnen bereits die Vermutung ausgesprochen, daß die Colistämme während der Darmpassage aus Paracolistämmen entstanden seien. Die Ansicht wird noch dadurch unterstützt, daß es ihnen, ähnlich wie MARX und MEVES gelungen war, Übergangsformen zwischen Coli- und Paracolistämmen im Dünndarm verstorbener Kinder nachzuweisen. Die Variabilität von Darmkeimen im Darminnern ist daher nicht höchstunwahrscheinlich, wie GINS meint, sondern auf Grund der angeführten Tatsachen sogar außerordentlich wahrscheinlich; freilich liegen die Verhältnisse dabei sehr kompliziert. Sie können, soweit es die Beziehungen der Bakterienartkreise zueinander betrifft, vielleicht am einfachsten in folgender Skizze (Abb. 2) dargestellt werden.

4. Wirkung der verschiedenen Colivarianten.

a) Epidemiologische Verhältnisse.

Die Verbreitung der verschiedenen Varianten der Coligruppe ist in Anbetracht der phylogenetisch wohl ältesten Symbiose zwischen Mensch und Keim eine allgemeine. Der Schwierigkeit in der Beurteilung, welcher oder welchen Varianten eine größere Bedeutung in der Ätiologie der verschiedenen enteralen und sonstigen Erkrankungen zu geben ist, kann am ehesten noch dadurch begegnet werden, daß man das Verhältnis der einzelnen Varianten zueinander beim bakteriologischen Nachweis und den einzelnen Störungen bestimmt.

Bei darmgesunden Säuglingen an der Klinik fand HASSMANN ein ausgesprochenes Überwiegen der milchzuckerspaltenden gewöhnlichen Colistämme gegenüber den atypischen, milchzuckernichtspaltenden Paracolibacillen, wobei sich eine Verhältniszahl der beiden großen Variantengruppen zueinander von etwa 4 : 1 ergab. Bei leichten Darmstörungen war das Verhältnis bereits zugunsten der Paracolistämme verschoben, die Zahl betrug 3 : 2 und noch deutlicher zeigte sich diese Verschiebung zugunsten der Paracolistämme in der Verhältniszahl von 1 : 6 bei den schweren enteralen Störungen. Daraus allein schon konnte angenommen werden, daß den Paracolistämmen die wichtigere ätiologische Bedeutung bei enteralen Erkrankungen im Säuglingsalter zukam. Wenn nun KUNITAKE ganz unabhängig zu ähnlichen Zahlen kommt und angibt, daß im normalen Stuhl das Verhältnis der beiden Varianten zueinander 3 : 1, im experimentell diarrhoischen Stuhl 1,5 : 1 und schließlich beim pathologisch-diarrhoischen Stuhl 1 : 3 beträgt, so lassen diese Zahlen insofern noch einen weitgehenderen Schluß zu; es zeigte sich die Möglichkeit, durch Ricinusöl ohne exogene bakterielle Infektion ebenfalls bereits das Verhältnis der einzelnen Varianten zueinander zu verändern, also allein durch chemische Maßnahmen experimentell eine endogene Störung des Gleichgewichtes der Keimvarianten zu erzeugen.

Auf die große Bedeutung der Paracolibacillen in der Ätiologie enteraler Störungen im Kindesalter hingewiesen zu haben, ist ein Verdienst von REUSS, DEAK HASSMANN und HERZMANN. Ergab sie sich schon aus den früher erwähnten Untersuchungen, so konnte ihre Bedeutung auch durch Tierversuche bestätigt werden. Die Untersuchungen fanden noch eine Bestätigung darin, daß Paracolibacillen z. B. von FALKOVIC und ROSEN bei einer Epidemie festgestellt wurden, bei der sie neben einigen typischen Ruhrstämmen weitaus häufiger atypische Paracolistämme mit Indolbildung und Mannitvergärung kultivieren konnten. Auch FOTHERGILL bestätigte, wenn auch nicht in dem gleichen Umfange die ätiologische Bedeutung der Paracolistämme. HORNUNG fand als Ursache einer Epidemie, die er, da durch Trinkwasser hervorgerufen, „Wasserkrankheit" nannte, ein Überwiegen der Paracolibacillen in den Stühlen der mit Durchfall Erkrankten, wobei sich die Pathogenität der Paracolistämme durch Fütterungsversuche bei Mäusen erweisen ließ. Die Reihe der Untersucher, die bei Epidemien oder Einzelerkrankungen Paracoli fanden, ihre ätiologische Bedeutung annahmen und erwiesen, ließe sich noch weitgehend vergrößern (GRIMSTEDT, NEUSTADTL und STEINER, PRELL, HODER und SUZUKI). Wenn nun weiter die Untersuchungen von SCHUBERT und DAVID oder die von RUSSO gemeinsam mit HÖRING beschriebenen Beobachtungen der Durchfallsstörungen in Betracht gezogen werden, so ist an der großen pathogenetischen Bedeutung der als „Minusvarianten" beschriebenen Paracolistämme wohl nicht mehr zu zweifeln.

In einem scheinbaren Gegensatz zur Schlußfolgerung aus den früher genannten Untersuchungsergebnissen steht die Meinung ADAMs, daß nur der Dyspepsiecoli als „Erreger" der Säuglingsdurchfallsstörungen in Frage komme. Er konnte mit seinen Mitarbeitern im Dünndarm durchfallskranker Säuglinge fast ausschließlich nur diesen Keim finden, während Paracolibacillen nur ausnahmsweise gezüchtet werden konnten. Seiner Meinung waren auf Grund der auf epidemiologischem Gebiet gesammelten Erfahrungen auch BESSAU, CATEL und KLEINSCHMIDT beigetreten. Auch GOLDSCHMIDT bestätigt die große ätiologische Bedeutung des Dyspepsiecoli, doch wird ausdrücklich festgestellt, daß der Dyspepsiecoli nicht den einzigen Faktor in der Entstehung der Durchfallserkrankungen darstellt, sondern nur eine der auch bakteriologisch verschiedenen Bedingungen, um so mehr, als der Dyspepsiecoli im Gegensatz zu Paracolibacillen bei Pyurien, Colisepsis, Colimeningitis und unter den in der Kuhmilch enthaltenen Colistämmen fehlte.

Dadurch, daß der Dyspepsiecoli oder besser die Dyspepsiecolistämme dem Kälberruhrbacillus nahestehen bzw. mit dem Typ IV sogar identisch sind und ihre pathogene Bedeutung im Tierexperiment erwiesen ist, muß ihnen auch in der Pathogenese der Darmstörungen von Kindern, vielleicht auch von Erwachsenen (KAEHLER) eine Bedeutung zuerkannt werden. Daß ihnen aber nicht eine die sonstige Bakterienwelt beherrschende Rolle in der Ätiologie zukommen kann, wie von vielen deutschen Klinikern angenommen wird, kann schon daraus erschlossen werden, daß in fast allen anderen Ländern seine besondere Bedeutung nicht ausdrücklich hervorgehoben wird.

Über das Vorkommen der sonstigen Colivarianten bei enteralen Störungen wurde nach epidemiologischen Gesichtspunkten bisher nur wenig berichtet. SOKGOBENSON untersuchte bei 100 durchfallskranken Kindern die gefundenen Colistämme und fand bei 50% aller, gleichgültig welcher Variante sie angehörten, eine hämolytische Wirkung und bei 80% eine pathogene Wirkung im Mäuseversuch, wobei gerade die Bacterium coli commune-Gruppe die meisten Stämme mit toxischer Wirkung aufwies. BAMBERG und GRAND beschrieben eine infektiöse Darmstörung an einer Neugeborenenstation in Amerika mit einer außerordentlich hohen Sterblichkeit. Sie fanden aber weder bei Stuhluntersuchungen noch post mortem im Dünndarminhalt andere als gewöhnliche Colikeime. Weiters haben BRUGSCH und GESCHNIKOVA Anstaltsepidemien beschrieben, bei denen es trotz aller Anzeichen einer solchen unmöglich schien, Keime der allgemein als pathogen anerkannten Stämme im Stuhl nachzuweisen. BRUGSCH fand nur Keime der Coli commune-Gruppe und zahlreiche Proteusstämme und nur in einem Falle einen Paracolistamm, wobei allerdings zu bemerken ist, daß erst bei späteren Untersuchungen auf Paracoli überhaupt geachtet wurde. Es liegt in der Natur der Sache, daß epidemiologische Mitteilungen dann nur selten gemacht werden, wenn keine bisher als pathogen bekannten Keime gefunden wurden. Epidemien, bei denen keinerlei pathogene Keime, sondern nur Keime der Bacterium coli commune-Gruppe nachzuweisen sind, kommen aber allem Anschein nach ungleich häufiger vor, als Erkrankungen mit sicher oder wahrscheinlich pathogenen Keimen. Es scheint daher berechtigt, mit SARTORIUS und MORO anzunehmen, daß unter Umständen bei enteralen Störungen auch gewöhnliche Colikeime als ätiologische Faktoren in Betracht kommen können.

Die auf den ersten Blick außerordentlich scheinende Divergenz der Meinungen wird nur dann zu einer Konvergenz geführt werden können, wenn die bei den verschiedenen Erkrankungen gefundenen Keime nicht von vornherein als einzig und allein in Betracht kommende Erreger der Erkrankung angeschuldigt werden, sondern der *Einfluß der verschiedensten Umweltfaktoren und Eigenschaften des Keimträgers auf den Keim selbst* vorerst in Betracht gezogen wird. Im Einzelfall kann dann noch immer der oder jener Keim, aber im Grunde genommen nur einer von vielen Varianten, auch wirklich der — primäre oder sekundäre — Erreger der Erkrankung sein: Der primäre, wenn eine exogene Infektion mit einem konstanten Stamm erfolgt und dem betreffenden Keim von vornherein eine den Wirt schädigende Bedeutung zukommt, der sekundäre, wenn es sich um eine endogene Infektion mit einem variablen Keim handelt, der, wenn auch sekundär, so doch ätiologisch bedeutsam, die Ursache einer Erkrankung werden kann.

b) Experimentelle Untersuchungen.

Während es BESSAU bzw. seinen Schülern nicht möglich war, durch perorale Verabreichung lebender Colibacillen oder selbst durch Injektion von solchen in den Dünndarm mit Regelmäßigkeit Entzündungserscheinungen oder das Intoxikationssyndrom im Tierversuch zu erzeugen, ist es CATEL und PALLASKE regelmäßig (in 25 bei 27 Versuchen) gelungen, durch Injektion von 0,15 mg lebender Colibakterien in eine abgebundene Dünndarmschlinge schon nach 2—4 Stunden eine deutliche makroskopisch und histologisch nachweisbare Entzündung des Darmes hervorzurufen. Dabei ergab sich insoferne ein Unterschied, als nach Injektion von Dyspepsiecoli die Entzündung in einem weit höherem Maße nachzuweisen war, als nach Injektion von „Normalcoli". Immerhin war auch hier bei 50% der injizierten Stämme eine Entzündung des Darmes vorhanden. Nach Injektion lebender Enterokokken trat eine Entzündung hingegen niemals auf, ebenso auch nicht bei Abbinden der Darmschlinge allein.

Wurden die Stämme vorher abgetötet, so gingen die Tiere sowohl nach Verabreichung von Dyspepsiecoli wie normalem Coli sehr rasch zugrunde, auch traten nach Injektion von abgetöteten Enterokokken in die abgebundene

Darmschlinge in einzelnen Fällen Entzündungserscheinungen auf. Es mußten demnach durch das Abtöten der Kulturen Endotoxine frei geworden sein, die diese außerordentlich schweren lokalen und Allgemeinerscheinungen bewirkten. CATELs Versuche wurden zum Teil von DENECKE bestätigt, der aber sonst keinen wesentlichen Unterschied zwischen der Giftigkeit der Dyspepsiecoli und gewöhnlicher Colistämme feststellen konnte. Daraus könnte geschlossen werden, daß unter Umständen beiden Stammgruppen eine gleiche pathogene Bedeutung zukommen kann.

Nach REUSS, aber auch MARRIOTT ist eine Unterscheidung der Darmstörungen in enterale und parenterale im allgemeinen unmöglich, da sich in beiden Fällen bei der unmittelbar post mortem vorgenommenen Untersuchung in der Regel eine starke Bakterienbesiedelung im Dünndarm vorfindet. Die Infektion mit Colibacillen kann dabei von außen erfolgen, oder aber durch Ascension. Auch kann nach SEYFFARTH bei einer Frühgeburt, die im Magen Colikeime beherbergt, jeder dazukommende Infekt einen Durchfall zur Folge haben, also einen inaktiven Parasitismus zu einem aktiven Parasitismus (HAMBURGER) werden lassen. Aus diesem Gedankengang heraus wurden experimentelle Untersuchungen angestellt, unter welchen Bedingungen eine solche exogene oder endogene Infektion hintangehalten werden kann. In erster Linie ist die normale Acidität des Magensaftes dazu berufen, eindringende Keime unschädlich zu machen (MARRIOTT, HÖRING, HASSMANN). Eine Verringerung der Magenacidität, die durch eine „unfertige" Magenwand, z. B. bei Frühgeburten (SEYFFARTH), hohe Außentemperaturen und Fieber sowie stark gepufferte Nahrung oder verschluckten Rachen- und Speiseröhrenschleim (MARRIOTT) bedingt werden kann, setzt die Resistenz gegenüber von außen eindringenden Keimen herab. Untersuchungen von ADAM, HASSMANN u. a. haben nun ergeben, daß durch Milchsäuremilch experimentell mit den verschiedensten pathogenen Keimen beimpfte Magenchymusaufschwemmungen „sterilisiert" werden können, so daß selbst bei Bebrütung ein Keimwachstum in der Regel unterbleibt. Der Milchsäurezusatz hielt in einer Menge von 5—6‰ und entspricht etwa dem der allgemein üblichen Milchsäuremilch. Daraus erklärt sich auch die gute therapeutische und prophylaktische Wirkung derselben. MARRIOTT konnte überdies durch Verabreichung einer sauren Pufferlösung ohne Zusatz von Milch ähnliche Erfolge erzielen. BACH gelang der Nachweis, daß nicht sosehr der P_H-Wert die Ursache für die bakterienwachstumshemmende Wirkung sei, sondern in der Regel der nicht ionisierten Säuremenge die Hauptwirkung zukomme.

Andere Möglichkeiten, z. B. im Experiment eine Umstimmung der Darmflora zu erzielen, eröffneten sich KAHN bei Verfütterung von Bananenpulver an Stelle von Zucker, da sich innerhalb einer allerdings erst längeren Zeit (20 bis 35 Tagen) eine Umstimmung der gramnegativen Darmflora in eine vorwiegend grampositive erreichen ließ. Bei neuerlicher Umstellung auf gewöhnlichen Zucker kehrte die gramnegative Flora innerhalb von 2—3 Tagen wieder zurück. Diese günstige Wirkung auf die Darmflora konnte auch durch Verabreichung von Fruchtzucker erreicht werden.

Die pathogene Wirkung der Colibacillen wurde vor allem auf *toxische* Komponenten zurückgeführt. Die Ansicht, daß es sich bei den Colitoxikosen hauptsächlich um die Wirkung von Endotoxinen der dabei gefundenen Colistämme handelte, wurde zuerst von BESSAU geäußert. Ihr Nachweis wurde von BESSAU und seiner Schule, besonders aber CATEL und GOLDSCHMIDT erbracht. Nach ihren Untersuchungen fand sich das Endotoxin im keimfreien Filtrat einer toxisch wirkenden Bouillonkultur, nach CATEL auch in chemisch neutralisierten, aber bakteriell zersetzten Nahrungsgemischen. Dabei verhielt sich das Filtrat genau so wie die Ausgangskultur oder das Bakteriensediment. Infolge der Differenzierungsschwierigkeiten der Wirkung im Tierversuch glaubte GOLDSCHEIDT annehmen zu müssen, daß alle Bestandteile einer Colibouillonkultur gleich giftig seien. Im Gegensatz dazu nahm PLANTENGA auf Grund seiner Versuchsergebnisse an, daß es sich bei der Wirkung des Colitoxins um ein komplexes Gift handle; er unterschied ein beim Wachstum sich bildendes thermolabiles Gift (Agressin) von dem Endotoxin, das thermostabil war. Das Agressin sollte an sich nicht giftig sein, sondern nur auf das phagocytäre Vermögen der Leukocyten lähmend einwirken können. Seine Angaben wurden von PONDSMANN bestätigt, der neben dem angeführten Exotoxin (= Agressin) noch ein lösliches von einem unlöslichen Endotoxin unterschied.

Während diese Untersuchungen lediglich bei Dyspepsiecolistämmen oder Coli commune-Stämmen durchgeführt wurden, konnten HASSMANN und SCHARFETTER durch Untersuchungen am überlebenden Kaninchendarm feststellen, daß auch Paracolistämme eine ausgesprochene toxische Wirkung entfalten konnten, indem es bei weniger toxischen Paracolistämmen nur zu einer mehr oder minder hochgradigen Reizung, bei schwertoxischen Filtraten zu einer Lähmung des Darmes kam. Das große Abdomen bei Toxikosen könnte nach ihrer Auffassung auf eine Lähmung des Darmes durch das Endotoxin toxischer Paracoli- bzw. Colistämme zurückgeführt werden. Mit Hilfe dieser Methoden gelang es ihnen auch zu zeigen, daß mit einer Umwandlung von Paracoli in Coli in der Kultur und wahrscheinlich auch sogar im Darminnern nicht immer eine Änderung der toxischen Eigenschaften einhergehen müsse.

Die Coliendotoxinwirkung kann im Tierversuch durch *C-Vitamingaben* gehemmt werden, wie SCHWARTZER experimentell nachweisen konnte; die Wirkung war insofern nur eine begrenzte, als die mit C-Vitamin vorbehandelten Ratten dann, wenn sie nachher eine sonst sicher tödliche Dosis von Endotoxin erhielten, nur zum Teil am Leben blieben, sonst aber nur eine Verlängerung der Zeit bis zum Eintritt des Todes zeigten.

Daß Bakterien der Coli-Typhusgruppe C-Vitamin zerstören, geht aus noch nicht veröffentlichten Untersuchungen HASSMANNs hervor, doch läßt sich daraus kein Rückschluß auf den Toxiditätsgrad des jeweiligen Stammes ziehen, da z. B. bei Typhus- oder Paratyphusstämmen ein Einfluß auf das C-Vitamin oft vermißt wird, während Paracoli oder gewöhnliche Colistämme C-Vitamin viel weitgehender zerstören können. Es geht also der C-Vitaminverbrauch von Bakterien mit dem Toxizitätsgrad durchaus nicht immer parallel, doch hängt auch jener mit dem Endotoxin zusammen, da auch keimfreie Filtrate von Paracoli- und Colibouillonkulturen C-Vitamin zerstören.

Das Coliendotoxin wirkt, wie bereits mehrfach ausgeführt, ausgesprochen giftig, kommt es doch bei parenteraler oder enteraler Verabreichung zu schweren Schädigungen, ja selbst zum Tode der Versuchstiere. Das Bild der Toxikose mit „großer Atmung“, Benommenheit und Durchfällen konnte nach Versuchen von Schülern BESSAUs erst dann erzeugt werden, wenn die mit Endotoxin vergifteten Versuchstiere bereits vorher eine ausgiebige Gewichtsabnahme erfahren hatten. Auch war in diesen Fällen dann die Azidose im Blute am stärksten, während bei Exsikkation allein nur eine geringere Steigerung der Gesamtkohlensäure und Verminderung der Alkalireserve eintrat, die bei Endotoxin wesentlich stärker, aber nie so hochgradig wurde, wie wenn beide Versuchsbedingungen gleichzeitig eingehalten wurden.

RÖTHLER führte das Entstehen der Säuglingstoxikose auf eine vermehrte *Amin*bildung der verschiedenen Colistämme im Darm zurück, die er auch experimentell nachweisen konnte. Seine Versuche wurden zwar von ROMINGER und MAYER sowie von BRANDES bestätigt, doch fand sich im Blut der intoxizierten Kinder keine Aminanreicherung, ebenso auch nicht im Liquor; überdies fand sich der Histamin- und Cholinspiegel im Blute nicht irgendwie verändert. Nach ROMINGER und MAYER fand sich eine vermehrte Aminbildung im Darm nur bei künstlich ernährten Kindern, bei diesen aber auch in gesunden Tagen; sie könnte wohl indirekt durch die Colibacillenflora bedingt sein. Da BRANDES eine vermehrte Aminbildung auch im Harn pyurischer Kinder fand, ohne daß in diesen Fällen ein Intoxikationssyndrom festgestellt werden konnte, kann die vermehrte Aminbildung durch Colistämme bei Entzündungsvorgängen im Darm wohl nur als eine rein sekundäre Erscheinung aufgefaßt werden.

PAFFRATH hat den Normalgehalt des Dünndarmchymus an Cholin mit 4—6 mg-% bestimmt und gesehen, daß dieser Wert bei Dyspepsien und Intoxikationen auf das 8—20fache ansteigen kann. Biogene Amine waren im Chymus darmgesunder Säuglinge nach seinen Untersuchungen überhaupt nicht nachzuweisen, traten aber bei Dyspepsien und Intoxikationen in deutlich nachweisbaren Mengen auf. Er nahm nunmehr an, daß die Amine im Darm ähnlich dem Cholin in Anbetracht der gesteigerten Darmschleimhautpermeabilität auf die Peristaltik des Darmes lokal erregend wirken, ohne selbst eine Intoxikation bewirken zu können. DODD wies wiederum darauf hin, daß es bei der Intoxikation zu einer Vermehrung der Guanidinmengen von normalerweise 0,3 bis 0,4 mg-% auf 0,44—1,0 mg-% kam und glaubte darin die Ursache für das Entstehen der enteralen Intoxikation gefunden zu haben. Die Vermehrung des Guanidins ist aber so gering, daß sie als Entstehungsursache kaum eine enterale Toxikose auszulösen imstande ist, sondern weit eher die Bluteindickung als Ursache für den Nachweis der Vermehrung des Guanidins bezeichnet werden muß.

Die Ergebnisse der Permeabilitätsstudien am überlebenden Darm veranlaßten PAFFRATH zur Annahme, daß die Mucosa der Darmschleimhaut außerordentlich durchlässig wird. So mag es wohl auch erklärt werden können, daß der entzündete Darm für das Endotoxin der bei der Toxikose in den Dünndarm gekommenen und dort wuchernden Colibakterien leichter durchlässig und dieses nunmehr im Blut nachweisbar wird. Wenn auch CATEL in seinen Versuchen die Allgemeingültigkeit der Anschauung von der hochgradigen Permeabilitätssteigerung des entzündeten Darmes bei Nachprüfung bezweifelte, haben doch HASSMANN und DEAK im Sinne der von PAFFRATH festgestellten Tatsachen das Serum intoxizierter Säuglinge Meerschweinchen intracutan eingespritzt und in mehreren Fällen hochgradige Reaktionen gesehen. Es war naheliegend, anzunehmen, daß die Reaktionen der Haut dem Nachweis des Endotoxins gleichzusetzen waren, zumal auch Filtrate von Bouillonkulturen toxischer Coli- und Paracolistämme analoge Reaktionen ergaben.

Die Permeabilität der durch Colibakterien entzündeten Darmschleimhaut ist, wenn es einmal nicht nur zu einer Invasionsstörung, sondern zu einer echten Infektionsstörung gekommen ist, dann auch für die Colibacillen selbst erhöht, da es gar nicht so selten gelingt, bei Intoxikation Colibacillen im Blut nachzuweisen (CZERNY und MOSER, BOSSERT).

Aus den eben angeführten Gründen mußte es gelingen, die Colierkrankungen überdies durch den Nachweis der Agglutinine im Blut festzustellen. Daß dies nicht regelmäßig gelang, war vor allem dadurch begründet, daß, wie INGLESSI und BERGMANN nachweisen konnten, die Agglutininbildung des Säuglings ganz allgemein eine mangelhafte ist. Im Blute von Neugeborenen fanden sich keine Coliagglutinine, auch im Nabelschnur- und Placentablut nicht, trotzdem das mütterliche Blut oft hohen Gehalt an Agglutininen aufwies. Im allgemeinen kommt es im Serum erst nach dem 6. Monat zu einer deutlichen Agglutininbildung gegen Coli, wobei der Titer auch schwankt und erst am Ende des ersten Jahres ungefähr den des Erwachsenen erreicht. Immerhin konnte BERGMANN bei 18% aller durchfallgestörten Säuglinge nachweisen, daß sie gewöhnliche Colibacillen agglutinierten. Auch HASSMANN konnte recht oft eine Agglutininbildung im Serum von Säuglingen oder größeren Kindern für die eigenen Paracoli- oder Colistämme feststellen. Wiederholt war eine partielle Agglutination für den eigenen oder körperfremden Stamm festzustellen. Es kann aber nicht mit Sicherheit behauptet werden, daß eine solche partielle Agglutination bezüglich der Ätiologie des Keimes einen sicheren Schluß zu ziehen erlaubt. Vor allem fiel auch bei älteren Kindern auf, daß das Verhalten der Agglutinine im Serum im Verlauf von Reihenuntersuchungen bei Coli- und Paracolibacillenerkrankungen rasches Wechseln der Titer zeigte. Aus diesen Gründen erlaubt der *fehlende* Agglutininnachweis im Blutserum nicht immer mit Sicherheit eine Colierkrankung auszuschließen, wogegen der Nachweis einer *positiven* Agglutinationsprobe für den eigenen bzw. körperfremden Stamm doch mit größter Wahrscheinlichkeit eine ätiologische Bedeutung der agglutinierten Keime für die bestehende Erkrankung annehmen läßt.

Eine größere Bedeutung als allgemein angenommen wird, scheint auch den *Colibakteriophagen* zuzukommen. Ihr Nachweis gelingt anscheinend nicht immer leicht, wenn aber, dann dadurch, daß keimfreie Stuhlfiltrate hergestellt werden und das Filtrat mit den Colikolonien zusammengebracht wird. Kommt es zum Schwinden der Colikolonien, dann ist der Nachweis der Bakteriophagen geglückt. Demnach sind sie filtrable und ultravisible Keime, die sich manchmal gut kultivieren lassen. Während DEAK bei seinen auf Paracolibacillenstämme achtenden Untersuchungen der Nachweis niemals gelang, berichtete SHITATE sehr ausführlich über das Vorkommen und die Züchtung der Colibakteriophagen. Es gelang ihm, dieselben auf geeigneten Gelatinnährboden in Form von 1—2 mm im Durchmesser betragenden Kolonien dann leicht zu züchten, wenn dem Nährboden Pankreatin zugesetzt wurde. Die Wirkung der Colibakteriophagen war auf Grund seiner Untersuchungen streng spezifisch und ihre Wirkung nur bei lebenden Bacillen nachweisbar. Sie waren nur großer Wärme gegenüber empfindlich, während sie Kälte besser vertrugen, als beispielsweise Ruhrbakteriophagen; die bakteriophage Wirkung ließ sich überdies bei Berührung mit lebenden Bacillen ganz beträchtlich steigern.

Auch die Untersuchungen über das Schicksal der Colibakteriophagen im menschlichen Organismus bei parenteraler Einverleibung hatten ein recht interessantes Ergebnis. Sie traten bei intravenöser Injektion sehr rasch in fast allen Organen auf, hatten dabei keinerlei schädigende Wirkung auf den Organismus, waren aber nach kurzer Zeit wieder aus dem Körper verschwunden. Bei subcutaner Einverleibung kam nach Shitate den Colibakteriophagen jedenfalls doch eine wesentliche therapeutische Wirkung zu. Wie Lipska zeigen konnte, waren Bakteriophagen in Milchfiltraten stärker aktiv gegenüber Keimen der Coli-Typhusgruppe, als aus den Stühlen gezüchtete Bakteriophagen und Stuhlfiltrate kranker Kinder weniger wirksam, als die gesunder, welche Befunde sich mit denen Shitates nicht ganz decken.

Die Wirkung der Bakteriophagen wurde aber auch sonst noch widersprechend beurteilt. Besonders hervorzuheben wäre noch der Nachweis, daß es experimentell durch die Einwirkung von Bakteriophagen gelang, Colistämme zur Bildung von Varianten zu veranlassen (Prell). Daß ihnen manchmal eine toxische Wirkung zugeschrieben wurde, mag wohl darauf zurückzuführen sein, daß es unter ihrer Einwirkung zur Bildung pathogener Minusvarianten kam, oder aber auch darauf, daß durch die Zerstörung der Colibacillen nunmehr Endotoxin frei wurde und dieses nunmehr eine toxische Wirkung ausübte.

Aus all den angeführten Untersuchungen, die sich mit der Frage der ätiologischen Bedeutung von Colivarianten beschäftigten, geht die grundsätzlich wichtige Tatsache hervor, daß die verschiedenen Colivarianten, vor allem Keime der Paracoli- und Dyspepsiecoligruppe im Tierversuch eine ausgesprochen toxische Wirkung zeigen. Auf Grund dieser Tatsache kann mit Sicherheit angenommen werden, daß Keime der Bacterium coli-Gruppe imstande sind, im kindlichen Organismus Krankheitserscheinungen hervorzurufen. Als wichtigste Teilfaktoren der krankmachenden Wirkung wären die Toxinwirkung und die Bakteriämie zu nennen, die sekundär dann zu Stoffwechselveränderungen führen können.

5. Infektionsmodus.

Während die typischen infektiösen Darmerkrankungen (Typhus, Paratyphus, Dysenterie und Paradysenterie) im allgemeinen dadurch entstehen, daß Keime dieser Gruppe von außen her erstmalig in den Körper eindringen, im Magendarmtrakt haften und dadurch zur Erkrankung führen, ist die Beantwortung der Frage, auf welchem Wege vor einer Durchfallsstörung die Keime der Coligruppe in den normalerweise colifreien Dünndarm kommen, schwer zu beantworten. Infolge der phylogenetisch und ontogenetisch sehr alten Symbiose ist, wie noch zu besprechen sein wird, der Colibacillus bereits beim Neugeborenen bald ubiquitär; sein Eindringen in den Magendarmtrakt kann selbst unter den strengsten aseptischen Maßnahmen nicht verhindert werden.

Während diese erste Coliinvasion in den Säuglingsorganismus ohne Störung für den Säugling einhergeht, da er zu dieser Zeit fast regelmäßig an der Brust ernährt wird und binnen kurzem der Bacillus bifidus die Darmflora beherrscht, kann dann, wenn das Wachstum der Colikeime nach dem Aussetzen der Brustnahrung nicht mehr zurückgehalten wird, später unter besonderen Umständen doch eine Darmstörung entstehen. In diesem Falle handelt es sich dann immer um eine Re-Invasion, die in Anlehnung an den Invasionsmodus beim neugeborenen Kind bald exogen (descendierend), bald endogen (ascendierend) ist; die alte Streitfrage, ob eine Darmstörung im Säuglingsalter exogen (Escherich, Adam, Marfan), oder endogen (Moro, Bessau, Kleinschmidt u. a.) durch eine Re-Infektion mit Keimen der Coligruppe zustande kommt, kann wohl am besten dahin beantwortet werden, daß beide Wege möglich und wahrscheinlich sind. Der Infektionsweg kann dort festgestellt werden, wo es sich um Colikeime handelt, die von dem gewöhnlichen Bacterium coli commune abweichen, also bei dem Dyspepsiecoli ADAMs und den Milchzucker nicht spaltenden Paracolistämmen. Auch hier sind aber Grenzen dadurch gegeben, daß bei beiden Gruppen Variabilitätserscheinungen vorkommen, die gerade beim Infektionsmodus eine nicht zu unterschätzende Bedeutung gewinnen können.

a) Die exogene Infektion.

Den exakten Nachweis der ersten *exogenen* Colibacilleninvasion konnte REICHENBACH durch Untersuchungen bei Neugeborenen erbringen, die nur 30 Minuten bis 96 Stunden post partum gelebt hatten. Der Magen-Darmkanal erwies sich 2 Stunden nach der Geburt noch frei von Colibacillen; aber bereits von der 3. Lebensstunde an begann die Einwanderung von Colibacillen von Mund- bzw. Rachenraum her, ebenso auch vom After bzw. Mastdarm nach aufwärts. Während zuerst die descendierende Infektion rascher war, als die vom Mastdarm aufsteigende, waren im Magen später wohl infolge der vorhandenen Salzsäure des Magensaftes keineswegs regelmäßig Colibacillen nachzuweisen, hingegen der ganze unterste Teil des Darmtraktes nach 24 Stunden bereits von Colibakterien eingenommen. Zur Kontrolle dieser Befunde wurde eine größere Anzahl von totgeborenen Kindern bakteriologisch untersucht, bei denen die Colibesiedlung nicht über den Rachenraum bzw. After hinaus reichte. Demnach kamen trotz Nahrungskarenz Colibacillen bereits in den ersten 24 Stunden descendierend bis in den Magen und ascendierend bis in die obersten Dickdarmteile.

Diese Untersuchungen sind darum besonders wichtig, weil sie zeigen, daß ganz unabhängig von der Nahrungsaufnahme und der dadurch möglichen exogenen Infektion mit Colibacillen auch stets vom Symbionten Coli selbst aus Invasionskräfte ausgehen. So ist es wohl auch zu erklären, daß PLONSKER bei Säuglingen, welche sicher colifreie Milch bekommen hatten, im Magen wiederholt Colistämme nachweisen konnte, ohne daß dieser Befund immer die Voraussetzung für eine nachfolgende enterale Störung war. Für die Ubiquität des Colibacillus auf Säuglingsstationen spricht überdies, daß nach Untersuchungen HASSMANNs im Handwaschwasser der Säuglingsschwester regelmäßig Keime der Coligruppe nachgewiesen werden.

Während nun DEAK zeigen konnte, daß bei gesunden Säuglingen in einer Klinik, in der die Gefahr einer exogenen Infektion mit Colistämmen trotz aller Asepsis nicht gering zu schätzen ist, der Mageninhalt kulturell stets frei von Colibacillen war und nur die normalen Saprophyten, wie Milchsäurestreptokokken, Staphylococcus albus, Hefe und Sarcine enthielt, fand SEYFFARTH bei Frühgeburten vom 1. Lebenstag bis zum 2. Lebensmonat im Mageninhalt wiederholt Colibacillen, obwohl sie mit Ammenmilch gefüttert wurden. Die Frühgeburten hatten aber trotz der positiven Colibefunde im Magen, solange sie ausschließlich Ammenmilch bekamen, keineswegs Durchfallsstörungen. Immerhin erwiesen sie sich bis zum 2. oder sogar 3. Lebensmonat als durchfallsgefährdet, wenn Ammenmilch durch Kuhmilch ersetzt wurde, oder ein Infekt eine „parenterale“ Darmstörung zur Folge hatte. Nach dem 3. Lebensmonat waren die Colibacillen regelmäßig aus dem Magen wieder verschwunden und die Invasions-

bzw. Infektionsresistenz, bestehend aus der entsprechenden Säureproduktion des Magensaftes derart angestiegen, daß die Saprophyten entfernt wurden und eine Haftung der neueindringenden Colibacillen nicht erfolgen konnte. Die Frühgeburten hatten allem Anschein nach erst jetzt den Resistenzgrad eines normalen Neugeborenen erreicht, obzwar bei Ammenmilchernährung im Stuhl eine reine Bifidusflora schon in der 3.—4. Lebenswoche festzustellen war. Frühgeburten sind demnach von vornherein für exogene Coliinfektionen empfänglich und dadurch auch durchfallsanfälliger.

Bei leichten enteralen und parenteralen Darmstörungen, besonders aber bei Toxikosen, haben Deak und Hassmann fast regelmäßig Coli- bzw. Paracolistämme, Adam dagegen überwiegend Dyspepsiecoli im Mageninhalt festgestellt. Es ist wohl anzunehmen, daß die Dyspepsiecoli oder anderen Colivarianten von außen her mit der (infizierten) Nahrung, möglicherweise aber auch ohne solche in den Magen kamen und unter dem Einfluß disponierender Faktoren, vor allem eines Salzsäuremangels im Magen, nunmehr haften und zur Erkrankung führen (Adam).

Bei regelmäßigen Stuhluntersuchungen aller Kinder in einem Krankenzimmer konnten Hassmann und Herzmann den Gang einer Infektion mit Paracolistämmen von Bett zu Bett verfolgen, wobei sich das Auftreten von Paracolibacillen im Stuhl manchmal schon einen oder mehrere Tage vor der Durchfallsstörung feststellen ließ.

Es konnte sich bei dieser Epidemie allem Anschein nach nur um eine Weiterverbreitung der Erkrankungsreihe auf exogenem Infektionswege handeln. Da sich die Nahrungsgemische auch bei wiederholter Untersuchung als steril erwiesen, kam diese Form der Keimübertragung nicht in Betracht. Es ist aber sehr wohl möglich, daß ein Kind, welches mit einer Darmstörung in das bisher darmstörungsfreie Zimmer aufgenommen werden mußte und Paracolibacillen im Stuhl hatte, zur Weiterverbreitung der Keime beitrug. Wegen der Verschiedenheit der kulturellen Eigenschaften der Paracolistämme konnte der exogene Infektionsmodus durch den Erkrankungsablauf von Bett zu Bett erschlossen werden.

In besonders eindrucksvoller Weise haben Schubert und David die exogene Genese einer Paracoliepidemie aufzeigen können; nach länger dauerndem Genuß von Käse, in dem neben Colikeimen und anderen Saprophyten kulturell und serologisch ein vollkommen einheitlicher Paracolistamm nachgewiesen wurde, erkrankte immer wieder eine größere Zahl von Soldaten an zum Teil fieberhaften Durchfällen. Im Stuhl der Kranken fanden sich ebenfalls Paracolistämme, die alle gleiche kulturelle und serologische Eigenschaften aufwiesen wie der aus dem Käse kultivierte Paracolistamm.

Daß Trinkwasserverunreinigungen mit Paracolibacillen die Ursache der sogenannten „Wasserkrankheit“, einer Erkrankung mit gastrointestinalen Erscheinungen sein kann, hat Hornung nachgewiesen; ebenso haben Jakobitz und Kayser bzw. Rimpau akute gastrointestinale Massenerkrankungen bei Erwachsenen nach Genuß von Wasser oder Nahrungsmittel, in denen lediglich gewöhnliche Colibacillen nachgewiesen werden konnten, beschrieben.

An der Bedeutung der exogenen Infektion mit den verschiedenen Colivarianten, insbesondere den Paracolibacillen, für die Entstehung von Durchfallsstörungen kann daher wohl nicht gezweifelt werden.

b) Die endogene Infektion.

Die Bedeutung der endogenen Infektion für das Entstehen von Darmerkrankungen im Säuglingsalter wurde von Moro daraus abgeleitet, daß Magen und Dünndarm bei gesunden Kindern keimfrei sind, bei Darmstörungen dagegen fast regelmäßig im Dünndarm reichlich Colikeime nachweisbar werden, während der Magen zu gleicher Zeit auch bei wiederholter kultureller Untersuchung sich von Colikeimen frei erweist. Moros Untersuchungen wurden von so vielen Autoren, besonders Adam, Scheer, Deak und Blacklock bestätigt, daß an der Richtigkeit der Auffassung nicht gezweifelt werden kann. Besonders die neueren Untersuchungen von Blacklock beanspruchen ein erhöhtes Interesse, da sie sich auf Untersuchungen am lebenden Kinde, die durch Operationsbefunde ermöglicht wurden, stützen konnten. Moro gründete auf das Ergebnis seiner Untersuchungen die Lehre von der *endogenen Infektion* des Dünndarmes, indem er annahm, daß unter Einwirkung von außen kommender oder im Darminnern selbst entstehender Faktoren — die z. B. in einem chemisch oder bakteriologisch zersetzten, aber keimfreien Nahrungsgemisch bestehen könnte —, es zu einer Schädigung der das Bakterienwachstum hemmenden Kräfte (nach Moro und Bogendorffer sind es die Enterokinase bzw. die Bakteriostanine) des Dünndarmes komme und nunmehr ein Überwuchern der vereinzelt vorhandenen oder von den unteren Darmabschnitten vordringenden Colikeime eintrete. Die Folge des überwuchernden Wachstums bisher saprophytärer Keime im Dünndarm bedeutet dann aber eine Schädigung der Verdauungsvorgänge und führt regelmäßig zu einer Invasionsstörung im Sinne Bessaus, da die Colibacillen in Form eines Rasens die Darmepithelien überziehen. Die weitere Folge ist dann meist ein Zugrundegehen der Epithelien und eine Entzündung der Schleimhaut, womit dann auch der pathologisch-anatomische Begriff einer Infektionsstörung gegeben erscheint.

Da Keime der Coligruppe im Dünndarm normalerweise fehlen, ist es naturgemäß möglich, daß alle Varianten der Colistämme bei dieser Art von Infektion eine Bedeutung haben können. Wenn Adam aber glaubt, daß nur der Dyspepsiecoli die Ursache einer solchen Besiedlung des Dünndarmes werden kann, der nach seiner Auffassung typenspezifisch ist und daher nur von außen in den Körper eindringen kann, so muß dem entgegengehalten werden, daß Goldschmidt in den Nahrungsgemischen, die Säuglinge mit Durchfallsstörungen und Dyspepsiecoli im Stuhl bekamen, keine Dyspepsiecoli, sondern nur gewöhnliche Colistämme züchten konnte. Es mußte daher in diesen Fällen doch eine endogene Variationsstörung als Ursache der Dyspepsiecolibesiedlung im Dünndarm angenommen werden. Scheer erklärte auf Grund von Untersuchungen, die bei schweren Darmstörungen nicht nur Colistämme im Dünndarm, sondern auch im Magen ergaben, daß auch hier eine endogene Infektion vom Dünndarm her anzunehmen sei und die Colikeime im Magen aus dem Dünndarm stammten. Überdies fand er, daß diese aus dem Darminnern gezüchteten Colikeime ein besonders starkes Wucherungsvermögen aufwiesen. Diese Auffassung der Infektionsgenese konnte im Laufe der Zeit immer mehr an Beweiskraft gewinnen, um so mehr, als es im Selbstversuch bei Erwachsenen kaum jemals gelang, durch perorale Verabreichung von Coli oder Paracoli oder dem Endotoxin dieser Stämme eine Durchfallsstörung zu erzeugen. Die große Bedeutung der endogenen Infektion für die Entstehung enteraler Erkrankungen wird demnach häufig von Pädiatern wie Internisten in gleicher Weise anerkannt.

Die Auffassung, daß die endogene Infektion nur dadurch zustande komme daß saprophytäre Keime, wenn auch an einem Ort, an dem sie in gesunde Tagen nicht vorkommen, zu wuchern beginnen und lediglich dadurch zu eine Störung im Organismus führen, kann nicht ganz befriedigen. Geht schon au den Beobachtungen SEYFFARTHs hervor, daß ein saprophytärer Colikeim unte Hinzutreten sekundärer Noxen plötzlich parasitär werden kann, so kommt dies Erscheinung dem biologischen Phänomen der Virulenzsteigerung sehr nahe Spricht doch schon das Wuchern bisher ganz vereinzelt vorkommender Colikeim im Dünndarm mit der Möglichkeit, zu echten Infektionserregern zu werden, dafü daß Saprophyten zu Parasiten werden können. In eben diesem Sinne sind auc die Befunde zu deuten, daß in der Nahrung eines schwer durchfallkranken Kinde nur gewöhnliche Colikeime zu finden sind, während in dessen Dünndarm gan besonders gärfähige Colistämme (Dyspepsiecoli) nachgewiesen werden könne Da kann wohl nur die Erklärung befriedigen, daß die von außen eingeführte oder aber die im Darminnern endogen infizierenden Colistämme eine Variatio zu parasitären Keimen durchgemacht haben, bevor sie zur Wirkung gekomme sind. In ähnlicher Weise faßt MARX die durch den Genuß von unreifem Obs hervorgerufenen Darmstörungen als durch „wild gewordene Coli“ entstande auf. Läßt sich nun auf Grund der Beobachtungen bei den verschiedenen vo dem gewöhnlichen Bacterium coli commune nur unwesentlich abweichende Colistämme die Richtigkeit der Auffassung, daß die endogene Infektion auc mit einer Änderung der Virulenz der Keime (also einer Variation der betre fenden Keime) einhergehe, nur vermuten, so gewinnt sie durch die Unte suchungen bei Paracolistämmen, die HASSMANN durchführte, wesentlich an Wah scheinlichkeit.

HASSMANN und HERZMANN untersuchten nicht nur die Stühle, sondern auc den Dünndarminhalt an Toxikose verstorbener Säuglinge und fanden da wiede holt neben gewöhnlich scheinenden Colistämmen auch Paracolikeime, außerde vereinzelt aber auch Übergangsformen, wie sie auch bei kultureller Fortzüchtur von Paracolistämmen zu beobachten waren. Daraus konnte erschlossen werde daß wohl auch im Darminnern selbst Variationen von Coli zu Paracoli od umgekehrt vorkommen müßten, da die Übergangsformen den Kreislauf dies Variation zu schließen imstande schienen.

SCHUBERT und DAVID unterscheiden 3 Typengruppen der Coli-Paracol gruppe: Die dauernd milchzuckerspaltenden, die reversibel nicht milchzucke spaltenden und die irreversibel nichtmilchzuckerspaltenden. Gerade der zweite Gruppe dürfte eine besondere Bedeutung beizumessen sein, da besonders Kein dieser Art im Darm unter äußeren Einflüssen von saprophytären zu parasitäre Formen und umgekehrt variieren können.

Es fragt sich nun, ob diesen auch im Darm sicher vorkommenden Variatione (NISSLE) eine Bedeutung zukommt, oder ob sie nur als Ausdruck einer harmlose Anpassung der Keime an die veränderten Bedingungen aufzufassen sind, d ihm von seiten des Wirtes geboten werden. Dieser Auffassung, die HÖRI vertritt, muß entgegengehalten werden, daß solche variierte Keime im Tierversu oft außerordentlich toxisch wirken können, während anscheinend nicht variab Colistämme wiederholt eine solche Wirkung vermissen lassen. Auch komn nach NISSLE bei den Coliarten gerade dem Unvermögen der Keime, Milchzuck zu spalten, allem Anschein nach eine erhöhte pathogenetische Bedeutung z

Wenn Hornung bei der durch Paracolibacillen hervorgerufenen „Wasserkrankheit“ beschreibt, daß im Anschluß an die durch Paracolibacillen hervorgerufene Enteritis öfters Typhus- oder Paratyphuserkrankungen vorkamen, anderseits György bei typhösen oder Ruhrerkrankungen im Harn hämatogen entstandener Pyelitiden Paracoli fand, dann gewinnt die Ansicht an Wahrscheinlichkeit, daß endogen durch die anscheinend variable Receptorengemeinschaft auch zwischen den großen Keimgruppen Coli-Typhus Variationen stattfinden können, die bei der Pathogenese mancher ätiologisch unklaren Krankheiten ins Auge gefaßt werden müssen.

Gerade aus diesen letzten Befunden geht aber auch hervor, daß solchen endogen gebildeten Varianten eine außerordentliche Bedeutung zukommen muß. Das lehrt auch folgendes Einzelbeispiel: Ein 8 Monate alter Säugling zeigte mehrere Monate lang durch 1—2 Wochen bestehende Fieberattacken, die in Abständen von 1—2 Wochen immer wieder auftraten. Da sowohl anamnestisch, als auch in der Anstalt selbst die Stühle zeitweise dünn waren und der Harn einen geringen pyurischen Befund ergab, während das Kind sonst keinerlei pathologischen Befund zeigte, wurde Stuhl und Katheterharn regelmäßig untersucht. Im Stuhl fanden sich wiederholt Parathyphus-Breslau-Bacillen, im Katheterharn dagegen ein ausgesprochen indolbildender, sonst aber dem erstgenannten ähnlicher Stamm, der als Paracolistamm bezeichnet werden mußte. In der Blutkultur wurden zwar keine Keime gefunden, doch agglutinierte das kindliche Serum wohl infolge der allgemein schlechten Agglutininbildung bei einer ersten Agglutinationsprobe nach zweimonatiger Krankheitsdauer Paratyphus-Breslau 1 : 400 (1 : 800 unvollständig), Paracoli (Eigenstamm) 1 : 400, Typhus 1 : 200 und Coli 1 : 100. Bei einer zweiten und dritten Agglutination in Abständen von 2 Wochen wurde aber stets Typhus 1 : 400 agglutiniert, während auch die eigenen Paratyphus- und Paracolistämme nur in Verdünnung des Serums 1 : 100 agglutiniert wurden.

Die genaue Untersuchung dieses Falles zeigt eindringlich die große Bedeutung der endogenen Variabilität kultureller wie serologischer Receptoren, da nur unter diesen Gesichtspunkten das Krankheitsbild des Kindes eine befriedigende Erklärung finden konnte. Die primäre Paratyphus-Breslau-Erkrankung führte sekundär zu einer Paracolipyurie, wobei überdies die Agglutininbildung im Serum nicht nur quantitativ, sondern auch qualitativ schwankte.

Aus all den angeführten Tatsachen geht hervor, daß der Begriff Moros von der endogenen Infektion des Dünndarmes im Sinne der von Reuss und Hassmann angeführten Überlegungen erweitert werden muß. Unter der endogenen Infektion des Dünndarmes ist demnach nicht nur eine Infektionsstörung, sondern sehr oft auch eine Variationsstörung der betreffenden Keime vom Saprophyten zum Parasiten, und zwar nicht nur in der Coligruppe, sondern wahrscheinlich in der gesamten Coli-Typhusgruppe zu verstehen (siehe auch Höring und Lotze). Wenn nun weiter bedacht wird, daß ein im Dünndarm variierter Keim ohne Veränderung seiner kulturellen oder serologischen Eigenschaften im Stuhl ausgeschieden und damit die Infektionsquelle für ein anderes, bisher darmgesundes Kind werden kann, so erklärt sich schon daraus, wie kompliziert die Verhältnisse mitunter liegen können. Es kann ein endogen vom Saprophyten zum Parasiten variierter Keim, wenn er auch nur vorläufig konstant bleibt (Prell), der Vermittler eines exogenen Infektes werden.

c) Alimentär-infektiöser ätiologischer Komplex (Reuss).

Die Bezeichnung „alimentäre Intoxikation" für die schwerste enterale Störung mit Intoxikationssymptomen ist noch auf jene Zeit zurückzuführen, als man der Nahrung bzw. Bestandteilen der Milch die alleinige Schuld dafür geben zu müssen glaubte, daß es zu einer so schweren Erkrankung komme. Nicht ein Hauptbestandteil der Milch — wie Fett, Eiweiß oder Kohlehydrate — fehlte unter den angeschuldigten ätiologischen Faktoren.

Wenn die Bezeichnung dieser schwersten Darmerkrankung im Kindesalter als rein alimentäre Erkrankung sicher nicht richtig ist und die Hauptursache heute in der bakteriellen Infektion gesehen werden muß, gibt es doch sicher noch Krankheitsbilder, die lediglich durch unsachgemäße Ernährung bedingt sind, wie z. B. den „Mehlnährschaden". Von diesen rein alimentären Erkrankungen werden die rein infektiösen wie Typhus, Paratyphus und Dysenterie abgegrenzt, da sie durch eine „echte" Infektion mit ausgesprochen pathogenen Keimen hervorgerufen werden.

Zwischen diesen beiden Grenzfällen liegt aber nach Reuss jene *unvergleichlich größere* Gruppe von Darmerkrankungen im Kindesalter, bei denen beide Momente, also die Nahrung und die Darmkeime in ihrer den Wirt schädigenden gegenseitigen Beeinflussung ätiologisch zusammenwirken, denen also ein „alimentär infektiöser ätiologischer Komplex" zugrunde liegt. Diese Erkrankungsformen werden, eine entsprechende Disposition des Wirtes vorausgesetzt, besonders dann entstehen, wenn eine durch körperfremde Colikeime verunreinigte und ungenügend sterilisierte Milch gefüttert wird, oder die Milch Keime enthält, die einer Sterilisierung entgehen (Sporen). Eine weitere Möglichkeit ist dadurch gegeben, daß eine bakteriell oder sonst verunreinigte, aber keimfrei gemachte Milch, die allenfalls Endotoxin enthält, gegeben wird und schließlich dann, wenn Colikeime zwar nicht direkt mit, aber neben der Nahrung von außen her in den Magen und Dünndarm gelangen. Bei Verminderung der Säurewerte und Herabsetzung der Motilität des Magen-Darmtraktes vermehren sich die Keime in dem für sie günstigen Nährboden, können aber auch zur Haftung kommen und zu einer „Invasionsstörung" im Sinne Bessaus Veranlassung geben; jede Invasionsstörung wird aber immer dann zu einer echten Infektionskrankheit, wenn, wie Moro und Adam nachwies, die Colibacillen die Cuticularsäume der Darmepithelien rasenartig überziehen, die Darmepithelien darunter zugrunde gehen und alle Zeichen einer Entzündung in Erscheinung treten, selbst mit der Möglichkeit, daß Colikeime oder deren Endotoxin ins Blut übergehen.

Andererseits ist es auch möglich, daß unter Einwirkung keimfreier, aber chemisch veränderter Nahrung im Magen und Dünndarm ein Reizzustand eintritt, wodurch eine endogene Coliinfektion einsetzt, die ihrerseits wieder auf den Chymus im Sinne einer Gärung oder Fäulnis einwirken kann. Unter diesen Umständen kann, wie Kleinschmidt und Weise nachgewiesen zu haben glauben, aus einem gewöhnlichen saprophytären Colikeim ein Dyspepsiecoli mit abnorm starker Gärungsfähigkeit entstehen, oder aber, wie Nissle, Hassmann sowie Höring und Lotze meinen, auch ein Coli zu einem Paracoli und darüber hinaus, wenn auch nur selten, sogar zu einem der echten Darminfektionserreger werden. Bei Berücksichtigung aller dieser Möglichkeiten wird dann aber die Gruppe der invasiösen und infektiösen Darmerkrankungen im Kindesalter, bei denen der Einfluß der Nahrung neben der bakteriellen Ätiologie sehr wohl zur Geltung kommt, immer größer.

Aus den bisherigen Ausführungen geht hervor, daß allen Varianten der Bacterium coli-Gruppe unter bestimmten Umständen von seiten des Wirtes die Rolle *echter Infektionskeime* zukommen kann. Sie können zweifellos exogen in den Magen-Darmtrakt gelangen und dort zu einer Invasions- oder echten Infektionsstörung führen, eine gleich große oder noch größere Bedeutung hat aber auch die sogenannte endogene Infektion des Dünndarmes, d. h. es können Colibacillen, wenn die Darmwand ihre bakterienwachstumshemmende Wirkung verliert, im Darm selbst wuchern und zu virulenten Keimen werden. Der Begriff der endogenen Infektion des Dünndarmes nach Moro erfährt damit eine wichtige Erweiterung, da als feststehend angenommen werden kann, daß unter den früher genannten Umständen auch eine endogene *Variation* von gewöhnlichem Coli zu Dyspepsiecoli, Paracoli, allem Anschein nach aber auch noch zu anderen pathogenen Keimen der Coli-Typhusgruppe erfolgen kann; den variierten Colikeimen kommt überdies, auch wenn sie sekundär gebildet wurden, bei der Entstehung enteraler Störungen zumindest eine partielle ätiologische Bedeutung zu.

III. Symbiose von Wirt und verschiedenen Colikeimen.

Die Auseinandersetzung zwischen dem menschlichen Organismus und dem Colibacillus ist artmäßig und damit auch individuell schon seit sehr langer Zeit gegeben. Das geht daraus hervor, daß der Colikeim als Saprophyt bereits nach außerordentlich kurzer Zeit im Neugeborenenorganismus nachzuweisen ist, ohne daß der Wirtskörper unter natürlichen Ernährungsbedingungen mit Krankheitserscheinungen reagiert, ja es gereicht ihm die Fähigkeit des Colikeimes, Nahrungsstoffe aufzuschließen, vielleicht sogar zum Vorteil. Überdies hat der Wirtskörper infolge der phylogenetisch sehr alten Symbiose in normalen Tagen Schutzmittel erworben, die ihm die Möglichkeit geben, den Keim auf Orte zu beschränken, wo er ihm als Saprophyt nicht schadet und auch dort seine Vermehrung auf ein erträgliches Maß beschränkt. So ist es verständlich, daß das Zusammenleben von Wirt und Keim (die Symbiose) bei der Coligruppe normalerweise ausgeglichen ist, der gewöhnliche Colibacillus normaler Saprophyt und der Wirt Keimträger wird, ohne daß gegenseitig ein Schaden, ja vielleicht sogar Nutzen erwächst.

Das Gesetz von der Erhaltung der Art bedingt es aber, daß der Keim sich vermehrt und dem jeweiligen Wirtskörper sich anzupassen trachtet, aber nicht nur um eine individualisierte und dann beständige Colirasse zu werden, sondern auch um jeweils den momentan gegebenen Umweltsbedingungen in demselben Wirtsorganismus gewachsen zu sein. So ist es vom Gedankenkreis der Biologie aus begreiflich, daß der Colikeim einer der am stärksten variierenden oder fluktuierenden Keime überhaupt ist. Wenn Escherich davon gesprochen hat, daß jedes Individuum seine persönliche Colirasse beherbergt, trägt dies insofern den tatsächlichen Verhältnissen nicht ganz Rechnung, als das Moment der jeweiligen Anpassung des Colikeimes im Darminnern nicht genug unterstrichen wird, die endogene Variabilität demnach nicht berücksichtigt erscheint.

Es ist begreiflich, daß der Keim nicht nur zum Nutzen des Gastgebers sich diesem jeweilig anzupassen sucht, sondern auch immer wieder trachtet, durch Bildung von Varianten — auch Minusvarianten —, selbst das Übergewicht zu erhalten und die Bedingungen zu finden, die ihm selbst am besten entsprechen.

Dann ist er aber eben kein Saprophyt mehr, sondern Parasit geworden. Der menschliche Organismus hat wieder Mittel, um die Invasion von Saprophyten zurückzudämmen bzw. zu verhindern, daß aus ihnen Parasiten werden. Diese Kräfte sind aber nicht immer gleich stark und in gleicher Regelmäßigkeit vorhanden (die momentane Kondition), so daß es dann, wenn die Kondition des Wirtes schlecht ist, zu einer Auseinandersetzung zwischen Wirt und Keim, der Colikrankheit kommen muß.

Wenn die Bedingungen, die Höring für das Entstehen einer lokalen bzw. Allgemeininfektion angibt, nunmehr für die verschiedenen Colivarianten in ihren Beziehungen zum Wirtskörper geprüft werden, so spricht alles dafür, daß die Colikrankheit im allgemeinen als echte Infektionskrankheit bezeichnet werden muß, denn: „Es kann eine lokale Infektion durch Zustandsänderung des Wirtes (d. h. Empfänglichkeitänderung), verbunden mit einer sekundären Zustandsänderung des Keimes, oder auch durch eine Zustandsänderung des Keimes (plötzliche Aggressivität bisher harmloser Symbionten), gewöhnlich verbunden mit einer Empfänglichkeitsänderung des Wirtes zustande kommen." Das Entstehen einer allgemeinen Infektion setzt voraus „eine am Ort der Lokalinfektion stattfindende Kommunikation von lokalem Infektionsprozeß und Blut- oder Lymphbahn, wodurch dem Keim überwiegend rein mechanisch der Weg zur Allgemeinverbreitung im Wirt eröffnet wird, das heißt der die Sepsis kennzeichnende Vorgang".

a) Bacillenträger.

Die Ansicht, daß man bei einem gesunden Menschen überhaupt nicht von einem Bacillenträger sprechen kann, wenn es sich um normale Symbionten handelt, mag für den Erwachsenen gelten, da der Körper im allgemeinen widerstandsfähiger ist und das Zusammenleben der Menschen im Laufe der Jahre die Verschiedenheiten der Colisymbionten verschiedener Wirtskörper sicher allmählich auszugleichen imstande ist. Beim Kleinkind, besonders aber beim Säugling, liegen die Verhältnisse anscheinend anders, was aus der immer wieder zu machenden Beobachtung an Säuglingsstationen mit gesunden, künstlich ernährten Kindern hervorgeht. Kommt nämlich z. B. in eine Gemeinschaft von 3—4 Säuglingen, die durch Wochen trotz künstlicher Nahrung störungsfrei gediehen sind, ein weiterer gesunder Säugling, so kann es, ohne daß auch nur eines der Kinder pathogen erscheinende Colikeime beherbergt, vorkommen, daß in der 1. oder 2. Woche nicht nur der neu dazu gekommene Säugling, sondern auch die der früheren Gemeinschaft angehörigen Kinder eine Durchfallsstörung bekommen. Das Entstehen der Darmstörung bei diesen Kindern könnte sehr wohl darauf zurückgeführt werden, daß die „individuellen" Colirassen den Ausgleich ihrer Individualität erst dadurch finden konnten, daß die Wirtskörper eine leichtere Gesundheitsstörung durchmachen mußten.

Im Sinne dieser Auffassung hat es daher vielleicht eine gewisse Berechtigung, schon bei einem gesunden Säugling von einem „Colibacillenträger" zu sprechen, auch wenn der Stuhl bei bakteriologischer Untersuchung nur gewöhnliche Colibacillen enthält. Bestehen gegen diese Auffassung noch Bedenken, so kann die Bezeichnung Bacillenträger sicherlich für solche gesunde Säuglinge angewendet werden, die im Stuhl wohl charakterisierte pathogene Varianten des Colibacillus ausscheiden. Adam gab an, daß unter den von ihm untersuchten gesunden

Säuglingen 10% Dyspepsiecoli im Stuhl hatten; ferner fand HASSMANN und auch KLEINSCHMIDT bei darmgesunden Säuglingen an der Klinik noch bei einer wesentlich höheren Anzahl in den Stühlen Paracolibacillen, aber niemals Übergangsformen, während FOTHERGILL nur in einer wesentlich kleineren Anzahl Paracolibacillenträger fand. Bei der Weiterverbreitung von Darmstörungen haben die zuletzt angegebenen Colivarianten ohne Zweifel eine ziemlich große Bedeutung, wobei es gleichgültig erscheint, ob diese Keime einem Virus fix-artigen Stamm entsprechen oder durch Variation erst im Darminnern entstanden sind.

Daß Kinder mit Dyspepsiecoli und Paracolivarianten im Stuhl mit Recht als „Bacillenträger" bezeichnet werden können, geht daraus hervor, daß KLEINSCHMIDT über Hausepidemien mit Enteritis und Dyspepsiecoli im Stuhl berichten konnte, die ihren Ausgang nicht von infizierten Nahrungsmitteln, sondern von Bacillenträgern nahmen. In ähnlicher Weise konnten HASSMANN und HERZMANN als Ausgangspunkt von Durchfallsstörungen bei Kindern in einer Klinik Säuglinge feststellen, die Paracolibacillen im Stuhl hatten.

b) Darmerkrankungen.

Es ist zweifellos richtig, daß die Einteilung der Darmerkrankungen im Säuglingsalter nach ätiologischen Gesichtspunkten außerordentlich schwierig ist und sehr viele Momente dabei berücksichtigt werden müssen. Jede Einteilung, die den hauptsächlich in Erwägung gezogenen Merkmalen gerecht zu werden versucht und Gegensätze herausstellt, die durch einseitige Betrachtung vom Milieu aus bedingt sind, wirkt darum unbefriedigend, weil sie naturgemäß die Betrachtung der Erkrankung vom Standpunkt des menschlichen Organismus außer acht läßt.

Während von ESCHERICH und FINKELSTEIN die alimentären den infektiösen Darmerkrankungen im Kindesalter gegenübergestellt wurden, hat gerade REUSS durch Untersuchungen seiner Schüler zeigen können, wie oft ein Zusammenwirken und ein gegenseitiges Beeinflussen *beider* Faktoren bei entsprechenden Bedingungen von seiten des Wirtsorganismus (der Kondition desselben) erst zur Auslösung der Durchfallsstörung führt. Wenn BESSAU als rein infektiöse Durchfallstörung im Säuglingsalter nur die durch Typhusbacillen, Paratyphus-Dysenterie- und Paradysenteriekeime hervorgerufenen bezeichnet und von diesen die durch Colibacillen hervorgerufenen als invasiöse Darmerkrankungen abtrennt, so kann auch hier der Einwand gemacht werden, daß sehr oft auch bei den durch Colibacillen hervorgerufenen Darmstörungen alle Berechtigung vorliegt, von einer echten Infektion zu sprechen. Die Berechtigung der Auffassung einer Coliinfektion als echter Infektionsstörung ist schon dadurch gegeben, daß normalerweise im Dünndarm keine Colibacillen vorhanden sind und diese erst während der Erkrankung in denselben kommen. Es liegt also ungefähr dasselbe vor, wie wenn die Colibacillen in ein anderes normalerweise colibacillenfreies System, z. B. den uropoetischen Apparat kommen und hier zur Infektion sowie Erkrankung führen.

Andere Momente, die sonst noch vom Standpunkt des Klinikers aus zur Unterscheidung alimentärer und infektiöser Darmstörungen angeführt wurden, bewährten sich auch nur zu einem geringen Teil, da es bekanntlich auch bei den „alimentär" bedingten Darmstörungen durchaus nicht immer gelingt, durch Einschaltung eines Hungertages die Erscheinungen zum Verschwinden zu bringen; umgekehrt kann eine infektiöse Darmstörung oft sehr rasch wieder abklingen und dadurch der Eindruck hervorgerufen werden, daß es sich um eine rein alimentär bedingte Störung handelt (Kleinschmidt). Eine weitere Unterscheidung in primär enterale und parenterale Durchfallsstörungen bringt oft große Schwierigkeiten mit sich, da ein parenteraler Infekt nicht immer die Ursache, sondern sehr oft auch die Folge einer enteralen Störung sein kann. Es darf daher ein erst später festgestellter parenteraler Infektionsherd nicht immer als der für die Darmstörung ursächliche und nur bisher latent gebliebene bezeichnet werden, schon aus dem Grunde, weil ein therapeutisches Handeln dann oft Gefahr laufen könnte, in falsche Bahnen gelenkt zu werden. Wenn auch an dieser prinzipiell wichtigen Unterscheidung im allgemeinen festgehalten werden muß, so zeigt doch eine genaue Beobachtung der Folgen einer parenteralen Darminfektion, daß sie nunmehr von einer primär enteralen Infektion nur schwer oder gar nicht abzutrennen ist. Nach Kleinschmidt kommt es während einer akuten Erkrankung außerhalb des Darmes sehr oft zu einer Verminderung der Säure im Magen und einer Herabsetzung der Motilität des Magens und Dünndarmes, die im einzelnen oder zusammen sowohl einer von außen kommenden Coliinfektion als auch einer endogenen Infektion des Dünndarmes den Weg bahnen. Ähnlich ist auch die Beobachtung Seyffarths aufzufassen, daß Colikeime, die im Magen von Frühgeburten auch in gesunden Tagen gefunden werden, erst unter Vorangehen einer ganz geringen parenteralen Störung zur Wirkung kommen. Von diesem Zeitpunkt an verlaufen beide, die enteralen wie die parenteral bedingten Darmerkrankungen ziemlich gleich. Sie können nicht mehr unterschieden werden, zumal, wenn durch eine primär enterale Durchfallsstörung andere Infektionsherde zur Bildung kommen. Eine befriedigende Einteilung der Darmstörungen im Säuglingsalter wird nur darin bestehen können, wenn sie eine nur beschreibende Form annimmt, wie sie z. B. durch Rominger gegeben wird:

1. Die akuten Dyspepsien. 2. Die intestinale Toxikose. 3. Die subakuten und chronischen Dyspepsien. 4. Die Dystrophien.

Erst an zweiter Stelle können dann die ätiologischen Faktoren im allgemeinen angeführt werden, die dann aber stets vom biologischen Standpunkt aus immer von beiden Seiten her die Kräfte und Gegenkräfte des Symbionten berücksichtigen muß. Es ist ein ganz besonderes Verdienst Hörings, den Wert dieser Gesichtspunkte bei der Entstehung der Infektionskrankheiten im allgemeinen und der infektiösen Darmerkrankungen im besonderen erkannt zu haben.

Die Berücksichtigung dieses Standpunktes wird gerade bei der ätiologischen Betrachtung der Durchfallsstörungen die große Bedeutung der endogenen Infektion und endogenen Variation bzw. der endogenen Virulenzsteigerung bisher saprophytärer Keime im Dünndarm erweisen. Sie spielt, wie Hassmann zeigen konnte, auch bei einer Gruppe von Darmerkrankungen im *Kleinkindesalter* anscheinend eine große Rolle. Die Anamnese bei dieser Form der Darmerkrankungen ergibt mit großer Regelmäßigkeit, daß die betreffenden Kinder schon im späteren Säuglingsalter, manchmal auch schon nach dem Abstillen unter rezidivierenden Durchfallsstörungen leiden, während in der Zwischenzeit ausgesprochene Obstipationserscheinungen bestehen oder bei zwar regelmäßigem Stuhlgang doch zu wenig Stuhl abgeht. Bei Untersuchungen dieser Kinder konnte festgestellt werden, daß, obschon keinerlei ausgesprochene Zeichen eines

Herterschen Infantilismus oder einer Hirschsprungschen Erkrankung nachzuweisen waren, doch eine gewisse Atrophie eingetreten war und Beziehungen zu beiden Formen der Erkrankung festgestellt werden konnten. Die Röntgenuntersuchung mit Hilfe des Bariumkontrasteinlaufes ergab nun bei allen diesen Kindern eine gegenüber Kontrollbefunden auffallend *verlängerte,* nicht wesentlich verbreiterte, aber *sehr bewegliche Sigmaschlinge;* die Verlängerung des Darmes kann als *Sigma perlongatum mobile* bezeichnet und als eine über das Ziel hinausschießende Entwicklungsmißbildung aufgefaßt werden. Regelmäßig durchgeführte bakteriologische Stuhluntersuchungen ergaben bei der Mehrzahl dieser Kinder während oder manchmal auch sogar vor einem Durchfallsrezidiv Paracolibacillen bzw. Übergangsformen zwischen Paracoli und Coli, während diese in der Zwischenzeit sehr häufig wieder aus dem Stuhle verschwanden. Es lag nunmehr die Annahme nahe, daß infolge der verlängerten Sigmaschlinge eine Rückstauung des Stuhles und damit abnorme Fäulnisvorgänge im Darm zustande kommen könnten, die ihrerseits die endogene Infektion und Variation saprophytärer Colikeime zu parasitären Colikeimen (in diesem Falle waren es Paracolistämme) förderte. Die Richtigkeit dieser Annahme ließ sich bei einzelnen Kindern dadurch erbringen, daß im kindlichen Blutserum eine ausgesprochene Agglutinationsfähigkeit für die eigenen Paracolistämme, manchmal auch für körperfremde auftrat. Obstipierte Kinder, die zu keinerlei Durchfällen neigten, wohl aber als Ursache der Obstipation ein Sigmaperlongatum mobile aufwiesen, zeigten im Stuhl stets nur gewöhnliche Colibakterien und niemals Paracolibacillen. Die Ursache, warum es bei diesen Kindern nicht auch zu Durchfallsstörungen gekommen war, mußte darin gesucht werden, daß es hier vermutlich nie zu einer endogenen Infektion des Dünndarmes kam, wahrscheinlich aus dem Grunde, weil die bakterienregulierenden Kräfte des Dünndarmes im Wirtskörper nie versagten. Gerade der Rückstauung von Stuhlmassen kommt aber im allgemeinen ähnlich wie bei Stauungserscheinungen im uropoetischen System sicher eine hohe Bedeutung bei der Entstehung einer endogenen Infektion zu, da bei obstipierten Kindern häufig genug nicht nur vermehrtes Indican im Harn nachgewiesen werden kann, sondern auch An- oder Hypacidität des Magensaftes und Anorexie besteht, die wieder den Weg für eine perorale exogene oder endogene Infektion ebnen können.

Da es auch entzündliche Dickdarmerkrankungen im Säuglings- und Kleinkindesalter gibt, bei denen eine endogene Infektion des Dünndarmes nicht nachgewiesen werden kann, muß angenommen werden, daß auch im Dickdarm unter Umständen die normalerweise vorhandenen bakterienregulierenden Mechanismen gestört werden. Auch im Dickdarm wurden bei durchfallskranken Kindern ausgesprochene Entzündungserscheinungen und sowohl Dyspepsiecoli, wie Paracolistämme bei Fehlen irgendwelcher der obligaten pathogenen Darmkeime nachgewiesen, so daß angenommen werden muß, daß diesen Stämmen in gleicher Weise wie im Dünndarm bei der Entstehung reiner Colitiserkrankungen eine ätiologische Bedeutung zukommen muß.

c) Hepatitis serosa.

Während einer Durchfallsstörung oder im Anschluß an eine solche kommt es gar nicht so selten auch zu einem „Icterus catarrhalis“, dessen bakterielle Ätiologie zwar wahrscheinlich, aber bisher vollkommen unklar ist. Im Hinblick auf die grundlegenden Arbeiten von Eppinger, Faltitschek bzw. Rössle, nach denen der catarrh. Icterus durch eine seröse Entzündung der Gallenwege bzw. der Leber hervorgerufen wird, sollte der Name Icterus catarrhalis durch „Hepatitis serosa“ ersetzt werden, um so mehr, als es im Verlauf von Ikterusepidemien auch Fälle von Leberschwellung ohne ikterische Hautverfärbung gibt (Wallgreen). Das epidemische Auftreten veranlaßte Wallgreen, für alle derartigen Erkrankungen den Namen Hepatitis infectiosa vorzuschlagen. Es ist aber bisher weder ihm, noch Langer oder Hecker gelungen, bei derartigen Erkrankungsformen spezifische Erreger festzustellen. Eppinger konnte den Zusammenhang von Paratyphuserkrankungen mit einer Hepatitis serosa feststellen. Weiters ist es Hassmann gelungen, bei einer Reihe von solchen Erkrankungsfällen im Stuhl neben den gewöhnlichen Colibacillen fast regelmäßig Paracolibacillen, manchmal auch Übergangsformen zwischen diesen und gewöhnlichen Colibacillen festzustellen. Daß den Paracolistämmen eine ätiologische Bedeutung zukommt, geht unter anderem daraus hervor, daß bei einem ikterischen Säugling im Alter von $1^1/_2$ Monaten trotz ausschließlicher Brusternährung im Stuhlabstrich die gramnegative Flora (in der Kultur Paracoli) gegenüber der Bifidusflora zur Zeit der Erkrankung stark überwog, ähnlich dem Verhalten, wie wir es bei durch Coli hervorgerufenen Darmstörungen von Brustkindern zu sehen gewohnt sind. Da das Serum der erkrankten Kinder die im Stuhl gezüchteten Paracolistämme sehr oft bis zu einem hohen Titer agglutinierte, bestand nunmehr kein Zweifel, daß den Paracolistämmen eine ätiologische Bedeutung für das Entstehen der Hepatitis serosa zukam. Hassmann folgerte aus diesen Untersuchungen, daß derartige Erkrankungen entweder durch perorale Paracoliinfektion entstehen, oder aber durch eine endogene Infektion, die mit einer Variation (Abartung) der gewöhnlichen Colikeime zu Paracolikeimen einhergeht, zustande kommt; als Beweis für die Richtigkeit dieser Annahme wurde von ihm das gleichzeitige Vorkommen von Übergangsformen zwischen beiden Varianten in den ersten kulturellen Stuhluntersuchungen angeführt. Mit Rücksicht auf die Anamnese konnte mit einiger Wahrscheinlichkeit der Schluß gezogen werden, daß es durch Diätfehler zu einem Versagen der bakterienregulierenden Kräfte im Dünndarm kommt.

Unter diesen Umständen können die Colikeime im Dünndarm nicht nur zu wuchern beginnen, sondern auch zu pathogenen Formen variieren. Die Tatsache, daß es bisher — abgesehen von vereinzelten Paratyphusbefunden — niemals gelang, trotz des zuweilen epidemieartigen Auftretens von Ikterusfällen einen Erreger festzustellen, steht mit dieser Annahme im Einklang. Wird doch den Paracolibacillen von bakteriologischer Seite in der Regel keine Beachtung geschenkt und bei Fehlen der bekannten Erreger infektiöser Darmerkrankungen der bakteriologische Befund für negativ erklärt (Schubert und David).

Daß der Paracoliinfektion im Dünndarm auch bei Erwachsenen als Ursache einer Hepatitis serosa eine wesentliche Bedeutung zukommen kann, konnte ebenfalls durch bakteriologische und serologische Untersuchungen bestätigt werden.

Zum Beweis dessen mag folgendes Beispiel angeführt werden: Ein 30jähriger Mann erkrankte im Anschluß an einen „Diätfehler“ an einer hochfieberhaften Erkrankung mit schmerzhafter Leberschwellung und schwerem Ikterus, so daß er wegen der Schwere des Zustandes eine intravenöse Dauerinfusion von Traubenzuckerlösung bekommen mußte. Im Stuhl des Patienten wurden nun wiederholt in überwiegender Anzahl der gewachsenen Kolonien kulturell und serologisch als Paracolibacillen festzustellende Stämme gefunden, die vom Blutserum des Patienten am Höhepunkt der Erkrankung bis zur Verdünnung von 1 : 1600 agglutiniert wurden (Beobachtung an der internen Abteilung des Wiedner-Spitales, Prof. R. BAUER).

Gerade aus diesem Beispiel geht die ätiologische Bedeutung der Paracolistämme bei dem Zustandekommen einer Hepatitis serosa mit absoluter Sicherheit hervor. Die Wirkung vom Dünndarm auf die Leber kann darin bestehen, daß es im Anschluß an die endogene Besiedlung des Dünndarmes mit pathogenen Paracolistämmen zu einer Weiterverbreitung derselben auf dem Blutweg oder der Lymphbahn kommt; andererseits besteht auch die Möglichkeit, daß Endotoxine der betreffenden Keime auf dem Lymphweg in die Leber gelangen und dort zur serösen Entzündung führen.

d) Pyurien.

Die Bezeichnung aller entzündlichen Erkrankungen des uropoetischen Systems mit dem Namen „Pyurie" stammt von KLEINSCHMIDT und hat sich aus dem Grunde allgemein eingebürgert, weil im Einzelfall schwer entschieden werden kann, ob es sich nur um eine Blasenentzündung oder um eine Harnleiter- und Nierenbeckenentzündung ohne oder mit Beteiligung der Blase handelt. Die Schwierigkeiten, die bezüglich der speziellen Diagnose einer pyurischen Erkrankung Veranlassung zur vereinfachten Bezeichnung Pyurie geführt haben, gelten in gleicher Weise auch für den Nachweis der Infektionsgenese. Sie im Einzelfall mit absoluter Sicherheit zu erkennen, ist meist unmöglich, es ist aber auch die Art und Anzahl der bei Pyurien im Harn festgestellten Bakterien sehr verschieden.

Es kann heute wohl als feststehend angesehen werden (NOEGGERATH und NITSCHKE), daß alle drei Infektionsmöglichkeiten der Harnwege, der ascendierende, der Blutweg und der Lymphweg zu Recht bestehen. Daß die ascendierende Infektion vorherrscht, geht aus der allbekannten Tatsache hervor, daß Mädchen ungleich häufiger an Pyurien erkranken als Knaben. FRANK und VASILE bestätigten diese Annahme auch durch bakteriologische Untersuchungen, da sie im Katheterharn, der Vulva sowie auch im Stuhl kulturell gleiche Stammtypen feststellen konnten.

Der hämatogene Infektionsweg bei der Pyurie konnte aus Untersuchungen geschlossen werden, die zu Beginn der Erkrankung im Blut die entsprechenden Colikeime ergaben. War vor der Blasenentzündung eine schwere Darmerkrankung vorausgegangen und der Nachweis von Colikeimen im Blut zur Zeit der pyurischen Komplikation möglich, so war dann die Annahme des hämatogenen Infektionsmodus wohl am meisten gerechtfertigt. Der Nachweis von Colikeimen im Munde pyuriekranker Kinder ist BESSAU und nach ihm vielen anderen gelungen, doch kommt diesen Befunden bei der Ubiquität des Colikeimes keine Beweiskraft für die hämatogene Entstehung einer Pyurie zu. Der Nachweis einer hämatogen bedingten Pyurieerkrankung ist vor allem dadurch schon gegeben, daß es im Verlauf einer Colisepsis zu einer Pyurie kommen kann, und daß schließlich auch bei Knaben, bei denen der ascendierende Infektionsweg kaum in Frage kommt, Pyurien gar nicht so selten zur Beobachtung gelangen. Wenn nun GYÖRGY nach Typhus und Ruhr Pyurien feststellen konnte, bei denen im Katheterharn Colivarianten (Paracoli) nachgewiesen werden konnten, kommt diesem Befund für die Annahme einer hämatogenen Entstehung der Pyurie große Bedeutung zu. Bei der Paratyphuserkrankung kommt es ja fast immer zu einer Bakteriämie und danach gar nicht so selten zu einer Pyurie. György nahm nun an, daß die in Frage kommenden Keime entweder im Blute oder während des Ausscheidungsprozesses in der Niere eine Variation erfahren und auf diese Weise eine endogene Infektions- und Variationsstörung als Ursache der Pyurie angesehen werden muß.

Die Annahme einer lymphogenen Infektion als Entstehungsursache von Pyurien ist anatomisch begründet, da vom Darm zum Nierenparenchym direkte Lymphbahnen führen, doch spricht nach Noeggerath für die außerordentliche Seltenheit dieses Infektionsweges, daß para- und perinephritische Entzündungsherde am Obduktionstisch bei kindlichen Pyurien ganz außerordentlich selten gefunden werden.

Als Erreger der kindlichen Pyurie kommt zweifellos den verschiedenen Keimen der Coligruppe die größte ätiologische Bedeutung zu. Nur in Ausnahmsfällen sind es andere Keime, wie Staphylokokken und Streptokokken, die als Erreger kindlicher Pyurien gefunden wurden. Schlack konnte zwar in einzelnen Fällen nachweisen, daß zu Anfang einer Pyurie im Katheterharn neben Colikeimen noch die früher genannten Kokken gefunden werden konnten und schloß daraus, daß den Colibacillen als Erreger einer Pyurie nur sekundäre Bedeutung zukommen könne. Der Nachweis von Kokken zu Beginn einer Pyurie ist aber auch ihm nur selten und vielen anderen nie gelungen, so daß ihnen kaum eine besondere Bedeutung zukommen kann und die verschiedenen Colistämme, die bei der Pyurie gezüchtet werden, auch in der Regel als Erreger derselben angesprochen werden müssen. Im Gegensatz zur früher geltend gemachten Meinung, daß jeder Keim der Coligruppe als Erreger einer Pyurie in Frage kommen könne, nahm Adam an, daß in der überwiegenden Zahl der Fälle kulturell und serologisch besonders charakterisierte Colikeime, die er „Pyuriecoli“ nannte und mit dem Kälberruhrbacillus Jensens identifizierte, als Erreger in Betracht komme. Er glaubte, den Pyuriecoli auf Grund kultureller Verfahren vom Dyspepsiecoli abgrenzen zu können, da alle Stämme wohl Lactose, Saccharose, Sorbose, Dulcit und Mannit vergoren, aber Adonit unverändert ließen. Trotzdem er in seiner Anschauung von der Typenspezifität des Pyuriecoli von Rosenow unterstützt wurde, konnten viele andere Nachprüfer seine Angaben nicht bestätigen (Uffenheimer, Szickeli, Frank und Vasile).

Hassmann, Teveli und später auch Joppich fanden bei einer größeren Zahl von Pyurien im Katheterharn Paracolibacillen, manchmal in Reinkultur, oft aber neben gewöhnlichen Colistämmen; sie zeigten in der Kultur gleiches Verhalten wie die bei Darmerkrankungen gefundenen Paracolistämme, d. h. sie gingen häufig bei kultureller Weiterimpfung allmählich oder plötzlich in gewöhnliche Colistämme über. Ihre ätiologische Bedeutung konnte von Hassmann durch positive Agglutinationsversuche erwiesen werden, in ähnlicher Weise wie es Szickeli für gewöhnliche Colistämme feststellen konnte. Gar nicht selten konnte Hassmann, wenn die Untersuchung des Katheterharns Paracolibacillen ergab, auch im Stuhl kulturell gleichgeartete, aber auch in verschiedenen Merkmalen abweichende Paracolitypen nachweisen, woraus geschlossen werden konnte, daß es während des Infektionskreislaufes vom Darmtrakt zu den harnableitenden Wegen zu einer Veränderung (Variation) des ursprünglichen oder im Darm schon variierten Keimes kommen kann. Die Variabilität der Colikeime spielt also allem Anschein nach auch bei der Entstehung der kindlichen Pyurie eine beachtenswerte Rolle. Ähnlich muß auch die Beobachtung von SCHLACK aufgefaßt werden, wenn er ein Paracolirezidiv nach einer durch gewöhnliche Colikeime hervorgerufenen Pyurie fand. Es kann als wahrscheinlich angenommen werden, daß es im Verlaufe einer Restbakteriurie nach der ersten Pyurie unter begünstigenden Umständen von seiten des kindlichen Organismus plötzlich zu einer Virulenzsteigerung, verbunden mit einer Variation des gewöhnlichen Colibacillus zum Paracolibacillus gekommen ist. Diese Annahme ist wohl ungezwungener als die, daß das Rezidiv durch eine neue Infektion mit Paracolibacillen zustande kam. Theoretisch wäre allerdings auch das letztere möglich, da es gerade bei Coliinfektionen des kindlichen Organismus zu keiner ausgesprochenen Immunität kommt.

Ohne auf die einzelnen Formen der Pyurien näher einzugehen, soll nur auf die Bedeutung der *Abflußbehinderung* des Harnes bei *Mißbildungen* der harnableitenden Wege für die sekundäre Infektion mit Colikeimen im gestauten Organ hingewiesen werden. Sie ergab sich bei wiederholter Untersuchung von Harnleitermißbildungen, bei denen es zu einer Rückstauung des Harnes und Erweiterung der Ureteren gekommen war. Im Ureterenkatheterharn solcher Fälle fanden sich wiederholt Keime der Coligruppe, die zu einer chronischen Pyurie Veranlassung gegeben hatten, welche im weiteren Verlauf zu einem dystrophischen Zustand des gesamten Organismus führte.

Diese Beobachtungen sind vor allem darum wichtig, da sie uns einen Rückschluß erlauben, warum es bei chronisch obstipierten Kindern, die ein Sigma perlongatum mobile (s. o.) aufweisen, zu rezidivierenden Durchfällen und dystrophischen Zuständen kommt. Die Rückstauung von Harn führt sehr oft zu einer Sekundärinfektion der bisher keimfreien Harnleiter oder Nierenbecken, die von Darminhalt zu einer solchen des Dünndarmes. Die in ihrem Gefolge eintretende chronische Dysbakterie führt in einem Falle zur chronischen Pyurie, im anderen Falle zur Enteritis, wobei die Wirkung auf den Gesamtorganismus letzten Endes gleich wird.

Die Pyurie im Säuglings- und späteren Kindesalter kann demnach sowohl durch ascendierende, als auch descendierende Infektion der Harnwege mit Colikeimen entstehen. Die Auffassung, daß alle Pyurien primär durch eine Infektion mit Kokken hervorgerufen werden, die erst sekundär von Colikeimen verdrängt werden, ist im allgemeinen wohl abzulehnen. Prinzipiell von Wichtigkeit erscheint es, zu betonen, daß alle Varianten des Colibacillus in gleicher Weise bei dem Entstehen einer Pyurie mitwirken können; dem Pyuriecoli nach ADAM kommt nicht die ihm von seinem Entdecker zugedachte dominierende Rolle zu, zumal seine Typenspezifität fast allgemein abgelehnt wird. Der endogenen Variation von Colikeimen scheint auch bei der Entstehung der Pyurie ätiologische Bedeutung zuzukommen.

e) Sonstige Erkrankungen.

Da der Colibacillus nicht nur als Erreger von lokalen infektiösen Prozessen in Betracht kommt, sondern auch Allgemeininfektionen herbeiführen kann, ist es begreiflich, wenn er auch im Eiter fernliegender, sekundär infizierter Organe gefunden wird und dann als Erreger dieser Erkrankung anzusprechen ist. Es kommt relativ häufig vor, daß Colibacillen im Eiter von Weichteilabscessen, vereiterten Lymphdrüsen, Knochen und Gelenken gefunden wurden. Dabei ist das Vorkommen aller möglicher Varianten beschrieben worden und es ist sicher nur ein Zufall, wenn GOLDSCHMIDT im Eiter bei durch Coli bedingten septischen Prozessen niemals Dyspepsiecoli gefunden hat. In gleicher Weise wie alle übrigen Varianten kommen auch Paracolibacillen als Erreger septischer Prozesse vor; HASSMANN fand sie beispielsweise bei einem Säugling mit eitriger Meningitis nach einer Darmstörung im Liquor cerebrospinalis. Wie häufig Colibacillen als Keime eitriger Meningitis im Neugeborenenalter angetroffen werden, geht aus einer Mitteilung von RHENTER und DARDAILLON hervor, die unter 30 Meningitisfällen dieser Altersperiode 8 durch Colibacillen hervorgerufene fanden. Allem Anschein nach führt die primäre Coliinvasion in der Neugeburtsperiode, wo der Organismus an sich weniger widerstandsfähig ist, selbst bei ausschließlicher Brusternährung zu einer echten Infektionsstörung mit septischem Verlauf.

HASSMANN berichtete auch über das Vorkommen von Paracolibacillen im Stuhl bei *fieberhaften Zuständen nach Masern,* die nur zum Teil von vornherein als enterale Erkrankungen aufgefaßt werden konnten, deren Bedeutung aber schon daraus hervorgeht, daß die gefundenen Paracolistämme vom kindlichen Serum agglutiniert wurden. Er führte die Erkrankungen auf eine parenteral bedingte Darminfektion zurück und nahm an, daß unter dem Einfluß der Infektionskrankheit eine endogene Infektion und Variation saprophytärer Keime erfolgte. Vielleicht kann man solche Erscheinungen als eine Form des sogenannten „zweiten Krankseins" nach Infektionskrankheiten auffassen.

Der endogenen Coliinfektion und der Dysbakterie im Sinne NISSLEs wird heute bei einer Reihe von ätiologisch nicht vollkommen geklärten Erkrankungen wesentliche Bedeutung beigemessen. So sehen RIETSCHEL, FANCONI, LEHNDORFF und MAUTNER die Hauptursache für das Entstehen einer *Coeliakie* nicht, wie einige Amerikaner behaupten, in einer Avitaminose, sondern vielmehr in dem Persistieren einer einmal *pathogen gewordenen Coliflora* des Dünndarmes, mit der der kindliche Organismus nicht fertig wird; die Avitaminose, Osteoporose, Azidose und schließlich noch die flache Blutzuckerkurve seien lediglich sekundäre Erscheinungen. Es ist wohl kein Zufall, wenn HASSMANN bei mehreren Kindern mit Coeliakie fast regelmäßig nicht nur während oder vor einem Darmstörungsrezidiv Paracolibacillen neben anderen Colivarianten fand, sondern oft auch in den Zeiten, da die Stühle nicht diarrhoisch waren. Das Vorkommen der Paracolibacillen kann wohl nicht anders als der Ausdruck einer solchen persistenten endogenen Dysbakterie aufgefaßt werden. In gleicher Weise kommt es allem Anschein nach auch bei der HIRSCHSPRUNGschen Erkrankung zu einer endogenen Coli-Paracolidysbakterie, die durch die außerordentlich hartnäckige Obstipation gefördert wird und nunmehr zu den chronischen Durchfällen und der Schädigung des gesamten Organismus führt. Wie aus Röntgenuntersuchungen (KLEINSCHMIDT, GOEBEL) hervorgeht, kommt es bei der HIRSCHSPRUNGschen Krankheit wohl zu einer raschen Peristaltik im Magen und Dünndarm, aber der Bariumbrei wird nicht gleichmäßig vorwärtsgeschoben und bleibt infolge der durch ein Mesenterium commune bedingten abnormen Beweglichkeit des Dünn- und Dickdarmes zum Teil an Ort und Stelle liegen, so daß es rückwirkend auf den Chymus zu Fäulnis oder Gärungsvorgängen kommt, die ihrerseits wieder die endogene Dysbakterie fördern.

Aus den angeführten Untersuchungen ist ersichtlich, daß jede Darmpassagebehinderung chronischer oder akut rezidivierender Natur retrograd zu einer endogenen Infektion, sehr häufig anscheinend auch zu einer Variationsstörung und Virulenzveränderung der normalen Darmsaprophyten führen kann. So ist es auch zu erklären, warum es auch beim akuten Ileus zu einer endogenen Infektion kommt und auch bei der obenbeschriebenen durch eine abnorme Länge der Sigmoidschlinge bedingten chronischen Obstipation (HASSMANN, KHALIK) eine Dysbakterie eintritt. Diese ist dann letzten Endes die Ursache einer enteralen Infektion, der darauf einsetzenden Durchfallsstörung und schließlich der toxischen Allgemeinschädigung des Organismus.

IV. Prophylaxe.

Die Verhütung der „Colikrankheiten“ ist im Grunde genommen identisch mit einer Prophylaxe der enteralen Störungen. Wenn wir annehmen, daß diese enteralen Störungen durch exogene oder endogene Infektion mit Varianten der Coligruppe verursacht sind, muß vor allem danach getrachtet werden, diese Infektionen zu verhüten. Daß diese Verhütung durch allgemeingültige Maßnahmen möglich ist, zeigt das Absinken der Säuglingssterblichkeit im Deutschen Reich, die fast ausschließlich durch Verhütung und Bekämpfung der Darmstörungen so wesentlich gesenkt werden konnte. Aber auch auf diesem Gebiete wäre durch konsequente Durchführung verschiedener Vorschläge noch manches zu leisten möglich. Die Erkenntnis von dem Wert der Muttermilch oder Ammenmilch bei der Bekämpfung von Durchfallsstörungen hat sich zwar wohl allseitig durchgesetzt, doch werden auch heute noch zahlreiche Kinder infolge einer Hypogalaktie der Mutter meist viel früher abgestillt, als dies bei entsprechender Bekämpfung der Hypogalaktie sich als notwendig erweist. Gerade aber das Stillen oder das Füttern von Frauenmilch verhütet, wenn auch der Nahrungsbedarf nur zum größeren Teil durch Mutter- oder Ammenmilch gedeckt werden kann, am sichersten ein Überwuchern der Colikeime und damit das Auftreten von Durchfallsstörungen, wie z. B. aus den obenerwähnten Untersuchungen bei Frühgeburten von SEYFFARTH ganz besonders hervorgeht.

Kommt die Hypogalaktie einem absoluten Milchmangel gleich — was sicher nur ganz ausnahmsweise vorkommt (MEIER, HERZMANN), wenn die Volksernährung und Volkspflege gut ist und die Frauen ihr erstes Kind nicht erst zwischen 30 und 40, sondern zwischen 20 und 30 Jahren bekommen —, so sollte, wie dies heute schon sehr oft geschieht, Muttermilch unter hygienisch besonders einwandfreien Bedingungen in jeder Stadt gesammelt werden und an Bedürftige auch unentgeltlich abgegeben werden. Unter solchen Bedingungen gewonnene Muttermilch ist auch im abgekochten Zustand sicher weitaus besser, als die künstliche Ernährung (HOTTINGER, REUSS, KAYSER).

Muß nun aus äußeren Gründen doch zur künstlichen Ernährungsweise gegriffen werden, so ist es sicher nicht gleichgültig, von welcher Qualität die verabreichte Milch ist. Grundsätzlich verlangen REUSS, BRUGSCH und ROMINGER, daß nur *einwandfreie Kuhmilch* für die Ernährung von Säuglingen herangezogen werden soll. Sie soll von sicher gesunden Tieren stammen und unter möglichst aseptischen Bedingungen gewonnen werden, so daß ihre Keimzahl an der unteren Grenze des Erreichbaren (20—30000 Keime im Kubikzentimeter) liegt; denn nur unter diesen Verhältnissen ist eine absolut sichere Sterilisierung der Milch gewährleistet. Wenn eine mit Colikeimen stark verunreinigte Milch — ESCHERICH fand in der Gebrauchsmilch oft über 1000000 Keime im Kubikzentimeter — abgekocht wird, so gelingt entweder die Sterilisierung nicht vollkommen oder, wenn sie gelingt, kann eine solche Milch doch durch sonstige Verunreinigung oder den vermehrten Coliendotoxingehalt selbst eine Epidemie von Darmstörungen auslösen (ESCHERICH, BRUGSCH).

Eine weitere Frage betrifft die prophylaktische Anwendung der verschiedenen Arten von Sauermilch (Milchsäure-, Citronensäuremilch).

Es ist eine alte Erfahrungstatsache, daß es in Säuglingskrankenanstalten und Heimen, wo ausschließlich oder vorwiegend künstlich ernährte Kinder untergebracht werden, trotz bester Pflege und peinlicher Asepsis bei der Ernährung mit den gewöhnlichen Kuhmilchmischungen immer wieder zu enteralen Störungen kommt. Wie oben ausgeführt, ist eben eine Infektion der Kinder mit den Colistämmen des Milieus so gut wie unvermeidlich. Als wirksamstes Mittel, um den Folgen dieser Infektion zu begegnen, hat sich die Ernährung der Säuglinge mit Sauermilch (Milchsäure-, Citronensäuremilch) erwiesen, welche trotz mancher gegenteiliger Meinung in Säuglingskrankenanstalten und Säuglingsheimen ganz regelmäßig verwendet werden sollten. Erst bei grundsätzlicher Verwendung der Sauermilch — bei Versuchen in vitro hat sich als das Coliwachstum hemmende Mittel besonders die Milchsäuremilch bewährt (HASSMANN) — werden an den Säuglingsabteilungen enterale Toxikosen nicht mehr und auch leichtere Darmstörungen weitaus seltener beobachtet. Im Privathaus kann man bei guter Milchqualität von der Säuerung absehen; wo aber die Qualität der Milch keine einwandfreie ist, sollte auch im Haushalt die Sauermilchernährung eingeführt werden (REUSS, VOGT).

Bei Verhütung enteraler Erkrankungen des Säuglingsalters kommt im Rahmen der Ernährungsprophylaxe der Infektionsprophylaxe die größte Bedeutung zu. Auch die natürliche Ernährung wirkt ja zum großen Teil in diesem Sinne, da die sich bei Verabreichung von Frauenmilch im Darm etablierende Bidifusflora ein Wuchern von Colikeimen nicht aufkommen läßt. Muß künstlich ernährt werden, so läßt sich durch die Sauermilch nicht nur eine exogene Infektion mit Colikeimen verhüten, sondern auch die endogene Infektion des Dünndarmes weitgehend beeinflussen. Die Milchverdünnung spielt dabei keinesfalls die Rolle, die man ihr früher beigemessen hat. Gerade bei Verwendung von Sauermilch zeigt es sich immer wieder, daß sie bei entsprechendem Kohlehydratzusatz auch als Vollmilch selbst von den jüngsten Säuglingen ohne Störung vertragen wird.

Es hat nicht an Versuchen gefehlt, die normale Bifidusflora des Brustkindes durch entsprechende Zusammensetzung der künstlichen Nährgemische zu erzielen. Nach KLEINSCHMIDT läßt sich schon durch Zusatz von Milchzucker oder auch gewöhnlichem Zucker eine Bifidusflora erreichen. In jüngster Zeit hat BESSAU ein allerdings recht kompliziert zusammengesetztes Nährgemisch angegeben, welches die Bifidusflora fördern soll und dadurch bei der Prophylaxe von Darmstörungen eine Rolle zu spielen berufen ist. Der Anwendung einer derartigen Nahrung auf breiter Basis stehen allerdings schon die relativ großen Kosten im We

Schon seit langem versucht man durch Verabreichung von säurebildenden Bakterien, insbesondere von Acidophiluskeimen (Procolon und andere Präparate) eine Umstimmung der Darmflora im Sinne der Brustmilchflora herbeizuführen. Die verfütterten Keime erscheinen zwar im Stuhl wieder, kommen aber im Darm anscheinend meist nicht zur Haftung, da es sich herausstellt, daß sie nach dem Aussetzen der Verfütterung rasch wieder aus dem Stuhl verschwinden. Auch kommt es mitunter während der Acidophilusverabreichung zu einem Rezidiv der Darmstörung.

In Säuglingsheimen und Krankenanstalten wäre es nach vielseitiger Erfahrung freilich das zweckmäßigste, wenn jedes Kind einen eigenen Raum hätte und auch bei der allgemein üblichen Freiluftbehandlung von den Nachbarn getrennt wäre, da auf diese Weise bei Durchführung sonstiger aseptischer Pflegemaßnahmen eine exogene Infektion mit Colikeimen auch bei gesunden Säuglingen am ehesten vermieden werden kann. Eine aseptische Pflege ähnlich der im Operationssaal geübten Methode, wie sie SAUER auf seiner Säuglingsstation eingeführt zu haben glaubt, ist wohl kaum jemals möglich.

Die Beobachtung von REUSS, daß ein künstlich ernährter Säugling mit zahlreichen anderen ausschließlich natürlich ernährten Säuglingen die beste „Symbiose“ bildet, da weder er noch die anderen durchfallsgefährdet erscheinen, kann in Anstalten, wo Mütter mit ihren Kindern zusammen aufgenommen sind, immer wieder bestätigt werden. Doch stellen sich einer allgemeinen Durchführung der Forderung, daß nur *ein* künstlich ernährter Säugling bei mehreren natürlich ernährten untergebracht werden soll, nicht zu überwindende Hindernisse in den Weg.

Die Prophylaxe der Darmstörungen umfaßt demnach ganz allgemein folgende Grundsätze: Im Haushalt soll die Ernährung des Säuglings, woferne eine natürliche nur teilweise oder überhaupt nicht stattfinden kann, mit einwandfreier keimarmer Kuhmilch (Kindermilch) erfolgen; wenn aber die Qualität der Milch nicht diese Vorzüge genießt, soll die Ernährung mit Sauermilch durchgeführt werden. In jeder Säuglingsanstalt sollen so viele Ammen oder Stillmütter aufgenommen sein oder zumindest abgezogene Frauenmilch zur Verfügung stehen, daß bei solchen Säuglingen wenigstens eine teilweise natürliche Ernährung ermöglicht wird. Wo diese nicht durchführbar erscheint, soll die jeweilige Gemeinschaft von Säuglingen möglichst klein gehalten werden und neben der selbstverständlich peinlich sauberen Pflege die Ernährung mit Sauermilch (am besten Milchsäuremilch nach MARRIOTT bzw. SCHEER) auch prophylaktisch erfolgen, da unter diesen Umständen eine schwere enterale Störung fast immer wieder vermieden werden kann. Jenseits des Säuglingsalters spielt die Coliinfektion von Kind zu Kind nicht annähernd die Rolle wie im 1. Lebensjahr. Besondere prophylaktische Maßnahmen sind dann nicht mehr notwendig.

V. Therapie.

In der Behandlung der akuten Dyspepsien des Kindesalters hat sich heute die Rohobstdiät (Apfel, Banane, Aplona) an die erste Stelle zu setzen vermocht. Von HEISSLER und MORO begründet, hat sie sich sehr rasch einführen können, so daß BAUMANN, WOLFF, MALLYOTH, SCHREIBER u. v. a. von fast 100%igen Erfolgen sprechen. Wurde sie anfänglich nur bei Kindern über 9, später über

6 Monate gegeben, so hat HERZMANN auch bei jüngeren, künstlich ernährten Säuglingen mit Dyspepsien und in gleicher Weise auch bei dyspeptischen Brustkindern ausgezeichnete Erfolge beschrieben, so daß auch bei der Brustdyspepsie der Apfel nicht nur als „Stuhlkosmeticum" und Vitaminträger, sondern auch zur Linderung der oft nicht unbeträchtlichen Kolikbeschwerden sehr empfohlen werden kann. Wichtig ist allem Anschein nach, daß die Qualität und der Reifezustand des Apfels entsprechend ist, da die prompte Wirkung der Diät hauptsächlich davon abhängt. Gerade im Frühjahr, wenn noch kein guter heimischer Apfel zu bekommen ist, bleibt die Wirkung aus, ja es kann sogar eine Verschlechterung der Dyspepsien eintreten. In diesen Fällen wird das nach Angaben der Münchener Kinderklinik hergestellte Aplona (ein Apfeltrockenpräparat) annähernd dieselben guten Dienste leisten. Es wirkt aber auch die Banane im rohen Zustand bei Säuglingsdyspepsien in ganz ähnlicher und fast gleich guter Weise wie der Apfel (FANCONI, KAHN, BAUMANN u. a.).

Wie die Untersuchungen von MALLYOTH, BAUMANN u. a. ergeben haben, wirkt der Rohobstbrei hauptsächlich in der Weise, daß das quellende Pektin, welches mit beschleunigter Peristaltik durch den Dünndarm getrieben wird, den Darm säubert. Zu dieser grobmechanischen Säuberung gesellt sich als weiterer wichtiger Heilfaktor das Adsorptionsvermögen des Pektins für toxische Substanzen und Bakterien. Nach SCHREIBER sind es hauptsächlich pathogene Keime, welche der Adsorption verfallen. Die Darmbakterien erfahren zudem durch die Änderung des Nährbodens eine Hemmung ihres Wachstums. Röntgenologische Untersuchungen über die Darmpassage bei der Apfeldiät (VOSS) haben ergeben, daß der Apfelbrei den Magen und Dünndarm sehr rasch passiert, im mittleren und unteren Dickdarm aber länger liegen bleibt, wodurch sich die „puddingartige" Konsistenz des Apfelstuhls bildet, der ausgesprochen geformt ist und noch deutlichen Apfelgeruch aufweist.

Im Anschluß an die Apfeldiät werden in den letzten Jahren mit großem Erfolg die verschiedenen Arten von Sauermilch verwendet und wohl am meisten die durch Milchsäure künstlich gesäuerte Vollmilch. HAYEM hat bereits 1887 in die Therapie der Darmstörungen des Säuglings die Milchsäure mit Erfolg eingeführt. Er gab 0,5—0,6 g im Tag in der Meinung, dadurch das Eindringen und Wachstum der Colibacillen verhindern zu können. Die von ihm zur „Sterilisation" des Magendarmtraktes vorgeschlagene Methode ist wieder in Vergessenheit geraten und erst MARRIOTT bzw. SCHEER haben die Milchsäure in Verbindung mit Vollmilch zur Anwendung gebracht. Die Erfolge wurden von so vielen Seiten (BEUMER, BREHME, REUSS, VOGT, HASSMANN) als ausgezeichnet geschildert, daß die Sauermilchdiät entweder in Form einer $^2/_3$ Milchverdünnung oder als Vollmilch in Verbindung mit der Apfel- oder Bananenkost heute als die Methode der Wahl bei Behandlung der Durchfallsstörungen des ganzen Kindesalters bezeichnet werden kann. Die guten Erfolge bei der Behandlung der Durchfallsstörungen mit Milchsäuremilch lassen sich durch bakteriologische Stuhluntersuchungen erklären, die nach länger dauernder diätetischer Behandlung ausgesprochene Keimarmut ergaben (HASSMANN). Der therapeutische Erfolg dieser Behandlung versagt nur bei einer ganz kleinen Anzahl von Kindern, und zwar bei manchen dyspeptischen Brustkindern, die den relativ hohen Säuregrad der Milchsäuremilch (5—6$^0/_{00}$ der offizinellen Milchsäure) nicht vertragen, sowie bei künstlich ernährten Säuglingen, die ausgesprochene Fäulnisdyspepsie zeigen. Bei diesen empfiehlt es sich, Malzmilch zu verabreichen, bei jenen zu weniger sauren Milchmischungen (z. B. Calciamilch) oder ungesäuerter Milch zu greifen. Rominger hat in letzter Zeit versucht, die therapeutische Wirkung der Milchsäuremilch und Malzmilch zu vereinen und ein derartiges Präparat herstellen lassen, das sich meist gut bewährt.

Die meisten anderen Heilnahrungen, wie Buttermilch, Eiweißmilch, Mandelmilch sind heute vielfach außer Gebrauch gekommen, da die Erfolge mit der angegebenen Methode so ausgezeichnet sind und überdies rascher zum Erfolg führen. Es erscheint daher berechtigt, bei der Einfachheit der Herstellung der Sauermilch auch im privaten Haushalt auf die anderen Heilnahrungen nicht näher einzugehen.

Selbstverständlich stellt auch die Rohobst-Sauermilchtherapie kein Allheilmittel dar. Die Behandlung der Säuglinge mit intestinaler Toxikose stößt heute auf dieselben Schwierigkeiten wie früher. Neben den verschiedenen anderen modernen Behandlungsverfahren (Dauertropfinfusion mit Traubenzuckerlösungen, Bluttransfusion usw.) steht rein ernährungsmäßig die anfänglich in kleinsten Mengen verabreichte Frauenmilch noch immer an erster Stelle. Durch sie gelingt es doch noch am ehesten, in dem entleerten und ausgeruhten Darm eine Umstimmung der Flora im Sinne des Bifiduswachstums zu erzielen. Behandlungsversuche mit Kolostralmilch des 1. oder 2. Tages, die experimentell eine hohe Wirkung gegen Coli zeigt, haben im allgemeinen keine Unterschiede gegenüber der anderen Frauenmilch ergeben.

Abgesehen von der großen Zahl der diätetischen Behandlungsmethoden der enteralen Störungen sind auch die sonst vorgeschlagenen recht zahlreich. Während Kunz mit dem polyvalenten Coliserum bei Perforationsperitonitis nach Blinddarmentzündung rasches Verschwinden der toxischen Symptome feststellen konnte und die Serumbehandlung in der chirurgischen Therapie gute Erfolge hatte, ist das Urteil über die Serumbehandlung der enteralen Toxikose des Säuglings und Kindesalters recht widersprechend. Scheer, Plantenga und Railliet beschrieben so gute Erfolge, daß sie zu zahlreichen Nachprüfungen veranlaßten, die aber keineswegs überall zu demselben günstigen Ergebnis führten (Hassmann). Wenn auch der Vergleich mit der toxischen Diphtherie insoferne nicht den tatsächlichen Verhältnissen gleichkommt, als die Art der Toxinbildung eine andere ist, so ist doch das Endergebnis (die Toxikose) dasselbe und die Serumwirkung bei beiden Krankheiten in ganz gleicher Weise insofern beschränkt, als bereits an die Zelle gebundenes Toxin auch durch große Serummengen nicht mehr von dieser gelöst werden kann.

Die therapeutische Anwendung von *Bakteriophagen,* den ultravisiblen Virusarten gegen die verschiedenen Colivarianten, stößt insoferne auf große Schwierigkeiten, als der Nachweis derselben nicht regelmäßig gelingt (Deak) und nach Shitate überdies eine spezifische Wirkung der Bakteriophagen nur gegen den betreffenden Colikeim vorliegen soll. Rodkin hat im Gegensatz zu Moltke bei der Behandlung mit Bakteriophagen keinen ausgesprochenen Heilerfolg erzielen können.

Schwartzer sah von der Anwendung des C-Vitamins im Verein mit Nebennierenrindenhormon günstige Erfolge bei enteralen Störungen, die auch bei Versuchen im Tierexperiment ein günstiges Ergebnis zeigten. Sicher ist, daß es unter Umständen im Darm bei der endogenen Infektion durch das Wuchern und die allfällige Variation der Colikeime zu C-Vitaminverlust in der zugeführten Nahrung kommt und der Körper schließlich an C-Vitamin verarmen kann, doch ist dies nach Versuchen von Hassmann auch bei sicher pathogenen Keimen keineswegs immer der Fall.

Es mag richtig sein, daß mit den zuletzt angegebenen Maßnahmen die Heilung enteraler Störungen gefördert werden kann, die beste Behandlungsmethode ist aber sicher die diätetische, freilich nur dann, wenn die Diät auch antibakteriell wirkt. Sie muß zu gleicher Zeit die hauptsächlich wirkenden Ursachen, fehlerhafte Ernährung oder solche mit qualitativ schlechter Milch, sowie die exogene und endogene Infektion mit Colikeimen bekämpfen. Vor allem wird die Ernährungsprophylaxe sowie die frühzeitige Behandlung enteraler Störungen mit den oben angegebenen Maßnahmen das Auftreten der prognostisch noch immer sehr ernsten toxischen enteralen Erkrankungen verhindern können.

Ein dem früheren in mancher Beziehung ähnliches diätetisches Behandlungsverfahren wird von Fanconi bei der Coeliakie des Kleinkindesalters angegeben. Es bewährt sich außerordentlich gut, wenn es nur frühzeitig genug angewendet werden kann. Die Diät beruht auf der auch von Rietschel vertretenen Anschauung, daß die Coeliakie dann zustande kommt, wenn es infolge einer persistierenden pathogenen Dünndarmflora zu einer chronischen Dysbakterie kommt, die ihrerseits zu einer chronischen Durchfallsstörung und schwerer Dystrophie führt. Solche Kinder können durch Bananendiät, in fast gleich guter Weise auch durch Apfeldiät ihre endogene Dysbakterie verlieren, was zu einem Abklingen der chronischen Infektion des Dünndarmes führt. Dies zeigt, daß Kinder mit Coeliakie noch geheilt werden können, wenn der Zustand nicht zu weit fortgeschritten ist, was daraus hervorgeht, daß sie neben der Obstdiät nunmehr auch eiweißreiche, kohlehydratarme, später auch gemüsehaltige Kost gut vertragen. Die klinisch wie röntgenologisch nachweisbaren Veränderungen im Abdomen gehen bei Ausheilung der Krankheit im Laufe der Zeit wieder restlos zurück.

Eine Behandlungsmethode der Hirschsprungschen Erkrankung soll unter Außerachtlassen der sonst allgemein üblichen Behandlungsmethoden besonders angeführt werden: Sie besteht darin, daß durch operative Excision eines Lumbalsympathicusstranges ein Kollaps des hochgradig erweiterten Dickdarmes erreicht werden kann und die Kinder nach Beobachtung Shanks, Ashby und Sutherland nachher gut gedeihen, regelmäßige Stuhlentleerungen aufweisen, trotzdem röntgenologisch der Kollaps des entsprechenden Dickdarmabschnittes nicht immer in dem gleichen Maße andauert. Der Erfolg dieser Behandlungsmethode weist jedenfalls auf die Bedeutung des Sympathicussystems bei der Entstehung der Hirschsprungschen Erkrankung hin (Goebel).

Die Behandlung der *rezidivierenden Durchfallserkrankungen* bei Kindern mit verlängerter und sehr beweglicher Sigmaschlinge lehnt sich nach Hassmann an die diätetischen und sonstigen Behandlungsverfahren bei Coeliakie und Hirschsprungscher Krankheit an. Neben einer regelmäßigen und ausgiebigen Darmentleerung muß getrachtet werden, die rezidivierende endogene Infektion des Dünndarmes, die durch die Obstipation gefördert wird, dadurch zu hemmen, daß zuerst durch 10—14 Tagen nur Äpfel und Milchsäuremilch gegeben wird. Unter dieser Behandlung pflegen die Durchfallserscheinungen meist rasch abzuklingen, das Kind kann im allgemeinen bald normale Kost bekommen, jedoch soll weiterhin 1—2mal wöchentlich ein Diättag, bestehend aus Apfelbrei und Milchsäuremilch, prophylaktisch eingeschaltet werden. Unter Berücksichtigung dieser Maßnahmen sind die Behandlungserfolge recht günstig.

Durch die rechtzeitig einsetzende Therapie einer enteralen Erkrankung wird man eine darauffolgende entzündliche Erkrankung der Harnwege, ähnlich wie auch andere sekundäre Coliinfektionsherde, oft verhüten können. Ist aber eine akute Pyurie schon vorhanden oder trotz dieser Maßnahmen aufgetreten, führen ziemlich alle Behandlungsverfahren annähernd mit gleicher Sicherheit zum Ziel. Rein diätetisch bewährt sich eine diuretische Maßnahme, die darin besteht, daß durch 24 Stunden nur Tee mit 10% Traubenzucker oder auch gewöhnlichem Zucker gegeben wird; auch ein Rohobsttag wirkt in ähnlicher Weise. Ferner ist bekannt, daß bei saurer Reaktion des pyurischen Harnes das Sojamehl (in Wasser oder in Milchmischungen) den Harn alkalisiert. Die Sojanahrung wird aber bei ausschließlicher Verwendung durch längere Zeit nicht immer gut vertragen, so daß rein medikamentöse Maßnahmen zur Umstimmung der Harnreaktion mit herangezogen werden müssen. Tatsächlich zeigt sich, daß die Colibacillen, wenn der zuerst saure Harn z. B. mit Natrium citricum alkalisiert wird oder der zuerst alkalische Harn z. B. mit Phosphorsäure gesäuert wird, sehr häufig aus dem Urin verschwinden und damit die Pyurie ausheilt. Eine oft ausgezeichnete Heilwirkung bei diesen Erkrankungen hat das Prontosil gezeigt, obwohl im Reagensglasversuch durch Prontosil keine ausgesprochene keimabtötende Wirkung zu beobachten ist.

Bei chronischen Pyurien oder immer wieder rezidivierenden Pyurien wird es sich stets empfehlen, die Hilfe des Urologen in Anspruch zu nehmen, da sich hinter ihnen sehr häufig Mißbildungen der Harnwege verbergen. Sind solche aber auszuschließen, so muß mit allen nur möglichen medikamentösen und ernährungstherapeutischen Maßnahmen versucht werden, die chronische Coliinfektion zu beeinflussen, um eine schwere Allgemeinstörung des Organismus und eine Dystrophie der Kinder zu verhüten. In solchen Fällen soll nach Moltke auch die Behandlung mit Bakteriophagen eine günstige Wirkung haben.

VI. Pathogenetische Schlußfolgerungen.

Verschiedene Erkrankungsformen, bei denen Keime der Bacterium coli-Gruppe gefunden werden, als „Colikrankheiten" zu bezeichnen, erscheint von vornherein überall da möglich, wo es sich um Erkrankungen außerhalb des Magendarmtraktes handelt; wenn bei diesen Colibacillen gefunden werden, so kommt ihnen von vornherein die Rolle parasitärer Keime, also echter Infektionserreger zu. Aber auch für die Durchfallsstörungen des Kindesalters geht die ätiologische Bedeutung des Colibacillus schon aus der wichtigen Tatsache hervor, daß Magen und oberer Dünndarm trotz sofort nach der Geburt einsetzender und durch keine Maßnahmen aufzuhaltender Coliinvasion von diesen Keimen freibleiben. Das bedeutet, daß der Körper ein normales Symbioseverhältnis zwischen ihm und dem Colibacillus dadurch aufrechterhält, daß er den Keim von den für die Verdauung und Resorption wichtigsten Teilen des Digestionstraktes unter allen Umständen fernzuhalten trachtet und auch in den unteren Teilen des Darmkanals stets in den ihm nützlichen Schranken hält. Kommt es aber aus Gründen der Unreife und allgemeinen Körperschwäche (Konstitution) oder momentan den Wirt schädigenden äußeren wie inneren Umständen (Kondition) zu einem Versagen der bakterienregulierenden Kräfte, dann finden sich regelmäßig im Dünndarm und gleichzeitig sehr häufig auch im Magen Colibacillen in großer Zahl. Sie können in diesen Organen bereits durch ihre Anwesenheit allein im Sinne einer vermehrten Gärung oder Fäulnis wirken und dadurch den Wirtskörper schädigen, ohne daß sie zu echten Infektionsstörungen führen müssen. Wir können in diesen Fällen im Sinne BESSAUs von einer Invasionsstörung sprechen. Sehr häufig kommt es aber nicht nur zu diesen Vorgängen, sondern nach Vorausgehen derselben auch zu einem Haften der Colikeime an der Darmwand, die nun so geschädigt wird, daß die Epithelien derselben zerstört werden, die Bakterien in die Blut- oder Lymphbahn eindringen können und eine leukocytäre Reaktion des Organismus hervorrufen. Nur unter dieser Störungsform der Symbiose zwischen Wirt und Colikeim ist es berechtigt, auch bei enteralen Erkrankungen von echten infektiösen „Colikrankheiten" zu sprechen. Da die bakteriologische Stuhluntersuchung und die damit gefundenen Keime einen Rückschluß auf die Vorgänge im Darminnern gestatten, ist es möglich, Colibacillen bei entsprechender Stärke der Störung der Symbiose als „Erreger" zu betrachten, wenn trotz wiederholter bakteriologischer Stuhluntersuchung „nur Colikeime" gefunden werden.

Analog dem ersten Invasionsvorgang unmittelbar nach der Geburt können die Colibacillen bei Versagen der infektionshemmenden Kräfte des Wirtes im Magen bzw. Dünndarm peroral, also descendierend, oder vom unteren Dünndarm aufsteigend und damit ascendierend in diese beiden Organe vordringen. Dementsprechend besteht in ganz gleicher Weise die Möglichkeit einer exogenen wie endogenen Invasion, die erst sekundär zur Infektion führen kann. Sie im Einzelfall zu unterscheiden, ist streng genommen nur dann möglich, wenn weder in der Nahrung noch im Magen Colikeime feststellbar sind, während im oberen Dünndarm solche in großer Zahl vorhanden sind. Gerade weil es so außerordentlich schwer zu entscheiden ist, ob im Einzelfall eine exogene oder endogene Infektion vorliegt und überdies der Einfluß der Nahrung auf die Bakterien und umgekehrt einen grundlegend wichtigen Faktor in der Ätiologie der Durchfallsstörungen bildet, erscheint es zweckmäßig, die Hauptursache in der Ätiologie der Durchfallserkrankungen im Kindesalter ganz allgemein einem alimentärinfektiösen Komplex nach REUSS zuzurechnen.

Eine Unterscheidung der Colikeime in Saprophyten und Parasiten ist im allgemeinen nicht möglich, da sich sowohl bei den Durchfallserkrankungen als auch den außerhalb des Darmtraktes vorkommenden Colikrankheiten zahllose Varianten finden. Jedenfalls muß betont werden, daß der *„Dyspepsiecoli"* ADAMs unter den Vertretern der Coligruppe keinesfalls als einziger Erreger von Durchfallsstörungen im Säuglings- und späteren Kindesalter angesprochen werden kann. Seine Typenspezifität ist durchaus nicht regelmäßig vorhanden und seine — wenn auch verhältnismäßig geringe — Neigung zur Variation bekannt, so daß auch er nur als eine der vielen Colivarianten aufgefaßt werden muß (UFFENHEIMER). In gleicher Weise muß auch dem *„Pyuriecoli"* auf Grund zahlreicher Untersuchungen eine Ausnahmestellung in der Ätiologie der Colipyurie des Kindesalters abgesprochen werden.

Hingegen ist die Pathogenität der bisher in der Kinderheilkunde als „saprophytäre Minusvarianten" bezeichneten *Paracolibacillen* besonders durch Untersuchungen von HASSMAN erwiesen worden, zumal ihr gegenüber den anderen Colivarianten gerade bei schwereren Darmerkrankungen häufigeres Vorkommen annehmen läßt, daß sie vielleicht eine größere Rolle spielen, als die dem Coli commune näherstehenden Varianten. Ihre große Bedeutung liegt besonders auch darin, daß sie allem Anschein nach auch im Darminnern durch Variation aus gewöhnlichen, saprophytären Colikeimen entstehen können und ebenso umgekehrte Entwicklungsvorgänge aufweisen; in weiterer Folge scheinen sie sogar eine Mittlerrolle in der Coli-Typhusgruppe einnehmen zu können. Mit der Variation eines Colikeimes zu einem Paracoli, Dyspepsiecoli oder anderen Varianten im Darminnern ist allem Anschein nach in der Regel auch eine Virulenzsteigerung verbunden, die erklärt, warum der Kreis der Coliinfektionsstörungen auf Kosten der Coliinvasionsstörungen unter Umständen sich vergrößern kann. Die endogene Variation vom Colibacillus zum Paracoli, Dyspepsiecoli oder anderen Varianten ist selbstredend sekundär bedingt, da sie erst dann zustande kommt, wenn die das Bacteriumwachstum hemmenden Kräfte des Dünndarmes aus äußeren oder inneren Ursachen gestört sind. Darum ist sie aber weder für den erkrankten Organismus noch für die Umwelt bedeutungslos, da die Möglichkeit besteht, daß endogen zu parasitären Keimen abgeartete Colistämme nicht nur für den derzeitigen Wirt pathogen sind, sondern auch zu „primären Infektionserregern“ für andere, bisher gesunde Kinder werden können. Dies kann um so eher angenommen werden, als allem Anschein nach schon die gewöhnlichen für den ersten Wirt saprophytären Colikeime für einen anderen darmgesunden Säugling, der als Wirt eine andere „persönliche Colirasse“ beherbergt, Parasiten sein oder sekundär werden können.

Die Krankheiten, die bei Störungen des physiologischen Gleichgewichtes zwischen Wirt und allen Colivarianten zustande kommen können, sind selbstredend in erster Linie solche des Magen-Darmtraktes, im Säuglingsalter vor allem Durchfallsstörungen, die entweder akut, in Form von rezidivierenden Störungen oder chronischen Durchfallserkrankungen auftreten. Störungen dieser Art treten um so leichter auf, je jünger und zarter der Säugling ist, also besonders bei Neugeborenen und Frühgeborenen. Sie finden sich insbesonders bei nicht oder ungenügend gestillten Säuglingen, da die durch die Kuhmilchnahrung pathogen gewordenen Colivarianten viel leichter die Möglichkeit haben, die Oberhand zu gewinnen, als bei mit Frauenmilch ernährten Säuglingen, bei denen durch die prävalierende Bifidusflora das Überwuchern der Colikeime von vornherein hintangehalten wird.

Sind die Abwehrvorgänge des Organismus ungenügend, so können durch die verschiedenen pathogenen Colivarianten außer den bekannten enteralen Toxikosen auch Allgemeininfektionen hervorgerufen werden, die sich in paratyphusähnlichen fieberhaften Erkrankungen oder, wenn auch seltener, in toxischen Formen von Dickdarmerkrankungen dysenterischen Charakters äußern können. Das Vorkommen von eitriger Meningitis, Hepatitis serosa und hämatogener Pyurie, von fieberhaften Zuständen nach Infektionskrankheiten sowie anderen Störungen, bei denen primär parasitäre Colivarianten bzw. erst sekundär abgeartete und virulent gewordene Colikeime die Hauptrolle spielen, ist jedenfalls nur so zu erklären, daß unter entsprechenden Bedingungen allen Colivarianten im Krankheitsgeschehen und Krankheitsablauf in annähernd gleicher Weise die Rolle parasitärer Infektionskeime zukommen kann. Damit müssen aber nicht nur die Paracoli und Dyspepsiecoli, sondern auch alle anderen Colivarianten in die Gruppe der fakultativ parasitären Keime eingereiht werden.

IV. Der heutige Stand der Amöbenfrage.

Amöben, Amöbendysenterie und Amöbiase.

Von

THOMAS DOXIADES-Athen[1].

Inhalt.

[1] Aus der Propädeut.-medizinischen Universitäts-Klinik zu Athen.

Literatur.

ALEXEIEFF: Cystodiagnostic dans les affections du gros intestin (dysentéries bacillaire et amibienne, colitis ulcerosa). Zbl. Bakter. I Orig. **103**, 354 (1927).

ANDREWS: Incidence of intestinal protozon with special reference to the epidemiology of amoebiasis in the population of Fresnillo, Mexiko. Amer. J. Hyg. **19**, 713 (1934).

— JOHNSON and SCHWARTZ: The use of fecal extracts in the cultivation of E. histolytica. Amer. J. trop. Med. **13**, 591 (1933).

ARAVANTINOS, A.: Lehrbuch der speziellen Pathologie und Therapie, Bd. I, S. 833. Athen 1927.

— et N. MICHAILIDIS: Un cas de cystite amibienne. Bull. Soc. Path. exot. Paris **11**, 685 (1918).

ARESU: Ricerche e considerazioni anatomo-patologiche e parasitologiche sull'amebiasi nella prov. di CAGLIARI. Arch. Sci. med. **46**, 127 (1923).

BASSLER: Intestinal obstruction due to amebiasis. J. amer. med. Assoc. **106**, 1965 (1936).

BETEAU: A propos d'une epidémie de dysentérie amibienne autochtone. Essai de traitement bismutique. Progrès méd. **41**, 47 (1926).

BIELING: Experimentelle Untersuchungen über Amöbenruhr. Die experimentell erzeugten Veränderungen und die Pathogenese der Amöbiasis. Arch. Schiffs- u. Tropenhyg. **39**, Beih. 2 (1935).

BIRCH-HIRSCHFELD: Die Bedeutung der physikalischen Bedingungen bei der Kultur der E. histolytica. Z. Hyg. **118**, 361—368 (1936).

BIRT u. FISCHER: Seltene Darmstrikturen in China. Bruns' Beitr. **104**, 167 (1916).

BOECK and DRBOHLAV: The cultivation of E. histolytica. Amer. J. Hyg. **5**, 371 (1925).

BOYERS, KOFOID und SWEZY: Chron. human amebiasis. J. amer. med. Assoc. **85**, 1441 (1925).

BRAND: Zbl. Bakter. I Orig. **123**, 358 (1931).

BRUG, S. L.: Quelques observations sur les protozoaires, parasites intestinaux de l'homme et des animaux. Bull. Soc. Path. exot. Paris **15**, 132 (1922).

— Protozoologische Beobachtungen. Geneesk. Tijdschr. Nederl.-Indië **63**, 620 (1923).

— Zur Epidemiologie der Amöbendysenterie. Arch. Schiffs- u. Tropenhyg. **29**, Beih. Nr 1 (1925).

BRUMPT: Étude sommaire de l'Entamoeba dispar n. sp. amibe à kystes quadrinuclées, parasite de l'homme. Bull. Assoc. Méd. Paris **94**, 943 (1925).

— Nouvelle amibe, parasite de l'homme. Presse méd. **1925**, 1481.

BUNDESEN, RAWLINGS and FISHBEIN: The health hazard of amebic dysentery. Report of out-break. J. amer. med. Assoc. **101**, 1636 (1933).

BUXTON: Zit. bei HAGE. Arch. Schiffs- u. Tropenhyg. **27**, 93 (1923).

CARBONARO: Amebiasi in Sicilia; sopra un caso di localizzazzione amebica nell'apparato urinario. Policlinico, sez. prat. **31**, 1327 (1924).

CASAGRANDI, O. e P. BARBAGALLO: Entamoeba hominis s. Amoeba coli LOESCH. Ann. Igiene sper. **7** (1897).

CASTELLANI: Zit. bei SCHUCKMANN, S. 165.

CASTEX, MARIANO: Über die Amöbiasis des Menschen. Arch. Schiffs- u. Tropenhyg. **30**, 309 (1926).

CHANG and ROBERTSON: Amoebic liver abscess in Manchuria. China med. J. **58**, 375 bis 380 (1934).

CHATTON, E.: Entamoeba et myxomycète d'un singe. Bull. Soc. Path. exot. Paris **5** (1913).

CHAUFFARD: Zit. bei RUGE.

CHIANG: The rat as possible carrier of the dysentery amoeba. Proc. nat. Acad. Sci. U.S.A. **11**, 239 (1925).

CHOPRA and SEN: Carbarsone in intestinal amoebiasis. Indian med. Gaz. **69**, 375 (1934).

COUNCILMAN and LAFLEUR: Amoebic dysentery. Hopkins Hosp. Rep. **2** (1891).

CRAIG: A simplified method for the cultivation of Entamoeba histolytica. Amer. J. trop. Med. **6**, 333 (1926).

— Symptomatology of infection with Entamoeba histolytica in carriers. J. amer. med. Assoc. 88, 19 (1927).

— Observation upon the hemolytic, cytolytic and complement-binding properties of extracts of Entamoeba histolytica. Amer. J. trop. Med. **7**, 225 (1927).

CRAIG, A.: Further observations upon the complement fixation test in the diagnosis of amebiasis. An analysis of the results of the test in thousand individuals. J. Labor. a. clin. Med. **18**, 873 (1933).
— Observations upon the methods of transmission of amebiasis. Amer. J. publ. Health **1935**, 231.
— Some unsolved problems in the parasitology of amebiasis. J. of Parasitol. **22**, 1 (1936).
DESCHIENS, R.: Perte de la virulence de deux souches d'amibes dysentériques en cultur. J. Labor. a. clin. Med. **21**, 1143 (1936).
— Modifications expérimentales du pouvoir pathogène de l'amibe dysentérique. C. r. Soc. Biol. Paris **123**, 783 (1936).
DOBELL: The amoeba living in man. London 1919.
DOPTER: Zit. bei JOCHMANN: Handbuch der inneren Medizin, Bd. 4, S. 362. Berlin: Julius Springer 1911.
ELMASSIAN, M.: Sur une nouvelle espèce amibienne chez l'homme. Entamoeba minuta n. sp. I. Morphologie, Evolution, Pathogénie. Zbl. Bakter. I Orig. **52**, 335—350 (1909).
EOLIAN: Über Amöbenabszesse der Leber und des Subdiaphragmaraumes. Arch. klin. Chir. **163**, 173 (1930).
FAUST and KAGY: Studies on the Pathology of Amebic Enteritis. Amer. J. trop. Med. **14**, 221 (1934).
FIESSINGER et PARTURIER: Amebiasis. Bull. Soc. méd. Hôp. Paris **50**, 153 (1925).
FISCHER, O.: Über Amöbenhepatitis. Münch. med. Wschr. **1927 II**, 1739—1741.
— Amöbenruhr und Ruhrfolgen. Arch. Schiffs- und Tropenhyg. **41**, 251 (1937).
FISCHER, W.: Die Amöbiasis beim Menschen. Erg. inn. Med. **18**, 30 (1920).
— Über Darmamöben und Amöbenruhr in Deutschland. Berl. klin. Wschr. **1920 I**, 1.
— Zur Kenntnis der Darmamöben des Menschen. Zbl. Path. **31**, 369 (1921).
— Neue Ergebnisse der Amöbenforschung. Klin. Wschr. **1923 I**, 725.
— Die Amöbenruhr. Handbuch der pathogenen Mikroorganismen, Bd. VIII/1, S. 181. 1930.
FRYE and MELENEY: Studies of endamoeba histolytica and other intestinal protozoa in Tennessee. The influence of the bacterial flora in cultures of E. histolytica on the pathogenicity of the amoeba. Amer. J. Hyg. **18**, 543, 544 (1933).
— — Studies of Endamoeba histolytica and other intestinal protozoa in Tennessee. Observations on the intestinal protozoa of young pigs and attempts to produce infection with a human strain of E. histolytica. Amer. J. Hyg. **20**, 404 (1934).
FUENTE, E. DE LA: Amöbeninfektion der Adnexe. Bol. Soc. Cir. Chile **3**, 265 (1925).
GEHRCKE: Die Amöbenerkrankungen des Menschen, insbesondere die des Verdauungstraktes. Med. Klin. **1927 I**, 617, 659, 736, 773.
— Die Amöbenerkrankungen beim Menschen, insbesondere im gemäßigten Klima. Klin. Wschr. **1928 II**, 1622.
— Über Amöbenerkrankungen, besonders im gemäßigten Klima. Dtsch. med. Wschr. **1928 II**, 1443.
GERMAIN, CARBONI et MORVAN: Hémorragies intestinales intermittentes seul signe d'amibiase chronique latente. Bull. Soc. Path. exot. Paris **29**, 673 (1936).
GUERIN et PONS: Culture d'Entamoeba dysenteriae par le procédé de W. C. BOECK et JAROSLAV DRBOHLAV. Bull. Soc. Path. exot. Paris **18**, 517 (1925).
HABERFELD: Bronchitis und Peribronchitis amoebiana. Münch. med. Wschr. **1927 II**, 1834.
HAGE: Nachuntersuchungen bei Amöbenruhr. Arch. Schiffs- u. Tropenhyg. **27**, 93 (1923).
HAKANSSON, E.: The use of acqueous smears in the study and identification of the amoeba of man. Amer. J. trop. Med. **15**, 439 (1935).
HARTMANN: Eine neue Dysenterieamöbe, Entamoeba tetragena VIERECK. Arch. Schiffs- u. Tropenhyg. **1908**, Beih. 5.
— Untersuchungen über parasitische Amöben. I. E. histolytica SCHAUDINN. Arch. Protistenkde **18**, 207 (1910).
— Untersuchungen über parasitische Amöben. II. E. tetragena VIERECK. Arch. Protistenkde **24**, 163 (1912).
— Morphologisches und Systematik der Amöben. Handbuch der pathogenen Mikroorganismen, 2. Aufl., S. 607. 1913.
HARTMANN u. BELAŘ: Die parasitischen Amöben des Menschen und der Tiere. PROWAZEKS Handbuch der pathogenen Protozoen, Bd. III, S. 1295. 1931.

HEGENER, R.: Absence of tissue invasion in monkey carriers of E. histolytica. Amer. J. trop. Med. **15**, 41 (1935).
HEINEMANN: Zur Diagnose und Therapie der chronischen Amöbiasis. Arch. Verdgskrkh. **33**, 203 (1924).
HINES, L. E.: A form of polypoid colitis as a late stage of amebic dysentery. J. amer. med. Assoc. **81**, 12 (1923).
HOFMANN: Die Amöbenenteritis, ihr Vorkommen und ihre Bekämpfung. Veröff. Med.verw. **39**, 301 (1933).
HORDY and KAPLAN SPECTOR: The occurrence of infestations with E. histolytica associated with water-borne epidemic disease. Publ. Health Rep. **50**, 323 (1935).
HUEBSCHMANN: Demonstration eines tropischen Leberabszesses mit Amöbenbefund. Münch. med. Wschr. **1915 I**, 20.
HUPPENBAUER: Amöbenruhr. Klin. Wschr. **1927 II**, 1823.
— Über die vier wichtigsten Tropenkrankheiten. Klin. Wschr. **1928 I**, 236.
IVANIČ: Über einen Protoplasmaparasiten von E. histolytica SCHAUDINN. Zbl. Bakter. I Orig. **138**, 48 (1936).
IZAR, G.: Studien über Amöbenenteritis. Arch. Schiffs- u. Tropenhyg. **1914**, Beih. 2.
— Amebiasi cerebrale. Rass. Clin. sci. **10**, 291 (1932).
KARTULIS: Zur Ätiologie der Dysenterie aus Ägypten. Virchows Arch. **105**, 521 (1886).
KESSEL: Experimental infections of culture rats and mice with the common intestinal amoeba of man. Proc. Soc. exper. Biol. a. Med. **21**, 110 (1923).
— The experimental transfer of certain intestinal protozoa from man to monkeys. Proc. Soc. exper. Biol. a. Med. **22**, 206 (1924).
KITABATAKA: Investigations on amoebic dysentery. II. Experimental studies on amoebic dysenteric rats. Amoebic dysentery of rats in the acute stadium. J. of orient. Med. **21**, 57 (1934).
KOWITZ: Lungenabszeß durch Ruhramöben. Klin. Wschr. **1922 II**, 1813.
KUDO: Obervations on E. blattae. Amer. J. Hyg. **6**, 139 (1926).
KUENEN u. SWELLENGREBEL: Die Entamöben des Menschen und ihre praktische Bedeutung. Zbl. Bakter. **71**, 378 (1913).
LAMBL: Zit. bei W. FISCHER, S. 182.
LETULLE: Origine infectieuse de certains ulcères de l'estomac. Bull. Soc. méd. Hôp. Paris **106** (1888).
LOESCH: Massenhafte Entwicklung von Amöben im Dickdarm. Virchows Arch. **65**, 196 (1875).
LOEW: Das Vorkommen der Amöbenenteritis im Küstengebiete der Adria. Wien. med. Wschr. **1917 I**, 453.
LORANDOS, N. et G. PANGALOS: La dysentérie amibienne en Grèce. Presse méd. **37**, 1152 (1929).
LUGER: Zur Yatrenbehandlung der Amöbenruhr. Klin. Wschr. **1928 I**, 525.
— Diskussionsbemerkung. Wien. klin. Wschr. **1931 II**, 1453.
MACCOY and A. V. HARDY: The clinical diagnosis of amoebic dysentery. J. amer. med. Assoc. **107**, 1357 (1936).
MACFIC: A case of dysentery in a monkey, in which amoebae and spirochaetes were found. Ann. trop. Med. **9**, 507 (1915).
MAGATH: The laboratory diagnosis of amoebiasis. J. amer. med. Assoc. **103**, 1218 (1934).
MANOHAR: A case of urinary amoebiasis. Brit. med. J. **1936**, 694.
MANSON-BAHR: Behandlung der Amöbenruhr und Bedeutung der Rektoskopie. Arch. Schiffs- u. Tropenhyg. **41**, 280 (1937).
MATHIS: Entamibes des singes. Bull. Soc. Méd. et Chir. Indochine **4**, 388 (1913).
— et MERCIER: L'amibe de la dysentérie. Bull. Inst. Pasteur **4** (1916).
— — Les kystes d'Entamoeba dysenteriae. C. r. Soc. Biol. Paris **79**, 980 (1916).
— — Au sujet du cycle évolutif de l'amibe dysentérique. Bull. Soc. méd. Hôp. Paris **1917**, 30.
— — La schizogénie chez les entamibes de l'homme. Bull. Soc. Path. exot. Paris **10** (1917).
— — Existe-t-il des kystes à plus de quatre noyaux chez Entamoeba dysenteriae? Bull. Soc. Path. exot. Paris **10** (1917).

MELENEY and FRYE: Studies on Entamoeba histolytica and other intestinal protozoe in Tennessee. III. The histopathology of intestinal amoebiasis in the kitten and in man. Amer. J. Hyg. **20**, 84 (1934).
— — The pathogenecity of E. histolytica. Trans. roy. Soc. trop. Med. Lond. **29**, 369 (1936).
— — The effect of direct animal passage on the pathogenecity of entamoeba histolytica for kittens. Amer. J. Hyg. **25**, 313 (1937).
MERCIER: Contribution à l'étude de l'amoebe de la blatte. Arch. Protistenkde **20**, 143 (1910).
MEYER and JOHNSTONE: Laboratory diagnosis of amoebiasis. Amer. J. Publ. Health **1935**, 405.
MILLISCHER: Essai de traitement de l'amébiase intestinale par l'acide iodo-oxy-quinoléine sulfonique. Bull. Soc. Path. exot. Paris **28**, 99 (1935).
MUEHLENS: Übersichtsreferat aus dem Gebiete der Infektions- und Tropenkrankheiten. Z. ärztl. Fortbildg **16**, 501 (1919).
— Exotische Krankheiten und diagnostische Irrtümer bei heimgekehrten Soldaten. Dtsch. med. Wschr. **1920 I**, 649.
— Amöbenruhr und Ruhrfolgen. Arch. Schiffs- u. Tropenhyg. **41**, 245 (1937).
NIESCHULZ: Amöben aus dem Zahnbelag von Pferden. Arch. Tierheilk. **51**, 41 (1924).
NOELLER: Die wichtigsten parasitischen Protozoen des Menschen und der Tiere. Berlin 1922.
ORNSTEIN: Zur Ätiologie der Amöbenruhr. Arch. Protistenkde **29** (1913).
ORTICONI et AMENOUILLE: Sur la dysentérie amibienne. Trop. Dis. Bull. 8, 111 (1916).
PAPADAKIS, A.: Die menschlichen Darmprotozoen und speziell die Entamoeba histolytica. Jatrikai Athinae (griech.) **122**, 285 (1938).
PETER: Rivanol in der Behandlung der Amöbendysenterie. Münch. med. Wschr. **1927 II**, 1709.
PETRIDIS: Zit. bei W. FISCHER.
PETZETAKIS: Amoebic bronchitis and frequent presence of live entamoeba in the sputum and urine during acute amoebic dysentery. J. trop. Med. **24**, 74 (1924). — Siehe auch Klin. Wschr. **1924 I**, 1026.
— La cholécystite amoebienne primitive. Paris méd. **17**, 143 (1927).
QUINCKE: Zit. bei W. FISCHER: Klin. Wschr. **1923 II**, 725.
RATCLIFFE, H. L.: Intestinal lesions associated with amoebic and balantidial infection in man and lower animals. Amer. J. Hyg. **19**, 68 (1934).
REED and JOHNSTONE: Amoebiasis among on thousand prisoners. Amer. J. trop. Med. **14**, 181 (1934).
REICHENOW: Zur Frage des Sitzes der E. histolytica im Darm. Arb. Reichsgesdh.amt **57**, 137 (1926).
— Neue Forschungen über die Darmamöben des Menschen. Arch. Schiffs- u. Tropenhyg. **30**, 207 (1926).
— Die pathogenetische Bedeutung der Darmprotozoen des Menschen. Zbl. Bakter. **122**, Beih., 195 (1931).
— Biologie der Entamoeba histolytica als Grundlage für die Pathogenese. Arch. Schiffs- u. Tropenhyg. **41**, 257 (1937).
REZEK, PH.: Über den Sinn der geographischen Pathologie. Wien. klin. Wschr. **1937 II**, 1383.
ROBERTSON and THOMSON: Notes on the cultivation of certain amoeba and flagellates of man, using the technic of BOECK und DRBOHLAV. Amer. J. trop. Med. **28**, 345 (1925).
RONNEFELDT: Amöbenruhrbehandlung mit Rivanol. Arch. Schiffs- und Tropenhyg. **35**, 176 (1931).
RUGE: Amöbenruhr. Handbuch der Tropenkrankheiten, Bd. IV/1, S. 1. 1916.
SCALAS: Contributo allo studio della deviazione del complemento della disenteria amoebica. Riforma med. **37**, 103 (1921).
SCHAUDINN: Zit. bei W. FISCHER.
SCHRUMPF-PIERRON: Die chronische, periodisch aufflackernde Amöbenhepatitis. Klin. Wschr. **1929 II**, 1542.
SCHUCKMANN: Morphologisches und Systematik der Amöben. Handbuch der pathogenen Mikroorganismen, Bd. VIII/1, S. 141. 1930.

SCHUEFFNER: Fortschritte und Wandlungen in der Tropenpathologie. Klin. Wschr. **1922 II**, 1533.
SCOTTI-DOUGLAS e S. DE RANZI: Atti Soc. lombarda Sci. med. e biol. **2**, 17 (1934).
SILVA-MELLO, ADA: Zit. bei STALDER.
SMITH: Zit. bei SCHUCKMANN, S. 167.
— MIDDLETON and BARRET: The tonsils as a habitat of oral endamoebas. J. amer. med. Assoc. **63**, 1746 (1914).
STALDER: Zur Frage der chronischen Amöbendysenterie in unseren Breiten. Schweiz. med. Wschr. **1931 I**, 641.
STRAUB: Amoebiasis penis. Geneesk. Tijdschr. Nederl.-Indië **64**, 989 (1925).
SULDEY, E. W.: Dysentérie amibienne spontanée chez le chimpanzé. Bull. Soc. Path. exot. Paris **17**, 771 (1924).
SVENSSON: Studies on human intestinal protozoa. Acta med. scand. (Stockh.), Suppl. **70** (1935).
SWEZEY, O.: Mitosis in the encysted stages of Endamoeba coli (LOESCH). Univ. California Publ. Zool. **20**, 313 (1922).
TALIAFERRO and FISCHER: The morphology of motile and encysted E. ranarum in culture. Ann. trop. Med. **20**, 89 (1926).
TARRO, E.: Contributo alla anatomia patologica dell'amebiasi; l'amebiasi nel bambino. Arch. ital. Anat. e Istol. pat. **3**, 809 (1932); siehe auch S. 465.
THOMSON: Human Endamoebiasis in temperate zones. J. State med. **33**, 563 (1925).
VALLARINO: Amer. J. trop. Med. **5**, 149 (1925).
VERSPYCK: Nederl. Tijdschr. Geneesk. **72**, 4945.
VIERECK: Über Amöbendysenterie. Med. Klin. **1906 II**, 1063.
VOGEL: Über Kulturen der Ruhramöbe. Klin. Wschr. **1927 I**, 1068.
WAGNER: Experimentelle Untersuchungen über Amöbenruhr. Arch. Schiffs- u. Tropenhyg. **39**, Beih. 1 (1935).
WALCKE: Un curieux cas de rectosigmoidite amoebienne. Ann. Soc. belge Méd. trop. **16**, 279 (1936).
WALKER and SELLARDS: Experimental Entamoebic dysentery. Philippine J. Sci. 8, 253 (1913).
WARTHIN: Zit. bei W. FISCHER.
WENYON: Zit. nach SCHUCKMANN.
— The genera Councilmania Karyamoeba and Cauda amoeba. Trop. Dis. Bull. **22**, 333 (1925).
WERNER: Über Amöbendysenterie. Dtsch. med. Wschr. **1937 I**, 62.
WESTPHAL: Betrachtungen und experimentelle Untersuchungen zur Virulenz der E. histolytica beim Menschen. Arch. Schiffs- u. Tropenhyg. **41**, 262 (1934).
— u. GOENNERT: Über die Häufigkeit von E. histolytica-Infektionen in Ländern mit tropischem und gemäßigtem Klima. Arch. Schiffs- u. Tropenhyg. **40**, 425 (1936).
WILKINSON: Chronic amoebiasis and chronic appendicitis. Brit. med. J. **1935**, 452.
WILLIAMSON: Zit. bei W. FISCHER.
YAMAMOTO: Investigations of amoebic dysentery. J. of orient. Med. **24**, 66 (1936).
YORK and ADAMS: J. amer. med. Assoc. 87, 1243 (1926).

Einleitung.

Es kann nicht geleugnet werden, daß die Bedeutung protozoärer Erkrankungen in letzter Zeit bedeutend zugenommen hat, zumal sie keineswegs mehr auf tropische Gegenden beschränkt sind, sondern häufig auch in subtropischen Klimaten, in den Ländern am Mittelmeer, ja auch am europäischen Kontinent, ferner in England und Nordamerika wiederholt festgestellt werden konnten. Dementsprechend sind in den letzten Jahren die Forschungen über pathogene Amöben mit großem Eifer und, wie wir gleich hinzusetzen wollen, mit Erfolg aufgenommen worden und haben eine Reihe von neuen Tatsachen ergeben, die nicht bloß großes theoretisches Interesse haben, sondern auch eine erhebliche praktische Bedeutung besitzen.

Aus diesem Grunde erscheint es uns nützlich, den ganzen Komplex der Amöbenfrage einer näheren Betrachtung zu unterziehen.

Wir wollen uns daher vor allem mit der Morphologie und Systematik der Amöben überhaupt beschäftigen.

Morphologie und Systematik der Amöben.

Die parasitären Entamöben gehören zur Ordnung der Amöben. Dieselbe umfaßt Protozoen, die während des ganzen vegetativen Lebens stark wechselnde Gestalt aufweisen; sie bewegen sich mittels sog. Pseudopodien. Eine nackte Oberfläche und das Fehlen innerer Skeletelemente bedingen diese Eigentümlichkeiten. Eine Differenzierung in Ekto- und Entoplasma, sowie contractile Vakuolen sind nicht bei allen Formen vorhanden. Kerne, meist echte Karyosomkerne, finden sich in der Ein- oder Mehrzahl. Die Fortpflanzung geschieht durch Zwei- oder Mehrteilung. Von Befruchtungsvorgängen ist sowohl Hologamie als auch Merogamie nachgewiesen (SCHUCKMANN). Die erwähnten negativen Merkmale genügen aber keineswegs, um einen Organismus ohne weiteres zu den Amöben gehörig zu kennzeichnen, man muß, wie wir sehen werden, vielmehr ihren Lebenskreislauf ganz oder doch wenigstens zum größten Teil kennen.

Das Protoplasma der einzelnen Amöbenformen besitzt eine verschiedene Konsistenz; äußere Bedingungen beeinflussen letztere; das gleiche gilt auch für die Bewegungen. Es müssen daher zur Charakterisierung der Verhältnisse stets das Medium und die Lebenszustände, die Ernährung der Zelle, mitberücksichtigt werden. Letztere erfolgt gleich der Bewegung mittels der Pseudopodien, die Nahrung besteht ausschließlich in geformten Nahrungskörpern (Bakterien, andere Protisten, Körperzellen).

Wie bereits erwähnt, erfolgt die Vermehrung der Amöben bei den einkernigen Formen durch einfache Zweiteilung. Diese kann entweder der Kernteilung direkt folgen, ja sogar noch vor Vollendung der Kernteilung beginnen, oder aber sie folgt erst, nachdem in der Zelle bereits zwei Kerne im Ruhezustande sich finden. Diese gewisse Unabhängigkeit von Kern- und Zellteilung kann weiterhin bei manchen Arten zu mehrkernigen Formen führen, die sich erst später mit einem Male in so viele Teile aufteilen, als Kerne gebildet waren; man hat es dann mit einer multiplen Fortpflanzung zu tun (SCHUCKMANN).

Was die *Befruchtungsvorgänge* anbelangt, so haben sich die Angaben über das Vorkommen von Autogamie bei verschiedenen Amöbenarten als nicht zutreffend erwiesen. Hingegen ist mit Sicherheit ein sehr primitiver Befruchtungsvorgang, eine Hologamie, nachgewiesen worden, und zwar bis jetzt nur bei der zweikernigen Amoeba diploidea (HARTMANN, ferner HARTMANN und NAEGLER). Im vegetativen Zustand vermehrt sich diese Form durch Zweiteilung, wobei sich die aneinandergelagerten Kerne stets gleichzeitig parallel teilen, so daß jedes Tochterindividuum von jedem der Kerne einen Abkömmling erhält. Die beiden Kerne sind die unverschmolzen gebliebenen Gametenkerne von der vorausgegangenen Befruchtung; erst kurz vor einer neuen Kopulation von zwei gemeinsam encystierten Amöben verschmelzen in jedem der beiden Kopulanten die beiden Kerne miteinander.

Eine andere Form des Befruchtungsvorganges ist die bereits von uns erwähnte Merogamie, wie sie von MERCIER für die Entamoeba blattae beschrieben wurde. Die Amöbe encystiert sich, nachdem der erst in der Einzahl vorhandene Kern sich fortgesetzt durch Zweiteilung vermehrt hat. Diese Kernvermehrung geht auch noch innerhalb der Cyste weiter. Nach einer Neuinfektion platzen die Cysten und es schlüpfen so viele kleine Amöben aus, als vorher Kerne gebildet waren. Diese kleinen Amöben sind Gameten, die paarweise kopulieren und hierauf wieder zu großen Formen heranwachsen. Nach HARTMANN und BELAŘ ist es nicht unwahrscheinlich, daß diese Art der geschlechtlichen Vermehrung für die Entamöben zutrifft.

Was die *Einteilung der Amöben* anbelangt, so hat man bis in die neueste Zeit, wenigstens die einkernigen Amöben, in ihrer Gesamtheit in die Gattung *Amoeba* eingereiht, nachdem die früheren Versuche, auf Grund der verschiedenartigen Pseudopodien diese Gruppen in einzelne Gattungen aufzuteilen, sich als verfehlt erwiesen hatten. Erst seit durch die cytologischen und entwicklungsgeschichtlichen Untersuchungen von SCHAUDINN ein reiches morphologisches Material zutage gefördert worden war, konnte man daran denken, mit mehr Aussicht auf Erfolg die amöbenartigen Organismen in Gruppen von natürlicher Verwandtschaft aufzuteilen.

Aber auch dieses Ziel wurde eigentlich bloß für ganz spärliche Formen erreicht. So lange z. B. nicht von einem amöbenartigen Organismus wenigstens größere Teile der Entwicklung, sowie die Cytologie der Kernteilung aufgedeckt ist, kann nicht einmal seine Zugehörigkeit zur Ordnung der Amöben mit Sicherheit behauptet werden, da es sich oft nur um amöboide Zustände anderer Protisten, speziell Flagellaten, handelt (HARTMANN und BELAŘ).

Entamoeba. Von den echten Amöben reiht man in neuerer Zeit im Anschluß an SCHAUDINN die meisten parasitären Formen in die Gattung *Entamoeba*. Es scheint sich hier tatsächlich um eine ziemlich einheitliche systematische Gruppe zu handeln. So spricht z. B. ein Vergleich der Entamoeba blattae aus der Küchenschabe mit den menschlichen Entamöben direkt zugunsten einer derartigen Beziehung. Mit dieser Gruppe wollen wir uns nun etwas eingehender befassen.

Die Gattung Entamoeba umfaßt Amöben von 20—100 μ Größe. Eine Differenzierung in Ekto- und Endoplasma ist während der Ruhe nicht bei allen vorhanden. Die Bewegung geschieht in der Regel durch lappige Pseudopodien. Contractile Vakuolen fehlen. Die vegetativen Formen enthalten in der Regel *einen* Kern, der einen charakteristischen Bau besitzt. Der Innenseite der meist deutlichen Kernmembran liegt in Form von Körnern, Brocken oder in einheitlicher Schicht der Außenchromatin an. Im Innern des Kernes liegt ein verhältnismäßig kleines, zuweilen aus mehreren Körnern oder Brocken bestehendes Karyosom. Die Verbreitung von Wirt zu Wirt geschieht durch Dauercysten, die fast stets mehrkernig sind. Als Repräsentant dieser Gattung kann die Entamoeba CASAGRANDI und BARBAGALLO angesehen werden (SCHUCKMANN).

Entamoeba histolytica. Weitere echte Amöben sind die Entamoeba histolytica SCHAUDINN (1903), die Ruhramöbe (synonyme Bezeichnung für diese: Amoeba coli LOESCH, Amoeba dysenteriae COUACILMON und LAFLEUR, Entamoeba tetragena VIERECK); ferner die Entamoeba HARTMANNI PROWAZEK (1912) (Synonyma: Entamoeba tenuis KUENEN und SWELLENGREBEL, 1917;

Entamoeba minutissima Brug, 1917); die Entamoeba coli Loesch (1875), sowie schließlich die Entamoeba gingivalis Brumpt (1910).

Die Entamoeba histolytica ist in praktischer Hinsicht wohl die wichtigste, weil sie der Erreger der Amöbenruhr des Menschen ist. Die Zahl der Forscher, die sich mit dieser Amoeba beschäftigt, ist eine überaus große; nichtsdestoweniger ist ihr Entwicklungsgang auch heute noch nicht so vollständig bekannt wie die anderer parasitärer Protozoen. Die Ursache liegt darin, daß man die Ruhramöbe an den Stellen, an denen sie im lebenden Menschen vorkommt, nämlich im Dickdarm, nicht untersuchen kann und daß andererseits jede Veränderung der Außenbedingungen, also auch der Tod des die Amöbe beherbergenden Menschen schon sehr schnell empfindliche Schädigungen und damit morphologische Veränderungen veranlaßt, die zu mancherlei Irrtümern bei der Erforschung des Entwicklungsganges der Ruhramöbe geführt hat.

Der erste, der Amöben mit Dysenterie in ätiologischen Zusammenhang brachte, war Loesch (1875). Ende der 80. Jahre wandte sich das Interesse neuerdings den Entamöben zu. Robert Koch, Kartulis, Casagrandi und Barbagallo u. a. wiesen Amöben im menschlichen Darm nach und traten für ihre pathogenetische Bedeutung ein. Schaudinn präzisierte seine Ansicht dahin, daß im Darm des Menschen zwei verschiedene Amöbenarten parasitieren, von denen die eine harmlos, die andere pathogen ist. Letztere nannte er Entamoeba histolytica. Unglücklicherweise waren aber Schaudinn gerade solche Fälle von Dysenterie untergekommen, bei denen die Amöben in die pathologische Degenerationsform übergegangen waren (Hartmann und Belař), so daß, als Viereck und Hartmann bei vielen Ruhrfällen eine von Schaudinns Entamoeba histolytica ziemlich verschiedene Amöbe beschrieben (Entamoeba tetragena), die Annahme nötig wurde, daß es zwei Arten von Ruhramöben gebe. Dann mehrten sich die Arbeiten, welche noch weitere pathogene Amöbenspezies mehr oder weniger voreilig aufstellten, so daß die Verwirrung immer größer wurde, bis endlich die Arbeiten von Hartmann und Ornstein im Jahre 1912 Klarheit in die Sache brachten. Es wurde nachgewiesen, daß, wie Schaudinn richtig bemerkt hatte, nur zwei parasitische Amöben im menschlichen Darm vorkommen, von denen die eine, deren Degenerationsformen Schaudinn als Entamoeba histolytica beschrieben hatte, die Ruhramöbe ist. Ihr kommt, wie bereits erwähnt, die größte praktische Bedeutung zu. Wir wissen von dieser Amöbe mit Sicherheit, daß sie als Erreger einer charakteristischen Erkrankung des Dickdarmes anzusehen ist, der sog. Amöbenruhr, besser der Amöbenenteritis (W. Fischer). Diese Amöbe erweist sich auch für gewisse Tiere, besonders Katzen, als pathogen. Sie ist ein ausgesprochener Gewebsparasit. Daß aber heute noch weit davon entfernt ist, den Entwicklungskreis der Ruhramöbe bis in die Details vollständig zu kennen, haben wir bereits früher erwähnt und die Gründe hierfür auch angeführt.

Aus dem normalen *Entwicklungsgang der Ruhramöbe* sind bis jetzt drei verschiedene Stadien näher bekannt, die zur Diagnose der Ruhramöbe herangezogen werden können:

1. Das vegetative aktive Stadium, in welchem die Fortpflanzung der Amöben stattfindet;
2. das sog. Minutastadium;
3. die Cyste.

Noch nicht bekannt sind dagegen z. B. die Vorgänge, die sich zwischen dem Ausschlüpfen der Amöbe aus der Cyste und dem vegetativen Stadium abspielen. Als ein viertes, für die Ruhramöbe charakteristisches Stadium kennt man noch eigentümliche Degenerationsformen, die als „Histolytica-Stadien" im engeren Sinne bezeichnet werden (SCHUCKMANN).

Die *typische vegetative Form* (Tetragenaform) findet sich bei akuten Fällen in dem der Mucosa zunächst liegenden Schleim der Faeces, dann im erkrankten Darmgewebe und in den metastatischen Gewebserkrankungen. Ihre Größe schwankt zwischen 20—50 μ. Der im Leben leicht kenntliche Hauptcharakter ist das auch im abgekugelten, unbeweglichen Zustand sich scharf abhebende Ektoplasma (im Gegensatz zu Entamoeba coli, bei dem das Ektoplasma nur während der Bewegung zutage tritt und nur schwach lichtbrechend ist). Noch deutlicher wird dieses Merkmal bei der Bewegung, die mittels sog. Bruchsackpseudopodien vor sich geht: Die feste Haptogenmembran, die die Amöbe allseits umgibt, wird an einer Stelle durchbrochen, das darunter liegende zähflüssig-glasige Ektoplasma quillt mit einem Ruck hervor und breitet sich an der Durchbruchstelle in einem beschränkten Umkreis über die Haptogenmembran aus, die dann allmählich eingeschmolzen wird, worauf sich der Prozeß aufs neue an irgendeiner anderen Stelle abspielen kann. Es sei aber hervorgehoben, daß diese ganzen Merkmale nicht in allen Fällen anzutreffen sind. Das Ektoplasma erscheint im Leben als ein Gemenge von Körnchen, Vakuolen und Nahrungskörpern. Letztere bestehen vorwiegend aus Erythrocyten, was ein diagnostisches Merkmal von großer Wichtigkeit ist (Entamoeba coli frißt nie Erythrocyten!). Im fixierten Präparat ist — außer bei Osmiumsäurefixierung — die scharfe Trennung von Ekto- und Entoplasma in der Regel verschwunden; beide erscheinen als eine oft feinwabige, oft granuläre Masse mit eingestreuten Vakuolen und Nahrungskörpern. Das Entoplasma ist auch der Sitz des Kernes; er ist 4—7 μ groß und ist als ein prall mit Flüssigkeit gefülltes Bläschen sichtbar. In seinem Innern liegt als Kügelchen von wechselnder Größe, das Karyosom, das von einer strukturlosen Zone umgeben ist; dem auf diese Zone peripherwärts folgenden Wabenwerk ist wenig Chromatin in Form von Körnchen eingelagert, während die Innenfläche der Kernmembran ein aus Brocken und Körnchen bestehender, regelmäßig verteilter Chromatinbelag anliegt. Als Karyosom der Ruhramöbe hat HARTMANN sog. „cyclische Umsätze" beschrieben, die schon im Leben manchmal mit genügender Deutlichkeit hervortreten, im gut fixierten und mit Eisenhämatoxylin gefärbten Präparat jedoch fast stets deutlich erkennbar sein sollen.

Die vegetative Form vermehrt sich durch Zweiteilung, ein Prozeß, der rasch vor sich geht, da selbst bei Infektionen mit reichlicher Vermehrung meist nur Anfang- und Endstadien vorzufinden sind. Die Kernteilung ist noch ungenügend bekannt; sie spielt sich nach MATHIS und MERCIER folgendermaßen ab: Zunächst wird das Karyosom bis auf das Centriol abgebaut; letzteres teilt sich mantelförmig, die Teilstücke wandern auseinander — ein dünner Gelfaden, die Centrodesmose, verbindet sie — und dehnen den Kern in die Länge. Der Kern nimmt Spindelform an, an den Spitzen liegen die Centriolen, zwischen denen sich außer der Centrodesmose ein paar Spindelfasern, an denen die Chromatinkörner der Länge nach aufgereiht sind, ausspannen. Sodann wird der Verbindungsfaden resorbiert, das Chromatin nimmt zunächst in den Tochterkernen die Polhälften ein, um sich alsbald im Kern gleichmäßig zu verteilen, wobei auch das Centriol wieder in die Mitte des Kernes rückt. Es sei schon hier bemerkt, daß die Kernteilung nach der Encystierung ähnlich verläuft. Nach Analogie von anderen Protistenmitosen ist nach HARTMANN und BELAŘ die Annahme wohl berechtigt, daß eine — offenbar sehr schwer färbbare — Äquatorialplatte übersehen wurde, in welcher dann die eigentliche Chromatinsubstanz (die Chromosomen) des Kernes zu suchen wären. Nach DOBELL spielt sich der vegetative Kern- und Zellteilungsprozeß nur in den Amöbengeschwüren ab, die als der normale Sitz der Parasiten aufzufassen sind, während die ins Darmlumen geratenen Tetragenastadien früher oder später dem Untergang geweiht sind, soweit sie sich nicht encystieren können. Dieser Umstand erklärt es, warum alles Suchen nach Teilungsstadien in Kotausstrichen erfolglos geblieben ist.

Mit besonderem Nachdruck heben HARTMANN und BELAŘ hervor, daß alle angeführten Merkmale wie Plasmabau, Bewegung, Kernbau, nicht in allen Fällen gleichzeitig und in gleicher Deutlichkeit anzutreffen sind, so daß das Fehlen einer dieser Merkmale nie ausschlaggebend sein kann; vielmehr muß man stets alle Charaktere, auch die der Cysten, gleichmäßig berücksichtigen und sich bei einer Infektion nie mit einer einmaligen Untersuchung begnügen.

Das zweite Stadium in der Entwicklung der Entamoeba histolytica ist das *Minutastadium.* Manchmal schon bei akuten Fällen, vorwiegend aber beim Eintritt der Krankheit in das subakute Stadium (wenn die Faeces wieder fester zu werden beginnen) treten abweichende kleinere Amöbenformen auf, die von ELMASSIAN als eigene Ruhramöbenspezies (E. minuta) beschrieben wurden und daher als Minutastadien bezeichnet werden. Dieses Stadium ist vor allem gekennzeichnet durch seine geringere Größe (12—20 μ); der Bau des Cytoplasmas hat nicht mehr die deutlichen Charaktere der typischen Form, die Differenzierung von Ekto- und Entoplasma ist häufig geschwunden. Der Kern hat eine feinere Kernmembran und die cyclischen Umsätze am Karyosom haben aufgehört. Als Nahrung werden Erythrocyten nur mehr ausnahmsweise angetroffen, vorwiegend dagegen Bakterien und Speisereste. Schließlich kann schon in diesem Stadium die Chromodienbildung einsetzen.

Das Minutastadium ist nach KUENEN und SWELLENGREBEL als Latenzform aufzufassen, es kann wochenlang im Darm sein Dasein, ohne merkliche Schädigung des Wirtes, fristen und ernährt sich dabei wahrscheinlich saprozoisch. Unter zum größten Teil noch unbekannten Bedingungen kann es sich wieder in eine Tetragenaform verwandeln und so ein Rezidiv veranlassen, ferner neigt die Amöbe in diesem Zustande zur Degeneration, welche zur Entstehung der Histolyticaformen führt. Schließlich kann sich die Minutaform encystieren und dies scheint der normale Abschluß dieser Etappe im Entwicklungskreis der Ruhramöbe zu sein.

Es kommt nämlich bei der Ruhramöbe häufig zur *Cystenbildung.* Latente Amöbenruhrfälle lassen sich hauptsächlich nur am Vorhandensein Cysten im Darminhalt erkennen. Wodurch die Cystenbildung angeregt wird, ist noch nicht bekannt. Die Vorbereitungen zur Encystierung bestehen in der Ausstoßung aller noch vorhandenen Nahrungskörper und ihrer Reste, sowie im Auftreten von meist nicht scharf begrenzten Glykogenvakuolen und in der Bildung sog. Chromidialkörper. Gleichzeitig kugeln die Amöben sich ab.

Die *Chromidialkörper* entstehen in der Hauptsache dadurch, daß zunächst an der Peripherie der im Protoplasma austretenden Vakuolen färbbare Körner sich finden, die an Größe zunehmen und sich miteinander vereinigen, während gleichzeitig die Vakuolen kleiner werden. Auch aus dem Kern können färbbare Körner ins Plasma übertreten und sich an der Bildung der Chromidialkörper beteiligen. Die Körner verschmelzen kurz vor oder nach der Encystierung zu einem oder mehreren kompakten ovalen, zigarrenförmigen oder splitterartigen, mit Eisenhämatoxylin stark färbbaren Chromidialkörpern („Chromidien", „batonets" bzw. „Plaques siderophiles"), die auch in lebenden Amöben oder Cysten erkennbar sind (SCHUCKMANN). Nach Ausscheidung einer meist feinen, doppelt konturierten Hülle teilt sich der Kern der Cyste auf die gleiche mitotische Weise wie die der vegetativen Amöben zweimal hintereinander, so daß die Cyste vierkernig wird. Diese vierkernige reife Cyste ist typisch für die Ruhramöbe. Nur ausnahmsweise finden sich Cysten mit mehr als vier Kernen. Die Cystenkerne enthalten reichliches Außenchromatin, das im zwei- und vierkernigen Stadium manchmal auf einer Seite der Kernmembran in einer größeren, oft halbmondförmigen Masse angehäuft ist. In vierkernigen Cysten liegt das Karyosom in den Kernen meist genau zentral, während es in den Kernen ein- und zweikerniger Cysten oft eine exzentrische Lage hat. Der Umstand, daß die Entamoeba histolytica im encystischen Stadium Cysten mit höchstens vier Kernen bildet, hat ihr früher auch den Namen Entamoeba tetragena eingetragen.

Die *Degenerations- (Histolytica-) Formen*, welche für die Entamoeba histolytica sehr charakteristisch sind, gehen meist vom Minutastadium aus, doch treten sie auch im Tetragenastadium auf, besonders nach energischer chemotherapeutischer Behandlung. Man kann sie in zwei Kategorien einteilen: bei der einen bleibt der Kern lange erhalten, bei der anderen löst er sich bei Beginn der Degeneration in Chromidien auf. Bei der ersten Kategorie hypertrophiert der Kern, das Karyosom wird aufgelöst, das Chromatin wandert in großen Brocken an die Kernmembran, die schließlich schwindet, worauf die Brocken ins Plasma wandern. Oder der Kern wird pyknotisch, das ganze Chromatin sammelt sich in einem großen Karyosom an, worauf Kern, sowie Amöbe unter den üblichen Folgeerscheinungen der Pyknose zugrunde gehen. Bei dem zweiten Typus der Degeneration wird das Karyosom ebenfalls unsichtbar, das Chromatin sammelt sich in großen Brocken an der Kernmembran an und tritt von da meist an einer Stelle ins Plasma aus, wo die so entstandenen „Chromidien" (wohl zu unterscheiden von den gleichbenannten Gebilden in der Cyste) durch eigenartige rotierende Strömungen verteilt werden. Ist die Degeneration auf diesem Stadium angelangt, so wölbt das Plasma an seiner Oberfläche oft kleine Buckel vor, die ein homogen-hyalines Aussehen annehmen und sich als „Knospen" abschnüren. Diese Degenerationserscheinungen hat nun SCHAUDINN seinerzeit als die normale Entwicklung der Entamoeba histolytica beschrieben und die Abschnürung der Knospen als Cystenbildung aufgefaßt. Er stützte sich hierbei auf positive Infektionsversuche an Katzen mit Material, welches nur solche „Cysten" enthielt. Nach dem heutigen Stand unserer Kenntnisse muß man jedoch annehmen, daß SCHAUDINNs Infektionsmaterial einige normale Cysten von Entamoeba histolytica enthielt, die bei der Untersuchung desselben vor der Verfütterung übersehen wurden.

IVANIČ hat in der jüngsten Zeit einen *Parasiten des Protoplasmakörpers von Entamoeba histolytica* beschrieben, der sowohl frei lebende, als auch ruhende Entamöben infiziert, weil er imstande ist, durch die Schutzmembran der Ruhestadien in das Innere der ruhenden Tiere einzudringen. Die intracellulären Stadien dieses Parasiten vermehren sich durch multiple Teilung. Nachdem das ganze Protoplasma mit Ausnahme des Kernes aufgefressen ist, durchbrechen die mehrkernigen Plasmodien die Schutzmembran der Ruhecysten und schlüpfen aus. Bisher ist allerdings über diese Parasiten der Entamoeba histolytica von anderer Seite noch nicht berichtet worden.

Entamoeba coli. Eine zweite, beim Menschen ebenfalls im Darm vorkommende Amöbe ist die Entamoeba coli. Morphologisch ist sie bisweilen unschwer, in manchen Stadien aber schwer oder auch kaum von der Ruhramöbe zu unterscheiden. Die zuverlässigsten Unterscheidungsmerkmale sind, wie wir bereits zu erwähnen Gelegenheit hatten, daß diese Amöben im vegetativen Zustande niemals rote Blutkörperchen in sich aufnehmen und daß die reifen Cysten acht Kerne enthalten, ja manchmal sogar mehr. Die Vermehrung der vegetativen Formen der Entamoeba coli erfolgt durch Zweiteilung, die allerdings bisher nicht genauer untersucht wurde. Die zur Encystierung schreitenden Formen von Entamoeba coli sind kleiner als die vegetativen Formen und haben nach Ausstoßung aller Nahrungskörper und ihrer Reste ein klares, durchsichtiges Protoplasma. Die Cystengröße beträgt im Durchschnitt 16—18 μ, doch sind auch Durchmesser von 10 für die kleinsten und 38 μ für die größten beobachteten Cysten angegeben worden. Die derbe, innen und außen scharf konturierte Cystenmembran besteht nach NOELLER nur aus einer Schicht, während von HARTMANN und BELAŘ angegeben wird, daß sie im Gegensatz zu der meist dünnen und einfachen Membran der Ruhramöbencyste zweischichtig sei. Chromidialkörper finden sich in Form von Splittern, Stäbchen, Fäden, kleineren Brocken oder Klumpen einigermaßen regelmäßig, vor allem in den zweikernigen Cysten von Entamoeba coli; sie können aber auch, namentlich in den reifen achtkernigen Cysten, ganz fehlen. Die Teilung der Kerne geht auf mitotischem Wege vor sich (SWEZEY) und verläuft ähnlich wie die Kernteilung in den Cysten der Ruhramöbe.

Es wird von der Entamoeba coli angenommen, daß sie saprophytisch im Darm lebe und daß sie nicht pathogen sei (W. FISCHER); wenigstens haben Infektionsversuche mit Colicysten beim Menschen und Tier keine pathogenen Folgen gehabt. Indes ist man hier doch nicht ganz so sicher (W. FISCHER). Schon die ersten Fälle, die seinerzeit QUINCKE, der ja als erster die Bedeutung der Amöben für den krankhaften Prozeß im Darm erkannt hat, publizierte, waren zum Teil solche, bei denen es sich um Infektion mit Entamoeba coli (nach unserer heutigen Bezeichnung!) handelte, und bei diesen Formen bestanden doch gewisse Symptome von seiten des Darmkanals. Man hat ferner bei einigen Fällen von chronischen Diarrhöen ruhrartigen Charakters immer wieder Amöben gefunden, die morphologisch der Entamoeba coli, und nicht der Ruhramöbe zuzurechnen waren.

Entamoeba tenuis. Ein weiterer Darmparasit des Menschen ist die jetzt als Entamoeba tenuis (identisch mit Entamoeba HARTMANNI und Entamoeba minutissima) benannte, sehr kleine Amöbe. BRUG, NOELLER und DOBELL sind geneigt, diese Amöbe als eine sehr kleine Rasse von Entamoeba histolytica anzusehen, welche Ansicht HARTMANN und BELAŘ sich nicht ohne weiteres anschließen. Die vegetative Form dieser Amöbe hat eine durchschnittliche Größe von 6—8 μ, Kernbau wie bei Entamoeba histolytica, Ento- und Ektoplasma deutlich gesondert. Cysten rund oder oval, 6—8 μ im Durchmesser, ein- bis vierkernig mit Chromidialkörpern; die einkernigen mit großer Vakuole — im allgemeinen Merkmale, die einer Ruhramöbe en miniatur entsprechen. Pathogene Wirkung wurde nicht beobachtet.

Councilmania LAFLEURI. Eine der Entamoeba coli recht ähnliche, jedoch in einigen Punkten von ihr verschiedene Amöbe ist die von amerikanischen Forschern beschriebene Councilmania LAFLEURI; sie soll kosmopolitisch sein; pathogen ist sie offenbar nicht, auch in Tierexperimenten erwies sie sich nicht als pathogen.

Morphologisch von der Entamoeba histolytica und Entamoeba coli verschieden sind die Jodamoeba BUETSCHLII und die Endolimax NANA.

Endolimax WILLIAMSI. Die Jodamoeba BUETSCHLII wird auch unter dem Namen Endolimax WILLIAMSI beschrieben. Die Cysten dieser Amöben sind, ehe man die zugehörige vegetative Form erkannte, als Jodcysten beschrieben worden; sie sind charakterisiert durch die mit Jod sich stark braun färbende Glykogenvakuole. Diese Amöbe ist beim Menschen gar nicht so selten, scheint aber keine pathogene Bedeutung zu besitzen. Differentialdiagnostisch ist sie insofern nicht unwichtig, als ihre Cysten (durchschnittliche Größe 8—12 μ) mit ihren ein bis zwei Kernen meist mit kleinen Cysten der Ruhramöbe verwechselt werden können. Dies kann um so leichter passieren, als diese beiden Amöben oft zusammen vorkommen.

Endolimax NANA. Was die Endolimax NANA anbelangt, so ist ihr Charakteristikum ihre geringe Größe: die vegetativen Formen bleiben stets unter 10 μ. Die Cysten haben im reifen Stadium vier Kerne, bisweilen auch mehr und messen 5—8 μ. Pathogene Bedeutung scheint dieser Amöbe, die vorzugsweise den Dünndarm bewohnt, nicht zuzukommen.

Entamoeba gingivalis. Außerhalb des Darmkanals kommen als parasitierend im Menschen noch in der Mundhöhle Amöben vor. Diese Mundamöbe, Entamoeba gingivalis BRUMPT, oder buccalis, ist überall weitverbreitet. FISCHER fand sie bei Menschen mit guter Mundpflege in etwa ein Drittel, bei Leuten mit schlechter Mundpflege in etwa zwei Drittel der untersuchten Fälle. Die Annahme, daß ihr bei der Alveolarpyorrhöe pathogene Bedeutung zukomme, ist bisher noch nicht einwandfrei bewiesen (SCHUCKMANN). Die Entamoeba gingivalis ist in der Regel kleiner als die übrigen beim Menschen vorkommenden Entamöbenarten. Ihr Protoplasma läßt, wie jenes von der Entamoeba histolytica, mit der sie aber sicher nicht identisch ist, oft auch in der Ruhe eine scharfe Sonderung des stark lichtbrechenden klaren Ektoplasmas von dem mehr vakuolisierten körnchenreichen Entoplasma erkennen. Die Bewegung erfolgt durch Vortreiben von lappenförmigen Pseudopodien. Charakteristisch für die Entamoeba gingivalis sind die oft sehr zahlreichen Einschlüsse im Entoplasma, die vor allem in sog. Speichelkörperchen, d. h. Kernen von zugrunde gegangenen Leukocyten, bestehen. Außer im Zahnbelag ist Entamoeba gingivalis auch mehrfach auf den Tonsillen nachgewiesen worden (SMITH, MIDDLETOWN, BARRET, FISCHER u. a.).

GEHRKE teilt die wichtigsten beim Menschen besonders als Darmparasiten gefundenen Amöben in zwei Gruppen ein: einerseits in die histolytischen, d. h. gewebszerstörenden Amöben, andererseits in die eine Toxinwirkung ausübenden, im Darm schmarotzenden Arten. Das Prototyp der erstgenannten Gruppe ist die Entamoeba histolytica seu tetragena, für welche der Chromidienreichtum und die geringe Kernanzahl charakteristisch sind; zu dieser Gruppe rechnet GEHRKE auch die Entamoeba tenuis. Zur zweiten Gruppe zählt er gewisse Stämme der Entamoeba coli, sowie nicht frei lebende Endolimaxarten. Allerdings ist die diesbezügliche Forschung, wie er sagt, noch im Flusse. Einen effektiven Fortschritt in der ganzen Frage kann nur die Züchtung der verschiedenen Amöbenstämme in Reinkultur und die Isolierung der gebildeten Toxine, sowie das Tierexperiment mit sich bringen. Wir werden auf diese Punkte im Verlaufe unserer weiteren Erörterungen noch zu sprechen kommen.

Amöbenarten beim Tier. Auch beim Tiere wurden verschiedene Amöbenarten gefunden, von denen hier die hauptsächlichsten und wichtigsten erwähnt werden mögen.

Bei den bisher aus *Affen* beschriebenen Entamöbenarten ist es nicht mit Sicherheit erwiesen, ob sie einer der im Menschen schmarotzenden Entamöbenarten angehören oder selbständige Arten darstellen (SCHUCKMANN). Eine von CASTELLANI in einem Leberabsceß des Affen Macacus pileatus gefundene und Entamoeba nuttalli genannte Amöbe, die rote Blutkörperchen aufnimmt, ist wahrscheinlich, daß sie mit Entamoeba histolytica identisch oder ihr doch nahe verwandt ist. Im Macacus rhesus fand MATHIS eine von ihm Entamoeba (LOESCHIA) legeri benannte Amöbe, die morphologisch der Entamoeba coli ähnlich und vielleicht mit ihr artgleich ist. Eine weitere im Macacus rhesus vorkommende Entamöbe, welche der Ruhramöbe in morphologischer Hinsicht völlig gleicht und vielleicht mit ihr identisch ist, benannte MATHIS Entamoeba (LOESCHIA) dubosqui. Im Dickdarm des Affen Cercopithecus petaurista fand MACFIC eine von ihm Entamoeba cercopitheci benannte Entamöbe. Ob diese die Geschwüre, in denen sie gefunden wurde, verursacht hat, erscheint fraglich. Sollte es der Fall sein, so dürfte sie wohl mit Entamoeba histolytica artgleich ohne nahe verwandt sein; die Cysten mit mehr als vier Kernen wären aber wohl einer der Entamoeba coli nahestehenden Entamöbenform zuzuschreiben. Eine rote Blutkörperchen aufnehmende Entamoeba ateles mit den für Entamoeba histolytica charakteristischen Merkmalen beschrieb SULDEY aus dem blutig-schleimigen Darminhalt eines an akuter Dysenterie erkrankten Schimpansen.

Die nichtpathogene Entamoeba muris lebt im Dickdarm, vor allem aber im Blinddarm der *Hausmaus*. Sie gleicht bis auf die geringere Größe völlig der Entamoeba coli, mit der sie vielleicht sogar identisch ist (SCHUCKMANN).

Im Coecum des *Meerschweinchen* entdeckte CHATTON eine nichtpathogene Amöbe, die mit Entamoeba coli weitgehend übereinstimmt.

In den Faeces von *Schweinen* (einmal auch im Stuhle eines Kindes) hat PROWAZEK eine kleine, etwa 10—12 μ große Amöbe beobachtet. Diese Entamöbe, Entamoeba polecki genannt, bewegte sich nur träge, das Entoplasma enthielt meist Kokken und Sarcinen als Nahrung. Der Kern ist ein typischer Entamöbenkern, welcher cyclische Veränderungen aufwies.

Die Entamoeba suis HARTMANN wurde zuerst von SMITH im Darm von schweinepestkranken Schweinen beobachtet. Sie ist aber auch bei gesunden

Schweinen weit verbreitet und lebt im Blinddarm der Schweine; sie hat große Ähnlichkeit mit der Entamoeba histolytica, und zwar nicht nur im Kernbau, sondern auch in dem Auftreten von Formen, welche den Degenerationsformen (Histolyticaformen) der Ruhramöbe entsprechen. Möglicherweise ist diese Entamöbe identisch mit der Entamoeba polecki PROWAZEK (WENYON).

NIESCHULZ fand im Belag der Schneide- und Eckzähne von *Pferden* Amöben, welche der Entamoeba gingivalis weitgehend ähnlich war; sie maßen zwischen 7—12 μ und bewegten sich bei Körpertemperatur sehr lebhaft. Das Chromatin des ziemlich großen Kernes war auffallenderweise stets der Kernmembran angelagert.

Im Enddarm der *Rana esculenta* findet sich eine Entamöbe (Entamoeba ranarum HARTMANN), die in der Ruhe etwa 8—24 μ groß, in der Bewegung hingegen bis zu 60 μ lang werden kann. Das vakuolenreiche Protoplasma ist deutlich in Ekto- und Entoplasma gesondert. Der dem Kern von Entamoeba histolytica sehr ähnliche Kern weist oft ein nur schwach entwickeltes Karyosom auf. TALIAFERRO und FISHER haben Entamoeba ranarum in Kulturen untersucht und festgestellt, daß sie morphologisch der Entamoeba histolytica sehr ähnlich ist.

Schließlich soll noch die *Entamoeba blattae* besprochen werden. Die Größe dieser in dem erweiterten Anfangsteil des Enddarmes der *Küchenschabe* (Blatta orientalis) schmarotzenden Amöben schwankt zwischen 10 und 130 μ und beträgt im Durchschnitt etwa 50—60 μ. Nicht in Fortbewegung begriffene Individuen lassen zuweilen eine Sonderung von Ekto- und Entoplasma erkennen. Bei kriechenden Amöben ist dagegen meist nur am Vorder- und Hinterende eine geringe Ektoplasmamenge erkennbar. Charakteristisch für Entamoeba blattae ist die Streifung, welche das Protoplasma der in Fortbewegung begriffenen Amöben zeigt; sie kommt nach KUDO dadurch zustande, daß infolge der Strömungen, in der das Protoplasma sich befindet, die interalveolären Zwischenräume sich in der Richtung der Strömung strecken. Der kugelige oder ovale, 10—15 μ, zuweilen sogar 20 μ messende, in der Regel in Einzahl vorhandene Kern der erwachsenen Formen ist von dem der übrigen Entamöben sehr verschieden. Innerhalb der etwa 1—2 μ dicken, doppelt konturierten Kernmembran kann man deutlich zwei Zonen, eine periphere und eine zentrale, unterscheiden. Die periphere Zone zeigt im fixierten und gefärbten Präparat eine feine, netzartige Struktur und zahlreiche Chromatinkörnchen, während die zentrale Zone in solchen Präparaten eine gröbere Netzstruktur, aber kein Chromatin aufweist (SCHUCKMANN). Ein Karyosom kommt nach KUDO im Kern der erwachsenen Entamoeba blattae nicht vor. BELAŘ hält es für möglich, daß das „Karyosom“ von Entamoeba blattae vielleicht überhaupt nur als Schrumpfungsprodukt anzusehen ist. Schon vor der Encystierung werden die Amöben vielkernig und auch innerhalb der derben Cystenhülle setzen sich die Kernteilungen noch fort, so daß die 20—70 μ großen Cysten schließlich etwa 12—30 Kerne enthalten. Nach Verfütterung der Cysten an uninfizierte Küchenschaben platzt die Cystenhülle und der vielkernige Cysteninhalt zerfällt in einkernige junge Amöben.

Eine wichtige Rolle spielen die Tiere in der Amöbenruhrforschung insofern, als durch die *experimentelle Übertragung der Entamoeba histolytica*, der Ruhramöbe, Hinweise auf die Epidemiologie, dann auf die durch diese Amöbe erzeugten pathologisch-anatomischen und histologischen Veränderungen, di denen beim Menschen gesetzten gleichen oder zum mindesten sehr nahe kommen gewonnen werden. Wir werden Gelegenheit nehmen, im Laufe unserer Er örterungen auf diese Befunde zurückzukommen. Hier wollen wir vorläufig nur festhalten, daß die Ruhramöbe für manche Tiere pathogen ist; als das klassische Versuchstier gilt die Katze. Wir müssen uns vor Augen halten, daß die Heraushebung des Begriffes „Amöbenruhr" oder „Amöbenenteritis" aus dem klinischen Sammelbegriffe „Ruhr" erst möglich wurde, als die spezifischen Erreger der Ruhramöben erkannt, von anderen ebenfalls im Darm vorkommenden, gewöhnlich nicht pathogenen Amöben abgegrenzt werden konnten und ihre krankmachende Fähigkeit im Tierversuch und Menschenversuch dargetan wurde.

Geschichte der Amöbenruhr.

Die eigentliche Geschichte der Amöbenruhr beginnt mit dem Jahr 1860, als Lambl bei einem an Enteritis verstorbenen Kinde im Schleim des Darmes Amöben fand. Die Entdeckung der Ruhramöbe ist aber eigentlich Lösch (1875) zu verdanken. Bedeutsam war, daß dann Robert Koch im Jahre 1883 die Amöben in der Darmwand sah und Kartulis 1887 im Eiter von Leberabscessen. Es folgte dann eine Fülle von Arbeiten, die aber keine vollkommene Klärung über die Morphologie brachten. Allerdings — um die Jahrhundertwende — erfolgte eine Klärung insoweit, als 1898 Shiga, 1900 Kruse und 1901 Flexner die verschiedenen Typen der Ruhrbacillen entdeckten und voneinander abgrenzten. 1903 hat dann, wie wir bereits eingangs erwähnten, Schaudinn die Entamoeba coli von der Ruhramöbe, die nun den Namen Entamoeba histolytica bekam, zu unterscheiden gelehrt. Wie auf so vielen Gebieten der medizinischen Wissenschaft, war dann der Weltkrieg auch auf dem Gebiete der Amöbiasis unser Lehrmeister, er hat die einschlägigen Kenntnisse in ungeahnter Weise erweitert. Allerdings hat er auch dazu beigetragen, die Amöbiasis in Gegenden studieren zu können, für die sie bis dahin fremd und in denen die Amöbenruhr nur als „tropische" Krankheit gewertet wurde.

Ursprünglich war ja auch die Amöbeninfektion tatsächlich auf tropische Länder beschränkt. Für das Wohlergehen des Tropenbewohners spielte sie sogar eine unzweifelhaft größere Rolle als die Malariainfektion. Denn letztere war nur in gewissen Distrikten, zumeist den sumpfigen, feuchtwarmen Niederungen, eine schwer zu bekämpfende Seuche, während die Amöbeninfektion wahllos in nahezu allen tropischen und auch subtropischen Gegenden, wenn auch häufig nur in larvierten Formen, die Gesundheit der Bewohner herabsetzte (Gehrke). Es gibt Tropenländer, in denen die Amöbeninfektion geradezu verheerend auftritt. Das klassische Land der Amöbenruhr, in dem schon Robert Koch 1883 die Amöben in der Darmwand Ruhrkranker nachweisen konnte, ist Ägypten. Auch an der ganzen Südküste des Mittelmeeres ist die Amöbenruhr endemisch: in Marokko, Tripolis und Tunis. Dasselbe gilt auch für den Sudan. Besonders häufig ist sie am Südende des Victoria Nianza. Die Wasserscheide von Nil und Kongo überschreitend, findet man sie wieder im ganzen Kongobecken. Auch auf Madagaskar ist sie nicht selten. In Kamerun leiden die Europäer vorwiegend an Amöben-, die Eingeborenen an Bacillenruhr. Die Amöbiasis ist häufig in Togo (an der Küste mehr Bacillen-, im Binnenland mehr

Amöbenruhr), sie war überaus häufig in den Eingeborenengefängnissen von Süd-Nigeria, um in Senegambien zur Regenzeit beinahe epidemisch zu werden. Südlich vom Kongobecken nimmt sie an Häufigkeit rasch ab, ist in dem früheren Deutsch-Südwestafrika recht selten und fehlt im Kapland beinahe ganz (RUGE). In Asien sind von der Amöbenruhr am schwersten Vorder- und Hinterindien, auch Ceylon und Singapore, namentlich Indochina betroffen. Auch Japan und Nordchina weisen häufig Erkrankungen an Amöbenruhr auf. In Nordamerika war die Amöbenruhr bis vor etwa zwei Jahrzehnten im allgemeinen noch verhältnismäßig selten anzutreffen; häufiger war sie bloß in den Südstaaten der Union. Je weiter man aber nach dem Süden kam, desto verbreiteter fand man die Amöbenruhr; so stellen Mexiko, namentlich aber Venezuela, das ganze Tal des Amazonenstromes, berüchtigte Amöbenruhrherde dar.

Was Europa anlangt, so wurden schon vor dem Kriege vereinzelt Fälle aus England, Deutschland und namentlich Südfrankreich gemeldet. Bereits RUGE hebt hervor, daß es sich hier und da um Kranke gehandelt hat, die niemals diese Länder verlassen hatten und auch nie mit ruhrkrank aus den Kolonien zurückgekehrten Kranken zusammengekommen waren; es muß also die Infektion in dem betreffenden Lande selbst erfolgt sein. LOEW berichtet über etwas Ähnliches. Er meint, daß die in die Küstenländer heimkehrenden Seefahrer leicht eine in den Tropen akquirierte Amöbenruhr in die Heimat mitbringen könnten; so ist es nicht zu verwundern, daß man daselbst ab und zu dieser Erkrankung begegnet. Aber von seinen Kranken waren vier überhaupt nie in den Tropen, also ist eine Infektion mit Amöben auch in unseren Klimaten recht wohl möglich, allerdings fehlt hier der Boden dafür, daß sich die Erkrankung zu größeren Epidemien, ähnlich wie in den Tropen, ausbreitet. Auch GEHRKE weist darauf hin, daß in der gemäßigten Zone Amöbenerkrankungen durchaus nicht selten anzutreffen sind bei Seeleuten, Angehörigen von Überseefamilien und — wie wir gleich hören werden — auch bei Kriegsteilnehmern. Aber GEHRKE verfügt auch über Beobachtungen an 23 Hamburger Familien, die zum Teil Hamburg nie verlassen haben, ein Umstand, der für die Infektionstüchtigkeit der Cyste auch im kalten Klima spricht. Aber auch schon in der Vorkriegszeit war die Amöbenruhr im südlichen Rußland (Baku) und in Malta recht häufig. Aus Griechenland (Saloniki) wurde bis dahin bloß über einen Fall von CHAUFFARD berichtet. Aber durch den Weltkrieg ist die Möglichkeit zur Infektion mit Ruhramöben auch in Europa viel größer geworden. Es handelt sich um Infektionen von Kriegsteilnehmern, die sich ihre Infektion auf dem Balkan, in Galizien, dann aber auch in Frankreich, wohin die farbigen Kolonialtruppen die Krankheit verschleppt haben, geholt hatten. Diese Truppen waren nach GEHRKE offenbar die wichtigste Infektionsquelle. Um nur einige wenige Beispiele zu nennen: von den britischen Truppen, die aus dem nahen Osten zurückkehrten, erwiesen sich 9,8% mit Ruhramöben infiziert; von 5000 Mann, die von der Westfront kamen, beinahe ebensoviel (8,9%). Von 7000 Zivil- und Militärpersonen aus dem Mittelmeergebiet erwiesen sich 10,5% infiziert. HAGE fand für die deutschen Soldaten — teils solche, die in Ostasien, teils anderswo infiziert wurden, aber auch solche, die ihrer Anamnese nach gar keine Ruhranfälle gehabt hatten — in 37 von 96 Fällen, also in fast 40% Amöbeninfektion. MUEHLENS hat unter den von der syrischen Front, aus Palästina und Gallipoli, aus Gefangenenlagern in Ägypten Zurückgekehrten eine ganze Anzahl chronischer

Amöbenruhrkranker und zum Teil auch Cystenträger bei scheinbar Gesunden bzw. Genesenen nachgewiesen. Untersuchungen in einem größeren Rahmen wurden im Jahre 1920 auch von W. Fischer angestellt. Bei 120 Stuhluntersuchungen in Göttingen fand er 2mal Ruhramöben (Entamoeba histolytica), von diesen beiden Fällen war vermutlich einer an der Ostfront infiziert worden, der andere mußte als autochthon angesehen werden.

Hinsichtlich Europa kann gesagt werden, daß es jetzt fast keinen Staat gibt, in dem nicht wenigstens vereinzelte Fälle von Amöbenruhr — eingeschleppt oder autochthon — bekannt wären. Selbst aus Skandinavien wurden solche berichtet (W. Fischer). Recht verbreitet ist die Amöbiasis in Italien und den italienischen Inseln. So findet Aresu unter 35 Fällen von Ruhr in Sizilien fast die Hälfte durch Amöben hervorgerufen, in Griechenland ist die Amöbiasis jedenfalls häufig (Lorandos und Pangalos), Papadakis fand bei 1000 untersuchten Personen in 12,4% Entamoeba histolytica; auch aus dem südlichen Rußland, besonders aus dem Wolgagebiet, liegen neuere Berichte über eine erhebliche Häufigkeit der Amöbenruhr vor. Daß das gemäßigte Klima, z. B. jenes von Deutschland, Übertragungen von Amöbenruhr nicht hindert, ist aus Laboratoriumsinfektionen bekannt; daher ist auch die Möglichkeit von Kontaktinfektionen in Erwägung zu ziehen. Auf die Zunahme protozoärer Erkrankungen in unseren Klimaten, insbesondere auch der Amöbendysenterie, hat auch Luger hingewiesen.

Auch aus Amerika wird über die Zunahme von Amöbeninfektionen von verschiedenen Seiten, speziell in der jüngsten Zeit, Bericht erstattet. So veröffentlichte die Mayo-Klinik im Jahre 1931 einen Bericht aus den Jahren 1924—1930 über 533 Fälle mit positivem Cystenbefund, wobei hervorgehoben wird, daß die wenigsten Patienten sich in tropischen Kolonien aufgehalten hätten (Stalder). Reed und Johnstone untersuchten 1000 Gefängnisinsassen aus verschiedenen Teilen Kaliforniens. Diese Untersuchungen zeigten die weite Verbreitung der Infektionen mit Entamoeba histolytica in Amerika; sie fanden 9,2% der Gefangenen infiziert.

Entamoeba histolytica bei Gesunden.

Für die Erweiterung unserer Kenntnisse über die pathogenetische Bedeutung der Ruhramöbe ist es gewiß von großer Wichtigkeit, Untersuchungen über das Vorkommen der Entamoeba histolytica auch bei gesunden Personen durchzuführen. Erst durch die genaue Kenntnis der Häufigkeit gesunder Entamoeba histolytica-Träger wird die Grundlage zur Klärung epidemiologisch wichtiger Pathogenitätsfragen geschaffen. Solche Untersuchungen verdanken wir Westphal und Goennert. Bei diesen Untersuchungen wurde hauptsächlich geprüft, ob das Fehlen der Amöbenruhr, die, ohne von Überträgern abhängig zu sein, offenbar klimatisch gebunden ist, auf das seltene Vorkommen der Ruhramöbe oder auf das Fehlen bestimmter auslösender Faktoren zurückzuführen ist. Westphal und Goennert haben sich vorerst mit der Frage nach der Verbreitung von Entamoeba histolytica in Ländern mit tropischen, sowie in solchen mit gemäßigtem Klima beschäftigt. Dementsprechend wurden 503 Personen aus tropischen, subtropischen und gemäßigten Gebieten auf Darmprotozoen, insbesondere Entamoeba histolytica, untersucht. Es wurden untersucht: aus

Argentinien 83 Personen, aus Brasilien 94 Personen, aus Mexiko 25 Personen, aus Spanien 56 Personen, aus Deutschland 95 Personen, aus Chile 49 Personen, ferner jeweils wenige Personen aus Columbia, Aequador, Paraguay, Peru, Uruguay, Venezuela, Guatemala, Costarica, Cuba, Jamaica, Haiti, Portorico, Portugal und Griechenland. Unter den genannten Gebieten gehören zu den gemäßigten Zonen: Südchile und Deutschland, in die subtropische Zone mit einer Durchschnittstemperatur von 20—30° C in den Sommermonaten: Südperu, Südbrasilien, Paraguay, Uruguay, Nordargentinien und Nordamerika, mit einer durchschnittlichen Wintertemperatur von 10—20° C, ferner Mittelargentinien und Spanien mit einer Wintertemperatur, welche im Mittel 0—10° C beträgt. Zu den tropischen Ländern, in denen die Temperatur während des ganzen Jahres stets über 20° C bleibt, gehören: das Amazonengebiet, Aequador, Columbia, Venezuela, die mittelamerikanischen Länder, Südmexiko und die Großen Antillen.

Westphal und Goennert haben nun diese *Klimazonen* hinsichtlich des Vorkommens der Amöbenruhr und auch der Ruhramöbe studiert und festgestellt, daß für die tropischen Länder sowohl ein häufiges Vorkommen der Ruhramöbe als auch der Amöbenruhr zu verzeichnen ist. Sie fanden bei ihren Untersuchungen aus Argentinien 33%, aus Brasilien 36% und aus Spanien 21% der Personen mit der Entamoeba histolytica infiziert. In Ländern mit gemäßigtem Klima ist die Amöbenruhr praktisch bedeutungslos. Hingegen waren die aus dem gemäßigten Gebiet Chiles untersuchten Personen zu 55% mit Entamoeba histolytica infiziert. In Deutschland betrug die Infektionshöhe 17% (für das Hamburger Hafengebiet ergaben sich 24%, was im Vergleich zu den sonstigen Angaben aus Deutschland unverhältnismäßig hoch ist; diese Zahl ist jedoch auf die durch die Schiffahrt bedingten günstigen Infektionsbedingungen zurückzuführen); die von den genannten Autoren gewonnenen Ergebnisse über die Häufigkeit der Entamoeba histolytica-Infektionen in den verschiedenen Klimazonen bestätigen die wichtige Feststellung, daß die praktische Bedeutungslosigkeit der Amöbenruhr in der gemäßigten Zone nicht auf das seltene Vorkommen der Ruhramöbe zurückzuführen ist, da die Untersuchungen gezeigt haben, daß die Ruhramöbe auch im gemäßigten Klima häufiger vorkommt, als bisher angenommen wurde. Hingegen scheint zweifellos eine Beziehung zwischen Klima und Häufigkeit der Amöbenruhr zu bestehen[1].

Auch in der jüngsten Zeit hat Rezek ausgeführt, daß es eine weit größere Zahl von *Amöbenträgern* gibt als wir annehmen. Rezek berichtet, daß nach Craig sich auf der russischen Halbinsel Kola im Hohen Norden und in Mittelchina 60%, in Haiti, Santa Martin in Columbien 50% und in Turkestan etwa 40% der Bevölkerung mit Amöben infiziert sind. Die Untersuchung sämtlicher Studenten in Kalifornien ergab 53% Infektionen. Man kann also den Satz, daß die Amöbenruhr ausschließlich eine Krankheit der warmen, tropischen Klimate — wenn dies auch der Hauptsache nach der Fall ist — nicht verallgemeinern, und es wird nötig sein, bei suspekten enteritischen Erscheinungen, welche der üblichen Therapie trotzten, auch in gemäßigten Klimaten an eine Amöbeninfektion zu denken.

[1] Die Ergebnisse für Griechenland mit der Zahl der untersuchten Personen sind für vergleichende Betrachtungen kaum zu verwerten.

Übertragung von Neuinfektionen.

Für die Übertragung von Neuinfektionen spielen die Cysten eine hervorragende Rolle. Werden sie z. B. mit Trinkwasser aufgenommen, so vermag ihnen der saure Magensaft nichts anzuhaben, erst das eiweißspaltende alkalische Darmferment vermag die Cystenmembran zu lösen. Ist dies geschehen, so ist dem Austreten junger Amöben in neue Wirte Tür und Tor geöffnet (HOFMANN). Es ist hervorzuheben, daß nur diejenigen Cysten, die auch tatsächlich vier Kerne entwickelt haben, der Weiterentwicklung zu vegetativen Amöbenformen fähig sind. Durch Ausbildung einer äußerst resistenten Cystenmembran erreichen die Dauercysten eine ungewöhnliche Lebensfähigkeit. Nach W. FISCHER, der die Widerstandsfähigkeit der Cysten ebenfalls als recht erheblich bezeichnet, kann die Lebensfähigkeit der Cysten auf einem einfachen Wege geprüft werden. Man stellt fest, ob sie sich bei einem Zusatz einer Eosin- oder Neutralrotlösung färben oder nicht. Bleiben sie ungefärbt, so werden sie noch als lebensfähig angesehen. In Wasser von 22° C bleiben die Cysten der Ruhramöben bis über 150 Tage lebensfähig. Temperaturen bis 52° C töten die Cysten nicht ab, erst solche von 68°.

Cystenträger. Die Frage der Pathogenität, mithin auch die Rolle der Cystenträger kann keineswegs noch als geklärt erachtet werden. Eine ganze Anzahl neuerer Arbeiten betont die auffallende Divergenz zwischen nachgewiesener Ruhramöbeninfektion und den wirklichen manifesten klinischen Erscheinungen seitens des Magen-Darmkanals, so daß Zweifel an der unbedingten Pathogenität der Ruhramöbe laut geworden sind. So führt CRAIG aus, daß auf einen Fall von Amöbenruhr Hunderte von Fällen kommen, bei denen nur leichte Darmstörungen auftreten, ja viele der infizierten Personen haben sich sogar als gesund erwiesen. Die hierfür gegebenen Erklärungen sind recht verschieden. So hat man an verschiedenen Rassen der Dysenterieamöben gedacht, worunter sich auch „apathogene" Arten befinden sollen (HOFMANN). THOMSON erklärt sich den verschiedenen Grad der Pathogenität damit, daß er die Virulenz der Amöben in hohem Grade abhängig sieht von der Leichtigkeit und Schnelligkeit, mit welcher der Parasit auf den Menschen übertragen wird. Dieser Faktor hängt nach THOMPSON mit den allgemeinen hygienischen Verhältnissen einer Bevölkerung zusammen, wodurch es erklärlich wird, daß die Amöbenruhr bei Naturvölkern weit häufiger vorkommt. BRUG sieht den auslösenden Faktor im Klima, wir kommen auf diesen Punkt noch wiederholt zu sprechen. GEHRKE nimmt eine volle Virulenz der Ruhramöben nur für die Tropen an. Er stützt diese seine Ansicht durch die empirisch festgestellte Tatsache, daß in den Tropen unheilbare Fälle in gemäßigtem Klima rasch symptomfrei wurden. Umgekehrt konnte er beobachten, wie Europäer mit manifesten und latenten Infektionen bei Rückkehr in die Tropen akute Exacerbationen zeigten. Auch in den Tropen selbst übten klimatische Schwankungen ihren Einfluß aus.

W. FISCHER weist darauf hin, daß die meisten der „Cystenträger" keine klinischen Erscheinungen aufweisen. Man müßte also annehmen, daß diese Infektion mit Ruhramöben klinisch völlig latent bleiben kann und vielleicht auch im gemäßigten Klima in der Regel latent bleibt. Für den Zustand der Latenz sucht dieser Autor die pathologische Anatomie heranzuziehen. FISCHER vertritt nämlich die Ansicht, daß, wenn die Ruhramöbe bloß ein Gewebsparasit ist, doch bei allen Infizierten Gewebsläsionen im Darm vorhanden sein müßten, wenn auch diese vielleicht nur mikroskopisch erfaßbar wären, oder aber man müßte annehmen, daß die Ruhramöbe sowohl als Gewebsparasit als auch als reiner Saprophyt (morphologisch das sog. Minutavolumen) zu leben vermag. Für erstere Anschauung könnten als Stütze die rektoskopisch gewonnenen Untersuchungsbefunde von BOYERS, KOFOID und SWEZY angesehen werden. Diese Autoren fanden nämlich bei über 500 Fällen von Histolytica-Infektionen nur einmal keine Schädigung der Darmwand. Sie stellten kleinstecknadelkopfgroße oder größere Blutungen, oft Körnelungen, gelegentlich Bedeckung mit überreichlichen Schleimmassen, fest. Damit wäre eigentlich eine Forderung erfüllt, daß mikroskopisch kleine Histolyticaherdchen in jedem Fall vorhanden sein müssen, bei dem eine Infektion nachgewiesen ist, klinische Erscheinungen aber fehlen (HOFMANN).

W. FISCHER gibt selbst zu, daß die Frage, wie häufig eine tatsächliche Infektion des Menschen mit Ruhramöben stattfindet, ohne klinische Erscheinungen zu machen, sehr schwer zu beantworten ist. Nach den zahlreichen systematischen Untersuchungen in England und Amerika, bei denen ein erheblicher Prozentsatz der Bevölkerung (die das Land niemals verlassen hatte) tatsächlich mit Ruhramöben infiziert gefunden wird, mußte man annehmen, daß solche Infektionen sehr häufig symptomlos verlaufen — man müßte dann nach W. FISCHER weiter fragen, welche Momente hinzukommen müssen, damit Amöbeninfektion zur Erkrankung der Darmwand und zu klinischen Krankheitssymptomen führe. W. FISCHER läßt diese Frage offen.

Die Klärung der Frage der Pathogenese der Entamoeba histolytica bzw. ihrer Virulenz suchten in der allerjüngsten Zeit REICHENOW und WESTPHAL zu ergründen.

Biologie der Entamoeba histolytica.

REICHENOW versuchte dies durch genaue Betrachtung der Biologie der Entamoeba histolytica. Nach diesem Autor ist die Amöbenruhr nur *eine* der Erscheinungsformen der Infektion mit Entamoeba histolytica. Daneben findet man, was auch andere Beobachter bereits festgestellt haben, Personen, die trotz jahrelanger Infektion niemals klinische Erscheinungen zeigen und andere, die an Darmstörungen leichterer Art leiden. Ein von der Ruhr Geheilter kann weiterhin dauernd ein gesunder Histolyticaträger bleiben oder es können Ruhrrückfälle bei ihm auftreten. Gleich anderen Forschern stellt auch REICHENOW fest, daß Krankheitserscheinungen im Zusammenhang mit der Histolyticainfektion fast nur in warmen Ländern auftreten, daß die dort Erkrankten aber auch nach Rückkehr in das gemäßigte Klima weiter an ihrer Amöbiase leiden, während andererseits die Histolyticaträger, die das gemäßigte Klima niemals verlassen, nur ganz ausnahmsweise erkranken. Schließlich sieht man Leberabscesse häufig, aber keineswegs immer im Gefolge der Amöbenruhr auftreten, während in anderen Organen Abscesse seltener sind. Leberabscesse können sich aber auch bei Histolyticaträger ohne Ruhranamnese entwickeln, wenngleich verhältnismäßig selten. Alle diese Erscheinungen müssen aus einer richtigen Kenntnis der Biologie der Entamoeba histolytica heraus verständlich sein.

Als ein mißglückter Versuch zur Erklärung der Amöbiase ist die 1925 durch BRUMPT erfolgte Aufstellung einer zweiten Art, Entamoeba dispar, zu betrachten, einer Art, die morphologisch mit Entamoeba histolytica übereinstimmt, sich aber durch fehlende Pathogenität von ihr unterscheiden soll. Wir haben diese Ansicht bereits kurz gestreift. Durch Infektionsversuche (WESTPHAL) ist es erwiesen, daß der gleiche Amöbenstamm bei der einen Person Ruhr erzeugen, bei einer anderen aber eine symptomatische Infektion hervorrufen kann. Viele Autoren halten auch heute noch an der hauptsächlich von DOBELL vertretenen Anschauung fest, daß Entamoeba histolytica ein obligatorischer Gewebsparasit sei, also nicht nur in Krankheitsfällen, sondern auch bei anscheinend gesunden Personen stets in der Darmwand sitze. Nach der Ansicht von REICHENOW aber ist die Entamoeba histolytica normalerweise genau wie alle anderen Amöbenarten des Menschen ein völlig harmloser Bewohner des Darmlumens. Sie unterscheidet sich nur dadurch von den anderen Arten, daß sie unter gewissen Bedingungen auch befähigt ist, in die Darmwand und von dort noch weiter in andere Organe einzudringen und so zum Krankheitserreger zu werden.

Nach REICHENOW gehört also der Gewebsparasitismus in den normalen Entwicklungsgang der Amöbe nicht hinein, ist vielmehr ein abnormes Verhalten. Diese Auffassung steht mit der Tatsache in Einklang, daß es auf der ganzen Welt sehr viel mehr dauernd gesunde Histolyticaträger gibt, als solche, die durch ihre Infektion irgendwie geschädigt werden.

Wenn über den normalen Sitz der Histolytica Meinungsverschiedenheiten bestehen können, so liegt dies darin, daß der einfachste Beweis durch die unmittelbare Beobachtung schwer zu erbringen ist. Erfahrungsgemäß findet man bei Autopsien fast niemals mehr Amöben irgendwelcher Art im Darm — sie sind, wie wir bereits erwähnten, durch die sehr schnell nach dem Tode und wohl schon in der Agonie auftretenden Zersetzungserscheinungen zerstört. Man ist daher nur auf direkte Beweise angewiesen.

Diejenigen Forscher, welche die Histolytica für einen obligatorischen Gewebsparasiten halten, stellen sich vor, daß bei symptomlosen Amöbenträgern die verursachten Gewebszerstörungen so gering sind, daß sie durch Zellregeneration schnell wieder ausgeglichen werden, so daß keine erheblichen Defekte entstehen. Dies wäre denkbar, unter der Voraussetzung, daß in diesen Fällen die Parasiten nur in verhältnismäßig geringer Zahl vorhanden wären. Dementsprechend müßten dann auch die von gesunden Histolyticaträgern ausgeschiedenen Cystenmengen spärlich sein. Es wird aber gerade das Gegenteil beobachtet. Man sieht nicht selten Stuhlpräparate, in denen jedes Gesichtsfeld der Immersion mehrere Cysten aufweist. Auch bei der monatelang fortgesetzten Beobachtung seiner eigenen Infektion (Selbstversuch) war REICHENOW die ständig zur Ausscheidung kommende große Cystenmenge aufgefallen. BRAND hatte bei einem gesunden Histolyticaträger eine genaue Berechnung der Cystenmenge vorgenommen. Das Ergebnis einer 2monatlichen Untersuchung war eine durchschnittliche tägliche Ausscheidung von 37 Millionen Cysten. Da die an einem Tage sich encystierenden Amöben naturgemäß nur ein kleiner Teil der überhaupt vorhandenen sein können, so müßten in einem solchen Falle Hunderte von Millionen Parasiten in der Darmwand sitzen und sich auf Kosten des Gewebes ernähren, ohne eine merkliche Funktionsstörung des Organs zu verursachen.

Die Anwendung von Abführmitteln bei einer mit irgendeiner Amöbenart infizierten Person führt es herbei, daß die Histolytica, genau so wie die anderen Amöbenarten, herabgemindert wird. Säße die Amöbe nicht, wie die anderen Arten, im Darmlumen, sondern geschützt im Gewebe, so könnte dies nicht der Fall sein.

Hinsichtlich der Leberabscesse spricht sich REICHENOW dahin aus, daß sie dadurch zustande kommen, daß die in der Darmwand wandernden Amöben in den Blutstrom geraten und sich in der Leber ansiedeln, wenn dort eine örtliche Disposition vorhanden ist. Säßen die Amöben auch bei Darmgesunden im Gewebe, dann müßten im Hinblick auf den hohen Prozentsatz gesunder Histolyticaträger Leberabscesse sehr häufig bei Personen, die niemals eine Amöbenruhr gehabt haben, gefunden werden.

REICHENOW kommt auf Grund obiger Überlegungen, die auch durch von noch zu besprechenden Tierversuchen erhärtet werden, zum Schlusse, daß die Entamoeba histolytica das Darmlumen bewohnt und daß sie unter gewissen Voraussetzungen befähigt ist, in die Darmwand einzudringen. Diese Voraussetzung erblickt er einerseits in der Besonderheit der Ernährungsweise. Wir wissen, daß die in Krankheitsfällen im Gewebe schmarotzenden Amöben zum Teil Blutkörperchen und Zelltrümmer enthalten, in der Mehrzahl aber frei von geformter Nahrung sind. Auch die im Darmlumen lebenden Minutaformen enthalten zumeist gar keine Nahrungskörper, manchmal Bakterien in spärlicher Zahl. Daraus ergibt sich, daß die Nahrung der Entamoeba histolytica in der Hauptsache aus gelösten Stoffen besteht und offenbar ist es diese Unabhängigkeit von den Bakterien des Darminhaltes als Nahrungsmittel, welche die Amöbe befähigt, an Orte vorzudringen, wo keine Bakterien vorhanden sind. Andererseits weiß man aber, daß Histolyticainfektionen im gemäßigten Klima kaum weniger häufig sind als in den Tropen, tatsächliche Erkrankungen an Amöbenruhr aber dort äußerst selten sind. So zeigt sich in aller Deutlichkeit der Einfluß des Tropenklimas auf den menschlichen Körper, durch den der Widerstand, welchen die Gewebe von Natur aus der Einwanderung der Amöben entgegensetzen, gebrochen wird. Dieser Umstand ist natürlich für die Praxis sehr wichtig; denn Träger von Histolyticainfektionen bedürfen im allgemeinen keiner Behandlung — sie sind aber gefährdet, wenn sie sich in warme Länder begeben.

Bedeutung des Klimafaktors.

Die Bedeutung des Klimafaktors hat besonders BRUCK deutlich gemacht durch den Hinweis auf die Erfahrung, daß außerhalb der Tropenzone die Amöbenruhr eine ausgesprochene Sommerkrankheit ist. Schon aus diesem Umstande geht der Einfluß der Jahreszeit auf die Amöbenruhr hervor.

Die Amöbenruhr kann in den heißen Ländern, übrigens auch in der gemäßigten Zone, zu jeder Jahreszeit auftreten. Aber die Häufigkeit der Erkrankung überhaupt ist doch in den einzelnen Monaten verschieden. Wie aus den Tabellen von BRUG zu entnehmen ist, trifft für Mesopotamien, für das Innere Chinas, aber wohl auch für die subtropischen Länder und die gemäßigte Zone zu, daß die meisten Fälle in den Sommer fallen. In Griechenland August-September. In Batavia fallen die meisten Erkrankungsfälle in den Oktober und November, d. i. der Anfang der heißen Monate. In Schanghai waren die meisten Erkrankungen kurz nach der heißesten Zeit, zu Beginn des Herbstes und zu Anfang des Winters (das sind von September bis Dezember); dies sind die Monate mit den relativ größten Schwankungen der täglichen Temperatur. In Indochina gilt als Hauptzeit der Übergang von Regenzeit zur Trockenzeit. Im großen und ganzen scheinen also die Zeiten größerer Temperaturschwankungen gefährlich zu sein. Auch Rückfälle fallen in die Zeit größerer Temperaturschwankungen (W. Fischer). Man kann nach W. Fischer sicher der Schlußfolgerung Brugs, daß das Klima der wesentliche auslösende Faktor für die Entstehung der Amöbenruhr bei Cystenträgern sei, zustimmen. Allerdings ist das Klima ein komplexer Begriff und sicher spielen nach W. Fischer nicht bloß die Temperatur als solche, sondern auch noch andere Momente mit.

Während Reichenow den Begriff der Pathogenese der Entamoeba histolytica zu klären versuchte, war es Westphal, der sich in der allerjüngsten Zeit mit der Virulenz der Entamoeba histolytica beim Menschen beschäftigte.

Virulenz der Entamoeba histolytica.

Die Tatsache, daß eine Infektion mit Entamoeba histolytica nicht immer eine Amöbenruhr zur Folge haben muß, wurde bereits im Jahre 1913 durch die grundlegenden Versuche von Walker und Sellards festgestellt. Neuere Untersuchungen bestätigten diesen Befund (Andrews, Svensson, Goennert-Westphal u. a.). Reichenow hat gezeigt, daß entgegen der Anschauung Dobells nicht die im Gewebe lebende vegetative Form der Amöbe, die sog. Gewebsform, sondern die im Darmlumen anzutreffende, von Dobell als präcystisches Stadium bezeichnete Minutaform als normales vegetatives Stadium anzusprechen ist. Diese Anschauung, daß die im Darmlumen des gesunden Entamoeba histolytica-Trägers lebende, cystenbildende, weit verbreitete Minutaform als normales vegetatives Stadium der Ruhramöbe aufzufassen ist, bildete für Westphal die Grundlage zur Besprechung des Virulenzproblems der Entamoeba histolytica. Er macht vor allem folgende Feststellung: die Entamoeba histolytica ist pathogen, d. h. sie besitzt die Fähigkeit zur Pathogenität, die entsprechend der jeweiligen Virulenz der Amöbe zur Auswirkung kommen kann oder nicht. Die Virulenz selbst ist der Gradmesser für die jeweils vorhandene pathogenetische Wirksamkeit der Amöbe. Westphal führt im weiteren aus, daß die wirksame Virulenz durch das Verhältnis der Virulenz des Parasiten zur Resistenz des Wirtes bestimmt wird; sie muß sich demnach bei Herabsetzung der Resistenz des Wirtes erhöhen. Diese Resistenzherabsetzung der Darmwand des Wirtes soll durch bakterielle Einflüsse bewirkt werden, so daß die Beziehungen zwischen Darmbakterien, Amöben und Darmwand zur experimentellen Untersuchung stehen.

Um diese Beziehungen zu klären, erzeugte Westphal im Selbstversuch eine Infektion mit Entamoeba histolytica-Cysten eines vorher virulenten Stammes, die eine avirulente Darmlumeninfektion hervorriefen. Nach 8 Monaten erfolgte eine zusätzliche Infektion mit den Begleitbakterien eines akuten Amöbenruhrfalles S, die nach 3 Tagen selbständig vorüberging (im Kontrollversuch ohne Amöbeninfektion nach 10 Tagen). Nach 23 Tagen war die avirulente Darmlumeninfektion infolge der vorübergehenden bakteriellen Resistenzherabsetzung des Darmes in eine akute Amöbenruhr übergegangen, ohne daß beim Ausbruch derselben noch irgendwelche bakterielle Einflüsse nachzuweisen waren. Auch bei einem späteren Amöbenrezidiv desselben Patienten S. konnte im Selbstversuch nachgewiesen werden, daß dieser Amöbenruhr ein bakterielles Leiden zugrunde lag (Agglutinationsuntersuchungen sprachen dafür, daß es sich bei den untersuchten Fällen wahrscheinlich um chronische bzw. vorübergehende Infektionen mit Y-Flexner-Dysenterie handelte, wenn auch die Züchtung der Ruhrbakterien aus den Stühlen nicht gelungen war). Jedenfalls bestätigen die vorliegenden Ergebnisse die theoretisch entwickelte Möglichkeit einer relativen Virulenzsteigerung der Amöben durch bakterielle Resistenzherabsetzung des Darmes. Da auch das Klima und persönliche Disposition wichtige Faktoren für die Entstehung bakterieller Erkrankungen des Darmes sind, die bacilläre Ruhr beispielsweise sich durch ihre Häufigkeit in tropischen und subtropischen Gebieten auszeichnet und in letzteren vorwiegend als Sommerkrankheit auftritt, widerspricht die in der Arbeit von Westphal nachgewiesene Auslösung der Amöbenruhr keineswegs den bisherigen Erfahrungen. Vielmehr hilft sie erklären, warum auch in tropischem und subtropischem Amöbenruhrgebiete die Infektion mit Entamoeba histolytica zwar eine notwendige, aber keine hinreichende Bedingung für die Entstehung einer Amöbendysenterie ist, so daß, wie wir dies schon an verschiedenen Stellen hervorhoben, wesentlich mehr Entamoeba histolytica-Träger als Ruhrkranke nachgewiesen werden.

Reinkulturen.

Einen Fortschritt in der Ruhramöbenforschung würde es gewiß bedeuten, wenn es gelänge, Reinkulturen herzustellen und sich auf diese zu stützen. Die Frage der Reinkultur ist aber bisher eigentlich noch immer ungelöst. Und so sind uns diejenigen Wege der Immunforschung, welche wir bei vielen pathogenen Keimen zu gehen bereits gewohnt sind, bei der Immunitätsforschung der Amöbenruhr verschlossen. Von den Autoren, welche die Frage nach erworbener Immunität zu bejahen glauben, ist in erster Linie Kartulis zu nennen. In jüngster Zeit hat Craig darauf hingewiesen, daß epidemiologische Tatsachen für das Vorkommen sowohl natürlicher als auch erworbener Immunität sprechen; zugunsten letzterer führt Craig auch das Auftreten komplementbindender Antikörper bei Infizierten an. Doch gibt es auch Forscher, die eine entgegengesetzte Anschauung vertreten. Jedenfalls ist eine Rassenimmunität abzulehnen. Die Immunität gegen Amöbeninfektion, welche Säuglinge an den Tag legen, ist nur eine scheinbare. Die Säuglinge verdanken nämlich ihre geringere Morbidität ihren sauren Milchstühlen (Hofmann).

Züchtung der Amöben. Im Gegensatz zur Frage der Reinkultur kann die Frage der Züchtung der Amöben als gelöst bezeichnet werden. Im Jahre 1924 ist es zum ersten Male gelungen, die Histolytica auf künstlichen Nährböden zu züchten. Boeck und Drbohlav verwendeten hierzu einen Nährboden aus Lockescher Lösung mit Zusatz von Eiserum oder Eialbumin bei 27°. Der Nährboden muß eine Reaktion von p_H 8,2—7,8 besitzen. Die auf diesen Nährböden kultivierten Amöben erwiesen sich im Tierversuch bei Katzen pathogen. Guerin und Pons haben das Verfahren von Boeck und Drbohlav mit gleichem Erfolg nachgeprüft. Craig hat eine Modifikation angegeben: Kochsalz 9, Calciumchlorid 0,24, Kaliumchlorid 0,42, doppeltkohlensaures Natrium 0,2,

Dextrose 2,5, destilliertes Wasser 1000; oder Kochsalz 8, Kalium- und Calciumchlorid je 0,2 auf 1000 Wasser; zu 7 Teilen dieser Lösung wird 1 Teil inaktiviertes Menschenserum zugesetzt. Die Reaktion kann liegen zwischen p_H 7,2 bis 8,2. Nach 24 Stunden untersuche man die Amöben im Sediment.

Nach ANDREW, JOHNSON und SCHWARTZ begünstigte der Zusatz von Fäkalextrakt zu den verschiedenen gebräuchlichen Histolyticanährböden die Vermehrung der Amöben derart, daß etwa die doppelte Menge erzielt wurde.

Nicht unerwähnt mögen die Untersuchungen von VOGEL im Hamburger Tropeninstitut bleiben. Es wurden von 8 Amöbenruhrfällen, einem Amöbenträger und einem dysenteriekranken Affen Amöbenkulturen angelegt und bis zu 10 Monaten weitergezüchtet. Als Nährsubstrate dienten Stärkeagar- und Ziegenblutagarröhrchen, die mit Eiweiß-Ringerlösung aufgefüllt wurden. Die Amöben lebten zahlreich im unteren Teil der Röhrchen, in Gemeinschaft mit den aus dem Stuhl mitgezüchteten Bakterien. Als Nahrung wurden von den Amöben Bakterien, rote Blutkörperchen, Reisstärkekörperchen und offenbar auch gelöste Substanzen aufgenommen.

Mit der Frage der Kulturen werden wir uns noch gelegentlich der Diagnostik der Amöbenruhr zu beschäftigen haben.

Tierversuche. Überaus häufig sind zurAmöbenforschung Tierversuche herangezogen worden, wobei es sich in erster Linie um die Klärung des Infektionsmodus, dann um Sicherstellung der Diagnose, sowie Erhebung des pathologisch-anatomischen Befundes handelt.

Wie wir bereits an anderer Stelle zu erwähnen Gelegenheit hatten, sind die Ruhramöben für manche Tiere pathogen. Wir erwähnten auch, daß als spezielles Versuchstier in der Amöbenforschung die Katze gilt. Man hat diese Tiere früher so infiziert, daß man ihnen amöbenhaltiges Material per rectum einführte. Neuerdings wird die Infektion mit größerer Sicherheit dadurch erzielt, daß man das zu verimpfende Material durch Laparotomie direkt ins Coecum bringt. Aber auch bei anderen Versuchstieren wie Kaninchen, Meerschweinchen, Hunden und Affen hat man schon erfolgreiche Infektionen durch cystenhaltiges Material (per os) erzielt. Die Inkubationszeiten waren recht verschieden und schwankten zwischen 3 Tagen und $2^1/_2$ Monaten. Es gibt aber Autoren, die dem Tierversuch etwas skeptisch gegenüberstehen; so hält z. B. STALDER den Tierversuch an Katzen für nicht beweisend, weil nach seiner Ansicht bis heute noch nicht objektiv erfaßbare Umstände sowohl die Formen der vegetativen Amöbe, sowie die der Cysten weitgehend variieren können.

Von verschiedenen Autoren wurde berichtet, daß die experimentelle Infektion bei Ratten ohne Erfolg versucht worden war. KESSEL gelang es nun, auch Ratten und Mäuse mit Entamoeba histolytica zu infizieren. Allerdings weist WENYON darauf hin, daß bei diesen Nagetieren Entamöben natürlich vorkommen und daß deren Vorhandensein im Experiment sehr schwer auszuschließen ist. Die Übertragbarkeit der Entamoeba histolytica auf Ratten wird auch von CHIANG bestätigt. Der Beweis dafür, daß die bei den Ratten im Experiment auftretenden Amöben wirklich Entamoeba histolytica sind, sieht CHIANG darin, daß sich die Amöben bei Übertragung auf junge Katzen stark pathogen für diese erwiesen. KESSEL gelang es ferner, an Affen einer südchinesischen Art mit — allerdings nichtpathogenen — Amöben zu infizieren.

Sämtliche von ihm untersuchten Affen enthielten übrigens Amöben vom Aussehen der Entamoeba histolytica, weshalb mit dieser Art keine Übertragungsversuche ausgeführt werden konnten. REICHENOW hat ebenfalls außer bei Makaken bei zahlreichen afrikanischen Affenarten Amöben vom Typus der Entamoeba histolytica beobachtet; bei einem Schimpansen fand er Cysten vom Histolyticatypus.

Über erfolgreiche experimentelle Infektion von Ratten und Affen berichten aus neuerer Zeit HEGENER und KITABATAKA. Von HEGENER wurden 4 Rhesusaffen von einem akuten Fall aus mit Entamoeba histolytica infiziert. Zwei Tiere blieben Histolyticaträger. Bei den Sektionen, die nach 1—4 Monaten erfolgten, konnten — was hier hervorgehoben werden soll — keinerlei Schädigungen der Darmwand nachgewiesen werden, die Amöbe lebte also hier nur im Darme. KITABATAKA gelang es, Ratten durch Einspritzung von virulenten Kulturamöben ins Rectum mit Ruhr zu infizieren. Die Amöben im Kot nahmen allmählich ab und verwandelten sich in Cysten.

Besonders aufschlußreich sind die aus jüngster Zeit stammenden experimentellen Untersuchungen von WAGNER und von BIELING. WAGNER gelang es, einen Entamoeba histolytica-Stamm menschlicher Herkunft über 8 Jahre hinaus in fortlaufenden rectalen Übertragungen auf Katzen und Hunde, sowie mit eingeschalteten Kulturpassagen weiterzuzüchten, ohne daß er an Virulenz einbüßte. Bei den besonders zahlreichen Katzenpassagen zeigten sich Unregelmäßigkeiten des Krankheitsablaufes, der Virulenz, ohne Unterschied, ob das zur Übertragung benützte Material aus dem Anfangsstadium stammte oder auf der Höhe der Erkrankung oder erst nach eingetretenem Exitus sowohl bei kürzerer oder längerer Inkubations- und Krankheitsdauer entnommen wurde. Jüngere Tiere erwiesen sich allgemein empfänglicher und erkrankten hoch akut. Bei ausgewachsenen Katzen wurden sowohl sog. „darmgesunde" Fälle mit kleinen, nicht erythrocytenhaltigen Ruhramöben (Minutaform) als auch tödlich verlaufende Erkrankungen mit schweren Dickdarmulcerationen und der großen Gewebsform der Histolytica beobachtet.

Auch WAGNER konnte im Tierversuch feststellen — wir sprachen bereits darüber —, daß die natürliche Resistenz des Wirtsorganismus für die beobachteten Unterschiede in der Pathogenität eine Rolle spielen, und zwar eine größere Rolle als die verschiedenen Eigenschaften einzelner Ruhramöbenstämme.

Die Dauer der Inkubation ist unabhängig von Alter und Gewicht der Katzen. Die Zahl der letal verlaufenden Fälle nahm mit steigendem Körpergewicht der Katzen und Hunde rasch ab. Das Überstehen einer einmaligen Durchseuchung mit Ruhramöben bewirkte bei den empfänglichen Katzen noch keinen sichern Schutz gegen Neuinfektionen. Dagegen zeigten sich die Katzen nach einer zwei- oder dreimaligen Durchseuchung meist resistent gegenüber wiederholten Infektionsversuchen.

Im Vergleich zu den Katzenversuchen erwiesen sich nach WAGNER junge, bis zu 3 Monate alte Hunde noch in einem höheren Prozentsatz (über 60% durchschnittlich) empfänglich für die rectale Infektion mit Ruhramöben. Mit zunehmendem Alter und Körpergewicht steigt jedoch die Widerstandsfähigkeit bei Hunden gegenüber dem Eindringen der Entamoeba histolytica noch stärker an als bei den Katzen. Die Dauer der Inkubation war im wesentlichen die gleiche wie bei den Katzen, ebenso stimmte die Letalität bei unter 1 kg schweren Hunden mit den Befunden bei den Katzen überein. Im allgemeinen zeigten sich die Hunde weniger resistent als Katzen gegenüber wiederholten Reinfektionen auch nach mehrmaliger Durchseuchung: der Krankheitsverlauf war alsdann meist milder und führte leichter zu Spontanheilungen. Als wichtig wäre noch hervorzuheben, daß WAGNER nach peroralen Injektionen von Histolyticacysten menschlicher Herkunft aus Beirut bei Katzen und Hunden nur eine wesentlich längere Inkubation (zwischen 15—45 Tagen) beobachtet hat als nach rectaler Infusion von Trophozoiten. Aber es ergab sich hierbei die gleiche Lokalisation der Amöbenruhr im Dickdarm wie nach rectaler Infusion.

Auch BIELING konnte in seinen Tierversuchen nachweisen, daß außer dem Menschen auch Hund und Katze eine besondere Empfänglichkeit für Infektion mit Dysenterieamöben zeigen, während die Resistenz der übrigen Versuchstiere offenbar größer ist. Für die Infektion ist es gleichgültig, ob die Amöben als Trophozoiten direkt in den Dickdarm gebracht werden oder als Cysten durch den ganzen Darmkanal dorthin gelangen, um unterwegs oder im Dickdarm selbst erst auszuschlüpfen. Nach BIELING haftet die Infektion nicht in allen Fällen. Ältere Tiere sind im allgemeinen resistenter als jüngere. Merkliche Schwankungen in der Virulenz der Amöben konnten weder bei den Tierpassagen noch bei den Kulturpassagen beobachtet werden. Anscheinend können beim Hund auch Trophozoiten unter Umständen bei peroraler Zufuhr zur spontanen Infektion führen.

Bei der Katze geht nach der rectalen Infektion die Krankheit sehr rasch an. Nach einer Inkubation von rund 2 Tagen konnten bei einem Drittel der Tiere schon schleimige Beimengungen im Kot mit lebenden Amöben nachgewiesen werden. Nach weiteren 3 Tagen ist die übergroße Mehrzahl der Katzen positiv geworden. Die Krankheit führt gewöhnlich in wenigen Tagen zum Tode, und zwar bei jüngeren Tieren schneller als bei älteren. BIELING konnte ferner feststellen, daß es bei Tieren zur Resorption des artfremden Eiweißes kommt, die zu einer ausgesprochenen Allergie gegenüber Amöbenleibessubstanzen führt. Diese Überempfindlichkeit ist dadurch charakterisiert, daß keine freien Amöbenextrakte nach intracutaner Injektion rasch auftretende und verschwindende Ödeme mit hyperämischem Ring hervorrufen. Überdies treten im Serum chronisch-infizierter Tiere komplementbindende Antikörper auf. Darüber hinaus kommt es bei Hund und Katze zur Entstehung einer echten Immunität; das durchseuchte Tier, welches die Krankheit überwunden hat, ist nach BIELING gegen wiederholte Neuinfektionen geschützt. Wir kommen auf die unseres Erachtens grundlegenden Tierversuche BIELINGs und WAGNERs noch gelegentlich der Besprechung des pathologisch-anatomischen Bildes bei der Amöbenruhr zurück.

Auf eine wichtige Feststellung seitens REICHENOWs sei aber aufmerksam gemacht. Dieser Autor sagt: Wenn die unmittelbare Feststellung des Sitzes der Histolytica im Darm beim Menschen Schwierigkeit bereitet, so ist sie doch beim Affen möglich, bei welchem die Infektion ganz dieselben Eigentümlichkeiten zeigt wie beim Menschen. Auch hier sieht man einen hohen Prozentsatz gesunder Histolyticaträger, sowie das gelegentliche Vorkommen von Amöbenruhr und Leberabsceß. Daß es sich bei den Affen um dieselbe Amöbenart handelt, ist durch Übertragungsexperimente erwiesen. Den Einwand, daß man von einem Tierbefund nicht auf den Menschen schließen könne, hält REICHENOW für unangebracht.

Bei den bisherigen Tierexperimenten wurde das Verhältnis der Entamoeba histolytica zu Katze, Affe und Hund geprüft. Schweine spielen als Wirtstiere für die Entamoeba histolytica keine Rolle (FRYE und MELENEY). Diese Autoren stellten weiters fest, daß die Begleitbakterien oder ihre Produkte in den Kulturen der Amoeba histolytica anscheinend zuweilen eine Rolle bei dem Zustandekommen der pathologischen Darmveränderungen der Katzen spielen, daß sie aber keinen Einfluß auf die Unterschiede in der Pathogenität verschiedener Amöbenstämme haben. Diese Unterschiede sind vielmehr in der Amöbe selbst begründet.

MELENEY und FRYE haben auch in der neuesten Zeit darauf hingewiesen, daß die verschiedenen klinischen Bilder von der individuellen Widerstandsfähigkeit der Wirte und den verschiedenen pathogenen Eigenschaften der Amöben abhängen. Diese beiden Faktoren können experimentell bei Kätzchen nachgewiesen werden.

Schließlich wollen wir noch die Tierexperimente WESTPHALs, der, wie wir uns erinnern, die Resistenzherabsetzung des Wirtes durch bakteriellen Einfluß erklärt, anführen. WESTPHAL stellte nämlich Kontrollversuche an Affen an. Doch verliefen Versuche, bei bestehender Darmlumeninfektion mit Entamoeba histolytica den Einfluß einer zusätzlichen Infektion mit Y- oder Flexnerbakterien zu prüfen, bis jetzt erfolglos (Tierversuche an Macacus rhesus). Die Hauptschwierigkeit bei diesen Versuchen ist nach ihm in der geringen Virulenz begründet, die diese Bakterien allgemein gegenüber den Affen besitzen.

Einen sehr interessanten Tierversuch stellten in der jüngsten Zeit MELENEY und FRYE an. Ein Entamoeba histolytica-Stamm mit geringer und ein solcher mit hoher Pathogenität für Katzen wurde zunächst auf Hunde übertragen und dann künstlich gezüchtet. Durch die Hundepassage wurde die Pathogenität beider Stämme für Katzen zunehmend gesteigert. Durch die anschließende Weiterzüchtung in vitro ging die Pathogenität beider Stämme wieder auf den ursprünglichen Stand zurück. Zusatz virulenter hämolytischer Streptokokken zu den Amöben des weniger pathogenen Stammes führte zu keiner Steigerung der Pathogenität für Katzen. Demnach glauben die genannten Autoren auch nicht an eine etwaige sensibilisierende Wirkung der Streptokokken oder Bakterien überhaupt für die Amöbe selbst. Blut und Gewebe von Hunden scheinen einen besonders günstigen Nährboden für die Amöben abzugeben, welche unter diesen Bedingungen zeitweilig ihre Pathogenität zu steigern vermögen.

Unsere Betrachtungen über Tierversuche wollen wir mit dem Hinweis W. FISCHERs abschließen, daß man nämlich bei den experimentellen Arbeiten über experimentelle Tierinfektion etwas vorsichtig sein muß, weil oft nicht der Umstand beachtet wurde, daß bei den verschiedenen Versuchstieren auch spontan Amöben im Darm vorkommen, die zum Teil morphologisch schwierig, zum Teil aber überhaupt nicht von der Ruhramöbe zu unterscheiden sind. Auf jeden Fall sind aber die bisherigen Tierversuche für die Feststellung des pathologisch-anatomischen Bildes und eventuell der Diagnose wichtig — wir werden darauf an geeigneter Stelle noch zurückkommen.

Infektionsweg, Infektionsquellen.

Was nun den Infektionsweg und die Infektionsquellen anbelangt, so ist zu sagen, daß die Infektion des Menschen nur erfolgen kann, wenn die Amöben auf irgendeine Weise in den Körper gelangen. Soviel wir heute wissen, ist der einzige Infektionsweg der Magen-Darmkanal. Die vegetativen Amöben, die per os Eingang in den Körper finden, rufen keine Infektion hervor, da sie bei der Passage durch den Magen vernichtet werden. Nach W. FISCHER liegen auch keine Beobachtungen vor, aus denen hervorginge, daß eine Infektion etwa vom Anus aus erfolge. Es bleibt also nur die eine Möglichkeit offen: die Infektion durch die Dauerform, die Cysten. Es wird heute angenommen, daß die Infektion nur auf diesem Wege und nur durch die Cyste erfolgt. Die Infektionsquelle wird also in erster Linie der Kranke sein, in dessen Entleerungen sich Cysten finden, häufig genug der Rekonvaleszent und selbst der Gesunde, sofern er nach der Erkrankung Cysten ausscheidet. Auch der sog. Cystenträger, d. h. der Mensch, der infiziert ist, ohne irgendwelche typischen Krankheitssymptome zu zeigen, kann eine Quelle der Infektion sein.

Die Weiterverbreitung der Amöbenruhr kann durch Fliegen, durch den Erdboden, durch Kontaktinfektion, sowie durch Wasser erfolgen (RUGE). Was die Weiterverbreitung durch Fliegen anlangt, so wurden in Fliegen wiederholt Amöbencysten gefunden (BUXTON); auch der Fliegenkot kann infektionsfähig sein, da die Cysten den Darmkanal der Fliege lebensfähig zu passieren vermögen. Der Erdboden kann nur dann als Infektionsquelle in Betracht kommen, wenn er fortgesetzt mit Dauerformen enthaltenden Amöbenruhrstühlen verunreinigt wird. Das ist allerdings bei der speziell von den Farbigen überall geübten Art und Weise, ihren Stuhl wahllos in die nächste Umgebung ihrer Wohnstätten abzusetzen, leicht möglich. Infolge ihrer unreinlichen Lebensgewohnheiten kommen diese Leute leicht mit dem verunreinigten Boden in Berührung. Dort, wo Hygiene und persönliche Sauberkeit fehlen, ist ein günstiges Moment für die Weiterverbreitung gegeben. Aber auch durch enge Quartiere, mangelhaft hygienische Wohnung, Massenunterkünfte, wie Gefängnisse und Kasernen, wird die Infektion begünstigt. Da nun die Cysten der Amöben verhältnismäßig lange lebensfähig sind, und zwar auch in getrocknetem Zustande, wie RUGE gegenüber KUENEN und SWELLENGREBEL hervorhebt, so können sie leicht mit allen möglichen Dingen, an denen sie haften, übertragen werden. So ist z. B. grünes Gemüse, Früchte, die nahe am Erdboden reifen (z. B. Erdbeeren), wegen der vielfach üblichen Art der Düngung mit Fäkalien eine häufige Quelle der Ansteckung.

Auch Kontaktinfektion wurde beobachtet. So berichtet DOPTER über drei französische Soldaten, welche infolge Zusammenseins mit Amöbenruhrkranken in einem Krankensaale Amöbenenteritis bekamen. ORTICONI und AMENOUILLE beobachteten unter solchen französischen Truppen Amöbenenteritis, welche noch nie in den Tropen waren, jedoch Stellungen an der Westfront besetzt hielten, in denen sich zuvor Kolonialtruppen befanden. Eine unfreiwillige Kontaktinfektion im Laboratorium durch Berührung mit Leberabsceßinhalt erlitten im Krankenhause Westend zu Charlottenburg zwei Assistenten von LOEHLEIN mit dem Effekt einer Darmamöbiasis (HOFMANN).

Auch bei Tieren wurden, wie WAGNER berichtet, Spontanübertragungen durch Kontaktinfektionen, und zwar auf junge Hunde beobachtet, ohne daß

Cysten in den Entleerungen nachweisbar waren. Mit den trophozoitenhaltigen Ausscheidungen dieser nicht vorbehandelten Hunde konnte nach experimenteller Fütterungsinfektion bei jungen Hunden und Katzen eine typische, hoch akute Amöbiasis wieder erzeugt werden, die auch auf eine Katze sich übertragen ließ.

Das Trinkwasser gilt bei den vielen Möglichkeiten der Verunreinigung ebenfalls als wichtige Infektionsquelle. Nach W. FISCHER wird diese Gefahrenquelle zwar überschätzt, doch sind mehrere Epidemien in Chikago unbedingt auf Verunreinigung des Trinkwassers zurückzuführen. So berichten BANDESEN, RAWLINGS und FISHBEIN über eine Amöbenruhrinfektion in einem Hotel in Chicago, die im Jahre 1933 auftrat, nachdem bereits 1927 eine kleinere Amöbenruhrepidemie aufgetreten war. Zur Zeit der ersten Untersuchung im Jahre 1933 wurden 15 klinisch aktive Fälle und 11 Parasitenträger bei einer Gesamtzahl von 364 untersuchten Angestellten des Hotels, die im Speisebetrieb beschäftigt waren (food handler) festgestellt. Es wurden zur Diagnose frische Präparate mit und ohne Jodkalizusatz angefertigt. Eine zweite Untersuchung 8 Wochen später ergab noch 60 Parasitenträger bei den vorher negativ befundenen „food handlers“ und 100 bei 498 anderen Angestellten. Darunter wurden in jeder Gruppe je 23 erst durch die Kulturmethode in Leber-Serum-Agar ermittelt. Im ganzen wurden zur Zeit der ersten Mitteilung in dieser Epidemie in Chikago 19 Todesfälle und 185 Krankheitsfälle an Amöbendysenterie, sowie 193 Histolyticaträger festgestellt. Es wurden dann 22000 Fragebogen an Gäste des Hotels seit dem 1. 5. 33 versendet. 3490 bis Mitte November eingegangene Antworten ergaben 180 Krankheitsfälle, von denen 69 als positive Amöbenruhr, 23 als verdächtig und 88 als anderweitig krank bezeichnet wurden. Diese Hausepidemie wurde durch eine Verbindung zwischen der Wasserleitung des Hotels und einer Nutzwasserleitung herbeigeführt.

CRAIG tritt aber der Ansicht entgegen, als ob die Amöbenruhrverbreitung hauptsächlich durch das Wasser erfolge. Er bestreitet nicht die Wichtigkeit des Wassers bei der Verbreitung der Amöbenruhr, weist ihm aber eine Bedeutung zweiten Ranges zu. Nach CRAIG sind die Hauptquelle der Amöbenruhrverbreitung die keimtragenden Nahrungsmittelhändler. Die Vertreter der Trinkwassertheorie stützen sich vornehmlich darauf, daß unter 74 Nahrungsmittelhändlern nur 6,8% nach der Stuhlentleerung Cysten an den Händen gehabt hätten und daß diese dort bis zu 45 Minuten entwicklungsfähig geblieben seien. CRAIG schließt umgekehrt, daß diese Zahl eine sehr große Infektionsquelle durch die Nahrungsmittelhändler bedeute, weil sie das Ergebnis einer einmaligen Untersuchung gewesen sei; die Größe dieser Gefahr erkenne man dann, wenn man sich vorstellt, welches Ergebnis bei laufender Untersuchung solcher Personen sich herausgestellt hätte.

Anhänger der Wasserinfektion sind SCHUEFFNER sowie HORDY und KAPLAN SPECTOR. Die zwei letztgenannten Autoren berichten, daß im Anschluß an ein Großfeuer in den Schlachthäusern von Chikago im Mai 1934 unter den Feuerwehrleuten und Zuschauern akute Enteritisfälle und dann Typhusfälle auftraten. Dies veranlaßte auch eine Untersuchung auf Amöbiasis, vor allem unter den an Enteritis erkrankten Feuerwehrleuten. Es wurden Entamoeba histolytica-Träger festgestellt: Von Kontrollen, die damals nicht der Infektion ausgesetzt waren, 15,5% (von 161 Personen), von möglicherweise Infizierten ohne

Krankheitserscheinungen 18% (von 34), von Leichterkrankten 42,4% (von 33), von mittelschwer Erkrankten 51,2% (von 43), von schwer Erkrankten 62,1% (von 140). Es zeigte sich also schon ein recht hoher Titer bei Normalen und eine abnorm hohe Zahl unter den der Infektion seinerzeit Ausgesetzten. Auch unter den Zuschauern wurden 11 Amöbenruhrfälle gefunden, von denen bereits zwei nach einigen Wochen Leberabscesse bekamen. Als Infektionsquelle wurde verunreinigtes Wasser nachgewiesen, welches — obwohl nicht zum Genusse bestimmt — getrunken wurde. Es wurden Kreuzkommunikationen zwischen Trinkwasserleitung und unreinem Wasser gefunden. REED und JOHNSTONE wieder schließen sich der Ansicht von CRAIG an, daß infizierte Fruchthändler und sonstige Lebensmittelhändler bei der Verbreitung der Amöbenruhr die Hauptrolle spielen.

Nachweis der Amöben.

Wiederholt ereignete es sich, daß die Infektionen mit der Ruhramöbe nicht erkannt werden oder daß überhaupt Fehldiagnosen gestellt werden. Richtig für die Diagnose Amöbiasis sind in erster Linie die genaue Anamnese, die oft geradezu pathognomonisch ist (GEHRKE), sodann exakte klinische Untersuchung. Der einzige sichere Nachweis einer Amöbiasis geschieht durch den Nachweis der Amöben selbst. Der erste Grundsatz muß hier sein: möglichst frisches Material, denn die vegetativen Amöben sterben unter Umständen sehr rasch ab, während allerdings encystierte Formen auch in älterem Material noch leicht nachzuweisen sind. Hat eine Entleerung schon einige Stunden gestanden, so ist der Nachweis vegetativer Formen manchmal unmöglich (W. FISCHER). Auch HUPPENBAUER legt darauf Gewicht, daß der Stuhl körperwarm gestellt wird, denn im abgekühlten sind nach ihm die Amöben von den Leukocyten nicht zu unterscheiden. Zur mikroskopischen Untersuchung werden am besten die schleimig-blutigen (LOEW) oder die glasig-schleimigen (W. FISCHER) Partien des Stuhles verwendet. Es genügt, eine ganz kleine Menge solchen Schleimes zu entnehmen und auf die Objektträger unter das Deckglas zu bringen, wobei sich oft ein Zusatz von etwas physiologischer Kochsalz- oder Ringerlösung empfiehlt. Die vegetativen Amöben werden, zumal auf etwas angewärmtem Objektträger, durch ihre Bewegungen, meist auch durch ihre Größe von den übrigen durchschnittlich viel kleineren Zellen auffallen. Die Cysten erkennt man im allgemeinen unschwer an ihrer Lichtbrechung, an ihren scharfen Konturen, ihrer in der Regel ovalen bis runden Form. Die Kerne sind bei Zusatz von etwas Essigsäure immer deutlich zu erkennen, ebenso wie man auch etwaige Promidien in frischen Präparaten gut erkennen kann. Für den Nachweis der Cysten ist der Zusatz von etwas Jod zur Untersuchungsflüssigkeit sehr empfehlenswert. Die Cysten färben sich gelblich, die Kerne treten scharf hervor, etwaiges Glykogen wird dunkel gefärbt. Auch Zusatz von Neutralrot (in Verdünnung von 1 : 1000 bis 1 : 10000) wird empfohlen. Die vegetativen Amöben färben sich dann rot, nämlich ihre Kerne und Teile des Endoplasmas. Für die Untersuchung von Cysten wird Zusatz von Eosin empfohlen; färben sie sich deutlich rot, so sind sie sicher abgestorben, ungefärbte brauchen indes mit Sicherheit nicht mehr lebend zu sein (YORKE und ADAMS). Lebende Cysten werden durch Eosin nicht rot gefärbt (BRUG). Doch scheint große Vorsicht am Platze bei der Bewertung dieser Probe auf die Lebensfähigkeit der Cysten (W. FISCHER).

Auf Nährböden kultivierte Amöben sind ebenfalls der frischen Untersuchung zugänglich. Es scheint sogar, daß man lediglich mit frischer Untersuchung die verschiedenen Arten voneinander unterscheiden kann. Nach JOHN werden die Kulturformen der Ruhramöbe im ganzen etwas eckiger und nicht so rund wie bei Entamoeba coli; die Bewegung ist etwas langsamer als bei frisch untersuchten Amöben aus Darmentleerungen. Auch der Kern ist bei der Kulturamöbe bei frischer Untersuchung, als ein Ring lichtbrechender Granula eben zu erkennen, nicht dagegen das Karyosom im Gegensatz zur Entamoeba coli.

Mit der Bedeutung der physikalischen Bedingungen bei der Kultur der Entamoeba histolytica hat sich HIRSCHFELD-BIRCH beschäftigt. Es ergab sich, daß Entamoeba histolytica gegen Änderungen im osmotischen Druck wenig empfindlich ist. Anpassung ohne sichtbare Schädigung der Kultur fand innerhalb von Werten statt, welche das 1,4—0,4fache des osmotischen Druckes einer normalen Ringerlösung betragen. Obwohl Entamoeba histolytica bei niederen Sauerstoffdrucken gut gedeihen kann, findet ihre Vermehrung auch bei freiem Zutritt von Luft statt. Unter dem Deckglas war in der aeroben Randzone die Vermehrung am intensivsten. Die Deckglaskultur erwies sich BIRCH-HIRSCHFELD im Gegensatze zur Tropfenkultur zur Amöbenzucht geeignet. Vom diagnostischen bzw. differentialdiagnostischen Standpunkte interessiert uns der Umstand, daß es BIRCH-HIRSCHFELD gelungen war, das Verhalten der Amöbenzelle gegenüber roten Blutkörperchen in seinen verschiedenen Phasen zu beobachten. Dies ermöglicht die Differentialdiagnose gegenüber Entamoeba coli innerhalb weniger Minuten: Die Amoeba coli verhielt sich vollkommen passiv gegenüber den roten Blutkörperchen, es kam höchstens zu einem äußerlichen Anhaften, bei Amoeba histolytica wird das Blutkörperchen in das Entoplasma hineingezogen.

Außer dem Nachweise der Amöben im Stuhl selbst und der Untersuchung der auf Nährböden kultivierten Amöben ist auch die Darstellung der Amöben in fixierten Präparaten zu erwähnen; sie ist für den Nachweis feinerer histologischer Strukturen unbedingt erforderlich (W. FISCHER). Die Fixierung erfolgt in heißem Sublimatalkohol (2 Teile konzentrierte Sublimatkochsalzlösung, 1 Teil Alkohol); nachfolgende Jodierung zur Entfernung der Niederschläge; Färbung mit Eisenhämatoxylin nach HEIDENHAIN.

Zum Nachweis der Amöben in Schnittpräparaten sind die gewöhnlichen Färbungen (Hämatoxylineosin, van Gieson) ganz gut brauchbar.

Bei Amöbenruhr findet man in den Entleerungen oft große Mengen CHARCOT-LEYDENscher Krystalle (W. FISCHER, LOEW u. a.), ferner auch eosinophile Zellen, besonders in chronischen Fällen. Bei Bacillenruhr findet man sie gewöhnlich nicht. Ein größerer Gehalt an Leukocyten spricht in der Regel für Bacillen- und gegen Amöbenruhr.

Nachweis der Cysten. Der Nachweis der Cysten gelingt in der Regel bei einfachen frischen Untersuchungen und wird erleichtert durch Zusatz von etwas Jod. Für alle Fälle muß man sich aber vor Augen halten, daß eine einmalige Untersuchung auf Amöben, seien es vegetative Formen oder Cysten, bei negativem Ausfall noch nicht genügt, um ein negatives Urteil zu fällen, es werden stets Reihenuntersuchungen vorzunehmen sein. Bei larvierten und chronischen Fällen wird es sich empfehlen, ein Abführmittel darzureichen und erst dann den

Stuhl zu untersuchen. Hier sei auch noch die Methode von BOYERS erwähnt nämlich die Duodenalsondierung, bei der in manchen Fällen vegetative und encystierte Amöben nachgewiesen wurden.

Da die Differentialdiagnose der vegetativen Amöben im frischen Präparat manchmal unmöglich ist und selbst im feucht gefärbten Präparat noch große Schwierigkeiten machen kann, halten manche Autoren allein die Diagnostik der encystierten Formen für einwandfrei.

Es herrscht überhaupt keine volle Übereinstimmung hinsichtlich des Wertes der einzelnen diagnostischen Mittel und namentlich der Möglichkeit ihrer Anwendung durch den praktischen Arzt. So hält STALDER — allerdings hinsichtlich der chronischen Amöbendysenterie — die Kulturverfahren als mit großen Schwierigkeiten verbunden. Den Tierversuch an Katzen hält er nicht immer beweisend. Das Nativpräparat hält er für die Erkennung der Cysten für wertlos. Von den Färbeverfahren wertet er die HEIDENHAINsche Eisenhämatoxylinfärbung nach Feuchtfixierung als das beste. Diese Färbung erlaubt gewöhnlich eine Differenzierung auf Grund der verschiedenen Kernstrukturen, aber auch dies nicht immer. STALDER fand, daß in europäischen Fällen die Kerne oft nicht mehr gut zu differenzieren sind, überdies sind die Cysten im allgemeinen so selten, daß man ohne Anreicherungsverfahren nicht auskommt. Diese haben aber wieder den Nachteil, daß die HEIDENHAINsche Färbung nicht mehr einwandfrei gelingt. STALDER selbst färbt mit Lugol und es gelingt ihm mit großer Sicherheit, Kerne, Größe, Konturen, evtl. Chromidien zu betrachten und zum mindesten Colicysten von anderen vorkernigen zu unterscheiden. Er fügt aber gleich hinzu, daß man nur mit Reserve eine Diagnose stellen darf und gelangt zum Schlusse, daß man heute noch keine einwandfreien Laboratoriumsmethoden besitzt, die uns eine Diagnose auf chronische Amöbendysenterie gestatten. STALDER hatte Gelegenheit, während einer großen Epidemie im französischen Äquatorialafrika zu beobachten, daß es am Beginne der Epidemie leicht war, Amöben und Cysten mit den einfachsten Mitteln festzustellen, wieviel unsicherer aber gegen das Ende der Epidemie zu (nach 3—4 Monaten) die mikroskopische Diagnose wurde.

HAKANSSON hat die Trophozoiten der Entamoeba histolytica, Entamoeba coli und Entamoeba Nana in wässerigen Ausstrichen beobachtet und dabei wesentliche Befunde bekommen. Die Beobachtungen ergaben, daß gewisse Züge in der Morphologie der Amöben im wässerigen Medium gezeigt werden können, wie die Ausdehnungsfähigkeit des Ektoplasmas von Entamoeba histolytica, die relative Brüchigkeit des Ektoplasmas von Entamoeba coli und E. NANA, die merkwürdige Straffheit der Kernmembran von Entamoeba histolytica und Entamoeba coli. Einige dieser Merkmale, zusammen mit der Sichtbarkeit der Kerne, dienen zur Differenzierung der Amöbenart im menschlichen Stuhl. Auch die Verwechslung mit Blastocystis kann bei Verwendung von wässerigen Ausstrichen ebenfalls ausgeschaltet werden.

Diagnose der Amöbeninfektion.

Einen entgegengesetzten Standpunkt nimmt DESCHIENS ein. Nach ihm führt die Beurteilung von Primärkulturen zur Diagnose einer Amöbeninfektion leicht zu Irrtümern, da in diesen die Unterscheidung der Trophozoiten von

Entamoeba histolytica von jenen der Entamoeba coli häufig unmöglich ist. Auch die Fixierung und Färbung der Trophozoiten aus Kulturen kann nicht zuverlässig für diagnostische Zwecke gelten, da die in der Kultur auftretenden Kernveränderungen der beiden Amöbenformen ebenfalls sehr ähnlich sind. Nach Deschiens ergibt die direkte Ausstrichmethode nur dann sichere und diagnostisch verwertbare Resultate, wenn die Cysten oder Trophozoiten verdaute Erythrocyten enthalten oder auch typische Trophozoiten der Entamoeba histolytica nachweisbar sind. Bei diesem Anlasse erhebt Deschiens auch die Forderung, daß sich die Untersuchung nur auf eine normale Faecesprobe zu beschränken habe, da es möglich ist, daß schon durch Kochsalzeinläufe die Resultate ungünstig beeinflußt werden. Nach solchen Einläufen kann die Entamoeba coli so beweglich werden, daß sie pathogene Formen vorzutäuschen vermag. Auch soll es nicht unerwähnt bleiben, daß nach den Versuchen von Deschiens lange in Kultur gezüchtete Ruhramöben zum großen Teil ihre Pathogenität verlieren können.

Zur Abgrenzung der Amöbenruhr von der Bacillenruhr ist von Scalas auch das Komplementbindungsverfahren herangezogen worden, und zwar mit einem Antigen aus Schleimflocken von Amöbenruhrfällen. Die Resultate waren nach Scalas bei Amöbenruhr positiv, bei Bacillenruhr (Shiga) negativ.

Mit serologischen Verfahren in der Diagnostik der Amöbenruhr beschäftigten sich auch Craig und in neuester Zeit Yamamoto.

Craig hatte bereits im Jahre 1927 ein Komplementbindungsverfahren bei Amöbenruhr angegeben. Im Jahre 1933 berichtete er neuerlich über seine Methode, mit welcher Komplementbindungsreaktionen in 1000 Fällen vorgenommen wurden. Unter Benutzung eines menschlichen hämolytischen Systems wurden die fraglichen Sera durch Erhitzen in einem Wasserbad bei 56° C eine halbe Stunde lang inaktiviert. Als Antigen diente ein alkoholischer Extrakt von 48 Stunden alter Kultur von Entamoeba histolytica. Von den 1000 untersuchten Personen lieferten 175, d. s. 17,5%, eine positive Komplementbindungsreaktion. Eine Faecesuntersuchung bei 157 dieser Personen ergab das Vorhandensein von Entamoeba histolytica in nur 89 Fällen, d. s. 7%. Von den Personen mit negativen Blutproben wiesen 12, d. s. 1,4%, Entamöben in den Faeces auf, so daß demnach nur ein ganz geringer Prozentsatz Infizierter mit der Komplementbindungsprobe nicht reagierte. Andere Entamöbenformen, die auch bei den negativen Fällen im Intestinum gefunden werden konnten, ergaben dagegen keine positive Reaktion. Nach spezifischer Behandlung, die zum Verschwinden der Amöben aus den Faeces führt, gehen auch die spezifischen Komplementbindungskörper im Serum verloren. Bei Rückfällen wird die Reaktion nach Craig wieder positiv. Bei anscheinend gesunden Amöbenträgern oder bei Kranken mit nur milden Krankheitserscheinungen verläuft die Probe, was hervorgehoben werden soll, gewöhnlich am stärksten. Bei sehr akuter Amöbencolitis kann sie mitunter negativ oder zweifelhaft sein. Zur Diagnose der ohne Darmerscheinungen einhergehenden Amöbenabscessen leistet nach Craig die Komplementbindungsreaktion wertvolle Dienste.

Yamamoto hat in der jüngsten Zeit die serologischen Proben neuerdings empfohlen. Er stellte abermals fest, daß im Serum von akuten und chronischen Amöbenträgern komplementbindende Stoffe nachgewiesen werden können.

Am wirksamsten erwiesen sich ihm als Antigene ein alkoholischer Extrakt und ein 20%iger cholesterinversetzter Extrakt. Alle Kontrollen waren negativ. Die Stärke der Reaktion hängt von dem Wachstum der Amöben im Gewebe des Wirtes ab. Mit der Heilung verschwinden die Antikörper aus dem Serum.

Diagnose der Amöbiasis im Laboratorium. Es kann nicht verschwiegen werden, daß die Diagnose der Amöbiasis, so wie sie in Laboratorien ausgeführt werden müssen, große Übung und Erfahrung erfordert. Wohl genügt die direkte Ausstrichmethode in den Händen sachverständiger Ärzte für alle Fälle. Wo jedoch die geringsten diagnostischen Zweifel bestehen, muß man zu gefärbten und fixierten Präparaten seine Zuflucht nehmen. MAGATH meint, daß Kulturmethoden zur Identifizierung der Amöben sich nur für große Laboratorien eignen, für methodische Untersuchungen aber unnötig sind, die kulturellen Merkmale verschiedener in Kulturen wachsender Amöben wären bisher zu wenig erforscht und Tierversuche wären zur Bestimmung der Typen sehr erwünscht. Auch die Komplementbindungsprobe eigne sich nach MAGATH nicht für methodische Untersuchung, solange sie nicht vereinfacht werde.

MEYER und JOHNSTONE führen aus, daß die Diagnosestellung auf Amöbenruhr nicht Sache eines Durchschnittslaboratoriums, sondern besonders gut geschulter Kräfte sei. Nur frische Stuhlproben sind hierbei zu verwenden. Eingesendete Stühle kommen überhaupt nicht in Betracht. Die Stuhlproben sollen geformt oder breiig sein, flüssige bieten wenig Aussichten. In älteren Stühlen verändern sich die beweglichen Amöbenformen und die Cysten verlieren ihre Charakteristik; überdies treten koprozoische Amöben auf. Die Ausstriche sind grundsätzlich von verschiedenen Stellen der Stuhlprobe abzulegen. Sehr nützlich ist nach MEYER und JOHNSTONE die Entnahme von Material mittels Rectoskops, wobei mittels sehr weicher Bürsten das Material besonders von etwaigen Geschwürsflächen entnommen wird (MEYER und JOHNSTONE, WERNER). Wenn die Stühle nicht in kürzester Zeit nach der Entnahme untersucht werden können, kommt die Anlage von Ausstrichen am Krankenbett und deren Versendung in Betracht: Fixierung in SCHAUDINNscher Lösung, Übertragung und Verschickung in Alkohol. Häufige Stuhluntersuchung ist unerläßlich; ein Fall darf erst dann als amöbenfrei bezeichnet werden, wenn mindestens an 6 Tagen nacheinander keine Amöben gefunden werden. Nach MEYER und JOHNSTONE besteht das Verfahren der Wahl darin, die feuchtfixierten Präparate mit Hämatoxylin zu färben. Kulturmethoden haben nach diesen Autoren fraglichen Wert; sie sind schwierig und zeitraubend und der Aufwand an Zeit solle besser auf mikroskopische Arbeit an Stuhlausstrichen verwendet werden. Der Tierversuch an Katzen hat praktisch keinen Wert; als gelegentliches Hilfsmittel bei ungewöhnlichen Protozoenbefunden käme eventuell der Affenversuch in Betracht. Auch die Komplementbindung ist ungemein schwierig. Die Extrakte variieren in ihrer Güte und der große Aufwand an Zeit lohnt nicht.

Züchtung der Darmamöbe auf künstlichem Nährboden. Trotz aller verschiedenen Einwände glauben wir doch WERNER recht geben zu sollen, wenn er sagt, daß der wichtigste Fortschritt in der Diagnostik der Amöbendysenterie doch in der Züchtung der parasitischen Darmamöbe auf künstlichem Nährboden, die zum erstenmal den von uns bereits zitierten BOECK und DRBOHLAV gelungen ist, zu erblicken sei. Wo kulturelle Untersuchung nicht möglich ist, bleibt die morphologische Diagnose der Parasiten in Verbindung mit den klinischen Symptomen für die Erkennung der Krankheit maßgebend. Es hat sich dabei nach Werner die merkwürdige Tatsache ergeben, daß es gar nicht so sehr die chemische Zusammensetzung des Nährbodens ist, welche den Erfolg oder Mißerfolg bestimmt, als der Umstand, daß auf einen festen Nährboden ein flüssiger überschichtet wird. Reichenow verwendet das von uns an anderer Stelle bereits genannte Locke-Eiserum. Es werden vier ganze Hühnereier mit 50 ccm Lockescher Lösung in einer Flasche mit Glasperlen geschüttelt und die Mischung wird dann in Röhrchen in solchen Mengen verteilt, daß bei schräger Stellung eine Oberfläche von 3—5 cm Länge entsteht. In den schrägstehenden Röhrchen läßt man die Mischung bei 70° koagulieren und sterilisiert dann im Autoklaven. Zur Überschichtung dieses festen Nährbodens wurde zuerst eine Mischung von 8 Teilen Lockescher Lösung mit 1 Teil inaktiviertem Menschenserum verwendet, später erwies sich der Ersatz des Menschenserums durch Eiereiweiß als günstiger. Dieser Nährboden muß eine p_H-Konzentration von 7,2—7,8 haben, um brauchbar zu sein.

Trotz der Möglichkeit der Züchtung und Kultur ist, wie wir bereits ausführten, die morphologische Durchsuchung des Stuhlmaterials keineswegs überflüssig geworden. Diese bleibt für die Praxis des Tropenarztes, der weder über die entsprechenden Laboratoriumseinrichtungen, noch über die Technik der Kultivierung verfügt, in Verbindung mit den klinischen Symptomen noch immer maßgebend für die Erkennung des Leidens.

Differentialdiagnose der Amöben.

Die Amöbendifferentialdiagnose beruht teils auf der Identifizierung der vegetativen Formen, teils auf jener der Cysten.

Bei den vegetativen Formen ist der Chromatinreichtum des Kernes ein wichtiges Unterscheidungsmittel. Die harmlose Entamoeba coli ist chromatinreicher als die Histolytica. Für die Betrachtung der Amöben im frischen Präparat ist nach Werner wichtig, daß man zunächst in dem mit Kochsalzlösung verdünnten Stuhlmaterial mit schwachem Trockensystem nach stark lichtbrechenden großen Zellen sucht, dann geht man zur Betrachtung im starken Trockensystem über und erst danach bedient man sich der Ölimmersion. Die Färbung des Präparates geschieht nach feuchter Fixierung, da nach Werner die Trocknung die Amöben zerstört. Die feuchte Fixierung erfolgt am besten in heißem Sublimatalkohol oder Eisessigsublimatalkohol. Das Quecksilber wird mit 70%igem Jodalkohol entfernt. Dann Übertragung durch die Alkoholreihe abwärts in Wasser. Dann Färbung in Hämatoxylin oder Eisenhämatoxylin.

Die Cystendiagnose gelingt im allgemeinen bereits im lebenden, ungefärbten oder vital gefärbten Präparat. Über Erkennung und Färbung der Cysten haben wir bereits früher eingehend gesprochen; hier wollen wir nur in Erinnerung bringen, daß die Kernzahl bei der Histolytica nicht über die Vierzahl hinausgeht, während bei der Coli die große achtkernige Cyste selten vermißt wird. Auch die von uns wiederholt zitierten Chromidialeinschlüsse neben den Kernen dürfen nicht übersehen werden.

Es möge auch kurz erwähnt werden, daß zur Diagnosestellung das Röntgenverfahren ebenfalls herangezogen wurde (Vallarino), indem es nämlich nach

Kontrasteinlauf gelang, Füllungsdefekte an der Stelle von ulcerösen Partien des Colontraktes festzustellen. Für den Nachweis von größeren Amöbenherden in der Leber kann das Röntgenverfahren ebenfalls Wertvolles leisten (W. FISCHER).

Klinik der Amöbenruhr.

Wenn wir uns nun der Besprechung der Klinik der Amöbenruhr zuwenden, so sei vor allem bemerkt, daß die Amöbenerkrankung keineswegs ruhrartige Erscheinungen zu machen braucht, sondern daß atypische und larvierte Formen recht häufig sind, meist aber verkannt werden. Deshalb fordert GEHRKE die Bezeichnung Amöbenruhr nur als Zustandsbild zu benützen, sonst besser die Bezeichnung Amöbiasis zu wählen. Wir werden also im Schrifttum für Amöbenruhr öfters auch die Bezeichnung Amöbiasis des Darmes finden.

Anamnese. Wir haben früher die Wichtigkeit der *Anamnese* für die Diagnosestellung einer Amöbeninfektion kurz gestreift. Es soll hier hervorgehoben werden, daß in der Anamnese neben Abdominalbeschwerden stets auf Zungen- und Aftersymptome zu fahnden ist. Es wird meist über Wühlen, Ziehen, Stechen, Spannen, besonders an den Flexuren des Colons, am häufigsten rechts in der Ileocöcalgegend geklagt, so daß oft irrtümlich eine Appendicitis diagnostiziert wird, ein Irrtum, der sich namentlich bei Fällen in den Tropen rächt, indem Operationen oft von schweren Rezidiven gefolgt werden. Zahlreiche Autoren (aus der jüngsten Zeit wären WILKINSON, MCCOY und HARDY, VALCKER u. a. zu nennen) weisen auf diese Fehldiagnose hin. Sehr viele chronische Appendicitiden entpuppen sich als chronische Amöbiasis und reagieren gut auf Antiamöbenbehandlung. Bisweilen wird aber der Irrtum erst erkannt, wenn die Appendektomie ohne Erfolg geblieben war. MCCOY und HARDY schätzen in ihrem Krankengut an Amöbenruhr die Verluste durch eine nicht indizierte Appendektomie auf 41%. Daß die Amöbiasis des Darmes öfters mit appendicitischen Erscheinungen einsetzt, läßt sich leicht durch die Ansiedlung der Amöben im Coecum und in der Appendix erklären. Daß man bei Patienten, die mit den obengenannten Symptomen den Arzt aufsuchen und aus tropischen oder subtropischen Gegenden stammen oder mit Individuen, die aus solchen Gegenden kommen, in Berührung gestanden sind, an eine Amöbiasis zu denken hat, ist klar.

Die **Inkubationszeit** bei der Amöbenruhr ist nicht definitiv bestimmt. In experimentellen Versuchen betrug sie 20—45 Tage (WALKER und SELLARDS), bei einer Laboratoriumsinfektion 22—26 Tage.

Symptome. Das *charakteristische Symptom der Amöbiasis* des Darmes ist die *Entleerung von blutig-schleimigen Stühlen, oft bei heftigem Tenesmus.* Es kommt gar nicht selten vor, daß anscheinend aus voller Gesundheit heraus plötzlich solche Stühle entleert werden (W. FISCHER). In der Regel bestehen aber gleichzeitig oder schon einige Tage früher unbestimmte Erscheinungen, wie allgemeines Unbehagen, Mattigkeit, verminderter Appetit, zuweilen auch etwas Brechreiz, meist mit dem Einsetzen der blutig-schleimigen Entleerungen zunehmende Schmerzen im Bauche. Sehr ausgesprochen ist auch die Neigung zu diffusen Schweißen. Die Patienten sind stets schweißbedeckt, gleichgültig, ob sie ruhen oder sich bewegen (GEHRKE). Im allgemeinen ist die Körpertemperatur in den meist akuten Fällen gar nicht oder recht unbedeutend erhöht, nur selten über 38°. Diese Temperatursteigerung verschwindet sogar in der Regel in dem Maße, als sich die typischen dysenterischen Erscheinungen ausbilden. Fälle, die von vornherein mit höheren Temperaturen einhergehen, scheinen nach W. FISCHER durch eine Mischinfektion kompliziert zu sein.

Was die Schmerzen im Abdomen anbelangt, so ist eigentlich der ganze Bauch druckempfindlich, insbesondere die Gegend des Quercolons oder der Ileocöcalgegend. Häufig sind auch die Schmerzen in der Nabelgegend lokalisiert. A. DA SILVA MELLO hat ein Symptom beschrieben, nämlich eine ausgesprochene Druckempfindlichkeit zwischen Nabel und Crista iliaca sinistra. Die Patienten klagen gewöhnlich über krampfartige Schmerzen entweder an den Flexuren des Colons oder am Colon transversum, häufig auch am Gesamtverlauf des Colons. Zuweilen ist entweder nur die Flexura coli sinistra oder die Ileocöcalgegend betroffen, dann bestehen meist eigenartige Spannungsgefühle unter den betreffenden Rippenbogen und nach hinten zur Wirbelsäule ausstrahlende Schmerzen. Die betreffenden Darmabschnitte weisen zuweilen steinharte Resistenzen von walzenartiger Form (GEHRKE) auf. Die betreffenden Darmabschnitte sind druckempfindlich. Die Zunge pflegt trocken und etwas belegt zu sein. Die Patienten klagen über einen fauligen, pappigen Geschmack, vielfach besteht auch Tendenz zu Zahnfleischblutungen. Häufig werden Wundsein der Zunge und des Gaumens angegeben; bei der Inspektion findet sich eine Papillitis oder Exkoriationen, die mit weißlichen Plaques bedeckt sind (GEHRKE). In vielen Fällen wird über Brennen geklagt. Dieses Phänomen findet sich auch am After, besonders bei Fällen mit zeitweiligen Durchfällen oder chronischer Obstipation, dann bei Patienten, die über schaf- oder ziegenkotartige Beschaffenheit des Stuhles klagen. In diesen Fällen wird am Schlusse der Defäkation oft ein richtiger Schleimpfropf entleert. Auch häufiger Pruritus wird beobachtet. Appetenz liegt in den meisten Fällen darnieder.

Die Entleerungen. Das hervorstechendste Symptom sind, wie gesagt, die blutig-schleimigen Entleerungen, deren an einem Tag bis zu 10, 20 und mehr erfolgen können. Der sie begleitende Tenesmus ist stark und kann bei Kindern sogar zu Rectumprolaps führen. Die Entleerungen bestehen bald mehr und mehr aus Schleim und Blut, die fäkale Beimengung wird immer geringer, so daß schließlich fast reiner, glasiger Schleim mit Blutbröckelchen entleert wird. Der Stuhl reagiert in der Regel alkalisch. Reines Blut in größeren Mengen wird selten entleert. GERMAIN, CARBONI und MORVAN sahen bei einem Soldaten, der 2 Jahre in Indochina gedient hatte, intermittierende Darmblutungen, die nichts anderes als der Ausdruck einer latenten Amöbenruhr waren.

CASTEX fand aber auch Fälle von Amöbenruhr, die mit hartnäckiger Verstopfung einhergingen. Auch GEHRKE konnte dies beobachten und gerade für solche Fälle intestinaler Natur, die während ihres Verlaufes dysenterische Symptome vermissen lassen, zieht er naturgemäß die Bezeichnung Amöbiasis heran. CASTEX hält diese Obstipation für eine Folge des Parasitenangriffs auf das Colon, welcher die sog. „trockene Colitis“ verursacht. Bleibt diese bestehen, so kommt es zu einer Auftreibung des Colons, die zu einer totalen oder umschriebenen Atonie führt und dadurch zu einer Ausdehnung der stärker geschädigten Colonabschnitte. BASSLER beobachtete sogar einen Fall vollkommenen Darmverschlusses mit fäkalem Erbrechen. Der Prozeß saß im Sigmoid und kam nach Antiamöbenbehandlung zur Heilung.

Über **akute Peritonitis** durch Perforation des Sigmoid infolge von Amöbengeschwüren berichten SCOTTI-DOUGLAS und S. DE RENZI. Wir selbst sind im Schrifttum auf keinen ähnlichen Fall gestoßen.

Von den *übrigen Symptomen der akuten Darmamöbiasis* ist eigentlich nicht viel zu sagen. Die Leber kann etwas druckempfindlich sein, manchmal auch leicht vergrößert; sie kann auch spontan schmerzhaft sein. CASTEX macht für den abnormalen Zustand der Leber zum Teil die Stärke der Autointoxikation verantwortlich. Die Milz ist nicht vergrößert. Das Blutbild bietet keinen für Amöbenruhr typischen Befund außer einer Eosinophilenvermehrung die nicht unbedingt erforderlich ist. Die Zahl der neutrophilen Leukocyten ist oft ein wenig erhöht. Bei metastatischen Erkrankungen, besonders wenn es sich um größere eingeschmolzene Leberherde handelt, kann eine erhebliche neutrophile Leukocytose vorhanden sein.

Bei ausgesprochenen Krankheitsprozessen und der damit verbundenen gesteigerten Eiweißfäulnis im Darm ist stets eine starke Vermehrung des Indicans im Harn nachzuweisen.

Die *Dauer der eigentlichen Darmsymptome* mit den blutig-schleimigen Entleerungen ist recht verschieden. Je nach Schwere der Infektion, nach Konstitution des Patienten, nach Diät und Verhalten bessern sich die Symptome, oder aber die Symptome mildern sich, die Entleerungen werden weniger häufig, der Stuhl wird fäkulenter, aber die Patienten fühlen sich doch immer mehr oder weniger krank; so ist der Verlauf ganz allmählich in ein chronisches Stadium übergegangen.

In solchen *chronischen* Fällen kann das Bild äußerst wechselnd sein. Vielfach sind es ganz unbestimmte Symptome, wie Flatulenz mit Obstipation, intermittierende Diarrhöen, dauernde Müdigkeit, Kopfschmerzen, Gedächtnisschwäche, mitunter Sehstörungen (HOFMANN), Schmerzen in den Gelenken. In diesem Stadium werden die Kranken oft als Neurastheniker angesehen und ihr Zustand wird völlig verkannt. Die Darmsymptome, die etwaigen Schmerzen, das Übelbefinden können so sehr wechselnd sein, daß das klinische Krankheitsbild zunächst eher an alles andere denken läßt als an Amöbenruhr: von einfacher Dyspepsie angefangen bis zum Ulcus ventriculi oder duodeni, von Cholelithiasis bis zur chronischen Appendicitis. (In einem solchen Fall operierte VERSPYCK; er fand in der Appendix einen großen Kotstein, dahinter waren die Amöben eingeschlossen, so daß im übrigen die sachgemäß eingeleitete Therapie ohne Erfolg blieb, da das Yatren nicht einwirken konnte.) Dauern nun die geschilderten Zustände länger an, so findet man fast immer stärkere Abmagerung, es besteht eine gewisse Anämie, der Körper pflegt „auszutrocknen“ (W. FISCHER), so daß man geneigt ist, an ein okkultes malignes Neoplasma zu denken. Die psychische Depression kann sich mitunter bis zur Psychose steigern. CASTEX sah unter seinen Patienten auffällig häufig subjektive und funktionelle Herzbeschwerden, manchmal Sensationen, wie sie bei einer Angina pectoris verzeichnet werden. Der Blutdruck war oft erhöht. CASTEX hält diesen Umstand nicht für überraschend und er erblickt in der enterogenen Toxikämie das ätiologische Moment für diese Blutdrucksteigerung. Bei einigen seiner Kranken bestanden auch nephritische Symptome, die gleich wie der Blutdruck und die Erscheinungen seitens des Herzens auf die spezifische Behandlung zurückgingen bzw. schwanden.

Typen chronischer Amöbenruhr. Einer der häufigsten Typen chronischer Amöbenruhr ist jedoch der folgende: Nach Abklingen der akuten Erscheinungen tritt anscheinend Heilung ein, aber es ist keine richtige Heilung. Vielmehr bestehen abwechselnd Zustände von Obstipation, welche dann wieder mit Durchfällen alternieren, ohne daß irgendwelche an die akuten Ruhrsymptome gemahnenden Zustände auftreten würden. Bei sehr genauer Untersuchung lassen sich dann allerdings immer wieder Spuren von Blut und Schleim und auch mikroskopisch-vegetative Amöben nachweisen. Nach Gehrke pflegen Perioden von Verstopfung mit solchen gehäufter Diarrhöen dann abzuwechseln, wenn der untere Dünndarm oberhalb der Bauhinischen Klappe in größerer Ausdehnung von der Amöbenaffektion befallen ist. Wenn die Beschwerden erheblich werden, so treten in derartigen chronischen Fällen wohl für einen oder ein paar Tage wieder ziemlich typische Beschwerden auf, um dann wieder allmählich, manchmal auch mit einem Schlag, zu verschwinden. Dieser Typ ist ziemlich häufig.

Heilung auch der chronischen Fälle ist immer noch möglich; selten aber, daß ein spezifisches Mittel eine rasche Heilung des chronischen Krankheitszustandes herbeiführt. Viel öfter tritt ganz allmählich Gesundung ein, manchmal dann, wenn Lebensweise und Diät gründlich geändert werden, zumal bei einer Heimkehr aus warmen Ländern in die gemäßigte Zone (W. Fischer). Es muß aber mit Gehrke hervorgehoben werden, daß jede, auch noch so geringe Herabsetzung der Resistenz des einmal befallenen Organismus zum Wiederaufflackern des Amöbenprozesses führt. Ein Amöbenkranker ist weit sensibler als ein chronischer Malariakranker.

Im allgemeinen werden die weniger typisch verlaufenden Fälle von Amöbiasis des Darmes sehr häufig verkannt. Nur eine entsprechende Stuhluntersuchung sichert die richtige Diagnose.

Es ist nach W. Fischer charakteristisch, daß mit Schwinden der Symptome auch die vegetativen Formen der Amöben aus dem Stuhl verschwinden. Dafür findet man dann aber häufig die encystierten Formen. Sobald klinisch wieder Rezidiv auftritt, tritt an Stelle der Cysten wieder die vegetative Form. Man rechnet, daß auch bei gründlicher und spezifischer Therapie in mindestens 50%, der Patient noch eine Zeitlang, vielfach auch durch Jahre, Cysten ausscheidet, auch wenn er selbst keine Krankheitserscheinungen mehr aufweist.

Komplikationen.

Hepatitis. Leberabsceß. Wenn wir uns nun der Besprechung der Komplikationen zuwenden, so muß an erster Stelle wohl die Hepatitis bzw. der Leberabsceß genannt werden — eigentlich handelt es sich nicht um eine Komplikation, als vielmehr um eine metastatische Amöbenerkrankung. Die Amöben gelangen vom Darm in die Leber auf dem Blutwege, und zwar durch die Darm- und Mesenterialvenen in das Pfortaderblut; es gelingt leicht, in kleinen Venen der Darmwand die Amöben oft in erheblicher Zahl nachzuweisen. Eine metastatische Affektion der Leber auf dem Lymphwege dürfte zu den größten Seltenheiten gehören. Daß eine Amöbiasis des Darmes etwa in continuo vom Darm auf die angrenzende Leber übergreifen würde, ist möglich, aber ebenso selten (W. Fischer). Die dysenterische Affektion kann aber auch primär die Leber erreichen, ohne Erscheinungen von Amöbenruhr; dann wird die Barriere des Darmes ohne nachweisbare lokale Reaktion überschritten (SCHRUMPF-PIERRON). W. FISCHER hingegen nimmt auch in solchen negativen Fällen an, daß der Leberaffektion eine primäre Darmaffektion vorangegangen sein muß, sie ist nur spurlos ausgeheilt. Nach SCHRUMPF-PIERRON scheint die primäre Affektion der Leber in Ägypten, aber auch in Europa, relativ häufiger zu sein als die sekundäre Form. Der Grund hierfür liegt wahrscheinlich darin, daß heute das Publikum die Notwendigkeit einer entsprechenden Behandlung eingesehen hat und sich daher von vornherein einer solchen unterzieht.

Wie häufig eine metastatische Affektion der Leber bei Amöbiasis des Darmes vorkommt, ist sehr schwer mit Sicherheit zu sagen. Die diesbezüglichen Angaben gehen sehr auseinander — sie wird von 1,3 bis 85% angegeben!! (W. FISCHER). Das eine aber steht fest, daß die Fälle von Amöbenabsceß der Leber seit Einführung der entsprechenden spezifischen Therapie wesentlich abgenommen haben. So berichtet z. B. PETRIDIS aus Ägypten, daß er vor Einführung des Emetins jährlich 20—35 Fälle von Amöbenabsceß der Leber zu behandeln hatte und seither nur noch 1—11 Fälle im Jahr.

Findet sich eine vergrößerte, auf Druck etwas schmerzhafte Leber, fällt die Urobilinprobe im Harn, die man in einem solchen Falle keineswegs verabsäumen darf, positiv aus, so braucht man zwar nicht immer gleich an das Bestehen eines Leberabscesses zu denken, es kann sich unter Umständen um einen leichteren Grad von Hepatitis handeln; bleibt aber eine Druckschmerzhaftigkeit unvermindert bestehen, zwingt gar ausstrahlender Schmerz in die rechte Brustseite den Kranken zu der charakteristischen Haltung — der Kranke „trägt seinen Leberabsceß unter dem Arm" (HOFMANN) —, zeigt sich im Blutbilde eine ausgeprägtere Leukocytose, so wird das Bestehen eines Leberabscesses sehr wahrscheinlich.

Die Amöben gelangen, wie bereits gesagt, mit dem Blutstrom in die Leber, bleiben dort irgendwo im Pfortadercapillarsystem und bewirken dann Nekrosen von Lebergewebe. Es ist möglich, daß solche kleine Nekrosen ganz spontan heilen, was unter dem Einfluß der spezifischen Emetintherapie auch geschieht. Tritt aber die Heilung nicht ein, so bilden sich eitrige Zerfallsherde, die eine dickflüssige, breiige, gelbliche, manchmal durch Gallenfarbstoff grünbraune oder durch Blutbeimengung schokoladenfarbige Masse sind; man spricht dann von Absceß, obschon diese Bezeichnung histologisch nicht richtig ist, denn es handelt sich um Nekrosen.

Nach SCHRUMPF-PIERRON tritt die *Leberaffektion* bei Darmamöbiasis *in mehreren Formen* auf, und zwar:

1. partielle oder diffuse Schwellung der Leber ohne Temperatur, ohne spontane Druckempfindlichkeit („Congestion de coté hépatique simple" der französischen Autoren);

2. partielle oder diffuse Schwellung, ohne Temperatur, jedoch schmerzhaft, spontan oder auf Druck; lokalisierter Schmerz („pointe de côté hépatique") oder diffuse Empfindlichkeit (congestion hépatique douloureuse);

3. partielle oder diffuse Schwellung mit mehr oder minder erhöhter Temperatur; lokale oder diffuse Schmerzhaftigkeit;

4. die phlegmonöse eitrige Hepatitis, die zur Bildung eines oder mehrerer „Abscesse" führt.

Die Leberabscesse werden hauptsächlich im rechten Leberlappen, und zwar in dessen oberem Quadranten gefunden; sie können allmählich ganz spontan oder auch bisweilen unter dem Einflusse eines Traumas durchbrechen. Am häufigsten erfolgt der Durchbruch in die Lunge oder die rechtsseitigen Bronchien, wenn die Leber mit dem Zwerchfell und dieses mit der Pleura verwachsen war.

Schrumpf-Pierron beschreibt unter den abgeschwächten Formen der Leberaffektion eine „chronische, periodisch aufflackernde Amöbenhepatitis". In der abgeschwächtesten Form dieser Abart ist das klinische Bild das folgende: Hyperacidität, Dyspepsie, Mangel an Appetit, Kopfschmerzen; Leber vergrößert, mehr oder minder hart, jedoch nicht druckempfindlich. Diese Leberverdickung ist im allgemeinen diffus, manchmal jedoch auch auf einen Lobus beschränkt. In gewissen Fällen kann auch nur der intermediäre Lobus verdickt sein, so daß er mit einer gefüllten Gallenblase verwechselt werden kann. Harn enthält Urobilin, Skleren manchmal subikterisch.

In der etwas vorgeschritteneren Form ist die Schwellung der Leber mit ausgesprochener Druckschmerzhaftigkeit, aber auch mit Spontanschmerz, verbunden. Temperatur selten ganz normal, meistens subfebril (37,6—37,7°). In der charakteristischen, ausgesprochenen Form tritt eine regelmäßige Hyperthermie bis 39° und darüber zu den übrigen Symptomen hinzu. In diesen Formen kann man nach Schrumpf-Pierron häufig kleine Ödeme der Knöchel und an den Tibien feststellen, welche im allgemeinen, zum Unterschied von Herzödemen, abends nicht stärker sind als morgens. In diesem Stadium werden die Patienten oft als Herzkranke angesehen, doch erweisen sich Digitalis und Diuretin als erfolglos — erst die spezifische Therapie schafft hier Wandel.

Bei größeren Herden, also bei Abscessen, ist das Bild in vielen Fällen typisch genug. Stets findet sich eine starke Abmagerung, die Haut bekommt ein fahles, graues, fast nie ein eigentlich ikterisches Aussehen. Die Haltung des Kranken — er geht immer nach rechts gebückt — ist sehr charakteristisch. Schmerzen sind oft erheblich, können aber oft selbst bei großen Abscessen ganz fehlen (W. Fischer). Die Leber ist palpatorisch vergrößert, manchmal ist auch rechts eine deutliche Vorwölbung vorhanden. Bei Sitz des Herdes im rechten Lappen oben sind pleuritische Erscheinungen nicht ungewöhnlich. Fieber kann sehr wechselnd vorhanden sein, oft für einige Zeit eine Continua, oft mehr septisches oder auch hektisches Fieber. Bei Einschmelzung weist das Blutbild gewöhnlich Hyperleukocytose auf, mit Kernverschiebung und Neutrophilie und Abnahme oder Fehlen der Eosinophilen. Die Diagnose kann in manchen Fällen durch Röntgenuntersuchung, mit oder ohne Pneumoperitoneum, erhärtet werden. In vielen Fällen ist erst die Probepunktion entscheidend.

Die mikroskopische Untersuchung des Stuhles fällt nach Schrumpf-Pierron gewöhnlich negativ aus. Hie und da findet man vereinzelte Cysten und auch da erst nach langem Suchen. Nur ausnahmsweise, sowie bei Exacerbation des Prozesses, kann man eine größere Menge derselben und gelegentlich auch einzelne freie Formen finden. Dies spricht nach Schrumpf-Pierron für das Bestehen einer Amöbencholecystitis, einer Form von Gallenblasenentzündung, welche weniger selten ist, als man annimmt (Petzetakis). In diesen Fällen können auch periodisch durch Reinfektion von der Gallenblase aus enteritische Symptome (Durchfälle) die hepatitischen begleiten.

Amöbiasis der Lunge. Nächst der metastatischen Amöbiasis der Leber ist die metastatische Amöbiasis der Lunge am längsten bekannt. Namentlich im Tropengebiete sind metastatische Amöbenerkrankungen der Lunge recht häufig (GEHRKE). Am europäischen Kontinent wird die Sachlage aber meist verkannt. Sieht der Patient kräftig und atoxisch aus, so wird im allgemeinen ein unspezifischer descendierender Luftröhren- und Bronchialkatarrh angenommen. Besteht aber eine stark toxische Amöbiasis des Darmes oder gar eine Colitis ulcerosa, die zu kachexieartigen Zuständen geführt hat, so wird zumeist eine Lungentuberkulose diagnostiziert. Eventuell gleichzeitig bestehende Abdominalbeschwerden lassen an eine Darmtuberkulose denken. Klimatische oder sonstige gegen einer Tuberkulose gerichtete Kuren lassen im Stiche. Auch läßt sich der manchmal hochgradige kachektische Zustand durch einen Röntgenlungenbefund keineswegs erklären, wie dies bei einigen Patienten GEHRKEs der Fall war. Erst die sowohl auf Tuberkelbacillen als auch auf Amöbencysten gerichtete Stuhluntersuchung klären in solchen Fällen auf.

In der Regel ist die rechte Lunge und hauptsächlich der Unterlappen Sitz der Amöbiasis. Oft kommt es bei bestehendem Leberabsceß zu Perihepatitis, Pleuritis diaphragmatica und Verwachsung der Lunge mit dem Zwerchfell und der Leberherd bricht dann in die Lunge ein. Nicht selten bildet sich dann in der Lunge ein Herd aus, der schließlich in einen größeren Bronchus durchbricht, so daß auf diese Weise der Inhalt des Herdes mit dem Sputum ausgehustet wird. Es gelingt dann, durch mikroskopische Untersuchung des Sputums die Amöben zu entdecken und so die richtige Diagnose zu stellen.

In der Lunge sind bei metastatischer Amöbiasis kleinere Herde durchaus die Regel. Da große Lungenabscesse ungewöhnlich sind, so ist das klinische Bild nur ausnahmsweise das eines Lungenabscesses, vielmehr ist das Bild eben nicht leicht zu diagnostizieren. Gewöhnlich wird außer einer Lungentuberkulose manchmal auch eine Bronchopneumonie oder eine Bronchiektasie vorgetäuscht. Es gibt auch Fälle, wo pleuritische Symptome die anderen überdecken und ferner Fälle, wo praktisch nur eine Affektion der Bronchien besteht (PETZETAKIS). Wird etwas mehr Lungengewebe durch die Amöben eingeschmolzen, so kann es zu Hämorrhagien kommen, die erst recht eine Hämoptoe bzw. Tuberkulose vortäuschen. Natürlich kann es auch vorkommen, daß zu einer Amöbiasis sekundär noch Tuberkulose hinzutritt. Die Lungeninfektion erfolgt entweder in continuo von der Leber her, oder auf dem Blutwege (Lebervene — Cava — Herz — Pulmonalis). PETZETAKIS hat auch eine direkte Infektion der Lunge auf dem Luftwege, etwa durch Staub, der Amöbencysten enthält, angenommen. W. FISCHER lehnt diese Annahme als noch nicht bewiesen ab.

KOWITZ berichtete über einen Patienten mit Lungenabsceß, der sowohl in die Pleura, als auch in den Bronchialbaum durchgedrungen war. In der Darmentleerung wurden Blut, Schleim, Ruhramöben, Ankylostomumeier und Balantidium coli nachgewiesen. Auch im Pleuraexsudat und im Sputum wurden lebende Ruhramöben festgestellt. Für eine Lebererkrankung wurde kein Anhaltspunkt gewonnen, so daß KOWITZ den Lungenabsceß als unmittelbare Metastase der Darmerkrankung auffaßt. HABERFELD teilte einen 12 Jahre lang bestehenden Fall von Amöbenbronchitis mit. Die Patientin wurde vorher unter der Annahme einer Tuberkulose, einer Blastomykose, einer Bronchialspirochätose vergeblich behandelt. Erst die spezifische, gegen die Amöbiasis gerichtete Therapie brachte Heilung. HABERFELD ist der Ansicht, daß es sich in seinem Falle um eine leicht verlaufende und nicht bemerkte Darmamöbiasis gehandelt hat und daß die Bronchialaffektion metastatisch entstanden war.

CASTEX hat hinsichtlich der Lungenaffektionen bei Amöbiasis des Darmes eine von den übrigen Forschern etwas abweichende Ansicht. Nach ihm sind die bei Ruhrkranken beobachteten Erscheinungen von seiten des Respirationstraktes nicht immer durch ein Eindringen des Parasiten selbst bedingt, es handelt sich vielmehr um eine toxische oder reflektorische Fernwirkung, daher scheine z. B. der Erfolg einer Emetinbehandlung uns noch nicht das Recht zu geben, eine Störung der Atmungsorgane auf eine lokale Amöbeninfektion zurückzuführen. Hierzu muß unbedingt der Nachweis des Parasiten im Sputum gefordert werden. Eine sehr hartnäckige Erkrankung der Atmungsorgane bei gleichzeitiger Amöbenruhr ohne Parasitenbefund im Sputum kann auf eine entsprechende Behandlung hin zurückgehen, weil sie durch Amöben zwar bedingt, aber nicht hervorgerufen ist.

Metastasen im Gehirn. Nächst den Metastasen in der Lunge sind wohl die im Gehirn am häufigsten. Es handelt sich in der Regel um einseitige Abscesse in den Hemisphären. In den weitaus meisten Fällen bestand außer dem Herd im Gehirn noch eine anderweitige sekundäre Amöbiasis, meist ein Leberabsceß. Im ganzen dürften bisher etwa 60 Fälle solcher Metastasen bekannt sein. Der größere Teil stammt aus Ägypten (W. FISCHER).

Viel seltener ist die Metastase und „Absceßbildung“ in anderen Organen. Noch am häufigsten ist sie auch in der Milz beobachtet worden. Die Milz pflegt bei Amöbeninfektion des Darmes gewöhnlich mit einer infektiösen Schwellung zu reagieren, die wahrscheinlich nicht auf Rechnung der Amöbiasis, sondern der Sekundärinfektion der Darmgeschwüre zu setzen ist. Amöben selbst hat man kaum je in der Milz gefunden. Wenn dies der Fall war, so hat es sich entweder um ein Übergreifen eines Amöbenherdes in der Leber auf die benachbarte Milz gehandelt, oder aber um eine echte Metastase. Man hat bis orangengroße Abscesse in der Milz gesehen.

Harnwege. Auch die Harnwege können der Sitz metastatischer Lokalisationen der Amöbiasis sein; sie treten unter dem Bilde einer Cystitis auf. Einschlägige Fälle sind aus Italien (CARBONARO), aus Frankreich (FIESSINGER und PERTURIER), aus Griechenland (A. ARAVANTINOS und N. MICHAILIDIS, PETZETAKIS) mitgeteilt worden. CASTEX aus Amerika berichtet, daß er bei einigen an Amöbenruhr Erkrankten auch nephritische Symptome feststellen konnte. Die Erscheinungen gingen nach Heilung der Ruhr zurück. Bei 3 seiner Patienten mit Amöbenruhr und Albuminurie fanden sich im Urin vegetative Formen der Entamoeba histolytica. Bei diesen Kranken traten zuweilen Rückenschmerzen und Blasenbeschwerden auf, manchmal zeigten sich Blut und Eiter im Urin. Die eingeleitete spezifische Behandlung ließ auch hier die gesamten Erscheinungen verschwinden. Mit der Amöbiasis im Harntrakt beschäftigte sich in jüngster Zeit MANOHAR. Nach diesem Autor gibt es zwei Gruppen von Harnamöbiasis, nämlich Fälle von ascendierender Infektion, bei denen die Amöben gelegentlich der Stuhlentleerung am Perineum haften und infolge der orientalischen Sitte, sich nach der Defäkation mit Wasser zu reinigen, leichter am Leben bleiben. In einer zweiten Gruppe finden sich keine Amöben im Stuhl und die Niere wird vermutlich primär durch den Blutstrom infiziert. Cystitis kann dann fehlen oder sekundär auftreten. Eigentliche Absceßbildung in der Niere scheint selten zu sein, es müßte denn sein, daß es sich um Durchbruch eines benachbarten Leberabscesses in die Nierenkapsel oder das Nierenbecken handelt.

Von seltenen Lokalisationen seien ferner noch erwähnt: Infektion der Tuben (KARTULIS), des Ovars (WILLIAMSON), der Cervix uteri (DE LA FUENTE). Auch im Hoden und im Nebenhoden (WARTHIN) und in den Samenblasen (HINES) ist schon Amöbenansiedlung gesehen worden, ferner Amöben in Geschwüren am Penis (STRAUB) infolge Infektion durch Coitus per anum. In der Haut wurde auch Amöbeninfektion beobachtet, meist dann, wenn ein Leberabsceß durchbrochen war und sich eine Fistel etabliert hatte.

Pathologische Anatomie.

Wenn wir uns nun der Frage der durch die Amöbenruhr gesetzten pathologisch-anatomischen Veränderungen zuwenden, so wäre vor allem darauf hinzuweisen, daß diesbezüglich wichtige Befunde im Tierexperiment erhoben wurden. Von Autoren, die sich mit dieser Frage in neuerer Zeit beschäftigten, seien hier MELENEY und FRYE, FAUST und KAGY, RATCLIFFE und KUBO genannt.

Nach KUBO sind auch Hunde hochempfindlich (bisher galt dies bloß für die Katze) für die Ruhramöbe und sehr geeignet, um die pathologische Anatomie der Amöbenruhr zu erforschen. Jungen Hunden wurden Kulturamöben ins Coecum eingeführt und dabei 56% der Tiere infiziert. Amöben erscheinen in den Faeces 3—11 Tage nach der Infektion. Histologisch zeigten sich schon in den ersten Tagen Veränderungen der Darmepithelien. Später trat geschwüriger Zerfall der Epithelschicht ein und erlaubte den Amöben den Eintritt ins Gewebe, wo sie sich schnell vermehrten und selbst in die Muscularis mucosae eindrangen, die schließlich auch zerstört werden kann. Die Veränderungen sind ähnlich denen, die bei jungen Katzen auftreten, aber die Ausbreitung erfolgt weniger akut und schnell.

Auch FAUST und KAGY stellten ihre Versuche an Hunden an, von denen sie sagen, daß sie nur unberechtigterweise als schwer infizierbar gelten. Die pathologisch-anatomischen Veränderungen, die mit dem beim Menschen beobachteten pathologischen Prozeß große Ähnlichkeit besitzen, konnten von diesen Forschern genau studiert werden, wobei sie 3 verschiedene Stadien der Invasion des Darmes mit Amöben unterscheiden: 1. Ausgedehnte oberflächliche Schädigung der Mucosa in ähnlicher Weise wie bei infizierten Katzen, nur mit dem Unterschied, daß die solitären Lymphknoten, die beim Hund durch Lagen von Epithelzellen geschützt sind, nicht an diesen ersten Veränderungen teilnehmen. 2. Tiefgreifende Ulcerationen, begleitet von zelligen Infiltrationen. 3. Chronisch-intermittierende Geschwüre mit häufiger sekundärer bakterieller Infektion. Die erste Ansiedlung erfolgt im Coecum, während in chronischen Fällen und in späteren Stadien die ausgedehnteren und tieferen Läsionen in den unteren Partien des Colons und im Rectum gefunden werden. Nach FAUST und KAGY weisen sowohl die ersten oberflächlichen Gewebsschädigungen als die späteren zerstörenden Prozesse in der Submucosa mit der darauffolgenden Geschwürsbildung darauf hin, daß das Wesentliche des Prozesses auf einer Zellauflösung beruht, während die mechanische Schädigung durch das Eindringen und die

Wanderung der Amöben geringere Bedeutung hat. Für das Zustandekommen der typischen Veränderungen sind offenbar die Amöben allein verantwortlich, wenn auch bei der Bildung der sich anschließenden Prozesse die Begleitbakterien eine wesentliche Rolle spielen. In unkomplizierten Fällen wird durch die Amöben keine leukocytäre Infiltration hervorgerufen, dagegen kommt es zum Auftreten von Monocyten in den befallenen Gewebsteilen. Ebensowenig findet sich eine deutliche Reaktion in den Lymphknoten. Leukocytäre Infiltration und Reaktion von seiten des lymphatischen Gewebes erfolgt nach FAUST und KAGY bei sekundärer bakterieller Infektion.

RATCLIFF ist der Ansicht, daß im Anschlusse an eine Resistenzherabsetzung des Wirtstieres, wahrscheinlich durch Ausscheidung cytotoxischer Substanzen seitens des Parasiten, primär und vielleicht auch als Haupteffekt zunächst nichts anderes als eine Nekrose der Darmwand hervorgerufen wird. Das Eindringen der Parasiten in das Gewebe zeigt sich nur bei bereits bestehender nekrotischer Veränderung der Darmwand, falls die Fixierung sofort nach dem Tode des Wirtstieres stattfindet. Die Gewebsschädigung beginnt stets an der Oberfläche der Schleimhaut, wenn nicht durch bereits bestehende bakterielle Abscesse Wege für das Eindringen der Protozoen geschaffen sind.

WAGNER sah in seinen tierexperimentellen Versuchen, daß bei Katzen ziemlich häufig ruhramöbenhaltige Leberabscesse auftreten, die jedoch bei Hunden außerordentlich selten sind.

MELENEY und FRYE haben das histologische Bild der durch die Entamoeba histolytica verursachten Erkrankung an 120 Katzen und 3 menschlichen Fällen beschrieben. Die Ergebnisse an den Katzen stimmten im allgemeinen mit den Beobachtungen anderer Forscher überein. Als auffallend heben die genannten die starke Dilatation der submukösen Lymphgefäße, die nekrotisches Material, Amöben und Bakterien enthalten, hervor. In den Gewebsschnitten von Katzen wurde nur gelegentlich ein geringfügiges Eindringen der Amöben in das unveränderte Gewebe außerhalb der gesetzten Schädigung beobachtet. Die 3 menschlichen Fälle von Entamoeba histolytica-Infektion zeigten drei verschiedene Typen von Schädigungen durch die Parasiten. Beim 1. Fall waren oberflächliche Läsionen der Mucosa vorhanden, wie sie auch häufig bei infizierten Katzen zu sehen sind. Im 2. Fall wurde ein ausgedehntes Eindringen der Amöben in die Mucosa und Submucosa ohne Nekrosen beobachtet und der 3. Fall endlich vereinigte oberflächliche Schädigungen der Mucosa und tiefe, absceßähnliche Veränderungen mit ausgedehnter Wanderung der Amöben. Nach MELENEY und FRYE bestehen die wesentlichen Unterschiede der beim Menschen durch die Amöbeninfektion entstandenen Schädigungen im Gegensatz zu den Veränderungen im Katzendarm in einem stärkeren Epithelverlust an der Basis der Drüsen, ohne Nekrose des Stroma der Mucosa, in stärkerer Unterminierung der Mucosa durch Nekrose in der Submucosa und in einer ausgedehnten Einwanderung in das normale Gewebe. Die letztere Erscheinung tritt beim Menschen jedoch im wesentlichen erst kurz vor dem Tode auf.

Von sehr wesentlicher Bedeutung für den in Rede stehenden Gegenstand sind die in neuerer Zeit ausgeführten Versuche BIELINGs an Katzen.

Die anatomische Untersuchung der Katzen in verschiedenen Stadien der Erkrankung hat zwei Prädilektionsstellen für die Ansiedlung der Amöben im

Dickdarm ergeben, und zwar zumeist an der Schleimhaut oberhalb des Analringes und weiterhin direkt hinter der BAUHINIschen Klappe. An diesen beiden Stellen entstehen zuerst kleine hämorrhagische Nekrosen, welche dann flächig zusammenfließen. Von hier gelangen die Amöben entweder in dem lockeren Bindegewebe zwischen den Krypten unterhalb der Membrana propria des Epithels in die Tiefe oder sie fallen in die Tiefe der Krypten. Von diesen Sammelpunkten kann dann ein neuer Angriff in die Tiefe erfolgen, indem durch die neugebildeten nekrotisierenden Gifte Bohrlöcher in die Tiefe durch die Muskelschicht hindurch in die Submucosa getrieben werden. In der Submucosa kommt es zu einer ödematösen Schwellung und Durchtränkung mit Zellansammlungen. Die Krankheit kriecht im weiteren Verlaufe vom Ulcusrand aus unter der intakten Schleimhaut nach allen Seiten vor, die Submucosa verfällt der nekrotischen Wirkung der Amöben, die noch intakte Schleimhaut wird unterminiert, stirbt ab und wird in Fetzen abgestoßen. Mit der Entstehung des Ulcus ist auch den übrigen Darmkeimen der Zutritt in das Gewebe der Darmwand eröffnet; sie spielen aber nach BIELING nur eine sekundäre Rolle, die typischen Veränderungen der Amöbiasis sind nur auf die Amöben und ihre Gifte als Schrittmacher zurückzuführen. Der vom Ulcus ausgehende Reiz führt zu einer vermehrten Schleimsekretion der noch intakten Schleimhaut. Die sich dabei bildenden Schleimklümpchen bieten den Amöben gute Lebensbedingungen und sind von wesentlicher Bedeutung für die Weiterverbreitung der Krankheit im Darm des Infizierten selbst. Bei der Katze ist im allgemeinen der Krankheitsprozeß auf den Dickdarm beschränkt. Die Einschmelzungsvorgänge in der Submucosa eröffnen den Amöben aber auch den Zutritt in die Lymph- und Blutbahn und so können sie auch in die Leber gelangen. Die Giftwirkung der Amöben in Leber und Darm ist eine streng lokale, nie treten Allgemeinerscheinungen auf, die auf die Resorption des örtlich gebildeten Giftes zurückzuführen wären. Beim Hund verläuft der Prozeß grundsätzlich genau so wie bei der Katze, nur bleiben die Ulcera im allgemeinen oberflächlicher. Typisch ist beim Hunde die Aussaat räumlich voneinander getrennter verschieden alter Ulcera durch weite Strecken des Dickdarmes. Die BAUHINIsche Klappe bildet im Gegensatz zur Katze keinen sicheren Abschluß nach oben hin, der Krankheitsprozeß breitet sich vielmehr ziemlich regelmäßig auch in den Dünndarm aus. Leberabscesse treten, wie bereits früher erwähnt, beim Hunde selten auf, weil wegen des geringen Befallenseins der Submucosa die Gelegenheit zum Eindringen der Amöben in die Blutbahn seltener gegeben ist. Häufiger als bei der Katze kommt es beim Hunde zur spontanen Ausheilung. Die Krankheit hat also noch mehr als bei der Katze einen streng lokalen Charakter.

Dickdarm, S. romanum, Rectum. Primär weitaus am häufigsten von allen Organen beim Menschen erkrankt infolge der Amöbeninfektion natürlich der Dickdarm, S. romanum und Rectum. Es kann auch der ganze Dickdarm erkrankt sein, auch der Wurmfortsatz ist als Sitz der Erkrankung beschrieben. Alle Beobachtungen stimmen darin überein, daß die ulcerativen Prozesse, um die es sich handelt, oralwärts stets ab-, analwärts stets zunehmen. Von höher gelegenen Abschnitten des Verdauungsschlauches kann in seltenen Fällen auch der Magen befallen sein. So wurde von LETULLE eine Amöbengastritis beschrieben, bei der die ganze Magenschleimhaut durchsetzt war von Histolyticaamöben. Auch TARRO hebt auf Grund seines Krankengutes (43 Fälle von

Amöbiasis, wovon 41 nur den Darm und überdies die Leber und das Gehirn betrafen) hervor, daß die pathologischen Veränderungen der Coliflexuren, des Sigmoids und des Rectums vorherrschen. Selten vorkommend ist nach diesem Autor die Beteiligung des Ileums, häufig die der Appendix. Nach TARRO beginnen die Veränderungen meist in der Submucosa und beteiligen erst dann die Schleimhaut unter Geschwürsbildung. In akuten Fällen fand er Schleimhautnekrosen, in chronischen herrschen Geschwüre mit unterminierten Rändern vor.

Auch nach W. FISCHER ist im makroskopischen Befunde bei einer Amöbiasis des Darmes das Wesentliche die Erkrankung des Dickdarmes; diese ist — im Gegensatz zur bacillären Ruhr — zunächst eine lokalisierte. In den Anfangsstadien ist es charakteristisch, daß die durch die Amöbeninvasion geschaffenen Herde in einer sonst nicht veränderten Schleimhaut liegen. Die erste zu beobachtende Veränderung ist die Bildung kleiner furunkelartiger Herde in der Schleimhaut, die sich etwas vorwölben. Beim Durchschnitt durch einen solchen Herd erkennt man, daß er in der Schleimhaut liegt und etwa noch eine Strecke weit in die Submucosa hineinreicht. Der gelbliche Herd der Schleimhaut wölbt sich immer mehr vor und bald wird dieser gelbliche Gewebspfropf ausgestoßen, so daß nun ein rundliches, ovales oder zackiges Geschwür in der Schleimhaut entsteht. In diesem Stadium sieht man fast immer schon, daß der Prozeß die Schleimhaut überschritten und sich in der Submucosa weiter ausgebreitet hat. Wenn mehrere Herde nahe nebeneinander liegen, so können sie leicht zusammenfließen und bilden dann unregelmäßig gestaltete zackige Geschwüre, zwischen denen aber zunächst noch Partien von kaum veränderter, höchstens etwas hyperämischer Schleimhaut stehen bleiben. Je größer das Geschwür wird, desto mehr pflegen die Ränder unterminiert zu sein, so daß sie oft in kleineren oder größeren Fetzen herunterhängen. Je älter der Prozeß wird, desto eher wird nun auch die zwischen den Geschwüren verbliebene Schleimhaut allmählich entzündet, ödematös und kann schließlich auch oberflächliche Beläge aufweisen: aber nun handelt es sich wohl immer schon um die Wirkung sekundärer bakterieller Ansiedlung, die sich dann natürlich auch im Bereiche der Geschwüre geltend macht und je nach Art und Menge der Keime verschiedene Arten der Entzündung — von eitrigen bis zu pseudomembranösen und gangränösen — hervorbringt. In den mehr chronischen Stadien führt dann die entzündliche Proliferation oft zu sehr hochgradiger Verdickung der Darmwand. Eine solche kann sogar zu Abknickungen des Darmes und Stenose führen, besonders wenn es zu Verwachsungen mit der Umgebung kommt, was bei tiefergreifenden Geschwüren nicht ausbleibt (BIRT und FISCHER). Nach Abstoßung der nekrotischen Massen können die Geschwüre ausheilen. Bei tiefergreifenden Geschwüren, insbesondere sobald die Muscularis betroffen war, ist die Heilung wesentlich erschwert, auch die Wahrscheinlichkeit erhöht, daß sich alle möglichen Keime im Geschwürsbereich einnisten und auch ihrerseits Zerstörung von Gewebe veranlassen. Damit ist dann, namentlich bei den tiefergreifenden Geschwüren, die Gefahr einer Perforation des Darmes im Geschwürsgrund gegeben.

Der Amöbiasis gesellen sich gern ganz spezifische andere Darminfektionen hinzu, so Bacillenruhr, Typhus, gelegentlich auch eine Pyocyaneusinfektion oder auch Tuberkulose. Man muß mit solchen Komplikationen immer rechnen. Es sei noch erwähnt, daß gelegentlich das anatomische Bild keiner Amöbengeschwüre dem typhöser so ähnlich sein kann, daß man nur durch mikroskopische Untersuchung die Entscheidung treffen kann.

Histologie. In histologischer Hinsicht ist zu sagen, daß das erste, was man bei einer Amöbeninfektion zu sehen bekommt, ein Zustand ganz leichter katarrhalischer Erscheinungen ist, der sich in Hyperämie und vermehrter Schleimproduktion dokumentiert. In den Schleimmassen, die sich in den Krypten anhäufen, sind die vegetativen Amöben oft in großer Zahl anzutreffen. Es fehlen hier aber — praktisch genommen — Exsudatzellen, nämlich Leukocyten; dagegen kann man vereinzelte oder auch zahlreiche rote Blutkörperchen hier antreffen. Das Gerüst der Zotten ist in diesem Stadium meist etwas geschwollen, weist auch kleine Blutaustritte auf, doch keinerlei irgendwie bemerkenswerte zellige Infiltration. Die Amöben scheinen vorzugsweise in der Tiefe der Krypten zwischen zwei Epithelzellen in die Schleimhaut einzudringen, so man sie dann einzeln oder auch in kleinen Nestern antrifft. In Schnittpräparaten erscheint ihre Form oft ziemlich abgerundet, doch kann man die Pseudopodien oft vielfach deutlich erkennen. Im Leib der Amöben sind aufgefressene rote Blutzellen nichts Ungewöhnliches.

An der Oberfläche beginnt die Schleimhaut nun bald nekrotisch zu werden und die Epithellage stößt sich dann ab. Die ganz oberflächlich gelegenen Amöben sterben ebenfalls rasch ab. In der Mucosa kann man schon frühzeitig die Amöben in den Lymphbahnen und Lymphgefäßen, sowie in kleinen Blutgefäßen nachweisen. Bald dringen sie auch durch die Muscularis mucosae und sind dann in der Submucosa zu finden. Anfangs bleibt in der Umgebung der Amöben eine zellige Reaktion (mit Leukocyten) ganz aus, aber später stellt sie sich doch ein, und zwar um so mehr, je mehr das Gewebe von der Oberfläche her nekrotisch geworden ist. Die Nekrose folgt der Anwesenheit der Amöben. Anscheinend sind es giftige Produkte, die von den Amöben ausgeschieden werden und diese Wirkung der Gewebszerstörung haben — daher der Name „histolytica". Die entzündliche zellige Reaktion ist offenbar der Ausdruck der Gewebsreaktion auf den Gewebszerfall und oft genug auf die von dem Darmlumen her eingedrungenen Keime, aber nicht auf die Anwesenheit der Amöben selbst. Bei weiterer Gewebszerstörung können dann an der Oberfläche alle Arten der Entzündung bis zu fibrinösen und pseudomembranösen angetroffen werden. In der Submucosa ist gewöhnlich ein entzündliches Ödem zu sehen. Das nekrotisierte Gewebe wird allmählich abgestoßen, es setzen dann die Heilungsvorgänge ein, aber trotzdem kann in der Tiefe des Gewebes in Nischen der Mucosa und vor allem in der Submucosa eine Amöbenansiedlung bestehen bleiben, ohne daß man in ihrer nächsten Umgebung irgendwelche besondere reaktive Veränderungen zu sehen brauchte.

Die Amöben können sowohl von der Tiefe der Krypten wie offenbar von der Oberfläche der Mucosa in das Epithel eindringen. Es wird zwar behauptet, daß die lymphatischen Apparate des Darmes Prädilektionsstellen für das Eindringen und die Lokalisation der Amöben seien, nach W. FISCHER ist dies aber eine Ausnahme. Es ist auch auffallend, wie selbst bei schwerer Amöbiasis des Darmes gerade in den zugehörigen Mesenteriallymphknoten die Amöben immer vermißt werden.

Der Nachweis der Amöben im Gewebe läßt sich gut durch Färbung mit BESTschem Carmin darstellen; sie erscheinen dann als leuchtend rote Gebilde (HÜBSCHMANN).

Die pathologisch-anatomischen Untersuchungen von CLARK an 186 Fällen über die Verteilung der durch Amöben hervorgerufenen Geschwüre und die dadurch bedingten Komplikationen geben wertvolle Aufschlüsse. CASTEX sieht die von CLARK erhobenen Daten für die Klinik dieser Erkrankung besonders bedeutungsvoll an. Es waren befallen:

das ganze Colon	55mal
das ganze Colon und die Appendix	48 „
Colon ascendens	24 „
Colon ascendens und Appendix	9 „
Coecum, Rectum und Sigmoid	8 „
das ganze Colon, Appendix, Valv. Bauhini	7 „
Coecum, Rectum, Sigmoid und Appendix	6 „
das ganze Colon und Valv. Bauhini	3 „
Fehlen jeder Veränderung in Darm und Appendix	7 „

Diese Aufstellung läßt an die Vielseitigkeit und den Wechsel der klinischen Bilder denken, welche die von Amöben hervorgerufenen Veränderungen des Colon bedingen können und erklärt die Mannigfaltigkeit der klinischen Erscheinungen bei der Amöbenruhr des Menschen.

Pathologische Anatomie in der Leber und Gehirn. Noch einige Worte über das pathologisch-anatomische Bild der Amöbenherde in der Leber und im Gehirn.

Die Amöbenherde in der Leber sehen verschieden aus, je nachdem das Lebergewebe mehr oder minder eingeschmolzen ist und je nachdem von seiten des erhaltenen Lebergewebes als Reaktion gegen die Nekrose, den Absceß, mit der Bildung einer pyogenen Membran geantwortet wird. Bei zahlreichen Herden kann die Leber ein wurmstichiges Aussehen bekommen. Bei größeren, schon stärker eingeschmolzenen Herden, die dann allemal auch mehr oder minder deutlich abgekapselt sind, ist die Bezeichnung als Absceß makroskopisch schon gerechtfertigt. Bei jüngeren Herden ist die Absceßmembran noch dünner, graurot, bei älteren wird sie immer schwieliger und kann schließlich fast knorpelig sich anfühlen.

Im Gehirn bieten die Amöbenherde meist das Bild einer eiterartigen gelben Erweichung dar oder aber, bei Blutungen in die Herde, eines mehr hämorrhagischen Abscesses, der gelegentlich auch das Aussehen eines hämorrhagisch erweichten Glioms haben kann. IZAR beschrieb einen Fall, der außer einer Amöbendysenterie und einem Leberabsceß auch einen haselnußgroßen Erweichungsherd der rechtsseitigen inneren Kapsel mit eiterähnlichem Inhalt aufwies. Histologisch wurde in den Höhlenwänden die Entamoeba histolytica nachgewiesen.

Schließlich seien noch die Befunde erwähnt, die TARRO in pathologisch-anatomischem Belange bei der Amöbenkrankheit des Kindes erhoben hatte. Es fanden sich in seinem Krankengut — 34 Fälle — katarrhalische Colitis, Leberverfettung und Verfettung anderer parenchymreicher Organe, Atrophie des lymphatischen Gewebes, Atrophie bis Sklerose der Thymusdrüse und Zeichen schwerer Anämie.

Folgeerscheinungen.

Die Folgeerscheinungen nach Amöbendysenterie verdienen eine große Beachtung, um so mehr, als manche von ihnen mit ernsten Störungen einhergehen können und ihre Beseitigung oft recht schwierig ist. Hierher gehören — von der ausgesprochenen Hepatitis und dem Leberabsceß sprachen wir bereits ausführlich — leichte Leberschädigungen, bei denen entzündliche Veränderungen ganz fehlen oder kaum vorhanden sind, bei denen sich vielmehr nur eine gewisse Störung der Leberfunktion findet. Subjektive Erscheinungen wie bei einem Magenkatarrh mit Störungen der Darmentleerung meist im Sinne von Obstipation. Hie und da findet man auch Schleim im Blut, manchmal wird der Verdacht auf einen geschwürigen Prozeß, meist im Duodenum, ausgesprochen. Die Untersuchung des Stuhles läßt allerdings oft erst nach Reizung mit einem salinischen Abführmittel die Amöben finden und die spezifische Behandlung beseitigt alle Krankheitserscheinungen mit einem Schlage.

O. FISCHER konnte bei Kranken, bei denen die Infektion lange unerkannt bestanden hatte, nicht selten röntgenologische Veränderungen des Dickdarmes feststellen. Klinisch steht in solchen Fällen die Unregelmäßigkeit der Stuhlentleerungen im Vordergrund. Meist liegt hartnäckige Obstipation vor, die aber von Perioden durch Diätfehler veranlaßte Diarrhöen unterbrochen wird. Der Nachweis der Amöben im Stuhl klärt dann die Zusammenhänge und eine genaue Erhebung der anamnestischen Daten läßt gewöhnlich auch die Ersterkrankung feststellen, die längst vergessen oder seinerzeit überhaupt nicht beachtet wurde.

Oft aber entwickeln sich diese Zustände ganz von selbst, ohne daß vorher ruhrartige Erscheinungen bestanden haben. Dann hat es sich ursprünglich um einen Amöbenträger gehandelt. Die bei der Röntgenuntersuchung nachweisbaren Veränderungen haben an den verschiedensten Teilen des Dickdarmes ihren Sitz. Bald sind nur Sigma und Colon descendens betroffen, die eine starre Wandung aufweisen, an der die Haustrierung fehlt. Die schlechte Haftfähigkeit des Breies an der Oberfläche des Darmes zeigt eine Schwellung und Schleimauflagerung auf der Schleimhaut an. Sehr bezeichnend ist oft eine einseitige Zähnelung, die mehrfach im Bereiche des absteigenden Dickdarmes gefunden werden konnte, dabei war zugleich die Entfaltung dieses Darmteiles eine sehr schlechte, die Haustrenbildung erschien recht unregelmäßig und mangelhaft und war oft überhaupt nur auf der einen Seite des Darmumfanges deutlich zu erkennen. An anderen Fällen sieht man die gleichen Veränderungen am Transversum, das unscharfe Konturen aufweist und wie angenagt aussieht. Ist das Ascendens und das Coecum vorzugsweise betroffen, so fällt oft eine erhebliche Erweiterung derselben auf.

Daß die häufig nachweisbare Druckempfindlichkeit in der Blinddarmgegend den Verdacht einer chronischen Appendicitis hervorruft, erwähnten wir bereits.

Bei allen diesen Patienten findet man nicht selten auch Fierberscheinungen, häufig nur leichte Temperaturen um 38°, ab und zu aber auch plötzliche Schüttelfröste, die meist rasch abklingen, um nach einiger Zeit neuerlich aufzutreten (O. FISCHER). Sie werden dann nicht selten für Malaria gehalten, wie denn überhaupt die Differentialdiagnose bei Amöbenenteritis verschiedene Schwierigkeiten aufweist.

In neuerer Zeit wies WILKINSON abermals auf die Verwechslung einer Amöbenenteritis mit chronischer Appendicitis hin. Nach diesem Autor sind differentialdiagnostisch für Amöbenbasis zu verwerten: das Sodbrennen, die Linderung durch Alkalien, die wechselnde Lokalisation der Schmerzen, die häufige Übertragung der Krankheit auf Familiemitglieder und vor allem eine Vergrößerung der Leber. Bei kachektischen Zuständen, die infolge stärkerer

Toxinwirkung auftreten, wird, wie bereits erwähnt, sehr oft an Tuberkulose des Darmes oder der Lunge gedacht. Bei Affektionen des Querkolons allein kommt es häufig zum Syndrom des Ulcus ventriculi oder duodeni; eine ganze Reihe von Fällen wurde deswegen laparatomiert. Beachtung der Allgemeinsymptome, wie After- und Zungensymptome, Wundsein, Jucken und Brennen neben den abdominalen Beschwerden führen fast stets auf die richtige Fährte. In Fällen mit chronisch-spastischer Obstipation tritt Meteorismus mit Herzsensationen auf, man denkt an den RÖMHELDschen Symptomenkomplex, aber auch Symptome, wie sie bei richtiger Angina pectoris gesehen wurden, wurden von GEHRKE beobachtet.

In ausgezeichneter Weise hat sich in neuester Zeit MÜHLENS mit der Frage der Folgezustände und der Differentialdiagnose bei Amöbiasis des Darmes befaßt.

Diagnostische Irrtümer.

Die wichtigsten und am häufigsten übersehenen Amöbeninfektionsfolgen und diagnostischen Irrtümer sind nach ihm folgende Zustände: 1. spastische Obstipation, 2. chronische Magen-Darmbeschwerden mit Hypo- oder totalerAnacidität, 3. Colitis mucosa-membranacea; 4. chronisch-rezidivierende Colitiden; 5. Colitis ulcerosa; 6. Amöbenhepatitiden bzw. Leberabscesse; 7. seltener: Amöbencystitis, Amöbenbronchitis oder eventuell Amöbenlungenabsceß, Amöbenhirnabsceß und Amöbenarthritiden. In Parenthese sei hier bemerkt, daß MÜHLENS das Vorkommen von Amöbenarthritiden als „angeblich“ bezeichnet. Es liegen aber dies bezüglich Beobachtungen von GEHRKE und HEINEMANN vor, nach denen die hartnäckigen Schmerzen, die bei diesen Arthritiden auftraten, durch spezifische Therapie (Yatren) beseitigt werden konnten. Einige dieser Punkte sollten im nachfolgenden besprochen werden.

Über die spastischen Verstopfungen, von denen die meisten auch von Hypo- oder Anacidität begleitet sind, sprachen wir bereits. Manche der Patienten waren mit den verschiedensten Diagnosen zu MÜHLENS gekommen, sogar unter Krebsverdacht als Ursache von Darmstenosen. Spezifische Behandlung klärt das Bild.

Aber bei keiner Krankheit wird nach MÜHLENS den in den Tropen lebenden oder von dort heimkehrenden Frauen (auch Männern) soviel Unrecht zugefügt, wie bei den chronischen Colitiden, namentlich den an Colitis mucosa membranacea Leidenden. Man sieht die oft heftigen, quälenden, spastischen Magen-Darmbeschwerden als „typische“ Hysteriezeichen an. MÜHLENS berichtet über einen einschlägigen Fall, welcher eine Hamburger Familie betraf. Im Laufe eines Jahres wurde den Eltern und sämtlichen vier Kindern der Blinddarm herausgenommen. Später fand MÜHLENS bei der angeblich hysterischen Mutter, die nie in den Tropen gewesen war, Histolyticaamöben, später auch bei ihrem Manne, der die Amöben offenbar aus Columbien mitgebracht und zu einer Hausinfektion Veranlassung gegeben hatte, vielleicht auch bei den operierten Kindern, bei denen MÜHLENS bei einmaliger Untersuchung keine Amöben nachweisen konnte.

Auch zahlreiche der (mit oder ohne Diätfehler) häufig rezidivierenden Colitiden sind durch reaktivierte Dysenterieamöben bei Histolytica- oder Minutaträgern veranlaßt.

Diagnose der Colitis ulcerosa.

Die Diagnose der Colitis ulcerosa amoebiana ist meist leicht, wenn man daran denkt und in allen verdächtigen Fällen rektoskopiert. Man trifft dann oft unerwartet auf ausgedehnte geschwürige Veränderungen. Ebenso erstaunt ist man nicht selten über die Zahl der auf den Geschwüren vorhandenen Amöben, oft in Symbiose mit Spirochäten und fusiformen Bacillen. Die Colitis ulcerosa mit ihren folgenden narbigen Veränderungen ist häufig die Ursache von spastischen Verstopfungen.

Auch die Diagnose von Amöbenhepatitis und Leberabsceß ist nicht schwer, nur muß man auch hier an diese Möglichkeit denken, und doch wird sie nicht selten, sogar von Schiffs- und Tropenärzten übersehen! Man muß daher bei allen Kranken mit rätselhaften Fieber- und Lebersymptomen vor allem auf die Leukocytenzählung und die genaue Untersuchung von provozierten Stühlen Wert legen. Leukocytenzahlen von 12000—20000 und mehr sind immer verdächtig, namentlich, wenn im Stuhle Histolyticaamöben oder -cysten gefunden werden.

Differentialdiagnose.

Einen Beitrag zur Differentialdiagnose zwischen bacillärer und Amöbenruhr liefert auch ALEXEIEFF. Die Reaktion des Organismus auf ein pathogenes Bacterium ist dadurch charakterisiert, daß dieses gewisse typische Veränderungen eitriger Natur in befallenen Gewebselementen macht, deren Zusammenstellung von ALEXEIEFF als Pyogramm bezeichnet wird. Bei bacillärer Dysenterie werden nun im Eiter der Geschwüre 97—98% Neutrophile, $^1/_2$% Eosinophile, einige Plasmophagen gefunden; bei Amöbendysenterie 20—30% Neutrophile, $^1/_2$% Eosinophile und einige Plasmophagen, sowie 70—80% kleine Lymphocyten; weiteres sind bei Amöbendysenterie die Neutrophilen mit stark segmentiertem Kern, was bei der bacillären fehlt. Der Grund für diese Differenz liegt u. a. darin, daß es bei der bacillären Dysenterie gleich zu oberflächlichen Nekrose und somit nicht zur Ausschwemmung von Leukocyten kommt.

Im allgemeinen kommen auch für die Differentialdiagnose, wie für die Diagnose, genaue Anamnese, klinische Untersuchung (Stuhluntersuchung) und last not least die Therapie in Betracht. Denn in überaus vielen Fällen wird ex juvantibus auf die Natur des Leidens geschlossen werden müssen. Es sei hier z. B. auf die Cholecystiden in Dysenteriegegenden hingewiesen, wobei an die Möglichkeit der Amöbenätiologie gedacht werden muß. Der Erfolg der eingeleiteten Therapie bestätigt oft diese Vermutung und macht den operativen Eingriff unnötig. Auch die Prognose, die im allgemeinen angesichts der möglichen Komplikationen mit einer gewissen Vorsicht zu stellen ist, hängt von der rechtzeitig eingeleiteten spezifischen Therapie ab, auf welche auch von vornherein komplizierte Fälle relativ rasch und gut ansprechen.

Therapie.

Als die in Betracht kommenden Mittel und zwar kat exochen gelten heute das Emetin und das Yatren.

Emetin. Das Emetin wird meist in Dosen von 0,05—0,15 pro die gegeben, und zwar intravenös und subcutan, meist 5—8 Tage lang. Bei akuten Fällen wird bei solcher Medikation fast immer ein günstiger Erfolg erzielt. W. FISCHER, HOPPENBAUER, GEHRKE, STALDEN u. a. empfehlen das Emetin für akute Fälle. Nach ALEXEIEFF wirkt das Emetin im Sinne einer parasitiziden Substanz, da nach der Injektion die Amöben sofort unbeweglich werden und vom zweiten Tage ab Degenerationserscheinungen zeigen.

Die Gefahr bei der Anwendung des Emetins besteht vor allem in der Überdosierung, und nicht Weniges von dem, was im Schrifttum neuerer Zeit als Komplikation einer Amöbiasis beschrieben wird (insbesondere neuritische und ähnliche Symptome) sind nach W. FISCHER unerwünschte Emetinwirkungen. SCHRUMPF-PIERRON empfiehlt das Emetin angelegentlichst zur Behandlung der Amöbenhepatitis im akuten Abfall. 4—6 Injektionen von 6 cg genügen meist, um schwere Erscheinungen rückgängig zu machen. Mehr als 6 Injektionen in einer Serie verordnet er grundsätzlich nicht; nach 2—3 Wochen kann man auch bei Fehlen entzündlicher Symptome noch eine neue Serie von 4—6 Injektionen vornehmen. Yatren versagt nach SCHRUMPF-PIERRON im hepatitischen Anfall. CHANG und ROBERTSON, die über ein recht großes Material von Amöbenruhrkranken im Medical College Hospital in Mukden verfügen, empfehlen bei Leberabscessen die Aspiration des Eiters mit anschließender Emetinbehandlung; sie ziehen diesen Vorgang einer Laparatomie vor. Auch O. FISCHER empfiehlt, bei Verdacht einer Amöbeninfektion der Leber sowie der Gallenwege unbedingt eine Emetinbehandlung einzuleiten; der Erfolg ist nach ihm verblüffend; schon nach 1—2 Injektionen kommt es zu einem Stillstand der Erscheinungen. CASTEX gibt gewöhnlich täglich 0,06 g; er zieht die subcutane Einspritzung, obwohl sie schmerzhaft ist, der intravenösen Einverleibung vor, da diese toxisch wirkt. Die intramuskuläre Injektion von Emetin hat er völlig aufgegeben, da er dabei schmerzhafte Myositiden beobachtete. Die Gesamtmenge einer Kur bestimmt CASTEX mit 0,6 g Emetinum hydrochloricum. Manchmal sah er auch 5, 10 oder auch 14 Tage nach Beendigung der Emetinkur eine Polyneuritis auftreten. Niemals genügt nach CASTEX die Durchführung einer einzigen Emetinkur zur Heilung; man muß sie von Zeit zu Zeit wiederholen, und zwar in Abständen von 2, 3, 4 Monaten, damit das Medikament völlig sicher ausgeschieden und eine Kumulierung und dadurch eine Vergiftung vermieden wird. In jüngster Zeit sagt MÜHLENS, daß das Emetin bei Hepatitis und Verdacht auf Leberabsceß zunächst das Mittel der Wahl sei. Der schnelle Erfolg der Emetintherapie pflegt meistens auch die Diagnose zu sichern.

Zusammenfassend kann hinsichtlich des Emetins gesagt werden, daß es im allgemeinen für akute Fälle und Leberaffektionen empfohlen wird. In chronischen Amöbiasisfällen versagt sie.

Yatren. Das zweite uns zur Verfügung stehende Mittel ist das Yatren, das hauptsächlich bei chronischen, aber auch bei akuten Fällen wirksam gefunden wird. Bei chronischen Fällen, die vielfach jeglicher anderer Behandlung trotzten, sind mit Yatren noch gute Erfolge erzielt worden. Nach W. FISCHER wird es in Dosen von etwa 0,5 g 6mal täglich in Pillen verabfolgt; nach 8 bis 14 Tagen solcher Medikation läßt man eine ebenso lange Pause eintreten und wiederholt die Kur. Auch Kombinationen von Emetin und Yatren werden empfohlen.

STALDER möchte dem Yatren keine — in des Wortes wahrster Bedeutung — spezifische Wirkung zusprechen. Neben ganz zweifelloser Wirkung des Yatren sah er auch Versager. Auch können nach ihm selbst bei konsequent durchgeführter Yatrenkur später wieder Cysten im Blut auftreten. Bei Kranken, die Yatren per os nicht vertragen, werden von STALDER Einläufe mit 1 bis 2%iger Yatrenlösung empfohlen. Wir werden auf diesen Applikationsmodus des Yatren noch zu sprechen kommen.

GEHRKE bezeichnet das Yatren als „nahezu" spezifisches Mittel. Er empfiehlt folgendes Darreichungsschema:

Vom	1.— 3.	Tag	3×1	Pille	Yatren	105	zu	0,25	g
„	4.— 6.	„	3×2	„	„	„	„	„	„
„	7.— 9.	„	3×3	„	„	„	„	„	„
„	10.—12.	„	3×2	„	„	„	„	„	„
„	13.—15.	„	3×1	„	„	„	„	„	„

jeweils $^1/_2$ Stunde nach dem Essen. Beim Auftreten starker Durchfälle bei 3×1 Pille pro die ist die aufsteigende Dosierung unnötig. Nach Abschluß der Vollkur rät GEHRKE dringend zur Fortsetzung derselben in täglicher Abendgabe von 1—2 Pillen zu 0,25 g. Bei Wiedereintreten der Verstopfung gebe man intermittierend einen Volltag zu 2×2—3×2 Pillen. Die Abendgabe sollte 6 Wochen hindurch gereicht werden, selbst dann wird man mit dem eminent chronischen Charakter der Amöbiasis zu rechnen haben. Für diese empfiehlt sich dann nach GEHRKE intermittierende Behandlung, die in jedem Fall zu individualisieren ist. Die Hauptsache dabei ist, daß der Patient bei den ersten Anzeichen einer Rezidive 2—3 Yatrentage erhält.

Gewiß fehlt uns bei der Behandlung der Amöbenenteritis und den Amöbeninfektionen eine spezifische Therapie im Sinne einer Serum- oder Vaccinebehandlung, doch kann man seit der Einführung des Yatren sagen, daß man durch dieses Mittel ein hochwertiges und immerhin ätiotropes Agens in der Hand hat, das nach HOFMANN an die Chininwirkung bei Malaria erinnert.

CASTEX sah Fälle, bei denen die Behandlung mit Emetin oder Yatren allein zur Heilung genügte. Bei anderen dagegen war die wiederholte, gleichzeitige oder abwechselnde Anwendung beider Präparate nötig, da der Gebrauch nur eines derselben auch nach mehrfachen Kuren nicht zu dem gewünschten Ergebnis führte. Nach LUGER ist die Yatrenbehandlung namentlich bei verschleppten Fällen von Amöbenruhr der Emetinbehandlung überlegen. MÜHLENS behandelt Fälle von auf Grundlage einer Amöbiasis entstandenen Magen-Darmbeschwerden mit Hypo- bzw. Anacidität bzw. Fälle von spastischer Obstipation mit Yatrenverweilsklystieren, eventuell mit Unterstützung von subäqualen Darmbädern und Darreichung von Pepsinsalzsäuregemischen. Bei Fällen von Amöbencolitis läßt O. FISCHER 1—2 volle Yatrenkuren machen, aber sowohl in Form von Pillen als auch von Einläufen. Das dürfte genügen, um die Amöben zu beseitigen. Er pflegt aber meist noch einige intravenöse Emetininjektionen (5 bis 7 zu 0,03—0,1 g) zu geben und zwar im Hinblicke auf eine wegen des langen Bestehens mögliche, wenn auch nicht nachweisbare Leberbeteiligung. Aber die gestörte Funktion des Darmes ist damit in vielen Fällen noch nicht wieder hergestellt.

Beherrschen Durchfälle das Bild und findet sich sogar ein Hinweis auf die geschwürigen Prozesse im Dickdarm, dann hat O. FISCHER von *Blutinjektionen* (10—12mal je 20 ccm eigenes oder fremdes Blut intramuskulär) noch die besten Erfolge gesehen; sie wirkten sich durchwegs günstiger aus als eine einmalige

Transfusion von 300—500 ccm. O. Fischer beobachtete ferner in der letzten Zeit in ähnlichen Fällen von einer systematischen Anwendung von *Torantil* (ein von der Firma I. G. Farben auf den Markt gebrachtes standardisiertes Präparat, das physiologisch wirksame Stoffe aus der Darmschleimhaut enthält; die vor allem spezifisch auf die Zerstörung von Histamin eingestellt sind) Gutes. Abschließendes kann über dieses Mittel, das sowohl per os dargereicht als auch injiziert wurde, dermalen noch nichts gesagt werden. O. Fischer ist ein warmer Anhänger der *subäqualen Darmbäder*, die selbstverständlich nur dann in Betracht kommen, wenn der Darm abgeheilt ist, sonst besteht die Gefahr von Blutungen; unter anderen beseitigen sie auch das lästige Völlegefühl und damit auch den Römheldschen Symptomenkomplex.

Mit Reichenow können wir sagen, daß die Grundlage für ein zweckmäßiges therapeutisches Vorgehen ein richtiges Verständnis von der Biologie der Ruhramöbe ist. Wenn ein Ruhrkranker klinisch geheilt ist, dann aber noch Histolyticacysten ausscheidet, so darf man nach Reichenow eben nicht sagen, das Medikament habe auf die Amöben gewirkt, aber nicht auf die Cysten. Auf die Cysten braucht es nicht zu wirken, da diese ohnehin den Körper verlassen. Wenn aber Cysten ausgeschieden werden, so sind auch Amöben vorhanden, aus denen sie entstanden sind. Die Behandlung hat in diesem Falle zwar die Gewebsinfektion, nicht aber die Infektion des Darmlumens beseitigt. Letzteres muß aber angestrebt werden im Hinblicke auf die Neigung des Amöbenstammes, beim Individuum erneut in die Darmwand einzudringen. Reichenow ist überzeugt, daß die Yatrenkur stets einen vollen Erfolg haben wird, wenn sie per os *und* per klysma durchgeführt wird. Mit Yatreneinläufen allein wird man in vielen Fällen eine klinische Heilung erzielen, weil die Geschwüre weit unten sitzen. Die Histolyticainfektion des Darmlumens erstreckt sich aber durch die ganze Länge des Dickdarmes und oft noch auf den anschließenden Teil des Dünndarmes — daher die Forderung: Yatren per os *und* per klysma!

Rektoskopie. Mit dieser Frage steht eng im Zusammenhang jene der Rektoskopie. Wir haben bereits dieses Verfahren gelegentlich der Besprechung der Diagnostik kurz gestreift. Die krankhaften Veränderungen der lebenden Schleimhaut präsentieren sich dem Beschauer wesentlich anders als man sie am Leichendarm zu sehen gewohnt ist. Rectoskopisch bietet sich der Anblick von nur ganz kleinen Geschwüren mit geringen petechialen Blutungen in der Submucosa dar. Die Geschwüre bei Amöbenruhr sitzen meistens im unteren Mastdarm bis zum inneren Schließmuskel. Nach Manson-Bahr findet man sie etwa in 80% aller Amöbenerkrankungen. Aber nicht nur in diagnostischer, sondern auch in therapeutischer Hinsicht ist die Rektoskopie von Bedeutung, indem sie zur Kontrolle des Behandlungserfolges mit Yatren oder den verschiedenen Emetinpräparaten dient. Manson-Bahr selbst hat sich bei 500 Amöbenruhrkranken eine kombinierte Behandlung von Yatrendarmeinläufen (Verweilklystiere) und mit Emetin-Wismuth-Jodine (0,12—0,2 g) während 10 Tagen am besten bewährt. Eine Yatrenbehandlung per os hält er nicht für ausreichend. Unter dieser Yatren-Emetinbehandlung heilt die Schleimhaut des Darmes rasch ab, so daß sich — rektoskopisch verifiziert — an dem ehemaligen Sitz der Geschwüre nur noch kleinste, eben sichtbare Schleimhautvertiefungen befinden. Sonst bleiben nach Manson-Bahn keinerlei dauernde anatomische Veränderungen der erkrankten Darmwand zurück, insbesondere keine Darmstrukturen

Yatrenklysmen. Gehrke gibt bei Affektionen des Enddarmes, insbesondere der Flexura coli sin. Yatrenklysmen. Er empfiehlt, abends 200 ccm einer $^1/_2$%igen Yatrenlösung nach vorausgegangenem Reinigungsklystier mit Seifenwasser zu applizieren. Das Yatren darf keine stärkere Reizwirkung mit Tenesmen hervorrufen. In solchen Fällen ist die Konzentration der Einlaufflüssigkeit auf $^1/_4$% herabzusetzen. Das Yatrenklysma muß über Nacht resorbiert werden, wenn die Wirkung eine zuverlässige sein soll.

Spirozid, Rivanol. Einzelne Forscher empfehlen in Fällen, in denen Yatren versagt, das *Spirozid* und das *Rivanol.* GEHRKE pflegt bei Fällen, die auf Yatren die Symptome der Allgemeinintoxikation, wie neuromuskuläre Schwäche, Schwindel, Schwitzen, Zittern, Kopfschmerzen nicht verlieren, Spirozid zu verordnen, entweder allein oder in Kombination mit Yatren (2mal 0,25 g Spirozid in Tabelettenform über 2—3 Wochen). Rivanol wird hauptsächlich zu Einläufen (1:2000—4000) verwendet. Waren die Tenesmen behoben, so gab RONNEFELDT überdies noch Rivanoltabletten (4—6 Stück à 0,025 g per os). EOLIAN empfiehlt bei Leberabscessen die Punktion mit nachfolgender Rivanolspülung. PETER konnte mit Rivanolklysmen Behebung der Tenesmen, sowie Verschwinden der vegetativen Amöbenform als auch der Minutaformen und Cysten aus dem Stuhl erzielen.

Auch *Wismuth* wurde bei der Behandlung in Form des *jodwismuthsauren Chinins,* das intramuskulär (0,3 g alle 3—4 Tage) appliziert wurde, versucht. Namentlich hat sich BETEAU für das Wismut eingesetzt. Er schätzt dessen Wert höher ein als die konkurrierende Therapie (Emetin, Arsenikalien). Der Vollständigkeit halber sollen noch einige neuere Präparate hier erwähnt werden. So berichten CHOPRA und SEN über gute Resultate, die sie mit dem amerikanischen organischen Arsenpräparat *Carbarsone* erzielten und zwar sowohl in Fällen akuter als auch chronischer Amöbenruhr. In einer Serie von 22 Fällen geben sie 77,3% als geheilt an. Gute Erfolge hat MILLISCHER mit Mixoid (d. i. acide 7 iodo 8 oxyquinoleine 5 sulfonique) gesehen; allerdings ist, wie MÜHLENS bemerkt, dieses Präparat nichts anderes, als eine Nachbildung des Yatrens. In Amerika hat man neuerdings mit gutem Erfolge auch mit einem Infus aus einer Simarubaart, der *Castela Nicholsoni* („Chaparro amargosa") gesehen (W. FISCHER).

Wie dem aber auch sei: *Emetin und Yatren beherrschen das therapeutische Feld* — im großen und ganzen: *Emetin bei akuten und Lebererscheinungen, Yatren bei chronischen hartnäckigen Fällen.* Wir haben im Laufe unserer Ausführungen wiederholt von „spezifischer" Therapie gesprochen; dieser Begriff „spezifisch" ist jedoch nur mit einem gewissen Vorbehalt anzuwenden, schon deshalb, weil wir trotz Emetin und Yatren die symptomatischen Medikamente, wie Kohle, Calcium carbonicum, Wismuth, leichte Abführmittel (Agarol und Normacol) nicht umgehen können (O. FISCHER). Auch wird stets die Diät als sehr wichtiger Teilfaktor unserer Therapie zu betrachten sein. Dasselbe gilt für die periodische Verabreichung von Bittersalz, salicylsaurem Natron, benzoesaurem Natron, Urotropin, Gallenpräparaten bei Leberaffektionen. In der Diät ist das Ausschalten gärbarer Kohlehydrate wegen der Hefenansiedlung im Darm vonnöten. Von Fetten kommen am ehesten Butter und Öl, die leicht emulgierbar sind, in Betracht. Stets muß zum Schlusse der Behandlung für eine endgültige Regelung der Darmtätigkeit gesorgt werden, wofür sich Trinkkuren in Karlsbad, dann auch in Kissingen und Mergentheim empfehlen.

Prophylaxe.

Die Prophylaxe der Amöbeninfektion ist ebenso wichtig wie schwierig durchzuführen. Die Hauptgefahr liegt in den Kontaktinfektionen und da liegen die Verhältnisse ganz ähnlich wie beim Typhus. Alle Nahrungsmittel, die in rohem Zustande genossen werden und damit der Gefahr der Verschmutzung durch die Hände eines unsauberen Kochs usw. unterliegen, können mit Cysten verunreinigt sein; vor allem gefährlich ist hier Obst und Salat. Infektion durch nicht einwandfreies Trinkwasser ist vermutlich nicht so häufig wie zumeist angegeben. Das wichtigste für die Prophylaxe aber ist es, die Cystenträger ausfindig und sie nach Möglichkeit cystenfrei zu machen. Damit steht eng im Zusammenhang, unklare Ruhrfälle eventuell als Amöbenenteritis zu entlarven — dies ist unseres Erachtens der springende Punkt in der Prophylaxe. Sind einmal Cystenträger sichergestellt, so sind sie neben entsprechender hygienischer Belehrung tatsächlich sachkundigen Händen zur weiteren Veranlassung anzuvertrauen. Im Hinblicke auf die Möglichkeit der Kontaktinfektion haben sich Nachuntersuchungen auch auf Angehörige und die Umgebung der Cystenträger zu erstrecken.

Wir wollen unsere Ausführungen mit dem Hinweis auf die Feststellung WESTPHALs schließen: Wie wir bereits des Näheren ausgeführt haben, hat sich dieser Autor mit der Bedeutung der bakteriellen Infektionen für den Ausbruch einer Amöbenruhr beschäftigt und diese Frage für Einzelfälle in positivem Sinne geklärt. Wie häufig aber eine bakterielle Schädigung Voraussetzung für die Auslösung einer intestinalen Amöbiasis ist, dies kann erst nur durch weitere Untersuchungen, namentlich in den Gebieten mit endemischer Amöbenruhr, festgestellt werden. Es wäre nämlich nach WESTPHAL die Frage zu prüfen, ob nicht in bestimmten Gebieten bestimmte bakterielle Schädigungen vorherrschen. Würde es gelingen, in diesen Fällen eine hinreichende Schutzimpfung durchzuführen, dann wäre ein Schutz gegen den Ausbruch der Amöbenruhr gegeben, wenn auch nicht gegen die avirulente Darminfektion mit Entamoeba histolytica. Diese Möglichkeit ist bis jetzt lediglich eine Hypothese — allerdings eine Hypothese, die rückblickend einen Ausblick gewährt.

V. Das Syndrom von CUSHING, seine Analyse und Synthese[1].

Von

E. KEHRER-Marburg a. L.[2]

Inhalt.

Literatur.

Bis 1936 siehe bei F. K. KESSEL: Erg. inn. Med. **50**, 620 (1936).

APFELBAUM, EMIL: Über die CUSHINGsche Krankheit und die Diagnose der hypophysären Syndrome. Polskie Arch. Med. wewn. **14**, 55 (1936). Ref. Zbl. ges. inn. Med. **88**, 125 (1937).

ASSMANN: CUSHINGscher Symptomenkomplex. Klin. Wschr. **1937 I**, 622.

BANSI, H. W.: Beziehungen der Adenohypophyse zum Zuckerstoffwechsel und Diabetes mellitus. Med. Klin. **1937 II**, 1404.

BERBLINGER, W.: Zur Kenntnis der CUSHINGschen Krankheit. Med. Klin. **1936 I**, 889, 923, 964.

BOOKJANS, GERHARD: Zur Frage der traumatischen Entstehung des CUSHING-Syndroms. Inaug.-Diss. Münster 1937.

CANNAVO, LETTERIO: Beitrag zum Studium hypothalamisch-hypophysärer Syndrome. Clin. med. ital. **68**, 23 (1937). Ref. Zbl. ges. inn. Med. **90**, 169 (1937).

COHEN, HENRY and HENRY DIBLE: Hypophysärer Basophilismus bei einem basophilen Carcinom des Hypophysenvorderlappens. Brain **59**, 395 (1936). Ref. Zbl. ges. inn. Med. **90**, 169 (1937).

CROUZON, LEMAIRE et ANDRÉ BRAULT: CUSHINGsches Syndrom. Bull. Soc. méd. Hôp. Paris **52**, 760 (1936). Ref. Zbl. ges. inn. Med. **87**, 490 (1936).

CUCCO, G. P.: CUSHINGsche Krankheit (basophiler Hyperpituitarismus mit Hepatosplenomegalie und Nephrolithiasis). Giorn. Batter. **16**, 319 (1936). Ref. Zbl. ges. inn. Med. **86**, 453 (1936).

DRUCKREY, HERMANN: Die Wirkung der Hypophyseninkretion auf Geschwülste. Naunyn-Schmiedeberg's Arch. **180**, 367 (1936).

EVELBAUER, CARL: Zur Problematik der endokrinen Fettsucht von gynäkologischer Seite. Dtsch. med. Wschr. **1936 II**, 2123.

[1] Erweiterte Bearbeitung meines Vortrages für den Internationalen Gynäkologen-Kongreß in Amsterdam (4.—8. Mai 1938).

[2] Aus der Universitäts-Frauenklinik Marburg (Lahn). Direktor: Geh. Med.-Rat Prof. Dr. E. KEHRER.

FREYBERG, BARKER, NEWBURGH and COLLER: Hypophysärer Basophilismus (Cushing-Syndrom). Bericht über einen verifizierten Fall mit Besprechung der Differentialdiagnose und Behandlung. Arch. int. Med. **58**, 187 (1936). Ref. Zbl. ges. inn. Med. **87**, 691 (1936).

FULLER, C. J. and D. S. RUSSEL: Chromophobes Adenom der Hypophyse bei Cushing-Syndrom. Lancet **1936 II**, 181. Ref. Zbl. ges. inn. Med. **87**, 151 (1936).

GERSTEL, G. u. W. NAGEL: Zur Pathologie und Klinik der bösartigen N.N.-Rindengeschwülste. Endokrinol. **16**, 41 (1935).

GREPPI, ENRICO: Fettsucht und Hypertonie und Hyperglykämie. Ref. Zbl. ges. inn. Med. **90**, 229 (1937).

HANSSEN: Cushing-Syndrome. Bericht über einen mit Röntgenstrahlen behandelten Fall. Acta med. scand. (Stockh.) **89**, 517 (1936). Ref. Zbl. ges. inn. Med. **88**, 126 (1937).

HANTSCHMANN, L.: Hormone, Vitamine und Kreislauf. Med. Klin. **1937 II**, 1155.

HÖRING, F. O.: Beitrag zur Frage des Zusammenhangs von Hypophyse und Infektionsresistenz (Fall von Morbus Cushing). Z. klin. Med. **125**, 627 (1936).

HOMMES, M.: Das CUSHINGsche Syndrom. Nederl. Tijdschr. Geneesk. **1936**, deutsch S. 2363. Ref. Zbl. ges. inn. Med. 88, 606 (1937).

HORNECK, KARL: Über das Auftreten und Entstehen der Striae cutaneae distensae. Med. Welt **1936**, Nr 30, 1071.

JONAS, VRATISLAV: Morbus Cushing. Zbl. ges. inn. Med. **86**, 454 (1936).

JORES, A.: Die Krankheiten des Hypophysenzwischenhirnsystems. BUMKE u. FOERSTER: Handbuch der Neurologie. Bd. XV, S. 261. 1937.

KALBFLEISCH, HEINRICH: Über die pathologisch-anatomische Grundlage der CUSHINGschen Krankheit. Frankf. Z. Path. **49**, 337 (1936).

KEHRER, ERWIN: Endokrinologie für den Frauenarzt. Stuttgart: Ferdinand Enke 1937.

KEHRER, FERDINAND: Ref. Münch. med. Wschr. **1936 I**, 749.

KRAUS, E. J.: Morbus Cushing und basophiles Adenom. Klin. Wschr. **1937 I**, 533.

LAQUEUR, E. en TH. DEELEN: Die therapeutische Wirkung von Menformon bei der CUSHINGschen Krankheit. Nederl. Tijdschr. Geneesk. **1936**, deutsch S. 748. Ref. Zbl. ges. inn. Med. **86**, 186 (1936).

LENDVAI, JOSEPH: Ein Fall von CUSHINGschem Syndrom, symptomfrei nach Parathyreoideabehandlung. Wien. klin. Wschr. **1936 I**, 749.

MACCALLUM, FUTCHER, LYMAN DUFF and READ ELLSWORTH: Die Beziehung des Cushing-Syndroms zu der Pars intermedia der Hypophyse. Bull. Hopkins Hosp. **56**, 350 (1935). Ref. Zbl. ges. inn. Med. **82**, 553 (1935).

MENZEL, WERNER: Zur Pathogenese der CUSHINGschen Krankheit. Z. klin. Med. **131**, 565 (1937).

METZGER, HOERNER et MAURER: Ein Fall von CUSHING-Syndrom mit Symptomen und anatomischer Bestätigung. Bull. Soc. méd. Hôp. Paris III. s. **52**, 1316 (1936). Ref. Zbl. ges. inn. Med. **89**, 182 (1937).

MEYLER, L. en H. HOMMES: Hirsutismus. Nederl. Tijdschr. Geneesk. **1937**, 1701. Ref. Zbl. ges. inn. Med. **91**, 356 (1937).

MÜLLER, MARTIN: Über Adenome im Hypophysenvorderlappen und besonders bei Fettsucht. Endokrinol. **18**, 114 (1937).

RAAB, W.: Das Hypophysen-Zwischenhirnsystem und seine Störungen. Erg. inn. Med. **51**, 125 (1936).

RATNER, JAKOB: Morbus Cushing und Interrenalismus. Z. klin. Med. **130**, 97 (1936).

REISS, MAX: Experimentelle Beiträge zur pathophysiologischen Analyse hypophysärer Krankheitsformen. Klin. Wschr. **1937 II**, 937.

SCHILLING, V.: Hypophysäre Theorie der CUSHINGschen Krankheit und des MARFANschen Symptomenkomplexes. Münch. med. Wschr. **1936 I**, 749.

— u. K. SCHMITZ: Striae distensae als hypophysäres Symptom usw. Med. Welt **1936**, Nr 6, 7 u. 8.

— — Ein weiterer typischer Fall von Cushing-Syndrom (basophiles Adenom des Hypophysenvorderlappens). Med. Welt **1936**, Nr 30, 1067.

SCHIMMELPFENG, FRIEDRICH WILHELM: Über das oligosymptomatische Cushing-Syndrom. Med. Klin. **1937 II**, 1506.

SCHMIDT, CURT: Beitrag zum CUSHINGschen Syndrom. Klin. Wschr. **1936 II**, 1437.

SCHMIDT, RUDOLF: Fettsucht. Med. Klin. **1937 II**, 921.
SCHULTZE, KURT WALTER: Hypophyse und Kastrationsfettsucht. Arch. Gynäk. **155**, 326 (1934).
SPITZ, ANNIE: Das klinische Syndrom: Narkolepsie mit Fettsucht und Polyglobulie in seinen Beziehungen zum Morbus Cushing. Dtsch. Arch. klin. Med. **181**, 287 (1937).
STEFANUTTI, PIETRO: Beobachtungen über einen Fall von CUSHINGscher Krankheit. Fol. med. (Napoli) **22**, 7 (1936). Ref. Zbl. ges. inn. Med. **86**, 454 (1936).
TESSERAUX, H.: Zur Kasuistik und Pathologie der CUSHINGschen Krankheit. Endokrinol. **18**, 379 (1937).
URBAN, H.: Ein Fall von „Basophilismus" (Morbus Cushing). Wien. klin. Wschr. **1937 II**, 1122.
VOSS, GERD: Morbus Cushing. Fortschr. Neur. **1937**, 213.
WEISSMANN-NETTER et MICHEL CHAROUSSET: CUSHINGsche Erkrankung mit progressiver Kompression der Nervi optici. Bull. Soc. méd. Hôp. Paris **52**, 364 (1936). Ref. Zbl. ges. inn. Med. **86**, 584 (1936).

Einleitung.

Seit der Aufstellung dieses ungemein interessanten, ja vielleicht bemerkenswertesten Symptomenkomplexes in der Endokrinologie durch den hervorragenden Bostoner Hirnchirurgen HARVAY CUSHING (1932) sind bis jetzt, d. h. in den ersten 6 Jahren nach seinem Bericht über 2 eigene und 10 Beobachtungen der Literatur, nahezu 120 Fälle veröffentlicht, davon etwa die Hälfte autoptisch bestätigt worden [1]. In der überwiegenden Mehrzahl wurde der Beginn des Syndroms bei Frauen zwischen dem 20. und 35. Lebensjahr, und zwar oftmals einige Monate nach einer Entbindung festgestellt, während Mädchen in den Pubertätsjahren seltener (z. B. BÖTTNER 1937 — 15jähriges Mädchen), ältere Frauen (z. B. CURT SCHMIDT 1936 — 61jährige Frau) und Männer sehr selten daran erkranken. Das Verhältnis von Männern zu Frauen entspricht etwa 20 zu 80.

Ich gehe hier aus von der eigenen Beobachtung eines echten CUSHING-Syndroms, die ich bereits in meinem Buche „Endokrinologie für den Frauenarzt" (1937) mitgeteilt habe, auf die diesbezüglich verwiesen sei, und will im folgenden, gestützt auf nahezu die gesamte vorliegende Literatur und unter voller Berücksichtigung des neuzeitlichen Standes der Endokrinologie das klinische und anatomische Krankheitsbild darstellen und es nach allgemeinen, keineswegs nur gynäkologischen Gesichtspunkten in seine einzelnen Symptome zerlegen. Dann werde ich versuchen, die Komponenten auf ihre hormonalen Ursachen zurückzuführen, um schließlich aus ihnen wieder das Gesamtbild aufzubauen. Wir gehen also erst analytisch, dann synthetisch vor. Der Vorschlag von KESSEL (1936), die rein klinisch diagnostizierten Fälle als CUSHING-*Syndrom*, die durch Autopsie beglaubigten als *Morbus Cushing* zu bezeichnen, scheint mir vorerst und so lange annehmbar zu sein, als es noch Probleme gibt, deren völlige Klärung in der Ferne steht.

---

[1] 100 Fälle, davon 40 Obduktionen, laut Monographie von F. K. KESSEL (Neurochirurgische Klinik Stockholm) in den „Ergebnissen der inneren Medizin und Kinderheilkunde" 1936, Bd. 50, S. 620. — Eine weitere monographische Bearbeitung hat ARTHUR JORES gegeben (Handbuch der Neurologie 1937, Bd. XV, S. 351). — Bis 1937 hat TESSERAUX (pathologisch-anatomisches Institut Heidelberg) alle Fälle der Literatur zusammengestellt und die Ergebnisse der bis dahin ausgeführten 50 Obduktionen in tabellarischer Übersicht gebracht [Endokrinol. **18**, 386 (1937)].

I. Die subjektiven Erscheinungen des C.S.[1]

sind so wechselvoll, daß V. SCHILLING (1936) von kontrastreichen Symptomenbildern, W. RAAB von einer „kaleidoskopartig wechselnden Symptomatologie" gesprochen hat. Konstant in allen Fällen ist eine plötzlich zunehmende allgemeine, aber doch an besondere Lokalisationen gebundene Fettsucht, die wir nachher näher kennen lernen werden. Wie schnell sie sich mitunter ausbilden kann, zeigt ein Fall von W. RAAB, in dem eine Gewichtszunahme von 10 kg innerhalb von 10 Tagen notiert wurde.

Klagen über Kopfschmerzen, ziehende Lenden-, Kreuz- oder Leibschmerzen werden von Frauen mit C.S. ganz gewöhnlich, aber auch von Männern vorgebracht. Die letzteren scheinen mehr an Knochen- und besonders Wirbelsäulenschmerzen zu leiden, was durch die später zu erörternden Knochenveränderungen Erklärung findet.

Selten vermißt wurden die Erscheinungen andauernder Müdigkeit oder schneller Ermüdbarkeit, allgemeiner Muskelschwäche und Kraftlosigkeit (Asthenie, Adynamie) oder zunehmender Nervosität, die sich in leichter Erregbarkeit und Reizbarkeit, Herzklopfen, Wallungen, häufigen Schweißausbrüchen, Verstimmungen, Weinkrämpfen, raschem Stimmungswechsel, Zwangsvorstellungen und -handlungen äußert.

Eine Zunahme erfährt häufig der Durst, die Harnmenge und das Hungergefühl; es kann sich Polydipsie, Polyurie, Nykturie und Polyphagie zeigen.

Das besondere Interesse der Gynäkologie beanspruchen die Menstruationsanomalien und die Störungen der Libido sexualis. Monatsblutungen cyclischer Art bleiben fast niemals bestehen; nahezu ausnahmslos nehmen sie einen atypischen Verlauf. Es zeigt sich bald Hyperpolymenorrhöe und sekundär Oligohypomenorrhöe oder Amenorrhöe, bald von allem Anfang an Amenorrhöe. Sistieren der Periode wurde nur ganz vereinzelt vermißt, so in je einem Fall von RUSSEL-EVENAND CROOKE (1934) und von A. JORES (1937). Die Amenorrhöe im Verein mit der rasch zunehmenden Fettsucht und der Anschwellung der Brüste hat wiederholt, wie auch eigene Beobachtungen von frustranem C.S. lehrten, zur Einbildung einer Schwangerschaft Veranlassung gegeben, was leicht erklärlich und auch von anderen Fettsuchtsformen her bekannt ist. Ich bin überzeugt, daß sich so mancher Fall der sog. grossesse nerveuse als ausgesprochene oder Andeutungsform des C.S. entpuppen würde. Zu den regelmäßigen Erscheinungen gehört die Abnahme und schließlich der Verlust der Libido sexualis, also völlige Frigidität bei der Frau, Impotenz beim Mann. Entweder halten diese mit den psychischen Veränderungen gleichen Schritt, oder sie gehen ihnen — und das ist beim Weibe die Regel — viele Monate oder meist einige Jahre voraus[2]. Die Darstellungsart in der Literatur, als ob Verlust von Libido, Voluptas und Orgasmus sexualis lediglich eine Folge des C.S. sei, ist sicherlich für die Mehrzahl der Fälle bei Frauen abzulehnen.

[1] Es wird von nun an CUSHING-Syndrom mit C.S. und Morbus CUSHING mit M.C., ferner Adenohypophyse s. Hypophysen-Vorderlappen mit H.V. und Nebennierenrinden mit N.N.-Rinden abgekürzt werden.

[2] Fälle von RUTISHAUSER, JUL. BAUER, CUSHING, W. RAAB, F. JAMIN, DATTNER, SCHÖN, WILLIAMS.

Das C.S. geht außer den Frauenarzt auch den Kinderarzt an, weil es, so sehr selten es auch im Kindesalter zur Beobachtung kommt, als Pubertas und Menstruatio praecox s. Macrogenitosomia praecox in Erscheinung tritt [1].

Der bereits erörterte *Fettansatz* verdient auch unter den *objektiv nachweisbaren Veränderungen* an erster Stelle genannt zu werden. Er ist unproportioniert, folgt aber doch einem gewissen System. Bevorzugt werden Kopf, Gesicht, Wangen und Kinn, so daß ein breites,dickbackiges, mehr oder minder gedunsenes „Vollmondgesicht", oft mit Doppelkinn, angetroffen wird. Er ergreift auch den Hals, den Nacken und die Schulterblattregion — Amerikaner haben von einer Fettsucht mit Büffeltyp gesprochen. Eine gewaltige Fettzunahme erfahren der Rumpf („Rumpffettsucht"), die Achselhöhlen, die Brustdrüsen — daher der fast regelmäßige Befund von ganz übermäßig fetten und großen Mammae pendulae — und besonders die vordere, seitliche und hintere Bauchwand. Die Bauchdecken können dazu noch durch Darmatonie oder ein Megacolon (F. JAMIN) aufgetrieben sein. Manchmal sind die Fettmassen spontan oder auf Druck schmerzhaft, es handelt sich um das Bild der Adipositas dolorosa. Nach meinen eigenen, wenn freilich sehr spärlichen Erfahrungen und nach der Durchsicht der im Schrifttum veröffentlichten Abbildungen dürfte die Fettsucht fast immer pyknische Frauen befallen, worauf bisher noch nicht hingewiesen zu sein scheint. Nur E. J. KRAUS (1937) hat einen besonderen Konstitutionstyp, den er nicht näher erläutert, als empfänglich für die charakteristischen Fettansammlungen beim C.S. betrachtet. Eine Merkwürdigkeit bleibt, daß in den typischen Fällen des C.S. die Gliedmaßen von der sonst allgemeinen Fettsucht meist ausgespart sind oder nur in geringem Grad an ihr teilnehmen. Bleiben die unteren Extremitäten fettarm, so ist es gerade umgekehrt wie bei dem in einigen Punkten ähnlichen Syndrom der Lipodystrophia progressiva — ARTHUR SIMONs, bei der das Fett, von Ausnahmen abgesehen, geradezu am Körper herunterrutscht, also das Gesicht und die Thoraxgegend entweder von Anfang an mager bleiben oder, wenn sie fett waren, nach und nach magerer werden, während die untere Körperhälfte immer fetter wird.

Eigenartig und für den typischen Cushing charakteristisch sind gewisse *Veränderungen der Haut*. Weniger der ganze Körper als das Gesicht zeigt eine hochrote, vollblütige, mitunter bronzerote indianerartige Farbe. Unter einseitiger Betonung der *Plethora* hat F. JAMIN (1934) von einer „hypophysären Plethora" beim C.S. gesprochen.

Die sog. „*Striae cutis distensae purpureae*", d. h. purpurrot-violette, 3—6 cm lange, $^1/_2$—2 cm breite Dehnungsstreifen der Haut scheinen makro- und mikroskopisch denjenigen zur Seite zu stehen, die bei Erstschwangeren in der zweiten Hälfte der Tragzeit über dem Bauch, hier meist ungefähr den Grenzen des Fruchthalters folgend, oder den Brüsten zu sehen sind. Man findet diese Striae, die nicht mit den weißlich-sehnigen Striae distensae atrophicae von Frauen, die früher geboren haben, verglichen werden können, beim C.S. vornehmlich an den beiden Seiten der Bauch- und Thoraxwand, aber auch über den Brustdrüsen, Darmbeinkämmen, Hüften, Oberschenkeln, dem Gesäß, mitunter auch an den Oberarmen, in den Axillen oder am Hals. SCHIMMELPFENG (1937) hat sie bei einem 27jährigen Mann nur bei aufrechter Haltung festgestellt, während

[1] Fälle von HAROLD TEEL (1931), CUSHING (1932), MEYLER und HOMMES (1937).

sie beim Liegen fast völlig verschwanden. In seltenen Fällen sind beim C.S. nicht allein purpurrote, sondern hämorrhagische Striae distensae angetroffen worden, und zwar vornehmlich dann, wenn auch an anderen Körperstellen Manifestationen einer allgemeinen, durch gesteigerte Durchlässigkeit der Capillaren bedingten Blutungsbereitschaft, wie Petechien usw., vorhanden waren.

Von anderen Hautveränderungen beim C.S. seien *Braunpigmentierungen,* wie sie ganz ähnlich an bestimmten Körperregionen sowie an Narben und Warzen in der Schwangerschaft, beim Morbus Addison oder bei manchen N.N.-Rindentumoren angetroffen werden, ferner myxödematöse Erscheinungen, wie extreme Trockenheit, Rauhigkeit, kleieartig-feinlamelläre Abschilferung oder Schuppung der Haut und eigenartige Wölbungen der Nägel („Uhrglasnägel" — Spaniermann 1936), schließlich *Xanthelasmen* der oberen Augenlider genannt.

Sehr häufig lassen sich die *Zeichen gesteigerter vasomotorischer Reizbarkeit* der Haut nachweisen: einerseits spontan bei irgendwelchen Erregungen aufschießende fleckige oder diffuse Rötungen, besonders über dem oberen Sternum und am Hals, andererseits die Dermographia rubra. Diese Veränderungen im Verein mit Steigerung der Sehnenreflexe sind Beweise für eine nervöse Übererregbarkeit und gehen manchmal mit typischen hyperthyreotischen Erscheinungen, wie Struma, Exophthalmus, Tremor, Tachykardie, einher.

Akrocyanose mit Kältegefühl der Hände und Füße, bisweilen zugleich der Vorderarme und Unterschenkel, ist häufig beim C.S. beschrieben worden; daß sie auch sonst, vornehmlich bei Unverheirateten, und bald diffus, bald mehr fleckig in Form von blauroten, blauvioletten oder purpurroten Marmorierungen, der sog. Cutis marmorata, auftritt, ist allgemein bekannt. Durch Kombination der Akrocyanose mit den beim C.S. offenbar häufigen Ödemen der unteren Extremitäten können eigenartig verfärbte, brettharte Hautgebiete entstehen, deren Bild noch merkwürdiger wird, wenn beim schweren C.S. kleinere Hautblutungen (Ecchymosen) oder größere purpuraähnliche Subcutanblutungen mit in der Folgezeit blaugrünen Hautflächen wie bei Kontusionen auftreten. Auch die Erythromelalgie, d. h. eine eigenartige rotviolette Verfärbung der Finger, ähnlich wie bei Erfrierungen, die mit Schmerzen einhergeht, ist beim C.S. beobachtet worden.

Was die *Hautattribute* anbelangt, so sind häufig die Talgdrüsen und Haare am C.S. beteiligt. Akne und Comedonen im Gesicht und eiterhaltige Haarfollikel an den verschiedensten Körpergegenden wurden oft beschrieben; sie haben aber nichts für C.S. Charakteristisches und finden sich auch sonst mitunter im Prämenstruum und zu Anfang der Monatsblutung, ferner bei Nebennierenrindentumoren und den vermännlichenden Geschwülsten der Ovarien, den sog. Arrhenoblastomen s. Andreioblastomen.

Dagegen zeigt sich bei Frauen mit C.S. sehr häufig, wenn auch nicht konstant, eine verschieden starke *Hypertrichosis virilis,* der Hirsutismus nach Apert. Sie hat sich nach einer Zusammenstellung von Vratislav Jonas (1936) bei 63% der C.S.-Fälle gefunden. Im Gesicht wachsen die Augenbrauen, und an Oberlippe, Kinn, Wangen schießen struppige Haare auf. Im Bereich des Rumpfes erfährt die Sternalgegend, die vordere Bauchwand, besonders die Linea alba, der Mons pubis und die Vulva eine Zunahme der Behaarung, an der vor allem auch die Ober- und Unterschenkel teilnehmen. Andererseits wurde aber auch Ausfallen der Kopfhaare und der Augenwimpern [u. a. Lendvai (1936) bei

19jährigem Mädchen, Gerd Voss (1937) bei 17jährigem Jüngling, Schilling und K. Schmitz (1936) bei 36jähriger Frau], selten zugleich der Achsel- und Schamhaare (Spaniermann 1936, Schilling und Schmitz) beobachtet, nachdem zuvor die Haare dieser Gegenden schütter, trocken und spröde geworden waren.

Eine *Abnahme bzw. Verflachung erfahren häufig die geistigen Leistungen und das Seelenleben,* was besonders den Neurologen und Psychiater angeht: das Gedächtnis, das Interesse, die Trieb-, Merk- und Konzentrationsfähigkeit, wie sich schon aus dem teilnahmslosen, traurigen, müden Gesichtsausdruck, der Starre von Mimik und Gesten (Hypomimie) erkennen läßt. Depressive Stimmungen nehmen zu. Gleichgültigkeit und geistige Schwerfälligkeit, unwiderstehliche Müdigkeit und Schläfrigkeit, Lethargie, Narkolepsie, d. h. ein Minuten bis Stunden dauernder, manchmal mehrmals täglich eintretender Schlafzustand, Somnolenz und Apathie stellen sich ein. Auch Fälle von Schizophrenie (Launois und Cleret), Demenz mit Verwirrungszuständen (C. Schmidt 1936) sind in der Literatur des C.S. beschrieben.

Eine weitere charakteristische, nach Jonas in 85,5%, nach Raab in 92% der Fälle angetroffene Erscheinung ist *arterieller Hochdruck s. Hypertonie s. vasculäre Hypertension.* Die Blutdruckwerte erfahren eine systolische Erhöhung, die 200—250, und eine diastolische, die 100—150 mm Hg erreichen kann. Die Hypertonie ist meist permanent, jedoch Schwankungen unterworfen, mitunter paroxysmal. Sie wird aber auch bei anderen Fettsuchtsformen in auffallender Häufigkeit angetroffen [nach Max Hochrein (1936) in 66% derselben].

Bei schwerem Cushing läßt sich *Osteoporose* röntgenologisch oder autoptisch, nach Jonas in 72,5% aller Fälle, nachweisen, also doch nicht so konstant, daß die einseitige Bezeichnung des Syndroms als osteoporotische Fettsucht von Askanazy und Rutishauser Berechtigung hätte. Klinisch in der Regel nachweisbare Folgen der Knochenveränderung sind Abnahme der Körperlänge, Verstärkung der normalen Biegungen der Wirbelsäule, insbesondere eine Cervicodorsalkyphose und Lumballordose, während die langen Röhrenknochen von der Verkrümmung in der Regel verschont bleiben; eine solche scheint nur in ganz wenigen Fällen vorhanden gewesen zu sein (Raab, E. J. Kraus bei 27jährig. Mann). Die Veränderungen der Knochen zeigen sich röntgenologisch zunächst in Entkalkung der Hals- und Brustwirbel, der Rippen und Schlüsselbeine, des Sternums, der Extremitäten [z. B. Fall Josef Lendvai (1936) und Victor Schilling und K. Schmitz (1936)]. Nur selten ist der Schädel beteiligt. Hildebrand (1935) hat in der Diploe des Scheitelbeines eine „Pfeffer- und Salzstruktur“ als angeblich charakteristisch beschrieben. Böttner (1937) hat Entkalkung am Dorsum sellae und am Processus clinoideus posterior gesehen. Ein anderer pathologischer Befund ist dagegen bei der Röntgenuntersuchung der Sella turcica fast niemals erhoben worden, weder Erweiterung noch Abflachung ihres Bodens noch Verschwinden der Processus clinoidei, was sich daraus erklärt, daß beim C.S. höchstens eine geringe Vergrößerung der Hypophyse durch die später zu erwähnenden Veränderungen, aber kaum jemals ein nennenswerter Hypophysistumor vorhanden ist. In späteren Stadien der Osteoporose kann es zu Erweichung, Brüchigkeit und Schwund der Knochensubstanz, zu den Erscheinungen der Wurzelneuritis und zu Spontanfrakturen an den ihres Kalkes beraubten Knochenteilen, ähnlich wie bei hochgradiger Osteomalacie, kommen. Ausnahmsweise hat man klinisch und röntgenologisch auch Verdickung der peripheren Knochenteile entsprechend der Akromegalie oder lange, etwas zugespitzte Hand- und Fußknochen, ähnlich wie bei der Spinnenfingrigkeit, festgestellt. Diese Arachnodaktylie s. Dystrophia mesodermalis congenita — Typus MARFAN, wird freilich in der Regel nicht in den Jahrzehnten der Geschlechtsreife wie das C.S. und die Akromegalie, sondern während der Kinder- oder Pubertätszeit angetroffen; sie geht mit allgemeiner Hypoplasie, Magerkeit und angeborenen Entwicklungsstörungen (Linse usw.) einher. Auch zur Feststellung der Arachnodaktylie und Akromegalie, die wenigstens in Andeutungsformen beim C.S. gelegentlich vorzukommen scheinen, wird die Röntgenuntersuchung des Knochensystems wichtige Dienste leisten.

Aus dem gleichen Grunde wie bei der Röntgenuntersuchung der Sella ergibt auch die *Gesichtsfelduntersuchung* meistens ein negatives Resultat; denn nur eine größere Hypophysisgeschwulst vermag einen Druck auf die Sehnervenkreuzung auszuüben[1]. Eine bitemporale Hemianopsie hat JONAS in 3,4% der Fälle, eine einseitige homonyme Gesichtsfeldeinschränkung ASSMANN (1937 — bei einer 25jährigen Patientin) gefunden. Eine Opticusatrophie sah MOEHLIG (1932); sie war durch ein autoptisch festgestelltes chromophobes Adenom der Hypophyse hervorgerufen.

Merkwürdig sind beim C.S. einige *neurologische Befunde,* wie Atrophie von Hand- und Fußmuskeln, Verschwinden der Sehnervenreflexe [Fälle von MARBURG (1935) und FERDINAND KEHRER (1938)] und gewisse Veränderungen des Liquor cerebrospinalis, die hier nur angedeutet werden können. Der Liquor läßt sich entweder durch Lumbalpunktion oder durch die in ihrem Resultat vielleicht einwandfreiere, nicht viel eingreifendere, doch eine besondere Technik und Erfahrung voraussetzende Suboccipitalpunktion gewinnen. URBAN macht darauf aufmerksam, daß die Cerebrospinalflüssigkeit möglichst aus den Gehirnventrikeln gewonnen werden solle, weil auf dem langen Weg von der Hypophyse bis zum Lumbalsack eine Resorption der Hormone stattfinden könne, wie das auch für Pituitrin, Eiweiß, Zucker und Salze bekannt sei.

Bei der *Bestimmung des Grundumsatzes* ist bald ein Normalwert, bald eine Erniedrigung, bald und seltener eine Erhöhung festgestellt worden. Die *spezifisch-dynamische Eiweißwirkung* ist meist normal (CUSHING Fall 1, JAMIN, MARBURG), manchmal aber herabgesetzt (SCHILLING) oder erhöht (HILDEBRAND) gefunden worden.

Eine *Störung im Wasserhaushalt* zeigt die bereits oben erwähnte Polydipsie und Polyurie an. Sie kann mit Polyphagie einhergehen.

Besondere Beachtung und weitere Erforschung verdienen die beim C.S. bisher mehrmals, jedoch inkonstant erhobenen *Blut- und Harnbefunde.*

Die *Vermehrung der Erythrocyten* über die obere Grenze des Normalwertes, die *Erythrocytose s. Polyglobulie,* kann 5—8 Millionen im Kubikmillimeter und mehr erreichen. Auch eine Lymphocytose und eine polymorphkernige neutrophile Leukocytose ohne nachweisbaren Entzündungsherd ist wiederholt festgestellt worden. Wo Thrombocytenuntersuchungen vorgenommen wurden, ergaben sie normale Werte.

Der *Zucker-, Fett- und Kalkstoffwechsel* pflegt Veränderungen zu zeigen. Bald wurde hoher Nüchternblutzucker (Spontanhyperglykämie oder gar -glykosurie), bald niedrige Zuckertoleranz s. alimentäre Kohlehydratempfindlichkeit, also abnorm hoher und langanhaltender Blutzuckeranstieg nach Zuckerbelastung

[1] Fall WEISSMANN-NETTER und MICHEL CHAROUSSET (1936).

gefunden. KYLIN dagegen hat beträchtliche Senkungen des Blutzuckers nach Glucosezufuhr beschrieben.

Erhöhung der Cholesterinwerte im Blut und Liquor cerebrospinalis ist mehrmals [z. B. Fall von WERNER MENZEL (1937) bei 35jähriger Frau], *Hyperlipämie* (Gesamtfettvermehrung) vereinzelt, *Ketonämie* und *Ketonurie* von CANNAVÒ (1937) festgestellt worden.

Der Kalk- und Phosphorsäurespiegel hat meist den Normalwerten entsprochen. Mehrmals aber hat sich bei der Serumuntersuchung *Hypercalcämie und Hyperphosphatämie* (AUB, HILDEBRAND, PEER HANSEN) und übermäßige Ausscheidung durch den Darm, nicht wie sonst meist in solchen Fällen durch den Harn, als Folge vermehrter Calcium- und Phosphormobilisierung, also eine negative Kalkbilanz gezeigt, und zwar teils bei Entkalkung des Knochensystems = Osteoporose (Fall HILDEBRAND 1935), teils ohne Osteoporose (PEER HANSEN 1936). Aber auch Hypocalcämie und Hypophosphatämie ist einige Male festgestellt worden (CUSHING, BERBLINGER u. a.).

Der *Natriumgehalt des Blutes* scheint beim C.S. noch nicht untersucht zu sein. Die gesteigerte Funktion der Hypophyse, über die später näheres gesagt werden wird, müßte wohl eine Erhöhung des Blutnatriumspiegels erwarten lassen. Eine solche ist bei der sog. essentiellen Hypertonie von KYLIN und ELMQUIST nachgewiesen worden.

Rest-N-Erhöhung des Blutes und des Liquor cerebrospinalis sowie *Albuminurie* oder *Cylindrurie* leichter Art können vorhanden sein. Größere Bedeutung haben diese Befunde nicht.

Bei der *Untersuchung des Blutes oder Harnes auf Hormone* hat sich wiederholt ein stark erhöhter Gehalt mehrerer derselben nachweisen lassen. An erster Stelle nenne ich die Vermehrung des *Follikelreifungs- und Follikelluteinisierungshormons*, die Prolanämie und Prolanurie, die sich aus dem positiven Ausfall der A.-Z.-Reaktion I, II und III [1], vereinzelt auch aus quantitativen Hormonbestimmungen des Serums oder meist des Urins ergeben hat. Diese Befunde entsprechen denen in der Menopause, bei manchen Amenorrhöen und Hypophysistumoren und vor allem denjenigen, die in jeder Schwangerschaft, vornehmlich bei der Blasenmole und dem Chorionepithelioma malignum, zu erheben sind, nur mit dem Unterschied, daß dort die gonadotropen Hormone der Hypophyse selbst, hier die gonadotropen Chorionhormone erfaßt werden. Bisweilen hat sich nur die A.Z.-Reaktion I und II gezeigt, wobei III mangels mikroskopischer Untersuchung der Mäuseovarien vielleicht übersehen worden ist. Positiver Ausfall der 3 Reaktionen war bei der Patientin des Falles SCHILLING und SCHMITZ (1936) nur anfangs vorhanden; er wurde auch bei männlichen Personen beobachtet (GERD VOSS 1937 bei 17jährigem Jüngling). Manchmal waren bei Frauen mit C.S. alle Proben negativ [2]. Hohen Prolangehalt hat man auch im Liquor cerebrospinalis gefunden [A. HOFMANN (1935), 2 Fälle, H. URBAN (1937), und zwar hier zum ersten Male bei einem 38jährigen Mann].

Einige Male will man im Blutserum und Harn und im Cerebrospinalliquor (KYLIN 1935) eine *Vermehrung des interrenotropen Hormons* [3] sowie im Blut eine

[1] CUSHING; CAHILL und Mitarbeiter (1935); METZGER, HOERNER und MAURER (1936); E. KEHRER; KYLIN. — [2] JAMIN (1934), A. JORES (1935), HILDEBRAND (1935). — [3] ARTHUR JORES (1935), Nachweis in 5 Fällen; CURT SCHMIDT (1936); WERNER MENZEL (1937), bei 25jährigem Mann.

Vermehrung des Pigmenthormons[1] festgestellt haben, das bei Tieren vom Zwischenlappen der Hypophyse, beim Menschen, der diesen verloren hat, vom hintersten Teil des Vorderlappens gebildet wird. Doch bedürfen diese Angaben der Überprüfung, da die Methodik noch nicht verläßlich genug ist. — Eine *Vermehrung des vasopressorischen Wirkstoffes der Hypophyse* im Liquor cerebrospinalis hat sich in 2 Fällen von A. Jores (1935) gezeigt; meines Erachtens wäre sie als Regel zu erwarten. — *Thyreotropes Hormon* im Blutserum wurde in einem Fall von Metzger, Hoerner und Maurer (1936) gefunden; es ist dem Schrifttum nach bei Fettsuchtsformen oftmals nachgewiesen worden. — Auf Fettstoffwechsel- und Kohlehydratstoffwechselhormon, auf adrenalotropes und parathyreotropes H.V.-Hormon scheint das Blut Cushing-Kranker noch nicht untersucht zu sein. Vermehrtes Vorkommen des letzteren läßt sich nach Freyberg und Lorimer Grant (1935) in denjenigen Fällen vermuten, in denen eine Osteoporose besteht. — Auf das Vorhandensein des *galaktotropen Hormons* dürfte aus der Feststellung der Milchsekretion [Parkes Weber (1935) beim Mann, Tesseraux (1937) bei einer 32jährigen Frau, die vor Jahren einmal geboren und vor 3 Jahren eine Fehlgeburt überstanden hatte] zu schließen sein. — Ein erhöhter *Bromgehalt* des Blutes wurde von Gamna (1934) gefunden und auf das noch immer hypothetische Bromhormon der H.V. bezogen.

Bisher wurden alle Symptome und Befunde erörtert, die gleichsam die klinischen Bausteine zum Gebäude und die verschiedenen Farben zum Gesamtbild des C.S. liefern. Dabei verdient aber beachtet zu werden, daß ein Teil dieser oder jener fehlen kann und daß es offenbar genug Andeutungsformen, sog. frustrane s. abortive s. obligosymptomatische Fälle des Syndroms gibt, deren Erfassung freilich nach dem heutigen Stand der Hormon- und Stoffwechselwissenschaft auf beträchtliche Schwierigkeiten stößt. Solche Fälle hat man zwar vom psychiatrischen Standpunkt aus (F. W. Schimmelpfeng 1937) als selten bezeichnet. Ich habe aber Gründe anzunehmen, daß sie der Neurologe, Internist und Gynäkologe dank besserer Bekanntschaft mit dem C.S. und seinen fakultativen Komponenten künftig häufiger sehen wird. Sie sind nur bisher oft nicht richtig erkannt und wohl kurzerhand als endokrine Fettsucht, Hysterie u. dgl. aufgefaßt worden.

Verlauf. Die bisherige Kasuistik des C.S. und M.C. hat gezeigt, daß in schweren Fällen schließlich fast immer der Tod eintritt. Das geschieht selten in wenigen Monaten, meist nach der langen Spanne von 4—8 Jahren, manchmal erst nach 14—28 Jahren. Der letale Ausgang war häufig durch die verschiedensten Infektionen pyogener Art bedingt, denen gegenüber die Kranken eine besondere Anfälligkeit zeigen. Sichergestellt ist diese für die Haut: Furunkulose, Phlegmone, Erysipel, etwas zweifelhaft ist sie noch für die Lungen: Pneumonie, Tuberkulose und für das uropoetische System: Pyëlitis usw. Merkwürdigerweise hat Höring (1936) gerade das Gegenteil, nämlich eine Infektionsresistenz Cushing-Kranker behauptet.

Nach den Ergebnissen der Sektionen könnte man beim M.C. 2 Gruppen unterscheiden, eine mit fast konstanten s. obligaten und eine mit inkonstanten, selteneren Befunden.

---

[1] A. Jores (1935), Werner Menzel (1937).

II. Fast konstante pathologisch-anatomische und histologische Befunde.

Erwähnung verdient hier in erster Linie die hochgradige, fast allgemeine Fettsucht der sog. hypophysären, oben näher erörterten Lokalisation, die vorwiegend am Gesicht und Rumpf beobachtet wird. Dazu kommt die autoptisch festgestellte Adipositas der Bauchorgane und des großen Netzes.

In einem hohen Hundertsatz wurden kleine Adenome der Adenohypophyse, die lediglich aus Basophilen aufgebaut waren, i. e. basophile Mikroadenome gefunden, und zwar in 55% der Beobachtungen von Cushing selbst (1932) und unter den Zusammenstellungen der Literaturfälle in je 60% von Raab (1934) und Jonas (1935), in 68% von Tesseraux (1937). Dazu kommen noch viele Prozente mit bloßer Hyperplasie der Basophilen und mehrere Prozente mit abnormer Einwanderung dieser Zellen aus dem Vorder- in den Hinterlappen der Hypophyse.

Öfters hat sich beim M.C. eine kolloidale s. hyaline Umwandlung der basophilen Zellen, der E. J. Kraus (1914) zuerst bei anderen Krankheitsfällen begegnet war, gezeigt [1]. Mehrmals war damit völliger Verlust der Granula der Basophilen verbunden. Während man früher in den hyalinen Tröpfchen ein Degenerationsphänomen erblickte, sieht man in ihnen jetzt den Ausdruck einer gesteigerten Zellfunktion (Crooke u. a.), die mit Vermehrung der Basophilen parallel geht. Durch Einschmelzung der Kolloidzellen können kleinste Cystenbildungen entstehen (E. J. Kraus). Kolloidtröpfchen sind auch in den Ganglienzellen verschiedener vegetativer Kerne des Zwischenhirns (Nucleus supraopticus und periventricularis) gesehen worden; man hat sie teils durch Transport des Kolloids von der Hypophyse durch den Hypophysenstiel erklärt (Florentin), teils als eigene Zellprodukte des Zwischenhirns aufgefaßt und somit eine „Zwischenhirndrüse" [Divry (1934), R. Gaupp jun. und Scharrer (1935)] annehmen zu dürfen geglaubt. Näheres über diese Befunde kann einer Arbeit von Gerd Peters (1936) entnommen werden.

Ausnahmsweise zeigte sich in der Hypophyse ein aus Basophilen zusammengesetztes Fibroadenom [Hommes (1936), hier Erkrankung eines Mädchens mit 16, Tod mit 22 Jahren] oder ein malignes basophilzelliges Adenom [Fall Teachenor (1935): „Adenommetastasen" in Schädel, Knochen, Rippen, Nieren; Fall Berblinger (1936) mit Kapseldurchbruch] oder ein aus Basophilen gebildetes Carcinom [Fälle Henry Cohen und Henry Dible (1936) mit Metastasen in der Leber; Fall Metzger, Hoerner und Maurer (1936) mit Einbruch des Tumors in den rechten Sinus cavernosus].

In den meisten Fällen, jedoch nicht konstant, wurde eine *Vergrößerung mit Lipoidreichtum der N.N.-Rinden,* ganz ähnlich derjenigen in der Schwangerschaft, gefunden. An ihr war bald mehr die Zona fasciculata, bald mehr die glomerulosa beteiligt. Die Hyperplasie zeigte sich in diffuser, selten (Greppi und Redaelli 1934) in knotig-umschriebener Form; auch kleine Rindenadenome wurden einige Male festgestellt [2]. Öfters fiel an Stelle der erwarteten Lipomatose

[1] Crooke (1935, in nicht weniger als 12 Fällen), Rasmussen (1936), Fuller und Dorothy Russel (1936), E. J. Kraus (1937).

[2] Bettoni (1932), Calder und Porro (1935), Cahill und Mitarbeiter (1935), Forconi (1935), Horneck-Konschegg (1935, 23jähriger Mann), Kalbfleisch (1936).

ein Lipoidschwund der N.N.-Rinden auf, der dann durch eine septische Allgemeininfektion erklärt wurde (E. J. Kraus 1937 bei 27jährigem Mann). Ein N.N.-Rindencarcinom war im Fall Cahill durch Operation entfernt worden. Ein Blastom des N.N.-Markes hat Anderson beschrieben. Sonst konnten im chromaffinen System der N.N. niemals histologische Veränderungen erkannt werden.

In den Ovarien haben sich pathologisch-anatomisch-histologisch zwei verschiedene Arten von Veränderungen nachweisen lassen. In einem Teil der Fälle fanden sich multiple Follikelluteincysten [1], die in meiner Beobachtung (1937) klinisch-palpatorisch wahrscheinlich gemacht werden konnten. In einem Fall von A. Hofmann zeigte sich die Kombination einer Follikelcyste mit einer Corpus luteum-Cyste. In je einem Fall von Berblinger (1936) und Böttner (1937) ergab die Sektion die sog. kleincystische Entartung beider Eierstöcke. In der Mehrzahl der Fälle — es sind natürlich die schwersten — wurde bei der Autopsie Atrophie und Fibrose bzw. Sklerose der Ovarien mit völligem Follikelschwund und in Einklang damit ein atrophischer Prozeß an Uterus und Vagina festgestellt [Gouley (1935), Hora (1935) u. a.]. Bei Männern sah man häufig Atrophie der Hoden und Oligospermie (Marburg, Raab, Kalbfleisch, Konschegg).

Eine *allgemeine Arteriosklerose* mit folgender Herzmuskelverdickung der linken Kammer fanden vor allem Bishop und Close (1932) sowie Emil Apfelbaum (1936). Eine Lokalisation des Gefäßwandprozesses zeigte sich bald als Coronarsklerose oder Aortenaneurysma, bald in den peripheren Gefäßen [2], bald im Gebiet des Pankreas oder der Nieren: Nephrosklerose mit Urämie [3], bald in den Gehirngefäßen, so daß sich Gehirnblutung als Todesursache in jüngeren Jahren mehrmals vermerkt findet [4].

Die oben schon erörterte *Osteoporose* offenbarte sich in Gestalt von Kalkarmut, abnormer Brüchigkeit und Biegsamkeit oder Frakturen besonders an der Brustwirbelsäule und dem Schädel; öfters waren die Knochen mit dem Messer schneidbar wie bei hochgradiger Osteomalacie. Histologisch fand man Verschmälerung der Spongiosabälkchen, Verminderung der Osteoblasten und Osteoklasten (z. B. Fall Tesseraux 1937).

III. Seltenere und inkonstante pathologisch-anatomische und histologische Befunde.

Solche wurden vorwiegend an einer Reihe von Blutdrüsen erhoben.

An der *Schilddrüse* hat man manchmal Atrophie und Sklerose (Josefson und Bergstrand 1934), ganz selten Basedowveränderungen (Craig und Cran 1934) oder eine Kolloidstruma beobachtet.

Die *Nebenschilddrüsen s. Epithelkörperchen* (E.K.) boten ebensowenig ein einheitliches Bild wie der an ihre Funktion geknüpfte Kalk- und Phosphor-

---

[1] Parkes Weber (1926), Julius Bauer (1930), Cushing (1932), Raab (1934), Foggie-Montgomery (1934), Bergstrand (1934), A. Hofmann (1935), Apfelbaum (1936), E. Kehrer (1937). — [2] Bergstrand (1934), Pritchard (1934), Lawrence und Zimmermann (1935). — [3] Cushing; Russel, Evans und Crooke. — [4] Rutishauser (1933 bei 37jähriger Frau); Russel, Evans und Crooke (1934 bei 33jähriger Frau), Menzel (1935 bei 35jähriger Frau).

stoffwechsel, der oben bereits erörtert wurde. Bald waren sie anatomisch-histologisch normal, bald sah man Verfettung (Lipomatose)[1], Vergrößerung[2] oder die für die Ostitis fibrosa generalisata v. Recklinghausen charakteristische Adenombildung[3]. Fälle dieser Ostitisform in Kombination mit E.K.-Adenom und basophilem Hypophysenadenom wurden von Ferdinand Hoff (1934) und Gerd Voss (1937) beschrieben.

An der *Thymus* zeigte sich bald die physiologische Atrophie, bald Persistenz (Teel 1931) bzw. Hyperplasie [Höring (1936), Freyberg und Mitarbeiter (1936) bei 19jährigem Mann, hier zugleich Vermehrung der Pankreasinseln], bald Blastombildung. Über je ein Thymusadenom s. Thymom bei Mann und Frau und über ein Thymuscarcinom mit Lungenmetastasen beim Mann haben O. Leyton, Turnbull und Bratton (1934) berichtet. In keiner der drei Beobachtungen fand sich ein basophiles Adenom des H.V. Ein großer Thymustumor[4] in Verbindung mit einer Hyperplasie der N.N.-Rinden wurde bei einer 34jährigen Frau mit M.C. von Kepler und Pristly (1934) aus der Mayo-Klinik beschrieben. Ob und welcher Zusammenhang zwischen einer Thymusgeschwulst und dem M.C. besteht, ist noch vollkommen ungeklärt.

Der *Inselapparat des Pankreas* war meistens normal. Ausnahmsweise wurde Verfettung (Böttner), Reduktion (Gouley, Hora) oder Hyperplasie und Hypertrophie (im eben erwähnten Fall Freyberg und Mitarbeiter) gefunden.

Ein *Megacolon* hat F. Jamin (1934), eine Hepatosplenomegalie Cucco (1936) beschrieben. Das Vorkommen des ersteren bei der Akromegalie ist bekannt.

Das *Zwischenhirn* erwies sich, soweit es genau untersucht wurde, sowohl makro- wie mikroskopisch allemal unverändert, was aber gar nichts über den Funktionszustand desselben auszusagen vermag.

Ein *Arrhenoblastom des Ovariums* hat Frank (1934) bei einer Kranken mit C.S. beobachtet. Es liegt meines Erachtens hier näher, eine zufällige Kombination als einen Zusammenhang anzunehmen.

IV. Pathogenese des C.S. und M.C.

Gestützt auf die in der überwiegenden Mehrzahl aller Fälle anatomisch-histologisch erhobenen Befunde der basophilzelligen Hyperplasien und Mikroadenome des H.V. hat schon Cushing einen basophilzelligen Hyperpituitarismus als primär angenommen und von einem „pituitary basophilism" s. „hypophysären Basophilismus" gesprochen. Berblinger (1936) u. a. sind ihm darin gefolgt. Der Häufigkeit nach an zweiter Stelle rangiert beim M.C. die Hyperplasie der N.N.-Rinden. Julius Bauer (1935) sagt: „Meiner Überzeugung nach stellt das Cushingsche Krankheitsbild einen von der Hypophyse durch Überproduktion des interrenotropen Hormons zustande gekommenen sekundären Interrena-

[1] Cushing (1921 und 1932), E. J. Kraus (1924 und 1937), Raab (1934), Heinrich Kalbfleisch (1936). — [2] Fall Redlich (1930): 18jähriger Patient mit beträchtlicher Vergrößerung der E.K., Hypernephrom der einen und Atrophie der anderen Nebenniere. Fall Hora (1935): 38jährige Frau mit starker Vergrößerung der Nebenschilddrüsen, und zwar der rechten auf das Fünffache des Normalen. — [3] Schmorl-Molineus (1913), Lawrence und Zimmermann (1935), Hoff und Hantschmann (1937 bei 12jährigem Knaben mit allgemeiner Blutgefäßverkalkung). — [4] Die Art desselben ist aus dem vorliegenden Referat nicht zu ersehen.

lismus dar"; und darauf würden auch die experimentellen Untersuchungen von A. JORES hinweisen, der durch Injektion von Serum und Harn von 7 Cushingkranken bei infantilen Mäusen eine Hyperplasie der N.N.-Rinden erzeugen konnte. BARR (1935), W. RAAB (1936), KYLIN (1937) sehen im C.S. die Äußerung einer kombinierten Funktionssteigerung des Apparates Hypophyse-N.N.-Rinden. Andere, wie E. J. KRAUS (zuletzt 1937), SUSMANN (1935), WERNER MENZEL (1937) vertreten die Auffassung, daß hypophysärer Basophilismus und C.S. nicht identisch seien und daß ersterem nur sekundäre pathogenetische Bedeutung zukomme. E. J. KRAUS nimmt entweder eine primäre Fettstoffwechselstörung oder ebenso wie HEINRICH KALBFLEISCH (1936) eine cerebrale, wahrscheinlich mesocephale Ursache an und erklärt die Veränderungen der Hypophyse und N.N.-Rinden als sekundär. Bei dieser Annahme würde man auch die Fälle verstehen können, in denen eine traumatische Schädigung in der Umgebung des Türkensattels, etwa eine Schädelbasisfraktur, zum C.S. geführt hat[1]. Dagegen meint KYLIN (1937), die Hyperinkretion des interrenotropen Hormons seitens der Hypophyse wirke sich auf dem Weg über den Hypophysengang und den III. Ventrikel auf die in dessen Nachbarschaft gelegenen vegetativen Zentren des Zwischenhirns und durch Nervenerregungen auf die N.N.-Rinden aus, diesen würde also ihr spezifisches Hormon auf dem Nerven-, nicht wie sonst angenommen wird, auf dem Blutwege zugetragen. Doch muß KYLIN entgegengehalten werden, daß bis jetzt lediglich für das Vasopressin und das Oxytocin (Pituitrin) der Eintritt in den III. Ventrikel nachgewiesen ist. Wollte man eine Wirkung der Hypophysenhormone auf das Zwischenhirn gelten lassen, so würden die nervös-hormonalen Regulationsmechanismen eine außerordentliche Komplizierung erfahren. Bedenken stehen einer solchen Annahme kaum entgegen, zumal wenn man berücksichtigt, daß GAGEL 18 „hypothalamische Symptome" bei Erkrankungen des Zwischenhirns aufgezählt[2] hat.

Endlich sei bemerkt, daß RAAB (1936) in geistvoller, wenn auch gewiß nicht unanfechtbarer Weise auf Analogien oder wenigstens verwandte Züge zwischen einigen Symptomen des C.S. und gewissen Alterserscheinungen hingewiesen und dabei Ausfall der Keimdrüsenfunktion, Fettsucht, arteriellen Hochdruck, Arteriosklerose, kyphoskoliotische Haltung, Osteoporose, Neigung zu Hyperglykämie, Glykosurie und Infektionskrankheiten aufgezählt hat. Bei solchen Gegenüberstellungen wäre meines Erachtens aber auch der Ähnlichkeit einiger Cushingsymptome mit Schwangerschaftsveränderungen, besonders solchen der ersten Schwangerschaft, zu gedenken: allgemeine Adipositas, Schwellung, Rundung und bläulichrote Verfärbung des Gesichtes, also Andeutung eines Vollmondgesichtes, Auftreten blauvioletter Striae wenigstens an Bauch und Brüsten, Braunpigmentierung gewisser Hautstellen, Neigung zu physiologischer Kalkverarmung, Glykosurie und Albuminurie. Auch darauf könnte man hinweisen, daß sich Frauen mit C.S. in einiger Hinsicht wie Kastrierte verhalten, die fett, geistig träge und sexuell impotent werden.

Gegen die basophilzellig-hypophysäre Pathogenese des Krankheitsbildes hat man indessen Bedenken erhoben, die nicht unerwähnt bleiben können.

---

[1] SCHILLING (1936); BOOKJANS (Universitäts-Nervenklinik FERDINAND KEHRER-Münster 1937). — [2] GAGEL im Handbuch der Neurologie von BUMKE und FOERSTER, Bd. 5, S. 482. 1936.

1. Es wurden bei Autopsien einige Male kleine basophile Adenome ohne irgendeines der für das C.S. charakteristischen Symptome angetroffen (JEFFERSON, KRAUSPE 1936 u. a.); andere Male gingen jene nur mit der sog. hypophysären Fettsucht einher (ZEYNEK 1933, E. J. KRAUS 1937).

2. Vereinzelt ist beim M.C. in der Hypophyse kein basophiles Adenom und selbst bei Serienschnittuntersuchungen keine histologische Veränderung zu finden gewesen [1]. Dem könnte aber meines Erachtens dreierlei entgegengehalten werden: Einmal, daß eine einwandsfreie Beurteilung der Hypophysisfunktion streng genommen nicht nur die makro- und mikroskopische Untersuchung der intrasellaren Drüse, sondern auch der am Ende des Canalis craniopharyngeus gelegenen Rachendachhypophyse und der Keilbeinkörper zur Voraussetzung hat; das ist eine von E. J. KRAUS schon mehrmals aufgestellte, aber von den pathologischen Anatomen, wenigstens nach den Fällen der Literatur zu urteilen, nur wenig beachtete Forderung. Zweitens mit R. BARR (1935) und KYLIN (1937), daß man auch bei sicheren klinischen Zeichen von Über- oder Unterfunktionszuständen der Adenohypophyse und darüber hinaus anderer endokriner Drüsen (z. B. der Thyreoidea) nicht immer intracelluläre Veränderungen anzutreffen braucht — das Mikroskop vermag eben bei den bis jetzt möglich gewesenen Vergrößerungen die feinsten und dazu dauernd variablen Zellfunktionen nicht zu erfassen. Drittens daß die Hypophyse zwar histologisch normal, aber doch durch Einflüsse, die teils vom benachbarten Zwischenhirn, teils von anderen endokrinen Drüsen aus zugeleitet werden, funktionell verändert sein kann.

3. Einige Male ist der M.C. bei anderen Hypophysisadenomen als den rein basophilen gesehen worden, so bei einem chromophoben s. Hauptzellenadenom [2] oder bei einem eosinophilen Mikroadenom [3] oder bei einem Adenom, das zugleich aus baso- und eosinophilen Zellen aufgebaut war (FERDINAND KEHRER und KORBSCH 1938), weiterhin bei einem eosinophilen Adenom, vereint mit einem kleinen Nebennierenadenom [Fall KONSCHEGG und HORNECK (1935) bei 23jährigem Student], endlich bei einem großen Hypophysistumor mit Kompression der Nn. optici (männlicher Patient in der Beobachtung von WEISSMANN-NETTER und CHAROUSSET 1936).

4. In einigen Fällen der Literatur war der M.C. in den hauptsächlichsten klinischen Ausdrucksformen vorhanden, aber die Zahl der Basophilen war stark reduziert [4].

5. Das Schrifttum enthält einige wenige Fälle von hypophysärer Kachexie, in denen die Obduktion an Stelle der erwarteten Atrophie der Hypophyse ein basophiles Adenom ergab und Cushingsymptome weder vor Ausbruch noch bei Bestehen dieser Kachexieform vorhanden waren. Unter 2 derartigen, von SIMMONDS (1926) beschriebenen Fällen hatte die klinische Diagnose bei einem 58jährigen Mann auf ein okkultes Carcinom, bei einem 9jährigen Mädchen auf

[1] TURNEY (1913), H. MOSER (1920), JULIUS BAUER (1933), KEPLER (1933), DE JONGH (1935), KONSCHEGG (1935), FORCONI (1935), E. J. KRAUS (1937). — [2] ITALO BETTONI (1932, 27jährige Frau), MOEHLIG (1932), FULLER und DOROTHY RUSSEL (1936, 20jähriger Mann). — [3] REICHMANN (1919), SOKOLOW und CORMOW (1934), HORNECK und KONSCHEGG (1935). — [4] Fälle von CUSHING selbst, FORCONI (1935), GAMNA (1935, 30jährige Frau), TH. KONSCHEGG (1935, 23jähriger Medizinstudent). Weitere hierher gehörige Fälle hat KALBFLEISCH, gestützt auf Referate, angeführt, so von DE JONGH (1935), PARDEE (1935), HARE, ROSS und CROOKE (1935).

okkulte chronische Tuberkulose gelautet. Ähnliche Beobachtungen haben REICHMANN (1919) und ERICH LESCHKE (1933) mitgeteilt [1].

6. Beim M.C. fand sich vereinzelt eine primäre gut- oder bösartige Geschwulst der N.N.-Rinde, ohne daß sich eine Vermehrung der Basophilen des H.V. nachweisen ließ, und zwar ein Adenom der N.N.-Rinden (FORCONI, KONSCHEGG) oder, wie in den beiden Fällen von LESHER (1934), HARE, ROSS und CROOKE (1935), ein Adenocarcinom der N.N.-Rinden (im letzteren Fall hyaline Veränderung der Basophilen). Bei einer 30jährigen Kranken mit malignem Hypernephrom zeigte sich Hyperplasie der Basophilen des H.V., wenn auch kein typischer M.C. (Fall GERSTEL und NAGEL 1935). Die Frage, ob und welche inneren Beziehungen zwischen dem C.S. bzw. dem M.C. und diesen N.N.-Rindenbefunden bestehen, muß zunächst ungeklärt bleiben. Doch verweise ich diesbezüglich auf meines Erachtens viel zu wenig beachtete und gewürdigte Tierversuche des Nordamerikaners PUTNAM, der Adenome der Schilddrüse, des Pankreas und der Nebennieren durch H.V.-Extrakte zu erzeugen vermochte.

Zusammenfassend wird man nach dem derzeitigen Stand der Forschung bei *rein pathologisch-anatomischer Stellungnahme* sagen müssen, daß das C.S. bzw. der M.C. ausgelöst werden kann erstens durch eine Hyperplasie oder ein Adenom, Fibroadenom, Adenocarcinom der Basophilen des H.V., zweitens durch ein größeres, nicht rein basophilzelliges, sondern ganz oder teilweise aus Eosinophilen oder Hauptzellen zusammengesetztes H.V.-Blastom und drittens durch eine entzündliche oder traumatische Schädigung der nächsten Nachbarschaft der Zwischenhirn-Hypophysisgegend, etwa eine Encephalitis oder ein Hämatom nach Schädelbasisfraktur. In allen diesen Gruppen brauchen histologische Veränderungen des Zwischenhirns s. Diencephalon nicht feststellbar zu sein.

Es scheint mir aber, als könnte die Pathogenese des C.S. vom Standpunkt der pathologischen Anatomie und Histologie allein nicht restlos geklärt werden. Außer den eben genannten drei Ursachen muß noch eine vierte anerkannt werden, die der Häufigkeit nach gewiß vorherrscht. Vergleiche mit anderen von der Hypophyse ausgelösten Krankheitsbildern, die Kenntnis der von den verschiedenen Zellelementen der Drüse gebildeten Hormone und ihrer Wirkungsarten, die immer mehr, ja fast generell zur Anerkennung gelangte Feststellung, daß die Hypophyse histologisch normal und trotzdem zufolge einer Zustandsänderung des übergeordneten Zwischenhirns funktionell verändert sein kann, drängen zu der Annahme, daß die gesteigerte Tätigkeit der Zellelemente der Hypophyse, vornehmlich der Basophilen, auch — und meiner Auffassung nach sogar in allererster Linie — vom Diencephalon aus angeregt wird. Es muß hier ganz dasselbe gelten, was ich schon in meinem Buche „Endokrinologie für den Frauenarzt" für andere sog. Hypophysiskrankheiten wie die hypophysäre Kachexie SIMMONDS und die Dystrophia adiposo-genitalis FROELICH auseinandergesetzt und zur allgemeinen Anerkennung empfohlen habe, daß sie nämlich einerseits in eine hypophysäre, andererseits mit LESCHKE (1933) u. a. in eine diencephale Form aufzulösen sind. Erinnert sei dabei auch an die Experimente von BERNHARD ASCHNER (1918), BAILEY und F. BREMER (1921) an Hunden, von PH. E. SMITH an Ratten, durch welche adiposo-genitale Dystrophien mit enormem Fettansatz durch Verletzung des Zwischenhirns erzeugt wurden,

[1] Siehe E. KEHRER: „Endokrinologie für den Frauenarzt." 1937.

ferner an Versuche von H. HOFF und P. WERNER (1928), in denen auf psychische Reize hin Änderungen im Gehalt des Liquor an Hinterlappenhormon festgestellt wurden, endlich an die elektrischen Reizungen der Sympathicuszentren durch FRIEDGOOD und G. PINCUS (1935), die vermehrte Ausschüttung des gonadotropen Hormons in die Blutbahn zur Folge hatten. Wenn KALBFLEISCH (1936) und E. J. KRAUS (1937) beim M.C. vom pathologisch-anatomischen Standpunkt aus eine zentrale, vorwiegend diencephale Ursache angenommen haben, nachdem festgestellt war, daß es ausnahmsweise einen M.C. auch ohne Veränderungen der Basophilen gibt, nehme ich für die Mehrzahl der Cushingfälle pathogenetisch eine Summation von Reizen an, die von der Großhirnrinde aus auf dem Weg des Zwischenhirns den Basophilen der Adenohypophyse zugeleitet werden. Man kann das auch so ausdrücken: *Das Wesentliche und Ursächliche beim C.S. sehe ich in einer cortico-diencephal-hypophysären Funktionsanomalie mit vorwiegender Hyperinkretion der von den Basophilen des H.V. gebildeten Hormone und in einer sekundären Auswirkung dieser Hyperinkretion auf andere Zellkomplexe der Adenohypophyse, vorwiegend aber auf gewisse Blutdrüsen, unter denen Keimdrüsen, N.N.-Rinden, Nebenschilddrüsen in erster Reihe stehen.*

In bezug auf die Funktion des aneinandergeschlossenen Systems Großhirnrinde-Zwischenhirn-Hypophyse sei an die folgenden histologischen und hormonalen, großenteils auf dem Wege des Tierexperimentes gewonnenen Erkenntnisse erinnert: Die Adenohypophyse weist im wesentlichen 3 Zellarten auf: einerseits die chromophoben Hauptzellen, andererseits die Chromophilen, die teils Basophile, teils Eosinophile sind. Jeder dieser Zellkomplexe bildet eine Reihe Hormone, deren Existenz und Spezifität freilich erst dann als absolut gesichert zu bezeichnen ist, wenn ihre Reindarstellung gelungen sein wird.

In die Hauptzellen ist wahrscheinlich die Produktion des galaktotropen Hormons zu verlegen, nachdem sie in der Schwangerschaft zu „Schwangerschaftszellen“ umgewandelt und gleich nach der Ausstoßung von Frucht und Placenta aktiviert worden sind; doch interessieren sie uns beim C.S. wenig, weil Veränderungen der Brustdrüsen im Sinn der Milchsekretion nur ausnahmsweise zur Beobachtung kommen (s. oben). Unvergleichlich größere Bedeutung kommt den beiden chromophilen Zellkomplexen zu, die — wenn wir von den Schwangerschaftszellen absehen — die alleinigen Hormonproduzenten sind. Die Basophilen bilden das Fettstoffwechselhormon, vermutlich auch die beiden Farbstoffhormone: das Erythrophoren- und Melanophorenhormon und sicher das Vasopressin sowie den die Nebenschilddrüsen, Nebennierenrinden und Keimdrüsen beeinflussenden Wirkstoff, also das parathyreotrope, interrenotrope und gonadotrope Hormon. Die Eosinophilen liefern das EVANSsche Wachstums- s. somatotrope, das thyreotrope und das kontrainsuläre s. blutzuckersteigernde s. diabetogene Hormon, wodurch übrigens verständlich wird, daß in ungefähr 40% der Fälle von Akromegalie, die ja auf einer Hyperinkretion des Wachstumshormons beruht, eine Glykosurie besteht. Die cellulären Bildungsstätten des insulär-pankreatropen, des adrenalotropen s. adrenomedullotropen s. chromaffinotropen Hormons und des blutfettsenkenden Hormons s. Lipoitrins sind noch unbekannt und lassen sich heute kaum vermuten.

Auf der Grundlage des bisher Gesagten mag nun der *Versuch einer pathogenetischen Erklärung der meisten oben aufgeführten Symptome und Befunde des C.S. bzw. M.C.* unternommen werden.

Der *hochgradige Körperfettansatz* könnte auf verschiedenen Wegen zustande kommen: Erstens durch Schädigung bzw. Reizung des Fettstoffwechselzentrums des Zwischenhirns, dessen Existenz von ERDHEIM zuerst vermutet, von den oben erwähnten Autoren: BERNHARD ASCHNNER, BAILEY und BREMER, PH. E. SMITH experimentell dadurch erwiesen wurde, daß sie bei Hunden und Ratten Fettsucht durch Verletzung der Regio hypothalamica erzeugten. Hier verdient auch bemerkt zu werden, daß WALSH u. a. hochgradige Fettsucht bei jungen Personen beiderlei Geschlechts nach Überstehen einer Encephalitis epidemica, bei welcher der Hypothalamus mit erkrankt war, festgestellt haben. Zweitens durch Hyperinkretion des von den Basophilen des H.V. produzierten Fettstoffwechselhormons nach ANSELMINO und HOFFMANN. Die innige Verknüpfung des Fettstoffwechsels mit den Basophilen des H.V. ergibt sich daraus, daß diese einerseits bei Fettsucht, auch der gewöhnlichen, sog. konstitutionellen, meist sehr stark vermehrt sind, wenn auch nicht immer so beträchtlich wie speziell beim M.C. — nach E. J. KRAUS (1914 und 1934), ZEYNEK (1933), MARTIN MÜLLER-BÜCHNER (1937) ist das in rund 80% aller Fettsuchtsfälle festgestellt —, daß die Basophilen andererseits bei gewissen Endokrinopathien wie Magersucht und Morbus Addison meist ganz fehlen (E. J. KRAUS), wie auch KYLIN (1937) bei „Magersucht in der weiblichen Spätpubertät", einem von der SIMMONDSschen Kachexie angeblich verschiedenen Krankheitsbild, in 11 Fällen gezeigt hat. Auch noch auf zwei anderen Wegen wäre die Entstehung der Adipositas denkbar: durch Hypoinkretion des von den Eosinophilen gebildeten kontrainsulären Hormons, wodurch ein Übergewicht der Insulinproduktion und demzufolge Heißhunger und dadurch Fettsucht entstehen würde, oder durch Hypoinkretion des blutfettsenkenden H.V.-Hormons s. Lipoitrins von RAAB, über das aber in der neueren Literatur auffallende Stille eingetreten ist.

Die *Veränderungen der Haut und ihrer Attribute* sind so mannigfacher Art, daß sie schon von vorneherein eine verschiedene Pathogenese haben müssen. Die allgemeine und, wie wir oben sahen, besonders im Gesicht zum Ausdruck kommende *Plethora* dürfte vorwiegend auf Vermehrung der roten Blutkörperchen zufolge einer Reizung des Knochenmarkes durch ein Hormon, das vermutlich vom H.V. gebildet wird, beruhen, wobei lokale Erweiterungen der subpapillären Venenplexusse mit eine Rolle spielen.

Die *Bildung der Striae distensae purpureae cutis* ist im wesentlichen hypophysär bedingt (SCHILLING). Sie werden in ihrer einen Komponente wahrscheinlich durch das Follikelreifungshormon des H.V. bzw. das Follikelhormon des Eierstockes, beim Mann durch Testosteron oder Androsteron, die auf das Bindegewebe und die elastischen Fasern der Haut wirken, hervorgerufen. Die andere Komponente, die purpurrote Farbe der Striae dürfte durch ein noch näher zu klärendes Hypophysenhormon zustande kommen. Dieses wird, wie VRATISLAW JONAS aussprach, etwa dem Intermedin s. Erythrophorenhormon von BERNHARD ZONDEK und H. KROHN (1932) entsprechen. Ein zweites Chromatophorenhormon, das Melanophorenhormon, wird vermutlich, wenn man die experimentellen Ergebnisse von Kaltblütern auf den Menschen übertragen würde, die Braunschwarzverfärbungen der Haut hervorrufen. Diese beiden Farbstoffhormone werden nach ROTH (1932), A. JORES und GLOGENER (1933) von den Basophilen gebildet, und zwar von denjenigen, die im hintersten Teil des Vorderlappens an der Grenze zur Neurohypophyse beim Menschen bzw.

zum Zwischenlappen bei anderen Säugern gelegen sind. Vor allem werden in der Schwangerschaft die beiden Pigmenthormone produziert, ob zu dieser Zeit ebenfalls von der Hypophyse oder von den Chorionzotten, ist eine Frage, in deren Erörterung hier nicht eingetreten werden kann. Aber auch mit den N.N.-Rinden scheinen die Striae distensae purpureae in Beziehung zu stehen; wenigstens gibt HORNECK (1936) an, er habe sie durch Injektion von N.N.-Rindenextrakt experimentell zu erzeugen vermocht. Wenn B. ZONDEK (1937) sagte: „Vielleicht ist die Hypophyse im Pigmentstoffwechsel die übergeordnete Hormondrüse für die Nebenniere", so könnte dafür die Tatsache sprechen, daß nach Zerstörung der Hypophyse eine weitgehende Atrophie der Nebennieren auftritt.

Auf die Ursache der *Akrocyanose* kann hier nicht näher eingegangen werden. Eine Funktionsherabsetzung der Wärmeregulationszentren, vermutlich des im Zwischenhirn (Tuber cinereum) gelegenen, muß in erster Linie angenommen werden. Ich verweise hier auch auf den in meiner „Endokrinologie für den Frauenarzt" S. 277 stehenden Satz: „Über die Akrocyanose und ähnliche auf Vasomotorenstörungen beruhende Hautveränderungen", welcher lautet: „Eine gewisse konstitutionelle Minderwertigkeit und weit mehr noch sexuelle Unbefriedigtheit oder eine nachteilige sexuelle Betätigung in masturbatorischer oder homosexueller Weise sind meine Erfahrungen nach die beiden Wurzeln der ungemein häufigen Symptomenbilder."

Die *Neigung zu Petechien* kann, gleichwie die gelegentlich beobachtete Blutung aus der Nasenschleimhaut (PARKES WEBER), den Harnwegen (TH. BAUER und H. WASSING 1913), der Retina (O. MARBURG 1933) und möglicherweise auch dem Genitale (A. HOFMANN 1936) nur auf gesteigerter Durchlässigkeit der Blutcapillaren beruhen, da bisher weder eine Veränderung der Thrombocyten im Sinn der Thrombopenie oder Thrombasthenie noch eine C-Avitaminose nachgewiesen ist. Zwischen Blutungsbereitschaft und der im Fall K. H. HILDEBRAND (1935) festgestellten Verlängerung der Blutungszeit dürfte ein innerer Zusammenhang bestehen.

Die mehrmals beobachteten *Xanthelasmen* der Augenlider dürften mit einer Änderung des Cholesterinstoffwechsels und der N.N.-Rindenfunktion in Zusammenhang stehen.

Die *Hypertrichosis virilis* wird durch Hyperinkretion eines der N.N.-Rindenhormone, und zwar des Androsterons, das chemisch und biologisch dem männlichen Sexualhormon ähnlich ist, herbeigeführt. Dieses kann entweder primär in den N.N.-Rinden, wie bei Blastomen derselben, oder erst auf Anregung vom H.V. aus, d. h. durch primäre Hyperinkretion des interrenotropen H.V.-Hormons gebildet werden. Das letztere dürfte beim C.S. allein in Frage kommen.

Inwieweit eine *nervöse und besonders vasomotorische Übererregbarkeit* auf psychogener Reizung des vegetativen Nervensystems, in erster Linie wohl des Sympathicus, oder auf primärer oder sekundärer Überfunktion der Schilddrüse beruht, letztere begründet in Hyperinkretion des thyreotropen H.V.-Hormons, ist schwierig und ohne entsprechende quantitative Hormonuntersuchung nicht feststellbar.

Die *arterielle Hypertonie* hat CUSHING auf Hyperaktivierung der Neurohypophyse durch beträchtliche Einwanderung basophiler Zellen in diesen Hypophysenteil und damit auf Hyperinkretion des Blutdruckhormons Vasopressin s. Pitressin in die Cerebrospinalflüssigkeit des III. Ventrikels bezogen; von hier aus soll eine hormonale Erregung der Sympathicuszentren des Zwischenhirns und eine Steigerung des Sympathicustonus ausgelöst werden. Daß eine solche Invasion in enger Beziehung steht zur Hypertonie, ist von CUSHING zuerst gezeigt, von BERBLINGER (1935), MEESSEN (1935), MARCANO (1935), MARTIN MÜLLER und F. BÜCHNER (1937) bestätigt worden. Aber noch keine volle Einigkeit besteht darüber, ob der vasopressorische Wirkstoff von den nervösen Elementen des Hinterlappens der Hypophyse oder, wofür mancherlei spricht, von den Basophilen des Vorderlappens gebildet wird. Auf einen Zusammenhang zwischen Basophilen und Blutdruck weist auch die numerische Reduktion derselben bei den Hypotonien des Addison und der Beri-Berikrankheit hin. Die arterielle Hypertonie als Folge der Steigerung des Sympathicustonus kann aber auch durch langdauernde und starke psychisch-corticale Erregungen der vasomotorischen Zentren des Zwischenhirns oder peripherer Sympathicuszentren entstehen. Sie wäre endlich durch Hyperinkretion des adenalotropen H.V.-Hormons und eine dadurch sekundär bewirkte Ausschüttung von Adrenalin seitens des N.N.-Markes ins Blut zu erklären. Von einer Hyperadrenalinämie ist aber beim C.S. bisher nichts bekannt; zudem dürfte sie nur schwer nachweisbar sein.

Die *funktionellen und anatomisch-histologischen Veränderungen der Ovarien* erscheinen vom gynäkologischen Standpunkt aus betrachtet von besonderem Interesse. In einem Teil der teils klinisch beobachteten, teils zur Sektion gekommenen Fälle wurden, wie wir oben sahen, multiple Follikelcysten oder Follikelluteincysten der Eierstöcke, darunter einige Male auch die danach zu erwartende cystisch-glanduläre Hyperplasie des Endometriums festgestellt. Bei der Mehrzahl der obduzierten Fälle hat sich aber Atrophie und Sklerose der Ovarien gezeigt. Die Cysten können auf Grund zahlreicher Beweise, deren Erörterung an dieser Stelle nicht angebracht ist, nur durch eine Hyperinkretion der von den Basophilen gebildeten gonadotropen H.V.-Hormone entstanden sein; und in der Tat sahen wir oben, daß diese wiederholt im Blutserum, Harn und Cerebrospinalliquor als Prolan nachgewiesen wurden. Der beim M.C. so sehr oft pathologisch-histologisch festgestellte Basophilismus kann selbstverständlich nicht zu einer Hypoinkretion der gonadotropen Hormone, sondern nur zu dem Gegenteil, einer Hyperinkretion, und damit zu den multiplen Mikrocysten der Ovarien führen. Konnten doch E. J. KRAUS und BERBLINGER durch Implantationsversuche mit Teilen von basophilen Adenomen des Menschen bei infantilen weiblichen Mäusen Vollbrunst, d. h. die ASCHHEIM-ZONDEK-Reaktion I, II und III herbeiführen.

Die erste Gruppe, der sekundäre Hypogenitalismus, läßt a priori drei Entstehungsmöglichkeiten offen: Erstens könnte er auf primärer Hypoinkretion des gonadotropen Hormons der Basophilen des H.V. beruhen. Das ist eben schon abgelehnt worden. Auch würde sich dann nicht einsehen lassen, weshalb fast alle von den Basophilen gebildeten Hormone im Übermaß und nur die gonadotropen allein in ungenügender Menge produziert werden sollten. Der sekundäre Hypogenitalismus könnte zweitens das vorzeitige Erschöpfungsstadium der erwähnten polycystischen Bildungen der Keimdrüsen sein, sofern durch diese der gesamte Follikelapparat aufgebraucht worden wäre; es läge dann die sog. Progerie der Ovarien vor. Erinnert sei hier an Experimente, in denen durch langdauernde hochdosierte Einspritzungen von H.V.-Präparaten, welche die gonadotropen Hormone enthalten (Prolan), bei weiblichen Mäusen und Ratten letzten Endes sämtliche Follikel in Luteinkörper umgewandelt wurden, jede weitere Eireifung unterblieb (sog. hormonale Sterilisierung) und die Ovarien der Rückbildung verfielen, während bei männlichen Tieren Hemmung der Spermiogenese und Hodenatrophie zustande kamen. Es muß aber bei diesen Erörterungen noch auf andere von E. J. Kraus angestellte Versuche hingewiesen werden. Er hat Teile eines weiteren basophilen Adenoms, das in einem klassischen Fall von M.C. gewonnen worden war, infantilen weiblichen Mäusen eingepflanzt und keine Hypophysenvorderlappenreaktionen erhalten, woraus zu schließen war, daß den basophilen Zellen dieses Blastoms eine gonadotrope Wirkung abging. Doch erlaubt ein solcher Einzelfall wohl keine weitgehenden Schlüsse, es sei denn, man wüßte, daß er mit einer besonders starken virilen Behaarung als Effekt einer Überfunktion der N.N.-Rinden einhergegangen wäre. Und damit kommen wir zur letzten Möglichkeit, die Ovarienatrophie zu erklären.

Es könnte nämlich die anfängliche Überproduktion des Follikelreifungshormons seitens der Basophilen des H.V. durch das im Übermaß gebildete N.N.-Rindenhormon gehemmt werden. Das würde regressive Metamorphosen der zuvor hyperplastischen Basophilen, die denn in der Tat auch wiederholt festgestellt wurden (Crooke u. a), und Wegfall der gonadotropen Hormone zur Folge haben. Es ist beim Menschen für die Jahrzehnte der Geschlechtsreife aus dem klinischen Krankheitsbild des Interrenalismus bzw. der N.N.-Rindentumoren und tierexperimentell bei weiblichen Ratten und Meerschweinchen festgestellt, daß N.N.-Rindenhormon die Eierstocksfunktion auf dem Weg über die Adenohypophyse dämpft und sogar temporäre Sterilität herbeiführt (H. O. Neumann 1936 u. a.). Aber wie dem auch sein mag, wir müssen uns dazu bekennen, daß sich eine sichere Entscheidung über das Zustandekommen der Ovarienatrophie beim M.C. nach dem heutigen Stand der Forschung noch nicht treffen läßt und daß sie vermutlich erst von der Verbindung hormonaler und palpatorischer Untersuchungen an der Lebenden mit den späteren Feststellungen an der Leiche zu erwarten steht.

In seltenen Fällen sind beim C.S. *Veränderungen der Brustdrüsen,* sowohl starke Vergrößerung derselben als auch Milchsekretion, beobachtet worden, und zwar nicht nur bei Frauen (Tesseraux 1937 u.a.), sondern sogar bei männlichen Patienten (Parkes Weber 1935 u. a.). Man weiß heute, daß die in den Tagen nach der Geburt einsetzende Milchbildung nach genügender Vorbereitung der Milchdrüsen durch Follikelhormon durch eine Hyperinkretion des galaktotropen H.V.-Hormons s. Lactationshormons zustande kommt, das wahrscheinlich von den zu „Schwangerschaftszellen" umgewandelten Hauptzellen geliefert wird.

Einige wenige Male wurde beim C.S. Steigerung des allgemeinen Körperwachstums während der Kinder- und Pubertätsjahre innerhalb kurzer Zeit, also die *Makrogenitosomia mit Pubertas praecox* beobachtet, so von Gerd Voss bei einem 17jährigen jungen Mann. Ausnahmsweise hat man auch angedeutete Erscheinungen der Akromegalie festgestellt. Hier wie dort ist die Ursache in vermehrter Ausschüttung des von den Eosinophilen gebildeten Evansschen Wachstumsfaktors s. somatotropen Hormons ins Blut gegeben.

Die *Osteoporose,* deren Wesen nach Berblinger in einer Abnahme der Osteoblastentätigkeit bei normaler Resorption besteht, ist in ihrer Ursache noch nicht ganz geklärt. Einer Überfunktion der Epithelkörperchen wurde eine

Rolle zugedacht [1]. Doch hat die Erfahrung gelehrt, daß der Hyperparathyreoidismus bei E.K.-Adenomen nicht zur Osteoporose, sondern zur Ostitis fibrosa cystica generalisata v. RECKLINGHAUSEN führt.

Auf die Pathogenese der *Zwischenhirn- und Hirnsymptome,* wie Polydipsie, Polyurie und Narkolepsie, einzugehen, ist hier nicht der Platz; das bedeutete den Übergriff eines Gynäkologen in das Gebiet der Neurologie.

Zum Bild des echten C.S. gehört auch eine *Veränderung des Grundumsatzes,* der in Beziehung sowohl zur Hypophyse als auch zur Schilddrüse steht. Häufiger fand sich, wie oben bereits erwähnt, eine Herabsetzung, die bei schweren Hypophysis- oder Schilddrüsenerkrankungen, auch bei hypophysären Fettsuchtsformen und Hypothyreosen als Regel gilt, seltener eine Erhöhung, wie sie bei primärer Überfunktion der Hypophyse, hier offenbar bedingt durch Mehrausschüttung von thyreotropem Hormon, oder bei primärer Überfunktion der Schilddrüse vorkommt.

Auch dann, wenn beim C.S. die *spezifisch-dynamische Eiweißwirkung* eine Herabsetzung erfahren hat, muß auf eine Funktionsverminderung der Hypophyse oder der Schilddrüse geschlossen werden. Jene wird nicht nur beim Myxödem, sondern auch bei Dystrophia adiposo-genitalis und anderen sog. hypophysären Fettsuchtsformen, bei Zwergwuchs und SIMMONDSscher Kachexie angetroffen; sie soll nach SYLLA (1934) allemal auf Ausfall des thyreotropen H.V.-Hormones beruhen.

Pathogenese der chemisch-biologischen Blut- und Harnveränderungen. Die *Erythrocytose s. Polyglobulie s. Polycythämie* dürfte auf hormonale Reizung des Knochenmarkes durch ein H.V.-Hormon, das vielleicht mit dem EVANSschen Wachstumshormon identisch ist, oder durch ein N.N.-Rindenhormon zurückzuführen sein. Für beide Blutdrüsen ist nachgewiesen, daß sie die Erythropoese anregen. Auch der cerebralen Entstehung der Polycythämie im Sinn von GÜNTHER und SALUS (1931), die mir diencephal bedingt scheint, sei hier gedacht. Der gleiche hormonale Vorgang findet offenbar in jeder Schwangerschaft statt.

Die *Hyperglykämie* und die bei höheren Graden derselben auftretende *Glykosurie* kann auf mehrfache Weise hervorgerufen sein. Entweder durch Hyperinkretion des kontrainsulären s. glykogenspaltenden und blutzuckersteigernden H.V.-Hormons [2], das über das Nebennierenmark wirken und nach neuesten Untersuchungen mit dem adrenalotropen H.V.-Hormon identisch sein soll — das ist die eine Form des hypophysären Diabetes; oder durch Hyperinkretion des interrenotropen H.V.-Hormons bzw. des N.N.-Rindenhormons; oder endlich durch Hypoinkretion des pankreatropen H.V.-Hormons: Atrophie der LANGERHANSschen Inseln — eine andere Form des hypophysären Diabetes.

Die *Hypercholesterinämie* steht wohl mit der Adipositas, der Hyperplasie der N.N.-Rinden (E. J. KRAUS) und der oben erwähnten Xanthomatose der Augenlider in Zusammenhang und kann entweder durch primäre Hyperinkretion des interrenotropen H.V.-Hormons oder durch primäre Hyperinkretion des N.N.-Rindenhormons hervorgerufen sein.

Die ausnahmsweise beobachtete *Ketonämie und Ketonurie* könnte vielleicht durch Hyperinkretion des Fettstoffwechselhormons nach ANSELMINO und HOFFMANN s. des ketogenen Hormons der Amerikaner erklärt werden.

[1] MOEHLIG (1932), LAWRENCE und ZIMMERMANN (1935).
[2] HOUSSAY und BIASSOTTI (1931).

Die Befunde der *Hypercalcämie und Hyperphosphatämie* sind auf Hyperinkretion des parathyreotropen H.V.-Hormons zurückzuführen; diese muß Hyperplasie oder Adenombildung der Epithelkörperchen im Gefolge haben. Auch hier sei der gelegentlichen Kombination eines Hypophysis- mit einem E.K.-Blastom gedacht.

Nachdem im vorstehenden versucht worden ist, die Symptome und Befunde des C.S. auf Wirkung der spezifischen bis jetzt bekannten, wenn auch da und dort noch umstrittenen Hormone zurückzuführen, und nachdem zugleich gezeigt wurde, wie ein Symptom nicht immer durch *einen* hormonalen Einfluß, sondern durch Hyper- oder Hypoinkretion verschiedener Hormone zustande kommen kann, sollen die gewonnenen Ergebnisse in der Tabelle 1 gegenübergestellt werden, um zu einem noch übersichtlicheren Bild zu gelangen. In ihr sind die Bezeichnungen Inkretion durch I., Hypophysenvorderlappen durch H.V., Hypophysenvorderlappenhormon durch H.V.-H., Hormon durch H., Nebennierenrinden durch N.N.-Rinden abgekürzt worden. Besonders hypothetische Angaben sind mit einem Fragezeichen versehen. Daraus ergibt sich schon, daß ich weit davon entfernt bin, die Zusammenstellung in allen Einzelheiten als richtig zu bezeichnen. Aber sie ist der Niederschlag des derzeitigen Standes der Hormonforschung im allgemeinen, angewendet auf das C.S. im besonderen, und will in manchen Punkten nur als Aufstellung von Arbeitshypothesen für die Zukunft gewertet werden. Darf man doch nie vergessen, daß die Worte *τὰ πάντα ῥεῖ* gerade in der Endokrinologie Berechtigung haben.

Tabelle 1.

Symptome und Befunde	Mögliche Ursachen
I. Hochgradiger unproportionierter Fettansatz (Störung von Fettstoffwechsel und Fettverteilung).	Beeinflussung des Fettstoffwechselzentrums des Zwischenhirns auf entzündliche oder traumatische Weise oder auf psychogen-corticalem Wege; oder Hyper-I. eines den Fettansatz fördernden H.V.-H. Hypo-I. des kontrainsulären H.V.-H. (?). Dadurch Übergewicht der Insulinproduktion und Heißhunger (Polyphagie), infolgedessen Adipositas (?) (möglich, aber wohl selten); Hypo-I. des blutfettsenkenden und leberfettvermehrenden H.V.-H. s. Lipoitrin (?).
II. Veränderungen der Haut und ihrer Attribute.	
1. Hochrote Gesichtsfarbe.	Cerebral bzw. diencephal. Lokale Dilatation subpapillärer Venenplexusse;
Allgemeine Plethora und Erythrocytose.	entweder Hyper-I. des erythropoetischen H.V.-H. oder Hyper-I. eines N.N.-Rinden-H.
2. Striae cutis distensae purpureae.	2 Kompon.: Hyper-I. des Follikelreifungs-H. des H.V.- bzw. des Follikel-H. der Ovarien: Wirkung auf Bindegewebe und elastische Fasern der Haut; und Hyper-I. eines roten Farbstoff-H., des Erythrophoren-H., vermutlich unterstützt durch Hyper-I. eines der N.N.-Rinden-H.
3. Akrocyanose.	Unterfunktion des Wärmeregulationszentrums des Zwischenhirns (?).
4. Braunfärbung der Haut.	Hyper-I. des Melanophoren-H.V.-H.; Primäre Hyper-I. eines anderen N.N.-Rinden-H.
5. Neigung zu Petechien.	Gesteigerte Durchlässigkeit der Hautcapillaren (hormonal bedingt?).

Tabelle 1 (Fortsetzung).

Symptome und Befunde	Mögliche Ursachen
6. Xanthelasmen der Augenlider.	Störung des Cholesterinstoffwechsels und der N.N.-Rindenfunktion.
7. Hypertrichosis virilis s. Hirsutismus.	Hyper-I. des interrenotropen H.V.-H. und sekundäre Hyper-I. des Androsterons der N.N.-Rinden.
III. Arterielle Hypertonie und evtl. Arteriosklerose.	Psychogen-corticale Erregung der Vasomotorenzentren des Zwischenhirns oder auch peripherer Sympathicuszentren; Hyper-I. des Vasopressin s. Pitressin des H.V. oder Hyper-I. des adrenalotropen H.V.-H.; Primäre Hyper-I. des N.N.-Mark-H. = Adrenalin (?).
IV. Veränderungen des Genitale.	
Hyperpolymenorrhöe. Multiple Follikel- oder Follikelluteincysten der Ovarien.	Hyper-I. der gonadotropen H.V.-H.
Atrophie der Ovarien und Amenorrhöe.	Endstadium der multiplen Follikel- oder Follikelluteincysten der Ovarien; oder Hemmung des Sexualzentrums des Zwischenhirns auf entzündliche oder traumatische Weise oder auf psychogen-corticalem Weg; Primäre Hyper-I. des N.N.-Rinden-H. (Androsteron?).
V. Hypertrophie der Mammae und Milchsekretion.	Hyper-I. des galaktotropen H.V.-H. s. Prolactin (nach Vorbereitung der Milchdrüsen durch Follikelhormon).
VI. Veränderungen im Wachstum vor und in der Pubertät.	
Makrogenitosomia: Pubertas und Menstruatio praecox.	Hyper-I. des somatotropen H.V.-H. und Hyper-I. der gonadotropen H.V.-H.
VII. Osteoporose.	
Ca- und P-Mobilisierung.	Hyper-I. des parathyreotropen H.V.-H.
VIII. Zwischenhirn- und Hirnsymptome.	
1. Polydipsie und Polyurie.	Reizung des Wasserregulationszentrums des Zwischenhirns.
Polyphagie.	Reizung vegetativer Zentren des Zwischenhirns.
2. Geistige Schwerfälligkeit, Müdigkeit, Schläfrigkeit, evtl. Narkolepsie.	Funktionsstörung vegetativer Zentren des Zwischenhirns.
IX. Grundumsatz.	
Herabsetzung (meist).	Entweder Hyper-I. des Fettstoffwechselhormons des H.V. oder Hypo-I. des thyreotropen H.V.-H. oder Hypo-I. des Schilddrüsenhormons.
Erhöhung (seltener).	Entweder Hyper-I. des thyreotropen H.V.-H. oder Hyper-I. des Schilddrüsenhormons.
X. Biochemische Blut- und Harnveränderungen.	
1. Hyperglykämie und Glykosurie.	Hyper-I. des kontrainsulären s. blutzuckersteigernden H.V.-H.: eine Form des hypophysären Diabetes oder Hyper-I. des interrenotropen H.V.-H.: eine 2. Form des hypophysären Diabetes oder Hypo-I. des pankreatropen H.V.-H.: eine 3. Form des hypophysären Diabetes.

Tabelle 1 (Fortsetzung).

Symptome und Befunde	Mögliche Ursachen
2. Hypercholesterinämie.	Entweder Hyper-I. des interrenotropen H.V.-H. oder primäre Hyper-I. des N.N.-Rindenhormons.
3. Hypercalcämie und Hyperphosphatämie besonders bei Osteoporose (s. VII.).	Hyper-I. des parathyreotropen H.V.-H.

Die folgende Tabelle 2 soll die Tabelle 1 in dem Sinn ergänzen, daß sie die Symptome und Befunde von der Seite des Systems Diencephalon-Hypophyse, insbesondere der von der Hypophyse gebildeten Hormone aus betrachtet.

Tabelle 2.

	Vermutliche Wirkung
I. Basophile Hormongruppe (ziemlich typische Beteiligung).	
1. Hyper-I. des den Fettansatz fördernden H.V.-H.	Fettsucht.
2. Hyper-I. der Farbstoff-H. des H.V.	
a) des Erythrophoren-H.	Purpurrotfärbung der Striae distensae.
b) des Melanophoren-H.	Braunfärbung der Haut.
3. Hyper-I. des parathyreotropen H.V.H.	Störung des Kalk- und Phosphorstoffwechsels: Kalk- und Phosphormobilisierung aus den Knochen; Hypercalcämie und Hyperphosphatämie; Osteoporose als Endstadium.
4. Hyper-I. des interrenotropen H.V.-H.	Sekundärer Interrenalismus s. interrenales heterosexuell-hypogenitales Syndrom: Virilismus mit Hypertrichosis.
	Durch Hyper-I. des N.N.-Rindenhormons einschließlich des Androsterons Hemmung der Basophilen des H.V. und Atrophie der Ovarien (Hypogenitalismus mit Amenorrhöe).
5. Hyper-I. der beiden gonadotropen H.V.-H.	Prolanämie und -urie (Polyprolanismus). Zunächst multiple Follikel- oder Follikelluteincysten, später Progerie bzw. Atrophie der Ovarien.
II. Eosinophile Hormongruppe (atypische Beteiligung).	
1. Hyper-I. des Evansschen Wachstums- s. somatotropen H.V.-H., vielleicht in Kombination mit Hyper-I. des thyreotropen H.V.-H.	Allgemeine Wachstumssteigerung bei und nach der Pubertät. In den Kinderjahren: Makrogenitosomia mit Pubertas und Menstruatio praecox.
2. Hyper-I. des thyreotropen H.V.-H.	Thyreotoxische Erscheinungen (Basedow usw.).
Hypo-I. des thyreotropen H.V.-H.	Myxödematöse Erscheinungen.
3. Hyper-I. des kontrainsulären s. blutzuckersteigernden H.V.-H.	Eine Form des hypophysären Diabetes (Wirkung wohl über das N.N.-Mark).
4. Hypo-I. des kontrainsulären s. blutzuckersteigernden H.V.-H.	Übergewicht der Insulinproduktion, Heißhunger (Polyphagie) und demzufolge Fettsucht (?).
III. Hauptzellen-Hormongruppe (atypische und sehr seltene Beteiligung).	
Hyper-I. des galaktotropen H.V.-H. s. Prolactin.	Milchsekretion der Brustdrüsen (nach Aufbau bzw. Vorbereitung durch Follikelhormon).

Tabelle 2 (Fortsetzung).

	Vermutliche Wirkung
IV. Fragliche Hormongruppe (evtl. auch Neurohypophyse).	
1. Hyper-I. des adrenalotropen H.V.-H.	Arterielle Hypertonie.
2. Hyper-I. des erythropoetischen H.V.-H.	Allgemeine Plethora und Erythrocytose.
3. Hypo-I. des blutfettsenkenden H.V.-H. s. Lipoitrin?	Fettsucht.
4. Hypo-I. des pankreatropen H.V.-H.?	Atrophie der LANGERHANSschen Inseln. Eine zweite Form des hypophysären Diabetes.
5. Hyper-I. des Vasopressin.	Arterielle Hypertonie durch hormonale Reizung der vegetativ-vasoregulatorischen Zentren des Zwischenhirns und Steigerung des Sympathicustonus.
V. Reizung vegetativer Zentren des Zwischenhirns.	Störung im Wasserhaushalt: Polydipsie und Polyurie (Diabetes insipidus); Polyphagie; Veränderung der Vasomotorik; Beeinflussung aller Zellgruppen und Hormone der Hypophyse.

V. Diagnose und Differentialdiagnose des C.S.

Sie gestaltet sich um so einfacher, je typischer der Fall, um so schwieriger dagegen, je atypischer er ist. Es geht vor allem um die Abgrenzung gegenüber der exogenen, der konstitutionellen und den verschiedenen Arten endogener, insbesondere cortico-diencephal-hypophysärer Fettsucht sowie gegenüber dem primären Interrenalismus, wie er besonders den N.N.-Rindenblastomen eigentümlich ist. Auch die oligosymptomatischen s. Andeutungsformen des C.S. muß man künftig zu erfassen suchen, so schwierig das im einzelnen auch sein mag. Diese Forderung ist nicht nur an die verschiedenen Kliniker zu richten, sondern auch an den pathologischen Anatomen, der gelegentlich einmal eine durch irgendeinen Unglücksfall oder eine interkurrente Krankheit verstorbene Person mit C.S. zur Obduktion bekommt. Wenn z. B. E. J. KRAUS, einer der verdienstvollsten pathologisch-anatomischen Forscher auf dem Gebiet der Blutdrüsenerkrankungen, kurz die Untersuchungsergebnisse von 2 Fällen von Fettsucht mitteilt, in denen klinisch die cerebrale Hyperglobulie nach GÜNTHER und eine Narkolepsie, histologisch starke Vermehrung der Basophilen der Hypophyse und mächtige Lipoidhyperplasie der N.N.-Rinden festgestellt wurde — es sind offenbar 2 der 3 Fälle, über die ANNIE SPITZ (1937) vorwiegend vom Standpunkt des Internisten berichtet hat — so läßt sich meines Erachtens schwer einsehen, warum nicht ein oligosymptomatisches C.S. anerkannt wurde; freilich waren hier auch die Extremitäten adipös, die Sexualfunktionen unverändert; und Muskelschwäche, Striae distensae purpureae, Hypertonie, Osteoporose, stärkere Hypertrichose, Hypercholesterinämie, Glykosurie hatten im klinischen Bild gefehlt.

Im Hinblick auf die Möglichkeit eines größeren Hypophysistumors ist nach den durch ihn bewirkten Verdrängungserscheinungen zu fahnden und Röntgenuntersuchung der Sella turcica, auch Stereoaufnahme erforderlich. Aber der röntgenologische Nachweis eines basophilen Adenoms wird wegen der Kleinheit desselben wohl kaum jemals gelingen. Aus dem gleichen Grunde werden Sehstörungen beim C.S. fast immer vermißt.

Bei der Diagnosestellung ist auch das mögliche Vorhandensein gewisser Blastome der Thymusdrüse (Thymom oder Carcinom) und der Ovarien (Arrhenoblastom) sowie bei vorhandener Osteoporose die Osteomalacie und die Ostitis fibrosa generalisata v. Recklinghausen zu berücksichtigen. Von der interferometrischen Untersuchung des Blutes versprechen sich manche eine genauere Erfassung derjenigen endokrinen Drüsen, die am C.S. beteiligt sein können.

I. *Diencephal-hypophysäre oder cortico-diencephal-hypophysäre Fettsuchtsformen.* Mit diesen Namen wollen wir alle diejenigen Formen der Adipositas zusammenfassen, von denen man sagen kann, daß sie vorwiegend durch eine Störung des regulatorischen Zusammenspieles zwischen den vegetativen Zentren des Zwischenhirns und der Hypophyse, oft unter Mitbeteiligung psychogener, von der Großhirnrinde zugetragener Einflüsse bedingt sind, wobei allerdings im einzelnen noch unbekannte trophische Einflüsse von seiten des Nervensystems oder lokale Veränderungen (Regulationsmechanismen) im Capillargebiet oder im Stoffwechsel der Haut mitwirken müssen[1].

1. Das sehr seltene *Syndrom von* Achard und Thièrs *s. der Diabète des femmes à barbe = der Diabetes bärtiger Frauen* zeigt nicht nur eine sehr nahe Verwandtschaft mit dem C.S., wie man früher angenommen hat, sondern ist sogar nichts anderes als dieses selbst, nur mit besonderer Betonung des hypophysären Diabetes, des hypophysären Interrenalismus und des Hypogenitalismus mit Amenorrhöe. Offenbleiben muß auch hier die oben schon angeschnittene Frage, ob der hypophysär bedingte Diabetes durch Hyperinkretion des kontrainsulären s. blutzuckersteigernden H.V.-Hormons oder durch Hyperinkretion des interrenotropen V.H.-Hormons (kontrainsulärer und interrenotroper Partialhyperpituitarismus) oder durch Hypoinkretion des pankreatropen H.V.-Hormons (pankreatroper Partialhypopituitarismus) entsteht.

2. Bei der *Dystrophia adiposo-genitalis nach* Froehlich, die man oft auch in Fällen diagnostizierte, in denen tatsächlich ein C.S. vorhanden gewesen war, zeigt sich eine über den ganzen Körper verteilte, aber überwiegend die Hüften, Trochanterengegenden, Brustdrüsen, den Hals, Nacken und Mons pubis samt Vulva bevorzugende Fettsucht, was im Gegensatz steht zur vorwiegenden

[1] Die verschiedenen Typen der wahrscheinlich cortico-diencephal-hypophysären Fettverteilung, die teilweise ineinander übergehen können, sind:

1. Allgemeine konstitutionelle Fettsucht; auch Matronenfettsucht. Fettansatz vorwiegend am ganzen Rumpf und an allen 4 Extremitäten.
2. Rubens-Typus. Fettansatz vorwiegend um den Beckengürtel.
3. Reithosen-Typus. Fettansatz vorwiegend über den Trochanteren und unterhalb derselben. Trochanterenbreite oft größer als Hüftbreite.
4. C.S.-Typus. Fettansatz vorwiegend am Rumpf, Hals, Kopf. Relative Fettarmut an Beinen, manchmal auch Armen.
5. Büffel-Typus. Fettansatz vorwiegend an Hals, Nacken, Brust.
6. Typ der Lipodystrophia progressiva. Fettansatz vorwiegend an unterer Körperhälfte, etwa vom Rippenbogen oder Nabel abwärts bei völligem Fettschwund am Kopf und Fettabnahme in der oberen Körperhälfte.
7. Umgekehrter Typ der Lipodystrophia progressiva. Fettansatz vorwiegend an oberer, Fettschwund an unterer Körperhälfte.

Rumpffettsucht beim Cushingbild. Es finden sich Amenorrhöe und Genitalatrophie, Haarausfall, Hemmung geistiger und psychischer Äußerungen, Hirndrucksymptome und meist niedriger Blutdruck, der beim Cushing doch fast ausnahmslos stark erhöht ist. Anatomisch hat man beim FROELICHschen Syndrom bald in der Hypophyse irgendeinen Tumor: Adenom, oft ein Hauptzellenadenom, oder ein Carcinom, Teratom, Sarkom, Tuberkulom, Gumma, bald — und neuerdings immer häufiger — ein das Zwischenhirn komprimierendes Hypophysengangblastom oder eine traumatische Schädigung oder ein Neoplasma des Zwischenhirns (Gliom, Cyste) nachgewiesen.

3. Während die Dystrophia adiposo-genitalis auf primärer Schädigung des Systems Zwischenhirn-Hypophyse beruht, ist die *klimakterische und Matronenfettsucht* als ovarielle Ausfallserscheinung zu bewerten, wobei sich sekundäre Veränderungen der Hypophyse einstellen. Am meisten Ähnlichkeit mit dem C.S. haben die Fälle von Fettsucht in der Menopause, die mit der sog. essentiellen Hypertonie und dem sog. Altersdiabetes einhergehen. Doch findet sich bei ihnen der Fettansatz in ähnlicher Weise wie bei der Dystrophia adiposogenitalis über den ganzen Körper verteilt, wenn auch mit Bevorzugung der Hüften, des Mons pubis, der Vulva, der Ober- und Unterschenkel und Brüste, während, wie wir sahen, im Gegensatz dazu, wenigstens beim echten C.S., die Extremitäten vom Fettansatz ausgespart bleiben.

4. Die *Lipodystrophia progressiva* nach ARTHUR SIMONS ist durch symmetrischen Fettabbau in der oberen und zunehmende Fettsucht in der unteren Körperhälfte charakterisiert; es zeigt sich gewissermaßen eine diencephal-hypophysäre Fettsucht an der letzteren, eine hypophysäre Magersucht an der ersteren. Der Kopf ist mager, seine Haut faltenreich, gealtert, so daß die Erinnerung an den Kopf eines Toten, von Hexen oder Erynien wachgerufen wird. Vererbungsmomente scheinen mit eine Rolle zu spielen.

5. Die verschiedenen diencephal-hypophysären Fettsuchtsformen, darunter auch das C.S., können auch einmal durch einen *Hirntumor* hervorgerufen sein; dann aber werden die entsprechenden, mehr oder weniger charakteristischen Erscheinungen und Befunde nicht vermißt. Zum Beispiel wurde in einem Fall von JULIUS V. KUP (1936) bei einer 40jährigen, sehr fettsüchtigen Frau ein apfelgroßes Endothelioma plexiforme nahe der Hypophysisgegend gefunden, das einen Druck auf die Regio hypothalamica ausgeübt hatte.

6. Eine Verwechslung des C.S. könnte mit der *Adipositas dolorosa* DERCUM geschehen, da auch bei Cushingkranken Schmerzhaftigkeit der Fettmassen einige Male beobachtet wurde. Näher kann an dieser Stelle auf das Syndrom der DERCUMschen Fettsucht nicht eingegangen werden.

7. Von den übrigen irgendwie mit dem System Zwischenhirn-Hypophyse in Zusammenhang stehenden Fettsuchtsformen seien noch kurz die folgenden genannt: Bei dem *Syndrom von* LAURENCE-MOON-BIEDL *s.* BARDET-BIEDL, einer manchmal sporadisch, meist aber hereditär-familiär auftretenden Fettsuchtsform findet sich in der Regel Kleinwuchs und eine Reihe kongenitaler Entwicklungsstörungen, wie Retinitis pigmentosa (konstant), Nystagmus, Strabismus, Opticusatrophie, symmetrische Syndaktylie oder Polydaktylie bald an den Händen, bald an den Füßen, ferner Überstreckbarkeit der Gelenke durch Bänderschlaffheit, Atresia ani u. a. m. Nach alledem dürfte dieses Syndrom differentialdiagnostisch gegenüber dem C.S. am wenigsten in Frage kommen.

8. Bei der *Dystrophia pigmentosa nach* Leschke finden sich außer allgemeiner Fettsucht und Hypogenitalismus noch abnorme Pigmentationen der Haut, Blaufärbung der Skleren, Adynamie, Blutdruckerniedrigung, wodurch scharfe Unterschiede gegenüber dem C.S. gegeben sind, u. a. m.

9. Das *Syndrom von* Morgagni-Henschen, das ersterer schon 1761 beschrieben haben soll und das von dem schwedischen Pathologen Henschen (1936) genauer erörtert ist, läßt gewisse Beziehungen zum C.S. nicht verkennen. Man fand bei Frauen nach dem 40. Lebensjahr, die von dem Krankheitsbild stark bevorzugt werden, präklimakterische oder klimakterische Fettsucht, Vermännlichungserscheinungen, Hypertonie, Glykosurie, daneben Knochenentkalkungen mit Neigung zu Frakturen, die auf Osteoporose, und Stirnbeinhyperostosen, die auf Beziehungen zur Akromegalie hinweisen.

10. Fettsucht ist auch beim *Thymuscarcinom* beobachtet worden, und zwar mit vorwiegender Lokalisation am Stamm, gleichwie beim C.S. Zugleich zeigte sich Amenorrhöe und diabetische Stoffwechselveränderung. Sekundär kommt es selbstverständlich zur Abmagerung bzw. Kachexie.

II. Bei jeder Fettsucht, die mit N.N.-Rindensymptomen, wie z. B. viriler Behaarung, einhergeht, ist die Frage zu stellen, ob ein primär von der Adenohypophyse durch Hyperinkretion des interrenotropen Hormons ausgelöster Interrenalismus oder ein primär von den N.N.-Rinden erzeugter *Interrenalismus* vorliegt. Dieser letztere kann teils auf Hyperplasie oder Geschwulstbildung der N.N.-Rinden, vorwiegend auf einem corticalen Hypernephrom i. e. gutartigen Adenom, seltener auf einem corticalen Carcinom beruhen. Es sei daran erinnert, daß N.N.-Rindentumoren nicht zu den allzu großen Seltenheiten gehören und in insgesamt 80—90% aller Fälle beim weiblichen Geschlecht vorkommen. Daß Kombinationen des M.C. mit malignen Blastomen der Nebennieren zur Beobachtung gelangt sind, wurde oben erwähnt. Der Interrenalismus kann aber drittens durch heterotope Geschwülste des inneren weiblichen Genitalapparates, d. h. durch ovarielle, paraovarielle, intraligamentäre oder retroperitoneale Hypernephroide hervorgerufen sein [1].

Beim primären Interrenalismus wird ungefähr gleichzeitiges Auftreten von Oligo-, Hypo- oder Amenorrhöe, also Hypogenitalismus, ferner von Fettsucht des Stammes, ganz ähnlich oder gleich der des C.S., aber viel weniger konstant als bei diesem, weiterhin von Hypertonie, Hyperglykämie und Hypertrichose (Hirsutismus), fast ausnahmslos auch eine heterosexuelle Umwandlung der sekundären Geschlechtsmerkmale, insbesondere Wachstum der Klitoris, beobachtet. Diese Umwandlung ist aber beim sekundären Interrenalismus des C.S. noch niemals festgestellt worden, was differentialdiagnostisch große Bedeutung besitzt. Beim primären Interrenalismus scheint man auch die blauroten Striae und die Osteoporose, die für das C.S. so charakteristisch sind, noch nicht gefunden zu haben [2]. Die Entscheidung, ob primärer oder sekundär-hypophysär bedingter

[1] Genaueres darüber siehe in meinem Buch: Endokrinologie für den Frauenarzt. Stuttgart: Ferdinand Enke 1937.

[2] Eine gegenteilige generelle Angabe findet sich bei Gerd Voss (1937) und in der monographischen Bearbeitung des C.S. von A. Jores im Handbuch der Neurologie 1937, Bd. XV, S. 359, wonach die amerikanischen Autoren Kepler und Bristley, Calder und Porro, Hare, Ross und Crooke bei N.N.-Rindenadenomen und -carcinomen Striae purpureae beobachtet haben sollen.

Interrenalismus vorliegt, wird sich oft schwer treffen lassen, auch nicht durch Untersuchungen des Blutes auf interrenotropes Hormon, das sehr wahrscheinlich in beiden Gruppen von Interrenalismus vermehrt vorhanden sein wird. Nur bei Verdacht auf einen N.N.-Rindentumor kann man die Diagnose durch verschiedene röntgenologische Verfahren zu klären versuchen, und zwar durch Leerröntgenaufnahme der Nieren, durch Anlegen eines Pneumoperitoneums, durch Lufteinblasung in die perirenalen Fettlager von den Renalgegenden aus (Methode ROSENSTEIN und CARELLI, die aber auf Grund einiger Gasembolien und Todesfälle in Mißkredit gekommen und zudem überflüssig ist) und vornehmlich durch retrograde oder intravenöse Pyelographie. Nur im Fall äußerster diagnostischer Unklarheit könnte operative Freilegung einer vergrößert angenommenen oder erwiesenen Nebenniere erwogen und bei dieser entweder Teilresektion oder Exstirpation wie bei einem Rindentumor ausgeführt werden. In den Fällen, in denen die hypophysären Symptome ausgeprägt sind und ein Nebennierentumor nicht nachgewiesen ist, wird man von diesen operativen Verfahren, zumal sie doch recht eingreifend sind, Abstand nehmen. Immerhin sei hier hingewiesen auf neueste Untersuchungen des Engländers L. R. BROSTER (1937) über 23 Virilismusfälle bei erwachsenen Frauen, denen einseitig eine Nebenniere mit Erfolg der Wiederannäherung an den weiblichen Typ exstirpiert worden war; bei Ponceau-Fuchsinfärbung fand er eine fuchsinophile Reaktion der Nebennierenrindenzellen, die bei Gesunden fehlte, und die er danach als spezifisch für Virilismus erklärte.

III. Bei Vermännlichungserscheinungen ist aber nicht nur an Interrenalismus, sondern auch an ein *Arrhenoblastom s. Andreioblastom des Ovariums* zu denken, jene seltene einseitige epitheliale Geschwulst, die von rudimentär-männlichen Bestandteilen einer Zwitterdrüse ausgeht und bei der, hormonal gesprochen, ein Übergewicht des Hodenhormons über das Follikelhormon vorliegt. Eine wohl zufällige Kombination von C.S. mit isoliertem Arrhenoblastom des Eierstockes hat FRANK (1934), wie oben schon erwähnt, beobachtet. Ganz ähnlich wie beim C.S. findet sich das Arrhenoblastom bei Frauen in den Jahrzehnten der Geschlechtsreife, zwischen dem 16. und 48. Jahr und geht in mindestens 90% der Fälle mit Amenorrhöe einher. Außer dem bimanuellen Nachweis eines einem Eierstock angehörenden Tumors finden sich bei der Frau die *positiven Zeichen der Maskulinisierung*, der Umwandlung der sekundären Geschlechtsmerkmale, und die *negativen Zeichen der Entfeminierung*. Unter den ersteren seien genannt: Haarwuchs von virilem Typ, und zwar nicht nur an Unter- und Oberschenkeln, vorderer Bauchwand und Sternalgegend, mitunter selbst am Hals und Nacken, sondern auch Bartwachstum an Oberlippe, Wangen und Kinn. Dazu kommt Dunkelbraunfärbung der Haut, männlicher Ausdruck der Augen und des Gesichts, Vergröberung des Knochenbaues, Derber- und Kräftigerwerden der Muskulatur, männliche Art in Haltung und Gang: Kombination von Virilismus und Akromegaloidismus, Vergrößerung und Vorspringen des Kehlkopfes (sog. Pomum Adami), rauhe, heisere, tiefe Stimme (Tenor, Bariton, Baß), penisartiges Wachstum der Klitoris mit Erektionsfähigkeit und Umschwung der Geschlechtsgebundenheit der Psyche. — Die Zeichen der Entweiblichung sind Atrophie des von der Geschwulstbildung nicht befallenen Eierstockes, des Uterus und des Mammaparenchyms, Schrumpfung des Scheideneingangs und der Scheide, Abnahme der weiblichen Art der Fettverteilung, besonders im Gesicht, an Hüften und Brüsten mit entsprechender Körpergewichtsreduktion, somit Änderung der weiblichen Körperformen, Struppigwerden und Ausfallen der langen weiblichen Kopfhaare mitunter bis zur Kahlköpfigkeit und Abnahme der Libido, die bisweilen mit Aversion gegen den Ehemann (Fall H. O. Neumann aus unserer Marburger Frauenklinik) oder mit paraphiler s. homosexueller Umkehr des Geschlechtstriebes einhergeht. Charakteristisch für das Arrhenoblastom ist auch das Verschwinden oder Abklingen aller Veränderungen, die Refeminierung 4—6 Wochen nach operativer Entfernung der Eierstocksgeschwulst und der spätere Eintritt einer Schwangerschaft, wie er wiederholt beobachtet worden ist.

IV. Fälle von C.S. mit Schmerzen in der Brustwirbelsäule, den Rippen oder Extremitäten sind immer auf Osteoporose verdächtig und erfordern Röntgenaufnahmen zur Feststellung einer Kalkarmut der Knochen und der dadurch bedingten Veränderungen. Differentialdiagnostisch kommt vornehmlich echte *Osteomalacie* und *Ostitis fibrosa generalisata* v. Recklinghausen in Frage. Niedere Blutkalk- und Phosphatwerte werden sich wahrscheinlich in den schweren Fällen der Cushing-Osteoporose und bei hochgradiger Osteomalacie finden, bei der zugleich das dem Gynäkologen geläufige Krankheitsbild in Form von Adduktorenspasmen, Weichheit, Deformitäten des Beckens usw. zu erkennen ist. Dagegen geht Überfunktion der Epithelkörperchen durch E.K.-Blastome s. Parathyreoidome und die damit in Zusammenhang stehende Ostitis fibrosa generalisata v. Recklinghausen sowie dementsprechend vermutlich auch Hyperinkretion des parathyreotropen H.V.-H., wie sie in manchen Fällen von C.S., wahrscheinlich den leichteren, vorhanden ist, mit Erhöhung des Blutkalkspiegels einher.

VI. Therapie.

Eine *Serienröntgenbestrahlung der Hypophyse* (etwa 1500 r = 3mal HED.) hat öfters Erfolg gehabt und ist denn auch wiederholt empfohlen worden[1]. Man beobachtete danach Abnahme der Fettsucht und des Körpergewichtes, Steigerung der geistigen Leistungsfähigkeit, Wiederauftreten der Menstruation, Entfärbung der Striae purpureae, Sinken des Blutdruckes und Rückkehr des Blutzuckers zur Norm. Allein bisher hielt die Heilung immer nur eine gewisse Zeit an, was auf Fortdauer der krankheitserregenden Ursache hinweist. Auch wurden Fälle mitgeteilt, in denen die Röntgentherapie ohne jeden Einfluß auf das C.S. geblieben ist. — In zwei Fällen von Dattner wurde *Röntgenbestrahlung der Hypophyse und zugleich der Nebennieren* ausgeführt und danach ein Umschwung des gesamten körperlichen und psychischen Zustandsbildes: Gewichtsabnahme, Blutdrucksenkung usw. beobachtet. In einem Fall von A. Schüller (1935) wurden im Knochenmark basophile Zellen gefunden, weswegen er anregte, auch dieses neben Hypophyse und Nebennieren mit Röntgenstrahlen zu behandeln.

Auch auf operativem Weg ist man beim C.S. vorgegangen. In einigen wenigen Fällen hat Cushing ein basophiles Adenom der Hypophyse operativ entfernt und danach Genesung beobachtet. Die *Entnervung (Denervation) der Nebennieren* wurde zuerst von Cushing mit auffallender Besserung der Patienten, dann von

[1] Cushing (1932), Lawrence (1933), Jamin (1934), Schüller (1935), Wohl und Mitarbeiter (1935), Wilder (1935), Dattner (1935), Schilling und Schmitz (1936).

dem Amerikaner *Criles* bei einem 17jährigen Mädchen mit Erfolg in bezug auf Fettsucht, Hypertrichosis, Energie, Nervosität und Akrocyanose ausgeführt, wie auch aus den dort beigegebenen Lichtbildern der Patientin, die vor und nach der Behandlung aufgenommen wurden, hervorzugehen scheint. Eine solche Heilung ließe sich meines Erachtens nur durch die Annahme erklären, daß die Impulse, welche die N.N.-Rinden zur Hyperplasie bringen, nicht als Hormone durch die Blutbahn, sondern auf dem Weg des sympathischen Nervensystems zugetragen würden. Wenn der Eingriff überhaupt beim C.S. in Frage käme, dann doch wohl nur beim Vorherrschen von N.N.-Rindensymptomen, insbesondere sehr starker männlicher Behaarung, also auf Grund der mehr oder weniger berechtigten Annahme einer Hyperplasie der Nebennieren. Wir sahen oben, daß BROSTER in 23 Virilismusfällen sogar die einseitige Nebennierenexstirpation mit dem Effekt einer Wiederverweiblichung ausgeführt hat.

Das Wichtigste wäre sicherlich die *kausale Therapie*; aber sie gestaltet sich schwierig. Die Hauptaufgabe sehe ich für die Mehrzahl der Fälle, d. h. die meines Erachtens seelisch-sexuell bedingten, in nachdrücklichem Hinweis auf die schädlichen Folgen masturbatorischer oder homosexueller Exzesse und bei der verheirateten Frau in Belehrung und Beratung in Hinsicht auf die Beseitigung der Dyspareunie, i.e. die Erreichung eines bei Mann und Frau synchronen Orgasmus bei jeder Kohabitation. Dabei geht es einerseits darum, jene Frauen, die in dauernden Angstzuständen vor einer neuen Schwangerschaft leben, von diesen zu befreien, andererseits die für die Frau immer nachteilige Cohabitatio interrupta zu verbieten und alle die Ratschläge zu erteilen, die zu einer psychosexuell vollbefriedigenden glücklichen Ehe führen. Daß das oft schwierig ist, zumal bei dem heute noch so weit verbreiteten antiquierten Standpunkt sehr vieler Ärzte gegenüber der Sexualwissenschaft, weiß niemand besser als ich. Der Erfolg entsprechender Maßnahmen hat sich mir aber nicht nur bei einer ganzen Reihe von cortico-diencephal-hypophysären Fettsuchtsformen, sondern auch bei einer Andeutungsform des C.S. gezeigt, insofern daraufhin eine sehr weitgehende Besserung aller Symptome eintrat.

E. LAQUEUR (1936 und 1938) empfahl hochdosierte Follikelhormonzufuhr (Menformon 150000 bis 200000 int. E.) und bemerkte danach in mehreren Cushingfällen (E. LAQUEUR und TH. DEELEN u. a.) Herabsetzung aller Erscheinungen: Senkung der Zahl der roten Blutkörperchen, des Hämoglobingehaltes und des Nüchternblutzuckerwertes, günstige Beeinflussung des Gesichtsausdruckes und der Striae purpureae sowie Herbeiführung regelmäßiger Menstruationen nach längerer Amenorrhöe. Die erstgenannten Wirkungen wird man verstehen können, wenn man sich daran erinnert, daß Follikelhormon bei mehrmaliger Verabreichung in größeren Dosen die Adenohypophyse hemmt, was wenigstens für die Produktion des von den Basophilen gebildeten Lactationshormons tierexperimentell gezeigt worden ist. Erinnert sei auch an die Verjüngung durch Follikelhormon bei weiblichen, durch Hodenhormon bei männlichen Individuen (Tier und Mensch) und an den Hinweis von RAAB auf die Ähnlichkeit mancher CUSHING-Symptome mit physiologischen Alterserscheinungen. Auch verweise ich auf eine Beobachtung von FERDINAND KEHRER (Münster 1938) über Spontanheilung des C.S. im unmittelbaren Anschluß an eine Schwangerschaft, was vielleicht durch die enorme Ausschüttung von Follikelhormon seitens der Placenta und dadurch bedingte Hemmung des H.V.

erklärt werden könnte. Durch Follikelhormon läßt sich auch die Akrocyanose, die allgemein bei Frauen und besonders jüngeren Mädchen häufig beobachtet wird, wesentlich bessern, während sie nach mehreren eigenen Beobachtungen durch völlige Normalisierung des Sexualverkehrs im vorhin angegebenen Sinn schlagartig schnell beseitigt werden kann. Follikelhormon in Kombination mit Schilddrüsenpräparaten und evtl. noch Ergocholin (EVELBAUER 1936) ist bei Fettsucht mit Amenorrhöe und Sterilität angezeigt. Man schickt der Entfettungs- vorteilhaft eine Entwässerungskur voraus, welche zugleich das kardiovasculäre System entlastet. An Stelle des Follikelhormons hätte bei Männern mit CUSHING-Syndrom wohl das Testoviron zu treten.

Auch auf die *rein symptomatische Behandlung* der einzelnen Symptome des C.S. nach den Grundsätzen der inneren Medizin wird man nicht verzichten können, solange man nicht eine sichere Kausaltherapie treiben kann. Diesbezüglich muß sich aber der Frauenarzt auf wenige Andeutungen beschränken. Die *diencephal-hypophysäre Fettsucht* soll diätetisch, durch Entwässerung des Körpers mit Obst- und Gemüsetagen (KARELL-Tagen) und salzarmer Kost sowie medikamentös mit Diureticis und Schilddrüsenpräparaten, wie Thyreoidin, Elithyran (I.G.), Inkretan (Promonta), Lipolysin (Henning) (femininum oder masculinum), Apondon usw. behandelt werden. Beseitigung der Wasserretention, d. h. der in den Fettmassen wie in einem Schwamm angesammelten Wassermengen, und damit Abnahme des Körpergewichtes und Besserung der beim C.S. wie auch bei anderen Fettsuchtsformen häufig beschriebenen leichten Herzdekompensation wird auch durch salzlose Kost, Kreislauftherapie mit CO_2-Bädern, Bewegungsübungen, Digitalis usw. erreicht.

Bei *excessivem Hochdruck* läßt entsprechende Therapie, wozu auch Aderlässe gehören, wenigstens vorübergehend eine Senkung erwarten.

Erniedrigung des Grundumsatzes fordert zu einem Versuch mit Schilddrüsenpräparaten auf.

Gegen die *Hyperglykämie* des C.S. ist neben kohlehydratarmer Kost Insulin, das freilich hier nur wenig wirken soll, angezeigt.

Bei *Osteoporose* dürften Injektionen von Parathyreoideaextrakt (2mal täglich je 50 Einheiten) sowie Zufuhr von Kalk und Vitamin D angezeigt sein. Über einen glänzenden Erfolg derartiger Behandlung hat LENDVAI (1936) berichtet.

Die Behandlung der *Amenorrhöe* wird am besten derjenige Gynäkologe mit Erfolg durchführen können, der sich zugleich mit den Grenzgebieten der Endokrinologie und Sexualwissenschaft vertraut gemacht hat.

Die *Ketonämie und Ketonurie,* die aber beim C.S. wohl selten zu erwarten steht, hat CANNAVO (1937) bei einem 20jährigen Mädchen durch eine Insulinkur beseitigen können.

VII. Zusammenfassung.

1. Das CUSHING-Syndrom ist ein kompliziertes klinisches Symptomenbild, das auf Funktionsstörung einer der beiden Komponenten oder beider des Systems Zwischenhirn-Hypophyse beruht. Außer der Adenohypophyse pflegen sekundär andere Blutdrüsen, in erster Linie Keimdrüsen, Nebennierenrinden und Nebenschilddrüsen beteiligt zu sein, wodurch ein pluriglanduläres Syndrom zustande kommt.

2. Beim Morbus CUSHING, d. h. bei dem durch Obduktion und anatomisch-histologische Untersuchungen bestätigten CUSHING-Syndrom, lassen sich in der Hypophyse fast immer charakteristische Befunde erheben: meist eine Hyperplasie oder ein Mikroadenom der Basophilen, manchmal eine Kolloid- bzw. Hyalinablagerung in diesen Zellen, seltener ein aus Basophilen gebildetes Fibroadenom, malignes Adenom oder Adenocarcinom.

3. Auch ein beliebiger, aus Hauptzellen oder Eosinophilen zusammengesetzter Hypophysistumor sowie eine die Zwischenhirn-Hypophysisgegend treffende entzündliche oder traumatische Schädigung kann ein CUSHING-Syndrom hervorrufen, was offenbar durch funktionelle Reizung entweder des Zwischenhirns oder der Basophilen des H.V. geschieht und beide Male eine Hyperinkretion der von diesen Zellen gebildeten Hormone veranlaßt.

4. Öfters ist beim CUSHING-Syndrom nicht nur das der Hypophyse benachbarte Diencephalon, sondern auch die Neurohypophyse beteiligt. Reizerscheinungen sind unter anderem die typischen Zwischenhirnsymptome: Polydipsie und Polyurie, i. e. Diabetes insipidus, sowie Polyphagie. Sie können jedoch im allgemeinen nicht auf druckmechanischer Reizung beruhen, weil größere Hypophysisblastome nur ganz ausnahmsweise beim Morbus Cushing gefunden wurden; vielmehr sind hormonale Beeinflussungen von Zwischenhirnzentren durch Hypophysenhormone anzunehmen, die durch den Trichteranteil der Hypophyse in den III. Ventrikel eintreten.

5. Ganz selten ist beim Morbus CUSHING ein primärer Nebennierenrindentumor oder ein primäres Thymuscarcinom festgestellt worden. Fälle dieser Art sind pathogenetisch ungeklärt. Unter anderem scheint die Annahme möglich, daß seitens der Blastome dieser Blutdrüsen die Basophilen des H.V. in einen veränderten Funktionszustand versetzt werden, also die Vermittlerrolle spielen.

6. Neben der rein organisch bedingten Gruppe des CUSHING-Syndroms gibt es eine zweite, die durch eine übergeordnete zentrale Ursache zustande kommt. Langwirkenden psychischen und ganz besonders psycho-sexuellen Einflüssen von der Großhirnrinde auf das Zwischenhirn und durch dieses auf die Hypophyse, also cortico-diencephal-hypophysären Reizen, ist m. E. große pathogenetische Bedeutung zuzuerkennen.

7. Es ist in der vorstehenden Arbeit der Versuch unternommen worden, die einzelnen Symptome und Befunde beim CUSHING-Syndrom und beim Morbus CUSHING auf die spezifischen Hormone zurückzuführen, soweit das nach dem derzeitigen Stand der Wissenschaft möglich ist. Ich hoffe damit nicht nur zur Klärung des Krankheitsbildes beigetragen, sondern auch Wege zur weiteren Forschung gezeigt zu haben.

VI. Diabetes mellitus. Sein physiologisches Wesen und seine rationale Behandlung.

Experimente und Beobachtungen[1].

Von

W. N. Boldyreff-Michigan, USA.

Mit 12 Abbildungen.

«C'est la physiologie qui doit ... éclairer la pathologie»
(Physiologie soll Licht in die Pathologie bringen).
Bernard, Cl.: Leçons sur le Diabete, p. 475. 1879.

Inhalt.

[1] Berichtet auf der Fachsitzung, Battle Creek Sanitarium, Battle Creek, Michigan, am 22. November 1933. Vorgetragen in Grand Rapids, Michigan auf der dortigen medizinischen Gesellschaft, am 11. April 1934 und in Atlantic City, New Jersey, während der Sitzung der American Gastro-Enterological Association, am 30. April 1934.

Diese Arbeit ist nicht nur für Spezialisten geschrieben, sondern auch für den regulären praktischen Arzt und die Studenten. Dieser Umstand erklärt zwei Besonderheiten: Erstens das Fehlen experimenteller Einzelheiten, damit dieser Artikel nicht zu weitschweifig wird und die wichtigsten Tatsachen übersichtlicher erscheinen; und zweitens die mehr volkstümliche Erklärung des Gegenstandes, damit alle Teile gut verstanden und ohne Schwierigkeiten gelesen werden können. Die Angaben der Literatur sind weit entfernt davon, vollständig zu sein.

Literatur[1].

ACHARD, C.: Cinq Leçons sur le Diabete,
ALLEN, F. M.: Studies Concerning Glycosuria and Diabetes. Boston: W. M. Leonard 1913.
— E. STILLMAN and R. FITZ: Total Dietary Regulation in the Treatment of Diabetes. New York 1919.
ANCIAES, C. J. H.: Insuline, Pituitrine et Secretion Gastrique. 1885. — C. r. Soc. Biol. Paris **95**, 313 (1926).
BANG, I.: Die Blutzucker. Wiesbaden 1913.
BANTING, F. G.: The Successful Isolation of the Antidiabetic Hormone.
— Insulin. Beaumont Found. 1923.
— and C. H. BEST: J. Labor. a. clin. Med. **7**, 251 (1922).
BANTING BEST and R. R. MACLEOD: Amer. J. Physiol. **59**, 479 (1922).
BENSLEY: Amer. J. Anat. **12**, 297 (1911).
— Harvey Lectures **10**, 250 (1915).
BERNARD, CL.: C. r. Acad. Sci. Paris **28** (1849).
— Arch. gén. Med. Paris **19** (1849).
— 4. Ann. Chim. et Physique, XXV. s. **3**.
— Leçons der Physiol. Experimentale, Tome II.
— Memoire sur le pancreas. Paris 1856.
— Lecons sur le Diabete et la Glycogenese Animale, 1877.
BIDDER u. SCHMIDT: Die Verdauungssäfte und der Stoffwechsel, S. 245.
BLOOR, W. R.: J. of biol. Chem. **26**, 424 (1916); **49**, 201 (1921).
— Lipemia. J. of biol. Chem. **49**, 20 (1921).
— Fat Transport in the Animal Body. Physiologic Rew. **2**, 92 (1922).
BOLDYREFF, EPHRAIM: Die Sekretion des Pankreassaftes — ein glykolitischer Faktor im Blut. Pflügers Arch. **218**, 552—567 (1928).
— Report of an Accessory Pancreas on Ileum of a Dog. Anat. Rec. **43**, 4751 (1929).
— New Aspect of Pancreatic Function in Carbohydrate Metabolism. Proc. XIV. internat. Physiol. Congr. Rome **1932**, 37—39.
— Vagus Control of Pancreatic Function. J. of Pharmacol. **46**, 407—418 (1932).
— Contribution to the Histophysiology of the Pancreas. Effect of Insulin on Acinar Tissue. Amer. J. Physiol. **105**, 9 (1933). — Rep. internat. Congr. exper. Cytology, England, Cambridge 1933.
BOLDYREFF, E. and J. F. STEWART: A Study of Gastric Secretion Caused by Insulin. J. of Pharmacol. **46**, 419—429 (1932).
BOLDYREFF, W. N.: Le Travail Periodique de l'Appareil Digestif en dehors de la Digestion. Arch. di Sci. biol. **11**, 1 (1904—05) (in RUSSIAN and FRENCH).
— Lipase des Darmsaftes. Hoppe-Seylers Arch. **5**, 150 (1907).
— Arch. Verdgskrkh. **15**, 1, 268 (1909).
— Einige neue Seiten der Tätigkeit des Pankreas. Erg. Physiol. **11**, 182 (1911).
— Periodical Activity of the Organism in Man and Higher Animals. Pancreas — the Chief Agent of the Process of Assimilation and Dissimilation in the Whole Body. Russk. Wratsch **1914**, No. 45—49 (russ.).
— Fonction periodique de l'organisme chez l'homme et les animaux superieurs. Quart. J. exper. Physiol. **10**, Nr 2, 185 (1916).
— The Periodical Activity of the Organism and Its Physiological and Clinical Significance. Bull. Battle Creek San. a. Hosp. Clin. **1928**.
— External and Internal Secretion of the Pancreas and Their Interrelation. XIII. internat. Physiol. Congr. Boston 1929. Amer. J. Physiol. **90**, Nr 2 (Okt. 1929).
— Die periodische Tätigkeit des Organismus und ihre physiologische Bedeutung. Erg. Physiol. **29** (1929).
— The Pancreatic Triad, Battle Creek San. a. Hosp. Clin. Bull. **26**, Nr 1 (Jan. 1931).
— Pancreas and General Metabolism. XIV. internat. Physiol. Congr. Rome 1932.
— and A. W. BOLDYREFF: What is the Reason or the Mechanism of the Periodical (Hunger) Gastric and Intestinal Contractions? XII. internat. Physiol. Congr. Stockholm 1926.

[1] Ältere Literatur über Kohlehydratstoffwechsel und Diabetes mellitus ist zu finden bei CL. BERNARD, PFLÜGER, ALLEN, OSER und ebenso in ROBSON und CAMMIDGE. Neue Angaben über Insulin werden in den Werken von JOSLIN und MACLEOD gegeben.

BOUCHARDAT, A.: Nouveau Memoire sur Glycosurie en Diabète Sucré. Suppl. et Ann. Thér. Paris **1846**, 209. — C. r. Acad. Sci. Paris **20**, 1085.
— La Glycosurie ou Diabète Sucré, son Traitement Hydiénique, 2. Ed. Paris 1885.
CAMMIGDE, C. and HOWARD: New Views on Diabetes Mellitus. Oxford 1924.
CAMMIDGE, P. J.: Pancreatic Diabetes, with Remarks upon its Surgical Treatment. Surg. etc. **6**, 22—28 (1908).
CAPPARELLI, A.: Jber. Tierchem. **23**, 569 (1892).
CARLSON, A. J.: J. of biol. Chem. **17**, 19 (1914).
— and F. M. DRENNAN: The Control of Pancreatic Diabetes in Pregnancy by the Passage of the Internal Secretion of the Pancreas of the Fetus to the Blood of the Mother. Amer J. Physiol. **28**, 391—395 (1911).
CLAESSEN: Krankheiten der Bauchspeicheldrüse. Köln 1842 (Lit.).
COLLAZO u. M. DOBREFF: Die Beeinflussung der äußeren Sekretion des Pankreas durch Insulin. Münch. med. Wschr. **1924 II**, 1678.
COLLIP: Trans. roy. Soc. Canada **16**, 28 (1922).
COWLEY: Lond. med. J. **1788**.
DIAMARE, V.: Zbl. Physiol. **18**, 863—869 (1904).
— u. A. KULIABKO: Zbl. Physiol. **21**, 863—869 (1937).
DOBSON, M.: Experimente and Observations on the Urine in Diabetes. Medical Observations and Inquiries by a Society of Physicians in London, Vol. 5, p. 298. 1776.
DROST, E.: Zur Frage der Beziehungen zwischen innerer und äußerer Sekretion des Pankreas Arch. Verdgskrkh. **41**, 222 (Okt. 1927).
EICHHORST, H.: Textbook of Special Pathology and Therapy, Vol. V/II, p. 516. 1891 Russian Edition.
FALTA, W.: Le Regime des Diabetiques. Berlin: Urban u. Schwarzenberg 1928.
FOLIN, O. and H. WU: A Simplified Method for Determination of Sugar. J. of biol. Chem **41**, 367 (1920).
FONSECA, F. and A. DE CARVALLO: Sur le Mecanisme de l'action de l'Insulin sur la secretion gastrique. C. r. Soc. Biol. Paris **96**, 1327 (1927).
FORNET, W.: De l'emploi de l'insuline. Concours Med., 30. Jan. **1927**.
— Eine Diättafel für Diabetiker. Münch. med. Wschr. **1928 II**, 1381.
— Sur l'efficacite de l'insuline buccale. Presse méd., 22. März **1930**, No 24.
— Experimentelle Grundlagen der perkutanen Insulinwirkung. Klin. Wschr. **1935 II** 1759, 1760.
FORSHBACH: Arch. f. exper. Path. **60**, 131 (1909).
FOSTER, M.: Lectures on the History of Physiology during the XVI, XVII and XVIII centuries. Cambridge 1901.
FRIEDRICH: Krankheiten des Pankreas. ZIEMSSEN: Handbuch der speziellen Pathologie und Therapie, 2. Aufl., Bd. VIII. 1878 (Lit.).
GRAY, P. A. and W. D. SANSUM: The Higher Carbohydrate Diet Method in Diabetes Mellitus J. amer. med. Assoc. **100**, Nr 20, 1580—1584 (Mai 1933).
GUELPA: Autointoxication et Desintoxication. Starvation and Purgation in the Relief of Disease. Brit. med. J. **1910 II**, 1050.
HANSEMANN, D. v.: Die Beziehungen des Pankreas zum Diabetes. Z. klin. Med. **26**, 19 bis 225 (1894).
— Pankreasveränderungen beim Diabetes. Berl. klin. Wschr. **1912 I**, 927—930.
HÉDON, E.: Physiologie du Pancreas. Paris.
— C. r. Acad. Sci. Paris **117**, 238—240 (1893).
— Sur les effets de la destruction lente du pancréas. Arch. de Physiol., s. **65**, 269 (1894
— Arch. de Physiol. **29**, 622—634 (1897).
— Travaux de Physiologie. Paris 1898.
— Sur le rôle du suc pancréatique. C. r. Soc. Biol. Paris, 16. April **1910**, 650—653.
— Diabète par extirpation du pancréas, après séction de la moelle cervico-Dorsale. Re Méd. **30**, No 8, 617—630 (Aug. 1910).
— Diabète par extirpation du pancréas, après séction de la moelle cervico-Dorsale. Arc internat. Physiol. **11**, 195—223 (1911).
— Sur la sécrétion interne du pancréas. C. r. Soc. Biol. Paris, 8. Juli **1911**, 124—12

HÉDON, E.: La survie indefinie du chien depancreate tratte par l'insuline. J. Physiol. et Path. gén. **25**, No 1, 1—16 (1927).
HEDON, L.: Le quotient respiratoire et le matabolisme de base dans diabete pancreatique experimentale (3 memoires). Arch. internat. Physiol. **26** (3. Juni 1926); **27** (3.—4. Dez. 1926); **29** (2. Okt. 1927).
HEIDENHAIN, R.: Beiträge zur Kenntnis des Pankreas. Pflügers Arch. **10**, 557 (1875).
— HERMANNS Handbuch der Physiologie, Bd. V, S. 197.
HESS, OTTO: Über das Wesen der Diabetes. Münch. med. Wschr. **1902 II**, 1449—1454.
— Die Ausführungen des Hundepankreas. Pflügers Arch. **118**, 536—538 (1907).
JOSLIN, E. P.: Diabetic Metabolism with High and Low Diets. Carnegie Inst. Washington, D. C. 1923.
— The Treatment of Diabetes Mellitus. Philadelphia: Lea and Febinger 1928.
KNOWLTON, F. P. and E. STARLING: Experiments on the Consumption of Sugar in the Normal and Diabetic Heart. J. of Physiol. **45**, 146—163 (1912).
KOPPANYI, J., A. C. IVY, A. L. TATUM and F. T. IUNG: Studies in Avian Diabetes and Glycosuria. Amer. J. Physiol. 88, 666 (1926).
KUEHE u. LEA: Über die Absonderung des Pankreas. Unters. physiol. Inst. Heidelberg **2**, H. 4 (1882). (Ref. bei SAUERBECK.)
LABBE, M.: Le Traitement du diabetes, 4. Ed. Paris 1933.
LAETHERS, J. B.: The Fats. Lancet **1925 I**, 803—853, 957, 1019.
LAGUESSE, E.: Sur la formation des îlots de LANGERHANS dans le pancreas. C. r. Soc. Biol. Paris **14**, 819, 820 (1893).
— Developpement du pancréas chez les poissons osseux. J. Anat. de Physiol. **30**, 79—116 (1894).
— Structure et developpement du pancréas d'après les travaux recents. J. Anat. et Physiol. **30**, 591—608, 731—783 (1894).
— Recherches sur l'histogénie du pancréas chez le mouton. J. Anat. et Physiol. **32** (1895), 171—198, 209—255 (1896).
— Le pancréas. Rev. gén. Histol. **2**, 1—275 (1906/08).
LANCEREAUX: Bull. Acad. Méd. **1877**, 1224.
LANGERHANS: Beiträge zur mikroskopischen Anatomie der Bauchspeicheldrüse. Inaug.-Diss. 1869.
LEPINE: Effects sur le pancréas. C. r. Acad. Sci. Paris **110**, 742 (1890).
— Diabètes pancréatique experimental. Lyon méd. **74**, 415—416 (1893).
— Berl. klin. Wschr. **1898 I**, 317.
— Glycosurie par injection d'adrenaline. Lyon méd. **99**, 151 (1902).
— C. r. Soc. Biol. Paris **55**, 161 (1903).
— C. r. Soc. Biol. Paris **1903**, 1288.
— Lyon méd. **53**, 623 (1903).
— J. Physiol. et Path. gén. **7**, I (1905).
— C. r. Soc. Biol. Paris **1903**, 1288.
— Le Diabete Sucre. Paris: Felix Alcan 1909.
— Sur le mécanisme de la Glycosurie. C. r. Soc. Biol. Paris, 12. März **1910**, 448, 449.
— Sur la sécrétion interne du pancréas. Rev. Méd. **20**, 420—432 (1910).
LEPINE, R. et BOULUD: C. r. Acad. Sci. Paris **1906**; **1907**; **1908**.
— C. r. Soc. Biol. Paris **1909**; **1910**; **1911**.
LESCHKE, E.: Über die Wirkung des Pankreasextraktes auf Pankreasdiabetische und auf normale Tiere. Arch. f. (Anat. u.) Physiol. **1910**, H. 5/6, 401.
— Die Pankreas-Therapie des Diabetes. Münch. med. Wschr. **1911 II**, 1396, 1397.
LEURET et LASSAIGNE: Recherches physiologiques et chimiques pour servir a l'histoire de la digestion. Paris 1825.
LEWOSCHEW, S. W.: Über eine eigenthümliche Veränderung der Pankreaszellen warmblütiger Tiere bei starker Absonderungstätigkeit der Drüse. Arch. mikrosk. Anat. **26**, 452—485 (1886).
MACLEOD, J. J. R.: Harvey Lectures. J. amer. med. Assoc. 18. April **1914**.
— The Antidiabetic Functions of the Pancreas. Beaumont Found. 1923.
— Brief Literature on Attempts of Treating Diabetes with Preparations of the pancreas which Preceded Introductions of Insulin. Physiologic. Rev. **4**, 21 (1924).

MACLEOD, J. J. R.: Carbohydrate metabolism and Insulin. Longmans, Green & Co. **1926**.
— The Control of Carbohydrate Metabolism. Bull. Hopkins Hosp. **54**, Nr 2, 79—139 (Febr. 1934).
MERING u. MINKOWSKI: Klebs' Arch. **26**, 37 (1889).
— Semaine méd., 22. Mai **1889**.
— Diabetes mellitus nach Pankreasexstirpation. Leipzig 1889.
— Arch. f. exper. Path. **26**, 371 (1890).
MERING, J. v.: Über experimentellen Diabetes. Verh. Kongr. inn. Med. **6**, 349—359 (1887).
— Über Diabetes mellitus. Z. klin. Med. **14**, 405—423.
— Über Diabetes mellitus. Z. klin. Med. **16**, 431—446 (1889).
MEYER, P. F.: Über die Wirkung des Insulins auf die Magensekretion. Klin. Wschr. **1930 II**, 1578.
MINKOWSKI, O.: Berl. klin. Wschr. **1890 I**.
— Arch. f. exper. Path. **26**, 371 (1890); **31**, 85 (1892); Suppl. **1908**, 399.
— Zbl. Path. **1892**.
— Untersuchungen über den Diabetes mellitus nach Exstirpation des Pankreas. Leipzig **1893**.
— Arch. f. exper. Path. **1892**; **1893**; **1905**; **1907**; **1908**.
NAUNYN, B.: Der Diabetes mellitus, S. 37. Wien 1898.
NOORDEN u. S. ISSAC: Verordnungsbuch und diabetischer Leitfaden für Zuckerkranke. Berlin 1932.
NOORDEN, C. v.: Die Zuckerkrankheit, 7. Aufl. Berlin 1917.
OERTEL, H.: The Pancreas and Diabetic Metabolism, Lancet **1924 I**, 695.
OPIE, E. L.: Pathological changes affecting the islands of LANGERHANS of the pancreas. J. Boston Soc. med. Sci. **4**, 251—260 (1889—1900).
— On the histology of the islands of LANGERHANS. Hopkins Hosp. Bull. **11**, 205—208 (1900).
— On the relations of chronic interstitial pancreatitis to the islands of LANGERHANS and to diabetes mellitus. J. of exper. Med. **5**, 397—428 (1900/01).
— Diabetes mellitus associated with hyalin degeneration of the islands of LANGERHANS of the pancreas. Hopkins Hosp. Bull. **12**, 263, 264 (1901).
— Diseases of the Pancreas, 1903.
— Disease of the Pancreas, its Cause and Nature, 2nd Ed. 1910.
— Special Cytology, p. 281. New York 1928.
OSER, L. and others: Diasease of the Liver, Pancreas and Suprarenal Capsules. NOTHNAGELS Practice. 1905. (English translation.)
PAVLOV, J. P.: Folgen der Unterbindung des Pankreasganges beim Kaninchen. Arch. Physiol.Mensch. u. Tiere **16**, 123 (1878).
— The Work of the Digestive Glands, 2nd Ed. London 1910.
— u. G. A. SMIRNOW: Regeneration of the Pancreas in Rabbits. Russk. Wratsch **12**, 285 (1889) (russ.).
PAVY, E. W.: The Physiology of the Carbohydrates. London 1906.
PETREN: Verh. XXXIV. Kongr. dtsch Ges. inn. Med. **1922**.
— Diabetes-Studien. Køpenhagen: Glydendalski 1923.
— Acta med. scand. (Stockh.) **3**, 101, 112.
— Verd. von Stoffkrankheiten, Bd. 8, S. 5. 1923.
PFLÜGER, E.: Ob die Totalexstirpation des Pankreas mit Notwendigkeit Diabetes bedingt. Pflügers Arch. **106**, 181—188 (1904/05).
— Das Glykogen und seine Beziehungen zur Zuckerkrankheit. Bonn 1905.
— Arch. ges. Physiol. **118**, **119** (1907); **122**, **123** (1908); **128** (1909).
— Untersuchungen über den Pankreasdiabetes. Pflügers Arch. **108**, 265—321 (1907).
— Über die Natur der Kräfte, durch welche das Duodenum den Kohlehydratstoffwechsel beeinflußt. Pflügers Arch. **119**, 227—248 (1907).
— Über den Duodenaldiabetes der Warmblüter. Pflügers Arch. **122**, 267—274 (1908).
— Über die durch Resektion des Duodenums bedingten Glykosurien. Pflügers Arch. **124**, 1—28 (1908).
— Über den Glykogengehalt der fetalen Leber. Pflügers Arch. **95**, 19—22 (1903).
POPESCO, M. et G. DISCULESCO: L'action de l'insuline sur la sécretion de l'estomac en état normal et pathologique. Arch. des Mal. Appar. digest. **17**, 28 (1927).

PRIESEL u. WAGNER: Die Zuckerkrankheit und ihre Behandlung im Kindesalter. Leipzig 1932.
RATHERY, F.: Bull. Acad. Méd. **85**, 262 (1921).
— et R. SIGWALD: Bull. Soc. méd. Hôp. Paris **46**, 1702 (1930).
RENIER DE GRAFF: Tractat. anat. medicus de suc. pancreat. natura et usu, 1617.
ROBSON, W. M. and P. J. CAMMIDGE: The Pancreas, Its Surgery and Pathology. Philadelphia: W. B. Saunders Co. 1907.
SALTYKOW: Über Pankreasdiabetes. Korresp.bl. Schweiz. Ärzte **39**, 625—635 (1909).
SANDMEYER, W.: Z. Biol. **29**, 86—114 (1892).
— Die LANGERHANSschen Inseln des Pankreas und ihre Beziehung zum Diabetes mellitus. Erg. Path. **3**, 538 (1902).
— Über die Folgen der Pankreasexstirpation beim Hund. Erg. Path. 8, 538 (1902).
SCHOULZE: Arch. mikrosk. Anat. **56**, 491 (1900).
SCHOULTZ, P. u. ZULEZER: G. Zur Frage der Totalexstirpation des Pankreas beim Hunde. Zbl. Physiol. **19**, 1, 2 (1905).
SCOTT, J.: On the Influence of Intravenous injections of an Extract of the Pancreas on Experimental Pancreatic Diabetes. J. of Physiol. **29**, 306—310 (1911).
SEEGEN: Der Diabetes mellitus. Berlin 1893.
— Zur normalen und pathologischen Morphologie der inneren Sekretion der Bauchspeicheldrüse. Diss. Petersburg 1902. — Virchows Arch. **168**, 91—128 (1902).
— Beiträge zur Pankreaspathologie. Beitr. path. Anat. **47**, 399—422 (1909/10).
SOSKIN, S., L. N. KATZ, S. STROUSE and S. H. RUBINFELD: Treatment of Eldrely Diabeteic Patients with Cardiovascular Disease. Arch. int. Med. **51**, Nr 1, 122—142 (Jan. 1933).
SSOBOLEW, L. W.: Über die Struktur der Bauchspeicheldrüse unter gewissen pathologischen Bedingungen. Beitr. path. Anat. **47**, 399—422 (1909/10).
— Zbl. Path. **11**, 202, 203 (1900).
THAIS, GEORGES: Contribution a l'étude de l'efficacite de l'insulin par la voie digestive. Paris: Jouve & Co. 1937.
THIROLOIX, J.: Diabetes Pancréatique. Paris 1892.
— Note sur la physiologie du pancréas. Arch. de Physiol. **1892**, 716—720.
— Diabete pancréatique experimental a durée prolongée. Bull. Soc. méd. Hôp. Paris **30**, 656—658 (1910).
— Formes pronongées de diabète pancréatique experimentale. C. r. Acad. Sci. Paris **154**, No 6 (4. Febr. 1912).
— et P. JACOB: Diabète sucre experimental consecutif a l'ablation partielle du pancréas chez le chien. Bull. Soc. méd. Hôp. Paris **29**, 292—294 (1910).
TIEDEMANN et GMELIN: Recherches experimentalles physiologiques et chimiques sur la digestion. Paris 1827.
TSUGE, M.: Über Entstehungsmechanismus der Hungergefühle in der Magensaftsekretion durch Insulin. Tokyo-Igakkwai-Zasshi **44**, 1062 (1930).
UMBER, FRIEDRICH: Werden und Wirken des Deutschen Insulinkomitees. Dtsch. med. Wschr. **1932 II**.
— Das Schicksal der Zuckerkranken. Dtsch. med. Wschr. **1932 I**.
— Diabetes bei drei eineiigen Zwillingspaaren. Dtsch. med. Wschr. **1934 I**, 544.
— Insulinreaktion und Beruf. Med. Welt **1934**, Nr 19.
— Die Behandlung des Koma diabeticum. Ther. Gegenw. **1934**, H. 2.
— Der Diabetes in seiner Behandlung zu Traumen und zum Berufsleben. Med. Welt **1935**, Nr 25.
VANNI, L.: Arch. ital. Clin. med. **1894**, F. 2.
VASILIEV, B. N.: Arch. di Sci. biol. **2**, 219 (1893).
VINCENT, S. and F. D. THOMPSON: The „Islets of LANGERHANS" in the vertebrate pancreas. J. of Physiol. **34**, XXVII, XXVIII (1906).
WARREN, SH.: The Pathology of Diabetes Mellitus. Philadelphia 1930.
WINOGRADOFF: Beiträge zur Lehre vom Diabetes Mellitus. Virchows Arch. **27**, 533—573 (1863).
WITT, LYDIA M. DE: Morphology and Physiology of Areas of LANGERHANS in some Vertebrates. J. of exper. Med. 8, 193—239 (1906).
YABLONSKY, U. M.: Diss. St. Petersburg 1894. — Arch. di Sci. biol. **4**, 377.

ZÜLZER, G.: Experimenteller Diabetes (Kongr.ber.). Dtsch. med. Wschr. **1907 I**, 741.
— Experimentelle Untersuchungen über den Diabetes. Berl. klin. Wschr. **1907 I**, 474, 475.
— Untersuchungen über den experimentellen Diabetes. Verh. dtsch. Kongr. inn. Med. **24**, 258, 263 (1907).
— Dtsch. med. Wschr. **1908 II**, 1380.
— Über Versuche einer spezifischen Fermenttherapie des Diabetes. (Vorl. Mitt.) Z. exper. Path. u. Therap. **5**, 307—318 (1908/09).
— M. DORHN u. A. MARXER: Neuere Untersuchungen über den experimentellen Diabetes. Wschr. **1908 II**, 1380—1385.

I. Einleitung.

Das Problem, welches bei der Zuckerkrankheit vorliegt, ist nicht einfach und seine Geschichte sehr lehrreich. Auffallend ist die Tatsache, daß es seit Jahrhunderten oft so aussah, wie wenn eine Behandlungsmethode gefunden und das Rätsel der Natur gelöst wäre. Jedesmal wurden der Vertreter dieser neuen Methode und der Arzt, der sie benutzte, ebenso wie die Patienten, die sich ihr unterwarfen, bitter enttäuscht. Der Verfasser will nicht alle diese Fälle aufzählen, die den Spezialisten gut bekannt sind, sondern er wird nur einen erwähnen, der sich erst ganz kürzlich ereignete, die Methode von GUELPA, dessen Behandlungsweise „Hungern und Abführen“ war. Wir wollen nun sorgfältig argumentieren, wo der Grund für solche wiederholten, krassen Fehlschläge liegt. Vor allen Dingen ist es die Tatsache, daß die Krankheit auf einer radikalen, oft nicht wiederherzustellenden funktionellen Störung des Organismus beruht, die den allgemeinen Stoffwechsel (Kohlenwasserstoffe, Fette, Proteine) betrifft.

Alle Phasen des Stoffwechsels sind angegriffen, deshalb ist es unmöglich, diese Krankheit dadurch zu behandeln, daß man seine Aufmerksamkeit nur auf eine von diesen konzentriert, selbst wenn diese den wichtigsten Platz einnehmen würde. Der nächste, aber deshalb nicht weniger wichtige Grund für die allgemeinen Fehlschläge lag in dem Umstand, daß diese Krankheit erfahrungsgemäß behandelt wurde, ohne daß man ihr Wesen kannte. Bei vielen anderen Krankheiten, die auf weniger wichtige Organe einwirkten, war man mit solch blinder Erfahrung erfolgreich. Nicht so beim Diabetes mellitus, da diese Krankheit die Hauptbasis, die Hauptwurzel des Lebensphänomens unterminierte. In einem solchen Falle kann man nicht mit verbundenen Augen arbeiten; man kann keinen Erfolg erwarten, wenn man im Dunkeln tappt. Vor allem anderen muß man seinen Weg beleuchten.

Viele Versuche sind unternommen worden, um mit neuem wissenschaftlichem Tatsachenmaterial und wirklicher Kenntnis das Problem zu klären, alle haben den Weg zu diesem Ziel zwar verkürzt, ohne es aber wirklich zu erreichen. Von besonderem Wert sind die Arbeiten und Entdeckungen des großen französischen Wissenschaftlers CL. BERNARD, welcher zwei sehr wichtige Vorgänge bis ins einzelne beschrieb, die mit dieser Krankheit verknüpft waren, nämlich: den Zuckerstoffwechsel in der Leber und das Nervensystem (piqure).

Der zweite bedeutende Schritt soll den berühmten deutschen Forschern VON MERING und O. MINKOWSKI angerechnet werden, und zwar besonders dem letzteren. Ihre Nachfolger verloren aber die rechte Spur, indem sie sich zu sehr auf Hypothesen und die vielleicht unabhängige innere Sekretion der Bauchspeicheldrüse verließen, die angenommenermaßen in den LANGERHANSschen Inselchen vonstatten gehen soll.

Obwohl man auf diesen Fehler aufmerksam machte (v. HANSEMANN, DE DOMINICIS, BOLDYREFF), schenkte man der Aufhellung dieses Irrtums nur wenig Aufmerksamkeit, da kein richtiger Beweis vorgelegt wurde. Bei so vielen Enttäuschungen und falschen Auslegungen sollte man natürlicherweise erwarten, daß die Kritik von Tatsachen unterstützt würde.

Im Zusammenhang mit den unschätzbaren Funden von CL. BERNARD und MINKOWSKI, von denen schon oben gesprochen wurde, muß auf den großen Erfolg aufmerksam gemacht werden, der in unseren Tagen in Amerika von den englischen Forschern McLEOD und BANTING erzielt worden ist[1].

Das *Insulin,* welches sie in die medizinische Praxis eingeführt und bekanntgemacht haben, ist wichtig und überall akzeptiert worden. Trotzdem ist das Gute dieses tatkräftigen und wohltuenden Heilmittels für die Behandlung der Zuckerkrankheit stark beeinträchtigt durch die Tatsache, daß wir das Wesen der Zuckerkrankheit und den Mechanismus der Wirkung des Insulins nicht vollständig verstehen.

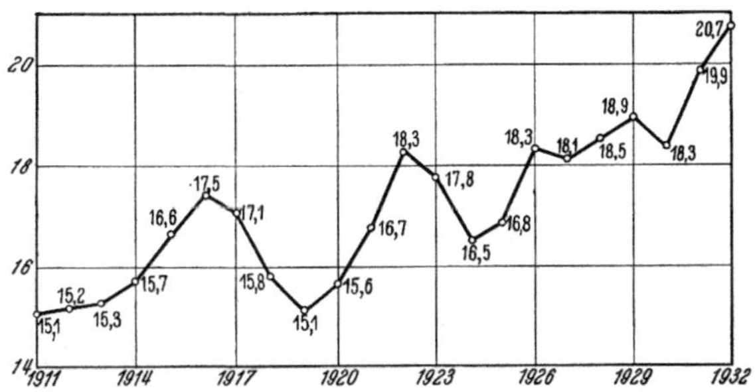

Abb. 1. Die Todesraten der Zuckerkrankheit aller Altersstufen vom 1. bis zum 74. Lebensjahre. (Metropolitan Life Insurance Company, Industrial Department, 1911—1932.) (Nach E. P. JOSLIN.)

Inzwischen hat diese Krankheit stärker ihre Opfer gepackt und die *prozentuale Sterblichkeit* hat während der letzten 10 Jahre nicht nur nicht abgenommen, sondern ist *gestiegen,* wie es in der Abb. 1 gezeigt wird, die der Verfasser von JOSLIN geborgt hat.

Das Anwachsen der Zahl der Fälle an Zuckerkrankheit wird von vielen durch 2 Tatsachen erklärt: 1. Durch die Verbesserung der diagnostischen Methoden, wodurch man viele Fälle dieser Krankheit (besonders in ihrem Anfangsstadium) erkennen kann, wozu man früher nicht in der Lage war; 2. durch das gesteigerte Interesse der Ärzte und Patienten an der Zuckerkrankheit, nachdem das Insulin entdeckt worden war.

---

[1] Das Komitee für den Nobelpreis erkannte den Preis für das Insulin MACLEOD und BANTING zu. Es ist wahrscheinlich, daß es genügend Gründe hatte, so zu handeln, da niemand diese Entscheidung angriff. Als MACLEOD Amerika verlassen hatte, besonders aber nach seinem Tode, begannen einige der Verfasser in ihren Abhandlungen über das Insulin den Namen MACLEODS auszulassen, während sie den gesamten Anspruch auf die Entdeckung BANTING allein gaben.

Der Verfasser versucht nun keineswegs, den Wert des letzteren zu mindern, eines Mannes, der auf diesem Gebiete immer eine Zentralfigur darstellen wird. Der Verfasser will nur den Leser daran erinnern, daß MACLEOD seine Arbeit über Kohlenwasserstoffe schon im Jahre 1907 angefangen hatte und ein Spezialist auf diesem Gebiete geworden war. Es ist wahrscheinlich, daß BANTING zu MACLEOD mit dem Plan für seine Arbeit kam. Schließlich wurde Insulin in MACLEODS Laboratorium entdeckt und dank seiner Anstrengungen und Energie in den klinischen Gebrauch eingeführt. Kann man nun nach all dem vergessen, seinen Namen zu erwähnen? Weiterhin sollte man nicht vergessen, daß BANTING weder ein Physiologe noch ein Chemiker war. Dieser Teil der Arbeiten wurde sorgfältig und erfolgreich von BEST und COLLIP ausgeführt. Auch noch einige andere Personen haben an dem Hauptwerk teilgenommen.

Man kann aber nicht ableugnen, daß das Insulin die Erwartungen nicht erfüllte. In dieser Hinsicht steht es weit hinter der Pockenimpfung, die fast vollständig die Blattern zum Verschwinden brachte, und Pasteurs Methode zur Behandlung von Tollwut, die diese einst so schreckliche Krankheit für das Volk ungefährlich machte. Obwohl die Zuckerkrankheit mit Hilfe des Insulins in viel milderer Form auftritt (besonders bei Kindern), so blieb dennoch diese Krankheit sehr gefährlich und noch weit verbreitet. Menschen, die von dieser Krankheit betroffen sind, brauchen auch heute noch stärkere Mittel für die Heilung (siehe auch die Literatur).

Man sollte auch nicht die Tatsache vergessen, daß weder McLeod noch Banting Pioniere waren. Einige Anerkennung muß man Zuelzer und anderen Verfassern zuerkennen, die mit ihren vorbereitenden Arbeiten sorgfältig und unermüdlich den Weg für die Entdeckung der kanadischen Ärzte freigelegt hatten.

Unter Zugrundelegung aller dieser Tatsachen hält es der Verfasser für seine Pflicht, seine Forschungsresultate mit der medizinischen Welt zu teilen, nachdem er das Glück hatte, diese durch seine Forschungen auf dem Gebiet der Physiologie der Bauchspeicheldrüse zu finden. Diese Forschung ist seine größte wissenschaftliche Arbeit.

Bei der Auswertung seiner Resultate, besonders für das Verständnis und die Behandlung der Zuckerkrankheit ist der Verfasser zu einigen neuen und anscheinend wichtigen Folgerungen gekommen, die zu einer Erleichterung für die unglücklichen Zuckerkranken führen sollte. In dieser Arbeit macht der Verfasser seinen ersten Versuch, Licht auf das gesamte Problem der Behandlung der Zuckerkrankheit auf der Basis seiner physiologischen Funde zu werfen. Vielleicht mögen dem Leser einige untergeordnete Angaben nicht völlig überzeugend erscheinen. Der Verfasser hält sich aber für verpflichtet, dieses Material anzuführen, um eine vollständige Aufstellung des gesamten Problems zu geben. Solche, teilweise hypothetischen Einzelheiten sind leicht erkennbar und können mit dem absolut klar und sicher festgestelltem Tatsachenmaterial nicht verwechselt werden. Sie können deshalb auch keinen Schaden anrichten. Außerdem sollten die wichtigsten Tatsachen und Resultate des Verfassers durch Versuche von anderen Spezialisten nachgeprüft werden. Durch eine weitere Ausarbeitung dieses Problems sollen ungenaue Einzelheiten kontrolliert und entfernt werden, andere, die jetzt vielleicht unwahrscheinlich erscheinen, aber in Wirklichkeit richtig sind, sollen bewiesen werden und sich als nutzbringend erweisen.

Der Verfasser hofft, die Hilfe der Männer reiner Wissenschaft und aus der praktischen Medizin zu erhalten, die an dem Problem der Zuckerkrankheit interessiert sind. In diesem Sinne unterbreitet der Verfasser diese Arbeit ihrer Aufmerksamkeit, wohl wissend, daß sie noch nicht zur vollständigen Reife gelangt ist, aber in dem festen Glauben, daß sie selbst in ihrer heutigen Fassung einen beträchtlichen Wert für die Behandlung des Diabetes mellitus darstellt.

II. Einige geschichtliche Daten und deren Erklärung.

Es ist die Aufgabe dieser Arbeit, eine physiologische Grundlage für das Studium der Zuckerkrankheit aufzubauen, das Wesen dieser Krankheit zu erforschen und zu klären, und schließlich eine vernünftige Behandlungsmethode heranzubilden. Nur dann wird es möglich sein, eine richtige Behandlungsweise für die Zuckerkrankheit herauszuarbeiten und in die Praxis ein wirklich wirkungsvolles Heilmittel einzuführen, wenn wir erst einmal die wahre Ursache dieser Krankheit kennengelernt haben werden.

Unter Außerachtlassung der Geschichte des klinischen Studiums des Diabetes mellitus, das durch einen praktischen Arzt viel besser durchgeführt werden kann, sind in den folgenden Arbeiten die Erfolge seiner experimentellen Erforschung und Behandlungsmethode kurz zusammengefaßt (wobei der Verfasser die Entdeckung von WILLIS im Jahre 1674 als bekannt voraussetzt, nämlich: der süße Geschmack des Urins — und die Entdeckung von DOBSON im Jahre 1775: daß dieser süße Geschmack von der Anwesenheit des Zuckers im Urin herrührt). Den ersten bedeutsamen Schritt vorwärts in der Kenntnis der Ätiologie und Physiologie der Zuckerkrankheit machte CLAUDE BERNARD (1848—1877), welcher den Zuckerstoffwechsel in der Leber und im Blut, wie auch die Bedeutung des Nervensystems in diesem Zusammenhange mit seinen charakteristischen Einzelheiten entdeckt und weiter studiert hatte. Die nächsten wertvollen Beiträge wurden von O. MINKOWSKI (1889) gebracht, welcher die Rolle der Bauchspeicheldrüse für die Zuckerkrankheit feststellte. Der dritte und letzte Erfolg war die Einführung des Insulins in die klinische Behandlungsweise durch MACLEOD und BANTING (1922). Während die beiden ersten Entdeckungen von rein theoretischem Wert waren, war die letzte hauptsächlich von klinischer Bedeutung. Es bleibt jetzt also übrig, beide Teile des Studiums über Diabetes mellitus und seine Behandlungsweisen zu vervollständigen, und zwar den theoretischen mit dem praktischen Teil. *Man muß feststellen:*

1. Welche mangelhafte Funktion der Bauchspeicheldrüse verursacht die Krankheit und aus welchem Grunde, und

2. man muß diese Forschungsresultate benutzen, um eine vernünftige Behandlungsmethode für die Zuckerkrankheit herauszuarbeiten und um ein Heilmittel herzustellen, welches zuverlässiger und weniger gefährlich als das Insulin ist.

Obgleich die Zuckerkrankheit in der medizinischen Welt schon seit langer Zeit bekannt war, ist es den Ärzten erst in den letzten Jahren gelungen, eine schnelle und erfolgreiche Linderung für diejenigen zu schaffen, die unter dieser Krankheit litten, als der Gebrauch des Insulins von MACLEOD, BANTING und ihren Mitarbeitern (BEST und COLLIP) eingeführt wurde.

Anerkennung sollte aber auch denen zuteil werden, welche das Insulin in die klinische Praxis eingeführt haben, weil sie die Bedeutung des Zuckers für normale Menschen und Zuckerkranke festgelegt haben und genau das Minimum (ungefähr 0,04%) festsetzten, welches nicht unterschritten werden kann, ohne das Leben des Patienten in Gefahr zu bringen. Aus diesen Resultaten hat sich die Behandlungsmethode für Zuckerkranke mit Zucker entwickelt, wie sie von PORGES, CEYELIN, SOSKIN u. a. empfohlen worden ist.

Viel Arbeit wurde für das Studium des Diabetes mellitus aufgewandt und viele wertvolle Verbesserungen in den Behandlungsmethoden wurden durch die vereinten Anstrengungen von Ärzten und Wissenschaftlern in der gesamten Welt gemacht. Dennoch bleibt heute vieles auf diesem Gebiete in einem Zustande der Unsicherheit, des Zweifels und des Glaubens. Das Einzige, was man weiß, ist, daß die Zuckerkrankheit eine Folge der unvollkommenen „inneren" Ausscheidung der Bauchspeicheldrüse ist. Aber, was ist diese „innere" Sekretion?

Dafür gibt es heute noch keine endgültige Antwort. Die Arbeiten des Verfassers haben einiges Licht auf dieses Problem geworfen.

Bei der Beobachtung des Weges, den die *Fermente der Bauchspeicheldrüse* durch das gesamte Dünndarmsystem vom Zwölffingerdarm zum Colon nehmen, finden wir, daß sie schrittweise verschwinden. Unter natürlichen Verhältnissen gelangen nur kleine Mengen (1 oder 2%) von ihnen in den Dickdarm. Früher nahm man an, daß diese Fermente im Darm zerstört würden. Niemand aber zeigte jemals beweisend, daß dieses der Fall wäre. Erst die Experimente des Verfassers an Hunden mit Fisteln am Anfang, in der Mitte und am Ende des Dünndarms haben diese Annahme, die allgemein akzeptiert worden war, nämlich daß die Fermente der Bauchspeicheldrüse aus dem Darminhalt verschwinden, bewiesen (Dissertation des Jahres 1904). Der Verfasser erklärte es so, daß sie *vom Blut mit der verdauten Nahrung wie auch ohne diese absorbiert* würden.

Weiterhin hat der Verfasser in seinen Experimenten mit Dr. J. D. KNIAZEFF [1] nachgewiesen, daß das proteolytische Ferment der Bauchspeicheldrüse, in wenigen Minuten, durch Fasten aus dem Dünndarm vom Blut absorbiert wird, ebenso wie während der Verdauung. Das gleiche gilt auch für andere Fermente, sowohl während des Fastens wie auch während der Verdauung.

Die Experimente der Mitarbeiter des Verfassers haben gezeigt, daß die *künstliche Einführung von Saft der Bauchspeicheldrüse* in Hunde und Kaninchen (intravenös, subcutan oder in den Darm) *zu einer Abnahme des Blutzuckers* führt (A. BOLDYREFF). Dasselbe geschieht beim Hund während der natürlichen, periodischen Sekretion des Saftes der Bauchspeicheldrüse, welcher direkt in den Blutkreislauf übergeht (E. BOLDYREFF). *Wenn hingegen dieser Saft seinen Ausweg durch eine Fistel der Bauchspeicheldrüse findet* (oder auf eine andere Art und Weise), dann *steigt der Gehalt an Zucker im Blut* (A. W. BOLDYREFF). Schon im Jahre 1925 fanden wir diese Eigentümlichkeit während unserer Arbeiten an Tieren, indem wir einmal täglich das Blut während des Fastens im Laufe von mehreren Tagen hintereinander entnahmen [2]. Dann wurde im Laufe einer kurzen Periode die Zunahme des Zuckers im Blut bestimmt: Bei Hunden wurde im Falle einer Pankreatektomie oder, wenn eine Fistel an der Bauchspeicheldrüse angebracht war, das Blut alle 15—30 Minuten auf Zucker untersucht. Wenn wir das Experiment an einem Hunde mit einer Fistel zu einer Zeit begannen, zu der keine Sekretion stattfand, und, nachdem wir die Sekretion wieder angeregt hatten (ohne den Hund jedoch zu füttern), warteten, bis die Sekretion wieder aufgehört hat, dann fanden wir, daß der Gehalt an Blutzucker während der Sekretion der Bauchspeicheldrüse sehr beträchtlich war (A. W. BOLDYREFF).

Aus diesem Grunde haben wir eine direkt widerspruchslose Behauptung aufgestellt: *glykolytisches Ferment des Saftes der Bauchspeicheldrüse ist in der Lage, den Gehalt des Blutes an Zucker zu regulieren.* Wenn sie den Blutkreislauf betreten, verringern sie diesen Betrag; wenn sie aus dem Tiere entfernt werden steigt dieser.

Alle Fermente der Bauchspeicheldrüse, unter ihnen diejenigen, die die Kohlen wasserstoffe angreifen, ebenso wie das glykolytische Ferment, *gehen in das Blut über,* was wir in unseren Experimenten früherer Jahre wie auch kürzlich

[1] BOLDYREFF, W. N.: Russk. Wratsch. **1914**, Nr. 45—49. — [2] BOLDYREFF, W. N.: The Pancreatic Triad. Battle Creek San. a. Hosp. Clin. Bull. **26**, Nr. 1 (Jan. 1931).

wieder gezeigt haben. *Sie werden vom Blute durch den gesamten Körper getragen, für die Bedürfnisse der Zellen und Gewebe aller Organe und Körperteile.* Diese Fermente führen jede Art chemischer Arbeit aus, wie z. B. die Aufspaltung und den Wiederaufbau von Proteinen, Fetten und Kohlenwasserstoffen. Hierin liegt das gesamte Problem und der vollständige Vorgang der inneren Sekretion der Bauchspeicheldrüse. *Es gibt keine andere innere Sekretion des Pankreas unabhängig von der äußeren Sekretion, die direkt in das Blut übergeht, während sie die Gedärme vermeidet.* Die externe Sekretion der Bauchspeicheldrüse führt eine verdauungsartige Arbeit im Darmsystem durch und leistet, wenn sie in den Blutkreislauf gelangt, von dort aus alle chemischen Reaktionen, die man früher einer — möglicherweise unabhängigen — inneren Sekretion wie auch einigen anderen Funktionen zuschrieb.

Der Verfasser wiederholt: *es gibt keine solche Sekretion.* Es gibt nur *drei Bedingungen,* die die volle Aktivität der Bauchspeicheldrüse und das volle Verständnis für sie komplizieren.

1. Die Bauchspeicheldrüse mag zusätzliche Ausführungsgänge im Vergleich zu den üblichen zwei besitzen (Hess). In solchen Fällen mag ein Abbinden oder Verkorken der normalen Abführungsgänge keine experimentelle oder klinische Zuckerkrankheit hervorzurufen, da die Funktionen der Bauchspeicheldrüse infolge des Vorhandenseins eines oder mehrerer Ausführungsgänge nicht vollständig unterbrochen worden sind. Hinzu kommt nun noch, daß hin und wieder diese Ausführungsgänge keinen Zusammenhang mit dem üblichen Abflußsystem haben, manchmal hingegen mit einem oder auch mit beiden Ausführungsgängen verbunden sind. Tiere und Menschen besitzen gelegentlich eine zusätzliche Bauchspeicheldrüse. Alles das zusammen führt zu einer noch größeren Vielfältigkeit in der Funktion der Bauchspeicheldrüse und kompliziert das Studium ihrer Eigenheiten. Obgleich es noch keine direkten anatomischen oder klinischen Beweise gibt, können wir dennoch durch unsere eigenen Versuche mit teilweiser Pankreatektomie und Abschnürung oder mit einer Fistel an einem Ausführungsgange der Bauchspeicheldrüse annehmen, daß Übergangsformen der Zuckerkrankheit in einer gesunden Bauchspeicheldrüse möglich sind, wenn diese Drüse außergewöhnlich klein infolge angeborener Ursachen ist. Einige Kliniker erklären sich damit einverstanden.

2. Lieberkuehns Drüsen des Dünndarms unterstützen die Bauchspeicheldrüse in ihrer Arbeit und sind in der Lage, ihre Aufgabe mehr oder weniger zu übernehmen. Wenn diese Drüsen gut entwickelt sind, haben sie die Kraft, vermittels einer gesteigerten Aktivität das Unvermögen der Bauchspeicheldrüse teilweise zu ersetzen, eine Unzulänglichkeit, die durch eine Krankheit oder einen chirurgischen Eingriff erzielt worden ist. Hierzu im Gegensatz ist eine Unterentwicklung dieser Drüsen deutlich wahrnehmbar in der Funktion der Bauchspeicheldrüse, und zwar sowohl in der verdauenden wie in der „inneren“ Sekretion.

3. Die Funktionen der Bauchspeicheldrüse wie auch die der Leber sind in der Verdauung und im Stoffwechselprozeß derartig nah miteinander verbunden, daß man die einen nicht ohne die anderen studieren und das gesamte Problem verstehen kann. Gewöhnlich werden aber die Experimente an der Bauchspeicheldrüse durchgeführt, ohne gleichzeitige Untersuchungen an der Leber anzustellen, während andererseits im allgemeinen Versuche an der Leber nicht

mit Untersuchungen an der Bauchspeicheldrüse verbunden werden. Wenn in der Vergangenheit die Leber ungenügend arbeitete, waren eine normale Verdauung und Stoffwechsel nur möglich, wenn die Bauchspeicheldrüse in vollster Wirksamkeit funktionierte. Wenn wir aber einhalb oder ein Drittel der Bauchspeicheldrüse entfernt haben, werden wir eine starke pathologische Reaktion erhalten, die durch die ungenügende Arbeit dieser beiden Organe hervorgerufen wurde. Diese Reaktion würde vermieden worden sein, wenn die Leber in gutem Zustande gewesen wäre und normal funktioniert hätte. Eine Verringerung oder Abwesenheit einer Funktion der Bauchspeicheldrüse ist also in der Lage, das gleiche Resultat zu erzielen wie eine Schwächung in der Funktion der Leber.

Als ein Beispiel führen wir den klassischen Versuch von I. P. PAVLOV an.

Bei einem Hunde wurde eine Fistel in dem Ductus choledochus angebracht. Hierdurch wird erreicht, daß die Galle nach außen abfließt (gewöhnlich gelangt bei solchen Hunden später ein wesentlicher Teil der Galle nach und nach in den Darmkanal). Einige Monate nach der Fisteloperation hat sich eine Azidosis und Osteomalacie in einem solchen Grade entwickelt, daß die meisten Knochen des Körpers weich geworden sind und der Hund nicht mehr in der Lage ist, zu laufen.

Wenn wir bei einem Hunde eine Fistel am Hauptausführungsgang der Bauchspeicheldrüse anbringen, wird auch dieser nach ungefähr 6—9 Monaten unter Osteomalacie leiden. Die Funktionen der Bauchspeicheldrüse und der Leber sind so eng miteinander verbunden, daß, wenn eine von beiden gestört ist, Osteomalacie daraus resultiert. *Hierbei* sollte man *zwei Eigentümlichkeiten* besonders ins Auge fassen:

1. In beiden Fällen entwickelt sich eine beharrliche, gastrische Übersekretion.

2. Wenn PAVLOV bei dem oben erwähnten Hund den Ductus choledochus wieder in den Darm einnähte, wurden bereits nach 4 Wochen die schon erweichten Knochen wieder hart und der Hund wurde wieder vollständig gesund.

Das heißt also, daß die drei Organe: Bauchspeicheldrüse, Leber und Dünndarm derartig eng miteinander in ihren Funktionen verbunden sind, daß der Zustand eines von ihnen sich deutlich in beiden anderen reflektiert. Wenn die Arbeitsleistung eines von diesen auch nur teilweise unterbunden ist, müssen die beiden anderen in ihren Funktionen dafür einspringen. Manchmal erlaubt es aber deren eigener Zustand nicht.

Es wird aber nun auch klar, weshalb man bei ungenügender Kenntnis der Physiologie und Pathologie der genannten Organe die Defekte des einen Organs leicht dem anderen zuschreiben kann. Das Studium der Funktion der Bauchspeicheldrüse, besonders aber das Studium der inneren Sekretion ist durch die oben durchgeführten Überlegungen sehr kompliziert.

Wenn man sich daran erinnert, daß die Bauchspeicheldrüse ein sehr empfindliches Organ ist, dessen Funktionen durch die kleinste Verletzung verhindert oder für eine lange Periode unterbunden werden kann, ohne daß sich das Aussehen der Drüse verändert, dann können wir leicht erkennen, warum es so viele unverständliche Dinge in dem Studium der Zuckerkrankheit und der anderen Angriffe auf die Bauchspeicheldrüse gibt.

Die *Bauchspeicheldrüse* ist *ein sehr sensitives Organ.* Die kleinste Reizung ist in der Lage, ihre Sekretion zu beeinflussen. Wenn z. B. während einer Vivisektion die Drüse in der Hand gehalten wird, hört die Ausscheidung des Saftes der Bauchspeicheldrüse für mehrere Stunden auf. Selbst das stärkste Anregungsmittel für Sekretionen bleibt ohne Erfolg (PAVLOV). Aus diesem Grunde haben einige englische Physiologen einen merkwürdigen Fehler gemacht. Für eine lange Zeit haben sie nicht an die Richtigkeit von PAVLOVs Feststellung geglaubt, nämlich daß der Nervus vagus der Sekretstimulant der Bauchspeicheldrüse ist, da in ihren Händen das klassische Experiment von PAVLOV, welches er immer während der Vorlesungen seinen Studenten vorführte, ergebnislos verlief. Das kam daher, daß sie den obenerwähnten Einfluß auf die Drüse übersahen, welcher als ein Hinderungsgrund von PAVLOV nachgewiesen worden war. Er gibt eine neue Auffassung einer funktionellen (manchmal temporären) Atrophie oder Hypotrophie oder Sekretparalyse der Bauchspeicheldrüse (zum mindesten ein Aufhören ihrer Sekretion). Es ist verständlich, daß eine solche Erscheinung durch delikate Veränderungen in den sezernierenden Zellen hervorgerufen wird, daß sie der Aufmerksamkeit der heutigen Histologen entgehen, und um so mehr den Vertretern der pathologischen Anatomie, welche an deutlich sichtbare Veränderungen in der Struktur der Organe gewöhnt sind. Nun liegt der Fall aber so, daß weder ein Mikroskop noch die sorgfältigste pathologische Untersuchung Verletzungen im Gehirn des hoffnungslosesten Wahnsinnigen finden kann, obwohl einige seiner Gehirnfunktionen für immer paralysiert sind. Dasselbe trifft auch für die Bauchspeicheldrüse bei Zuckerkranken zu. Es gibt also noch keine richtige Grundlage für die Behandlung der Zuckerkrankheit.

Auch was die Diät anbetrifft, gibt es noch keine Übereinstimmung unter den Fachärzten für die Zuckerkrankheit (v. NOORDEN schlägt vor, man solle weniger Kohlenwasserstoffe verspeisen, PETREN und NEWBOURGH weniger Proteine, PORGES weniger Fette usw.).

Sehr wenig ist bekannt darüber, was für die einzelnen Vorschriften einer allgemein hygienischen Behandlung der Zuckerkranken wünschenswert wäre, obgleich so etwas außerordentlich wichtig wäre und den Verlauf dieser Krankheit in nicht geringerem Maße als die Diät allein entweder günstig oder schlecht beeinflussen könnte.

Was das *Insulin* anbetrifft, welches so vielversprechend war, so hat seine weite Verbreitung im Gebrauch gezeigt, daß die Hoffnungen, die man auf dieses Heilmittel gesetzt hatte, weit davon entfernt waren, Berechtigung zu besitzen. Einerseits zeigte es sich, daß Insulin bei ernsthaften klinischen Fällen (und auch bei Tierexperimenten mit entfernter Bauchspeicheldrüse[1]) allein angewandt ungenügend ist, und daß eine Anwendung von Präparaten der Bauchspeichel-

[1] Was nun die Versuche anbetrifft, die an Tieren mit operierter Bauchspeicheldrüse mit Insulin ausgeführt wurden, so ist es notwendig, die eine Tatsache zu unterstreichen, daß viele Verfasser mit „Pankreatektomie" oft eine nur unvollständige Entfernung dieser Drüse bezeichnen, wie es auch technisch möglich ist. Das betrifft besonders amerikanische Forscher. Der Verfasser hat oft Operationen beigewohnt, bei welchen erfahrene Chirurgen eine Bauchspeicheldrüsenoperation an Hunden durchführten, wobei sie wesentliche Teile der Bauchspeicheldrüse am Zwölffingerdarm zu dem Zwecke ließen, um eine Möglichkeit für eine Gangränebildung zu vermeiden, die sich vielleicht entwickelt hätte als ein Resultat einer vollständigen Entfernung der Gewebe der Bauchspeicheldrüse. Es ist klar ersichtlich, daß Versuche an solchen Tieren keine korrekten Erklärungen über den Mechanismus der Einwirkung des Insulins geben können.

Das Problem von dieser Seite aus gesehen muß noch in seinen Einzelheiten überarbeitet werden. Wir sollten nur dann von einer vollständigen Entfernung der Bauchspeicheldrüse reden, wenn mikroskopische Untersuchungen an offenen Eingeweiden keine Spur von einem Gewebe der Bauchspeicheldrüse mehr zeigen.

drüse hinzugezogen werden muß (Einführung des Bauchspeicheldrüsensaftes durch den Mund, Pankreatin oder ein ähnliches Präparat), während man andererseits einige gefährliche Eigenschaften im Insulin entdeckte, die schädlich, in einigen Fällen sogar tödlich und immer gefährlich waren, wenn größere Dosen oft gebraucht wurden (F. Rathery). Soweit man nach statistischen Angaben urteilen darf, nahm in Amerika der Prozentsatz der Sterblichkeit der Zuckerkranken keineswegs ab, sondern stieg in den letzten 15 Jahren an, d. h. seit der Einführung des Insulins in die medizinische Praxis (s. Abb. 1).

Hinzu kommt nun noch, daß Versuche von E. Boldyreff gezeigt haben, daß *der Mechanismus der Wirkung des Insulins von der allgemeinen Auffassung abweicht,* die auf die allgemein anerkannte Theorie des Bestehens einer unabhängigen „inneren" Sekretion der Bauchspeicheldrüse aufgebaut ist:

Er fand, daß das Insulin die Drüsenzellen der Bauchspeicheldrüse (und nicht der Langerhansschen Inselchen) anregt, und daß reichliche Verabreichungen deutliche anatomische Veränderungen hervorrufen[1].

Es scheint so, als ob das *Insulin in der Lage* ist, *direkt eine Sekretion der Bauchspeicheldrüse in Gang zu bringen* (Collazo und Dobreff, Drost), und *daß es ohne Frage diese Sekretion indirekt durch eine übergroße Sekretion von Magensaft hervorruft, der reich an Fermenten ist* (E. Boldyreff u. a.). Viele Ärzte haben die Wirkung des Insulins auf die Sekretion des Magensaftes erwähnt (Anciaes, Fonseca und de Carvallo, Meyer, Popesco und Disculesco und Momota Tsuge).

Daraus können wir ersehen, daß alles noch nicht so mit der Behandlung der Zuckerkrankheit und mit der Wirkung des Insulins beschaffen ist, wie es eigentlich sein sollte[2].

Wenn wir nun unsere Erkenntnisse über den physiologischen Einfluß des Insulins zusammenfassen, kommen wir zu nachstehenden Folgerungen:

Die Versuche des Verfassers über den Einfluß des Insulins auf den Organismus und die Berichte anderer Autoren haben deutlich gezeigt, daß wir nur dann eine genügende Erkenntnis für dieses Problem besitzen und die Anwendung des Insulins in der Klinik mit besten Resultaten erst dann lernen werden, wenn wir

---

[1] Die letzten Resultate des Verfassers zeigen, daß der dauernde Gebrauch von Insulin ein Anwachsen der Zahl und Größe der Langerhansschen Inselchen zur Folge hat; es erscheinen viele anscheinend neue Inselchen, ziemlich klein an Umfang und einige ältere Inseln, die gigantische Proportionen erreichen. Nach der Ansicht des Verfassers scheint eine solche Hyperplasie eine Folge einer Stagnation und Atrophie einer großen Zahl von Drüsenzellen zu sein, die durch diese Inselchen ersetzt werden. Es ist klar, daß:

1. eine Bildung von neuen Inselchen besteht (eine große Anzahl von sehr kleinen Inselchen) und

2. eine Hypertrophie der alten Inselchen (ein Anwachsen im Umfange vieler von diesen).

Die Mehrheit der Forscher, welche die Wirkung des Insulins auf die Bauchspeicheldrüse studieren, stimmen mit der Ansicht von E. Boldyreff überein, aber einige andere sind gegenteiliger Ansicht. Auch dieses Problem muß weiterhin untersucht werden.

[2] Es ist nicht die Aufgabe des Verfassers, hier eine detaillierte Analyse der physiologischen Wirkung des Insulins zu bringen (denn diese findet man in den Arbeiten seines Sohnes Ephraim). Man muß sich aber eins stets vor die Augen halten, daß das Insulin neben seiner Einwirkung auf die sezernierende Funktion auf den Magen und die Bauchspeicheldrüse (und ebenso auf die Gedärme) eine sehr verlängerte Bewegung des Magens und des Dünndarms wie auch eine deutliche Hyperaemie dieser Organe, verbunden mit einer überreichlichen Schleimbildung hervorruft (wie unsere Beobachtungen an Hunden gezeigt haben).

zur gleichen Zeit den Blutzucker untersuchen und sorgfältig den Einfluß des Insulins auf die Sekretbildung aller Verdauungssäfte studieren. Das ist eine Bedingung sine qua non. Es ist aber unmöglich, ein solches Studium auf der Grundlage gelegentlicher klinischer Beobachtungen und experimenteller Vivisektion zu machen, es muß vielmehr eine systematische und gründliche Untersuchung mit Hilfe der klassischen Methoden von I. P. PAVLOV an gesunden und zuckerkranken Tieren unternommen werden.

Worin liegt denn nun die Schwierigkeit? Die Zuckerkrankheit ist in der medizinischen Welt seit Jahrhunderten bekannt, sie ist ziemlich verbreitet und durch Vererbung übertragbar. Während der letzten Jahrzehnte ist sie von Ärzten und Biologen in der ganzen Welt sorgfältig studiert worden. Besonders wertvoll sind die Angaben über Diabetes mellitus, die man im 20. Jahrhundert von europäischen und amerikanischen Verfassern erhielt, die eine feine Technik für die Blutzuckeruntersuchung brachten (BANG, FOLIN), wie auch für die Fettuntersuchung (BLOOR), dazu eine große Menge an Zahlen über die Zusammensetzung des Blutes unter physiologischen und pathologischen Bedingungen. Dadurch wurden viele früheren Fehler wieder gutgemacht.

Der *Fehler,* den frühere Forscher in der Pathologie der Krankheiten der Bauchspeicheldrüse machten (PAVLOV, MINKOWSKI, SOBOLEV u. a.) und spätere Verfasser, die diese irrtümliche Auffassung der direkten „inneren“ Sekretion der Bauchspeicheldrüse einführten, dieser Fehler kam von der Tatsache her, daß sie alle, nachdem eine künstliche Verletzung der Bauchspeicheldrüse erfolgt war (durch das Abbinden der Ausführungsgänge, Fisteln, teilweise Entfernung der Drüse), Zuckeruntersuchungen des Urins machten, aber *nicht* des Blutes. Nachdem sie *keinen Zucker im Urin* fanden, betrachteten sie ihre Versuchstiere als normal oder wenigstens als nicht zuckerkrank. *Nichtsdestoweniger war deren Blutzucker manchmal zu der zwei- oder dreifachen Höhe des normalen Gehaltes gestiegen,* wenn er auch nicht die Grenze (ungefähr 0,3% nach CL. BERNARD) erreichte, nach deren Überschreitung der Zucker unweigerlich in den Urin übergeht. Gewöhnlich erzeugen solche Operationen mäßige und zeitbedingte Hyperglykämie. Mit der Zeit wurde die vorgefaßte Meinung einer speziellen „inneren“ Sekretion der Bauchspeicheldrüse so stark fundiert, daß viele Verfasser Tiere, die auf diese Weise operiert waren, für nicht zuckerkrank hielten, obwohl sie es nicht vermeiden konnten, viele Kardinalsymptome der Zuckerkrankheit festzustellen, wie Polyphagie, Polydipsie, Polyurie, Erschöpfung, ja sogar ein spezifisches Koma, während dessen sich kein Zucker im Urin zeigte (experimentelle Einzelheiten über diese Materie können in dem Artikel des Verfassers „The Pancreatic Triad“ gefunden werden). Diese Männer vergaßen, daß neben den ernsten Fällen der Zuckerkrankheit auch milde und einfache Fälle vorkommen. Systematische Blutuntersuchungen solcher Fälle in Kliniken und an Versuchstieren in Laboratorien haben diese Fehler enthüllt. Die Antwort aber ist einfach. Wir haben eben bis jetzt noch keine physiologische Grundlage dieser Krankheit erkannt.

Viel Zeit und Arbeit ist für das Studium der Symptome und des klinischen Verlaufs aufgewandt worden; eine große Menge an Talent, theoretischem Wissen und praktischer Erfahrung ist von Ärzten und Physiologen auf das Studium experimenteller Pathologie und der Therapie der Zuckerkrankheit angewandt worden; dennoch ist bis in die letzte Zeit hinein nur eine Seite sorgfältig studiert worden: Der Stoffwechselumsatz der Kohlenwasserstoffe und die sog. „innere“ Sekretion der Bauchspeicheldrüse. Aus diesem Grunde mußten natürlich die Resultate einseitig ausfallen, unvollständig und nicht in der Lage, Licht auf den gesamten Mechanismus dieser Krankheit und deren Behandlung zu werfen.

Der eigentliche *Name Diabetes mellitus* (Zuckerkrankheit) war richtig für vergangene Zeiten. Bei der heutigen Entwicklung der Physiologie und Biochemie paßt er nicht mehr, da er zu wenig umfaßt und nur Störungen des Stoffwechselumsatzes der Kohlenwasserstoffe anzeigt, während die Zuckerkranken ebenso an Störungen des Stoffwechselumsatzes der Proteine und der Fette leiden. Der gebräuchliche Name der Krankheit beweist also die ungenügende Kenntnis ihres Mechanismus und stört dadurch unweigerlich ihre Behandlung.

Der Stoffwechselumsatz des Zuckers ist weit mehr in der Chemie des Körpers entwickelt und häufiger gebraucht. Daher wird dessen Unvollkommenheit schneller und einfacher entdeckt als irgendein anderer Stoffwechselumsatz. Die chemischen Analysen des Stoffwechselumsatzes des Zuckers besitzen eine viel ältere und einfachere Technik verglichen, mit denen für die Proteine und Fette, was dazu beigetragen hat, ihr den wichtigsten Platz einzuräumen, und zwar unabhängig von der Tatsache, daß die beiden anderen ebenso von der Zuckerkrankheit beeinflußt werden.

In einer früheren Arbeit vor dem 14. Internationalen Physiologenkongreß in Rom im Jahre 1932 (s. S. 231) berichteten wir über die physiologische Grundlage des allgemeinen Stoffwechselumsatzes für Kohlenwasserstoffe, Proteine und Fette, worin wir zeigten, daß die *Bauchspeicheldrüse der Hauptfaktor im Stoffwechselumsatz* sei, besonders ihre acinösen Zellen und nicht die LANGERHANSschen Inselchen, wie man es für den Stoffwechselumsatz der Kohlenwasserstoffe annahm.

Es ist notwendig, *einige andere wesentliche Irrtümer früherer Forscher* zu erwähnen, um zu erklären, wieso das Studium der Ursachen für die Zuckerkrankheit und deren Behandlung in die verkehrte Richtung gingen, worin sie sich noch heute bewegen. Das Problem war schwer und Fehler ganz natürlich. Selbst der große CLAUDE BERNARD versuchte die Bedeutung der Bauchspeicheldrüse für die Zuckerkrankheit zu fundieren (er führte einige Öle in die Ausführungsgänge der Bauchspeicheldrüse ein, um die Atrophie der Bauchspeicheldrüse hervorzurufen), aber seine Anstrengungen blieben ohne Erfolg. I. P. PAVLOV, damals noch ein junger Arzt in HEIDENHAINs Laboratorium (EICHHORST), später unabhängig, pflegte die Ausführungsgänge der Bauchspeicheldrüse von Hunden und Kaninchen abzubinden und setzte auf diese Weise CL. BERNARDs Arbeiten fort. Erst fand er eine Degeneration der Bauchspeicheldrüse, dann eine Regenerierung derselben. Er machte einen Fehler, wenn er annahm, daß eine solche Operation für Tiere harmlos sei, wenn er keine sichtbaren Abnormalitäten sich aus ihr entwickeln sah. Er machte keine Blutanalysen und fand keinen Zucker im Urin. Hiervon leitet sich die unglückliche Annahme ab, daß es möglich sei, ohne dem Tiere Schaden zuzufügen, die externe Sekretion zu entfernen. MINKOWSKI wiederholte diesen Fehler.

In meinem Artikel „The Pancreatic Triad“ wurde *eigenes experimentelles Material* gezeigt, welches den *Einfluß verschiedener Eingriffe an der Bauchspeicheldrüse,* wie vollständiger oder teilweiser Wegoperation der Drüse, Anlegung einer Fistel an der Drüse, Abschlüsse ihrer Ausführungsgänge und den Einfluß einiger

Gifte auf den Stoffwechselumsatz behandelte. In qualitativer Hinsicht ergibt sich jedesmal ein ähnliches Resultat. *Bei allen Eingriffen steigt der Gehalt an Zucker im Blut; der einzige Unterschied ist quantitativ.*

Eine *vollständige Entfernung der Bauchspeicheldrüse* (die sehr schwierig zu erreichen ist) *verursacht die stärkste und längste Hyperglykämie und Glykosurie.* Aber sogar bei dieser Operation verschwinden bei Hunden zeitweilig manchmal diese beiden pathologischen Phänomene. Das gleiche wurde auch bei Vögeln beobachtet (Ivy). Die Erklärung hierfür liegt in der Tatsache, daß die Darmdrüsen für die Aktivität der Bauchspeicheldrüse einspringen können, was gewöhnlich nicht unmittelbar nach der Operation einsetzt, sondern schrittweise und langsam sich entwickelt (eine Erklärung des Verfassers). Alle obenerwähnten Operationen machten die Hunde zuckerkrank, und zwar mit allen kardinalen Symptomen dieser Krankheit. Eine vollständige Entfernung der Bauchspeicheldrüse verursacht eine schwere Form der Zuckerkrankheit, jede andere Operation eine nur mäßige. Dennoch gibt es dabei Unterschiede und manchmal leiden Hunde, die eine Fistel an einem Ausführungsgange der Bauchspeicheldrüse erhielten, an schwerer Zuckerkrankheit und starben sogar daran. Je länger ein Tier mit einer andauernd überreichlichen Absonderung der Bauchspeicheldrüse durch eine Fistel lebt, desto mehr ähnelt es einem zuckerkranken Patienten in schwerkrankem Stadium. In diesem Zusammenhange ist es richtig, einen analogen Fehler der berühmten alten Wissenschaftler Brunner und Peyer zu erwähnen, die die Bauchspeicheldrüse bei Hunden entfernt hatten und entschieden, daß diese Drüse für den Verdauungsmechanismus nicht notwendig sei. Die vorgefaßte Idee der Bedeutung ihrer Entdeckungen am Dünndarm (Brunners Drüsen im Zwölffingerdarm und Peyers Plaques im Dünndarm) hat andere Verfasser irregeführt. Sie lehnten jede Bedeutung der Bauchspeicheldrüse als Verdauungsorgan ab; dabei weiß heute jeder junge Student, daß die Bauchspeicheldrüse der wichtigste Teil für die Verdauung ist (Foster).

Ein ähnlicher Fehler wird jetzt gemacht, wenn man die unabhängige „innere" Sekretion der Bauchspeicheldrüse annimmt. Die negativen Angaben von Bernard, Pavlov und anderen einerseits, die die Folgen der Zerstörung der Ausführungsgänge der Bauchspeicheldrüse untersuchten, die irrtümlichen, aber seinerzeit völlig entschuldbaren Auslegungen der Wirkungen einer Einpflanzung der Bauchspeicheldrüse unter die Haut durch O. Minkowski andererseits, haben alle neueren Forscher zusammen irregeleitet.

Der überraschende Erfolg mit der Erklärung der Rolle, die die innere Sekretion der Schilddrüse spielt, hat nicht wenig zu der zur Zeit unbegründeten Theorie der unabhängigen „inneren" Sekretion der Bauchspeicheldrüse geholfen. Es wurde aber vergessen, daß in diesen Fällen keine vollständige Analogie besteht, da die Schiddrüse keine Ausführungsgänge und keinen Saft besitzt, wie ihn die Bauchspeicheldrüse hat, und daß daher normalerweise keine Notwendigkeit besteht, Produkte der Bauchspeicheldrüse direkt in den Blutkreislauf einzuführen.

Der Verfasser will hier nicht die Verknüpfung der Nebenniere, Hypophyse und Schilddrüse in ihren Funktionen diskutieren, da eine solche Diskussion seine Arbeit zu sehr ausdehnen, zu vielen Hypothesen führen und alles noch mehr komplizieren würde. Abgesehen davon hat er keine eigenen definitiven Angaben bezüglich dieser Frage. Minkowskis einseitiges, wenn auch wertvolles

Werk löste dieses Problem nicht, sondern sammelte nur Material. PFLÜGER, eine hervorragende Autorität in der Physiologie der Bauchspeicheldrüse und für den Stoffwechselumsatz des Zuckers, teilt die Meinung des Verfassers. Hier sind PFLÜGERS Worte:

„Die allgemein beliebte Darstellung des Pfropfungsversuches ist keine Tatsache; sie ist eine auf Hypothesen aufgebaute Erklärung der Tatsache.“

Die Atrophie der eingepflanzten Bauchspeicheldrüse in MINKOWSKIS Versuchen war hauptsächlich dem Umstand zuzuschreiben, daß dort kein Ausführungsgang für den Saft der Bauchspeicheldrüse vorhanden war; dieser Umstand schuf Bedingungen, die denjenigen ähnlich waren, welche durch eine Abschnürung eines Ausführungsganges der Bauchspeicheldrüse in einer normalen Drüse hervorgerufen wurde. Eine solche Abschnürung führt, wie wir wissen, unweigerlich zu einer Atrophie.

Wenn wir nun entweder beinahe die gesamte Bauchspeicheldrüse oder einen Teil von ihr mit nur einem Ausführungsgang nehmen, und wenn wir diesen Ausführungsgang in die Gedärme (oder in einen Zweig der Vena protae) einnähen, dann kann man ziemlich sicher dafür garantieren, daß die verpflanzte Bauchspeicheldrüse leben wird, wenn ihre Blutgefäße ordentlich mit den Gefäßen des Körpers vernäht worden sind. Es ist durchaus möglich, daß diese Operation vollkommen die Zuckerkrankheit kurieren mag und eine solche Behandlung würde ideal sein.

SOBOLEV war der erste, der eine histologische Begründung für die momentane Theorie einer speziellen „inneren“ Sekretausscheidung gab, aber er arbeitete *nur* mikroskopisch. (In Amerika erreichte OPIE das gleiche Resultat zur gleichen Zeit.) SOBOLEV machte keine physiologischen, biochemischen oder klinischen Untersuchungen nach der Abschnürung der Ausführungsgänge der Bauchspeicheldrüse. Dadurch, daß er herrliche, wenn auch falsch erklärte Resultate erhielt, spornte er weitere Forscher dazu an, auf dem Wege der möglicherweise direkten inneren Sekretion, die den LANGERHANSschen Inselchen zugeschrieben wurde, weiter zu gehen. LYDIA DE WITT, ZÜLZER u. v. a., unter ihnen MACLEOD und BANTING folgten auf dem gleichen Wege.

Ein anderer Fehler, welcher auch eine wichtige Rolle spielte, ist die Kenntnis des vergiftenden Einflusses des Trypsins auf die Absonderungen der Bauchspeicheldrüse. Diese führte einige Verfasser (LESCHKE, ZÜLZER u. a.) dazu, die Idee in bezug auf Sekretzellen aufzugeben, und sie suchten ein Präparat der Bauchspeicheldrüse, welches von dem Saft der Bauchspeicheldrüse vollständig frei wäre und sogar keine Proteine enthalten sollte. Man glaubte, daß Trypsin (und andere Fermente) nicht notwendig sei, sondern schädlich, aber in Wirklichkeit ist es für die Behandlung der Zuckerkrankheit unentbehrlich. Die Schwierigkeiten liegen nicht in der Giftigkeit des Trypsins, denn Insulin ist auch giftig. Alle besonders aktiven Heilmittel sind giftig. Man sollte lernen, Gifte geschickt zu benutzen, und aus diesem Grunde sollte man alle ihre Eigenschaften kennenlernen. Versuche, reines Insulin zu erhalten, welches keinen Einfluß auf den Stoffwechselumsatz der Proteine oder Fette hat, sondern nur auf Kohlenwasserstoffe, ist ein ähnlicher Versuch wie nichtalkoholische Weine, entnicotinisierte Tabake oder coffeinfreien Kaffee herzustellen. Es ist wichtig, Trypsin (oder Lipase) nicht aus Insulin herzustellen, sondern aus Spaltprodukten der Proteine und anderen giftigen *Beiprodukten* und Mischungen. Selbst, wenn es möglich wäre, Insulin herzustellen, welches nur den Stoffwechselumsatz des Zuckers beeinflußt, würde es sicherlich weniger wohltuend für die Zuckerkranken sein als das Insulin, welches ebenso den Stoffwechselumsatz der Proteine und Fette reguliert (siehe weiter unten von der Natur der Enzyme der Bauchspeicheldrüse).

In solchen Fällen versucht man das aktive Prinzip zu entfernen, was natürlich nicht sehr vernünftig ist. Unsere Experimente, die *Anwendung von Bauchspeicheldrüsensaft von Hunden an Hunden*[1], teilweise in Amerika mit dem Sohn des Verfassers ALEXANDER ausgeführt, der jetzt a.o. Professor für Mathematik an der Universität von Arizona ist (eine Arbeit, die nicht veröffentlicht wurde), haben *folgendes Ergebnis* gezeigt:

Eine intravenöse Einführung von zymogenem Saft der Bauchspeicheldrüse in mäßigen Dosen (30—40 ccm für ein Tier, welches ungefähr 15—20 kg wog), ist vollständig harmlos. Bei einer Injektion der gleichen oder größeren von Dosen (bis zu 100 ccm) in den Dünndarm beobachteten wir, daß die gesamte Flüssigkeit sehr schnell (in 15—20 Minuten) vom Blute absorbiert wurde, also auch harmlos war. Als wir aber frischen, aktiven Saft der Bauchspeicheldrüse (in Dosen von 30 ccm) in die Halsader von drei großen gesunden Hunden einspritzten, starben sie alle wenige Stunden später. Die post mortem-Untersuchung in allen 3 Fällen ließ die Todesursache nicht entdecken; wahrscheinlich ist sie die gleiche wie bei dem Gebrauch einer Überdosis von Insulin (was man Hypoglykämie nennt). Diese Experimente werden wiederholt werden, um einiges Licht auf die Einzelheiten zu werfen.

In diesem Falle war es *nicht das Trypsin, welches Schaden anrichtete, sondern einige Zerfallsprodukte der Proteine und Fette,* die dann entstanden, wenn einige reagierende Substanzen (Insulin usw.) von der Bauchspeicheldrüse abgegeben wurden. Das muß aber erst noch weiterhin bewiesen werden. Dieses Kapitel soll hiermit beendet sein.

III. Die Bauchspeicheldrüse und der allgemeine Stoffwechsel[2].

Der Bericht zerfällt in 2 Teile: 1. Der Stoffwechselumsatz in dem gesamten Organismus und 2. der Stoffwechselumsatz in der einzelnen Zelle.

1. Der Stoffwechselumsatz in dem gesamten Organismus.

Wenn wir den Stoffwechselumsatz im Zusammenhange mit der Funktion der Bauchspeicheldrüse diskutieren, denken wir unwillkürlich an den Stoffwechselumsatz der Kohlenwasserstoffe, welcher schon vor langer Zeit studiert und in seinen Einzelheiten von dem großen CLAUDE BERNARD beschrieben worden ist, später von MINKOWSKI und schließlich von vielen anderen, französischen, deutschen, englischen, italienischen, amerikanischen und russischen Forschern. Wir erinnern uns auch des neueren Werkes von MACLEOD und BANTING und deren Mitarbeitern, welches Insulin behandelt und so sehr der leidenden Menschheit in ihrem Kampfe gegen den Diabetes mellitus geholfen hat. Von diesem Gesichtspunkte aus wollen wir den Stoffwechselumsatz im gesamten menschlichen und tierischen Organismus und die Rolle der Verdauungshormone studieren. Der Verfasser wird aber auch die Verbindung der sog. äußeren Absonderung der Bauchspeicheldrüse mit dem Hauptstoffwechselumsatz beschreiben.

Wenn es in der Vergangenheit notwendig war und auch nützlich, den Begriff „Hormone" einzuführen, so wird dieser Ausdruck heute nicht selten mißbraucht.

[1] Teilweise in russisch veröffentlicht. Russk. Wratsch. **1914**, Nr 45—49.

[2] Vorgetragen auf dem XIV. internat. Physiol.-Kongr. in Rom am 30. August 1932 und bei der METSCHNIKOFFS Med. Soc. in Paris am 27. Oktober 1932.

Hormone haben sich in den letzten Jahren so sehr vervielfältigt, daß viel Verwirrung in dem Studium der Physiologie hervorgerufen wurde. Einige Substanzen hat man unter die Hormone gereiht, ohne sie genügend studiert zu haben, um ihre Zusammensetzung und Reaktionen völlig zu verstehen. Physiologie hat sich dadurch in Philologie verwandelt — keine neuen Tatsachen, keine Erklärungen, sondern nur ganz einfach neue Worte.

Selbst bei dem Hormon Insulin, welches man schließlich untersuchte, hat man eine nicht ganz sichere Grundlage.

Kürzlich hat EPHRAIM BOLDYREFF (in PAVLOVs Physiological Institute and University of Michigan) definitiv festgestellt,

1. daß der *Betrag und* die *Verteilung der Gewebe der Inselchen in der Bauchspeicheldrüse anscheinend in keinem Zusammenhange mit dem Blutzucker* steht,

2. daß der *Einfluß des Insulins auf das Verdauungssystem unabänderlich seiner hypoglykämischen Einwirkung vorausgeht,*

3. daß *Insulin den Stoffwechselumsatz der Kohlenwasserstoffe durch das Nervensystem beeinflußt* (Bericht für den obenerwähnten Kongreß).

Die neuesten Funde eines *Hormons des Zwölffingerdarms ähnlich dem Insulin,* welches von den amerikanischen Ärzten A. B. MACCALLUM und N. G. LAUGHTON entdeckt worden ist, erschüttern ebenso den Glauben an die spezifische Wirkung des Insulin als ein Produkt der LANGERHANSschen Inselchen, wie auch die Tatsache, daß so viele Verfasser Insulin oder eine ihm ähnliche Substanz, ähnlich in ihrer physiologischen Reaktion, von verschiedenen Organen des Körpers, ja sogar von Pflanzen erhalten haben (COLLIP).

Weiterhin haben eine Reihe von Laboratoriumsversuchen und klinischen Beobachtungen gezeigt, daß *Insulin nicht allein den Stoffwechselumsatz der Kohlenwasserstoffe beeinflußt,* wie man es früher glaubte, *sondern genau so den der Fette* (BLOOR) *und der Proteine.* Darum müssen unsere Anschauungen über den physiologischen Einfluß des Insulins, welche so einfach und wohlbegründet erschienen, einer Revision unterzogen werden. Deshalb ist also:

1. *Insulin in Wirklichkeit gar nicht „Insulin“,* d. h. *es bezieht sich nicht allein auf die* LANGERHANS*schen Inselchen, sondern wird in der gesamten Masse der Bauchspeicheldrüse gefunden;*

2. mehr noch, *es hat noch andere Einflüsse als auf den Stoffwechselumsatz der Kohlenwasserstoffe,* insofern als es auch den Stoffwechselumsatz anderer Substanzen beeinflußt;

3. *Insulin,* wenn es als typisches Hormon akzeptiert wird, wirkt *nicht direkt auf den Stoffwechselumsatz der Kohlenwasserstoffe ein, sondern durch das Nervensystem* (Einzelheiten lese man in den Arbeiten von E. BOLDYREFF u. a. nach). Die Richtigkeit dieser Auffassung ist auch noch durch frühere Arbeiten bestätigt worden, z. B. durch das grundlegende und originelle Werk von DE DOMINICIS in Italien über den Einfluß des Saftes der Bauchspeicheldrüse (die sog. externe Sekretion) auf den Stoffwechselumsatz, und ebenso durch die Arbeit des Verfassers über das gleiche Thema, welche neue Zahlen anführt und neue Erklärungen beibringt, die zum ersten Male auf dem VI. Kongreß in Brüssel (1904) und später in ihren Einzelheiten in den Ergebnissen der Physiologie in den Jahren 1911 und 1929 und an anderen Stellen beschrieben wurden.

Der Ausdruck „external“ (äußere) Sekretion für den Saft der Bauchspeicheldrüse, welcher in die Gedärme fließt, zum Unterschied von dem anderen, dem angenommenen, wenn auch nie beobachteten und nie bewiesenen, „inneren“ Sekret der Bauchspeicheldrüse, welches direkt in das Blut übergehen soll, *ist eine unglückliche Wahl und nicht korrekt.* In früheren Zeiten würde er vielleicht genügt haben, um die Abscheidung des Saftes der Bauchspeicheldrüse außerhalb des Tieres mit einer Fistel an der Bauchspeicheldrüse zu beschreiben. Diese Bezeichnung sollte aber jetzt aufgegeben werden, um ungünstige, wenn nicht sogar gefährliche Begriffsverwirrungen zu vermeiden, besonders seitdem es bewiesen worden ist, daß natürlicherweise diese Ausscheidung bald vom Blut absorbiert und dadurch „internal“ (innere) Sekretion wird.

Die Versuche des Verfassers und seiner Mitarbeiter haben gezeigt, daß bei Menschen und bei Wirbeltieren, wenn ihr Magen und Darm leer ist, eine reichliche, reguläre und gleichmäßige, *periodische Sekretion des Saftes der Bauchspeicheldrüse* in die Gedärme ungefähr alle 1 oder 2 Stunden stattfindet (was von dem Verfasser an anderer Stelle auf das Genaueste beschrieben worden ist). In 24 Stunden gibt es ungefähr 5—10 solcher Sekretionsperioden, die von der Verdauungsaktivität des betreffenden Subjektes abhängig sind. Je länger die Verdauung dauert, desto weniger Zeit bleibt für die periodische Sekretion, genau so wie je länger der Tag, desto kürzer die Nacht.

Dieser periodisch abgeschiedene Saft der Bauchspeicheldrüse oder vielmehr seine Fermente werden sofort durch die Gedärme vom Blut absorbiert, wo das proteolytische Ferment mit der ABDERHALDENschen Reaktion entdeckt worden ist (s. die Arbeit von Dr. KNIAZEFF in dem Laboratorium des Verfassers), während die lipolytischen Fermente genau so durch andere passende und allgemein bekannte Methoden entdeckt wurden. PRAWDICH-NEMINSKY stellte in Rußland eine ähnliche periodische Erscheinung der Katalase im Blut gleichzeitig mit den obengenannten Fermenten fest.

E. BOLDYREFF hat in dem Laboratorium des Verfassers in seinen veröffentlichten Experimenten nachgewiesen, daß in dem Saft der Bauchspeicheldrüse ganz allgemein, sowohl in dem Teil, der durch Nahrung wie in dem anderen, der durch die Perioden sezerniert wird, eine glykolytische Kraft vorhanden ist. Er hat ebenso nachgewiesen, daß der Gehalt an Zucker eines lebenden Wesens während der periodischen Sekretion der Bauchspeicheldrüse fällt und während deren Fehlen ansteigt. Der *Verfasser zweifelt nicht daran, daß dieser Saft der Bauchspeicheldrüse die Hauptquelle des Insulins ist.* Der Saft der Bauchspeicheldrüse, welcher während der Verdauung ausgeschieden wird, besitzt dieselben Eigenschaften.

In Verfolg unserer Resultate gehen die Fermente des Saftes der Bauchspeicheldrüse immer, wenn auch periodisch, in das Blut über, wenn keine Verdauung stattfindet, und *werden durch den gesamten Organismus getragen* — was auch während der Verdauung stattfindet —, *um die Organe, Gewebe und Zellen mit dem notwendigen Bedarf zu versorgen.* Der allgemeine Stoffwechselumsatz — Kohlenwasserstoffe, Proteine und Fette — wird mit Hilfe dieser Fermente beeinflußt. Sie schaffen die Energie für die Funktionen des Körpers und die chemische Arbeit im Organismus unter der dauernden und genauen Kontrolle des Nervensystems. Ihre Wichtigkeit wurde zum ersten Male von CLAUDE BERNARD gezeigt und studiert, und später beharrlich von E. PFLÜGER unterstrichen. Die *Richtigkeit der vorgeführten Theorie* wird *durch folgende Erwägungen bekräftigt:*

1. Es gibt eine Parallele zwischen der Arbeit der Verdauungsorgane und dem allgemeinen Lebensprozeß im Organismus. Im jungen Organismus mit guter Verdauung herrscht starkes Wachstum, schnelle Heilung von Verletzungen oder Krankheiten, Widerstand gegen Ermüdung usw.; im Alter ist die Verdauung schlecht und alle anderen lebenswichtigen Vorgänge sind langsam und farblos.

2. Im Falle schwerer Krankheit sind alle Kräfte des Körpers im Kampf gegen diese Krankheit vereinigt; Verdauung wird manchmal für eine geraume Weile angehalten oder (durch Fehlen des Appetites) verhindert, um auf diese Weise es zu ermöglichen, daß die Fermente der Verdauung für eine Arbeit innerhalb der Zellen mobilisiert werden, was zu solchen Zeiten wichtiger ist, da sie im Kampf gegen die Ursachen der Krankheit helfen.

3. Wenn die Bauchspeicheldrüse die Triebfeder des allgemeinen Stoffwechselumsatzes ist, dann ist in Fällen, wo die Bauchspeicheldrüse oder etwa die äußere Sekretion des Saftes der Bauchspeicheldrüse angegriffen ist, der Stoffwechselumsatz sehr stark in seinem Gleichgewicht erschüttert. Das ist genau der Fall beim Diabetes mellitus und bei Tieren mit einer Fistel an der Bauchspeicheldrüse, wie auch bei schwangeren Frauen mit pernizösem Erbrechen. In diesen Fällen sieht man deutlich eine starke Störung im Stoffwechselumsatz der Kohlenwasserstoffe und der anderen Materien.

Bei der Zuckerkrankheit beobachten wir oft das Vorkommen von Gangrän, schlechter Heilung von Wunden, schwachem Widerstand gegen Infektionen und eine allgemein niedrigere Lebenskraft der Zellen und Gewebe des gesamten Körpers. Dieses ist eine Folge der angegriffenen Bauchspeicheldrüse und der schlechten Versorgung der Körperzellen durch die Fermente derselben Drüse, die für eine richtige Ernährung und ein normales Leben notwendig sind. Wenn jede Zelle ihre eigenen Fermente herstellen würde, dann würden die Krankheiten der Bauchspeicheldrüse keinen schädlichen Einfluß auf die Zellen des gesamten Körpers haben. Dieser Zusammenhang zwischen der geschwächten Arbeitskraft der Bauchspeicheldrüse und der obenerwähnten krankhaften Verfassung des gesamten Körpers, wie man sie bei Zuckerkranken beobachtet hat, dient als bester Beweis für die Theorie des Verfassers über die Versorgung mit Fermenten für die Gesamtheit der Gewebe und Zellen des Organismus durch die Bauchspeicheldrüse.

Es ist also die Bauchspeicheldrüse der chemische Hauptfaktor für alle allgemeinen Lebensäußerungen im menschlichen und tierischen Körper, ebenso wie das Herz die hauptsächlich wirkende Kraft für die Blutzirkulation ist und das Gehirn für die Kontrolle der Gleichschaltungen in den Funktionen aller Organe und der Anpassungskraft für das Leben des einzelnen an die benachbarten Lebensbedingungen und an seine Umgebung.

2. Der Stoffwechsel in der einzelnen Zelle.

Es gibt so gut wie überhaupt keine bewiesenen Angaben über den allgemeinen chemischen Vorgang in der Zelle, d. h. das Problem der Zerstörung und des Wiederaufbaues der Proteine, Fette und Kohlenwasserstoffe. Wir müssen uns daher mit Hypothesen zufrieden stellen lassen. Es herrscht aber kein Zweifel, daß die chemischen Prozesse in der Zelle von der Arbeit der Fermente in gleicher Weise abhängig sind wie die Vorgänge im Verdauungssystem während der Verdauung; mit anderen Worten: Assimilierung und Dissimilierung der Proteine,

Fette und Kohlenwasserstoffe, sowohl in der Zelle wie in dem Verdauungssystem werden beide von der gleichen Kraft gelenkt.

Claude Bernard sagte:

„Fermente sammeln das Mysterium des Lebens." Später wiederholte Emil Fischer den gleichen Gedanken mit anderen Worten: „Wir dürfen ... mit ziemlich großer Wahrscheinlichkeit annehmen, daß sie (Fermente oder Enzyme W. N. B.) bei allen Verwandlungen in der lebenden Zelle beteiligt sind."

Jede Zelle muß alle wichtigen Verdauungsfermente enthalten, nämlich die proteolytischen, lipolytischen und glykolytischen. Vor 30 Jahren bewies Prof. I. P. Pavlov, daß die proteolytischen Verdauungsfermente nicht nur in der Lage seien, Proteine aufzuspalten, sondern auch dieselben aus ihren Spaltprodukten wieder aufzubauen. Noch früher fand Croft Hill in England, daß das gleiche für das Ferment der Kohlenwasserstoffe wahr sei und später Kastle und Loevenhart in Amerika, daß das gleiche für das Fettferment gilt, was ebenso von Claude Bernard erwähnt wurde. Alles zusammengefaßt: *Alle diese Fermente besitzen eine zweifache Eigenschaft: aufzuspalten und wieder aufzubauen.*

In der Lebensökonomie einiger Zellen (Muskelzellen) spielen die Kohlenwasserstoffe die Hauptrolle, in anderen, wie z. B. den Gehirnzellen, die Fette; und wieder in anderen (in den Zellen der roten Blutkörperchen) die Proteine. Alle aber müssen zeitweise diese drei Grundsubstanzen aufspalten und wieder aufbauen, Substanzen, die eine lebende Zelle bilden und die ebenso als Hauptnahrung für den gesamten Organismus dienen, nämlich Kohlenwasserstoffe, Fette und Proteine.

Daraus folgt, daß jede Zelle alle drei Sorten Fermente besitzen muß.

Welches ist nun ihre Quelle? Werden sie in der Zelle selbst herangebildet oder von irgendwoher geborgt? *Nur die Zellen der Bauchspeicheldrüse und des Dünndarms* (vielleicht auch die Leukocyten) *sind in der Lage, alle die erwähnten Fermente herzustellen.* Selbst die Zellen der Verdauungsdrüsen, welche sich auf die Herstellung von Fermenten spezialisieren, sind auf ihr spezielles Produkt beschränkt. Die Zellen der Magendrüsen produzieren nur Pepsin, die Speicheldrüsen nur Ptyalin (bei Menschen), aber keine von diesen kann Lipase oder andere Fermente herstellen. Um so weniger nimmt man deshalb wahrscheinlich an, daß die bestimmten Zellen, die nicht an der Herstellung von Fermenten beteiligt sind, wie z. B. die Muskelzellen, Nervenzellen, Nierenzellen, verbindenden Gewebezellen usw., für sich allein alle drei Sorten der Fermente oder auch nur eine von diesen herstellen könnten. Sie erhalten dieselben fertig hergestellt. Wo ist nun der Ursprung dieses Vorrats?

Im wesentlichen sind, wie wir bereits feststellten, der Vorgang der Aufspaltung und Wiederherstellung der Proteine, Kohlenwasserstoffe und Fette im Verdauungssystem und die Vorgänge ihrer Dissimilation und Assimilation in jeder Zelle vollständig gleichartig. Daher sind in beiden Fällen die gleichen Fermente an der Arbeit.

Jetzt wird es auch klar, welches die Hauptquelle für den Vorrat der Fermente für alle Körperzellen ist: *Die Hauptfabrik muß die Bauchspeicheldrüse sein.*

Alle die Hauptfermente der Verdauung — die proteolytischen, lypolytischen und amylolytischen — *gehen in den Blutkreislauf in reichlichem Maße über,* sowohl während der Absorption der verdauten Nahrung wie auch bei deren Fehlen während den vorher angegebenen Phasen der periodischen Sekretion der Bauchspeicheldrüse, und werden in dem Blutstrom durch den ganzen Körper getragen. So wird jede Zelle eines jeden Organes mit ihnen ausgerüstet. Wenn sie nicht mehr nützlich sind, werden sie in den Blutstrom oder in die Lymphe zurückgeworfen und werden entweder nach außen in den Urin oder andere Auswurfprodukte abgeführt, oder von den Leukocyten für deren eigenen Bedarf absorbiert.

Durch diese Untersuchung erscheint es beinahe so, als ob die Bauchspeicheldrüse sich wie eine große Fabrik verhalte, in welcher Fermente für den allgemeinen Stoffwechselumsatz im ganzen Körper hergestellt werden. Aber die *Bauchspeicheldrüse ist nicht die einzige Quelle für diese Fermente. Darmdrüsen im Dünndarm* stellen einen Saft her, welcher in seinen Eigenschaften, in seinen Fermenten und deren Wirkung sehr ähnlich dem Safte der Bauchspeicheldrüse ist und ihm nur an Stärke nachsteht. Auf diese Weise unterstützt der Darm die Bauchspeicheldrüse. Aus diesem Grunde ist es klar, daß eine Entfernung größerer Teile des Dünndarms durch die verschiedensten Operationen nicht ohne Einfluß auf den Körper ist. In dem begrenzten Raum eines gewöhnlichen Berichtes ist man gezwungen, sich auf die Hauptpunkte der Aufgabe zu beschränken, indem man die Hauptstufen anzeigt, und es ist unmöglich, seine Zeit für die Diskussion selbst wesentlicher Einzelheiten zu verwenden. Der Verfasser hofft daher, daß der Leser das Unvollständige und die schematische Art dieser Arbeit verzeihen wird.

Der Verfasser hofft aufrichtig, daß die hier ausgedrückten Ideen in einigen seiner Leser einen Widerhall erwecken werden, zum mindesten unter der jüngeren Generation der Physiologen, deren Kopf für die Aufnahme neuer Ideen mehr offensteht, als es bei der älteren Generation der Fall ist, die durch ihre Interessen und früheren Begriffe der bereits akzeptierten und festbegründeten Theorien auf dem Gebiete der Wissenschaft mit einem Vorurteil belastet sind.

Deshalb appelliert der Verfasser, wie er es bereits im Jahre 1911 getan hat, an alle, die an dem Gebiet des Stoffwechselumsatzes interessiert sind, ihre Anstrengungen auf dieses fruchtbare und noch so wenig beackerte Feld zu konzentrieren.

3. Folgerungen.

1. Es scheint, daß der gesamte Stoffwechselumsatz (Kohlenwasserstoffe, Fette und Proteine) im ganzen Körper wie auch in der einzelnen Zelle mit Hilfe gewisser Fermente der Bauchspeicheldrüse beeinflußt wird. Diese Fermente werden im Saft der Bauchspeicheldrüse ausgeschieden und vom Blut (und auf diese Weise in die Zellen) während der Verdauung und beim Fasten (während der periodischen Aktivität) absorbiert.

2. Die „äußere" Sekretion der Bauchspeicheldrüse wird mit allen ihren Fermenten schnell von dem Dünndarm ins Blut absorbiert und stellt die wahre „innere" Sekretion der Bauchspeicheldrüse dar, die nicht nur Kohlenwasserstoffe, sondern auch den anderen Stoffwechselumsatz kontrolliert. Es gibt keine andere „innere" Sekretion der Bauchspeicheldrüse im alten Sinne des Wortes, d. h. es gibt keine direkte Absorption einer bestimmten Substanz, die den Stoffwechselumsatz der Kohlenwasserstoffe unabhängig von der äußeren Sekretion kontrolliert, von der Bauchspeicheldrüse in das Blut.

3. Es gibt keine endogenen Fermente, die von den Zellen selbst für den Bedarf einer allgemeinen Verdauung innerhalb der Zellen (Aufspalten und Wiederaufbauen der Kohlenwasserstoffe, Fette und Proteine) hergestellt werden. Nur

spezifische Substanzen und spezifische Fermente können in den Zellen spezieller Organe hergestellt werden (Adrenalin in den Drüsen der Nebennieren, Thyroxin in dem Schilddrüsenapparat usw.).

4. Die Fermente der Bauchspeicheldrüse und der Därme verlassen das Blut sehr bald, nachdem sie in dasselbe übergegangen waren, und werden durch die Zellen und Gewebe des gesamten Körpers (in der Leber, Lungen, Muskeln usw.) absorbiert. Experimente in LUDWIGs Laboratorium haben gezeigt, daß das Blut seine Fermente in ungefähr 4 Stunden verliert. Aus diesem Grunde werden alle periodischen Verdauungsfermente, wie z. B. die der Bauchspeicheldrüse und der Gedärme, gewöhnlich alle 1 oder 2 Stunden ausgeschieden, da unter anderen Verhältnissen das Blut „fermentfrei“ werden würde.

5. Es gibt einen Beweis, der die Anschauung unterstützt, daß die Bauchspeicheldrüse der Hauptfaktor für alle allgemeinen chemischen Prozesse im Organismus ist.

IV. Die Trias der Bauchspeicheldrüse[1].

Unsere früheren Experimente an Hunden mit der Hilfe von A. W. und E. W. BOLDYREFF zeigten, daß entweder durch eine vollständige Entfernung der Bauchspeicheldrüse oder durch einen schweren Verlust an Bauchspeicheldrüsensaft durch eine Fistel an dem Hauptausführungsgang der Bauchspeicheldrüse 3 pathologische Vorgänge produziert werden, welche wir die *„Pancreatic Triad“ (die Trias der Bauchspeicheldrüse)* benannt haben. Diese sind:

1. Ein *Anwachsen des Prozentsatzes des Blutzuckers* (d. h. eine Abnahme des glykolytischen Fermentes im Blut).

2. Eine *Abnahme der Koagulierungsfähigkeit des Blutes* — anscheinend eine Folge der Abnahme des Gehaltes an dem Fibrinferment im Blut.

3. Das *Auftreten der Leukocytosis* (s. Tabellen 1 und 4).

Unsere zahlreichen Experimente an Hunden haben uns überzeugt, daß ein vollständiger Verlust des Saftes der Bauchspeicheldrüse (durch eine vollständige Ableitung nach außen) im allgemeinen die gleichen Erscheinungen im Organismus zeitigt wie eine vollständige operative Entfernung der Bauchspeicheldrüse. Um nun zu verstehen, warum das so ist, muß man sich daran erinnern, daß unter normalen Bedingungen der Saft der Bauchspeicheldrüse, wenn er in die Gedärme hineinsezerniert wurde, sofort von dort vom Blut absorbiert wurde, und dann in den Organismus übergeht und dessen Gewebe mit allen seinen Fermenten versorgt. Wenn aber dieser Saft nach außerhalb des Organismus entleert wird, dann besteht ein Mangel an Fermenten der Bauchspeicheldrüse. In dieser Hinsicht könnte man einen vollständigen Verlust des Saftes der Bauchspeicheldrüse eine physiologische Entfernung der Bauchspeicheldrüse ohne Operation (Pankreatektomie) bezeichnen. Man muß annehmen, daß bei einer anatomischen (oder operativen) Pankreatektomie der Hauptgrund für die Erkrankungserscheinungen, die der Operation folgen, darin liegt, daß der Körper des Saftes der Bauchspeicheldrüse beraubt wird.

Im Jahre 1913 legten V. N. VOROBIEFF und der Verfasser Fisteln an beiden Ausführungsgängen der Bauchspeicheldrüse bei Hunden so an, daß der gesamte

[1] Vorgetragen auf der Amer. physiol. Soc., Ann. Arbor, Michigan, am 13. April 1928. Nachgedruckt mit einigen Zusätzen von dem Amer. J. med. Sci. **177**, Nr 6, 778, zeigt dieses Kapitel, wie das 1. Stadium der Zuckerkrankheit sich entwickelt und weiter fortschreitet.

Saft der Bauchspeicheldrüse nach außerhalb des Körpers abgegeben wurde. Innerhalb 24 Stunden nach der Operation traten Azoturie- und Glykosurie auf und die Wunde blieb für einige Zeit offen (nachdem die Fisteln schließlich geschlossen wurden, wurde der Hund schnell wieder gesund). Dieselben Erscheinungen, zusammen mit anderen bekannten Symptomen, wurden ebenso in Fällen einer vollständigen Pankreatektomie beobachtet. Wir setzen diese Versuche noch immer weiter fort und beabsichtigen solche Tiere mittels der Einführung von Saft der Bauchspeicheldrüse durch eine Darmfistel zu behandeln. Der Verfasser empfahl zum ersten Male im Jahre 1914 den Gebrauch des Saftes der Bauchspeicheldrüse als Heilmittel. In seinen Vorlesungen auf den Universitäten von Kyoto, Tokyo, Osaka und Fukuoka wiederholte er diese Empfehlungen verschiedene Male in den Jahren 1920/21 (HEDONs Versuche rechtfertigten die Richtigkeit dieser Anschauung).

Tabelle 1. Vollständige Pankreatektomie.

Versuchsnummer	Zeit in Minuten	Leukocyten per Cu. Mm.	Blutgerinnungszeit in Sekunden	Blutzucker in %
I		vor der Operation 10800	(normal) 45	ungefähr 0,10
		nach der Operation		
I	15	7000[1]	30[1]	—
II	150	12000	75	—
III	270	20100	120	0,17
IV	540	20300	180	0,21
		500 ccm Blut entnommen[2]		
V	600	—	240[2]	

Das Anhalten dieser drei Erscheinungen, die wir *„The Pancreatic Triad“* benannt haben, hängt von den Versuchsbedingungen ab und variiert in den verschiedenen Fällen von wenigen Stunden zu mehreren Tagen und mehr, wie man aus den Tabellen 1, 2, 3 und 4 ersehen kann.

Experiment von A. BOLDYREFF und E. BOLDYREFF am 26. Februar 1925. Der Hund wurde 24 Stunden lang ohne Nahrung vor dem Versuch gehalten. Subcutane Injektionen von 0,025 g Morphin. Chloroform-Ätheralkoholnarkose.

Tabelle 2. Vollständige Pankreatektomie. Versuche von E. BOLDYREFF. Hund N 1a. Jung, weiblich, 8900 g.

	Beobachtungszeit		
	normal vor der Operation	5 Stunden nach der Operation	8 Stunden nach der Operation
Blutgerinnungszeit in Sek.	55	70	90
Leukocyten	6500	19700	—
Blutzucker	0,095	0,112	0,132

[1] Sofort nach einer solchen Operation (und anderen Einflüssen auf die Bauchspeicheldrüse, die später erwähnt werden), beobachteten wir für eine kurze Zeit die gegenteilige Wirkung an allen drei Teilen der Trias der Bauchspeicheldrüse, das ist also: Eine Abnahme der Zahl der Leukocyten und des Prozentsatzes des Blutzuckers und ebenso eine Verringerung der Zeit für die Koagulation des Blutes. Wir haben das in einer großen Zahl unserer Versuche festgestellt.

[2] Der Hund war ziemlich ausgeblutet, nachdem wir das Blut entnommen hatten (nach diesem Experiment bekamen wir nur noch 100 ccm zusätzliches Blut), und dennoch war die Koagulierungsfähigkeit nicht besser geworden. Im Gegensatz dazu, wie man es nach verlängerten Bluten gewöhnlich erwartet, wurde die Gerinnungsfähigkeit noch schlechter.

Tabelle 2 (Fortsetzung).

Hund N 2a. Weiblich, 6 Monate alt, 9750 g.

	Beobachtungszeit						
	normal vor der Operation	12 Std.	24 Std.	31 Std.[1]	44 Std.	56 Std.	72 Std.
		nach der Operation					
Blutgerinnungszeit in Sek.	45	65	180	230	230	150	45
Leukocyten	6800	23100	17000	18100	—	7900	6800
Blutzucker	0,125	0,34	0,44	0,30	—	0,21	—

Hund N 3a. Männlich, 9 Monate alt, 13620 g.

	Beobachtungszeit				
	normal vor der Operation	23 Std.	28 Std.[1]	47 Std.	56 Std.
		nach der Operation			
Blutgerinnungszeit in Sek.	140	240	210	60	60
Leukocyten	8800	26000	20000	15000	21000
Blutzucker	—	0,39	—	—	—

Tabelle 3. Teilweise Pankreatektomie.

Hund Nr. 12.

	Beobachtungszeit						
	normal vor der Operation	24 Std.[1]	48 Std.	56 Std.	72 Std.	144 Std.	168 Std.
		nach der Operation					
Blutgerinnungszeit in Sek.	30—45	30	360	405	150	45	45—50
Leukocyten	7700	18200	9300	8600	—	6800	8500

Hund Nr. 21.

	Beobachtungszeit						
	normal vor der Operation	24 Std.[1]	48 Std.	72 Std.	96 Std.	120 Std.	144 Std.
		nach der Operation					
Blutgerinnungszeit in Sek.	30	60	75	180	35	30	25
Leukocyten	4300	15900	8700	9800	6700	5800	4700

Hund Nr. 29.

	Beobachtungszeit						
	normal vor der Operation	24 Std.[1]	48 Std.	72 Std.	96 Std.	120 Std.	144 Std.
		nach der Operation					
Blutgerinnungszeit in Sek.	45	45	90	75	75	50	30
Leukocyten	5400	8800	8900	6200	7300	6600	6400

Hund Nr. 30a.

	Beobachtungszeit						
	normal vor der Operation	24 Std.[1]	49 Std.	96 Std.	120 Std.	144 Std.	
		nach der Operation					
Blutgerinnungszeit in Sek.	40	30	45	60	30	30	
Leukocyten	6400	15800	15200	20000	12900	—	

In den anderen 8 Fällen der vollständigen Pankreatektomie erhielten wir ungefähr die gleichen Resultate. Bei allen Versuchen, die in dieser Arbeit beschrieben sind, wurden die Hunde reichlich mit Wasser versorgt.

Experimente neuerer Zeit (Tabelle 2), die an vielen Hunden ausgeführt wurden, und neue Beobachtungen an Menschen (E. BOLDYREFF) haben die alten Versuche bestätigt und haben gezeigt, daß die pathologische Trias ebenso infolge anderer Mängel in der Funktion des Pankreas auftreten kann; wir konnten also bei einer nur *teilweisen Pankreatektomie,* wenn ein Viertel oder ein Drittel der Drüse entfernt war, ganz gleich ob vom Kopf oder Schwanz, eine zeitweilige Erscheinung aller drei Symptome wahrnehmen (Tabelle 3). Als nächstes beobachteten wir die Trias bei Hunden als eine Folge des *Abbindens beider Ausführungsgänge des Pankreas oder nur des Hauptkanals; selbst* eine *zeitweise Schließung beider Pankreasausführungsgänge mit Klammern* erzeugte dieselben Resultate (Tabellen 5 und 6). Schließlich haben wir die obige Trias (Blutzuckersteigerung, Leukocytosis und verringerte Koagulation) in Fällen von *Diabetes bei Hunden und Menschen* wiedergefunden (Tabellen 7 und 8).

In jedem Falle war der Schwanz des Pankreas (ungefähr 6 g) entfernt worden. Die Entfernung des Kopfes der Bauchspeicheldrüse hatte das gleiche Resultat, aber noch deutlicher, als es in unseren Versuchen gezeigt worden war.

In mehreren Fällen wurde der Blutzucker bestimmt, und man fand eine Zunahme dieses Betrages.

Eine teilweise Pankreatektomie hat einen geringeren und weniger andauernden Erfolg als der, welcher durch eine vollständige Pankreatektomie erzielt wurde.

Tabelle 4. Eine Fistel an der Bauchspeicheldrüse.
Hund Nr. 5a.

	Beobachtungszeit				
	normal vor der Operation	72 Std.	144 Std.	168 Std.	192 Std.
		nach der Operation			
Leukocyten	6900	5100	14400	17000	18200
Blutzucker	0,1	0,14	0,16	—	0,24

An 9 anderen Hunden mit *Fisteln an der Bauchspeicheldrüse* erhielten wir ähnliche Resultate. An mehreren Hunden mit einer Fistel an der Bauchspeicheldrüse haben wir beobachtet, daß mehrere Tage lang nach der Operation keine Ausscheidung des Saftes der Bauchspeicheldrüse stattfand. Während dieser Zeit bestand keine Trias bei den Hunden. Diese trat aber auf, sobald der Saft der Bauchspeicheldrüse in reichlichem Maße wieder aus der Fistel zu fließen begonnen hatte. Wie wir es angenommen hatten, konnten wir die Trias der Symptome bei anderen Operationsarten am Verdauungssystem nicht feststellen, wie z. B. bei der Magenfistel, der Gallenfistel usw.

3 Fälle sind in der Tabelle 5 angeführt. Bei den Hunden 6a und 7a wurden die Ausführungsgänge der Bauchspeicheldrüse abgebunden und wir beobachteten die üblichen Symptome. Hund 7b mit einer Fistel an der Gallenblase wurde am gleichen Tage wie Hund 6a operiert, mit einer Abschnürung beider Ausführungsgänge der Bauchspeicheldrüse. Obwohl beide Operationen technisch sehr ähnlich und beinahe zur gleichen Zeit in derselben anatomischen Gegend durchgeführt wurden, zeigte der Hund 7b (Gallenfistel) keine Erscheinungen der Trias mit einer Ausnahme, namentlich einer kurzen Leukocytosis, während der Hund 6a die Anwesenheit aller Glieder der Trias zeigte.

Tabelle 5. Abbindung der Ausführungsgänge des Pankreas.
Experimente von E. Boldyreff.

Hund Nr. 6a.

	Datum			
	28. 3. 27 normal	1. 4. 27	5. 4. 27	3. 5. 27
		nach der Abbindung beider Kanäle		
Leukocyten	7500	16800	—	8500
Blutgerinnungszeit in Sek.	30	170	—	120
Blutzucker	0,095	0,118	0,120	0,095

Hund Nr. 7a.

	Datum					
	24. 1. 24 normal	25. 1. 24	27. 1. 24	28. 1. 24	29. 1. 24	30. 1. 24
		nach der Abschnürung des Hauptausführungsganges des P.				
Leukocyten	6000	17700	13400	16900	9500	8300

Kontrolle Hund 7b.

	Datum				
	28. 3. 27 normal	31. 3. 27	1. 4. 27	5. 4. 27	12. 5. 27
		nach der Operation einer Gallenfistel			
Leukocyten	6600	6900	12300	6600	—
Blutgerinnungszeit in Sek.	25	25	25	25	—
Blutzucker	0,100	—	0,091	0,090	0,100

Dieser zuckerkranke Hund hatte eine spontane (und nicht experimentell herbeigeführte) Zuckerkrankheit in milder Form. Nicht selten beobachteten wir bei diesem Hund Polyphagie, Polydipsie, Polyurie, Hyperglykämie und Konvulsionen, begleitet von Besinnungslosigkeit. Der Hund hatte in dem Laboratorium mehr als 6 Jahre lang gelebt und zweimal junge Hunde geboren; der erste Wurf bestand aus einem Jungen, das zweite Mal hatte sie zwei, von denen eins kurz nach der Geburt starb. Der Zustand des Hundes wird manchmal infolge einer richtigen, günstigen Diät bedeutend besser.

Tabelle 6. Die Trias der Bauchspeicheldrüse (nach einer zeitweiligen Schließung beider Ausführungsgänge der Bauchspeicheldrüse).
Junger Hund (8a), Äthernarkose.

	Normal	Gänge geklammert	Offen
1. Leukocyten	7100	12200	9600
2. Blutgerinnungszeit in Sek.	30	120	45
3. Blutzucker	0,120	0,140	0,120
Zeit in Stunden	—	4 Std. vorher	2 Std. vorher

Tabelle 7. Diabetes mellitus.
Zahlen an Hunden erhalten.

	Normal (Hund 9a)	Diabetes (Hund 10a)
1. Blutzucker in %	0,100	0,615
2. Leukocyten	6000	15400
3. Blutgerinnungszeit in Sek.	30	120

Die Zahlen in Tabelle 8 wurden durch Untersuchungen an *Menschen* erhalten.

Neben der Zuckerkrankheit begleitet unsere Trias andere Erkrankungen der Bauchspeicheldrüse (z. B. Pancreatitis chronica) bei den Menschen. Dr. A. H. Kretschmar (Chirurg des Battle Creek

Tabelle 8. Zuckerkranker Mann.

	Normal[1]	Diabetisch[3]			
		1[1]	2[1]	3[2]	4
1. Blutzucker in %	0,100	0,330	0,150	0,129	1,62 (!)
2. Leukocyten	8000	—	—	18000	28000
3. Blutgerinnungszeit in Min.	2	3,5	5,75	7	—

Sanatoriums) setzte sich mit dem Verfasser wegen einer Frau in Verbindung, die 49 Jahre alt, kürzlich von ihm operiert worden war; sie hatte eine erkrankte Bauchspeicheldrüse (Pankreatitis), Gallensteine und eine Fettnekrose des runden Bandes der Leber und in dem Omentum; ihr Blutzucker war 0,120; die Zahl der Leukocyten 14700, die Gerinnungsfähigkeit des Blutes deutlich verschlechtert. Natürlich war die Fettnekrose das Resultat einer akuten Exacerbation einer chronischen Pankreatitis. Die Symptome zeigten sich nach der Krankheitsgeschichte ungefähr vor 15 Jahren.

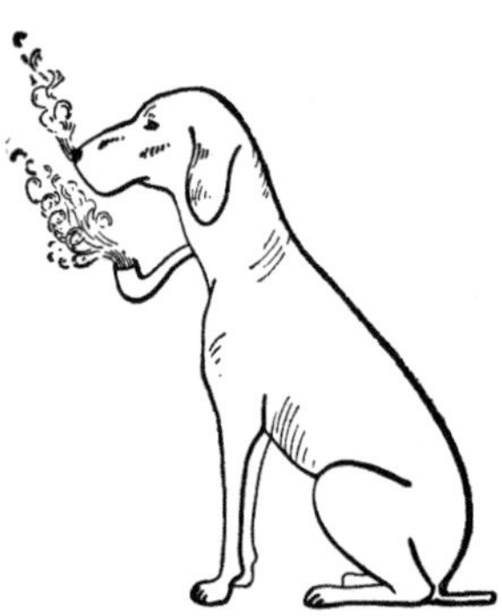

Abb. 2. Rauchender Hund.

Rauchen hat einen ähnlichen Erfolg auf das Blut, sozusagen es produziert die obenbeschriebene Trias. Hiervon stammt die Vermutung, daß Tabaksqualm scheinbar die Bauchspeicheldrüse in dieser oder jener Hinsicht beeinflußt. Weiter unten haben wir einige Resultate mit Rauchen angeführt; einige wurden an Hunden, andere an Menschen durchgeführt.

Die empfindlichsten Teile der Atmungsorgane sind die Nase und der Kehlkopf. Der Rauch, der in die Luftröhre unterhalb des Kehlkopfes eintritt, irritiert nicht mehr so stark. Deshalb wurde der Hund für eine Luftröhrenöffnung operiert (eine ähnliche zeitweilige Operation wird an Kindern im Falle von Diphtherie ausgeführt) und das Mundstück der Pfeife in die Luftröhre gerade unter dem Kehlkopf eingeführt. Der vom Hunde eingeatmete Rauch störte ihn nicht, und der Rauch, der durch die Nase ausgeatmet wurde, störte ihn nur wenig.

Ein männlicher Hund, der 16 kg wog, erhielt eine Dauerfistel an der Luftröhre. Bei allen Experimenten rauchte der Hund im fastenden Zustand in genau 10 Minuten eine Pfeife.

Die Tabelle 9 und die nachfolgende Kurve zeigen, daß alle drei Teile der Trias deutlich

Tabelle 9. Einfluß des Tabakrauches auf das Blut (Hund).

	Leukocyten	Blutgerinnungszeit in Sek.	Blutzucker in %
3. 8. 29 vor dem Rauchen	7500	25	0,88
10 Min. nach dem Rauchen	6900	22	—
30 Min. nach dem Rauchen	8100	45	0,108
4. 8. 29 vor dem Rauchen	8000	45	0,95
60 Min. nach dem Rauchen	9000	65	0,102
18. 8. 29 vor dem Rauchen	8000	45	0,100
60 Min. nach dem Rauchen	9500	60	0,112
20. 8. 29 vor dem Rauchen	7500	35	0,95
60 Min. nach dem Rauchen	9000	45	0,100
25. 8. 29 vor dem Rauchen	10000	52	0,95
60 Min. nach dem Rauchen	12000	84	0,104
29. 8. 29 vor dem Rauchen	6000	35	0,100
60 Min. nach dem Rauchen	8000	60	0,100
3. 9. 29 vor dem Rauchen	13800	60	0,100
Nach dem Rauchen	15000	90	0,110

[1] Nach E. BOLDYREFF. [2] Nach GLASER. [3] Nach CURTIS.

pathologische Veränderungen als ein Resultat des Rauchens zeigen. An verschiedenen Tagen haben wir festgestellt, daß jede Rauchperiode die Zahl der Leukocyten im Blut und den Gehalt an Blutzucker erhöht und die Fähigkeit des Blutes zu gerinnen, verlangsamt. Man kann an der Richtung der Kurven erkennen, daß im Laufe der Zeit alle pathologischen Bedingungen mehr oder weniger dauerhaft werden.

Wir wiederholten diese Versuche im September 1930 an einem Mann, 23 Jahre alt, Gewicht 154 Pfund, von tadellos gesunder Erscheinung. Er pflegte seit 3 Jahren zu rauchen und rauchte zu jener Zeit 15 Zigaretten täglich.

Die Experimente wurden am Morgen während der Zeit des Fastens unternommen; Blutuntersuchungen wurden vor dem Rauchen gemacht und 30 Minuten nach dem Rauchen von drei Zigaretten (Camel, türkische und einheimische Sorten), deren Totalgewicht 3,38 g betrug. Die Zeit des Rauchens betrug 20 Minuten.

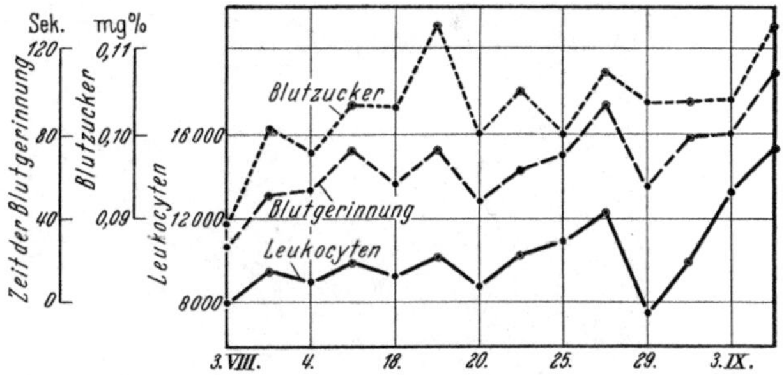

Abb. 3. Einfluß des Rauchens auf das Blut. Fastender Hund rauchte eine Pfeife jedesmal 10 Minuten. —— Leukocyten, ----- Blutzucker, — — — Blutgerinnungszeit. ● Vor dem Rauchen, ○ nach dem Rauchen.

Diese Versuche am Menschen haben vollständig die Zahlen erhärtet, die wir voriges Jahr am Hunde erhalten hatten.

Bis hierher haben wir in unseren Diskussionen Zahlen vorgeführt, die sich auf pathologische Situationen bezogen; die Teile unserer Trias geben aber parallele Veränderungen selbst unter normalen Bedingungen während einiger physiologischer Prozesse.

Unsere Experimente an Hunden „außerhalb der Verdauung", d. h. Abwesenheit von Nahrung und saurer Magensekrete in dem Verdauungssystem haben gezeigt, daß der *Gehalt an Blutzucker, die Zeit für die Gerinnung des Blutes* und die *Zahl der Leukocyten* nicht immer auf gleicher Höhe bleiben, wie man es vorher annahm, sondern *mit einer deutlichen Regelmäßigkeit und Gleichförmigkeit wechseln.* Dieses steht *im Zusammenhang mit dem sog. periodischen Phänomen,* welches im Verdauungsapparat sofort nach Abschluß der Verdauung beginnt und sich ohne Unterbrechung fortsetzt, bis die Verdauung wieder beginnt. Der Verfasser hat schon vor langer Zeit die Tatsache festgelegt, daß „außerhalb einer Verdauung" eine „periodische" Sekretion des Saftes der Bauchspeicheldrüse beobachtet werden kann, und daß diese Perioden einer solchen Sekretion („Arbeitsperioden") bei Hunden und Menschen 30 (Hunde) bis 50 (Menschen) Minuten betragen, und zwar mit Unterbrechungen („Ruheperioden") von einer Stunde (Menschen) bis zu 2 Stunden (Hunde). Das Bestehen einer periodischen Aktivität bei höheren Tieren wurde in Amerika von W. B. Cannon und A. J. Carlson bestätigt.

Tabelle 10. Einfluß des Tabakrauches auf das Blut.

Mann	Leukocyten	Blutgerinnungszeit in Sek.	Blutzucker in %
2. 9. 30 vor dem Rauchen. .	5100	120	0,80
30 Min. nach dem Rauchen .	6300	180	1,20

In der Abb. 3 zeigen wir die „periodischen" Veränderungen, die an den Teilen der Trias beobachtet wurden.

Alle merkwürdigen Einzelheiten, die in der Abb. 3 dargestellt werden, sind an anderer Stelle genauer beschrieben worden[1].

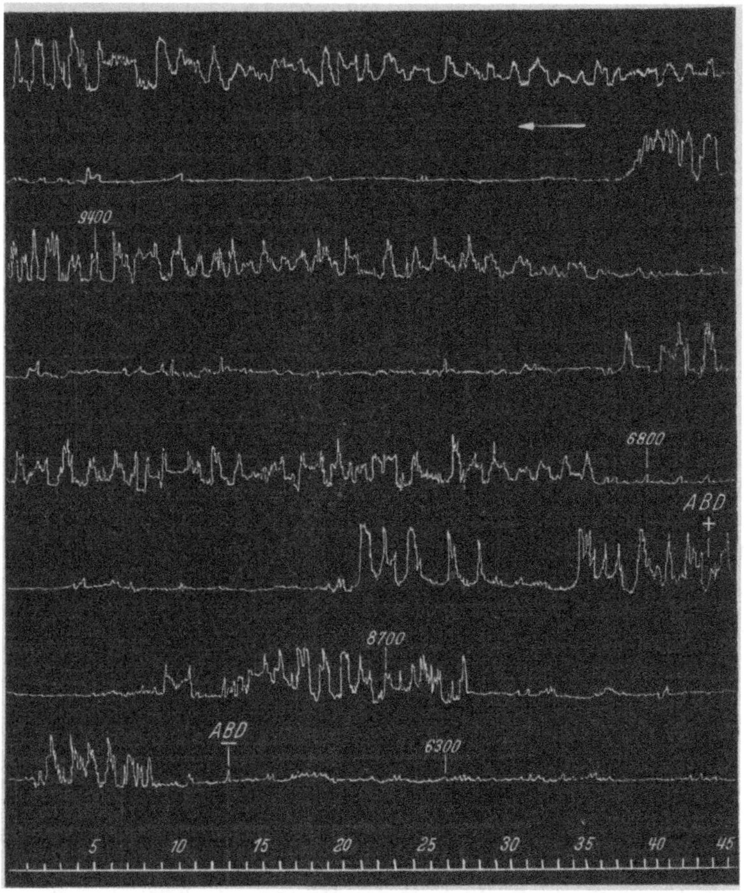

Abb. 4. Mensch, 22 Jahre alt. Die periodischen gastrischen Kontraktionen bei Arbeitsperioden positiv. Abderhaldens Reaktion. Bei Ruheperioden ist sie negativ. Periodische Leukocytose. Die Leukocytenzahl ist während der Arbeitsperiode beträchtlich höher als während der Ruheperiode.

Alle Angaben in dieser Abhandlung zeigen an, daß gewisse Veränderungen im Blute daraus resultieren, daß dem Körper der Saft der Bauchspeicheldrüse vorenthalten wird, unabhängig davon, ob dieser Verlust durch eine Fistel an der Bauchspeicheldrüse oder durch eine Operation, Verletzung oder Krankheit der Bauchspeicheldrüse herbeigeführt worden ist.

Wir haben aber auch *Versuche gegenteiliger Natur* gemacht, und zwar zusätzlich zu unseren Beobachtungen eines „periodisch" ausgeschiedenen Saftes der Bauchspeicheldrüse. *Wir führten zymogenen Saft der Bauchspeicheldrüse in*

[1] Erg. Physiol. **1929**.

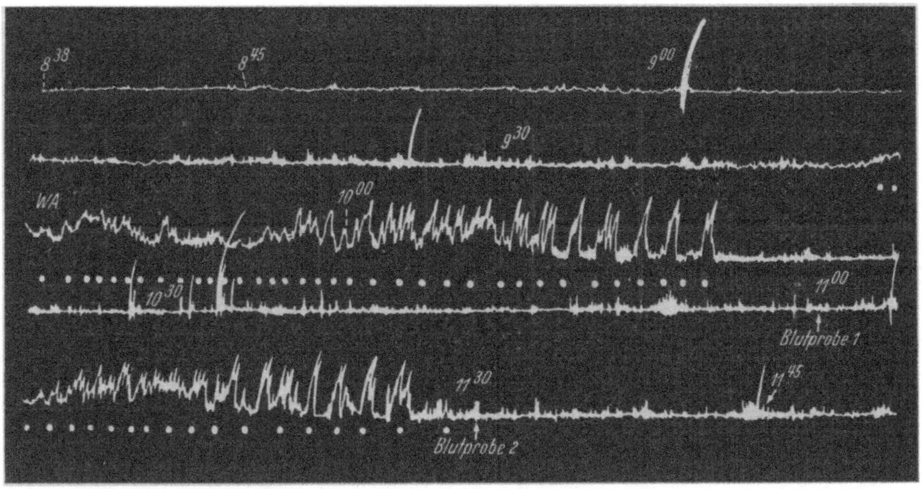

Abb. 5. Periodische Schwankungen des Blutzuckers, die klar ersichtlich von einem periodischen Anwachsen und Fallen der Masse des glykolytischen Fermentes der Bauchspeicheldrüse im Blut abhängen. Die zweite Kurve zeigt die Verbindung zwischen den Anzeichen einer periodischen Aktivität des Verdauungssystems außerhalb der Verdauung und die Veränderungen des Gehaltes an Zucker im Blut. Sie bringt eine Aufstellung der periodischen gastrischen Zusammenziehungen und der periodischen Sekretion des Saftes der Bauchspeicheldrüse (durch Punkte angezeigt), die gleichzeitig auftreten. Die Reaktion im Magen ist am Anfang jeder Linie angezeigt: a) acid, b) alkaline (sauer bzw. alkalisch). Die Zeit wurde für jede halbe Stunde markiert. Die Blutprobe Nr. 1 wurde während der „Ruheperiode" genommen (d. h. während einer Abwesenheit der Sekretion der Bauchspeicheldrüse und gastrischer Zusammenziehungen) und zeigt einen höheren Gehalt an Zucker 0,094% als die Probe, welche am Ende der „Arbeitsperiode" genommen wurde (während der Sekretion des Saftes der Bauchspeicheldrüse und der gastrischen Zusammenziehungen), 0,075%. Weitere Versuche wurden unternommen und ähnliche Resultate wurden erhalten. Der Ablauf geht ohne Unterbrechung von links oben nach rechts unten. (Versuche am Hund Nr. 4; 18800; Okt. 1923 von E. BOLDYREFF.)

das Blut ein und untersuchten das Blut vor und nach der Injektion. Auch diese Daten wurden an anderer Stelle veröffentlicht[1]. Hier will der Verfasser nur einen der zahlreichen Versuche anführen. Bei großen Quantitäten nimmt die Zahl der weißen Blutzellen sehr schnell ab, später aber tritt Leukocytosis auf (Tabelle 11).

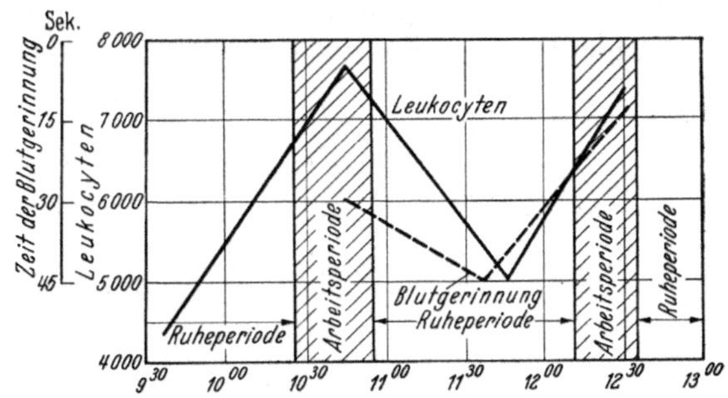

Abb. 6. Periodische Leukocytosis und periodisches Anwachsen des Fibrinfermentes im Blut. Periodische Schwankungen in der Zahl der Leukocyten und in der Zeit für die Koagulation des Blutes. Die periodische Aktivität ist hier angeführt, aber auf eine andere Weise wie in der Kurve 5. Dort wurden die „Arbeitsperioden" (3. und 5. Linie) und die Ruheperioden (die übrigen Linien) gerade so gezeigt, wie sie auf dem Kymographen während des Versuches registriert wurden; hier hingegen werden beide nur schematisch gezeigt, aber genau in ihren Proportionen. Hier sehen wir, daß die erste „Ruheperiode" (in grauer Farbe) etwas weniger als eine halbe Stunde beträgt. Die Zeitspannen der sekundären „Arbeits- und Ruheperioden" sind ungefähr genau so lang. Die Kurven der Leukocyten und der Blutgerinnungszeit steigen während der „Arbeitsperioden" und laufen praktisch parallel.

Eine *Einführung des aktiven Saftes der Bauchspeicheldrüse in den Zwölffingerdarm* ruft den gleichen Effekt hervor (Tabellen 12 und 13).

Wir haben auch Versuche mit Substanzen wie *Atropin* gemacht, die die Sekretion der Bauchspeicheldrüse aufhalten und mit Drogen, wie *Pilocarpin* und *Nicotin,* die diese Sekretion anregen.

Die erhaltenen Werte waren im allgemeinen analog zu allen vorherigen Feststellungen. Diese Experimente sind auch in einem besonderen Artikel veröffentlicht, der dem Mechanismus der Leukocytosis gewidmet ist.

[1] Erg. Physiol. **1929**.

Tabelle 11. Einführung des zymogenen Saftes der Bauchspeicheldrüse in das Blut.

Hund Nr. 31. *Fistel an der Bauchspeicheldrüse.* Versuch von A. BOLDYREFF.

	Zeit nach der Operation in Tagen					
	1	2	4	5 15 ccm Pankreassaft ins Blut	5 50 Min. später	5 $2^1/_2$ Std. nach Einführung des Saftes
Leukocyten	13400	9400	15400	15800	1500	5300
Blutgerinnungszeit in Sek. .	75	45	45	—	30	—

Wir sehen einen deutlichen Abfall der Zahl der Leukocyten nach der Injektion des Saftes der Bauchspeicheldrüse in das Blut und eine Verkürzung der Zeit für die Gerinnung des Blutes. Wir haben 10 solcher Versuche unternommen; die Resultate waren in jedem Fall die gleichen. Die Versuche wurden im Jahre 1914 an der Universität von Kazan in Zusammenarbeit mit Dr. SOKOLOFF ausgeführt.

Tabelle 12. Einführung des aktiven Saftes der Bauchspeicheldrüse in das Duodenum.

Hund Nr. 7; Gewicht 11200 g. Fütterung 14 Stunden vor dem Experiment. Fisteln am Duodenum und Magen. Magen und Duodenum leer. Experiment von A. BOLDYREFF.

12^{15}	nachmittags	Ruheperiode, 10300 Leukocyten.
12^{32}	,,	75 ccm des „periodischen" aktiven Pankreassaftes werden bei 40° C in den Duodenum eingeführt. Bis um 3^{30} nachmittags reagierte der Magen alkalisch.
12^{45}	,,	10800 Leukocyten } Ruheperiode.
1^{00}	,,	7400 ,, } Ruheperiode.
1^{20}	,,	7600 ,, } Ruheperiode.

Wir sehen, daß ungefähr eine halbe Stunde nach der Injektion des Saftes der Bauchspeicheldrüse in den Zwölffingerdarm die Zahl der Leukocyten um ungefähr 3000 abgenommen hatte. Genau die gleichen (in Methode und Resultat) Versuche wurden 8mal an 2 verschiedenen Hunden durchgeführt.

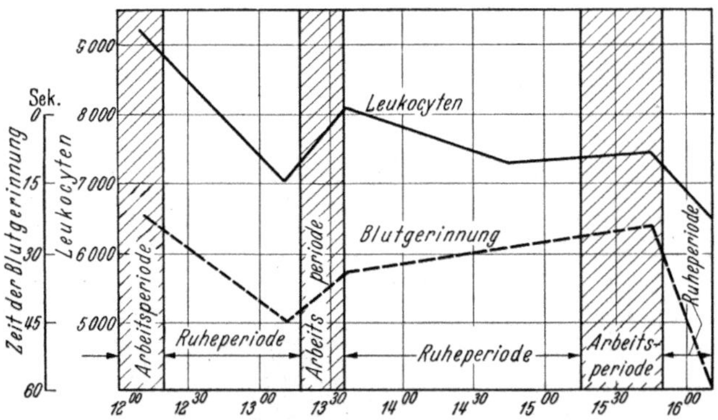

Abb. 7. Periodische Leukocytosis und periodisches Anwachsen des Fibrinfermentes im Blut. Periodische Schwankungen in der Zahl der Leukocyten und der Zeit für die Gerinnungsfähigkeit des Blutes. Dieselben Erscheinungen treten hier auf wie in der Kurve 6, aber an einem anderen Hund. Das Experiment wurde hier so weit ausgedehnt, um 3 „Arbeitsperioden" und 3 „Ruheperioden" zu erhalten. Die Kurven der Leukocyten und der Blutgerinnung steigen gleichmäßig während der „Arbeitsperioden", fallen aber während der „Ruheperioden"; sie laufen beinahe parallel.

Es mag durch die vorangegangenen Versuche so erscheinen, als ob die Einführung des Saftes der Bauchspeicheldrüse direkt in das Blut oder in den Zwölffingerdarm einen deutlichen Abfall der Zahl der Leukocyten hervorruft.

Tabelle 13. Einführung des Pankreassaftes in den Duodenum von A. BOLDYREFF.
Der gleiche Hund wie in Tabelle 12. Der Hund fastete während des Versuches.

31. 3. 24	10^{27} morgens Ruheperiode; Einführung des Pankreassaftes in das Duodenum (mäßige Dosierung ungefähr (50 ccm)	6800	Leukocyten
	5^{00} nachmittags Ruheperiode	6000	„
2. 4. 24	10^{09} morgens Ruheperiode; Einführung des Pankreassaftes in das Duodenum (gleiche Dosierung)	9400	„
	5^{24} nachmittags Ruheperiode	7600	„
3. 4. 24	10^{51} morgens Ruheperiode; Einführung von Pankreassaft (gleiche Dosis)	9000	„
	5^{52} nachmittags Ruheperiode	6300	„
4. 4. 24	10^{20} morgens Ruheperiode; Einführung von Pankreassaft (gleiche Dosis)	8200	„
	4^{56} nachmittags Ruheperiode	5700	„

Der Saft der Bauchspeicheldrüse führte in allen Fällen eine Abnahme der Zahl der Leukocyten herbei.

Es ist beobachtet worden, daß manchmal die Anwendung von Substanzen, die auf einen Teil der Trias einwirken, die anderen Glieder derselben ebenso beeinflußt. So haben z. B. subcutane Einspritzungen von 10 Einheiten Insulin bei Hunden Leukocytosis und verminderte Gerinnungsfähigkeit des Blutes hervorgerufen (s. Tabelle 14). Nichtsdestoweniger war das Auftreten dieser zwei Glieder der Trias, das durch die Injektion des Insulins hervorgerufen war, nur von kurzer Dauer. Hier sehen wir ein Beispiel für die Einteilung der Glieder der Trias: Infolge des Insulins nimmt die Masse des Zuckers im Blut ab, aber die Zeit für die Koagulation des Blutes nimmt zu und ebenso die Zahl der sich vermehrenden Leukocyten. Vorläufig steht der Verfasser noch davon ab, die Ursachen für diese Erscheinungen zu analysieren.

Der Verfasser hat Interesse daran, zu erwähnen, daß PARTOS und SVEC kürzlich Resultate erzielt haben, die seinen eigenen ganz entgegengesetzt sind; diese berichteten nämlich, daß die Zeit für die Gerinnung mit dem Anwachsen des Zuckergehaltes abnehme. Der Verfasser will nicht versuchen, zu entscheiden, warum sie zu solchen Resultaten kamen.

Tabelle 14. Die Wirkung des Insulin auf die Leukocyten und die Blutgerinnungsfähigkeit bei Hunden.
Versuche von E. BOLDYREFF.

	Normal	Nach Insulin	Bemerkungen
Leukocyten	Hund 11a 3500	6300	solche Versuche wurden an 7 Hunden durchgeführt, die Resultate waren in allen Fällen identisch
	Hund 12a 11000	20200	
Blutgerinnungszeit in Sek.	Hund 11a 35	200	
	Hund 12a 45	130	

In der neuesten amerikanischen Literatur finden wir die Bestätigung einiger unserer Angaben, z. B. ALLAN von der Mayo-Klinik, JOSLIN, ROOT und WHITE, wie auch CURTIS und DIXSON haben bei Zuckerkranken eine deutliche Leukocytosis gefunden und beobachtet. GLASER berichtete von einer vollständigen Trias beim Diabetes mellitus des Menschen. Kürzlich bestätigte auch TURCATTI (in Europa) unsere Angaben.

In dieser Diskussion weisen wir nur auf zwei neue Faktoren hin — Leukocytosis und die Änderung in der Gerinnungsfähigkeit des Blutes —, die in den letzten Versuchen des Verfassers gefunden und in Zusammenarbeit mit A. und E. Boldyreff ausgeführt wurden. Diese zwei pathologischen Faktoren wurden von uns immer bei Verletzungen der Bauchspeicheldrüse parallel mit der dritten Erscheinung gefunden, ein Anwachsen des Blutzuckers unter diesen Bedingungen, was schon lange bekannt war. Deshalb haben wir dieser Ansammlung von drei dauernd wiederkehrenden Erscheinungen den Namen „Pancreatic Triad" (Trias der Bauchspeicheldrüse) gegeben, während wir vorwegnehmen, daß diese im Laufe der Zeit durch die Entdeckung neuer Glieder wachsen könnte. Wir betrachten den Ausdruck „Trias" keineswegs als einen, der eine endgültige Benennung für den Komplex aller pathologischen Phänomene darstellt, die von uns oder anderen Verfassern im Zusammenhange mit der Funktion der Bauchspeicheldrüse beobachtet wurde. Wir wissen z. B., daß die Entfernung der Bauchspeicheldrüse oder eine Verletzung derselben gewöhnlich in einer Störung des gesamten Stoffwechselumsatzes resultiert, und zwar manchmal ganz besonders des Stoffwechselumsatzes der Fette. Vorläufig halten wir uns jedoch noch fern, eine theoretische Erklärung des Problems zu geben; wir wollen nur unsere Versuchswerte an Hunden vorführen, die auch durch unsere Beobachtungen an Menschen unterstützt worden sind, wenn auch noch nicht in sehr zahlreichen Versuchen. In einem speziellen Bericht haben wir dieses Problem in seinen Einzelheiten beleuchtet, sowohl mit unseren experimentellen Angaben und Beobachtungen wie auch durch Angaben aus der Literatur.

Wir glauben, daß *unsere pathologische Trias eine große Hilfe für den Kliniker* sein kann, und zwar *zum Zwecke einer Diagnose und Prognose.* Wenn also alle Teile der Trias in ausgesprochener Weise vorhanden sind, ist die Diagnose einer Störung der Bauchspeicheldrüse sicher. Ferner, wenn die Trias vorliegt, ist es zu erwarten, daß ein operativer Eingriff von ungünstigen Resultaten begleitet sein wird: Schlechtes Heilen der Wunde ist wahrscheinlich und eine Gangrän möglich. Auf alle Fälle wissen wir, daß gerade jene Resultate nach der Entfernung der Bauchspeicheldrüse oder nach einer vollständigen Veränderung der Sekretion beobachtet worden sind. Die Trias zeigt eine mehr oder weniger durchgeführte Ausschließung des Saftes der Bauchspeicheldrüse vom Organismus an[1].

Zusammenfassung und Folgerungen.

Die Bauchspeicheldrüse ist ein ebenso wichtiges wie auch notwendiges Organ für den gesamten Stoffwechselumsatz, so daß seine Entfernung sehr komplizierte Krankheitsbedingungen im Organismus hervorruft. Ernsthafte Schädi-

[1] Wenn die Frage auftaucht, ob eine Infektion das Auftreten der Leukocytosis in dieser Trias hervorrufen konnte, dann würde der Verfasser wie folgt antworten:

Alle Infektionen haben eine Periode der Inkubation und die Entwicklung der Leukocytosis infolge einer Infektion (z. B. nach einer Operation) nimmt eine lange Zeit in Anspruch, nicht weniger als 24 Stunden. Einige unserer Werte erhielten wir aber an nichtoperierten Tieren, die als gesund erkannt waren (mit Ausnahme der Zuckerkrankheit) und von Menschen, die zuckerkrank waren.

Abgesehen davon wurden regelmäßig unsere Werte sehr schnell nach einer bestimmten Operation (1 oder 2 Stunden oder vielleicht etwas später) beobachtet und früher, als daß eine Infektion sich soweit entwickeln konnte, um das Tier zu beeinflussen.

Schließlich wurden die „periodischen" Variationen unter den Gliedern unserer Trias bei absolut gesunden Hunden in sehr kurzen Unterbrechungen (von ungefähr einer Stunde) beobachtet und sprechen daher gegen die Möglichkeit, daß unsere Werte durch eine Infektion erklärt werden könnten.

gungen der Bauchspeicheldrüse entstehen auch durch mannigfache und komplizierte pathologische Vorgänge in oft sehr verwirrendem Maße. Für dieses Problem sind Experimente an Tieren eine sehr große Hilfe. Wir können entweder die Bauchspeicheldrüse ganz oder teilweise entfernen, den Kopf, Schwanz oder Körper oder auch die ganze Drüse verschonen und den Saft der Bauchspeicheldrüse teilweise oder vollständig durch eine oder mehrere Fisteln entfernen. Schließlich können wir auch einen Überschuß an Saft der Bauchspeicheldrüse in den Körper des Tieres einführen.

Die Kliniker haben keine genaue Kenntnis von dem Zustand der Bauchspeicheldrüse, bis zu welchem Grade oder in welcher Weise dieselbe geschwächt ist, und wie die beobachteten pathologischen Erscheinungen von ihrer Schädigung abhängig sind. Wir Physiologen untersuchen das Tier bei voller Gesundheit und stellen dann verschiedene wohlbekannte, genau definierte Zerstörungen an der Bauchspeicheldrüse her; wir verfolgen die Entwicklung der verschiedenen pathologischen Prozesse, die sich als eine Folge dieser Verletzungen einstellen. Wir können anatomische Studien des Tieres zu jeder Zeit machen. Deshalb ist es für den Physiologen einfacher, festzustellen, welches die grundlegenden Tatsachen der physiologischen Aktivität der Bauchspeicheldrüse und solcher pathologischen Erscheinungen sind, die aus den verschiedensten Krankheitssituationen sich ergeben. Natürlich sind die klinischen Angaben von äußerstem Wert für die Physiologie und eine Zusammenfassung beider ist ganz besonders ertragreich.

Ein vollständiger Verlust des Saftes der Bauchspeicheldrüse, entweder durch Pankreatektomie oder durch Fisteln, ruft die *Trias der Bauchspeicheldrüse* hervor: 1. Das Ansteigen des Prozentsatzes vom Blutzucker, 2. die Abnahme der Koagulierfähigkeit des Blutes und 3. das Auftreten einer Leukocytose. Dieses Syndrom ist sowohl für das Verständnis der Drüse wie auch für die Diagnose und Prognose nützlich.

Vollständig korrekt ist die Idee von E. Boldyreff, die er in die Praxis hinübergeführt hat, daß nämlich die Kenntnis der Ätiologie des Diabetes mellitus und seiner Behandlung nur dann auf gesunder Grundlage sich befindet, wenn diese Aufgabe ein vollständiges, von vielen Seiten her unternommenes Studium (physiologisch, mikroskopisch, biochemisch und klinisch zur selben Zeit) durchgemacht hat; dabei muß die einseitige Theorie der direkten „inneren" Sekretion der Bauchspeicheldrüse vergessen werden; es dürfen nur wohlbegründete praktische Werte als Grundlage zur Verwertung kommen.

V. Physiologisches Wesen der Zuckerkrankheit.

Während der letzten 30 Jahre haben wir das Problem der Ursachen der Zuckerkrankheit und ihrer Behandlung studiert, und haben viele unserer Resultate über diesen Punkt veröffentlicht. Für diejenigen, die an dem theoretischen Teil des Problems interessiert sind, weisen wir auf die Veröffentlichungen im vorangehenden Kapitel hin. In dem vorliegenden Kapitel werden wir seine praktische Seite, d. h. die physiologische Essenz der Zuckerkrankheit diskutieren, die Diät für Zuckerkranke vorführen, die auf neue Angaben basiert ist, und eine neue Methode für die Behandlung des Diabetes mellitus, die wir berechtigterweise die physiologische nennen[1], besprechen.

[1] Es ist einfach, die Zuckerkrankheit festzustellen. Aber wir müssen daran erinnern, daß es praktisch ist, Blutuntersuchungen nicht nur für den Gehalt an Zucker allein zu

Zunächst werden wir jetzt einige Werte in Tabellenform und mit Hilfe einer Zeichnung vorführen, um einige Versuchsfälle von spontaner Zuckerkrankheit und deren Behandlung bei Hunden und Kaninchen mit Hilfe der Einführung von Bauchspeicheldrüsensaft, welchen der Verfasser als ein starkes Hilfsmittel in der Behandlung der Zuckerkrankheit empfiehlt, zu erklären.

Tabelle 15. Experimentelle Zuckerkrankheit.
Anlegung einer Pankreasfistel.

	Blutzucker in %							
	vor der Operation		nach der Operation (Zeit in Tagen)					
			4	5	6	7	8	9
8500 g Hund mit Pankreasfistel	0,09	operiert, Anlegung einer Pankreasfistel	0,14	0,15	0,16[1]	0,18	0,26	Tod
8200 g Hund mit Pankreasfistel	0,085		0,16[2]	0,10	0,09	0,08	0,08	vollständig gesund

Ich bitte ferner, die auf S. 241 und 242 bereits mitgeteilten Versuche nochmals sich anzusehen, vor allem Tabelle 5, Abbindung der Ausführungsgänge des Pankreas (Hund Nr. 6a, Hund 7a, Kontrolle Hund 7b und Tabelle 6), zeitweises Schließen beider Ausführungsgänge der Bauchspeicheldrüse (Hund 8a).

Tabelle 16. Behandlung der Zuckerkrankheit[3].

1. Zuckerkrankes Kaninchen, Gewicht 2000 g Blutzucker in % vor dem Experiment 0,23
Subcutan wurden 3 ccm eines zymogenen Saftes der Bauchspeicheldrüse von einem Hunde eingeführt; 3 Stunden später betrug der Blutzucker 0,12
2. Das gleiche Kaninchen nach einigen Wochen; Blutzucker vor dem Experiment 0,20
5 ccm eines zymogenen Saftes der Bauchspeicheldrüse eines Hundes wurden subcutan eingeführt; 4 Stunden und 15 Minuten später war der Blutzucker . . . 0,17
3. Alter zuckerkranker Hund, Gewicht 17000 g Blutzucker vor dem Versuch . . 0,15
In den Dünndarm wurden durch eine Fistel 50 ccm eines aktiven Bauchspeicheldrüsensaftes gegossen. 2 Stunden später betrug der Blutzucker 0,13

Auf diese Weise ist es einfach, irgendeine experimentelle Zuckerkrankheit beim Tiere vorzuführen. Es ist entweder notwendig, die Bauchspeicheldrüse zu entfernen, oder das Mundstück des Hauptausführungsganges der Bauchspeicheldrüse nach außen abzunähen (eine Operation mit Hilfe einer Fistel an der Bauchspeicheldrüse). Der erste Fall wird eine schwere Zuckerkrankheit

machen, sondern auch für die Gerinnungsfähigkeit des Blutes und die Zahl der Leukocyten. Die Gerinnungsfähigkeit des Blutes ist deutlich verringert und die Zahl der Leukocyten angestiegen. Wiederholte Analysen der Veränderungen dieser Werte werden im Zusammenhang mit dem Prozentgehalt an Glykose im Blut und Urin eine Besserung oder eine Verschlimmerung beim Patienten anzeigen. Da die Blutglykose zu einem großen Teile von dem Gehalt der Nahrung abhängig ist, und dadurch verdeckt werden kann, sind bei der Zuckerkrankheit wiederholte systematische Untersuchungen der Zahl der Leukocyten und der Gerinnungsfähigkeit des Blutes besonders wertvoll, sowohl zum Zweck der Diagnose wie auch für die Prognose. Solche Analysen werden auch eine Hilfe dafür sein, die Diagnose einer Zuckerkrankheit früher stellen zu können.

[1] Deutliche Übersekretion an Saft der Bauchspeicheldrüse (nach außen durch die Fistel) bis zum Tode. Deutliche Anzeichen von Zuckerkrankheit. Polyphagie, Polydipsie, Polyurie, Erschöpfung und Koma, Hyperglykämie, Glykosurie.

[2] Fistel geschlossen; der Saft der Bauchspeicheldrüse fließt in den Darm durch den kleinen Ausführungsgang.

[3] Die Fälle der Zuckerkrankheit, die hier beschrieben wurden, waren zwar spontan, wurden aber nicht experimentell hergestellt.

erzeugen, während der zweite nur eine mäßige Form hervorruft. Solche Hunde mit Fisteln zeigen uns ein deutliches Bild der menschlichen Zuckerkrankheit.

Der krasse Unterschied besteht in der Tatsache, daß bei solchen Hunden nicht nur ein kleinerer Betrag des Bauchspeicheldrüsensaftes in den Darm gelangt, sondern daß sie auch außerdem noch einen großen Teil der Fermente der Bauchspeicheldrüse in die äußere Sekretion verlieren. Auch der zuckerkranke Patient erhält nur einen verringerten Betrag an Fermenten der Bauchspeicheldrüse. Wenn er jedoch unter anhaltendem Durchfall leidet, befindet er sich in der gleichen Lage wie der Hund mit der Fistel an der Bauchspeicheldrüse.

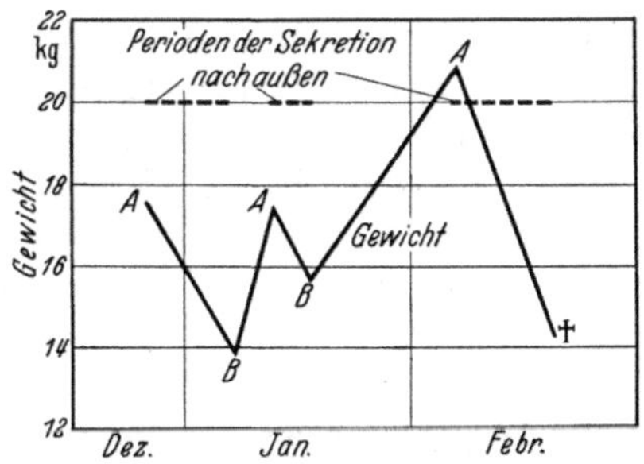

Abb. 8. Hund mit einer Fistel an der Bauchspeicheldrüse. —— Gewicht: Zeit. ----- Perioden der Sekretion nach außen. Experimentelle Zuckerkrankheit und ihre Behandlung. *A*-Fistel ist offen, *B*-Fistel ist geschlossen. † zeigt den Tod des Hundes an. (Versuche von Dr. V. N. VOROBIEFF im Laboratorium des Verfassers.) Die gebrochene Linie zeigt das Gewicht des Hundes an. Die punktierte Linie beschreibt die Sekretion der Bauchspeicheldrüse nach außen durch eine Fistel. Diese Fistel wurde dreimal geöffnet (Punkte *A*), wodurch eine Übersekretion an Saft der Bauchspeicheldrüse hervorgerufen wurde. Die Fistel wurde zweimal geschlossen (Punkte *B*). Der Hund starb infolge der Übersekretion (siehe †). Es wird gezeigt, daß der Verlust an Saft der Bauchspeicheldrüse von einem Gewichtsverlust des Hundes begleitet wird, welcher hingegen wieder an Gewicht zunimmt, so oft die Übersekretion unterbrochen wird. Während die Fistel offen war, wurden die üblichen Phänomene der Zuckerkrankheit beobachtet (Polyphagie, Polydipsie, Polyurie, Hyperglykämie und Erschöpfung). Das Verschließen der Fistel ließ alle Symptome sehr schnell verschwinden.

Die *physiologische Essenz der Zuckerkrankheit* mag nun in Kürze so *definiert* werden: *Diese Krankheit entwickelt sich durch eine ungenügende äußere Sekretion des Bauchspeicheldrüsensaftes* (oft durch vorangegangene Überarbeit der Bauchspeicheldrüse hervorgerufen). *Die Fermente der Bauchspeicheldrüse,* die den allgemeinen Stoffwechselumsatz im Organismus kontrollieren, werden jetzt von der Drüse *in den Darm ausgeschieden und gelangen daher in verminderter Zahl in das Blut.* Die Folge davon ist, daß *die Verdauung herabgesetzt ist, besonders die Aufspeicherung der Kohlenwasserstoffe (die Leber), Fette und Proteine; ihre Bruchstücke erscheinen im Überfluß im Blut und verschmutzen dieses.* Das ist besonders hervortretend beim Blutzucker, der die Ursache für die Glykosurie ist.

Bei späteren Fällen schwerer Natur leiden nicht nur die Phasen, in denen Kohlenwasserstoffe, Fette und Proteine gebildet werden, sondern auch ihr erster Schritt, nämlich das Aufspalten der genannten Substanzen im Darm. Das Anhäufen dieser Fragmente im Blut vergiftet den Organismus, ruft Polydipsie hervor und zwingt die Nieren und andere auswerfende Organe, Überarbeit zu leisten, um den Körper von solchen gefährlichen Substanzen zu befreien und auf diese Weise dessen Vergiftung zu verhindern *(Koma der Zuckerkranken).* Unterernährung infolge des Mangels an Fermenten der Bauchspeicheldrüse erzeugt Polyphagie und Verbrauch der aufgespeicherten Kohlenwasserstoffe, Fette und Proteine des Körpers (Erschöpfung).

Der Verfasser hat keine eigenen Werte über den Einfluß einiger innerer Sekretionen (adrenal, thyreoid oder hypophysär) im Verlauf dieser Krankheit. Das ist aber jedenfalls nur eine Erscheinung von zweitklassiger Bedeutung. *Ein Mangel an Fermenten der Bauchspeicheldrüse in Geweben und Zellen des Körpers ist der Hauptgrund für die Krankheit,* produziert alle üblen Symptome und macht die geschwächten Zellen für solche Infektionen wie Tuberkulose, Furunkulose, und andere empfänglich.

Der Verfasser wird nun ganz kurz den *Mechanismus der Zuckerkrankheit* so darlegen, wie er ihn versteht.

Die Krankheit basiert auf einer unvollständigen Sekretion der Bauchspeicheldrüse (die Leber und der Dünndarm können auch davon betroffen sein) und sie entwickelt sich oft als eine Folge von früherer übertriebener und ausgedehnter Sekretionsarbeit der Bauchspeicheldrüse. In einem solchen Falle werden beide, Verdauung und Stoffwechselumsatz, angegriffen, da sie in gleicher Weise von der äußeren Sekretion der Bauchspeicheldrüse abhängig sind. Dieser Zustand kann leicht auf künstliche Weise hervorgerufen werden, und zwar bei Hunden, indem man einen großen Teil der Drüse entfernt oder eine beträchtliche Menge des Saftes ableitet, dadurch daß man eine Fistel an der Bauchspeicheldrüse oder am Darm anbringt. Die Sekretzellen der Bauchspeicheldrüse werden zuerst angegriffen und nicht die Inselchen von LANGERHANS, wie man es früher annahm. Ob diese überhaupt beeinträchtigt werden und wie sie von den sezernierenden Zellen abhängig sind, kann heute noch nicht gesagt werden, da weitere Untersuchungen hierüber notwendig sind.

Da die Bauchspeicheldrüse nicht nur den Stoffwechselumsatz des Zuckers (oder der Kohlenwasserstoffe) reguliert, sondern auch den der Proteine und Fette mit Hilfe des Saftes der Bauchspeicheldrüse, ist es klar, daß, wenn deren Sekretionstätigkeit angegriffen ist, dieses eine Störung aller drei Zweige des Stoffwechselumsatzes[1] hervorrufen muß und nicht nur des Zuckers allein[2].

Es ist angebracht, hier hinzuzufügen, daß alle Hauptfermente des Saftes der Bauchspeicheldrüse, die die Kohlenwasserstoffe, Proteine und Fette aufspalten und den korrespondierenden Stoffwechselumsatz regulieren, durch die sezernierenden Zellen zur gleichen Zeit abgesondert werden und von dem Saft der Bauchspeicheldrüse nicht getrennt werden können; einige Physiologen glauben sogar, daß sie ein gemeinsames chemisches Teilchen (Molekül) bilden. Dieses erklärt, warum der gesamte Stoffwechselumsatz für Proteine, Fette und Kohlenwasserstoffe angegriffen ist, wenn auch nur einer von ihnen beteiligt ist. Unter der Annahme, daß das richtig ist, kann leicht erklärt werden, warum der Stoffwechselumsatz des Zuckers (Kohlenwasserstoffe) zuerst gestört wird.

Nehmen wir an, daß der Zuckerkranke die übliche Diät hat, die aus 250 g Kohlenwasserstoffen, 60 g Proteinen und 60 g Fetten täglich besteht oder in Calorien 1000, 250, 500, dann ist es klar, daß die größte Arbeit von den

[1] Schrift des Verfassers in Russk. Wratsch **1914**, 45—49.

[2] Der Verfasser beobachtete zusammen mit V. N. VOROBIEFF, daß die Fisteln, die zur gleichen Zeit an beiden Ausführungsgängen der Bauchspeicheldrüse angebracht waren, nicht nur am folgenden Tag Zucker, sondern auch Acetonurie hervorriefen. Dieses Experiment, welches leicht wiederholt werden kann, beweist mit vollkommener Klarheit, daß der Diabetes mellitus durch einen Verlust an sog. „äußerem“ Sekret der Bauchspeicheldrüse hervorgerufen wird. Es zeigt auch, daß es keine unabhängige „innere“ Sekretion der Bauchspeicheldrüse im alten Sinne des Wortes gibt, da die Inselchen von LANGERHANS in Ordnung blieben, und daß eine Zuckerkrankheit entwickelt wurde, wenn der Saft der Bauchspeicheldrüse durch eine Fistel nach außen floß, und die früher angenommene spezielle „innere“ Sekretion nicht gestört war; dennoch entwickelte sich eine Zuckerkrankheit. Das gleiche Experiment hat der Verfasser in Battle Creek, Michigan mit Unterstützung durch seinen Sohn John wiederholt. Der Unterschied in der Operation bestand nur in der Einzelheit, daß der kleinere Ausführungsgang abgebunden war. Der Hund lebte 4 Monate nach der Operation, während er eine reichliche Sekretion der Bauchspeicheldrüse abgab; alle Symptome des Diabetes mellitus waren deutlich sichtbar.

Fermenten der Kohlenwasserstoffe erwartet wird, während deren Masse nur gleich der für die Proteine und Fette ist. Bei einer gesunden Person mit überreichlichen Fermenten der Bauchspeicheldrüse ist diese Aufgabe leicht gelöst. Aber bei der Zuckerkrankheit, wenn die Masse der Fermente stark reduziert ist, werden für die gegebene Diät die Fermente für die Kohlenwasserstoffe nicht genug sein. Vielleicht mag es für den ersten Teil der Verdauungsarbeit ausreichen — die Umwandlung der Kohlenwasserstoffe in Zucker — aber nicht für den zweiten Teil — die Synthese des Glykogens aus dem Zucker — und deshalb wird er im Übermaß in das Blut übergehen.

Sobald der Patient aber auf eine Diät für Zuckerkranke gesetzt wird, z. B. 100 g Kohlenwasserstoffe, 60 g Proteine und 120 g Fette (oder in Calorien 400, 250, 1000), dann werden seine Kohlenwasserstoffermente für die verringerte Arbeit (für die analytische wie für die synthetische) ausreichend sein und das Übermaß an Zucker im Blut wird verschwinden.

Weshalb aber hat man bis heute geglaubt, daß die Zuckerkrankheit nur den Stoffwechselumsatz der Kohlenwasserstoffe allein stört? Weil der Stoffwechselumsatz des Zuckers einfacher und deutlicher ist und sozusagen den ersten Platz einnimmt; ebenso wie in der Quantität ist er auch durch das Gewicht seiner zusammengesetzten Substanzen leichter faßbar als die beiden anderen zusammen. Abgesehen davon ist der Stoffwechselumsatz des Zuckers sichtlich früher angegriffen als die beiden anderen. Deshalb braucht man sich nicht zu wundern, daß er vor allen anderen entdeckt wurde, und daß diese Entdeckung alles andere verdeckte[1].

So merkwürdig es auch scheinen mag, Fliegen, wenn sie auch belästigend sind, haben uns in dieser Angelegenheit geholfen. Bei ihrer Suche nach Nahrung fanden sie, daß der Urin von Diabetikern Zucker enthielt; daß sie sich von dem Urin der Zuckerkranken angezogen fühlten, wurde von Patienten und Ärzten beobachtet. Es war dann ganz einfach, den Zucker darin zu entdecken.

VI. Vergleich zwischen dem Einfluß des Insulins und dem des Saftes der Bauchspeicheldrüse.

Indem der Verfasser auf die *Hauptfrage* zurückkommt, wird er jetzt in kurzen Zügen den *physiologischen Mechanismus des Einflusses des Insulins mit dem des Saftes der Bauchspeicheldrüse vergleichen.*

Insulin hat keinen direkten Einfluß auf die Kohlenwasserstoffe oder irgendeinen anderen Stoffwechselumsatz. Aber dadurch, daß es eine Sekretion des Saftes der Bauchspeicheldrüse (Colloazo und Dobreff, Drost) *und des Magensaftes* (E. Boldyreff u. a.) *hervorruft, bringt es direkt und indirekt* (durch die gastrische Sekretion, die die Sekretion der Bauchspeicheldrüse hervorruft) *einen reichlichen*

[1] Der süße Geschmack des Urins von Zuckerkranken wurde von Willis im 17. Jahrhundert entdeckt, der Zucker darin und im Blut im 18. Jahrhundert von Dobson gefunden. (Vielleicht hatten auch Ärzte des Altertums eine diesbezügliche Kenntnis, aber ihre Funde gingen verloren; diese wurden in einem kürzlich entdeckten Papyrus beschrieben gefunden.) Produkte eines ungenügenden Fett-Stoffwechselumsatzes wurden im Urin und Blut von Zuckerkranken erst im 19. Jahrhundert gefunden: Peters entdeckte Aceton im Jahre 1857 und noch später fand Minkowski β-Oxybuttersäure und schließlich begründete Naunyn den Begriff „Azidosis". Was die Störung des Stoffwechselumsatzes der Proteine anbetrifft, so ist dieselbe noch wenig studiert worden.

Vorrat aller Fermente der Bauchspeicheldrüse zu dem Blut (wie es durch unsere Experimente zusammen mit Dr. I. D. Kniazeff bewiesen wurde); *diese Fermente sind für den Stoffwechselumsatz verantwortlich.* Aus diesem Grunde wird der Zucker zuerst verbraucht, was auch die kürzeste Zeit beansprucht. Wenn bei einer Schädigung die Bauchspeicheldrüse in Mitleidenschaft gezogen ist, werden weniger Fermente sezerniert und vom Blute absorbiert. Der Stoffwechselumsatz aller Substanzen, besonders des Zuckers, ist verhindert und sie werden im Blute aufgespeichert. Es findet sich mehr Zucker im Blut als nichtoxydiertes Protein und Fett. Schließlich ist so viel Zucker im Blut, daß die Nieren nicht mehr in der Lage sind, diesen zurückzuhalten und ihn ausscheiden. Da zur gleichen Zeit im Blut nicht so viele Bruchstücke der Proteine und Fette vorhanden sind, und da sie dort festgehalten werden, entgehen sie dem suchenden Auge des Arztes, der den Urin untersucht. Es ist sehr wahrscheinlich, daß Insulin nicht nur sekretanregende Arbeit an der Bauchspeicheldrüse allein leistet, sondern auch an den Darmdrüsen, deren Saft die gleiche physiologische Arbeit leistet wie der der Bauchspeicheldrüse[1], obwohl von geringerem Maße. Der Darmsaft des Dünndarms hilft ohne Zweifel dem Saft der Bauchspeicheldrüse sowohl bei der Verdauung wie bei dem Stoffwechselumsatz.

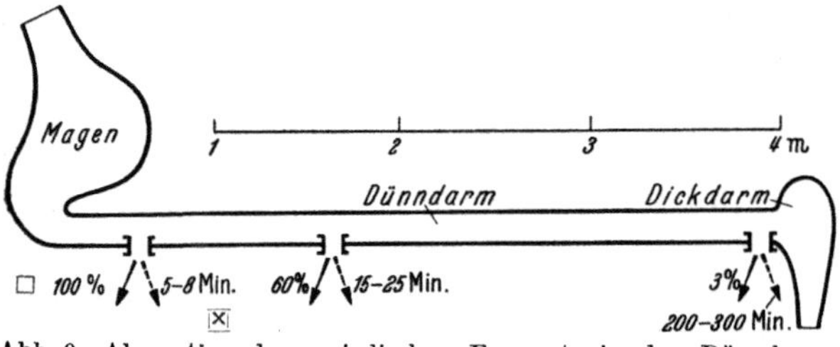

Abb. 9. Absorption der periodischen Fermente in den Dünndarm. 3 Darmfisteln sind in dem Diagramm dargestellt. □ Die Maße der periodischen Sekretion, die den angezeigten Punkt erreicht, Fistel. ☒ Zeit der Verdauung des Fibrins durch den periodischen Saft.

Aus diesem Grunde kann man während verschiedener Darmoperationen keineswegs große Teile des Dünndarms entfernen, ohne möglicherweise den Patienten zu schädigen (besonders den Zuckerkranken).

Die Einführung des Insulins während der Mahlzeit ist günstig, weil die Nahrung nicht nur den schädigenden Einfluß des Insulins, sondern auch die Möglichkeit verhindert, daß der Blutzucker auf einen zu gefährlichen Tiefstand absinkt. Eine solche Kombination ist deshalb nicht weniger wohltuend, weil das Insulin eine reichliche Sekretion aller Hauptverdauungssäfte hervorruft und die Beweglichkeit der Verdauungsmuskeln steigert, was für die Verdauung förderlich ist.

Jetzt wollen wir den *Einfluß des Saftes der Bauchspeicheldrüse* diskutieren. Wenn die Fermente der Bauchspeicheldrüse künstlich von außen in den Körper eingeführt werden, berühren sie direkt den gesamten Stoffwechselumsatz, genau so wie es die Fermente der Bauchspeicheldrüse tun, die von dem Darm auf natürliche Weise absorbiert wurden.

Wir können daran sehen, daß ein wesentlicher und großer Unterschied in der heilenden Wirkung des Insulins und der Fermente der Bauchspeicheldrüse besteht. *Insulin regt die erkrankte Bauchspeicheldrüse an*[2]*; aber die Fermente der*

[1] Vielleicht verursacht Insulin auch eine Gallenausscheidung. Nach unseren Resultaten fördert Insulin starke gastrische Zusammenziehungen wie auch solche des Darms, Hyperämie der Schleimhaut und Schleimsekretion.

[2] Die Anschauung einiger Verfasser, daß das Insulin der Bauchspeicheldrüse eine Ruheperiode verleiht, indem es selbst deren Arbeit übernimmt (innere Sekretion), ist auf keine

Bauchspeicheldrüse, die künstlich eingeführt wurden, *übernehmen die Funktion der Bauchspeicheldrüse,* indem sie der Drüse gestatten, sich auszuruhen, um sich wieder herzustellen oder wenigstens um eine weitere Zerstörung durch die Krankheit aufzuhalten; Ruhe des erkrankten Organs ist die erste Bedingung für die Wiederherstellung. Insulin ist wie eine Peitsche für ein ermüdetes Pferd, der Saft der Bauchspeicheldrüse wie ein neues Pferd im Gespann. Wenn bei der Zuckerkrankheit die sekretorische Funktion der Bauchspeicheldrüse unterbrochen oder etwa geschwächt ist, muß ein *Ersatz in Form des Saftes der Bauchspeicheldrüse,* der in seiner Art des menschlichen Pankreassaftes ähnlich ist, *von außen eingeführt* werden. *Wo können wir diesen Saft erhalten?*

Die beste Lösung wäre der Gebrauch des Saftes der Bauchspeicheldrüse eines Hundes, da er physiologisch gesehen dem Menschen am nächsten steht und in den Einzelheiten untersucht worden ist. Dieser Saft sollte durch den Mund eingeführt werden, weil er, wenn er subcutan oder direkt in das Blut eingespritzt wird, einige unwillkommene Wirkungen haben kann. Schwer zu befriedigende Patienten mögen sich weigern, Bauchspeicheldrüsensaft zu schlucken, der vom Hunde stammt. Dann können wir den Pankreassaft von Schweinen, Ziegen, Schafen, Kühen und Pferden benutzen. Indem wir hier rein technische Laboratoriumseinzelheiten auslassen, müssen wir hier angeben, daß *nach dem Saft der Bauchspeicheldrüse von Hunden der von Pferden am günstigsten* ist, den wir mit Hilfe einer Zwölffingerdarmröhre erhalten können. Der menschliche Saft der Bauchspeicheldrüse ist ideal und wird in der Zukunft sicherlich von Zuckerkranken genau so gebraucht werden, wie das Blut heute bei akuten Fällen von Blutarmut.

Man kann *zwei Sorten von Saft der Bauchspeicheldrüse* erhalten: den *aktiven* (vom Darm) und den *zymogenen* (von der Drüse). Der *aktive Saft* der Bauchspeicheldrüse *ist giftig,* wenn er *in den allgemeinen Blutstrom* eingeführt wird, und ist in der Lage, eine starke Reizung des Magens und des Darms hervorzurufen, wenn er durch den Mund in großen Dosen eingenommen wurde. *Daher sollte der zymogene Saft der Bauchspeicheldrüse in mäßigen Dosen in der Behandlung gebraucht werden.* Dieser kann auch viel leichter aufbewahrt werden.

Der *aktive Saft* verliert schnell seine Eigenschaften, besonders wenn er an einem warmen Platz aufbewahrt wird; seine Fermente werden durch Selbst-

---

Tatsachen fundiert. Einige Verfasser, sogar Spezialisten der Zuckerkrankheit, schreiben, daß „Insulin ein Produkt der inneren Sekretion der Bauchspeicheldrüse ist, welches direkt in das Blut von den Langerhansschen Inselchen übergeht". Eine solche Feststellung ist nicht nur nicht durch Tatsachen belegt, sondern ein Resultat einer Serie von Fehlern. *Insulin ist ein künstliches Präparat,* welches man von einigen Zellen der Bauchspeicheldrüse erhält (man weiß noch nicht von welchen). Es wurde in krystalliner Form zum ersten Male von Abel in Amerika hergestellt. Er bot auch eine chemische Formulierung für das Insulin an. Was nun daran wahr ist, nämlich die richtige und nicht eine gebildete innere Sekretion der Bauchspeicheldrüse, die ohne Schwierigkeiten vom Anfang bis zum Ende verfolgt werden kann, ist folgendes: Der Saft der Bauchspeicheldrüse fließt in den Darm, von dort wird er sofort vom Blut absorbiert. Auf diese Weise wandelt sich die *äußere* Sekretion des Pankreas in eine *innere* um. Alles das ist durch direkte Experimente bewiesen [s. Erg. Physiol. **29**, 583 (1929)]. Es gibt keine andere innere Pankreassekretion, die von äußeren Sekretionen unabhängig ist. Aber warum blieb bis jetzt die *richtige* innere Sekretion unbekannt? Weil nur wenig über die Blutfermente bekannt war und ist, die die wichtigste Rolle im Prozeß des Stoffwechselumsatzes spielen.

verdauung und Mikroben zerstört, die sie verfaulen lassen und einige sehr giftige Substanzen produzieren. Auch der *zymogene* Saft mag verderben, aber nicht so schnell. Ein trockenes Präparat kann davon hergestellt werden, welches eine längere Aufbewahrung ohne Verlust seiner heilenden Eigenschaften aushält. Dieses muß natürlich aseptisch gemacht werden. Frischer Saft muß, sobald er von einer Fistel erhalten wurde, ohne den Verlust einer einzigen Minute mit Hilfe von Kohlendioxyd (CO_2) schnell gefroren werden. Er muß in seinem gefrorenen Zustand in einer Vakuumpumpe bei 0-Druck und niedriger Temperatur (unter 0° C) sofort getrocknet werden. Unter diesen Bedingungen werden alle Fermente und seine heilenden Eigenschaften erhalten. In diesem trockenen Zustande kann das Präparat für Monate aufbewahrt werden, wenn es aseptisch und hermetisch versiegelt gehalten wird. (Versuche an Hunden s. Abb. 10[1].) Die beiden letzten Faktoren wurden durch unsere kürzlichen Versuche bewiesen.

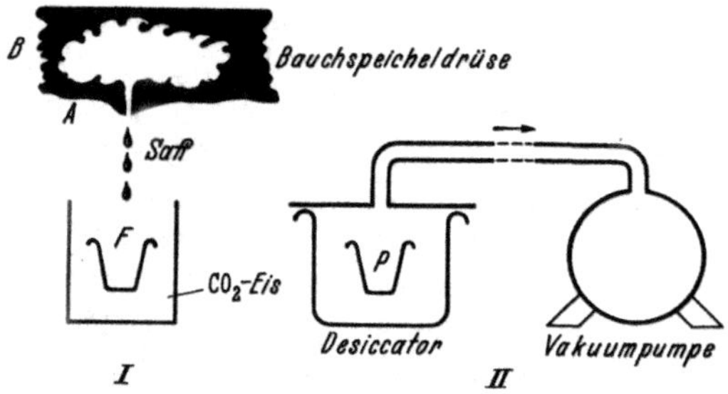

Abb. 10. Herstellungsdiagramm für den getrockneten Saft der Bauchspeicheldrüse. *I* Erhalten des Saftes von dem Tier durch eine Fistel. *B* Teil des Körpers des Tieres. *A* Öffnung der Fistel der Bauchspeicheldrüse. Der Pankreassaft fließt in einen Behälter, welcher durch künstliches Eis (CO_2) gekühlt wird, in welchem er sofort gefriert (P). An Stelle des Gefrierens und Trocknens kann man den Saft direkt in Alkohol tropfen lassen (Glycerin oder andere mögliche Substanzen). Dann fallen die Fermente als weißer Bodensatz aus. *II* Trocknen des gefrorenen Pankreassaftes bei 0° C und O-Druck. Der gefrorene Saft (*P*) wird in einen Desiccator gebracht, aus welchem Luft und Wasserdampf mit einer starken Vakuumpumpe herausgepumpt worden sind. Am Boden des Desiccators befinden sich H_2SO_4 oder P_2O_5.

Es mag nun gefragt werden: „Warum soll man den Saft der Bauchspeicheldrüse benutzen? Würden nicht andere Präparate der Bauchspeicheldrüse, die man schon in der Klinik ausprobiert hat, genau so helfen?“

Die Antwort ist einfach und klar: genau so wie natürliche Milch besser für die Ernährung ist als eine, die künstlich präpariert ist, so ist der Saft des Pankreas besser als ein Ersatz.

Patienten sollten getrocknetes Pulver des Pankreassaftes bei jedem Abendbrot in Mengen von ungefähr 1—2½—5 g (diese Dosen sind theoretisch) je nach der Schwere der Erkrankung einnehmen. Es ist besser, die gesamte Medizin nicht auf einmal zu verabreichen, sondern in drei Dosen aufgeteilt, indem man die eine am Anfang, die nächste in der Mitte und die dritte am Ende der Mahlzeit einnimmt. Es ist notwendig, dieses Präparat in Kapseln zu gebrauchen, die sich nicht im Magensaft auflösen, da der Einfluß der Medizin nicht im Magen, sondern im Darm beginnen soll und auch der saure Magensaft nachteilig

[1] In der gleichen Weise kann man einen Vorrat von *allen* Verdauungssäften für viele Jahre herstellen. Erfahrung hat gezeigt, daß sie ihre Eigenschaften nicht verlieren, wenn man sie in vollständig trockenem Zustande an einem dunklen und kalten Platz aufbewahrt. Heute würde es besonders günstig sein, getrockneten Magensaft in den klinischen Gebrauch an Stelle des flüssigen, natürlichen gastrischen Saftes einzuführen, wie er von Prof. I. P. PAVLOV benutzt wurde. Der getrocknete Magensaft ist 100mal leichter an Gewicht und weniger an Volumen und viel billiger und einfacher, was Lieferung und Aufbewahrung anbetrifft, und wird auch alle anderen wertvollen Eigenschaften bewahren. Vor seinem Gebrauch sollte er in der richtigen Menge von 0,5% HCl aufgelöst werden. Der Verfasser wird einen besonderen Abschnitt diesem Problem widmen. Siehe Report des Verfassers auf der 46. Jährlichen Sitzung der Amer. Physiol. Soc. New York City am 29. März 1934.

wirkt. Zugleich hat diese Medizin den Vorzug vor Insulin, daß sie neben einer Besserung des Stoffwechselumsatzes einen Übergang zu einer besseren Verdauung bildet[1].

VII. Starke Reizmittel der Darmschleimhaut sind schädlich.

Experimente (A. Boldyreff) haben gezeigt, daß eine überreichliche Menge von Pankreassaft einen stark reizenden Einfluß auf die Schleimhaut des Dünndarms hat (da er weiter oben absorbiert wird, erreicht er nicht den Dickdarm) und Durchfall und Erbrechen verursachen kann. Einige der noch nicht beendeten Versuche des Verfassers an Tieren und Beobachtungen bei menschlichen Patienten lassen ferner erkennen, daß ein Überfluß an Bauchspeicheldrüsensaft im Darm unter normalen (bei Schwangerschaft[2]) und unter einigen pathologischen Bedingungen oder in Fällen von künstlicher übermäßiger Einführung ins Blut Erbrechen und manchmal Durchfall auszulösen vermag. Durch wiederholte perorale Zufuhr kann die Leber angegriffen werden und sogar eine akute gelbe Atrophie hervorrufen. Sehr wahrscheinlich sind die gefährlichen Einwirkungen des Insulins auf die Leber in der Weise begründet, daß dessen Eigenschaften (direkt oder indirekt) eine starke und andauernde Sekretion des Pankreassaftes herbeiführen, die für die Leber schädlich ist[3]. Aus diesem Grunde ist ein *Überfluß an Fermenten der Bauchspeicheldrüse im Dünndarm und im Blut schädlich, obwohl*

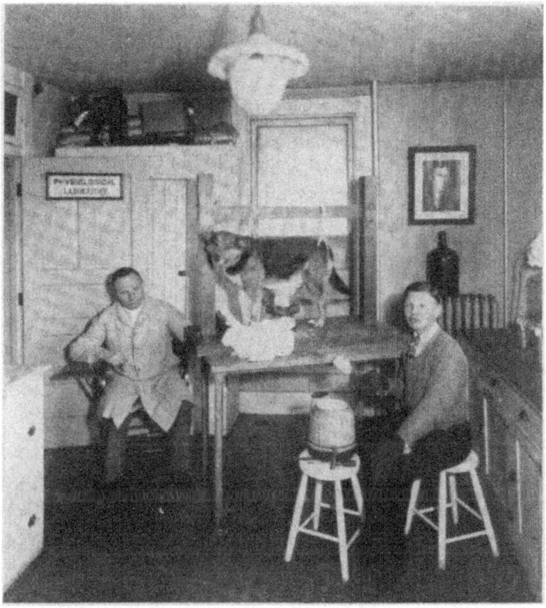

Abb. 11. Die Gewinnung des pankreatischen Saftes.

[1] In schwereren Fällen, die ein schnelles Eingreifen erfordern, sollte der Saft der Bauchspeicheldrüse direkt in den Zwölffingerdarm durch einen Gummischlauch eingeführt werden. Der Verfasser empfiehlt nicht den gewöhnlichen Schlauch (Einhorn, Rehfus u. a.) mit einer Metallspitze, sondern den Schlauch, den er vor langer Zeit, im Jahre 1915 erfand, welcher einen weichen Gummiball an seiner Spitze hat. Dieser verschont die Schleimhaut des Dünndarms, die äußerst empfindlich ist, leicht zu einer Blutung neigt, und die nur zu leicht mit einem ungefügen Instrument verletzt werden kann.

Die Abb. 12, S. 258 stellt das Ende einer Weichgummisonde dar, wie sie vom Verfasser vorgeschlagen worden ist. Sie ist in natürlicher Größe dargestellt. Das Bild wurde der Arbeit im The Bulletin of the Battle Creek Sanatorium vom Jahre 1928 von W. N. Boldyreff und J. H. Kellogg entnommen.

[2] Unsere nicht veröffentlichten Experimente zeigten, daß bei Schwangerschaft die Sekretion der Bauchspeicheldrüse stark vergrößert ist.

[3] Wir haben bereits an diesem Problem seit mehreren Jahren gearbeitet, teilweise mit Dr. A. H. Kretschmer und haben ihm eine besondere Arbeit gewidmet.

ein Mangel an diesen nicht weniger nachteilig ist. Die *letztere Situation tritt bei der Zuckerkrankheit* auf.

FORNET hat interessante Angaben über sein Paninsulin gemacht, welches den Zuckergehalt im Blut herabsetzt, wenn es durch den Mund eingenommen wird. Unsere Experimente an gesunden Hunden mit FORNET-Präparat zeigten eine Abnahme des Zuckergehaltes von 10—20%. In pathologischen Fällen sollte diese Abnahme noch viel größer ausfallen.

Der *Saft der Bauchspeicheldrüse* ist das *Hauptanregungsmittel der Darmbewegungen* (Experimente von A. BOLDYREFF) und *ein Fehlen oder eine wesentliche Verminderung* seiner Menge im Dünndarm führt zu einer *Schwächung dieser Bewegungen,* die schließlich zu *Verstopfung* führt. Deshalb ist es klar, daß ein zuckerkranker Patient zu Verstopfung neigt, die von einer herabgesetzten Sekretion der Bauchspeicheldrüse herrührt. Er muß aber besonders *vorsichtig im Gebrauch von Abführungsmitteln* sein, da diese eine überreichliche Sekretion der Bauchspeicheldrüse hervorrufen könnten, wie es das Insulin tut, und noch mehr die schon geschwächte Bauchspeicheldrüse schädigen könnte. Überreichlicher Gebrauch von Abführungsmitteln wie Na_2SO_4 und anderen machen beinahe jeden zum temporären Diabetiker und sind in der Lage, den frühzeitigen Tod eines Zuckerkranken herbeizuführen[1].

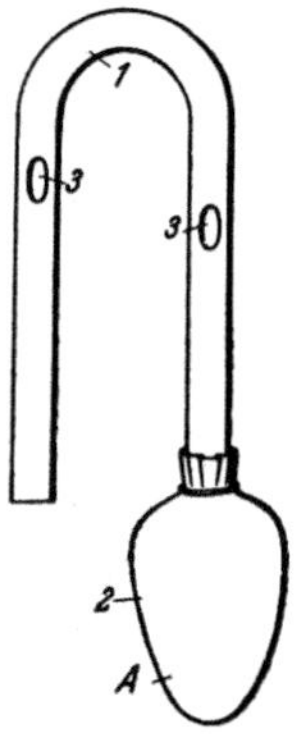

Abb. 12. Sonde zur Gewinnung des pankreatischen Saftes. (Nach BOLDYREFF.)

Besonders gefährlich ist die *Vereinigung von Abführmitteln mit Insulin oder anderen Drogen,* die eine Sekretion der Bauchspeicheldrüse erzeugen, da in einem solchen Falle ein sehr großer Teil der Fermente der Bauchspeicheldrüse verloren geht. Verstopfung ist die unvermeidliche Folge von Durchfall, obwohl manchmal zeitweilig. Daher haben alle Abführmittel eine Neigung zu Verstopfung. Physiologisch kann man das leicht erklären; während des Durchfalls werden wertvolle Fermente zusammen mit den Säften der Bauchspeicheldrüse und des Darmes abgegeben. Um diese großen Verluste wieder gutzumachen, muß der Organismus ökonomisch mit seinem Vorrat an Fermenten für den Darm haushalten. Das Resultat heißt Verstopfung.

[1] Durch eine Vereinigung von Fasten und Abführen erreichte GUELPA Wunderkuren: er verhinderte Zucker im Urin der hoffnungslosesten Fälle in 2 oder 3 Tagen. Solche heldenhafte Behandlung, in gewisser Hinsicht ähnlich der Insulinmethode, konnte nicht regelmäßig bei allen Fällen von Zuckerkrankheit angewandt werden. Der Grund ist der gleiche, warum bei manchen Herzkranken das Klettern in den Bergen Wunder tut, aber doch im allgemeinen auf Herzkranke tödlich wirkt. Ähnlich den Abführmitteln sind Pilocarpin (SENDHEIMER) und andere Substanzen, ebenso Säuren in der Lage, eine zeitweilige Besserung im Zustande des Zuckerkranken hervorzurufen. Der Grund ist in allen Fällen der gleiche — alle diese Substanzen produzieren eine äußere Sekretion der Bauchspeicheldrüse. Die Symptome der Zuckerkrankheit nehmen ab, der Gehalt an Zucker im Blut wird kleiner, der Zucker verschwindet aus dem Urin, der Verdauungsapparat ist in besserer Verfassung, ganz allgemein, der Patient fühlt sich besser und stärker, aber er zahlt hierfür einen zu hohen Preis, indem er seine erkrankte Bauchspeicheldrüse dazu zwingt, Überarbeit zu leisten, während sie ruhen sollte. Das gleiche gilt für die Röntgenbehandlung, die in der Lage ist, die Bauchspeicheldrüse anzuregen, aber in großen Quantitäten oder bei häufiger Anwendung für das Entstehen einer Atrophie der Drüse, wie wir in einigen unserer Versuche gezeigt haben, zur Folge haben kann (A. W. BOLDYREFF). Darum ist die Bestrahlung des Pankreas mit Röntgenstrahlen für Zuckerkranke äußerst gefährlich.

Zuckerkranke sollten ihr Verdauungssystem in peinlicher Ordnung halten und eine Verstopfung durch systematische Massage des Bauches verhindern (für fette Menschen elektrisches Kabinet, Mineralöl oder Klistier). Unsere zahlreichen Versuche, die mit denen anderer Verfasser übereinstimmen (PAVLOVs Schule), haben bewiesen, daß bei unvollständiger Arbeit der Bauchspeicheldrüse, z. B. bei einem Hund mit einer Fistel am Pankreas, überschüssige Säure das Tier in kurzer Zeit tötet. Die Einführung von Säuren in den Magen von Hunden mit Fisteln an der Bauchspeicheldrüse mag schnell und leicht eine unkontrollierbare Übersekretion an Pankreassaft hervorrufen, die unweigerlich im Tod ihr Ende findet, trotz aller strengsten Behandlungsmaßnahmen.

Nur eine vollständige Schließung der Fistel kann das Tier in diesem Falle retten. *Säuren,* die *die stärksten Reizmittel für die Sekretion der Bauchspeicheldrüse* sind, sind *die gefährlichsten Gifte für Zuckerkranke.* Deshalb sollte man sehr *vorsichtig im Gebrauch von Säuren* sein, um den Patienten nicht zu schädigen[1]. Auch *Alkohol* ist für Zuckerkranke *gefährlich,* da er eine starke Reizung der Darmschleimhäute herbeiführt und auf diese Weise die Bauchspeicheldrüse zur Arbeit anregt. Zuckerkranke sollten ferner alle anderen Reizmittel des Darms vermeiden, wie z. B. Senf, Pfeffer, Sellerie, Gewürze und Curry u. a.; selbst ein überreichlicher Gebrauch von Tafelsalz kann nicht empfohlen werden. Aus dem gleichen Grunde ist *vom Gebrauch größerer Mengen saurer* (Aspirin in großen Mengen usw.) *oder alkalischer Substanzen in Arzneien abzuraten.* Der zerstörende Einfluß von Alkalien auf die Bauchspeicheldrüse ist vergleichsweise erst kürzlich bewiesen worden[2] (in meiner Arbeit und kurz vorher in unserer Arbeit mit Dr. V. N. VOROBIEFF[3]). In Notfällen aber, wenn *Koma durch Azidosis* droht, kann man natürlich nicht nur, sondern dann *muß man den Zuckerkranken Alkalien zuführen.*

VIII. Diabetische Diät.

Einige wenige Worte über die diabetische Diät. Neben den keineswegs immer übereinstimmenden Angaben, die von den Spezialisten für die Zuckerkrankheit gegeben werden, wollen wir die Angaben von I. P. PAVLOVs Schule und unsere eigenen Beobachtungen betrachten. Die *Nahrung muß so wenig wie möglich auf die Bauchspeicheldrüse reizend wirken, d. h. möglichst geringe Sekretion hervorrufen,* um der Drüse Ruhe zu verschaffen. Aus diesem Grunde sollte vor allen Dingen bei der Nahrung *Maß gehalten und nur leicht verdauliche Nahrung* gebraucht werden. Diabetiker sollten sorgfältig ihre Nahrung kauen und langsam herunterschlucken und nur in kleinen Bissen.

Säure ist das *stärkste Reizmittel für die Sekretion der Bauchspeicheldrüse* (DOLINSKY, WALTER); *dann kommen Fette* (DAMASKIN[4]). *Fettemulsionen,* wie

---

[1] Die am wenigsten giftige Säure ist CO_2, da sie schnell vom Blut absorbiert wird und am wenigsten Anreiz für die Sekretion des Pankreas gibt. *Die giftigsten* sind die *Mineralsäuren;* in der Mitte stehen die organischen Säuren, von denen ein Teil leicht und schnell im Magen und im Darm verdaut wird. — [2] Ein Bericht zusammen mit meinem Sohn EPHRAIM in Chicago, 1927. — [3] VOROBIEFF, V. N: Zbl. Physiol. **1914**, Nr 14. — [4] DAMASKIN: Wenn ein Diabetiker eine Schädigung der Leber, Gallenblase oder Gallenausführungsgänge hat und nur etwas Galle in seinen Darm gelangt, dann muß er *vermeiden, nichtemulgierte Fette zu genießen;* mit fetter Nahrung kann er leicht Azidosis entwickeln, da er nur wenig Bauchspeicheldrüsensaft hat, um Fette zu verdauen, und ohne eine genügende Quantität an Galle kann er diese weder verdauen noch vollständig absorbieren.

Milch und Eiweiß, sind nicht so schlimm für die Bauchspeicheldrüse, da sie vom Darmsaft allein gut verdaut werden (W. N. BOLDYREFF); *Proteine* bedeuten eine mäßigere Arbeitsleistung für die Bauchspeicheldrüse als Fette (W. N. BOLDYREFF). Wir wissen in dieser Hinsicht noch nichts über die *Kohlenwasserstoffe,* beurteilen sie aber als unfähig, die Pankreassekretion anzuregen (I. P. PAVLOV).

Deshalb *sollte eine äußerste Beschränkung oder ein vollkommener Ausschluß der Kohlenwasserstoffe von der Diät,* wie sie einst so in Mode waren (NAUNYN, NOORDEN), *aufgegeben werden,* da sie nicht auf physiologische Angaben basiert sind.

Man braucht sich also nicht vor *Kohlenwasserstoffen* zu fürchten, da Insulin eine mächtige Fähigkeit hat, den Blutzucker, wenn es notwendig sein sollte, herunterzusetzen. Dennoch sollte man sich erinnern, daß, wenn *Zucker in reinem Zustande* per os dem Patienten eingegeben wird, dieser teilweise in Säuren umgewandelt wird, welche die Bauchspeicheldrüse in schädlicher Weise zu beeinflussen vermögen. Man muß dafür sorgen, daß die richtige Kombination der Nahrungselemente in der Diät für Zuckerkranke vorhanden haben. Fette und Säuren sollten nicht zu gleicher Zeit genommen werden, da beide nicht gleichgültig für die Bauchspeicheldrüse sind und jedes von ihnen in verschiedener Weise deren Arbeit anregt. Fette produzieren dicken Pankreassaft, Säuren aber rufen einen dünnen, stark alkalischen Pankreassaft, arm an Fermenten hervor. Solche doppelte Belastung der Drüse muß besonders schwierig für die Bauchspeicheldrüse und aus diesem Grunde schädlich für den Patienten sein.

Die Diät für Zuckerkranke sollte sich aus Proteinen, Fetten und Kohlenwasserstoffen zusammensetzen. Ein anderer Grund, weshalb man sich nicht vor Kohlenwasserstoffen fürchten sollte, liegt darin, daß sie, wenn sie nur ungenügend verdaut sind, keine schädlichen Substanzen bilden — mit Ausnahme der Bildung von Säuren — wie es bei Proteinen und besonders bei Fetten der Fall ist.

Wahrscheinlich würde es besser sein, *pflanzliche Proteine* zu benutzen, da sie weniger schädlich sind. Versuche von Dr. VASSILIEFF, die von YABLONSKY nachgeprüft wurden (beide in PAVLOVs Laboratorium) haben gezeigt, daß Hunde mit Pankreasfisteln kein Fleisch vertragen, sondern bei einer Milch- und Brotdiät gedeihen. Wenn man sie mit *Fleisch* füttert, gehen sie ein. Da ein gewisser Parallelismus zwischen dem Zustand der Bauchspeicheldrüse bei solchen Hunden und Diabetikern existiert, können wir daraus die Folgerung ziehen, daß *Fleisch auch für Diabetiker schädlich* ist. Dies ist durch viele Kliniker bestätigt worden. Eine geeignete Menge an Grünstoff ist für eine regelmäßige Darmentleerung notwendig.

Nichtsdestoweniger sind unsere, die Diät für Zuckerkranke betreffenden physiologischen Erkenntnisse noch sehr beschränkt, und man ist gezwungen, von einer allgemeinen medizinischen Kenntnis wie auch von der Erfahrung des Patienten selbst abhängig zu sein. Einzelbehandlung (BOUCHARDT) und Veränderung der Nahrung (W. N. BOLDYREFF) sind hier äußerst wichtig.

Fasten als eine Heilmethode, wie sie in unserer Zeit durch GUELPA, ALLEN u. a. (F. RATHERY) wieder eingeführt wurde, mag erlaubt sein, wenn der Ernährungszustand des Patienten gut ist und sein Körper einen Vorrat an Glykogen und Fetten besitzt. Fasten darf aber nicht lange durchgeführt werden. Es ist besser und weniger schädlich, 1 oder 2 Tage oder eine kürzere Periode, wenn notwendig, auch wiederholt, nichts zu essen, während deren man dem Patienten kleine Portionen (meistens Zucker) gibt, welche weder die Bauchspeicheldrüse noch die Därme belasten.

IX. Allgemeine Vorschriften für Diabetiker.

Alle Verbrauchsprozesse im Körper, die der Kohlenwasserstoffe bei Muskelarbeit eingeschlossen, werden durch die Arbeit der Fermente der Bauchspeicheldrüse aufrecht gehalten. Auf Grundlage unserer Beobachtungen ist es klar, daß *Muskelarbeit* eine gesteigerte Sekretionsarbeit der Bauchspeicheldrüse erfordert. Aus diesem Grunde sollten Zuckerkranke sehr vorsichtig sein und sich bei Körperübungen nicht überanstrengen. Auch eine *Abkühlung* des Körpers verursacht einen gesteigerten Verbrauch mit dem gleichen Resultat für die Bauchspeicheldrüse. Daher ist es klar, daß ein Diabetiker sich gegen Erkältungen schützen und sich bei kaltem Wetter warm anziehen soll. Dies ist nicht weniger wichtig für ihn, als für die, die an Lungentuberkulose oder Nierenkrankheiten leiden. Unsere Versuche[1] haben bewiesen, daß eine lange starke Abkühlung bei Tieren mit geschwächter Bauchspeicheldrüse (die entweder Pankreasfisteln oder spontane Zuckerkrankheit haben) zuerst eine Übersekretion des Pankreassaftes auftreten läßt, woran sie dann sterben.

Ein mildes warmes Klima ohne plötzlichen Wetterwechsel ist am besten für die Zuckerkranken. Trockene Gegenden sind vorzuziehen, da ihre Schweißdrüsen einen Teil der Arbeit der Nieren übernehmen und auf diese Weise deren Befinden verbessern. Die beste Behandlung dieser Krankheit besteht in ihrer Vorbeugung. Bei Zuckerkranken, die eine lange Zeit krank waren, brechen die Nieren zusammen und werden bekanntlich krank. Deshalb sollte man eine solche Lebensweise planen, daß man diese mögliche Unannehmlichkeit vermeidet. Warme Bäder und Getränke helfen aus dem gleichen Grunde. Klinische Beobachtungen zeigen, daß die *Zuckerkrankheit oft mit Lungentuberkulose verbunden* wird. Man sollte alles Erdenkliche tun, um dieses zu vermeiden. Die zuverläßigste Maßnahme ist ein Leben in frischer Luft, Schlafen bei offenem Fenster mit dem Kopf in der Richtung des Luftstroms[2]. Im Gegensatz zu der allgemeinen Annahme glaubt der Verfasser, daß der Patient dicke komprimierte Luft einatmen soll, und deshalb ist er der Ansicht, daß das Leben in hohen Gebirgslagen schädlich ist. Sich in einem Sanatorium aufzuhalten, ist wohltuend, da der Patient die richtige Lebensweise und Diät für seinen Fall kennen lernt, um seine Bauchspeicheldrüse, Nieren und Lungen zu schonen.

Rauchen ist für Zuckerkranke *schädlich* und kann zu Gangrän führen, wie es in einigen Schriften des verstorbenen Dr. C. C. HUBLY und auch in den Arbeiten des Verfassers beschrieben wurde. Rauchen steigert den Prozentsatz an Zucker im Blut, was durch unsere Versuche an Hunden und Menschen bewiesen wurde. Auch die Zahl der Leukocyten steigt und die Koagulierbarkeit des Blutes wird durchs Rauchen herabgesetzt. Diese „Pankreastrias“ wurde bei Zuckerkranken beobachtet und ihr Vorhandensein mag als ein Indicator für die Entwicklung der Krankheit dienen.

[1] In Le Progres Medicale **1933**, Nr 3 und an anderer Stelle.

[2] Der Verfasser widmet eine besondere Arbeit der Hygiene schwacher Lungen, ein Resultat seiner vieljährigen Beobachtungen.

Man sollte nicht in einem Zimmer mit Kindern rauchen, die für Diabetes empfänglich sind, da nach unseren Beobachtungen Tabakrauch sogar schon in kleinen Mengen äußerst schädlich ist. Der Zuckerkranke sollte überhaupt nicht rauchen. Wenn er nicht genug Willensstärke hat, völlig aufs Rauchen zu verzichten, sollte er wenigstens Maß halten (nicht über 5—10 Zigaretten, 2 oder 3 Zigarren oder Pfeifen täglich). Er sollte im Freien rauchen und nur nach den Mahlzeiten, niemals bei der Arbeit und er sollte nicht inhalieren. Das Rauchen nach dem Essen zeigt das Bestreben, die Sekretion der Bauchspeicheldrüse zu fördern, das Resultat ist ziemlich ähnlich dem des Insulins.

Ansteckende Krankheiten verursachen gesteigerte Arbeit der Bauchspeicheldrüse (W. N. BOLDYREFF) und sind deshalb besonders gefährlich für Diabetiker. Sie sollten jede Berührung mit solchen Menschen vermeiden, die unter ansteckenden Krankheiten leiden, und absolute Sauberkeit am Körper, Kleider und persönlichem Eigentum beobachten.

Allgemeiner ausgedrückt, Zuckerkranke haben einen verminderten Stoffwechselumsatz, nicht nur an Kohlenwasserstoffen, sondern auch an Fetten und Proteinen. Eine gesteigerte Arbeit der Bauchspeicheldrüse ist notwendig für dessen Erhöhung. Deshalb sollte man, um die Bauchspeicheldrüse zu schonen, alles sorgfältig vermeiden, was einen gesteigerten Stoffwechselumsatz herbeiführen könnte, mit Ausnahme des Notwendigsten. Selbst starke Aufregungen sollen vermieden werden.

Wenn erst einmal die Prozesse des Stoffwechselumsatzes in den Zellen geschwächt wurden, ist deren Lebensfähigkeit herabgesetzt. Man muß außergewöhnlich vorsichtig bei *Operationen* an Zuckerkranken sein. Sie sind leicht empfänglich für Blutungen und Gangrän, die ganz einfach künstlich bei Tieren durch ein Ausschneiden der Bauchspeicheldrüse und in geringerem Grade durch eine Fistel an der Bauchspeicheldrüse herbeigeführt werden können. Bei Notstandsoperationen an zuckerkranken Patienten muß der Chirurg ganz besonders vorsichtig die Blutgefäße schonen.

Unsere Versuche (A. BOLDYREFF) haben gezeigt, daß eine Verminderung der Sekretion der Bauchspeicheldrüse sofort eine Verminderung der Gerinnungsfähigkeit des Blutes herbeiführt[1].

[1] Die Koagulation des Blutes hängt meistens davon ab, wieviel Pankreassaft (und vielleicht auch Darmsaft) in das Blut übergeht. Es ist deshalb klar, daß eine *ungenügende Sekretion der Bauchspeicheldrüse mehr oder weniger Hämophilie* verursachen sollte. Auf diese Weise haben wir einen *Zusammenhang zwischen Diabetes mellitus und Hämophilie* hergestellt. — Beide Krankheiten werden durch eine Unfähigkeit in der äußeren Sekretion der Bauchspeicheldrüse hervorgerufen. Die Ähnlichkeit ist weiterhin aus der Tatsache ersichtlich, daß beide Krankheiten besonders in der Kindheit auftreten und sogar in der Lage sind, ihre jungen Opfer zu töten. Mit dem Alter werden sie weniger gefährlich und mögen beinahe vollständig verschwinden. Es scheint dem Verfasser, daß die *hauptsächlichste* Ursache der Hämophilie darin zu sehen ist, daß das koagulierende Ferment der Bauchspeicheldrüse im Blut in ungenügender Menge ist; so ein erkranktes Blut verursacht sekundäre Angriffe auf die Blutgefäße und macht sie zerbrechlich. Wenn durch das Alter die Lebensprozesse des Körpers gemäßigter werden, mag die Menge des koagulierenden Pankreasfermentes sich genügend erweisen und die Krankheit wird schrittweise verschwinden (ebenso bei der Zuckerkrankheit). Hier liegt also ein Stichwort für eine zukünftige Behandlung dieses schrecklichen Gebrechens. Es ist bemerkenswert, daß die Blutgefäße auch von Zuckerkranken angegriffen sind. Dieses unterstreicht weiterhin die Ähnlichkeit beider genannter Krankheiten.

In den Artikeln des Verfassers ist die nahe Verwandtschaft dieser Krankheit mit Hämophilie ausgeführt. Er erklärt auch die physiologische Grundlage für die Verwandtschaft

Die Anwendung von Insulin (E. BOLDYREFF) vermindert noch mehr die Koagulierfähigkeit[1]; der Chirurg muß diese Tatsache berücksichtigen. Diabetiker sind Blutungen ausgesetzt, da ihr Blut sehr arm an koagulierenden Fermenten der Bauchspeicheldrüse ist. Insulin hat die Tendenz, diese Situation noch zu verschärfen.

Deshalb sollte man sehr *vorsichtig mit der Anwendung von Insulin in Fällen* sein, *wo eine Gefahr für Blutverlust* (Hämophilie, Lungenblutung, Menstruation, Bluten von Magen- und Darmgeschwüren, Hämorrhoiden u. a.) *besteht* (s. auch G. W. CRILE).

Diabetiker sollten bedeutend länger als normale Menschen schlafen. Ihr Schlafzimmer sollte gut gelüftet sein, aber sie sollten sich nicht der Kälte aussetzen.

Während des Tages sollte der Patient *genügend Rast und Ruhe* haben. Muskelarbeiten sind nur bei Kontrolle des Blutzuckers, Leukocytose und Koagulierfähigkeit (Pankreastrias) erlaubt. Erschöpfende Arbeit ist absolut verboten.

Indem wir die *Vorschriften für Diabetiker zusammenfassen,* sehen wir, daß es gewisse Regeln gibt, die sich nicht nur auf die Diät, sondern auch auf die Bedingungen beziehen, die den Stoffwechselumsatz beeinflussen, soweit er im Zusammenhange mit der doppelten Funktion der Bauchspeicheldrüse im Körper steht, die sich aus

1. ihrer Teilnahme an der Verdauung und Ernährung und
2. dem allgemeinen Stoffwechselumsatz zusammensetzt. — Die Diät muß leicht und nicht zu reichlich sein, und die Lebensbedingungen sollten so abgestimmt werden, daß sie so weit wie möglich die Aktionen des Stoffwechselumsatzes oder den Verbrauch der Energie auf ein Minimum reduzieren. Eine richtige Diät und Behandlung wird die Anwendung des Insulins mit wohltuendem Resultat für den Patienten verringern.

Nur dann wird die Bauchspeicheldrüse die notwendige Ruhe erhalten, die für das erkrankte Organ so nötig ist, und der Patient wird die beste Möglichkeit für die weitgehendste Besserung seines Leidens, wenn nicht sogar vollste Wiederherstellung erreichen.

X. Die Vermeidung von Erkältungen.

Bei der Behandlung des Diabetes, wie sie heute allgemein akzeptiert ist, beachtet man hauptsächlich die Diät. Nichts ist weiter ausgeführt, was die

zwischen diesen beiden Krankheiten, die immer in ihrem Wesen und ihrer Ursache für so verschieden gehalten wurden.

Diese enge Verwandtschaft fand ihre Bestätigung in der Tatsache, daß zuckerkranke Frauen oft eine anhaltende und reichliche Blutung des Uterus vor und nach der Geburt haben. Der Verfasser schrieb einen speziellen Artikel über Hämophilie im Jahre 1937 (Tohoku J. exper. Med., Sendai, Japan).

[1] Einige Verfasser bestehen darauf, daß Insulin die Gerinnung des Blutes beschleunigt. Wesentlich widersprechen unsere Werte dieser Feststellung nicht. Man muß sich daran erinnern, daß viele Substanzen ihre Wirkungen umkehren (Morphium, Chloroform und andere) und daß der Zustand der Insulinreaktion, der von uns beschrieben wird, der weitaus charakteristischere ist. Die erste Phase der Insulinreaktion muß die Gerinnungsfähigkeit des Blutes steigern, da unter dem Einfluß des Insulins das blutgerinnende Ferment der Bauchspeicheldrüse in das Blut übertritt (s. vorhergehende Fußnote. Wir haben keine eigenen Versuche über dieser Phase). Dann kommt die zweite, viel längere Phase der Insulinreaktion, in welcher die Gerinnungsfähigkeit des Blutes deutlich abnimmt. In gleicher Weise regt Morphin erst an und schläfert dann ein; Adrenalin zieht die Gefäße erst zusammen, verursacht aber später deren große Erweiterung.

Grenzen (oder, wenn es notwendig sein sollte, Verbote) unter solchen Lebensbedingungen anbetrifft, was eine Zunahme des Oxydationsprozesses im Organismus, z. B. eine Zunahme des allgemeinen Stoffwechselumsatzes, herbeiführt.

Hierzu gehört alles, was den Körper abkühlt, Muskelübungen, ansteckende Krankheiten und andere Faktoren.

Mehrfach hat der Verfasser in seinen Veröffentlichungen über die Physiologie der Bauchspeicheldrüse ausgeführt, daß der allgemeine Stoffwechselumsatz von der Funktion seiner Drüse abhängig ist. Es ist daher völlig klar, warum bei Schädigung der Bauchspeicheldrüse und ihrer Funktion der gesamte Stoffwechselumsatz unvermeidlicherweise gestört ist. Deshalb ist ganz besonders beim Diabetes mellitus der Oxydationsprozeß der verschiedenen Substanzen (Kohlenwasserstoffe, Fette und Proteine) herabgesetzt, besonders bei einem angegriffenen Organismus, und — aus demselben Grunde — die Wärmeproduktion des Körpers.

Es ist klar, daß unter solchen Bedingungen der Körper weniger vor einer *Abkühlung* geschützt ist, seine Widerstandskraft abnimmt und seine normale Hitzeregulierung gestört ist. Mit anderen Worten: die Zuckerkrankheit macht den Körper für Erkältungen empfänglicher. Beide Parteien, Patienten, die unter dieser Krankheit leiden, und ihre Ärzte sollten immer daran denken; die ersteren sollten sich unermüdlich gegen Erkältungen schützen.

Diese Idee ist noch nicht vollständig von der medizinischen Welt angenommen worden und deshalb widmet ihr der Verfasser dieses Kapitel.

Weiter unten werden experimentelle Beweise für die Schädlichkeit einer Verkühlung gegeben, die in einigen Fällen sogar einen tödlichen Erfolg hatte, wenn es sich um Tiere mit einer herabgesetzten Funktion der Bauchspeicheldrüse handelte. Die Gefahr einer Verkühlung des Körpers unter solchen Bedingungen beruht auf einer verstärkten Oxydation (als ein Resultat dieser Abkühlung), um die herabgesetzte Körpertemperatur wieder auf die normale Höhe zu bringen. Eine Steigerung in der Funktion (besonders eine ausgesprochene und wiederholte) des angegriffenen (kranken) Organs hat ohne Zweifel einen verderblichen Erfolg, besonders in Fällen, in denen das Organ einer absoluten Ruhe bedürftig ist.

Daher sollten Ärzte, die eine Diät für einen Zuckerkranken verschreiben, darauf achten, die Bauchspeicheldrüse zu beschützen, sie aber auch ebenso sorgfältig vor anderen starken Anregungsmitteln zu bewahren, die vorkommen mögen. Es ist unschwer verständlich, daß andere Sorten von Stimulantien, die eine plötzliche Steigerung des allgemeinen Stoffwechselumsatzes im Körper herbeiführen, ebenfalls entweder vollständig oder wenigstens weitgehend von den zuckerkranken Personen gemieden werden müssen. Deshalb sollten *alle unnötigen Muskelanspannungen* des zuckerkranken Patienten unter einer strikten Kontrolle des Arztes ebenso wie der des Patienten stehen.

Diese Idee wird der Verfasser noch einmal für sich allein an anderer Stelle diskutieren; er erwähnt sie hier nur, um das Bild abzurunden, damit die eben erwähnte Seite im Leben eines Diabetikers nicht vergessen würde.

Was die *experimentellen Grundlagen* anbelangt, so wurde der Verfasser vor langer Zeit, ungefähr vor 25 Jahren, als er noch keinen definitiven Beweis für den Einfluß der Bauchspeicheldrüse auf den allgemeinen Stoffwechselumsatz hatte, zufällig Zeuge davon, wie groß der Schaden ist, der von einer Erkältung (chronische Verkühlung) bei Hunden angerichtet wird, deren Bauchspeicheldrüse aus dem physiologischen Gleichgewicht gebracht war. Er berichtet darüber hier zum ersten Male:

Zwei Hunde von ausgesuchter Gesundheit, 2—3 Jahre alt, erhielten von dem Verfasser selbst eine Fistel an der Bauchspeicheldrüse mit einer ziemlich weiten Öffnung. In beiden Fällen war die Bauchspeicheldrüse in guter Verfassung, ebenso wie der gesamte Verdauungskanal und die anderen Organe. Nachdem sie sich von der Operation erholt hatten, und nachdem die Einschnitte vollständig von einer primären Hautschicht überdeckt waren, ungefähr 3 Wochen nach der Operation, wurden beide Hunde, die einen langen und dichten Pelz hatten, und die vor der Operation gewohnt waren, außerhalb des Hauses zu leben, durch einen Fehler und entgegen den Anordnungen des Verfassers wieder an ihren alten Platz gebracht. Das passierte im Januar in Petrograd, in einem ganz mittelmäßigen Winter (die Temperatur wechselte zwischen —5° herunter bis —15° R). Beide Hunde zeigten bald die Entwicklung einer stabilen und reichlichen Übersekretion des Saftes der Bauchspeicheldrüse, die die Hunde bereits nach 2 Wochen tötete.

Es tötete also eine ausgedehnte, plötzliche Abkühlung, die für beide Hunde vorher harmlos gewesen war, dieselben, sobald ihre Drüsen geschwächt waren.

Genau so werden alle verschiedenen Arten der Abkühlung (kaltes Bad, Zug, reichliches Schwitzen im Wind, Leben in feuchten Räumen usw.), welche für jeden von uns und auch für den Zuckerkranken zur Zeit, in der seine Bauchspeicheldrüse noch in Ordnung ist, absolut harmlos sind, für ihn gefährlich und können sogar einen tödlichen Ausgang haben, wenn die Drüse stark angegriffen ist. Solche Beobachtungen von Übersekretion wurden oft an Hunden beobachtet, die eine Fistel an der Bauchspeicheldrüse haben; sie ist gewöhnlich früher oder später die Ursache ihres Todes. Meistens aber liegt die Ursache des Todes an Diätfehlern, indem verkehrte oder übermäßige Nahrung an sie verfüttert wurde. Es war aber bis jetzt nicht bekannt, daß eine Übersekretion der Bauchspeicheldrüse durch eine ausgedehnte Erkältung (ebenso wie durch eine anstrengende Muskelübung[1]) bei Tieren mit einer verminderten Aktivität der Bauchspeicheldrüse verursacht werden kann. Es besteht kein Zweifel, daß ebenso bei Menschen, deren Pankreas in dieser oder jener Weise angegriffen ist, und bei Zuckerkranken, die unter Erkältungen leiden (ebenso wie unter den anderen oben erwähnten gefährlichen Einflüssen), eine gesteigerte Funktion der Bauchspeicheldrüse stattfindet, ein Phänomen, welches bei ihm weit mehr das Organ angreifen und mit tödlichem Ende abschließen kann, als es bei den erwähnten Hunden geschah.

Daher sollten alle Diabetiker dauernd aufpassen und alles Mögliche tun, um Erkältungen zu vermeiden, und besonders ausgedehnte und wiederholte starke Abkühlungen „Sichbloßstellen“ des Körpers. Wenn wir nun Regeln für das Leben und Benehmen des Diabetikers aufstellen, sollten wir uns immer daran erinnern, daß die Bauchspeicheldrüse nicht nur ein wichtiges Verdauungsorgan ist, sondern auch ein Hauptglied in dem Prozeß des allgemeinen Stoffwechselumsatzes.

Indem man die doppelte Rolle der Bauchspeicheldrüse zusammenfaßt: 1. im Fütterungsprozeß und 2. im Prozeß des allgemeinen Stoffwechselumsatzes, sollten die Regeln für das Leben der Menschen, deren Bauchspeicheldrüse in

---

[1] Infektionskrankheiten haben dieselbe Wirkung.

dieser oder jener Weise angegriffen ist (Diabetes oder einige andere Krankheiten), nicht nur bezüglich der Diät bestimmt werden, sondern auch für alle anderen Bedingungen, die den Stoffwechsel des Körpers beeinflussen.

Die Diät sollte so ausgesucht werden, daß sie leicht und nicht sehr reichlich ist, so daß der Stoffwechselumsatz auf ein Minimum reduziert werden kann. Nur dann wird die angegriffene Bauchspeicheldrüse die für sie notwendige Ruhe erhalten und nur dann wird der Patient weitgehend die Möglichkeit haben, wenn auch nicht wieder vollständig gesund zu werden, so doch wenigstens zu einer möglichst großen Besserung für sein schweres Leiden zu gelangen.

XI. Post mortem-Untersuchungen.

Post mortem-Untersuchungen von Zuckerkranken haben wenig Licht auf ihren Zustand geworfen, und zwar aus folgenden Gründen:

1. Die *Pathologie der Veränderungen der Bauchspeicheldrüse* bei Zuckerkranken ist so schwierig und so wenig studiert worden, daß sie nur unter der mikroskopischen Linse stark vergrößert und nur für einen Spezialisten in der Physiologie und Pathologie der Bauchspeicheldrüse sichtbar wird. Es ist notwendig, die Drüse *unmittelbar* nach dem Tode, ohne eine einzige Minute zu verlieren, zu untersuchen (oder zu präparieren), was beim Menschen gewöhnlich unmöglich ist.

2. Diese Eile ist darin begründet, daß während der ersten Minuten, nachdem die Blutzirkulation aufgehört hat, wesentliche Post mortem-Veränderungen in der Bauchspeicheldrüse eintreten, die sich infolge einer *Selbstverdauung* einstellen, die hier besonders schnell und ausgesprochen vor sich geht. (Der verstorbene Dr. A. A. Maximoff und Dr. V. I. Roubashkin, Professor der Histologie in Rußland, beides persönliche Verbindungen.) Diese energische Selbstverdauung stammt daher, daß die Bauchspeicheldrüse von allen Fermenten, die in der Lage sind, Fette, Proteine und Kohlenwasserstoffe zu zersetzen, durchdrungen ist. Unter den wohlbekannten Versuchen von Roubashkin hat der Verfasser in Pavlovs Laboratorium einige gesehen, bei denen man eine *lebende* Bauchspeicheldrüse brauchte, die durch Selbstverdauung nicht beschädigt war. Zu diesem Zwecke köpfte man einen Hund mit Hilfe einer speziellen Methode, und zwar in weniger als 1 Min. Die Drüse wurde dann in genau 1 oder 2 Min. aus dem Körper entfernt, und anschließend sofort fixiert. Es wurde nicht gestattet, auch nur eine zusätzliche Minute zu verlieren. Die Resultate waren hervorragend; die Photographien der Bauchspeicheldrüse im Zustande des Fastens und nach verschiedenartiger Tätigkeit, die von Roubashkin aufgenommen waren, zeigen sie in unübertrefflicher Klarheit. Sie werden in vielen Textbüchern für Histologie und Physiologie gefunden.

3. In früheren Jahren ist es üblich gewesen, bei zuckerkranken Patienten nur die Bauchspeicheldrüse zu untersuchen; man sollte aber genau so sorgfältig und vorsichtig die mikroskopischen Veränderungen der *Leber* und der *Schleimhäute des ganzen Dünndarms* untersucht haben.

Das ist wichtig, da die Arbeit dieser drei Organe (Bauchspeicheldrüse, Leber und Dünndarm) so eng miteinander verbunden sind, daß Veränderungen des einen sich unweigerlich auf die beiden anderen auswirken.

XII. Zusammenfassung.

Die Versuche.

Wenn der kleine Ausführungsgang der Bauchspeicheldrüse bei einem Hunde zugenäht und der große für eine Fistel gebraucht wurde, dann fließt der gesamte Saft der Bauchspeicheldrüse nach außen (diese Operation ist in ihrer Auswirkung identisch mit einer vollständigen Pankreatektomie, obwohl viel einfacher in ihrer Ausführung). In 24 Stunden wird der Hund zuckerkrank, obgleich die sog. „innere" Sekretion der Bauchspeicheldrüse nach wie vor besteht. Solche Hunde entwickeln nicht nur Glykosurie und Azoturie, sondern auch Lipämie. (Der Stoffwechselumsatz der Kohlenwassersroffe, Fette und Proteine ist angegriffen.) Alle diese Symptome der Zuckerkrankheit zeigen sich bei diesen Hunden in schwerer Form.

Wenn wir die Abschnürung von dem kleinen Ausführungsgang entfernen, vermindern sich sofort die ernsten Symptome der Zuckerkrankheit. Wenn wir aber die Fistel am größeren Ausführungsgang der Bauchspeicheldrüse verstopfen (was sehr schwierig, aber ausführbar ist, Versuch von Dr. V. N. Vorobieff, s. Abb. 2), dann erholt sich das Tier schrittweise vollständig. Diese Entwicklung zeigt, daß die vorangegangenen Manipulationen mit der Bauchspeicheldrüse dieselbe nicht ernsthaft beschädigt haben. Bei Wiederholungen des gleichen Experiments an demselben Hund wurden die gleichen Resultate erhalten.

Ein ähnlicher Fall wurde von dem Sohn des Verfassers, E. Boldyreff, an einem Menschen beobachtet und beschrieben. Dieser war ohne Erfolg lange Zeit mit Insulin behandelt worden. Als man festgestellt hatte, daß er keine Pankreasfermente im Zwölffingerdarm und einen Stein im Ausführungsgang der Bauchspeicheldrüse hatte, begannen die Ärzte, ihn mit Pankreaspräparaten zu behandeln. Der Patient erholte sich schnell, alle schweren Erscheinungen der Zuckerkrankheit verschwanden und sind jetzt schon seit 3 Jahren nicht mehr aufgetreten.

Es führt also eine Entfernung der äußeren Sekretion der Bauchspeicheldrüse beim Tiere wie beim Menschen zur Zuckerkrankheit. Eine Wiederherstellung dieser Sekretion heilt den Versuchsdiabetes. Hieraus folgt der direkte Schluß, Zuckerkranke mit Hilfe der Einführung von Bauchspeicheldrüsen-Saft zu behandeln[1].

Klinische Zusammenfassung.

Diabetes ist ein Ausdruck für die geminderte „äußere" Sekretion der Bauchspeicheldrüse, die unmittelbar ins Blut hinein absorbiert und so in eine wirkliche

[1] Der Hund mit einer gewöhnlichen Fistel in einem der Ausführungsgänge der Bauchspeicheldrüse ähnelt einem zuckerkranken Menschen. Diese Ähnlichkeit ist weiter durchgeführt, da sich an solchen Hunde genau wie bei Zuckerkranken immer eine Acidosis entwickelt, wenn sie 6—9 Monate nach der Operation noch leben. Professor Pavlov hat festgestellt, daß deren Acidosis so groß ist, daß sie Osteomalacia hervorruft. Alle Knochen des Skelets (mit Ausnahme des Cranium und der langen Beinknochen), Rippen, Scapula, Rückgrat werden so weich, daß man sie mit einem Messer wie einen Knorpel durchschneiden kann.

Jeder, der lange mit Fisteln an der Bauchspeicheldrüse gearbeitet hat, weiß, daß junge Tiere (zum Unterschied von allen anderen chirurgischen Fällen) schlimmer unter der Fisteloperation leiden als erwachsene Tiere. Auf diese Weise ist die Analogie zwischen den beiden Hunden, die mit einer Fistel an der Bauchspeicheldrüse versehen wurden, und den zuckerkranken Menschen noch vergrößert, da in beiden Fällen die jungen Individuen schwerer von der Krankheit heimgesucht werden und früher als die Erwachsenen daran sterben.

„innere“ Sekretion verwandelt wird. Eine Behandlung der Zuckerkrankheit und deren Verhütung bei den Menschen, die durch Vererbung für sie leicht empfänglich sind, sollte deshalb vor allen Dingen auf einen Lebensstil aufgebaut werden, welcher eine möglichst geringe Arbeitsleistung der Bauchspeicheldrüse erfordert. Dazu ist eine mäßige Diät notwendig, die aus leicht verdaulicher und schnell zu assimilierender Nahrung besteht, die gut gekaut und in kleinen Portionen verschluckt werden soll. Alle starken Reizmittel für die Sekretion der Bauchspeicheldrüse (Säuren, Fette usw.) müssen in weitestem Maße eingeschränkt werden. Man sollte körperliche Arbeit und nervöse Spannungen vermeiden. Der Patient muß sorgfältig gegen Erkältungen geschützt werden. Insulin und andere Substanzen von ähnlicher Wirkung (welche die äußere Sekretion der Bauchspeicheldrüse hervorrufen), sollen nur sehr vorsichtig und selten benutzt werden. Abführungsmittel, die eine Sekretion des Pankreas anregen, sind sehr gefährlich. Die einzige vernünftige Medizin ist der natürliche Saft der Bauchspeicheldrüse, der von Tieren (Hunden, Pferden usw.) erhalten wird, und den man auf dem natürlichen Wege per os einnehmen soll. Trotzdem wirkt auch der Saft der Bauchspeicheldrüse, wenn er in zu großen Quantitäten eingenommen wird, giftig, indem er anscheinend eine Atrophie der Leber herbeiführt. Der natürliche Saft der Bauchspeicheldrüse soll in trockenem Zustande — aseptisch hergestellt — benutzt werden.

XIII. Folgerungen.

1. *Diabetes ist eine Krankheit der Verdauungsorgane* (hauptsächlich der Bauchspeicheldrüse). Deshalb sollten zuckerkranke Patienten mit größter Vorsicht darauf bedacht sein, ihre Verdauung in Ordnung zu halten. Vor allem soll die Verdauungsarbeit so klein wie nur möglich gehalten werden. Dann aber soll peinlich alles vermieden werden, was irgendwie in der Lage ist, die Verdauung zu hindern oder die Verdauungsorgane (vor allem die Bauchspeicheldrüse, die Leber und den Dünndarm) zu reizen.

Ähnliche Ansichten wurden von den alten französischen Klinikern Nicolas und Guaudeville (und anderen) wie folgt geäußert: „Le diabete est un trouble de la fonction digestive“ — Diabetes ist eine Störung in der Verdauungsfunktion (s. Cl. Bernard, Leçons sur le diabete, p. 76).

2. Diabetes mellitus oder pancreaticus mag als eine Folge der Verletzung der sezernierenden Zellen der Bauchspeicheldrüse und als eine Schwächung deren sezernierenden Funktion angesehen werden, welcher gewöhnlich eine Überarbeit der Drüse vorausgegangen ist. Die Krankheit zeigt sich in der Unvollkommenheit der Fermente der Bauchspeicheldrüse.

3. Verhütung und Behandlung sollte auf diese Kenntnisse aufgebaut werden.

4. Die Ätiologie dieser Krankheit ist merkwürdig. Die Krankheit ist hinterlistig und entwickelt sich wie viele andere Funktionsstörungen schrittweise. Deshalb sollten Menschen, die durch Erbanlage für sie empfänglich sind, besonders darauf bedacht sein, ihren Allgemeinzustand zu verbessern; das gleiche gilt auch für die Opfer derselben.

5. Es ist nicht nur eine spezielle Diät erforderlich, sondern die gesamte Lebensführung ist für den zuckerkranken Menschen und für die, die für diese Krankheit besonders veranlagt sind, von gleicher Wichtigkeit.

6. Ihre Nahrung soll immer in mäßigen Quantitäten und leicht verdaulich sein. Kohlenwasserstoffe sind, wenn sie in richtiger Weise angewandt werden, nicht gefährlich. Proteine, vorzugsweise aus Gemüsen, sollten so gewählt werden, daß sie leicht assimilierbar sind, ebenso Fette, von denen ganz besonders emulgierte Fette (Milch, Eidotter) genommen werden.

7. Reizungen des Duodenum und der Bauchspeicheldrüse, wie sie durch Alkohol, Senf, Pfeffer, Essig und ähnliche Materialien erzeugt werden, sind besser ganz zu vermeiden.

8. Zuckerkranke sollten ein Übermaß an saurer Nahrung und Getränken, wie auch von Fetten vermeiden.

9. Kurze Perioden vollständigen Fastens (mit Wasser) sollen nützlich sein.

10. Für die allgemeine Lebensweise: Sie sollen Erkältungen vermeiden, ebenso übertriebene Muskelarbeit, verschiedene ansteckende Krankheiten, starke Erregungen und Sorgen. Rauchen ist schädlich. Alle Substanzen und Arzneien, die die Bauchspeicheldrüse angreifen, müssen vermieden werden.

11. Nachts ist genügend Schlaf mit frischer Luft und länger als bei normalen Menschen notwendig. Während des Tages häufige Ruheperioden.

12. Insulin ist dasselbe für den zuckerkranken Menschen, was Digitalis für den Herzkranken bedeutet. In beiden Fällen kurieren diese Heilmittel die Krankheit nicht, sondern helfen nur gegen deren Folgen. Der Einfluß des Insulin ist kein direkter, sondern wird in Wirklichkeit durch die Sekretion der Bauchspeicheldrüse und der Gedärme erreicht, die durch das Insulin angeregt wurden[1]. Da das Insulin giftig und seine Wirkung flüchtig ist, sollte man ein passenderes und besseres Heilmittel finden.

13. Als ein solches Heilmittel wird der Saft der Bauchspeicheldrüse empfohlen; die Zuckerkranken sollten unter Nachahmung der natürlichen Vorgänge mit Hilfe der Einführung des natürlichen Saftes der Bauchspeicheldrüse in getrocknetem Zustande in das Duodenum behandelt werden.

[1] Vielleicht verursacht Insulin auch eine Abscheidung der Galle.

VII. Der Rheumatismus nodosus (als Beitrag zur Rheumaforschung).

Von

F. K. Wehsarg-Aachen[1].

Inhalt.

Literatur.

Aardenne, J. van: De Ziekte van Still met Noduli. Mschr. Kindergeneesk. **1936**.

Albertini, A. v.: Allgemeine Pathologie und Histologie des Rheumatismus. Schweiz. med. Wschr. **1933 II**.

Andrei, G. e Ravenna: L'etiologia del'reumatismo articolare acuto. Atti 6. Congr. naz. Microbiol. **1937**.

Aschoff, L.: Über die Ursachenforschung der Myocarditis rheumatica. Rheumaprobleme, Bd. III. 1934.

— Die „rheumatischen" Leiden im Lichte der deutschen Pathologie. Dtsch. med. Wschr. **1934 II**.

— Münch. med. Wschr. **1935 II**.

— Über den spezifischen infektiösen Rheumatismus. Münch. med. Wschr. **1935**.

Audeoud, H.: Nodosités rheumatismales aigues. Schweiz. med. Wschr. **1931**, Nr 18.

Basch: Ther. Gegen. **76**, H. 1 (Jan. 1935).

Besancon, F., M. P. Weil, Delarue et V. Oumansky: Le rheumatisme tuberculeux. III. Congr. internat. du Rhumatisme. Paris 1932.

Bieling, R.: Herdinfektion und Immunität. Verh. dtsch. Ges. inn. Med. **1930**.

— Experimentell erzeugte chronische Infekt-Arthritiden. Rheumaprobleme, Bd. II. 1930.

Bode, O. u. A. Schlüter: Allergische Hautprüfung bei Rheumatikern. Dtsch. med. Wschr. **1936 II**.

— — Vergleichende Hautprüfungen mit Allergenen. Dtsch. med. Wschr. **1937 II**.

Bollag, S.: Über die Beziehung des Rheumatismus nodosus zu den juxtaarticulären Knoten. Schweiz. med. Wschr. **1935**, Nr 31.

Brauchle, A.: Naturärztliche Behandlung rheumatischer Erkrankungen. Med. Klin. **1938 I**.

— Die Ernährungsgrundlagen rheumatischer Krankheiten. Münch. med. Wschr. **1938 II**.

[1] Aus dem Kurheim *Prinzenbad* (R. f. A.) Aachen-B. (Ärztl. Leiter: Dr. Wehsarg.)

BREEMEN, J. VAN: Rhumatisme et tuberculose. III. Congr. internat. du Rhumatisme. Paris 1932.
BREIJER, E., M. ELSBACH en E. HERMANS: Nodosités Juxta-Articulaires. Nederl. Tijdschr. Geneesk. **1936**.
BRÜNAUER: Über multiple, fibromatöse, cutan-subcutane Knötchenbildungen über und in der Nähe von größeren und kleineren Gelenken. 8. internat. Kongreß f. Dermat. u. Syphil. 1930. Ref. Zbl. Hautkrkh. **1931**.
CARA, ALMANSE DE: Sur le nodules sous-cutanés. 1935.
CAROL, W. L.: De cutane Form der Periarteriitis nodosa. Nederl. Tijdschr. Geneesk. **1936**.
CECIL, R. L.: Text-Book of Medicine. Philadelphia and London: W. B. Saunders 1931.
CHIARI, H.: Die pathologische Anatomie des akuten Rheumatismus. Der Rheumatismus, Bd. 5. Dresden u. Leipzig: Theodor Steinkopff 1938.
CLAUSSEN, W. u. STEINER: Die Bedeutung der Konstitution für die Erkrankung an Gelenkrheumatismus. 50. Kongreß. dtsch. Ges. inn. Med. 1938. Ref. Z. Rheumaforsch. **1938**.
CLAWSON, B. and M. WETHERBY: Subcutaneous nodules in chronic arthritis. Amer. J. Path. **1932**.
COATES and COOMBS: Observations on the rheumatic nodule. Arch. Dis. Childh. **1926**.
COLLINS, D.: The subcutaneous nodule of rheumatoid arthritis. J. of Path. **1937**.
COSTE, F., A. SAENS et L. COSTIL: Bacilles acido-resistants dans un nodosité juxtaarticulaire. Bull. Soc. méd. Hôp. Paris **1933**.
CROUZON, O. et GAUCHER: Les modosités juxta-articulaires au cours du rheumatisme chronique déformant. Monde méd. **1932**.
DAVISON, G.: Unusual subcutaneous Rheumatic nodules. Lancet **1935**.
DAWSON, M.: A comparative study of subcutaneous nodules in rheumatic fever and rheumatoid arthritis. J. of exper. Med. **1933**.
— M. OLMSTEAD and R. H. BOOTS: Proc. Soc. exper. Biol. a. Med. **1930/31**.
— — Arch. int. Med. **1932**.
DEBRÉ, R. et P. UHRY: Le nodule rhumatismal de MEYNET. Paris méd. **1931**.
DREWITT, F.: Communications on rheumatic nodules. Brit. med. J. **1883**. Ref. nach MASSEL, MOTE u. JONES: J. clin. Invest. **1937**.
DUVOIR, PICHON et DE CURSAY: Sur les rapports de la maladie de BOUILLAUD et des processus biopathologiques de sursenbilité. Rev. du Rhumatisme **1935**.
— — — Les images histologiques de la maladie de BOULLAUD. La lesion d'ASCHOFF-KLINGE. Soc. méd. Hôp. Paris **1933**.
EAGLES, HARDY, G.: Das Virus in der Ätiologie des Rheumatismus. (A virus in the aetiology of rhumatism.) Ref. Z Rheumaforsch. **1** (1938).
EDENS, E.: Die Bedeutung der Körperverfassung für das Krankheitsbild des Rheumatismus. Rheumaprobleme, Bd. III. 1934.
— Über Erkältung und Erkältungskrankheiten. Münch. med. Wschr. **1938 I**.
EDSTRÖM: Febris rheumatica. Lund 1935.
— Erg. inn. Med. **1937**.
FAHR, TH.: Zur Frage des Rheumatismus nodosus. Zbl. Path. **29** (1918).
— Beitrag zur Frage der rheumatischen Granulomatose. (Polyarthritis rheumatica, Rheumatismus infekt.) Klin. Wschr. **1929 II**.
— Die rheumatische Granulomatose (rheumatisches Fieber, Rheumatismus infekt. spez., Rheumatismus verus) vom Standpunkt des Morphologen. Erg. inn. Med. **1938**.
FINDLAY, L.: The rheumatic infection in childhood. London: E. Arnold & Co. 1931.
— Internat. Congr. Rheum. a. Hydrol. 1938.
FISCHER, A.: Beiträge zur Klinik der „rheumatischen" Erkrankungen. Z. klin. Med. **1931**.
— Verh. dtsch. Ges. inn. Med. XLIV. Kongreß Wiesbaden **1932**.
— Rhumatisme et tuberculose. III. Congr. internat. du Rhumatisme. Paris 1932.
— u. H. HENNES: Gelenkrheumatismus und Tuberkulose. Klin. Wschr. **1932**, Nr 40.
— u. O. VONTZ: Klinik der Spondylarthritis ankylopoetica. Mitt. Grenzgeb. Med. u. Chir. **1932**.
— u. G. WEHRSIG: Experimentelle Untersuchungen über Rheumatismus und Arthritis. Z. exper. Med. **1932**.
FRANK, P.: Über den Rheumatismus nodosus mit besonderer Berücksichtigung des pathologisch-anatomischen Befundes. Berl. klin Wschr. **1912**, Nr 29.

FREUND, E.: Über rheumatische Knötchen bei chronischer Polyarthritis. Wien. Arch. inn. Med. **1928**.
FRUGONI, C. et M. PESERICO: Rhumatisme et tuberculose. III. Congr. internat. du Rhumatisme. Paris 1932.
GATZWEILER u. R. PFEIFFER: Zur Diagnose rheumatischer Erkrankungen durch Testung spezifischer Allergenen. Dtsch. med. Wschr. **1937 I.**
GÉRONNE: Über die neuen Anschauungen beim Rheumatismus und ihre Bedeutung für die Klinik. Balneologe **1936**.
GIBSON, A. G.: Internat. Congr. Rheum. a. Hydrol. 1938. Ref. Z. Rheumaforsch. **1938**.
GINSBURG i W. STOJANOF: Über Knotenbildungen an den Gelenken. Sovet. Vrač. Gaz. **1935**. Ref. Zbl. Hautkrkh. **1936**.
GIORDANO, C.: Contributo alla conoscenza dell'anatomia patologica e dell'etiologia della poliartrite chronica primaria. Arch. Sci. med. **1937**.
GRÄFF, S.: Pathologische Anatomie und Histologie des Rheumatismus infektiosus. Rheumaprobleme, Bd. I. 1929.
— Rheumatismus infectiosus spez. Acta rheumatol. **1930**.
— Infektionskrankheiten mit dem Rheumasymptom in der Lehre von der fokalen Infektion. Rheumaprobleme, Bd. II. 1931.
— Rheumatismus und rheumatische Erkrankungen. Wien u. Berlin: Urban & Schwarzenberg 1936.
GRAHE, K.: Tonsillitis und Rheuma. Veröff. dtsch. Ges. Rheumabekämpfg **1930**.
GRENET: Internat. Congr. Rheum. a. Hydrol. 1938.
GRUMBACH, A.: Die Ätiologie des Rheumatismus. Schweiz. med. Wschr. **1933 II**.
GRUND, G.: Über Bewegungsvorgänge des menschlichen quergestreiften Muskels, die von der motorischen Vorderhornganglienzelle unabhängig sind. Beitrag zur Pathologie rheumatischer Krankheitszustände. Dtsch. med. Wschr. **1938 I.**
GUDZENT: Z. klin. Med. **125** (1933).
HARPUDER, K.: Stoffwechselstörungen bei rheumatischen Erkrankungen. Rheumajahrbuch 1930/31.
HAWTHORNE, C. D.: Rheumatism, rheumatoid arthritis and subcutaneous nodules. London: J. a. A. Churchill 1900.
HENCH, PH. S., W. BAUER, A. FLETCHER, D. CHRIST, F. HALL and T. P. WHITE: The Problem of Rheumatism and Arthritis. Review of american and english Literature for 1935. (Third Rheumatism Review.) Reprinted from Ann. int. Med. **10**, Nr 6 (Dez. 1936).
HILLIER, T. and S. JACCOUD: Med. Tim. a. Gaz. **1863 II**, 142.
— — Diseases of Children 1868. Traité de Pathol. Paris 1871.
KÄMMERER, H.: Chronische Polyarthritis mit Nephropathie und Frage der serösen Entzündung. Diätbehandlung. Münch. med. Wschr. **1937 I.**
KATZ, G.: Subcutane Knoten bei chronischer Gelenkentzündung. Z. klin. Med. **1936**.
KAUFMANN, G. u. E. SCHEERER: Über die Erblichkeit des akuten Gelenkrheumatismus. Z. menschl. Vererbgs.lehre **21** (1938).
KEIFFENHEIM, C.: Zur Diagnostik rheumatischer Erkrankungen, ein Vorschlag allergischer Betrachtungsform. Münch. med. Wschr. **1936 II.**
KIRCHHOF, H.: Ist der Gelenkrheumatismus eine allergische Erkrankung? Z. Rheumaforschg **1938**.
KLINGE, F.: Über hyperergische (anaphylaktische) Entzündung. Klin. Wschr. **1927**.
— Der Rheumatismus. Erg. Path. **1933**.
KREBS, W.: Fortschr. Röntgenstr. **1934**, H. 6.
— Med. Welt **1936**, Nr 3.
— Neue Ergebnisse der Rheumaforschung und ihre Wertung. Münch. med. Wschr. **1936 II**.
KÜLBS, F.: Einleitende Übersicht über die Fortschritte auf dem Gebiete der Rheumaforschung in den letzten Jahren. Rheumaproblem, Bd. III. 1934.
KUMER, L. u. F. LANG: Juxtaarticuläre Knoten und Rheumatismus nodosus. Arch. f. Dermat. **1936**.
LEICHTENTRITT, B.: Die rheumatische Infektion im Kindesalter. Med. Klin. **1930 I.**
— Erg. inn. Med. **37** (1930).
LOOS: Dentale Herdinfektion und Rheuma. Rheumajahrbuch 1930/31.
MAGRASSI, F.: L'infection focale dans le problème du rhumatisme infectieux experimentall III. Congr. internat. du Rhumatisme. Paris 1932.

MANTEUFEL, P.: Der gegenwärtige Stand der ätiologischen Kenntnis vom infektiösen Rheumatismus. Rheumaprobleme, Bd. II. 1931.
— Der gegenwärtige Stand der ätiologischen Kenntnis vom spezifischen Rheumatismus. Rheumaprobleme, Bd. III. 1934.
— u. G. DEMMER: Die Hypothese einer tuberkulösen Grundlage des spezifischen Rheumatismus (Polyarthritis rheumatica) im Lichte serologsicher Reaktionen. Z. Immun.-forsch. **89** (1936).
MASSEL, B., J. MOTE and T. JONES: The artificial induction of subcutaneous nodules in patients with rheumatic fever. J. clin. Invest. **1937.**
— — — The pathologye of spontaneous and induced subcutaneous nodules in rheumatic fever. J. clin. Invest. **1937.**
MERKLEN, P., R. WAITZ et Z. WARTER: Nodules sous-cutanes chez les rheumatisanti chroniques. Lipomatose nodulaire. Presse méd. **1936.**
MESSEN, H.: Gibt es spezifische rheumatische Veränderungen bei Serumpferden. Z. exper. Med. **1936.**
MEYER, A.: Die Stellung der Nodosis rheumatica im Ablauf der rheumatischen Infektion. Z. klin. Med. **123** (1933).
MEYNET, P.: Rheumatisme art. subaigu avec production des tumeurs multiples. Lyon méd. **1875.**
MORANO, A. B.: Las tentativas de reproduction experimental del proceso reumatismal. Bol. Centr. Antireumatisco **1937.** Ref. Z. Rheumaforsch. **1938.**
NELIGAN, A.: Rheumatoid arthritis with a large number of subcutaneous fibrous nodules. Brit. med. J. **1935.**
ORY: Du rôle de la tuberculose dans les rhumatismes. III. Congr. internat. du Rhumatisme. Paris 1932.
PINARD, M., COSTE, FAUVET et HERTZ: A propos des nodosités juxtaarticulaires. Soc. méd. Hôp. Paris **1935.**
POYNTON, F. J.: J. State Med. **1936.**
— Internat. Congr. Rheum. a. Hydrol. 1938.
— Ref. Z. Rheumaforsch. **1938.**
POYNTON and PAINE: Researches on Rheumat. London: Churchill 1913.
PRIBRAM, A.: Der akute Gelenkrheumatismus (Rheumatismus articularis acutes). Spezielle Pathologie und Therapie, I. Teil. Wien 1899.
REHN, H.: Handbuch der Kinderkrankheiten, Bd. 3. Tübingen 1878.
RICKER, G.: Das Zentralnervensystem und die rheumatisch genannte akute Polyarthritis mit ihrem Zubehör. Der Rheumatismus. Dresden: Theodor Steinkopff 1938.
ROESSLE, R.: Verh. dtsch. path. Ges. München **1914.**
— Die nosologische Stellung des Rheumatismus. Klin. Wschr. **1936 I.**
ROSENBERG, W.: Cutaneous rheumatic Nodules. Arch. of Dermat. **1934.**
ROWENTREE and ADSON: J. amer. med. Assoc. 88, Nr 10 (1927).
— — J. amer. med. Assoc. **93**, Nr 3 (1929).
ROY: Les nodosités du rhumatisme articulaire aigu. Paris 1910.
SCHICK, F.: Mundherde und Gelenkrheumatismus. Leipzig: Johann Ambrosius Barth 1938.
SCHITTENHELM, A.: Hormonbehandlung des Rheumatismus. Verh. dtsch. Ges. inn. Med. **51.**
SCHOTTMÜLLER, H.: Zur Klinik der rheumatischen Infektion unter Berücksichtigung der Ätiologie und der Therapie. Rheumaprobleme, Bd. III. 1934.
SEIFFERT, G.: Virus und Viruskrankheiten bei Menschen, Tieren und Pflanzen. Ref. Z. Rheumaforsch. **1** (1938).
SLAUCK, A.: Zur Frage der Herdsanierung und des Aufbaues einer Rheumaprophylaxe. Münch. med. Wschr. **1937 I.**
— Rheumatische Krankheitsbilder. Med. Klin. **1937 I.**
— Anleitung zur klinischen Analyse des infektiösen Rheumatismus. Der Rheumatismus. Dresden: Theodor Steinkopff 1938.
STRAUSS, H.: Nodosis rheumatica als Objekt der Therapie. Arch. of med. Hydrol. **1930.**
— Über Nodosis rheumatica. Klin. Wschr. Jahrg. 9, Nr 24.
SWIFT, H.: J. amer. Med. Assoc. **1929.**
— J. Labor. a. clin. Med. **1935/36.**
THOENES, F.: Der akute Gelenkrheumatismus im Kindesalter. Med. Klin. **1938.**

TZANCKET et KLOTZ: Maladie de BOUILLAUD et pseudo-rheumatismes infectieux ou rhumatismes pseudoinfectieux. Revue du Rhumatisme **1935.**
URBACH, E.: Kritische Übersicht über 500 eigene Urticariafälle. (Zugleich ein Beitrag zum Problem: Allergische oder pathergische Urtikaria.) Münch. med. Wschr. **1937 II.**
VAUBEL, E.: Die Eiweißüberempfindlichkeit (Gewebshyperergie). 2. Teil: Experimentelle Untersuchungen zur Erzeugung des rheumatischen Gewebsschadens an Herz und Gelenken. Beitr. path. Anat. **1933.**
— Der akute Gelenkrheumatismus. (Das rheumatische Fieber.) Der Rheumatismus. Dresden: Theodor Steinkopff 1938.
VEIL, W.: Die rheumatische Myocarditis. Med. Klin. **1937.**
— Arch. soz. Hyg. **1933.**
WEHRSIG, G. u. A. WEIL: Experimentelle Streptococcen-Arthritis beim Kaninchen und ihre Beziehungen zu den Gelenkerkrankungen des Menschen. Beitr. path. Anat. **1932.**
WEHSARG, F.: Zur Kasuistik des Rheumatismus nodosus. Z. klin. Med. **1936.**
WEIL, A.: Dtsch. Arch. klin. Med. **1931.**
WEIL, M. P. et J. DELARUE: Nodosités rhumatismales et Tophie. Presse méd. **1932.**
WEITZ: Die Vererbung innerer Krankheiten. Stuttgart 1936.
WICK, L.: Über rheumatische Knoten bei akutem chronischem Gelenkrheumatismus. Wien. med. Presse **1904.**
WILKINSON: Rheumatism and its results. Lancet **1935.** Ref. PH. S. HENCH.
— The problem of Rheumatism and Arthritis. Ann. int. Med. **10,** Nr 6 (1936).

I. Einleitung: Bedeutung des Rheumatismus nodosus und Abgrenzung.

Von einer allgemein anerkannten Übereinstimmung in bezug auf die weiterhin stark unterschiedlich — um nicht zu sagen gegensätzlich — aufgefaßte Ätiologie der mit dem Wort „rheumatisch“ verknüpften Krankheiten scheinen wir weiter denn je entfernt. Bis zur Erreichung einer solchen wird ein von vielen Seiten als weitgehend eindeutig angesehenes, morphologisches Substrat unbedingt einer der Angelpunkte dieser Frage bleiben (POYNTON und PAINE, WICK, LEICHTENTRITT u. a.).

Oder wir müßten plötzlich ganz vergessen, daß uns die anatomisch-pathologische Betrachtungsform einstmals Grundlagen für die Entwicklung der Medizin geschenkt hat.

Als eine solche eindeutige Gewebsbildung werden die subcutanen rheumatischen Knotenbildungen auch heute von vielen Pathologen angesehen (ASCHOFF, GRÄFF, FAHR, CHIARI, WEHRSIG u. a.). Und selbst KLINGE, der diese Veränderungen doch unter einem sehr weit gefaßten Gesichtspunkt betrachtet und ihre Entstehung auf dem Boden der „hyperergischen Entzündung“ RÖSSLEs annimmt, hält dieselben für so bezeichnend, daß sie für ihn ein „sicheres, untrügliches Bindeglied“ zwischen akutem und chronischem Gelenkrheumatismus bedeuten.

Wir werden zwar geneigt sein, für die Frage, wie weit eine spezifische Struktur vorliegt, in erster Linie die Auffassung der Pathologen zu hören. Wir können aber finden, daß auch andere Fachdisziplinen ähnlich urteilen. WILKINSON schreibt: „Der subcutane rheumatische Knoten ist vielleicht das am meisten charakteristische Einzelzeichen eines akuten Rheumatismus.“ FINDLAY gibt der allgemeinen Einstellung Ausdruck, wenn er auf dem Internationalen Rheumakongreß 1938 hören läßt, daß vier Punkte zu berücksichtigen sind, um Klarheit über das Wesen der rheumatischen Infektion zu erhalten, nämlich: Arthritis, Chorea, Vitium cordis, subcutane Knoten. Er folgt damit wiederum der Auffassung der Kinderärzte (vgl. kürzlich THOENES), die den Rheumatismus nodosus (Rh. n.) als eines der Kriterien des von ihnen als wohlabgegrenzte Krankheit aufgefaßten, akuten fieberhaften Rheumatismus ansehen. Diese Ansicht vertritt erneut GRENET auf demselben Kongreß.

Hätten wir also heute aus therapeutischen Gründen vielleicht keine Veranlassung, die Abgrenzung des Rh. n. beizubehalten, so doch sicher aus Überlegungen der Forschung und damit unseres zukünftigen ärztlichen Handelns.

Im Beginn einer Abhandlung, der in irgendwelcher Form das Wörtchen „Rheuma" zugrunde liegt, besteht — unentwegt — die Notwendigkeit, zu erläutern, was der Leser *diesesmal* unter dem gebrauchten Ausdruck verstehen soll. Treten doch als Folge neugewonnener Erkenntnisse immer neue Bezeichnungen und Theorien auf, bevor noch die bisherigen ausgeschaltet sind. Ihr Beitrag für die Forschung darf nicht verkannt werden, aber obwohl die Unzulänglichkeit der bisherigen Klassifizierung des großen Gebietes der „rheumatischen" Krankheitsbilder *allen* Anforderungen gegenüber niemals bezweifelt wurde, wird es trotzdem nicht der Sinn der Forschung sein, *dem praktisch tätigen* Arzt eine neue Ordnung anzubieten, bevor diese sich nicht in der wissenschaftlichen Debatte allseits bewährt hat. In einer Außerachtlassung dieses Gesichtspunktes scheint mir die bedrückende Unsicherheit des Hausarztes über die Frage der notwendigen Behandlungsmaßnahmen in erster Linie begründet.

Außerdem mag eine, durch eigene Erfahrung gewonnene Sonderstellung für die Tätigkeit des einzelnen Arztes, ja eines einzelnen Institutes tragbar sein. Für die vertrauensärztliche Tätigkeit der großen, gerade in Deutschland vorhandenen Versicherungsträger wird sie die schon bislang herrschende Unterschiedlichkeit und Unsicherheit zum Nachteil einer einheitlichen Begutachtung nur vermehren, solange nicht ihre Anerkennung bei den Lehrern unseres ärztlichen Wissens gesichert ist.

Die in dem Schrifttum viel gebrauchte Bezeichnung „subcutaner rheumatischer Knoten" ist oft der jeweiligen Krankheitsbenennung nur beigefügt. Dadurch entsteht der Eindruck einer mehr oder minder zufälligen Begleiterscheinung. Da im früheren Sinne die Knoten jedoch in engstem Zusammenhang mit der Grundkrankheit aufgefaßt sind, wird von mir der einstmals von REHN eingeführte Ausdruck *Rheumatismus nodosus* beibehalten, nur mit der — jetzt üblichen — Erweiterung, daß er sich heute auch auf Veränderungen dieser Art bei chronischen Fällen mit Gelenkerscheinungen bezieht.

Der Rh. n. ist also ein Teil des „Rheumatismus infectiosus spezificus" – GRÄFF, des „akuten Gelenkrheumatismus" – VAUBEL, des „Rheumatic fever" der *Engländer*, des „Rheumatismus verus" der *Schweizer* – v. NEERGARD, der „Febris rheumatica" – EDSTRÖM.

Trotzdem ist er nicht gleichzusetzen dem „granulomatösen Stadium" – KLINGE, das sämtliche histologischen Befunde der örtlich umschriebenen Gewebsreaktion im Stadium zwischen Frühinfiltrat einerseits und rheumatischer Narbe als Abschluß andererseits zusammenfaßt; auch nicht der erheblich schärfer begrenzten „rheumatischen Granulomatose" – FAHR, bei der das Gegenstück des ASCHOFFschen Knötchens, das „Bindegewebsknötchen" – FAHR, „Sehnenknötchen" – GRÄFF, in all seinen Lokalisationen einbezogen ist, oder der

„Nodosis rheumatica" – STRAUSS u. a., von der nicht genau festgestellt werden kann, wie weit sie reichen soll.

Für unsere Begriffsauffassung war maßgebend, daß zwar die subcutanen Knotenbildungen bei dem akuten fieberhaften Rheumatismus und den chronischen Fällen von Polyarthritis von Autoren, die sich besonders mit dieser Frage befassen, als wesensgleich angesehen werden. So faßt DAWSON die Ergebnisse einer ausführlichen Vergleichsstudie der Knoten bei den beiden Rheumaformen dahin zusammen, daß es sich „bei den Knötchen beider Erkrankungen um einen hoch charakteristischen Prozeß handelt. Die Knötchen stellen verschiedene Phasen von demselben fundamentalen pathologischen Geschehen dar".

Dagegen wird von einzelnen Seiten zwischen ASCHOFFschem Knötchen und den subcutanen rheumatischen Knoten — zwar nicht in der Spezifität, wohl aber in der ganzen Verlaufsform[1] — ein wesentlicher Unterschied als Krankheitsausdruck gesehen. CHIARI vermerkt diese Tatsache in seiner kürzlichen Monographie:

„Das Knötchen vom Rh. n., auch als Sehnenknötchen bezeichnet, wurde lange Zeit und wird von einigen Autoren auch heute noch dem ASCHOFFschem Granulom in einem gewissen Gegensatz gegenüber gestellt."

Aus einer noch viel größeren Unsicherheit bezüglich der Gleichstellung scheiden für uns deswegen auch die Fälle von *cutanen* Knotenbildungen bei Rheuma (ROSENBERG u. a.) und der cutanen Form der „Periarteriitis nodosa" (CAROL) aus.

Meine Arbeit bezieht sich also auf Fälle akuter oder chronischer Arthritiden, bei denen subcutane Knotenbildungen von der heute anerkannten eindeutigen Struktur im Sinne ASCHOFFs, GRÄFFs, FAHRs u. a. vorkommen.

In bezug auf das *klinische Verlaufsbild* und die *Histologie des Rh. n.*, kann kurz folgendes gesagt werden.

Seit den ersten Veröffentlichungen über sein Vorkommen durch amerikanische (HILLIER), französische (JACCOUD, MEYNET) und deutsche (REHN) Ärzte, sowie den ersten histologischen Beschreibungen von BANG bereits 1881 bei akuter, und von HAWTHORNE 1900 und WICK 1904 bei chronischer Polyarthritis, hat sich das Bild bis etwa 1930 zwar verschärft, aber seit dieser Zeit nicht mehr grundsätzlich geändert. In den Abschnitten über Rh. n. der Veröffentlichungen über den akuten fieberhaften Rh. n. der Jahre seit dieser Zeit finden wir über das Erscheinungsbild fast ausschließlich feststehende Tatsachen wiederholt. Als ein wirklich neuer Gesichtspunkt mag hinsichtlich der Prognose gelten, daß mit dem Bild des Rh. n. nicht so ausgesprochen eine schlechte Voraussage verbunden sein muß, wie sie die älteren Mitteilungen anzunehmen gewöhnt waren.

Für das Schrifttum sei deswegen bezüglich des klinischen Bildes mit den zusammenfassenden Darstellungen früherer Zeit, wie PRIBRAM, ROY, COATES und COOMBS u. a., auf LEICHTENTRITT in den Ergebnissen für die deutsche, FINDLEY für die englische, SWIFT für die amerikanische Literatur hingewiesen.

Für das histologische Bild benennen wir nach den früheren Zusammenstellungen von FRANK, FAHR die Arbeiten von GRÄFF, FAHR, FREUND, KLINGE und jetzt CHIARI.

[1] GRÄFF: Rheumaprobleme **1931**, 93.

Insgesamt kann also auf eine — bei solchen Arbeiten wie unserer wohl üblichen — Darstellung des klinischen und histo pathologischen Bildes, da es sich um reine Wiederholungen handeln würde, verzichtet werden. Um so mehr Ursache liegt vor, nunmehr auf die Beiträge einzugehen, welche uns die Beschäftigung mit dem Rh. n. für die *Frage der Entstehung* rheumatischer Krankheitsbilder in den letzten Jahren gebracht hat.

II. Spezieller Teil.

1. Berücksichtigung der zusammenfassenden und der aufteilenden Forschungsrichtung als Voraussetzung zur Lösung der Ätiologie.

Eine als besonders unglücklich zu bezeichnende Erscheinung in der Rheumaforschung der letzten Jahre ist das Auseinanderstreben der zwei großen Betrachtungsformen, die wir als Ärzte für alles organische Geschehen kennen. Auf der einen Seite steht die zusammenfassende, große Gemeinsamkeiten des Organismus in den Vordergrund stellende, auf der anderen die aufspaltende, feinste Unterschiede als Wichtigstes beurteilende Richtung.

Auf unser Gebiet übertragen, beschäftigt sich die erstere vorwiegend mit der Reaktionslage des erkrankten Körpers, die zweite mit der Aussonderung eines spezifisch wirkenden Agens.

Es fehlt in der breiten Masse der Ärzteschaft sicherlich das notwendige Verständnis dafür, daß sich dieses Vorgehen — und zwar nicht sosehr der jeweiligen Forscher selbst als ihrer gelegentlichen Interpreten — fast bis zu einer ausgesprochenen Gegensätzlichkeit mit immer schärferer Betonung der Unterschiede entwickelt hat.

In Wirklichkeit handelt es sich doch nur um die beiden Faktoren, deren *jeder* für sich notwendig ist, um das umstrittene Krankheitsbild zu erzeugen.

Die *Reaktionslage des Körpers* wird *immer* für den *Ablauf* des krankhaften Geschehens, zu dem in letzter Konsequenz gesehen auch die Infektion als erster Beginn zu rechnen ist, das Entscheidende sein. Denn ohne die entsprechende Bereitschaft des Körpers wird *kein* Erreger haften und sich auswirken können (Toxin), selbst wenn ein Kontakt stattgefunden hat. Aber das *Ursächliche,* dieser Erreger selbst, muß doch überhaupt erst einmal vorhanden sein.

Aus dankbarem Herzen ist Vaubel zuzustimmen, wenn er in seiner letzten Monographie schreibt:

„Der Kampf zwischen beiden Richtungen (Allergie — spezifischer Erreger d. Ref.) erscheint uns in keiner Weise gerechtfertigt und ist letzten Endes in der heutigen Form ein Hemmnis für weitere Fortschritte.

An die Stelle der Allergie scheint in der letzten Zeit in ähnlicher Exponierung der Beherrschung aller in Betracht kommenden Vorgänge die *Fokalinfektion* zu treten. Aber auch hier wäre eine Differenzierung der Erreger, wie es die amerikanische Schule (Rosenow) ja schon versucht hat, in weiterer Folge nicht zu entbehren. Zumal die Folgerung ungehemmter Sanierung — von ihren Autoren sicherlich nicht gewünscht — in praxi schon früher in Amerika und jetzt auch in Deutschland zu unnötiger Enttäuschung von Arzt und Patient und tiefem Mißtrauen zwischen Krankem und Arzt geführt hat.

Halten wir hier folgendes fest: Nach der großen Auseinandersetzung auf dem Rheumakongreß in Stockholm, die sich dort zwischen Allergie und

Spezifität abgespielt hat, wurde auf dem Kongreß 1938 in London für das rheumatische Fieber und damit den Rh. n. wieder stärker zugunsten einer Spezifität desselben eingetreten.

Die jüngsten Darstellungen des akuten fieberhaften Rheumatismus kehren diejenigen Eigenheiten wieder mehr hervor (EDSTRÖM, VAUBEL), die auf ein spezifisches Bild hinweisen. Im letzten Band der Ergebnisse hat FAHR neuerlich die rheumatische Granulomatose zur Unterlage einer spezifischen Form des Rheumatismus gemacht.

Wir müssen deshalb hier nochmals VAUBEL das Wort geben:

„Die Annahme eines spezifischen, noch unbekannten Erregers schließt die Möglichkeit eines hyperergischen Geschehens keineswegs aus. Auch die Lehre von der allergischen Natur des rheumatischen Fiebers kann in der Konsequenz nicht auf einen Infekt verzichten; sie hat es daher auch nicht nötig, einen spezifischen Erreger abzulehnen.“

Der Rh. n. hat uns im Laufe der Zeit seit 1930 nun durch Untersuchungen beider Richtungen allerlei weitere Erkenntnisse gebracht.

2. Innerlich und äußerlich bedingte Einflüsse unbelebter Art zur Entstehung (wie traumatische Einwirkungen, Konstitution, Stoffwechselveränderungen, allergische Reaktionslage).

Zu der einfachsten Frage, ob nämlich ein **traumatischer Einfluß** zur Entstehung der Knoten bei Kranken mit rheumatischen Erscheinungen allein genügt, kann für die Fälle von akutem fieberhaftem Rheumatismus mit den meistens sehr zahlreich in Erscheinung tretenden Bildungen schon von sich aus eine ablehnende Haltung eingenommen werden. Erscheinen diese Bildungen doch nicht nur über Körpergegenden, die öfteren Gewalteinwirkungen ausgesetzt sind, wie Gelenkumgebung von Ellbogen, Knie und anderen Stellen, sondern auch über Knochenvorsprüngen vom Kreuzbein (vgl. letzter Beitrag von DAVISON) und selbst am Schädel, also im Zusammenhang mit Bindegewebe überhaupt. Für Krankheitsfälle bei chronischer Form von Polyarthritis, bei welchen die Knotenbildungen schärfer an Stellen fixiert sind, die häufigen leichten Gewalteinwirkungen, wie Zug und Druck als Angriffspunkte dienen, ist erst in der jüngsten Literatur auf die Fragestellung eingegangen.

COLLINS hat zum Vergleich unter seinen 9 Fällen einen Fall mit einem cystischen, subcutanen, durch Trauma verursachten Knoten untersucht und schreibt:

„Es besteht deutlicher klinischer Beweis dafür, daß traumatische Einflüsse für die Lage dieser Erscheinungen entscheidend sind und fortgesetzte Exponierung einem Trauma gegenüber mag einen Teil zur späteren Entwicklung zu Strukturen schaffen, die einer Bursa gleichen. Eine histologische Beschreibung eines cystischen subcutanen Knötchens ist hier gegeben. Es entstand als Resultat von Gewalteinwirkung bei einem nicht rheumatischen Patienten. Es zeigt auch Verflüssigung einer Masse von nekrotischem fibrinoidem Gewebe, randständige Gefäßproliferation; aber die celluläre Reaktion, welche eine typische vasculäre Gewebsgranulation mit polymorpher Infiltration ist, ist sichtlich different [1]. Es ist deshalb klar, daß Gewalteinwirkung für das Knötchen bei Gelenkrheumatismus nicht allein verantwortlich ist.“

MASSEL, MOTE, JONES geben an, durch experimentelle Eigenbluteinspritzungen bei Rheumatikern, verbunden mit leichter traumatischer Schädigung

[1] Vom rheumatischen Knoten, Verf. (Die wörtlichen Übersetzungen aus fremdsprachlicher Literatur war mir oft nicht möglich, ohne im Deutschen schlecht klingende Bezeichnungen beizubehalten.)

durch Massage, Knotenbildungen hervorgerufen zu haben. Nach ihrer Angabe war aber die Friktion (7 Minuten, 6mal täglich) *allein* kein genügender Anreiz, die Bildung der Knötchen herbeizuführen.

Es kann also *zusammenfassend* über diese Frage gesagt werden: Die traumatischen Einflüsse bei der Entstehung der unter der Haut liegenden Knotenbildungen beim Rh. n. sind allgemein anerkannt. Sie genügen aber nicht, um allein das Entstehen dieser Veränderungen bei einer allergischen Reaktionslage des Körpers verständlich zu machen. Es muß außerdem — selbst wenn wir den Rh. n. nach GUDZENT, RÖSSLE, VEIL u. a. als Ausdruck einer hyperergischen Reaktionslage des Körpers ansehen — immer noch ein weiterer Faktor — ob bakterieller, toxischer, virusartiger oder sonstiger Natur — hinzukommen, der besondere Auswirkung am Bindegewebe erkennen läßt.

Inwieweit liegt ein solcher Faktor in besonders gearteten Verhältnissen der **Konstitution?**

Eine *familiär* bedingte Bereitschaft zu „rheumatischen" Krankheiten ganz allgemein wird von mehreren Seiten mitgeteilt, so von WEITZ, SCHITTENHELM, CLAUSSEN und STEINER. Für den akuten fieberhaften Rheumatismus, insbesondere des Kindesalters, geht aus den Ausführungen von GIBSON und von POYNTON auf dem Rheumakongreß 1938 hervor, daß auch sie eine familiäre Bereitschaft für gegeben erachten. Wieweit dieselbe aber der Einheit der *Lebensgemeinschaft* mit den Einflüssen der gleichen Umwelt oder aber auf einer Disposition des Organismus zu einer Bindegewebsanfälligkeit, also der *Sippengemeinschaft,* beruht, muß erst noch unterschieden werden.

Wir haben Anlaß anzunehmen, daß die Einflüsse der *Umwelt* und der hierdurch bedingte Zustand des Körpers eine erhebliche Rolle spielen, wie KÜLBS und EDENS bereits auf der Rheumatagung in Aachen 1934 betonen. Denken wir an zeitliche Häufung der Krankheitsfälle, an klimatische Einflüsse, an schlechte soziale Verhältnisse mit mangelnder Gesundheitspflege, besonders bezüglich Zahninfektion. Wir wissen ferner durch Mitteilungen aus Nordamerika, daß Kinder aus dem dortigen Klima nach dem Süden gebracht, ihre rheumatischen Krankheitssymptome verloren, nach der Rückkehr aber wieder erkrankten und neuerlich Streptokokken bei Rachenabstrichen gezeigt haben sollen. Wird doch auch nach allgemeiner Ansicht der fieberhafte Rheumatismus in den Tropen so gut wie nicht beobachtet. Eine sich aus der Berufsart ergebende Bereitschaft zur Entwicklung des Rh. n. kann ich für die chronischen Fälle aus meinem Material nicht folgern. Der Rh. n. wurde von mir unter allerlei Berufsbedingungen vom Erdarbeiter bis zum reinen Büroarbeiter gefunden. Außerdem habe ich ihn in etwa gleicher Anzahl bei Männern wie bei Frauen gesehen. Die von FISCHER in seinem Referat auf dem Pariser Rheumakongreß mitgeteilte Häufung rheumatischer Symptome bei Schwerarbeitern bezog sich auf deformierende Erscheinungen chronischer Arthritiden, hatte also mit unserem Krankheitsbild keine Beziehung.

Außer den hiermit beschriebenen Einflüssen der Umwelt kennen wir eine Reihe von Gründen, die auf eine erhebliche Anfälligkeit des Mesenchyms zu rheumatischen Erkrankungen schließen lassen. Auf sie haben jetzt erst CLAUSSEN und STEINER und O. KAUFMANN und E. SCHEERER hingewiesen. EDENS schreibt:

„Der Rheumatismus ist eben wie die Tuberkulose keine Infektionskrankheit schlechthin, sondern eine Auslesekrankheit, bei der die Körperverfassung die Auslese besorgt und das Krankheitsbild weitgehend bestimmt."

Auf eine Häufung von rheumatischen Erkrankungen des Gelenkapparates bei Störungen der Schilddrüsentätigkeit haben ZIMMER u. a. aufmerksam gemacht. Ein zeitliches Zusammenfallen der früher chronisch primäre Polyarthritis rheumatica genannten Form mit dem beginnenden Klimakterium der Frau ist uns aus den Arbeiten von MUNCK und BAUER bekannt. Das erste Auftreten der Knoten bei den chronischen Fällen zusammen mit dem Beginn der rheumatischen Symptome überhaupt, kann jedoch meist in eine Zeit lange vor Beginn des Klimakteriums verfolgt werden. (Vgl. WEHSARG, Fall 3 einer 60jährigen Büroangestellten, bei der die Knoten bereits 26 Jahre vorher, also im 34. Lebensjahre bemerkt waren.)

Weiterhin sind für unser therapeutisches Handeln die Beiträge über Erfolge der Hormonbehandlung von MUNK, SCHITTENHELM, aus der MORAWITZschen Klinik u. a. von Bedeutung.

Wir werden deshalb mit besonderem Interesse der angekündigten Arbeit von HANGARTNER in der „Der Rheumatismus"-Buchfolge von JÜRGENS entgegensehen können. Bis dahin scheint mir die konstitutionelle Bereitschaft zum Ausbruch eines Rh. n. nicht anders gewertet werden zu müssen, als die Neigung einzelner Gonorrhoiker zur gonorrhoischen Polyarthritis. Aber gerade hier muß wegen des eindeutigen Ansprechens auf Gonokokkenvaccine im Gegensatz zur Salicylbehandlung der Gonococcus als das Entscheidende angesehen werden.

Über Störungen des **Stoffwechsels** wäre hier zu sagen, daß wohl für die Entwicklung der Arthropathia deformans und einzelner, chronisch rheumatischer Polyarthritiden gelegentliche Begünstigung durch falsche Ernährung angenommen werden muß. Haben doch die Mitteilungen von HARPUDER, GÉRONNE, KÄMMERER und besonders BRAUCHLE, einen mehr oder minder bemerkenswerten Einfluß von Diätmaßnahmen erkennen lassen. Für den akuten fieberhaften Rheumatismus und insbesondere für den Rh. n. lassen sich jedoch keine immer wiederkehrenden, groben Abweichungen des Stoffwechsels in der Literatur auffinden. Nur GUDZENT sieht hierin die Hauptursache. Er vertritt in zahlreichen Veröffentlichungen die Ansicht, daß der Rheumatismus insgesamt ebenso wie die Gicht in seiner Grundlage eine Überempfindlichkeitsreaktion gegenüber artfremdem Eiweiß sei. Einen Teil dieses artfremden Eiweißes leitet er vom Nahrungseiweiß ab. Die Ergebnisse der Testungen von GUDZENT — in jahrelanger Arbeit an sicherlich reichstem Material durchgeführt — konnten in der angegebenen Häufigkeit positiver Befunde von einer Reihe von Nachuntersuchern nicht bestätigt werden, wie BODE und SCHLÜTER, KEIFFENHEIM, GATZWEILER und PFEIFFER und erst jetzt wieder von KIRCHHOF aus der SCHITTENHELMschen Klinik. Die Widersprüche in den beiderseitigen Resultaten müssen um so mehr überraschen, als die Veröffentlichungen von GUDZENT von einer jahrelangen eingehenden Beobachtung der Krankheitsbilder Rheumatismus und Gicht Zeugnis ablegen. Hier muß doch wohl der Fehler in einer gewissen Unzuverlässigkeit der Prüfungsmethode selbst liegen. In diesem Sinne ist neuerlich von dermatologischer Seite Stellung genommen worden. In einer Zusammenfassung der Ursachen von Urticaria (500 Fälle!) schreibt URBACH zur Prüfung auf allergisch oder pathergisch bedingte Form:

„Von cutanen oder intracutanen Testungen sehen wir im allgemeinen ab, da positive Reaktionen infolge der unspezifisch starken Reaktionsantwort der Haut, selbst auf leichte

Traumen wie eine Injektion, überwiegend nicht als spezifisch zu werten sind; andererseits besagen negative Reaktionen nichts, da die Haut meist nicht das primäre Shockgewebe bei der Urticaria bildet."

Das gleiche wie für die Urticaria, kann auch für den Rheumatismus gelten insofern, als sich die Hyperergie nicht an dem Hautorgan, sondern am Mesenchym abspielt.

Als Assistent konnte ich vor Jahren die geradezu unendlichen Testungen verfolgen, die Zieler mit seiner Schule (Hämel) zu den grundlegenden Arbeiten über Reaktion der Haut bei Tuberkulose durchführte. Uns allen wurden damals die enormen Schwierigkeiten vor Augen geführt, welche die Erlangung eindeutiger Ergebnisse entgegenstehen. Aus diesem Grunde sei es mir auch erlaubt, hier zu äußern, daß ich die Auffassung von Urbach teile, ohne auf eigene Impfungen, die mir für ein selbständiges Urteil viel zu gering an Zahl wären, einzugehen.

Zu klären blieben noch die von Gudzent gemeldeten Behandlungserfolge mit Injektionen seiner Allergene. Sie können leicht als unspezifische Desensibilisierung angesehen werden und sind dann nur mittelbar in Betracht zu ziehen, soweit es sich um Nachweis von Nahrungseiweiß als Ursache der Allergie handeln soll.

Dagegen wären noch Mitteilungen zu berücksichtigen, die eine erhebliche Ähnlichkeit im klinischen und histologischen Bild zwischen rheumatischen subcutanen Knoten und einzelnen Fällen von Gichtknoten im Schleimbeutel, besonders der Ellbogengegend hervorheben. Am deutlichsten wird die Gemeinsamkeit des biologischen Geschehens beider Veränderungen in einer Studie von M. P. Weil und Delarue aus der Klinik von Besançon über „Nodosités rhumatismales et tophi. Similitude des aspects histologiques dans le rhumatisme et la goutte" dargelegt. Sie nehmen die bei beiden Erscheinungen beobachtete „nécrose fibrinoide" und das „infiltrat précoce" als ein für beide gemeinsam-spezifisches biologisches Geschehen hin, nämlich als Ausdruck der hyperergischen Entzündung nach Rössle, Roulet und Klinge. Immerhin wird auch von ihnen neben dem Gemeinsamen noch ein faßbarer, scharf trennender Unterschied zugegeben. Es erscheint notwendig, hierauf hinzuweisen. Ich selbst habe in einer früheren Arbeit mit Absicht das histologische Bild eines rheumatischen und eines Gichtknotens auf zwei gegenüberliegenden Seiten zur deutlichen Erkennung dieser Unterschiede dargestellt. Berücksichtigt man überwiegend die Gemeinsamkeiten solcher subcutaner Knoten, müßte man sie folgerichtig noch weiter ausdehnen und kommt dann zu Ergebnissen wie Merklen, Weitz und Warter, die multiple Lipome beschreiben und sie in Beziehung zu einer Störung des Fettstoffwechsels und zur Klärung der allergischen Ätiologie des Rheumatismus bringen. Hier wird uns Deutschen mit unserem Hang zu genauer Differenzierung die Neigung der Franzosen zu weitgehenden Verbreiterungen (Diathese, Arthritismus) aufs neue auffallen.

Von den angegebenen Ausnahmen abgesehen, herrscht aber doch die Auffassung, daß der Rh. n. nicht die Folge eines Stoffwechselproduktes ist, auch nicht eines solchen, das sich über den Mechanismus der Allergie auf den Körper auswirkt. Jedenfalls fehlen hierfür bislang eindeutige Unterlagen.

Vitaminmangel als Ursache scheidet aus, so sehr in der Klinik der rheumatischen Krankheiten — wie bei vielen akuten und chronischen Infektionskrankheiten anderer Genese — mit einem starken Abfall des Vitaminspiegels einzelner Vitamine und damit einer Beeinflussung durch therapeutische Zuführung derselben gerechnet werden muß.

Hatten wir bisher eine vorhandene **allergische Bereitschaft** nur mittelbar in die Voraussetzungen zur Entstehung des Rh. n. einbezogen, sei dieselbe jetzt als unmittelbarer Faktor betrachtet. Hierzu müssen wir uns in erster Linie auf Erkenntnisse stützen, die wir KLINGE und seiner Schule und RÖSSLE zu danken haben.

Die Grundlagen zu ihren Folgerungen gaben sowohl die von KLINGE erhobenen histologischen Befunde bei seinen umfangreichen Studien an so ziemlich allen Organen, als auch die Ergebnisse der experimentellen Forschung mit dem Bild der Serumkrankheit ab.

Die ersteren führten KLINGE dazu, in Bestätigung früherer Mitteilungen TALALAJEWs, das Hauptgewicht nicht mehr auf das ausgebildete Granulom, sondern auf den primären Schaden des Frühinfiltrates zu legen. KLINGE schreibt: „In diesem primären Schaden, einer mit Aufquellung der Grundsubstanz des Bindegewebes einhergehenden Entartung des Bindegewebes ist nach unserer Meinung das allen rheumatischen Schäden Gemeinsame und der wesentlichste Teil des Rheumatischen im Gewebsbild zu sehen." In der Tat hat dann KLINGE auch zum spezifischen Zeichen für Rheumatismus nicht nur das Granulom, sondern auch das „Frühinfiltrat" und in der Folge auch die „spezifische Narbe" gemacht. Mit der Unterlage dieser spezifischen Anzeichen mußte er dann allerdings Formen von Krankheitsbildern unter seinen Begriff des Rheumatismus aufnehmen, die aus der Frage um einen spezifischen infektiösen fieberhaften Rheumatismus längst ausgeschaltet waren.

FAHR nimmt neuerlich hierzu Stellung. Er gibt KLINGE recht, wenn dieser den alten Begriff von Rheumatismus in seiner Verschwommenheit und Unbrauchbarkeit als zu Grabe getragen ansehe. KLINGE habe aber dann einen gleichen Begriff unter anderen Zusammenfassungen wieder hergestellt. Er stimmt ferner KLINGE in der Meinung zu, daß der Rheumatismus als allgemeine Mesenchymerkrankung proklamiert werden müsse. KLINGE habe dann aber Krankheitsbilder in seiner Arbeit untergebracht, auf die diese Begriffsbestimmung kaum zutreffe.

Mir scheint es natürlich, nach der Durchsicht der Arbeit KLINGEs zu der Ansicht zu kommen, daß KLINGE ein großes gemeinsames histologisches Geschehen für ein Gebiet gefunden hat, ähnlich dem klinischen Symptom „rheumatisch". Es läßt uns krankhafte Auswirkungen am ganzen Bindegewebsapparat erkennen, ohne uns über die Ursachen etwas mitzuteilen. KLINGE schreibt auch:

„So läßt sich die rheumatische Krankheit unter Einbeziehung aller infektiösen Rheumaformen im weitesten Sinn vom biologisch-anatomischen Standpunkt dahin auslegen und diesen biologisch-anatomisch einheitlichen Rheumabegriff aufstellen: Rheumatisch heißt ein Gewebsschaden, der gekennzeichnet ist durch eigenartige Aufquellung der Bindesubstanzen, mit oder ohne Zellwucherung, entstanden durch Bakteriengift bzw. Eiweißgift, das über den Umweg einer Gewebsüberempfindlichkeit, eines Hyperergiemechanismus, im allergischen Körper wirkt."

KLINGE stellt also für eine ganze Reihe klinisch verschiedener Krankheitsbilder einen gemeinsamen histologischen Nenner her. Auf *dieser* Grundlage kann er keine Anzeichen finden, die einen akuten spezifischen Rheumatismus, z. B. von einem Kokkenrheumatismus unterscheiden lassen.

Weiter ist aber auch eine Unterscheidung gegenüber den pathologisch-anatomischen Veränderungen der *Serumkrankheit* nicht möglich.

Wie KLINGE mitteilt und an Bildern belegt, hat er (zusammen mit FRICKE) durch Seruminjektionen bei sensibilisierten Tieren (besonders Kaninchen), abgesehen von wechselnden Befunden auch Veränderungen gefunden, die allen Versuchen gemeinsam sind. Diese stellt er unter Zugrundelegung der Arbeiten von RÖSSLE und GERLACH der hyperergischen Entzündung RÖSSLEs, die ja eine *Gewebs*überempfindlichkeit darstellt, gleich. Mit VAUBEL konnte er beim sensibilisierten Tier durch intravenöse Serumeinspritzung Veränderungen vom Herzmuskel und den Klappen erzielen, „die dem rheumatischen Frühinfiltrat und dem rheumatischen Granulom gleichzusetzen sind.“

Das Grundsätzliche für KLINGE war, daß die Befunde immer nur an vorher, durch mindestens mehrere Injektionen, sensibilisierten Tieren gelangen. Denn mit JUNGHANS hat er bei Injektionen vom Schweineserum beim Kaninchenversuch, also eines primär toxisch wirkenden Serums, die Veränderungen gleichfalls erst bei wiederholten intravenösen Injektionen erreichen können. Dieselben hyperergischen Veränderungen sind nach seiner Arbeit mit VAUBEL am sensibilisierten Tier auch durch Unterkühlung zu erreichen.

Die Ergebnisse KLINGEs sind von anderer Seite nachgeprüft. Absolut allgemein scheint anerkannt zu sein, daß ein besonderer Zustand der Allergie den Organismus auf verschiedene Reize mit der hyperergischen Entzündung antworten läßt und Produkte, die dieser hyperergischen Entzündung gleichen, dem großen Kreis, den KLINGE in der Folge als „Rheumatismus“ zusammenfaßt, gemeinsam sind.

ASCHOFF zusammen mit MESSEN, GRÄFF, FAHR u. a. sehen aber im einzelnen im rheumatischen Granulom noch eine weitergehende Spezifität, die dieses Produkt noch vom experimentell gewonnenen hyperergischen Granulom unterscheiden läßt. So schreibt ASCHOFF:

„Von einer Übereinstimmung der Knötchen des spezifischen Rheumatismus mit dem experimentell durch Seruminjektion gesetzten allergischen Knötchen kann aber nicht gesprochen werden.“

Sie lehnen damit für jene ab, daß sie auf Grund der Hyperergiebereitschaft durch unspezifische Reize zu erzeugen seien.

Außerdem sind von verschiedenen Seiten (nach KALBFLEISCH) Mitteilungen erschienen, die besagten, daß fibrinoide Verquellung bzw. Nekrose und Granulombildung auch beim nicht sensibilisierten Tier, also nach erstmaliger Einwirkung auftreten und diese Produkte deshalb nicht als Ausdruck der Allergie in Form der hyperergischen Entzündung aufgefaßt werden *müssen.*

VAUBEL selbst betont aufs Neue, daß infolge der auffallenden Übereinstimmung in wesentlichen Punkten zwischen den beim hyperergischen Experiment gewonnenen Bildern und den Gewebsveränderungen beim rheumatischen Fieber der Gedanke einer Identität naheliege, man aber nicht berechtigt sei, diesen Schluß auch zu ziehen, da ähnliche oder gar übereinstimmende Veränderungen auch ohne hyperergische Reaktion erzielt werden können. Er habe in den Arbeiten mit KLINGE die erzeugten Gewebsveränderungen mit dem rheumatischen Fieber nie identifiziert, sondern stets nur von Ähnlichkeit und Vergleichbarkeit gesprochen. Zusammen mit KLINGE habe er also nie die Möglichkeit einer Infektion abgelehnt „auf Grund des tierexperimentellen Tatsachenmaterials scheint es mir nicht gut angängig, das Rheumaproblem *einzig und allein* vom Standpunkt eines unbekannten Erregers anzusehen, vielmehr scheint es mir unerläßlich, auch die Reaktionsfähigkeit der Gewebe in den Kreis der Betrachtung zu ziehen". Und in seiner letzten Arbeit zieht er den Schluß:

„Auch klinisch ist, wie aus dem früher Gesagten hervorgeht, ein Beweis für die hyperergische Reaktionslage des rheumatischen Fiebers nicht durchführbar."

Für den Rh. n. können wir also folgern, daß die Notwendigkeit nicht besteht, ihn auf einen besonderen allergischen Zustand des Körpers allein zurückzuführen und damit als hyperergische Entzündung aufzufassen, auf der anderen Seite ein allergischer Zustand als mitbestimmendes Moment keinesfalls auch ausgeschlossen ist.

Wir können diesen Abschnitt über die allergische Reaktionslage des Körpers und der hyperergischen Entzündung als das Wesentliche beim Zustandekommen „rheumatischer Krankheiten" damit abschließen, daß gerade die Kliniker heute am ersten geneigt sind, ein *Zusammenspiel von allergischer Reaktionslage und pathogenen Keimen* anzunehmen, wie es A. MAYER am Ende einer Abhandlung über „Rheumatismus nodosus-artige" Erkrankungen ausdrückt: „Der Rheumatismus nodosus wird als hyperergische Entzündung aufgefaßt". Er schreibt aber in derselben Arbeit weiter:

„Es dürfte damit nicht daran gezweifelt werden, daß die Knoten des Rh. n. ihre Entstehung einem infektiösen Agens verdanken. Die Tatsache aber, daß ganz gleichartige Knoten durch verschiedene, zum Teil gut bekannte Erreger, wie die Syphilis- oder Framboësiespirochäten, erzeugt werden, spricht nicht dafür, daß der Rh. n. oder ganz allgemein der Rheumatismus infectiosus durch ein spezifisches Virus hervorgerufen wird."

3. Infektion mit bekannten oder unbekannten Erregern als Ursache (Streptokokken, sonstige Keime, Toxinwirkung von Herden).

Folglich müssen wir uns nun weiterhin mit denjenigen Ergebnissen befassen, die uns die neue Literatur über ein *infektiöses Agens* als Ursprung des Rh. n. gebracht hat.

Inwieweit sind nun **Streptokokken** als Ursache angeschuldigt?

In der bereits als Literaturübersicht bis 1930 angegebenen Arbeit von LEICHTENTRITT teilt der Autor mit, selbst bei 2 eigenen Fällen einen Streptococcus aus den Knoten haben züchten zu können.

Zu gleicher Zeit hat aber der Bakteriologe MANTEUFEL die Literatur und Ergebnisse der Frage bakterieller Herkunft des Rh. spec. i. bzw. der rheumatischen Erkrankung überhaupt, auf dem Aachener Rheumakongreß 1930 zusammengefaßt. Da er selbst einen Teil der von anderer Seite angegebenen bakteriellen Befunde nachgeprüft hat, ist seine ablehnende Haltung sowohl gegenüber Streptokokken als auch anderen gemeldeten Erregern bemerkenswert.

Mit Rücksicht auf die immer wiederkehrende Auffassung einer Streptokokkenätiologie wurde dann von dem Aachener Rheumaforschungsinstitut unter der Leitung von KREBS — aus dem FISCHER auch die histologische Untersuchung von subcutanen Knoten bei der primären chronischen Polyarthritis rheumatica meldete — systematisch umfassende Kontrollversuche vorgenommen, so von WEILL, WEHRSIG und WEILL, FISCHER und WEHRSIG. Den letzteren war es zufällig möglich, ihre Blutkulturen „gleich bei Beginn des Fieberanstieges und des Auftretens neuer Gelenkergüsse, in einem Fall gleichzeitig mit dem Auftreten multipler rheumatischer Hautknötchen, anzulegen". Alle ihre Züchtungsversuche, also auch bei dem Fall mit dem Auftreten frischer rheumatischer Hautknötchen, waren negativ ausgefallen.

Nun berichten aber CLAWSEN und WETHERBY kurz danach in Bestätigung der früheren Befunde von POYNTON und PAINE, COSTA, IRISH, SWIFT, BILLINGS, COLEMAN und HIBBS neuerlich über 17 Fälle kulturell untersuchter Rheumaknoten. Sie fanden in der ungewöhnlich hohen Zahl von 12 Fällen, also 70,6%, Streptokokken. Sie hatten allerdings auch in der sehr hohen Anzahl von 29,5% chronischer Arthritis (aus 200 Untersuchten) rheumatische Knoten nachweisen können.

Es müssen hierbei schon besondere Verhältnisse zugrunde gelegen haben. Denn trotz genauer Kontrolle meiner letzten 1000 Fälle von Gelenkerkrankungen, die nach dem früheren Verfahren als chronisch rheumatische Polyarthritiden zu bezeichnen wären und die von mir und meinen Mitarbeitern auf das Vorhandensein von subcutanen Rheumaknoten genau überprüft sind — vgl. die Krankengeschichten aus meiner Arbeit über Rh. n. aus dem Jahre 1936 — konnten nur in 3,8% der Fälle rheumatische subcutane Knoten gefunden werden.

Allerdings verführen einzeln vorhandene Knoten, die klinisch den subcutanen rheumatischen Knoten gleichen können, häufig zu einem Irrtum. Denn erst die histologische Untersuchung läßt bei derartigen Bildungen die Diagnose sicherstellen und vor einem gelegentlichen Irrtum bewahren. Wie leicht aus histologisch nicht überprüften Knotenbildungen falsche Schlüsse gezogen werden können, wird von WEHRSIG und mir wegen der Wichtigkeit in einer anderen kurzen Arbeit demonstriert sein. Es handelte sich dabei um zwei gleichzeitig zur Beobachtung gekommene Patienten mit einer chronischen Polyarthritis des früher mit primär chronisch bezeichneten Bildes. Während bei dem ersten Patienten nur ein einzelner Knoten an der Prädilektionsstelle über der Ulnarkante in der Nähe des rechten Olecranon aufzufinden war, zeigte der andere Patient symmetrische Gebilde an derselben Stelle beider Ellbogen. Die Veränderungen waren im klinischen Bild weder nach Lage, nach Größe, nach Tastempfindung oder Schmerzempfindung, noch bezüglich der so häufig fühlbaren stilförmigen Verbindung zum unterliegenden Periost zu unterscheiden. Auch das klinische Bild der Gelenkerkrankung selbst war bei beiden Patienten überraschend ähnlich, wie unter anderem auch die Röntgenaufnahmen der Struktur der Hand- und Fingergelenke ergaben.

Trotzdem handelte es sich bei dem vereinzelten Knoten um eine Lipombildung, die sich ganz klar von dem rheumatischen Knoten des anderen Patienten mit symmetrischer Anlage abtrennen ließ.

Ich habe geglaubt, hier auf diese Fehlerquelle hinweisen zu müssen, da ich im Laufe der letzten Jahre selbst eine ganze Reihe von Knotenbildungen mit der rheumatischen Grunderkrankung in Beziehung gebracht hätte, wenn mich nicht der histologische Befund, der jeweils von WEHRSIG erstellt war, und bekannte Bildungen anderer Art zeigte, vor falschen Schlußfolgerungen bewahrt hätte.

Die von mir bemerkte prozentuale Häufigkeit von Rh. n. bei chronischer Polyarthritis steht im Einklang mit CECIL, der gleichfalls 3—4% angibt. CLAWSON und WETHERBY berichten aber in ihrer Abhandlung auch über einen Knoten bei einem Patienten mit einer „Hypertrophic arthritis", ebenso wie CROUZON und GAUCHER. Die ersteren schreiben aber, die mikroskopische Struktur dieses Knotens habe ein Bild ergeben „ähnlich" (similar) demjenigen bei chronischer Arthritis und rheumatischem Fieber. Außerdem sind sie der Ansicht, daß die Knoten denjenigen, die der eine von ihnen experimentell bei Kaninchen durch intradermale und subcutane Injektionen von Streptokokken erzeugen konnte, ähnlich seien. Nach oben angeführten Ergebnissen von WEHRSIG sind solche Bildungen aber von rheumatischen Knoten deutlich unterscheidbar.

Daß nun CLAWSON und WETHERBY aus ihren Züchtungsergebnissen den Schluß ziehen, es handele sich mit großer Wahrscheinlichkeit um eine gemeinsame Streptokokkenätiologie, kann nicht überraschen.

Auch die Schweizer Forscher GRUMBACH und ALBERTINI folgern aus ihren experimentellen Studien, in denen ihnen mit Streptokokken die Erzeugung entzündlicher Veränderungen gelungen ist, die nach ihrem Glauben dem ASCHOFFschen Knötchen entsprechen, daß die Streptokokken den Infekt setzten. Zur Erklärung der Pathogenese des rheumatischen Geschehens nehmen sie eine Virulenzverminderung bei Abwehrsteigerung des Körpers ähnlich VEIL an, halten also das rheumatische Geschehen für die Folge einer durch teilweise Immunität des Körpers bedingten, abgeschwächten Herdinfektion auf bakterieller Grundlage mit Streptokokken.

Reichliche *Untersuchungen an Knoten vom Rh. n.* stehen nun diesen Befunden und Folgerungen gegenüber.

Wie FREUND (1928) über negativen Ausfall seiner histologischen, seiner Tierversuche und seiner Züchtungsversuche an seinem Material berichtet, äußert sich auch KATZ. Weder die histologischen Untersuchungen, noch Überimpfungen und Drüsenokulation bei 4 Fällen „haben eine luische oder andere Infektion ergeben". Bei seinem ersten Fall konnte er zwar aus dem rechten vereiterten (!) Ellenbogengelenk bei der Obduktion Streptokokken nachweisen, bezeichnet aber selbst einen Sekundärinfekt als in Frage kommend.

COLLINS, der 9 Fälle 1937 anführt, gibt an, daß bakteriologische Untersuchungen negativ blieben, ohne genauer auf die Untersuchungsanordnung einzugehen.

Bei kultureller Untersuchung von Fällen subcutaner Knoten bei chronischer Arthritis waren die Ergebnisse von DAWSON, OLMSTEAD und BOOTS ebenso negativ wie ihre mikroskopischen Präparate.

C. GIORDANO gibt in einer ausführlichen Wiedergabe von 24 Fällen von rheumatischer Polyarthritis die kulturellen Untersuchungen aus *Kapselteilen* nach der Methode ROSENOW sämtlich als negativ an. Und zwar auch bei Fall 12, bei dem histologisch rheumatische Sehnenknötchen nachgewiesen sind und bei Fall 19, bei dem histologische rheumatische subcutane Knoten differenziert sind, ebenso bei Fall 23, bei dem auch die kulturelle Untersuchung des Knotens selbst kein positives Ergebnis zeitigte.

Notwendig ist es hier noch darauf hinzuweisen, daß GRÄFF in seiner Monographie 1936 den Rh. n. zum Rh. i. sp. rechnet und betont der Infektarthritis, für die er mit Streptokokken als den häufigsten Erregern rechnet, gegenüberstellt, daß FAHR den Rh. n. in der kürzlich in den Ergebnissen erschienenen Arbeit weiterhin in seine rheumatische Granulomatose einbezogen wissen will und ASCHOFF sich in den Rheumaproblemen 1934 neuerlich gegen die Streptokokkenätiologie der ASCHOFFschen Knötchen sowie der sonst im Körper vorkommenden gleichartigen Knotenbildungen wendet. Er führt hierbei eine ganze Reihe neuerer Arbeiten an, die seit 1928 erschienen sind. Bei dem Versuch, Streptokokken aus dem Blut Rheumakranker zu züchten oder durch Injektion von Blut, Serum und Perikardflüssigkeit Rheumakranker in Tiere verschiedenster Art — über Wochen und Monate fortgesetzt — konnten keine den Noduli rh. gleichwertige Produkte erzielt werden (so L. GROSS, L. LOEVE und B. ELIASOPH, R. N. NYE und E. B. WAXELBAM, L. E. COOLEY u. a.).

SCHOTTMÜLLER als Kliniker schreibt:

„Wie ich in sehr zahlreichen Fällen von dem Blute der Kranken Kulturen ausnahmslos mit negativem Ergebnis anlegte, so habe ich regelmäßig in den Fällen, bei denen ich Gelenkflüssigkeit durch Punktion gewinnen konnte, vergeblich die leukocytenhaltige Flüssigkeit auf Bakterien, insbesondere auf Streptokokken, untersucht."

ASCHOFF betont nochmals 1935, daß die bei der künstlichen Streptokokkeninfektion, ja auch bei der gewöhnlichen Eiweißinjektion gelegentlich beobachteten Knötchen im Herzmuskel nicht als spezifische Noduli rheumatici anzusprechen sind.

Dieser Ablehnung der Streptokokkenätiologie für den spezifischen Rheumatismus tritt auch ein solch guter klinischer Beobachter mit reichstem, über lange Jahre hinaus verfolgten Material, wie W. KREBS, kürzlich neuerlich bei.

Da von einigen Forschern, wie bereits mehrfach bemerkt, immer wieder das Bild des rh. Kn. als Produkt einer hyperergischen Entzündung auf verschiedene Erreger angegeben wird, sei auch auf die Literatur über bakterielle Befunde anderer Art berichtet und nach den Streptokokken auf die *Staphylokokken* als nächstliegendes eingegangen.

Die positiven Meldungen über derartige Nachweise sind immerhin erheblich seltener. CLAWSON und WETHERBY, von denen die Mitteilung über die vielen positiven Ergebnisse von Streptokokkenzüchtungen aus ihren subcutanen Knoten stammt, haben unter ihren 17 kulturell untersuchten Patienten neben den gemeldeten 12 positiven Streptokokkenbefunden auch ein positives Ergebnis mit Staphyloc. pyog. aur. erzielt. A. MEYER erwähnt in der bereits gleichfalls schon angeführten Arbeit, daß es in einem, dem seinen ähnlichen Fall von Rh. n. EL. FISCHER gelang, zahlreiche Staphylokokken aus dem Blut zu züchten. Hierzu sei bemerkt, daß erstens der Fall MEYER noch nicht einmal so weit zu klären war, daß das Vorliegen einer kongenitalen Lues bei dem Mädchen mit Sicherheit hätte ausgeschlossen werden können, auch nicht als der Fall von BOLLAG zum zweitenmal beschrieben worden ist. Ferner ist keine Andeutung darüber enthalten, daß von dem Fall FISCHER überhaupt eine histologische Untersuchung vorgenommen wurde, was nach meinen unangenehmen Erfahrungen in dieser Hinsicht ausschließt, einen solchen unsicheren Fall zur Unterlage für eine sowieso nur fraglicherweise in direktem Zusammenhang stehende Erscheinung zu machen. Damit ist der Befund nicht anders als bei WICK, bei dem bereits ein zur Vereiterung gekommener Fall den Staphylococcus aureus hat züchten lassen und angeblich in einem histologischen Präparat staphylokokkenähnliche Gebilde entdeckt werden konnten, aber Knoten von 4 anderen Fällen, die steril entnommen waren und kulturell untersucht werden konnten, steril geblieben sind. Diese gelegentlichen Nebenbefunde scheiden also, was die Ursache betrifft, aus.

In einer jüngsten sehr umfangreichen Monographie berichtet F. SCHICK erneut über die Züchtung eines grammfreien Mikrococcus SCHICK-FISCHER aus dem Blut von vier akut erkrankten, bis dahin noch unbehandelten Arthritikern. Da von dem Verfasser sehr genaue Angaben über die Untersuchungs- und Züchtungsmethode gemacht sind, müßte hier eine Kontrolle von Knotenuntersuchungen auf diesen Erreger nicht schwer und — sehr verständlich — von weitreichender Bedeutung sein. Kann der Erreger in diesen Knoten nachgewiesen und dann auch allseitig bestätigt werden (vgl. frühere Ergebnisse COSTA und BOYER), wäre die Ansicht des Verfassers auch für den spez. Rh. unterbaut. Andernfalls muß auch dieser Keim sich mit der Verursachung von Infektarthritis begnügen.

Über die Frage eines **Virus** als ätiologischen Faktor (vgl. MANTEUFEL und DEMMER) des Rheumatismus hat auf dem Kongreß 1938 H. EAGLES referiert. Er führt zuerst die Arbeiten SCHLESINGERs, SIGNYs und AMIEs, an, die aus rheumatischen Exsudaten gewisse Bestandteile gewannen und fanden, daß suspendierte Partikel dieser Art durch Serum von Patienten mit akutem Rheumatismus agglutiniert werden. Von EAGLES, EVANS, FISHER und KLEITH wurden die gleichen Körperchen auch in Noduli gefunden. Die bei Kontrollen in Ergüssen nichtrheumatischen Ursprungs gefundenen Formelemente ließen aber keine Differenzierung von den vorhergenannten zu. Agglutinationsversuche von Serum akut Rheumakranker mit diesen Partikelchen ließ eher an ein ursächliches Moment denken. Die Überimpfung auf Affen ergab bei gelegentlicher Herzschädigung Ansammlungen entzündlicher Zellen im Myokard, die nur bei oberflächlicher Untersuchung den ASCHOFFschen Knötchen ähnlich waren.

Eine weitere bakterielle Erkrankung, die in unserer Besprechung nicht wegen Fehlanzeige übergangen werden kann, ist die **Tuberkulose,** nachdem LÖWENSTEIN-REITER immer wieder mitteilten, daß zahlreiche positive Züchtungen von Tuberkelbacillen aus Rheumatikerblut gelungen seien und dann in einem äußert hohen Prozentsatz alles Rheumatische auf diesen Bacillus zurückgeführt werden sollte. Ohne mich im einzelnen mit diesem strittigen Punkt zu befassen, kann doch darauf hingewiesen werden, daß nach den Mitteilungen aus dem Aachener Rheumainstitut, die aus großen und umfangreichen Serienuntersuchungen stammen, von FISCHER und FISCHER und HENNES nicht daran zu denken war, für den Rh. n. vom Gelenkrheumatismus die tuberkulöse Ätiologie übernehmen zu müssen.

Im selben Sinne berichtet der Bakteriologe MANTEUFEL mehrfach, sowohl auf dem dritten internationalen Rheumakongreß in Aachen als auch kürzlich noch mit DEMMER zusammen. Bei dieser letzten Arbeit wurde nicht mehr die Suche nach dem Tuberkelbacillus, als vielmehr die Prüfung mit einer Seroreaktion auf Tuberkulose durchgeführt. MANTEUFEL erklärt sehr offen, daß er mit diesen Untersuchungen einen überzeugenden Beweis für die Unhaltbarkeit einer tuberkulösen Ätiologie führen wollte, die Erfolge aber anders als erwartet ausgefallen sind und eine ganze Reihe von positiv reagierender Fälle nachweisbar waren. Diese positiven Ergebnisse betrafen aber in erster Linie chronische Arthritiden, und zwar um so häufiger, je länger die rheumatischen Erscheinungen bestanden hatten. Akute Fälle von Pol. rh. reagierten negativ.

Und wenn dann auch auf dem internationalen Rheumakongreß in Paris 1932, auf dem das Thema „Rheumatismus und Tuberkulose" zum Referat stand, die Referenten aus den verschiedenen Ländern (WEIL, FRUGONI, VAN BREEMEN und ORY) sich dahingehend einig waren, daß zwar tuberkulöse Rheumatoide häufig vorkommen, die Annahme der tuberkulösen Ätiologie der echten rheumatischen Polyarthritis mehr oder minder entscheidend abzulehnen sei, können wir auch ruhig die öfters gemeldeten positiven Befunde von säurefesten Stäbchen und positiver Tierversuche bei juxtaartikulären Knoten (J. Kn.) unberücksichtigt lassen (BRÜNAUER, COSTE, SAENZ und COSTIL u. a.), selbst wenn man die Knoten bei Rh. n. nicht mehr als wesentlich verschieden von den J.Kn. ansehen will. Jedenfalls ergeben die Fälle von Rheumatismus nodosus keine Anhaltspunkte für die tuberkulöse Ätiologie und hierin ist eigentlich eine übereinstimmende Ansicht gefunden.

Für die im vorausgegangenen Teil besprochenen Keime konnte fast nur der positive oder negative Ausfall der Suche nach dem Erreger selbst eine Grundlage für die Beurteilung seiner ursächlichen Bedeutung erbringen. Infolgedessen war es möglich, daß Gelegenheitsbefunde, deren Ausschluß ja wegen eventueller Mischinfektion nicht immer gelingt, ein absolut einheitliches Ergebnis von vornherein nicht zustande kommen ließen.

Im folgenden kann dagegen über Arbeiten aus einem Infektionsgebiet berichtet werden, in welchem der Biologie des Erregers entsprechend eine gut ausgebaute serologische Reaktion eine erheblich größere Sicherheit für Vorhandensein oder Ausschluß dieses Erregers gewährleistete. Deswegen haben wir für diesen Keim nunmehr auch zu einer abschließenden Beurteilung kommen können.

Es handelt sich um die von seiten der Dermatologen immer wieder — und zwar in ihren Handbüchern — erhobenen Zweifel an der Möglichkeit, daß überhaupt subcutane rheumatische Knotenbildungen von der Größe und Derbheit der J. Kn. ohne *Lues* oder *Frambösie* als Grunderkrankung vorkommen könnten [1]. Solche Zweifel waren für die Dermatologie erst aufgekommen, als sich durch einschlägige Mitteilungen herausgestellt hatte, daß die J. Kn. nicht allein in den Tropen vorkommen, sondern auch bei Leuten zu finden sind, die die gemäßigten Breiten nie verlassen hatten. Und als dann weiter infolge der Seltenheit des Krankheitsbildes mehrfach über Einzelfälle berichtet wurde (STRAUSS), bei denen rheumatische Gelenkerscheinungen bestanden und eine Lues nicht vorhanden schien, aber mit Sicherheit auch nicht auszuschließen war. Ein Beispiel hierfür stellt der Fall von MAYER und BOLLAG dar. Die Folge davon war, daß sich sowohl auf seiten der Dermatologen, als auch auf seiten der inneren Medizin die Stimmen mehrten, die endlich eine Klärung dieser Ungewißheit forderten.

Deshalb konnte es auch nicht wunder nehmen, sondern unterstrich nur das Bedürfnis nach Klärung dieser Frage, als etwa zu gleicher Zeit mehrere Veröffentlichungen erschienen, in denen besondere Sorgfalt darauf verwandt war, zeigen zu können, daß es Kranke mit rheumatischen Gelenkerscheinungen gibt, bei denen Knotenbildungen bestehen, die klinisch den J. Kn. vollkommen gleichen, eine Lues oder Frambösie aber sicher nie bestanden hat. Während noch in dem Bericht von GINSBURG und STOJANOF die Verfasser selbst zugeben, daß zum mindesten in einem beträchtlichen Teil ihres Krankenmaterials eine gleichzeitig bestehende oder früher durchgemachte Lues nicht ausgeschlossen

[1] Vgl. HOFFMANN: JADDASOHNS Handbuch der Haut- und Geschlechtskrankheiten, Bd. XII/1. 1932.

werden konnte, erschienen dann 1936 kurz hintereinander die Arbeiten von KATZ, WEHSARG, KUMER und LANG, in deren wiedergegebenen Krankengeschichten der Ausschluß der Syphilis gesichert erscheint. Da es sich bei KATZ um 5, bei meiner Arbeit um 8 und in der Veröffentlichung von KUMER-LANG um 3 Fälle handelt, muß jetzt eine prinzipielle Ausschaltung der Lues als Ursache solcher *rheumatischen* Knotenbildungen als erwiesen gelten.

Der bisherige Einwand, daß bei den histologischen Untersuchungen eine klinische Prüfung des Patienten (Wa.R. usw.) nicht mehr erfolgen könnte, wie es für das von pathologischer Seite veröffentlichte Material teilweise zugetroffen haben mag, ist nun hinfällig. Damit fällt aber für den Rh. n. der einzige Punkt auch endgültig weg, auf dem die Ätiologie der Infektion mit einer bekannten Spirochäte als Ursache hätte aufgebaut werden können und teilweise für die chronischen Fälle auch aufgebaut war.

So bleibt mir noch übrig, die Frage einer **toxischen Einwirkung** als Ursache des Rh. n. zu besprechen. Als Toxinbildner können uns bereits bekannte Erreger betrachtet werden. Wie sind dann aber genötigt, als Bildungsstätte dieses Toxins Keime anzunehmen, von denen wir wissen, daß sie im Körper über längere Zeit erhalten bleiben und sich dadurch immer aufs neue auswirken können, da wir ja auch diejenigen Fälle von Rh. n. erklären müssen, welche uns als chronische vorkommen. Denn es spricht gegen die Wahrscheinlichkeit, das eine Mal bei dem chronischen Rh. n. eine Bakteriensiedelung, das andere Mal bei dem akuten Rh. n. eine Toxinstreuung — oder umgekehrt — als örtlich wirkenden Anlaß zur Knotenbildung zu erwarten. Daß aber nebenbei zeitweise auch eine bakterielle Aussaat erfolgen kann mit allen ihren Begleiterscheinungen (wie Fieber, positiven Blutkulturen) und Folgerungen (wie Herdnephritis, ja sogar Milzbeteiligung der STILLschen Form) wäre verständlich, für die Knotenbildung aber nicht direkt mitbestimmend.

Ein solcher Zustand, bei welchem pathogene, toxinbildende Keime über längere Zeit, ja gelegentlich dauernd im Körper erhalten werden, ist uns nun seit Jahren als *Fokalinfektion* bekannt.

Es erscheint also angebracht von einer Darstellung auszugehen, die ANDREI und RAVENNA entwickelt haben. Sie fassen den Gelenkrheumatismus als eine chronische Erkrankung auf, bei welcher der Rh. acutus nur den ersten akuten Schub darstellt. Als Zeichen für die Chronizität führen sie außer der Neigung zu Rückfällen auch die Granulombildung an. Nun tritt die Granulombildung in der Tat spät auf. Selbst bei den akuten Anfällen des Kindesalters erscheinen die multiplen Knotenbildungen frühestens nach 14 Tagen, zumeist später.

Wir müssen uns also mit der toxischen Wirkungsmöglichkeit der Fokalinfektion beschäftigen. Eine der ausführlichsten Zusammenstellungen des Schrifttums über Fokalinfektion und Rheumatismus bis zu 1930 findet sich in der bereits angeführten Schrift von SCHICK. Zum Ausgangspunkt für die Beurteilung der tonsillären Infektion sei eine Übersicht genommen, die GRAHE in den Veröffentlichungen der deutschen Rheumagesellschaft 1930 wiedergibt. Sie vertritt den deutschen Standpunkt in einem gewissen Gegensatz zu der Meinung der Amerikaner, wie ich sie in dem Vortrag von ROSENOW (in Aachen) kennenlernen konnte. Für die dentale Infektion lege ich das Referat von LOOS im Rheumajahrbuch 1930/31 zugrunde. LOOS zitiert darin GRÄFF mit folgendem Satz:

„Der Ausgangspunkt oder die Quelle der rheumatischen (rheumatoiden) Gelenkerscheinungen ist irgendein Herd im menschlichen Körper, der den Erreger oder auch nur seine Toxine ins Blut abgibt.“ Er schreibt dann selbst, nachdem er vorher von bakterieller Aussaat gesprochen hat: „Die zweite Möglichkeit ist die einer toxämischen Wirkung auf den durch die Primärinfektion sensibilisierten Wirt oder auf bestimmte seiner Organe.“

Am Schluß schreibt er:

„Der Begriff dentaler Herdinfektion hat die von PÄSSLER begründete Bedeutung nicht nur nicht eingebüßt, sondern er hat auch in Deutschland seine Bestätigung und Erweiterung gefunden, jedoch nicht in der unbedingten Ätiologie, dem direkten Abhängigkeitsverhältnis und den radikalen therapeutischen Forderungen der Amerikaner.“

Über Herbeiführung „generalisierter Granulome“ auf Grund experimentell gesetzter subcutaner Foci beim Kaninchen, wobei die Wirkung von Toxinen ursächlich in Betracht gezogen wird, berichtet vor kurzem MAGRASSI.

Als Ausbreitungsweg für Giftstoffe wäre darnach, wie in dem oben angegebenen Referat von LOOS, die Blutbahn anzusprechen, es würde sich also um eine *Toxämie* handeln. Dann könnte der Angriffspunkt immer noch an zwei verschiedenen Stellen liegen; einmal am Ort des Bindegewebes selbst, wo sich die Knotenbildung vollzieht, als eines infolge schädigender Einflüsse (Trauma u. a.) geschaffenen locus minoris resistentiae. Dazu wäre zu fordern, daß die Toxinmenge doch außerordentlich groß, die Konzentration in der Blutbahn also sehr hoch sein müßte. Für eine solche Annahme vermissen wir jedoch eine gleichzeitige Schädigung der Leber. Als der andere mögliche Angriffspunkt wäre das Zentralnervensystem mit seiner erheblich höheren Empfindlichkeit gegen geringe Giftmengen zu betrachten. Eine ganz wesentliche *Beteiligung des Zentralnervensystems* am akuten Rheumatismus (Chorea, hyperpyretischer Verlauf) ist bekannt. Auch diejenige Form chronischer Polyarthritiden ohne vorausgegangenes akutes hochfieberhaftes Stadium — also möglicherweise eines akuten spezifischen Rheumatismus —, welche meinen Erfahrungen nach die subcutane rheumatische Knotenbildung zeigt, nämlich das früher als chronisch primäre Polyarthritis rheumatica bezeichnete Bild, hat immer wieder an solche Ursachen denken lassen, welche sich über das Zentralnervensystem auswirken. Zu solchen Anzeichen gehörte der seit langem aufgefallene symmetrische, fast fieberfreie Verlauf, der Beginn mit Parästhesien, die frühzeitige Atrophie, die gelegentliche nicht durch Schlafmittel, sondern nur durch Salicyl oder Pyramidon erfolgreich zu bekämpfende Schlaflosigkeit. Es sind aus dem amerikanischen Schrifttum Versuche bekannt, ein Fortschreiten dieser Krankheitsform durch operative Ausschaltung der Ganglien von Lenden- und Halsteil aufzuhalten. ROWENTREE und ADSON, von denen die Mitteilung stammt, behaupten in einigen Fällen das ausgeprägte Krankheitsbild zu hervorragender Rückbildung gebracht zu haben. BASCH hat versucht, denselben Erfolg durch Herabsetzung der Erregbarkeit des Zentralnervensystems mit Darreichung von Genoscopolamin, über lange Zeit gegeben, auf unblutigem Wege zu erreichen. Auch er berichtet von guten Erfolgen. An dem Rheuma-Forschungsinstitut Aachen war noch unter KREBS diese Behandlungsmaßnahme nachgeprüft worden. Eine Überlegenheit des Genoscopolamin gegenüber Pyramidon hatte sich dort nicht ergeben.

Wie letzten Endes das Zentralnervensystem als Mittler die Entstehung der Knoten veranlaßt, erscheint noch nicht klar. Immerhin könnte hierfür die Theorie in Anspruch genommen werden, die SLAUCK aufgestellt hat. Sie sieht die toxische

Schädigung der Vorderhornganglienzelle als erwiesen und die Einbeziehung weiterer nervöser Zellelemente, insbesondere sympathischer Zellsysteme, in die Toxinschädigung als wahrscheinlich an. Die Schädigung der Innervation der Capillaren führt zu deren größerer Durchlässigkeit. Capillarinsuffizienz und Permeabilitätsbeeinflussung geben die Grundlage für eine pathologische Mesenchymarbeit ab. Infolge des Reichtums der Capillaren wird ein solcher Mesenchymschaden in erster Stelle an Sehnenscheiden, Schleimbeuteln und Nervenscheiden in Erscheinung treten.

Nun hat ja Slauck in seinen Arbeiten über sein „fokaltoxisches Krankheitsbild" einen anderen Weg als die Blutbahn für die Ausbreitung der aus den Eiterherden stammenden Toxine anzeigen können. Und hierin besteht doch für die Frage der Fokalinfektion etwas prinzipiell Neues. Er nimmt an, daß die Wanderung vom Fokus zum Liquor nicht über die Blutbahn erfolge, sondern auf dem Lymphweg peri- oder auch endoneural. Betrachten wir die Krankheitsbilder, die nach Slauck immer eine solche Fokaltoxikose zur Ursache haben, nämlich die chronisch-primäre Polyarthritis rh. und die Spondylarthritis ankylopoetica, so ist doch auffallend, daß sich beide dem Rh. n. gegenüber grundlegend unterscheiden.

Bei der ersten Form kommt der subcutane rh. Kn., wie gerade meine letzte Arbeit hierüber zeigen konnte, in einer Anzahl vor, wie sie nicht mehr als Zufallsbefund gewertet werden kann. Demgegenüber wird das Vorkommen subcutaner rh. Kn. bei der Spondylarthritis ankylopoetica (Bechterew) nach der bisherigen Literatur überhaupt vermißt.

Krebs und seine Schule, deren Arbeiten wir sicher die Kenntnis der Frühsymptome des klinischen und röntgenologischen Bildes vom Bechterew und damit die so notwendige frühzeitige Behandlungsmöglichkeit verdanken (Kreuzdarmbeinfugen und Thoraxdehnung, s. Fischer und Vontz), kennen keine Fälle von subcutanen rh. Kn. bei der Sp. ankyl. Letztere geben in ihrer Veröffentlichung über die Klinik der Sp. ankyl. an:

„Die Entscheidung, ob es sich um einen Rh. i. Sp. im histologischen Sinne von Gräff handelt, läßt sich mangels ausreichender anatomischer Untersuchungen nicht treffen. Die Zugehörigkeit der chronischen Infektarthritiden zu dieser im histologischen Sinne spezifischen Erkrankung ist jedenfalls noch ungeklärt und kann nur dann vermutet werden, wenn sich die Erkrankung aus einem akuten Gelenkrheumatismus entwickelt oder wenn subcutane Knötchen von spezifischer Struktur nachweisbar sind."

Dagegen betonen sie in derselben Arbeit den häufigen Befund einer chronischen Tonsillitis mit leukocytenhaltigen Pfröpfen oder eines Wurzelgranuloms, also eines Fokus. Sie ziehen daraus auch den Schluß, die Entfernung sicher erkrankter Tonsillen und Zähne zur Vermeidung des Fortschreitens oder späterer Rückfälle zu empfehlen.

Mir selbst und meinen Mitarbeitern war es bei den letzten 150 Fällen von sichergestellter Bechterewscher Erkrankung, die in unserem Institut zur Beobachtung kamen, nicht möglich, einen einzigen Fall, der subcutane rheumatische Knoten gezeigt hätte, aufzufinden.

Es ist jedoch als sicher zuzugeben, daß in der Tat bei der bisher als chronisch primäre Polyarthritis rheumatica bezeichneten Verlaufsform ein als Fokalinfekt anzusprechender Herd äußerst häufig zu finden ist und Muskelfibrillieren auch von mir fast immer beobachtet werden konnte. Die Schwierigkeit der

Lösung eines ursächlichen Zusammenhangs wird nur dadurch immer wieder erschwert, daß es bekanntermaßen zahllose Menschen mit Fokalinfekt gibt, die nicht an Rheumatismus leiden, ebenso wie Muskelfibrillieren gleichfalls ohne Rheumatismus zur Beobachtung kommt. Ob allerdings die fibrillären Zuckungen anders zustandekommen als SLAUCK annimmt, erscheint noch umstritten (vgl. GRUND). Jedenfalls muß man SLAUCK hierüber die größere Erfahrung an Hand seiner langjährigen Arbeiten auf diesem Gebiete zugute halten.

Läßt sich nachweisen, daß die von KLINGE gefundenen und histologisch nachweisbaren Erscheinungen vom Frühinfiltrat bis zur spezifischen Narbe durch Toxineinwirkung über den Weg des Zentralnervensystems hervorgerufen werden können, wäre immerhin der Großteil „rheumatischer Veränderungen", wie sie KLINGE beschreibt, erklärt. Dann wäre allerdings noch festzustellen, ob auch die als höher spezifisch angesehenen Produkte der rheumatischen Granulomatose (FAHR), also ASCHOFFsches Knötchen, Sehnenknötchen (GRÄFF), rheumatische subcutane Knoten, derselben Ursache ihre Entstehung verdanken.

4. Zusammenfassung mit Schlußfolgerung einer notwendigen weiteren Suche nach spezifischem Keim.

Unter Berücksichtigung des bis zum Jahre 1930 erschienenen Schrifttums und *Zusammenfassung* der Forschungsergebnisse seit dieser Zeit, kommen wir zu nachstehenden Schlußfolgerungen über das Krankheitsbild des Rh. n.:

Der Rh. n. zeigt klinisch auffällige Bildungen subcutaner Knoten, deren enge Beziehung zum ASCHOFFschen Knötchen mehr denn je anerkannt werden. Dadurch ist uns eine *Möglichkeit* an Hand gegeben, *unter* der Unzahl der *akuten und chronischen Gelenkerkrankungen* solche *Fälle als spezifischen Rheumatismus* — sofern es überhaupt einen solchen gibt — *frühzeitig sicherzustellen,* über die uns andernfalls oft erst die Sektion Gewißheit verschaffen kann. Hierin liegt eine besondere Bedeutung des Rh. n. für die weitere Forschung begründet.

Im Hinblick auf die Arbeiten von HAWTHORNE, WICK, FREUND, FAHR, GRÄFF, KLINGE, DAWSON, CLAWSON und WETHERBY, COATES und COOMBS, COLLINS, KATZ, WEHSARG, KUMER und LANG und vielen anderen, müssen wir als bewiesen ansehen, daß der Rh. n., abgesehen vom akuten Rheumatismus, auch bei chronisch verlaufender Polyarthritis vorkommt und sich damit als Bindeglied solcher — aber auch nur solcher — Fälle hat zugrunde legen lassen. D. h., daß also der *Rheumatismus specificus infectiosus ein sicheres chronisches Verlaufsstadium* kennt.

Eine Spezifität der beim Rh. n. auftretenden subcutanen Knoten für einen einzigen — unbekannten — Erreger wird von einigen Seiten bestritten. Eine — auch histologische — exakte Unterscheidungsmöglichkeit von auf Lues und Framboësie zurückgeführten J. Kn. wird von verschiedenen Seiten als unmöglich angesehen. Als allgemein gültig scheint anerkannt, daß experimentelle Streptokokken- und Serumbehandlung von Tieren zu sehr ähnlichen Bildungen führen kann, ebenso wie Eigenblutbehandlung bei Fällen von fieberhaftem Rheumatismus.

Man *kann* also annehmen, daß eine besondere Reaktionslage des befallenen Organismus die Voraussetzung ist, auf der erst ganz allgemein die Bereitschaft des Körpers zu solchem krankhaften Ansprechen in Form der Knoten aufgebaut ist. Diese Bereitschaft beruht auf einem allergischen Zustand besonderer Art, der zu Manifestationen hyperergischer Entzündung führt. Diese hyperergische Entzündung ist weit verbreitet und ließe die Befunde Klinges von der fibrinoiden Verquellung bis zur „rheumatischen Narbe" leicht als eine gemeinsame Manifestation begreifen.

Für viele Pathologen, die sich mit dem subcutanen Knoten besonders eingehend beschäftigt haben, lassen sich trotz allem zwischen den experimentell erzielten Knötchen, den Knötchenbildungen bei Scharlach und anderen Infektionen noch Unterschiede finden, die darauf hinweisen, daß bei dem Rh. i. spez. (und Rh. n.) ein zweiter Faktor vorhanden sein wird, der dieses besonders einheitliche Bild erklärt. Für einen solchen Faktor in Form eines Infektionserregers spricht die Auffassung der meisten Kliniker, besonders der Kinderärzte für den akuten fieberhaften Rheumatismus.

Traumatische Einflüsse bei Patienten, die an solchem Rheumatismus erkrankt sind, *genügen nicht,* um nun an beliebigen Stellen die Knotenbildungen hervorzurufen.

Konstitutionellen, hormonalen oder stoffwechselbedingten Abweichungen kann nur ein fördernder Einfluß, aber *keine ausschließliche Bedeutung* zuerkannt werden.

Die *Streptokokkenätiologie* wird für den Rh. n. und damit auch für das Bild des Rh. i. sp. *nicht gestützt,* sondern *unwahrscheinlich,* zumindesten soweit als es sich um *Folgen bakterieller Aussaat* handeln soll.

Die Annahme von *anderen* bekannten *Bakterien* als Erreger (Staphylokokken, Enterokokken, Tuberkelbacillen) wird immer *unwahrscheinlicher.*

Syphilis oder Framboësie als Ursache scheiden nunmehr — nicht nur wie bisher für die Fälle des Rh. n. bei akutem Rh. — auch für chronische solcher Fälle *endgültig aus.*

Eher als durch die Haftung bisher bekannter Erreger wäre eine Entstehung der Knoten des Rh. n. auf dem Wege der Toxinstreuung eines Fokus im Sinne des fokaltoxischen Krankheitsbildes von Slauck möglich. Hierbei ließen sich die Zusammenhänge berücksichtigen, die auf eine besonders geartete Beteiligung des Zentralnervensystems hinweisen.

Ob die *Fokalinfektion* das *Vorhandensein einer wirklich spezifischen Form des Rheumatismus ausschalten kann,* hängt also in *erster Linie* davon ab, *wieweit sich die Entstehung des Rh. n. durch eine Fokaltoxikose beweisen lassen kann.*

Zu schließen habe ich diese Abhandlung mit dem Ergebnis: Unsere Forschung auf dem Gebiet des Rheumatismus hat trotz oder besser wegen der bisherigen Erfolglosigkeit ihrer Bemühungen als eine ihrer wichtigsten Aufgaben weiterhin die Pflicht, nach einem bisher noch unbekannten Erreger für eine klinisch und pathologisch anatomisch abgegrenzte Form der Krankheit zu suchen. Hierzu bieten ihr die Fälle mit subcutanen rheumatischen Knoten — der Rheumatismus nodosus — ein besonders leicht faßbares Betätigungsfeld.

VIII. Die Elliptocytose (Ovalocytose) und ihre klinische Bedeutung.

Von

KARL LAMBRECHT-Frankfurt a. M.[1]

Mit 11 Abbildungen.

Inhalt.

Literatur.

BABUDIERI, B.: Alcuni nuovi casi die ellipsocitemia. Haematologica **17**, 73 (1936).
— Due casi die ellipsocitemia (ovalocitemia). Prima segnalazione in Italia. Haematologica **17**, 135 (1936).
BERNHARDT, H.: Ovalozytose der Erythrozyten als Anomalie. Dtsch. med. Wschr. **1928 I**, 987.
BISHOP, W. F.: Elliptical human erythrocytes. Arch. int. Med. **14**, 388 (1914).
CHENEY, G.: Elliptic human erythrocytes. J. amer. med. Assoc. **98**, 878 (1932).
DRESBACH, M.: Elliptical human red blood corpuscles. Science (N. Y.) **19**, 469 (1904).
— Elliptical human erythrocytes. Science (N. Y.) **21**, 473 (1905).
FINKEL, A.: Polska Gaz. lek. **10**, 562 (1933). Ref. Fol. haemat. (Lpz.) **53**, 347 (1935).
FLINT, A.: Elliptical human erythrocytes. Science (N. Y.) **19**, 796 (1904).
FULD, E.: Bemerkung zu der Arbeit von A. A. HIJMANS V. D. BERGH: Elliptische rote Blutkörperchen. Arch. Verdgskrkh. **44**, 266 (1928).
GÄNSSLEN, M.: Über hämolytischen Ikterus. Dtsch. Arch. klin. Med. **140**, 210 (1922).
— Der Hämolytische Ikterus und die Hämolytische Konstitution. Klin. Wschr. **1927 I**, 929.
— Unterschenkelgeschwüre bei Hämolytischem Ikterus. Klin. Wschr. **1930 II**, 1308.

[1] Aus der Medizinischen Universitäts-Poliklinik Frankfurt a. M. Direktor: Prof. Dr. M. GÄNSSLEN.

GÄNSSLEN, M.: Die Erbpathologie der hämolytischen Konstitution. Erbarzt **1935**, 33.
— Die hämolytische Konstitution. Neue Deutsche Klinik, 4. Erg.-Bd., S. 607. 1937.
— Erbpathologie des Blutes und der blutbildenden Organe. Handbuch der Erbbiologie des Menschen, herausgegeben von Prof. Dr. G. JUST, Greifswald, Bd. 2 (erscheint demnächst im Verlag Julius Springer, Berlin).
— E. ZIPPERLEN u. E. SCHÜZ: Die hämolytische Konstitution. Dtsch. Arch. klin. Med. **146**, 1 (1925).
GIGON, A.: Referat über einen Vortrag, gehalten in der Med. Ges. Basel, Sitz. 25. 11. 1937. Münch. med. Wschr. **1938 I**, 157.
GRZEGORZEWSKI, H.: Über familiäres Vorkommen elliptischer Erythrocyten beim Menschen. Fol. haemat. (Lpz.) **50**, 260 (1933).
GÜNTHER, H.: Die klinische Bedeutung der Größenbestimmung der Erythrozytendurchmesser. Dtsch. Arch. klin. Med. **161**, 18 (1928).
— Die klinische Bedeutung der Ellipsenform der Erythrozyten. Dtsch. Arch. klin. Med. **162**, 215 (1928).
— Formprobleme an menschlichen Erythrozyten. I. und II. Fol. haemat. (Lpz.) **35**, 417 (1928); **37**, 306 (1928).
HIJMANS V. D. BERGH: Elliptische rote Blutkörperchen. Arch. Verdgskrkh. **43**, 65 (1928).
— Über elliptische rote Blutkörperchen. Dtsch. med. Wschr. **1928 II**, 1244.
— On elliptic red blood-corpuscles (ovalocytosis). Proc. roy. Acad. Amsterdam **34**, 749 (1931).
— et A. A. REHORST: A propos des hématies elliptiques (l'ovalocytose). Rev. belge Sci. méd. **3**, 683 (1931).
HIRSCHFELD, H.: Die Elliptozytose. Neue Deutsche Klinik, Bd. 13, S. 496 (1933) (im Kapitel: Blutkrankheiten und Konstitution).
HUCK, I. G. u. R. BIGALOW: Poikilocytosis in otherwise normal blood. Bull. Hopkins Hosp. **34**, 390 (1923).
HUNTER, W. C.: A further study of a white family showing elliptical erythrocytes. Ann. int. Med. **6**, 775 (1933).
— and R. B. ADAMS: Hematologic study of three generations of a white family showing elliptical erythrocytes. Ann. int. Med. **2**, 1162 (1929).
INTROZZI, P.: Anemia ipocromica splenomegalica emolitica con ovalocitosi (ellitticitosi), poichilocitosi ed aumento della resistenza osmotica dei globuli rosi. Splenectomia. Haematologica (Pavia) **16**, 525 (1935).
JANOUŠEK, S., O. ŠTANCL a A. K. VACKOVÁ: Oválne červené krvinky u človeká. Čas. lék. česk. Ročnik **1937**, čislo 22, 872.
JUNK, W.: Über familiäres Vorkommen der Ovalozytose beim Menschen. Inaug.-Diss. Frankfurt a. M. 1938.
KNOLL, W.: Das Blutbild der Cameliden. Fol. haemat. (Lpz.) **42**, 350 (1930).
LAWRENCE, I. S.: Elliptical and sickle-shaped erythrocytes in the circulating blood of white persons. J. clin. Invest. **5**, 31 (1927).
— Human elliptical erythrocytes. Amer. J. med. Sci. **181**, 240 (1931).
LEHNDORFF, H.: Familiäre und hereditäre Anämien. Wien. klin. Wschr. **1935 I**, 748.
— Die Erythroblastenanämie. Erg. inn. Med. **50**, 568 (1936).
LJUDWINOWSKI, R. J.: Zur Frage der Ovalozytose. Ter. Arch. (russ.) **14**, 721 (1937). Ref. Münch. med. Wschr. **1938 I**, 968.
MCCARTY, S. H.: Elliptical red blood cells in man. J. Labor. a. clin. Med. **19 I**, 612 (1934).
NÄGELI, O.: Allgemeine Konstitutionslehre, 2. Aufl. Berlin 1934.
— Differentialdiagnose in der inneren Medizin. Leipzig: Georg Thieme 1937.
PENATI, F.: Sulla deformazione ellitica degli eritroziti. Arch. Sci. med. **54**, 189 (1930).
POLLOCK, L. H. and W. DAMESHEK: Elongation of the red blood cells in a jewish family. Amer. J. med. Sci. **188**, 822 (1934).
ROSENOW: Elliptische rote Blutkörperchen als familiäre vererbbare Anomalie. Klin. Wschr. **1933 I**, 481.
ROTH, O. u. E. JUNG: Zur Kenntnis der Ovalozytose. Fol. haemat. (Lpz.) **44**, 549 (1931).
ROTTER, W.: Elliptische rote Blutkörperchen als familiär vererbbare Anomalie. Klin. Wschr. **1933 II**, 1777.
SCHARTUM-HANSEN, H.: Die Genese der Ovalozyten. Acta med. scand. (Stockh.) **86**, 348 (1935).

SCHARTUM HANSEN, H.: Zur Morphologie des Sternalpunktates bei perniciöser Anämie und makroblastischen Anämien. Fol. haemat. (Lpz.) **58**, 145 (1937).
SCHEMENSKY, W.: Die Ovalozytose, eine vererbbare Anomalie der Erythrozyten. Med. Welt **1936 II**, 1686.
SCHILLING, V.: Das Blutbild und seine klinische Verwertung. Jena: Gustav Fischer 1933.
SCHITTENHELM, A.: Handbuch der Krankheiten des Blutes und der blutbildenden Organe, Bd. 1. Berlin: Julius Springer 1925.
SCHULTEN, H.: Das Blutbild der perniciösen Anämie in Leberremission. Dtsch. Arch. klin. Med. **172**, 28 (1931).
— Die Sternalpunktion als diagnostische Methode. Leipzig: Georg Thieme 1937.
— Zum Megaloblastenproblem. Fol. haemat. (Lpz.) **58**, 189 (1937).
STEINBRINCK, W. u. HAHNELT: Über familiäre Ovalozytose. Dtsch. med. Wschr. **1938 I**, 784.
STEPHENS, D. J. and A. J. TATELBAUM: Elliptical human erythrocytes. J. Labor. a. clin. Med. **20**, 375 (1935).
STRAUSS, M. B. and G. A. DALAND: Hereditary ovalocytosis. (Human elliptical Erythrocytes.) Observations on ten cases in one family. New England J. Med. **217**, 100 (1937).
SYDENSTRICKER, V. P.: Elliptic human erythrocytes. J. amer. med. Assoc. **81 I**, 113 (1923).
TERRY, M. C., E. W. HOLLINGSWORTH and VICENTE EUGENIO: Elliptical human erythrocytes. Arch. of Path. **13**, 193 (1932).
VAUBEL, E.: Die Sichelzellenanämie. Erg. inn. Med. **52**, 504 (1937) (dort weitere Literatur über Sichelzellenanämie).
WEITZ, W.: Die Vererbung innerer Krankheiten, S. 98. Stuttgart: Ferdinand Enke 1936.
WERNER, M.: Über die Erblichkeit der perniziösen Anämie auf Grund von klinischen Untersuchungen in 57 Sippen. Verh. dtsch. Ges. inn. Med. 50. Kongr. **1938**, 303.
WHITBY, L. E. H. and C. J. C. BRITTON: Disorders of the blood, p. 38. Sec. Ed. I. and A. Churchill Ltd. London 1937.

I. Einleitung.

Die Elliptocytose ist eine seltenere, familiär-erbliche Formanomalie der menschlichen roten Blutkörperchen, die außer dem wissenschaftlichen Interesse, wie wir sehen werden, auch eine gewisse praktische Bedeutung beanspruchen darf. Die Träger dieser Anomalie zeichnen sich dadurch aus, daß ihre roten Blutkörper nicht wie normalerweise rundlich gestaltet sind, sondern in einem hohen Hundertsatz eine breit- bis schmalelliptische Gestalt aufweisen. Die beigefügte Abbildung (Abb. 1) zeigt die Elliptocytose in einem Mikrophotogramm eines ungefärbten Blutausstrichs.

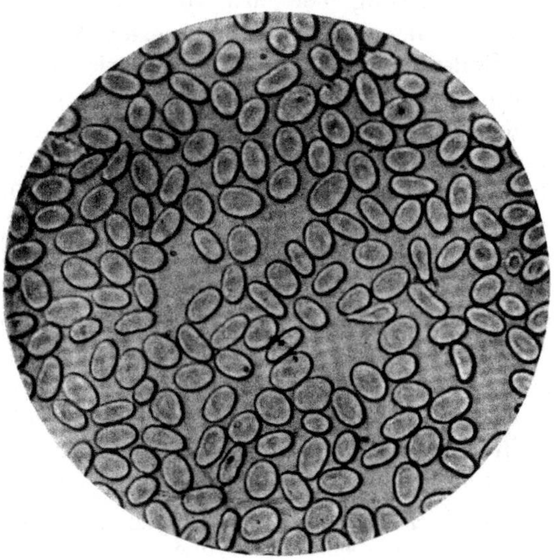

Abb. 1.

Im Schrifttum, besonders dem der letzten Jahre, werden diese eigenartig gestalteten Erythrocyten zumeist als Ovalocyten und ihr Vorkommen beim Menschen als Ovalocytose bezeichnet. Dieser Ausdruck ist aber insofern nicht glücklich gewählt, als die damit bezeichneten roten Blutelemente nicht ovale, d. h. eiförmige Umrißformen haben, sondern in ihrer Form durchaus dem geometrischen

Begriff der Ellipse entsprechen. Es dürfte sich deshalb aus Gründen der etymologischen Korrektheit empfehlen, den treffenderen und auch von den ersten Beobachtern benutzten Ausdruck Elliptocytose beizubehalten und ausschließlich zu verwenden.

Wenn in den folgenden Darlegungen auf die Elliptocytose näher eingegangen wird, so geschieht es deshalb, weil wir Gelegenheit hatten, 16 Fälle in drei Sippen aufzudecken und zum Teil in unserer Klinik näher zu untersuchen. Insbesondere ergaben sich bei ihrem Studium wichtige Gesichtspunkte, die eine bestimmte und bisher umstrittene klinische und hämatologische Einordnung der interessanten Erscheinung zulassen. Außerdem soll das im Schrifttum zerstreute und in den letzten 5 Jahren wesentlich vermehrte Beobachtungsgut möglichst vollständig gesammelt und mit den eigenen Ergebnissen in Beziehung gesetzt werden.

II. Historisches und Literaturübersicht.

Unter dem Titel „Elliptical human red corpuscles" beschreibt im Jahre 1904 DRESBACH, ein Physiologe an der Universität des Staates Ohio, erstmals das *Vorkommen elliptisch gestalteter roter Blutkörperchen bei einem gesunden mulattischen Medizinstudenten*, der in einem physiologischen Kurs zum Erstaunen des Assistenten die Erythrocyten eines eigenen Blutausstrichs in Ellipsenform aufzeichnete. Tatsächlich entsprachen die gezeichneten Erythrocyten in ihrer Umrißform den im Mikroskop eingestellten roten Blutzellen des Studenten. Weitere Blutentnahmen und Kontrolluntersuchungen im Laufe von 4 Monaten ergaben in Ausstrichen und bei Aufschwemmung in verschiedenen isotonischen Lösungen in der Zählkammer immer wieder ellipsenförmige Gestaltänderung bei 90% der Erythrocyten. Die mikrometrische Messung ergab für den größten Durchmesser Werte von 8,5 μ und 10,3 μ, während die Größe der kleinsten Durchmesser zwischen 3,9 μ und 4,8 μ schwankte; das Verhältnis von Länge zur Breite betrug also etwa 2,5:1. Die von DRESBACH angegebenen Maße wurden von mehreren Autoren nachgeprüft und konnten im wesentlichen bestätigt werden. Sonst fand DRESBACH außer einer geringeren Bikonkavität der Elliptocyten keine Abweichung von den Normalerythrocyten. Die spätere Erkrankung des Mulatten an Polyarthritis rheumatica nach Angina und sein Tod an komplizierender Endocarditis rheumatica lenkte noch einmal das Interesse auf die gefundene Formanomalie, zumal FLINT, der ein Präparat einsehen konnte, die Gesundheit des Studenten zur Zeit der Entdeckung der Elliptocytose anzweifelte und, ohne die eigentliche Todesursache zu kennen, als Poikilocytose bei Purpura deutete. DRESBACH sah sich deshalb zu einer zweiten Veröffentlichung gezwungen, in der er nochmals mit Nachdruck feststellte, daß die Anomalie angeboren und ein Zusammenhang mit einer der bekannten Blutkrankheiten nicht zu erkennen sei.

DRESBACH vermerkt übrigens, daß er gelegentlich einer Europareise Präparate der von ihm gefundenen Elliptocytose unter anderen auch EHRLICH, ARNETH und EWALD gezeigt habe. Den ersten beiden Gelehrten war die Anomalie unbekannt, während EWALD äußerte, daß seines Wissens 20—30 Jahre früher in Königsberg eine ähnliche Beobachtung gemacht worden sei. Höchstwahrscheinlich meint FULD in seiner kurzen Bemerkung zu einer Arbeit von HIJMANS V. D. BERGH die gleiche Beobachtung. Danach hat GOLTZ während seiner Ausbildung in Königsberg die Elliptocytose bei einer Frau gesehen und als Physiologe in Straßburg im Kolleg immer wieder erwähnt. Damit wäre also die Anomalie bereits in den 60er Jahren des vorigen Jahrhunderts in Königsberg bekannt gewesen.

Die zweite wichtige Veröffentlichung erschien 10 Jahre nach der ersten DRESBACHschen Arbeit und stammt von BISHOP, dem erstmals der Nachweis des familiären Charakters der Elliptocytose gelang. DRESBACH hatte sich bereits um die Untersuchung der Familie seines Probanden bemüht, konnte aber aus äußeren Gründen nur einen Bruder erreichen, dessen rote Blutkörperchen unauffällig waren.

Nach weiteren Beobachtungen durch amerikanische Autoren (HUCK und BIGALOW sowie SYDENSTRICKER) folgte 1928 die erste deutsche und wahrscheinlich europäische Arbeit von BERNHARDT. In den folgenden Jahren mehren sich die Veröffentlichungen über Elliptocytose sowohl im amerikanischen (HUNTER und ADAMS, LAWRENCE, CHENEY, TERRY und Mitarbeiter, HUNTER, STEPHENS und TATELBAUM) als auch im europäischen Schrifttum. Soweit wir die europäische Literatur übersehen, finden sich Arbeiten mit eigenen Beobachtungen in Deutschland (GÜNTHER, GRZEGORZEWSKI, ROSENOW, ROTTER, SCHEMENSKY, SCHULTEN, STEINBRINCK und HAHNELT), Italien (PENATI, INTROZZI, BABUDIERI), Schweiz (ROTH und JUNG, GIGON), England (MCCARTY, STRAUSS und DALAND), Holland (HIJMANS V. D. BERGH, HIJMANS V. D. BERGH und REHORST), Schweden (SCHARTUM-HANSEN), Polen (FINKEL), Tschechoslowakei (JANOUŠEK und Mitarbeiter) und Rußland (LJUDWINOWSKI). Bemerkenswerterweise stammen allein 18 der insgesamt 31 Arbeiten über Elliptocytosefälle aus den vergangenen 5 Jahren.

III. Eigenes Beobachtungsgut.

1. Diagnostische Methodik.

Das besondere Interesse, das unsere Klinik der Kugelzellenkrankheit entgegenbringt, war Veranlassung, auch der Elliptocytose als einer ebenfalls angeborenen Formabweichung der Erythrocyten unsere Aufmerksamkeit zu schenken.

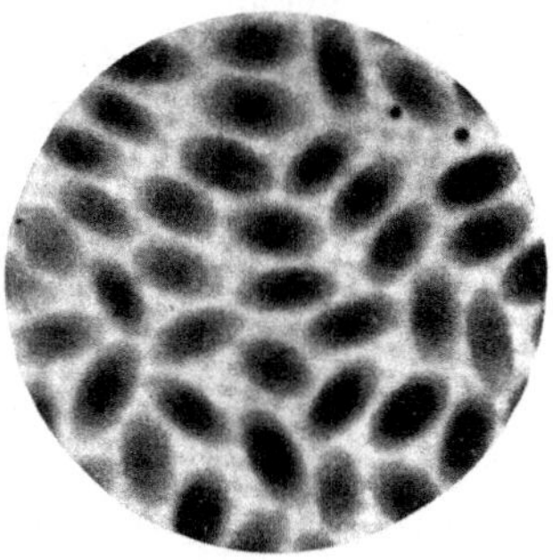

Abb. 2. Erythrocyten des zweihöckrigen Kamels.

Bekanntlich sind die roten Blutkörper aller Säugetierklassen rundliche, kernlose, bikonkave Scheiben, die sich aus kernhaltigen Vorstufen entwickeln. Von dieser Regel machen nur die Cameliden, die einzige überlebende Familie aus der Gruppe der Tylopoden, eine Ausnahme. Bei den Vertretern dieser Familie, zu der das zweihöckrige Kamel, das Dromedar und die übrigen durch Domestikation und Kreuzung entstandenen Arten (Guanaco, Vicuna, Lama und Paco) gehören, sind die Erythrocyten auch kernlose und elliptisch gestaltete, aber bikonvexe Scheiben. Infolge günstiger Umstände gelangten wir in den Besitz von Blutausstrichen eines im Frankfurter Zoologischen Garten gehaltenen zweihöckrigen *Kamels*. Ohne irgendeinen inneren Zusammenhang zum Ausdruck bringen zu wollen, geben wir in Abb. 2 ein Mikrophotogramm von gefärbten Kamelerythrocyten wieder; die Unschärfe der Randkonturen hängt mit der bikonvexen Gestalt der Blutkörper zusammen, die man etwa mit Reiskörpern vergleichen könnte.

An dieser Stelle erscheint es angebracht, einen kleinen Irrtum richtigzustellen, der sich in das hämatologische Schrifttum hier und da eingeschlichen hat. Auf GOLTZ geht die gelegentlich verwendete Bezeichnung „kameloide Degeneration der Erythrocyten" zurück. Nach FULD hat GOLTZ aber diesen Ausdruck nur im scherzhaften Sinn gebraucht;

Goltz hat damit also nichts über das Wesen der Anomalie aussagen wollen. Es erscheint deshalb empfehlenswert, die Goltzsche Bezeichnung nur in dem vom Autor beabsichtigten Sinn anzuwenden.

Bevor wir auf unsere eigenen Untersuchungen eingehen, ist es notwendig, einige *methodische Bemerkungen* zu machen. In ganz besonderem Maße hat sich Günther in mehreren Arbeiten mit den Formproblemen der normalen roten Blutkörperchen beschäftigt. Ein wichtiges Ergebnis seiner exakten Messungen ist die Feststellung, daß die Erythrocyten zum größten Teil nicht kreisförmig begrenzt sind, sondern daß die Ellipse die in der ganzen Wirbeltierreihe vorherrschende Grundform der reifen roten Blutelemente ist. Durch Messung des größten (a) und kleinsten (b) Durchmessers einer großen Zahl menschlicher Erythrocyten, bestimmte Günther den Grad der Abweichung von der Kreisform oder die numerische Exzentrizität nach der Formel $\varepsilon = \sqrt{1-(a:b)^2}$. Mit Hilfe dieser Methode ergaben sich für den Menschen Normgrenzen der Exzentrizität der Erythrocyten zwischen $\varepsilon = 0{,}08$ bis 0,71 mit einem Mittelwert von $\varepsilon = 0{,}46$. Es ist leicht einzusehen, daß der Kreisform eine numerische Exzentrizität von Null entspricht, während mit Zunahme von ε die Ellipsenform immer deutlicher wird. Zur Veranschaulichung der Korrelation zwischen Größe der Exzentrizität und der dieser Größe entsprechenden geometrischen Form dient die Abb. 3 mit den eingezeichneten Werten für ε nach Günther. Für klinische Zwecke ist die Bestimmung der Formverhältnisse der Erythrocyten mit Hilfe der zeitraubenden mikroskopischen Messung einer großen Blutkörperzahl zu umständlich. Günther hat deshalb ein vereinfachtes Verfahren angegeben, nach dem die Erythrocyten bei mikroskopischer Betrachtung in *vier Gruppen* eingeordnet werden, die das sonst für geringe Formunterschiede nicht sehr empfindliche menschliche Auge ausreichend sicher zu unterscheiden vermag. Es gehören kreisrunde Zellen zur Gruppe I, rundliche zur Gruppe II, deutlich elliptische zur Gruppe III und schmalelliptische Erythrocyten zur Gruppe IV. Auf Grund dieser Einteilung kam Günther bei Auswertung von jeweils 300 bis 400 Erythrocyten zu den in der folgenden Tabelle wiedergegebenen *Normalwerten*.

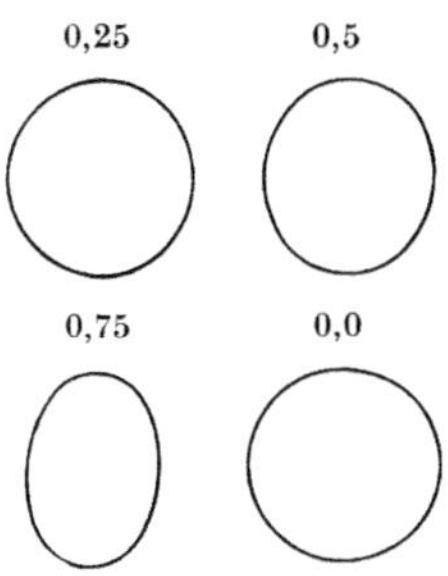

Abb. 3.

Exzentrizitätsgrade der Erythrocyten	Gruppe I kreisrund 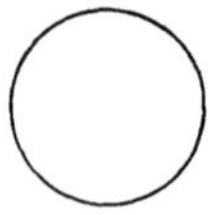 %	Gruppe II rundlich 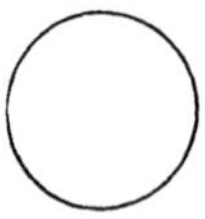 %	Gruppe III elliptisch 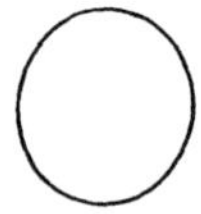 %	Gruppe IV schmal-elliptisch 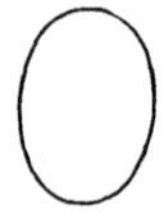 %	Gruppe III + IV %
Normalwerte nach:					
Günther	74,4	14,9	8,2	2,5	10,7
Penati	51,7	38,1	10,0	0,2	10,2
Eigene Untersuchungen . .	72,97	17,45	8,49	1,09	9,58

Penati, der die Untersuchungen Günthers nachprüfte, fand die in der gleichen Tabelle enthaltenen Normalhundertsätze. Für den klinischen Gebrauch empfiehlt Günther noch die Errechnung der Summenwerte von Gruppe I und II bzw. III und IV, die in der Tabelle für die beiden letzten Gruppen durchgeführt ist. Bei Berücksichtigung dieser Summenwerte ergibt sich auch, daß die Ergebnisse PENATIs praktisch den Normalwerten GÜNTHERs entsprechen. Trotz der von GÜNTHER eingehend dargelegten statistischen und methodischen Fehler dieser Schätzungsmethode ergeben sich aber bei ihrer Anwendung ausreichende Anhaltspunkte für den Exzentrizitätsgrad der Erythrocyten im einzelnen Blutausstrich. Als Grundlage für die Beurteilung der Exzentrizität der Erythrocyten bei verschiedenen Blutkrankheiten haben Fräulein METZ und Herr JUNK aus unserer Klinik mit Hilfe eines Mikroprojektionsapparates 100 gefärbte Blutausstriche von Blutgesunden nach der Schätzungsmethode GÜNTHERs ausgewertet und die in der vorstehenden Tabelle mitgeteilten Hundertsätze als Normalwerte errechnet. Zur Einschränkung der in der Subjektivität der Methode gelegenen Fehlerquellen wurden in besonders dünnen Ausstrichen jeweils 1000 (nach GÜNTHER genügen 200—300) einwandfrei isoliert liegende Erythrocyten berücksichtigt. Die Summenwerte der Gruppen I und II bzw. III und IV stimmen übrigens mit den von GÜNTHER und PENATI angegebenen Zahlen ziemlich gut überein.

Nicht unerwähnt soll die Feststellung GÜNTHERs bleiben, wonach bei Suspension der Zellen in isotonischen Lösungen und bei Auswertung in der Zählkammer mehr Ellipsenformen erscheinen als im Trockenpräparat, eine Beobachtung, die auch eine Reihe von Autoren bei der Elliptocytose machen konnten (HIJMANS V. D. BERGH, CHENEY, STEPHENS und TATELBAUM u. a.). Nach GÜNTHER sind diese unterschiedlichen Werte damit zu erklären, daß die elliptischen Scheiben in Aufschwemmungen nach einer Seite, und zwar in Richtung des kleinsten Durchmessers stärker gekrümmt sind, und daß diese Krümmung beim Auflagern und Eintrocknen auf dem Objektträger beseitigt und damit der Grad der Exzentrizität der einzelnen Zelle vermindert wird. Trotz dieser Abweichung lassen sich aber die nach der immer gleichen Methode an Trockenpräparaten gefundenen Werte vergleichen und damit für die klinischen Zwecke, insbesondere für die Diagnostik von weniger deutlich ausgeprägten Fällen von Elliptocytose verwenden. Praktisch wurde dabei so vorgegangen, daß bei Familienmitgliedern von Elliptocytenträgern eine Elliptocytose erst dann diagnostiziert wurde, wenn die Summe der in Gruppe III und IV gefundenen Zellwerte mindestens 25% der Gesamtzahl der ausgezählten Erythrocyten betrug. Dieser Wert liegt um mehr als das Doppelte über den von GÜNTHER, PENATI und uns selbst errechneten Normalwerten, die zwischen 9,58 und 10,7 schwanken. Damit dürften die Fehlermöglichkeiten ausgeschaltet sein, die sich aus der normalen Schwankungsbreite ergeben könnten. GÜNTHER fordert auch etwa diese Grenzziehung für die Annahme einer abnormen Exzentrizität der Erythrocyten. MCCARTY u. a. verlangen für die Diagnose einer Elliptocytose einen Elliptocytengehalt von 20 bis 25%. Wie wir später sehen werden, erreichen die Gruppen III und IV zusammengerechnet bei den meisten Elliptocytenträgern weitaus höhere Werte. Andererseits ist aber auch diese Grenzziehung für die Erkennung sog. latenter Elliptocytenträger von erheblicher, insbesondere erbbiologischer Bedeutung.

2. Untersuchungsbefunde.

Wir wenden uns nun den *eigenen Beobachtungen von Elliptocytosefällen* zu. Zwei unserer Ausgangsprobanden entstammen unserem poliklinischen Krankengut.

Kurz vor ihrer Auffindung hatten wir mit Hilfe von Abbildungen die Elliptocytose in unserem Laboratorium eindringlich bekanntgemacht. Eine derartige „Sensibilisierung“ der Augen unserer Mitarbeiter scheint uns nicht ohne Bedeutung für die mikroskopische Erkennung unserer Fälle gewesen zu sein; jedenfalls möchten wir nach unseren Erfahrungen annehmen, daß die Elliptocytose besonders in ihren geringeren Ausprägungsgraden von dem auf die abweichende Umrißform nicht aufmerksam gemachten Auge leichter übersehen wird als man gemeinhin denkt (SCHULTEN).

Bei der nun folgenden Wiedergabe der Anamnesen und Befunde stehen uns ausführliche Angaben nur bei den in der Klinik untersuchten Ausgangsprobanden zur Verfügung. Bei den Sippenuntersuchungen konnten im Rahmen eines Hausbesuches aus verständlichen äußeren Gründen umfangreichere klinische Untersuchungen nicht durchgeführt werden.

Sippe I (schla.). *Probandin:* Susanne Schla. (Stammbaum-Nr. II. 6). Alter: 21 Jahre. Kinderkrankheiten nicht deutlich erinnerlich. Mit 9 Jahren vorübergehend Gelbsucht. Im 11. Lebensjahr Grippe. 1936 habe wieder eine 6 Wochen dauernde Gelbsucht bestanden. Da seit einigen Wochen im Anschluß an eine Erkältung wieder eine an Stärke zunehmende Gelbverfärbung der Haut eingetreten sei, auf die sie ihre Arbeitskameradinnen immer wieder aufmerksam machten, habe sie sich in die Behandlung ihres Hausarztes begeben; dieser überweist die Patientin zur genaueren internen Untersuchung unserer Poliklinik. Bei der Aufnahme bestehen keinerlei subjektive Beschwerden; der Appetit ist gut, es besteht keine Abneigung gegen bestimmte Speisen, insbesondere nicht gegen Fett. Stuhlgang regelmäßig, Stuhl nicht entfärbt. Wasserlassen o. B. Der Urin sei in den letzten Wochen meist dunkelbraun gefärbt gewesen. Keine Gewichtsabnahme. Menarche mit 14 Jahren. Menstruation regelmäßig. 28/3. Keine Dysmenorrhöe.

Befund. Mittelgroßes Mädchen in gutem Ernährungs- und Körperzustand. Gewicht 62,8 kg. Sichtbare Schleimhäute ausreichend durchblutet. Leichte Gelbverfärbung der Haut, Skleren deutlich ikterisch. Breitgesattelter, flacher Nasenrücken. Verbreiterte Lidwinkeldistanz. Auffallend hoher Gaumen, enge Zahnbogen, unregelmäßige Zahnstellung, besonders im Unterkiefer mit Vorspringen der Eckzähne. Zunge und Rachen o. B. Halsorgane regelrecht. Brustorgane physikalisch und röntgenologisch o. B. Puls regelmäßig, 96/Min. RR. 120/70 mm Hg. Leib weich, überall tief eindrückbar, kein deutlicher Druckschmerz. Milz und Leber palpatorisch und perkutorisch nicht vergrößert. Nierenlager klopffrei. Extremitäten: Andeutung von Plannägeln am linken Daumen und Zeigefinger, sowie am rechten Zeige- und Mittelfinger. Zentralnervensystem: Reflexe regelrecht.

Urin. Farbe: dunkelbraun. Reaktion: sauer. Eiweiß und Zucker: Ø. Urobilin: ++. Urobilinogen (in der Kälte): Ø. Bilirubin: Ø.

Stuhl. Farbe: dunkelbraun. Konsistenz: ungeformt. Benzidin: (+). Wohlgemuth: Ø. Wurmeier: Ø. Urobilin: +. Bilirubin: Ø. Ausnutzung: Schleim: Ø, reichlich grobe Speisereste. Reaktion: sauer. Gärung: 12 ccm. Stärke: reichlich. Muskelfasern: vereinzelt. Fett: mäßig. Clostridien: mäßig.

Mageninhalt. Nüchtern 20 ccm. Säurewerte: 18/34. Die fraktionierte Ausheberung ergibt nach Coffein 0,2 : 300,0 eine normale Säurekurve. Säurewerte 35/50.

Duodenalsonde. Ölreflex: +. Sediment I: Viel Schleim, Detritus, ganz vereinzelt Gallenfarbstoffkrystalle, vereinzelt Leukocyten. Lamblien: Ø. Sediment II: Schleim, Detritus, mäßig Gallenfarbstoffkrystalle.

Diastase. I und II: 2048. Wa.R. Ø. BSG. (WESTERGREN): 2/7 mm. HIJMANS V. D. BERGH: 5,3 mg-%.

Blutstatus. Erythr.: 3,9 Mill., Hgl.: 72%, FI.: 0,91. Geringe Aniso- und Poikilocytose. Reticulocyten: 25‰.

Resistenzbestimmung. Beginn der Hämolyse: 0,51% NaCl. Ende: 0,38%. Leukoc.: 5300, Neutr.: 72,5, Eos.: 1,5, Baso.: 5,0, Lymph.: 21, Mono.: 4,5.

Sternalpunktat (Doz. Dr. DUESBERG).

Proerythroblasten . . .	2,0%	Stabkernige	5,5%
Makroblasten	11,5%	Segmentkernige	20,5%
Normoblasten	26,0%	Eosinophile	1,0%
Myeloblasten	1,0%	Lymphocyten	0,5%
Promyelocyten	7,0%	Megakaryocyten . . .	0,5%
Melocyten	10,0%	Plasmazellen	0,5%
Jugendliche	14,0%	Reticulumzellen	0,5%

Beurteilung. Deutlich vermehrter Zellreichtum. Steigerung der Erythropoese mittleren Grades. Normale Reifungstendenz der Erythroblasten. Die Normoblasten zeigen deutliche Hämoglobintinktion. Die kernhaltigen erythrocytären Vorstufen sind rundlich, während die kernlosen Erythrocyten auch im Punktat vorwiegend elliptische Umrißformen zeigen.

Die Erythrocyten des peripheren Blutes erscheinen in der Zählkammer sowie in gefärbten und ungefärbten Ausstrichpräparaten als mehr oder weniger schmalelliptische Scheiben. Bei Aufschwemmung der Zellen in physiologischer Kochsalz- sowie in Normosallösung behalten sie sowohl bei Zimmertemperatur als auch im Brutschrank noch nach mehreren Tagen ihre elliptische Gestalt bei. In hypotonischer Kochsalzlösung nehmen die Zellen elliptische Stechapfelform an; in hypertonischer Lösung behalten sie die Ellipsenform bis zum Eintritt der Hämolyse bei; die Erythrocytenschatten sind meist noch elliptisch geformt.

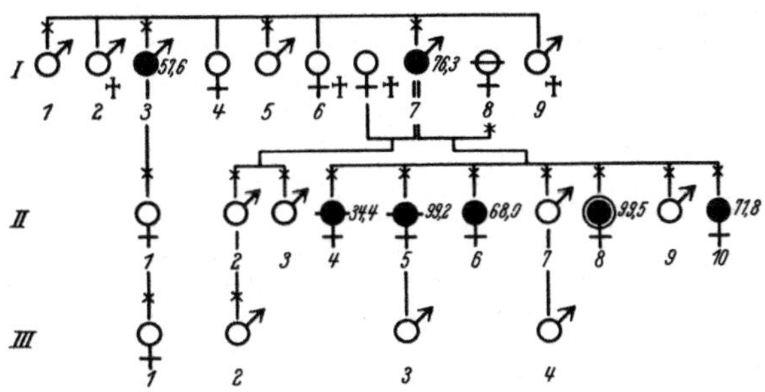

Abb. 4. Sippe I Schla. ◉ Proband. ● Elliptocytose mit Hundertsatz der Gruppe III + IV. ⊖ Cholelithiasis. ♁ untersucht. † gestorben.

Bei der Auszählung von 1000 Erythrocyten mit dem Mikroprojektionsapparat nach der Schätzungsmethode GÜNTHERs ergaben sich für die vier Gruppen folgende Werte: Gruppe I: 0%, Gruppe II: 0,5%, Gruppe III: 12,5%, Gruppe IV: 87,0%, Gruppe III + IV: 99,5%.

Diagnose. Elliptocytose mit leichter Anämie und hämolytischem Ikterus.

Bei der Untersuchung der *Sippenmitglieder*, die JUNK unter Überwindung erheblicher Schwierigkeiten fast restlos erfassen konnte, fanden sich 6 weitere Fälle von Elliptocytose, und zwar bei 4 Frauen und 2 Männern (Abb. 4).

Im einzelnen konnten folgende anamnestische und hämatologische Befunde erhoben werden:

1. Mutter (I. 8), 58 Jahre. Nie Ikterus. 1932 Appendektomie, einige Jahre vorher Gallensteinoperation und Magenresektion wegen Cholelithiasis und Ulcus duodeni. Keine Skeletanomalien. Ery. 3,9 Mill., Hb. 78%, FI: 1,0.

2. Vater (I. 7), 59 Jahre. Nie ernstlich krank gewesen. Keine Skeletanomalien. Ery. 4,4 Mill., Hb. 89%, FI: 1,0. Gruppe I: 4,0, II: 19,7, III: 66,8, IV: 9,5, III + IV: 76,3.

3. Stiefbruder (II. 2), 38 Jahre. Nie ernstlich krank gewesen. Keine Skeletanomalien. Ery. 5,04 Mill., Hb. 102%, FI: 1,0. Gruppe I: 73,2, II: 23,2, III: 3,6, IV: 0, III + IV: 3,6.

4. Stiefbruder (II. 3), 37 Jahre. Bisher nicht ernstlich krank gewesen. Intern o. B. Ery. 4,6 Mill., Hb. 90%, FI: 0,98. Gruppe I: 96,5, II: 2,7, III: 0,8, IV: 0, III + IV: 0,8.

5. Schwester (II. 4), 32 Jahre. 1931 Cholecystektomie wegen Cholelithiasis. Nie Ikterus. Andeutung von Plannägeln am rechten Daumen und Zeigefinger, sonst keine Anomalien. Ery. 4,05 Mill., Hb. 82%, FI: 1,0. Gruppe I: 27,6, II: 38,0, III: 31,0, IV: 3,4, III + IV: 34,4.

6. Schwester (II. 5), 29 Jahre. Als Kind gelegentlich Gelbsucht durchgemacht. 1934 Ikterus von 6 Wochen Dauer, deshalb Cholecystektomie, bei der Steine gefunden wurden. Angedeuteter Turmschädel, hoher Gaumen, enger Oberkieferzahnbogen. An Stelle des zweiten Schneidezahns links oben ein persistierender Milchzahn. Etwas blasse Gesichtsfarbe, keine ikterische Verfärbung. Ery. 3,2 Mill., Hb. 70%, FI: 1,09. Gruppe I: 0, II: 0,8, III: 5,6, IV: 93,6, III + IV: 99,2.

7. Schwester (II. 6), 26 Jahre. Angeblich nie ernstlich krank gewesen, nie Ikterus. Abgesehen von gering vorspringenden Eckzähnen im Unterkiefer keine äußeren Auffälligkeiten. Ery. 4,3 Mill., Hb. 87%, FI: 1,0. Gruppe I: 12,8, II: 19,2, III: 48,3, IV: 19,7, III + IV: 68,0.

8. Bruder (II. 7), 23 Jahre. Nie krank gewesen, kein Ikterus. Hoher Gaumen, brüchige Nägel. Ery. 4,5 Mill., Hb. 90%, FI: 1,0. Gruppe I: 64,6, II: 22,4, III: 12,5, IV: 0,5, III + IV: 13,0.

9. Bruder (II. 9), 18 Jahre. Hat als Kind angeblich einmal leichte Gelbsucht durchgemacht. Ery. 4,65 Mill., Hb. 92%, FI: 0,99. Gruppe I: 68,0, II: 25,0, III: 6,4, IV: 0,6, III + IV: 7,0.

10. Schwester (II. 10), 16 Jahre. Anamnese o. B. Schmales langes Gesicht, hoher Gaumen, enge Zahnbogen, unregelmäßige Zahngröße und Zahnstellung. Ery. 4,3 Mill., Hb. 80%, FI: 0,95. Gruppe I: 7,2, II: 16,6, III: 64,6, IV: 7,2, III + IV: 71,8.

11. Neffe (III. 2), 12 Jahre. War immer gesund, kein Ikterus. Ery. 4,3 Mill., Hb. 85%, FI: 0,99. Gruppe I: 92,4, II: 4,8, III: 2,6, IV: 0,2, III + IV: 2,8.

12. Brudes des Vaters (I. 3), 70 Jahre. Früher nie ernstlich krank gewesen. Vor einigen Jahren apoplektischer Insult. Kein Ikterus. Ery. 4,75 Mill., Hb. 94%, FI: 0,99. Gruppe I: 14,4, II: 28,0, III: 54,0, IV: 3,6, III + IV: 57,6.

13. Bruder des Vaters (I. 5), 63 Jahre. Anamnese o. B. Ery. 4,6 Mill., Hb. 91%, FI: 0,99. Gruppe I: 81,0, II: 15,6, III: 3,4, IV: 0, III + IV: 3,4.

14. Base (II. 1), 41 Jahre. Anamnese o. B. Ery. 4,7 Mill., Hb. 92%, FI: 0,98. Gruppe I: 71,8, II: 17,0, III: 10,4, IV: 0,8, III + IV: 11,2.

15. Tochter von II. 1, 16 Jahre. Nie krank gewesen. Ery. 4,5 Mill., Hb. 88%, FI: 0,99. Gruppe I: 74,0, II: 20,6, III: 5,4, IV: 0, III + IV: 5,4.

16. Bruder des Vaters (I. 1), 74 Jahre. Früher nie ernstlich krank gewesen. Vor 6 Monaten apoplektischer Insult. Ery. 4,6 Mill., Hb. 90%, FI: 0,98. Gruppe I: 75,0, II: 18,2, III: 6,4, IV: 0,4, III + IV: 6,8.

Sippe II (Ge.). *Probandin.* R. Ge. (Stammbaum-Nr. III. 3). Die 19jährige Ausgangsprobandin wurde gelegentlich einer Anstellungsuntersuchung in unserer Poliklinik als Elliptocytenträgerin erkannt. Die Anamnese ergab keine Besonderheiten; Probandin ist nur die verzögerte Heilung selbst kleiner Hautwunden aufgefallen. Es fand sich kein Hinweis auf durchgemachte Blutarmut oder Gelbsucht. Die einmalige klinische Untersuchung ergab an den inneren Organen regelrechte Verhältnisse. Die Wa.R. war negativ.

Blutstatus.	Ery.	Hb. in %	FI.	Reticulocyten
6. 10. 37	4,23 Mill.	85	1,0	12‰
25. 5. 38	4,40 Mill.	86	0,98	4‰
25. 8. 38	4,47 Mill.	91	1,01	—

Leukocyten (6. 10. 37): 4800, Neutro.: 57, Eos.: 5,0, Baso.: 2,0, Lymph.: 32, Mono.: 4,0.

Resistenzbestimmung. Beginn der Hämolyse bei 0,50% NaCl. Ende der Hämolyse bei 0,38% NaCl.

Bei der *Auswertung der Erythrocyten* nach Günther ergaben sich folgende Werte:

	6. 10. 37	25. 8. 38
Gruppe I	1,2%	0,2%
Gruppe II . . .	3,9%	3,0%
Gruppe III . . .	29,7%	2,4%
Gruppe IV . . .	65,2%	94,4%
Gruppe III + IV	94,7%	96,8%

Diagnose. Elliptocytose mit geringgradiger Anämie.

Bei der *genealogischen Bearbeitung der Sippe* hat Fräulein Metz in fleißiger Arbeit 47 Familienmitglieder erfaßt und in 27 Fällen von den insgesamt 32 lebenden Personen hämatologische Untersuchungen durchgeführt. In einer Seitenlinie konnten weitere 53 Sippenmitglieder namhaft gemacht, aus äußeren Gründen aber nur zum geringen Teil untersucht werden. In der in Abb. 5 abgedruckten Sippentafel wurde deshalb auf die Einzeichnung dieser Seitenlinie verzichtet. Im Gegensatz zu der großen Zahl der untersuchten Personen haben sich nur 4 weitere Elliptocytenträger aufdekken lassen. Der Kürze halber werden nur von diesen Fällen die roten Blutwerte und die Ergebnisse der Gruppenbestimmung nach GÜNTHER in einer Übersicht zusammengestellt.

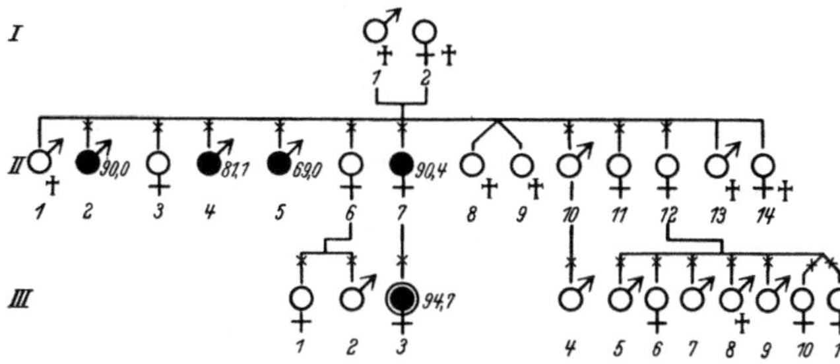

Abb. 5. Sippe II. Ge. (Zeichen wie bei Sippe I.)

Nr. d. Sta. T.	Ery. in Mill.	Hb. in %	FI	Gruppe I	Gruppe II	Gruppe III	Gruppe IV	Gruppe III + IV	Retic. ‰
II. 2	3,79	78	1,02	3,1	6,9	38,1	51,9	90,0	12
II. 4	3,54	78	1,09	1,4	18,7	55,9	24,2	81,1	11
II. 5	—	—	—	7,2	23,8	39,0	30,0	69,0	—
II. 7	4,50	92	1,02	0,2	9,4	36,0	54,4	90,4	17

Von II. 7, der Mutter der Probandin, können aus einer Untersuchung in der poliklinischen Sprechstunde noch verschiedene Angaben und Befunde mitgeteilt werden. Von Wichtigkeit erscheint in der Anamnese ein seit 8 Jahren bestehendes Gallenblasenleiden; die Beschwerden stehen in ausgesprochener Abhängigkeit von dem Genuß fetter Speisen. Die klinische Untersuchung ergab an den inneren Organen keine deutlichen krankhaften Veränderungen. Milz und Leber waren palpatorisch nicht vergrößert.

Urin: Eiweiß: Ø. Zucker: Ø. Urobilin und Urobilinogen: Ø. HIJMANS V. D. BERGH: 0,30 mg-%. Wa.R.: Ø. Blutgruppe: A. Resistenz der Erythrocyten: Beginn der Hämolyse: 0,48% NaCl. Ende der Hämolyse: 0,30% NaCl.

Es sei auf die Tatsache hingewiesen, daß die Probandin (bei der ersten Untersuchung) und 3 weitere Träger der Anomalie (II. 2, II. 4, II. 7) neben einer deutlichen Herabsetzung der roten Blutwerte in 2 Fällen (II. 2 und II. 4) blutmorphologisch die Zeichen eines geringgradig verstärkten Blutumsatzes mit Erhöhung der vitalgranulierten Elemente auf 12 bzw. 17‰ aufweisen. Es wird an anderer Stelle auf diese Befunde zurückzukommen sein.

Sippe III (Vo.). Die Entdeckung der Ausgangsprobandin dieser Sippe verdanken wir der folgenden Anfrage eines Kollegen im Fragekasten der Münchner med. Wochenschrift (1937, Heft 53, S. 1991): „Ich habe seit mehreren Jahren eine Kranke in Behandlung, die gelegentlich gelb wird, eine große Milz hat, herabgesetzte Resistenz der roten Blutkörperchen aufweist und deren Vater an ähnlichen Erscheinungen litt. Es handelt sich also wohl um einen erblichen hämolytischen Ikterus. Im gefärbten Blutausstrich fiel es mir auf, daß die meisten Erythrocyten nicht eine runde Scheibenform hatten, sondern oval waren . . .“

Nach unseren bisherigen Elliptocytosebeobachtungen lag der Verdacht auf einen hämolytischen Ikterus bei Elliptocytose außerordentlich nahe. Wir haben uns mit dem Fragesteller, Herrn Dr. med. KIRSCHT, einem deutschen Kollegen in Posen, in Verbindung gesetzt und bereitwilligst Blutausstriche, ausführliche anamnestische Angaben und Untersuchungsbefunde der Patientin erhalten, die im folgenden mitgeteilt werden.

Probandin: M. Vo. (V. 1), 30 Jahre. Als Kind die üblichen Kinderkrankheiten und Mittelohrentzündung durchgemacht; sei immer zart und blutarm gewesen. Mit 15 oder 16 Jahren erstmals Gelbsucht. Mit 21 Jahren Appendektomie; der Appendix zeigte aber keine sicheren entzündlichen Veränderungen. Während der Rekonvaleszenz starke Schmerzen in der linken Bauchseite, die als Nierensteinkoliken angesehen wurden, deshalb Kur

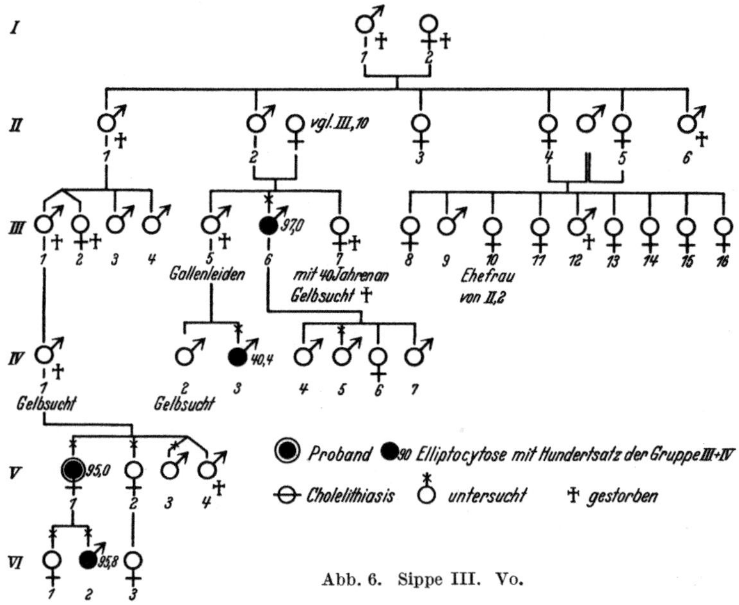

Abb. 6. Sippe III. Vo.

in Bad Wildungen. Seit 1927 in Behandlung wegen Psoriasis, die 1929 durch Röntgenbestrahlung vorübergehend gebessert werden konnte. 1931 Partus, Wochenbett o. B. 1934 Angina mit Gelbsucht, Milzvergrößerung und Schmerzen in der linken Oberbauchgegend, starke Müdigkeit, keine Temperatursteigerung. Im gleichen Jahre operative Entfernung einer etwa 500 g schweren Fettgeschwulst der rechten Glutealhälfte. Verzögerte Wundheilung, Operationswunde war erst nach 3 Monaten geschlossen. Seit diesem Eingriff häufiger Anfälle mit Schmerzen in der linken und rechten Oberbauchgegend mit Druckgefühl im Leib und allgemeiner Gelbverfärbung der Haut. Die Schmerzen dauern jeweils 2—3 Tage an und werden durch Magenverstimmung, Halsentzündungen oder auch Aufregungen ausgelöst. 1935 normaler Partus.

Der behandelnde Kollege sah die Patientin erstmals als junges Mädchen, als sie an Grippe und Gelbsucht erkrankt war; die Milz wurde damals vergrößert gefunden. Ebenso bestand ein Leber- und Milztumor nach der Tumoroperation im Jahre 1934. Es lag außerdem in dieser Zeit eine deutliche Anämie mit zwischen 60 und 80% schwankenden Hämoglobinwerten vor. Die Hämolyse begann bei 0,6% NaCl, war bei 0,58% deutlich, 0,56% stark und bei 0,42% beendet. Auf Behandlung mit Rohleber, Hepamult, Campolon, Solarson und Eisen sei eine wesentliche Besserung der roten Blutwerte und ein Rückgang des Ikterus eingetreten. Es sei noch bemerkt, daß die Milz oft gar nicht fühlbar, zeitweise aber bis zu Dreiquerfingerbreite unterhalb des Rippenbogens zu tasten war. Die Hautfarbe war dauernd gelblich blaß. Die Erythrocyten verteilen sich auf die vier Gruppen mit folgenden Hundertsätzen: Gruppe I: 0,5, II: 4,5, III: 9,5, IV: 85,5, III + IV: 95,0.

Bei der *genealogischen Durchforschung der Sippe* konnten durch die tatkräftige Mitarbeit von Herrn Dr. med. KIRSCHT über die große Zahl von 86 Sippenmitgliedern personelle Angaben in Erfahrung gebracht werden. Von einer geringeren Zahl ließen sich durchgemachte Krankheiten und Todesursachen feststellen. Von 6 Fällen konnte Herr Kollege KIRSCHT und von 2 Fällen in dankenswerter Weise Herr Prof. Dr. BASS (Hannover) Blutausstriche bzw. klinische Untersuchungsergebnisse zur Verfügung stellen. Unter diesen insgesamt 8 Sippenmitgliedern befinden sich 3 weitere Elliptocytenträger. Die entsprechenden Gruppenwerte dieser Sippenangehörigen sind in der nebenstehenden Übersicht zusammengestellt.

Nr. d. Sta. T.	Gruppe I %	Gruppe II %	Gruppe III %	Gruppe IV %	Gruppe III + IV %
III. 6	0,0	3,0	7,6	89,4	97,0
IV. 3	36,0	23,6	24,2	16,2	40,4
VI. 2	1,0	2,2	10,8	84,0	95,8

Der Kürze halber wird auf die Bekanntgabe der Ergebnisse der Auswertung bei den übrigen untersuchten Familienmitgliedern verzichtet. Mit besonderem Nachdruck sei auf den in der Stammtafel (Abb. 6) verzeichneten Angaben über Gelbsucht bzw. Galleleiden bei Nr. III. 5, III. 6, III. 7 und IV. 2 hingewiesen. Die Ähnlichkeit mit der Häufung von Gallenblasenerkrankungen bzw. Gallenblasenoperationen in der Sippe I (Schla.) ist offensichtlich und wird uns später noch beschäftigen.

IV. Klinische Erscheinungsformen der Elliptocytose.

1. Vollbild der Krankheit.

Von den hier mitgeteilten Fällen erscheinen uns in klinischer Hinsicht die Probandin der Sippe I und die Probandin der Sippe III am bemerkenswertesten, weil sich bei den beiden Patientinnen außer der Formanomalie der Erythrocyten ähnlich lautende *anamnestische Angaben*, bei Probandin der Sippe III ausgeprägte subjektive Beschwerden und bei beiden Kranken mehr oder weniger einheitliche klinische und hämatologische Krankheitszeichen nachweisen lassen. In den Familien beider Probandinnen findet sich eine größere Zahl von Mitgliedern, die an *Gelbsucht* gelitten haben (Sippe I, Nr. II. 5, II. 8; Sippe III, Nr. III. 6, III. 7, IV. 1, IV. 2), in einzelnen Fällen waren Sippenangehörige an Cholelithiasis oder an „Gallenleiden" erkrankt (Sippe I, Nr. II. 4, I. 8; Sippe III, Nr. III. 5), die bei einigen eine Gallenblasenoperation notwendig machte (Sippe I, Nr. I. 8, II. 4, II. 5). Probandin der Sippe I suchte den Hausarzt wegen einer sonst beschwerdefreien Gelbverfärbung der Haut auf und kann sich daran erinnern, daß sie bereits zweimal in ihrem Leben eine Gelbsucht durchgemacht hat. Die auswärtige Patientin ist seit ihrer Jugend wiederholt im Anschluß an operative Eingriffe, grippale Infekte, Aufregungen usw. mit Schmerzen in der rechten, aber auch linken Oberbauchgegend an Gelbsucht erkrankt. Zumeist ließ sich bei dieser auch anfallsweise auftretenden Gelbsucht eine Vergrößerung der Milz nachweisen. Die Hämoglobinbestimmung durch den Hausarzt ergab eine erhebliche Verminderung des Blutfarbstoffgehaltes. Bei unserer eigenen Patientin bestand ebenfalls eine *deutliche Verminderung der roten Blutwerte*. Die *Resistenz der Erythrocyten* beider Patientinnen gegenüber Kochsalzlösung war *deutlich herabgesetzt*. Es sei damit ein Teil der wichtigeren Untersuchungsergebnisse skizziert, die uns den Gedanken an einen etwa möglichen Zusammenhang zwischen der Formanomalie der roten Blutkörper und den klinischen Zeichen nahelegte.

Von den Autoren, die über eigene Beobachtungen berichten, wird fast allgemein ein Zusammenhang der Elliptocytose mit irgendeiner der bekannten Blutkrankheiten oder mit einer Erkrankung überhaupt abgelehnt. Noch in jüngster Vergangenheit hat sich Gigon dafür eingesetzt, daß man zur Kennzeichnung des mangelnden Zusammenhangs mit einer Blutarmut nur von Ovalocytose und nicht etwa von einer Ovalocytenanämie sprechen solle. In vielen Fällen werden zwar in den Krankengeschichten mehr oder weniger ausgeprägte Krankheitszeichen bei Elliptocytenträgern mitgeteilt, ein Zusammenhang mit der Blutkörperanomalie aber nicht erwogen oder als unwahrscheinlich abgelehnt (Lawrence, Cheney, Rotter, McCarty, Strauss und Daland u. a.). Nur Hunter und Adams, die bei ihren 12 Fällen zwei deutliche Anämien und bei den übrigen Anomalieträgern Blutwerte an der unteren Grenze der Norm feststellten, sind der Ansicht, daß zwar kein unmittelbarer Zusammenhang der Elliptocytose mit ihren Befunden bestehe, daß eine gewisse Beziehung aber doch wahrscheinlich sei. In einer späteren Arbeit (1933) meint Hunter, daß die Elliptocytose zwar die Entstehung einer Anämie begünstige, aber nicht zu Anämie disponiere.

Nach den Kenntnissen über den hämolytischen Ikterus (Kugelzellenkrankheit), die wir zu einem großen Teil den Arbeiten Gänsslens verdanken, fiel uns schon beim Studium der Literatur der Elliptocytose eine schwer übersehbare Ähnlichkeit mit den Krankengeschichten auf, wie wir sie aus eigenen Beobachtungen von Kugelzellenanämie oder aus deren Schrifttum kennen. So geben, um nur die klassischen Zeichen des hämolytischen Ikterus zu berücksichtigen, Bernhardt, Hijmans v. d. Bergh, Roth und Jung, Grzegorzewski (bei 4 Geschwistern und deren Vater) und Introzzi bei ihren Fällen *Gelbsucht* an. Günther, Roth und Jung, Terry und Mitarbeiter, Rosenow, McCarty, Schartum-Hansen, Schulten, Babudieri u. a. finden mehr oder weniger deutliche Herabsetzung der roten Blutwerte. Über *ausgesprochene Blutarmut* berichten Sydenstricker (E. 3,4 Mill., Hb. 68%), Bernhardt (E. 3,9 Mill., Hb. 55%), Hunter und Adams (E. 3,0 Mill., Hb. 69%), Grzegorzewski (E. 3,9 Mill., Hb. 71%), McCarty (E. 3,2 Mill., Hb. 68%), Introzzi (E. 4,0 Mill., Hb. 50%), Schulten („sehr schwerer Grad von Blutarmut"), Janoušek (E. 4,4 Mill., Hb. 69%) u. a. Einen *Milztumor* konnten Hijmans v. d. Bergh, Bernhardt und Introzzi nachweisen; in vereinzelten Fällen wurde auch eine Vergrößerung der Leber festgestellt. Die Ergebnisse der *Resistenzprüfung* der Elliptocyten gegen Kochsalzlösung werden nur in einzelnen Arbeiten mitgeteilt. Eine deutliche Erniedrigung verzeichnen Grzegorzewski, der bei 5 seiner 14 Elliptocytosen den Beginn der Hämolyse bei 0,66 bis 0,60% NaCl feststellen konnte, ferner Hijmans v. d. Bergh, Roth und Jung und schließlich Ljudwinowski. Bei den von Grzegorzewski mitgeteilten Werten fällt außerdem eine deutliche Einengung der Resistenzbreite auf; die Hämolyse war bei seinen Fällen spätestens in einer 0,43%igen NaCl-Lösung eingetreten, während die untere Resistenzgrenze bei 0,30% zu liegen pflegt; einen ähnlichen Befund konnte Kollege Kirscht bei der Probandin von Sippe III erheben.

Aus den im Schrifttum niedergelegten Befunden und unseren eigenen Beobachtungen, insbesondere angesichts des ausgeprägten klinischen Krankheitsbildes der Probandin von Sippe III, wird man wohl die Berechtigung ableiten dürfen, die Elliptocytose in die Gruppe der mit einer angeborenen Formanomalie der Erythrocyten einhergehenden hämolytischen Anämien einzubeziehen und ihr damit einen bestimmten Platz in der Hämatologie zuzuweisen, und zwar möchten wir auf Grund der bisher vorliegenden klinischen Daten annehmen, daß es sich bei der *Elliptocytose* um *die im allgemeinen leichteste Form der konstitutionellen hämolytischen Anämien* handelt. NÄGELI hat übrigens diese klinische Einordnung bereits vollzogen. In seiner Einteilung der Anämien rechnet er zu den konstitutionell bedingten Formanomalien der roten Blutkörperchen, die mit Anämie einhergehen können, unter anderem die Kugelzellen, die Sichelzellen und die Elliptocyten. Auch INTROZZI bringt im Titel seiner umfangreichen Arbeit die Beziehungen der Elliptocytose zu den hämolytischen Anämien zum Ausdruck. Daß man in manchen Fällen durchaus berechtigt ist von *Elliptocytenanämie* zu sprechen, haben wir an den bereits mitgeteilten Befunden gezeigt. Es konnte auf Elliptocytenträger hingewiesen werden, bei denen sich das Vollbild einer hämolytischen Erkrankung mit Ikterus, Anämie und Milztumor nachweisen läßt. Bei einer weiteren Zahl von Fällen steht meist nur eines der hämolytischen Zeichen, zumeist die Verminderung der roten Blutwerte, im Vordergrund des klinischen Bildes. Diese Uneinheitlichkeit des klinischen Erscheinungsbildes ist übrigens eine bei der Kugel- und Sichelzellenkrankheit ganz geläufige Erscheinung, steht deshalb der obengenannten Eingliederung in diese Krankheitsgruppe nicht im Wege. Die pathogenetische Erklärung des voll ausgeprägten hämolytischen Krankheitsbildes und der milderen, nur durch Blutarmut gekennzeichneten Formen gelingt am besten, wenn wir die als gesichert geltenden Verhältnisse bei der Kugelzellenkrankheit heranziehen, wie sich überhaupt ein Vergleich mit der Kugelzellenanämie für das Verständnis der Elliptocytose und deren Folgeerscheinungen als sehr fruchtbar erweist.

Die charakteristische Gestaltsänderung der roten Blutelemente bei der Elliptocytose ist wohl nur der für unser Auge wahrnehmbare Ausdruck einer tieferen konstitutionellen Abweichung, die etwa in einer Änderung der uns schwer zugänglichen feineren Gerüststruktur der roten Blutzelle gelegen sein könnte. Wie wir in Analogie zu der Kugel- und Sichelzelle und auf Grund der Ergebnisse der Resistenzprüfung gegen Kochsalzlösung annehmen dürfen, geht die angeborene Formänderung der Elliptocyten mit einer gewissen Widerstandsschwäche und damit mit einer gewissen Herabsetzung der durchschnittlichen Lebensdauer des einzelnen roten Blutelementes einher. Es darf dann auch angenommen werden, daß es infolge einer gesteigerten Verletzlichkeit der Elliptocyten bei den Trägern dieser Anomalie zu einem erhöhten Blutuntergang kommt. Bei den einzelnen konstitutionellen hämolytischen Anämien bestehen *deutliche Unterschiede hinsichtlich der Intensität des Blutuntergangs* derart, daß wir mit einer hochgradigsten lebensbedrohenden Steigerung des Blutzerfalls bei der ebenfalls zu den hämolytischen Anämien gehörenden Erythroblastenanämie (COOLEYsche Anämie) und den Vollbildern der bereits erwähnten Sichelzellenanämie zu rechnen haben, während die Kugelzellenkrankheit mit einer zwar geringeren, aber doch deutlichen und schließlich die Elliptocytenkrankheit mit einer verhältnismäßig geringgradigen Erhöhung des Erythrocytenzerfalls einhergehen. Eine Bestätigung der Annahme eines verstärkten Blutuntergangs dürfen wir in der *deutlich vermehrten Urobilin- bzw. Urobilinogenausscheidung in Urin und Stuhl* und in der *Erhöhung des Serumbilirubinspiegels* sehen, wie das für die Beobachtungen von Roth und Jung, Grzegorzewski, McCarty, Introzzi und unsere eigenen Fälle zutrifft. Der durch den verstärkten Blutuntergang vermehrt anfallende Blutfarbstoff wird nach seiner Umwandlung in Bilirubin durch die Leber ausgeschieden. Angesichts der gegenüber den anderen konstitutionellen hämolytischen Anämien verhältnismäßig geringgradigen Steigerung des Blutuntergangs wird die Leber im allgemeinen die notwendige Mehrarbeit leisten können. In einzelnen Fällen kann es aber entweder infolge eines erheblich verstärkten Elliptocytenzerfalls während einer hämolytischen Krise oder auf Grund einer mangelhaften Leistungsfähigkeit der Leber zu Bilirubinämie und damit zu Ikterus kommen.

In engerer Beziehung zu dem gesteigerten Blutkörperchenverbrauch steht weiterhin die *Tätigkeit des Knochenmarks.* Hier bedingt der verstärkte Untergang von Elliptocyten in der Peripherie eine Steigerung der Erythropoese. Einen wertvollen Einblick in die regenerative Tätigkeit des erythropoetischen Systems erlaubt uns die Zählung der im peripheren Blut kreisenden vitalgranulierten roten Zellelemente *(Reticulocyten)*, die wir bei der Probandin der Sippe I mit 25‰ deutlich und bei der Probandin der Sippe II mit 12‰ und bei 3 weiteren Anomalieträgern der gleichen Sippe mit 11, 12 und 17‰ ganz leicht vermehrt fanden. Diese Befunde, denen aus dem Schrifttum die Reticulocytenwerte der Fälle von Hijmans v. d. Bergh, Terry und Mitarbeitern, Stephens und Tatelbaum und Introzzi an die Seite zu stellen sind, lassen auf eine Verstärkung der Blutmauserung schließen. Die Untersuchung des Knochenmarks mit Hilfe der Sternalpunktion gestattet in noch sicherer Weise die Beurteilung des Funktionszustandes im Erythrocytenapparat. Das *Sternalpunktat* eines eigenen Falles mit Ikterus und Anämie (Probandin von Sippe I) läßt eine deutliche Vermehrung der erythropoetischen Vorstufen erkennen und damit auf eine gesteigerte Tätigkeit des Knochenmarks schließen. Im Sternalpunktat des Bernhardtschen Falles wurden nach der Beurteilung durch Schilling die Normoblasten in kleinen Herden ebenfalls vermehrt gefunden, während Roth und Jung, Cheney und Schartum-Hansen bei ihren Untersuchungen des Sternalmarks normale Verhältnisse vorfanden. Bemerkenswert erscheint der autoptische Befund am Femurmark eines von Terry und Mitarbeitern beschriebenen Falles von Elliptocytose. Danach war die Marksubstanz nicht wie normalerweise von gelblicher Farbe und fester Konsistenz, sondern „purpurrötlich und halbflüssig". Es muß auch dieser Befund im Sinne einer Hyperaktivität des Markorgans gedeutet werden.

Ein Wort wäre noch zu sagen zu der *differentialdiagnostischen Abgrenzung des Ikterus bei Elliptocytose,* den wir auf die Hyperbilirubinämie infolge verstärkter Hämolyse zurückgeführt haben, gegen die durch mechanische Verlegung der Gallenwege oder durch entzündliche bzw. toxische hepatocelluläre Prozesse bedingten Ikterusformen. Im Gegensatz zu den Zeichen dieser Gelbsuchtsarten stehen nach unseren Beobachtungen und denen des Schrifttums die seit Kindheit mehr oder weniger häufig auftretenden und durch zusätzliche Belastung des Organismus ausgelösten Gelbsuchtsperioden bei verhältnismäßig gutem Allgemeinbefinden (Grzegorzewski), das Fehlen der Acholie des Stuhles weiterhin das Fehlen von Hautjucken und Pulsverlangsamung, schließlich das Fehlen von Bilirubin in Harn und Stuhl, während Urobilin und Urobilinogen in Urin und Stuhl deutlich vermehrt gefunden wurden. Wir haben aber auch gesehen (Sippe I und III), daß in Elliptocytosefamilien in auffälliger Weise Gallenblasenaffektionen gehäuft auftreten können. So wurden in Sippe I bei 2 Elliptocytenträgerinnen Cholecystektomien wegen Cholelithiasis durchgeführt; die Diagnose konnte jeweils durch den Operationsbefund gesichert werden. Da Gallensteine sowohl bei der elliptocytenfreien Mutter als auch bei zwei ihrer elliptocytenkranken Töchter aufgetreten sind, wäre allerdings auch an das Vorliegen eines familiär-hereditären Steinleidens ohne engeren Zusammenhang mit der Elliptocytose zu denken. In anderen Fällen kann der hämolytische Anfall mit Milz- und Leberschmerzen infolge der durch den verstärkten Blutuntergang bedingten Vergrößerung dieser Organe fehlgedeutet und eine Gallensteinkolik angenommen werden. In der Tat besteht aber bei den hämolytischen Anämien eine erhöhte Neigung zu Konkrementbildung in der Gallenblase. Während der Zeiten verstärkter Hämolyse kommt es infolge des erhöhten Blutfarbstoffangebotes zu einer vermehrten Bilirubinausscheidung in die Gallenwege und damit zu Begünstigung der Steinbildung. Cholelithiasis ist ja bekanntlich auch bei der Kugelzellenanämie eine häufige Komplikation, und zwar werden in den meisten Fällen Bilirubinkalksteine gefunden.

2. Kompensierte Form.

Gemessen an der Gesamtzahl der uns bekanntgewordenen Elliptocytosebeobachtungen sind die mit den klassischen Zeichen des hämolytischen Ikterus einhergehenden Fälle gering. Trotzdem glaubten wir auf ihre klinische Herausarbeitung besonderes Gewicht legen zu müssen. In viel größerer Zahl stoßen wir im Schrifttum und bei unseren eigenen Untersuchungen auf die klinisch unauffälligen Anomalieträger, die nach Gänsslen in Analogie zur Kugelzellenkrankheit als *kompensierte* Fälle anzusprechen wären. Das Überwiegen dieser Elliptocytenträger dürfte auch am ehesten die Tatsache erklären, daß bisher von den meisten Autoren ein Zusammenhang zwischen Elliptocytose und einer Blutkrankheit abgelehnt wurde. Die klinische Symptomenarmut der kompensierten Fälle wird dadurch bedingt, daß entweder die Steigerung der Hämolyse so geringgradig ist, daß ihre Kompensierung durch Leber und Knochenmark ohne Ausfallserscheinungen seitens dieser Organe gleichsam spielend bewältigt wird, oder aber, daß die besondere Leistungsfähigkeit von Leber und Knochenmark auch einen stärkeren Blutzerfall praktisch symptomenlos überwindet. Bei einem Teil unserer kompensierten Anomalieträger ließ sich trotzdem eine leichte Erhöhung der Reticulocytenwerte feststellen, und es darf erwartet werden, daß sich bei Anwendung der notwendigen hämatologischen und chemisch-physiologischen Untersuchungsmethoden (Sternalpunktion, Serumbilirubinbestimmung, Urobilinbestimmung in Stuhl und Harn u. a.) auch hier eine deutlichere Steigerung der Blutmauserung feststellen ließe. Äußere Schwierigkeiten, wie sie Sippenuntersuchungen mit sich bringen, verhindern leider die Heranziehung dieser Methoden. Es ist aber wohl möglich, die klinisch freien Elliptocytenträger bei der Betrachtung der Erythrocyten in der Zählkammer oder im gefärbten Blutausstrich zu erkennen; bei der Auswertung nach der Güntherschen Schätzungsmethode können dann bis über 90% der breit- und schmalelliptischen roten Blutkörperchen gezählt werden.

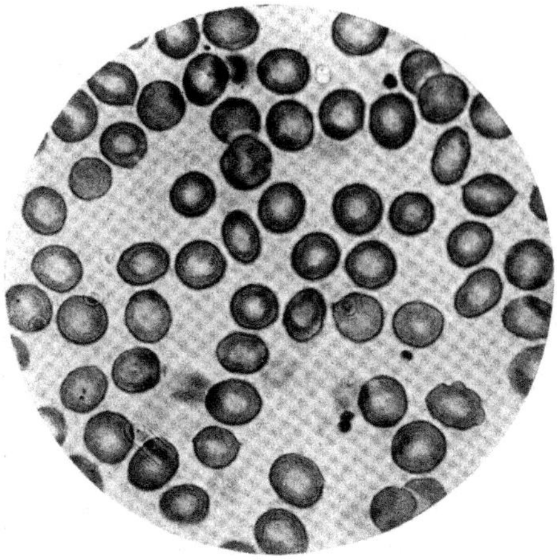

a

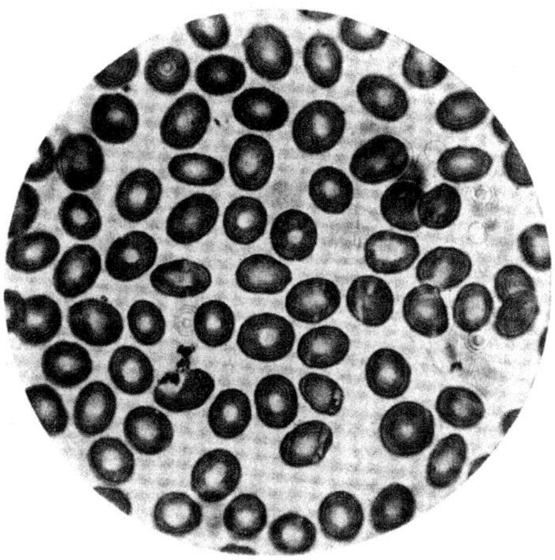

b

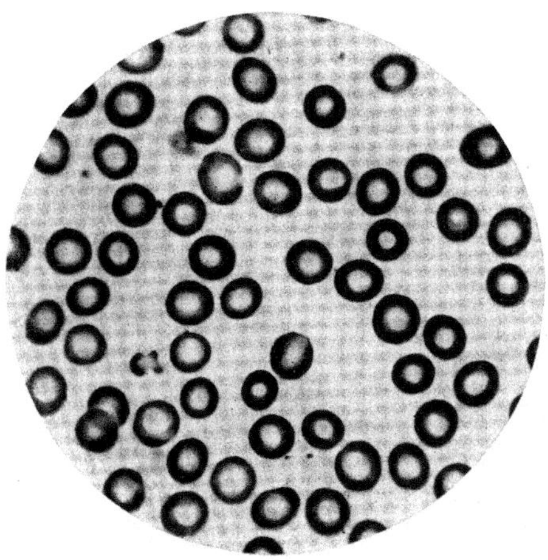

c

Abb. 7a—c. a Elliptocytengehalt: 34,4%. b Elliptocytengehalt: 68%. c Normalblut.

3. Latente Form.

Eine weitere Erscheinungsform der Elliptocytose liegt bei den Mitgliedern von Elliptocytosesippen vor, die sich durch einen erheblich geringeren Gehalt an abnorm geformten Erythrocyten auszeichnen und die GÄNSSLEN bei der Kugelzellenkrankheit als *latente* Krankheitsträger bezeichnet hat. Die Zahl der Elliptocyten im Blutausstrich dieser latenten Formen ist so gering, daß sie bei der üblichen Betrachtung übersehen werden. Bei der genauen Auszählung ergibt sich aber, daß mehr als 25% der Erythrocyten als breit- und schmalelliptisch angesprochen werden müssen. So findet sich in Sippe I die älteste Schwester der Probandin (II. 4), bei der wir 34,4% Elliptocyten der GÜNTHERschen Gruppen III + IV auszählen konnten. In Abb. 7 ist ein Mikrophotogramm vom Blutausstrich dieses latenten Anomalieträgers neben dem seiner jüngeren Schwester (II. 6) mit 68% Elliptocyten und zum Vergleich eine Aufnahme von Normalblut abgebildet. Auf diese Weise lassen sich die geringgradigen Unterschiede auch für das Auge deutlich machen.

Eine gleichsinnige Erscheinung haben wir übrigens auch bei der *Sichelzellenkrankheit* in Gestalt der sog. latenten Sichler, bei denen ebenfalls nur ein ganz geringer Hundertsatz der Erythrocyten Sichelgestalt annehmen. Untersuchungen amerikanischer Forscher an einer jeweils größeren auslesefreien Zahl von anscheinend gesunden Negern haben die auffallende Tatsache ergeben, daß bei 6—8% der amerikanischen Negerbevölkerung mit latenter Sichelzellbildung gerechnet werden muß (VAUBEL).

Erbbiologisch sind solche latenten Elliptocytenträger von großer Bedeutung, weil ihr Unerkanntbleiben unter Umständen zu Fehldeutungen des Erbmodus der Anomalie Anlaß geben kann. Es muß hierbei darauf hingewiesen werden, daß wir bei der Elliptocytose wegen der besonderen Zugänglichkeit und fast sicheren optischen Unterscheidbarkeit in verhältnismäßig einfacher und sicherer Weise einen Einblick auch in gering ausgeprägte Erscheinungsformen der Anomalie nehmen können. So sind im Gegensatz zur Kugelzellenanämie bei der Elliptocytose latente Erbträger im Blutpräparat bei Auszählung einer größeren Zahl verhältnismäßig leicht zu diagnostizieren.

Es könnte in diesem Zusammenhang der Einwand erhoben werden, daß ein Anomalieträger mit hohem Elliptocytengehalt auch nur von einem Vollträger der Anomalie abstammen könne. Wenn wir zu dieser Frage die Verhältnisse bei der Kugelzellenkrankheit heranziehen, so ist zu sagen, daß unter den Nachkommen eines latenten Kugelzellenträgers sehr wohl Vollträger der Krankheit vorkommen können. Diese Erscheinung kann entweder als das Ergebnis unterschiedlicher peristatischer Einflüsse im weitesten Sinne des Wortes auf das krankhafte Gen bzw. als Ausdruck einer verschieden großen Durchschlagskraft der Erbanlage oder aber als zum Wesen der Elliptocytose gehörende Schwankungen im abnormen Zellgehalt aufgefaßt werden. Über die Konstanz bzw. die Schwankungen des Elliptocytengehalts beim einzelnen Anomalieträger gehen die Ansichten der Autoren auseinander. Bishop, Sydenstricker, Roth und Jung, Terry und Mitarbeiter, Schartum-Hansen konnten, wie wir selbst allerdings nur in einzelnen Fällen, bei Nachuntersuchungen einen praktisch unveränderten Hundertsatz der elliptischen Zellen auszählen, während Günther, Stephens und Tatelbaum u. a. mehr oder weniger starke Unterschiede feststellten. Schließlich lassen die Beobachtungen von Grzegorzewski, Terry und Mitarbeitern, die bei ihrem Krankengut in der gleichen Familie mehr oder weniger ausgeprägte hämolytische Krankheitszeichen gehäuft auftreten sahen, an das Vorliegen intrafamiliärer Schwankungen auch im klinischen Erscheinungsbild denken. Diese Annahme gewinnt an Wahrscheinlichkeit, wenn wir an die gleichen Unterschiede bei anderen konstitutionellen Krankheiten, insbesondere an die Unterschiede im Krankheitsbild der Kugelzellenanämie in einzelnen Familien denken (Gänsslen). Einer Entscheidung dürften diese Fragen bei der Elliptocytose erst durch wiederholte Nachuntersuchungen einzelner Sippen über einen größeren Zeitraum nähergebracht werden können.

V. Konstitutionsanomalien bei der Elliptocytose.

Angesichts der vielfältigen und engen Beziehungen der Elliptocytose zu den anderen konstitutionellen hämolytischen Anämien lag es nahe, bei unseren Familienuntersuchungen unser besonderes Augenmerk auf die von Gänsslen erstmals an einem größeren Beobachtungsgut der Kugelzellenanämie herausgestellten *Skeletveränderungen* zu richten. Bekanntlich hat Gänsslen bei Kranken mit Kugelzellenanämie in einem hohen Hundertsatz charakteristische Anomalien des Gehirn- und Gesichtsschädels, wie Turm- oder große Rundschädel, Abflachung des Nasenrückens mit Verbreiterung der inneren Lidwinkeldistanz, enge Zahnbogen mit Spitzbogengaumen und Stellungsfehlern der Zähne u. a., nachweisen können. In einer neueren Arbeit Gänsslens konnten die Veränderungen am Gehirnschädel durch charakteristische röntgenologische Befunde erweitert und erhärtet werden. Weiterhin konnten gleichsinnige Abweichungen bei den meisten mit Hyperaktivität des Knochenmarkapparates einhergehenden

Krankheiten nachgewiesen werden. Die Ursache für die Schädel- und Skeletanomalien sieht deshalb GÄNSSLEN in der Funktionssteigerung des Knochenmarks, die an der Schädelkalotte zu Markhypertrophie und an den einzelnen Schädelknochen zu vorzeitiger Nahtsynostose führt. Als Folge dieser vorzeitigen Nahtverknöcherung kommt es dann zu den eben skizzierten Formabweichungen im Bereich des Gehirn- und Gesichtsschädels. Theoretisch konnten auch bei Elliptocytenanämie derartige Schädel- und Gesichtsveränderungen erwartet werden. Da aber der Grad der Skeletveränderungen vom Grad der Hyperaktivität des Markorgans abhängt, war angesichts der nur geringen Steigerung des Blutumsatzes bei der Elliptocytose nur in den schwersten Fällen mit leichteren Veränderungen zu rechnen. Tatsächlich ließen sich bei der Probandin von Sippe I eine deutliche Verbreiterung der inneren Lidwinkeldistanz bei breitgesattelter Nase (Abb. 8) und die in Abb. 9 dargestellten Stellungsfehler der Zähne nachweisen. Bei einer Schwester der Probandin (Sippe I, II. 5) fanden wir angedeuteten Turmschädel, hohen Gaumen, engen Oberkieferzahnbogen mit persistierendem Milchzahn, eine weitere 16jährige Schwester (Nr. II, 10) wies außer hohem Gaumen und engem Zahnbogen unregelmäßige Zahnstellung

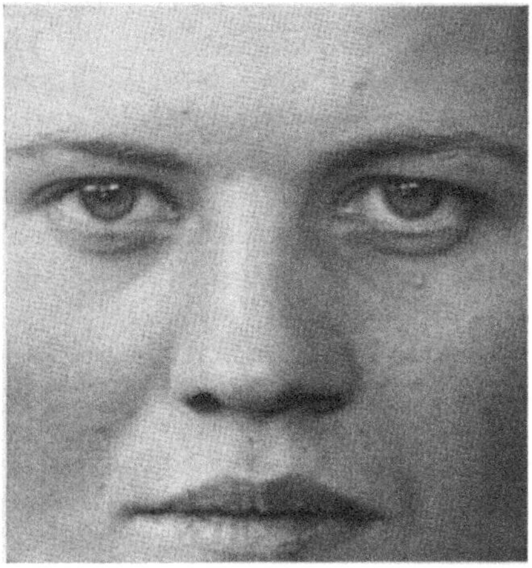

Abb. 8.

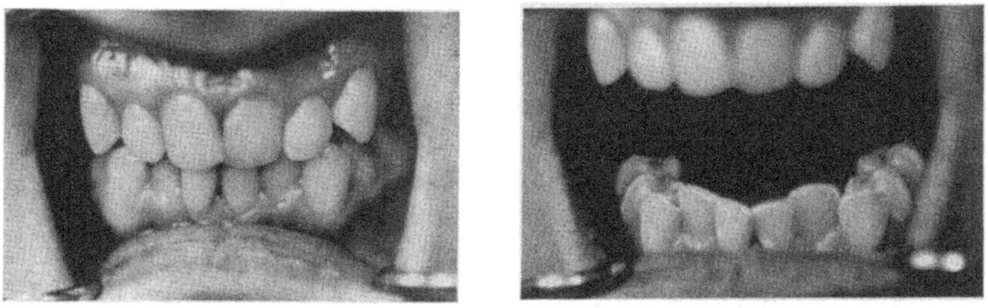

a b

Abb. 9 a und b.

und Zahngröße auf. Die röntgenologische Untersuchung der Probandinnen von Sippe I und II ergab am Schädel- und Handskelet regelrechte Verhältnisse, insbesondere fand sich keine Verdickung der Schädelkalotte infolge Markhypertrophie, wie sie GÄNSSLEN bei schwereren Fällen von Kugelzellenkrankheit nachweisen konnte. Dem Einwand der Zufälligkeit der beschriebenen Anomalien steht die Tatsache gegenüber, daß es sich bei den ebengenannten Elliptocytenträgern um Vollfälle der Anomalie handelt, von denen zwei (II. 5, I. 10 der Sippe I) wiederholt an hämolytischem Ikterus erkrankt waren, und bei denen zur Zeit der Untersuchung noch eine deutliche Verminderung der roten Blutwerte bestand. Außerdem sind derartige Befunde bei der Kugelzellenanämie vielfach bestätigt worden. Aber auch im Schrifttum der Elliptocytose finden sich bereits zwei verwertbare Angaben. So fand ROSENOW bei einem Zweig seiner Elliptocytosesippe in drei Generationen eine Kieferanomalie insofern, als die oberen äußeren Schneidezähne fehlten. GÜNTHER beschreibt bei einer seiner Beobachtungen einen Turmschädel.

Bildungsanomalien an anderen Organen, wie sie für die Kugelzellenanämie charakteristisch sind, wurden, soweit wir sehen, bei der Elliptocytose bisher nicht beobachtet.

Außerdem haben wir in Analogie zu den Befunden bei anderen mit Hyperaktivität des Knochenmarks einhergehenden Blutkrankheiten auf *innere Drüsenstörungen* geachtet. Auch darauf hat besonders GÄNSSLEN hingewiesen, der beides — Skeletanomalien und innersekretorische Störungen — unter der Bezeichnung „*hämolytische Dysplasie*" zusammengefaßt hat. Meist handelt es sich um mehr oder weniger ausgeprägte infantilistische Züge, so daß LEHNDORFF in solchen Fällen von „*hämatischem Infantilismus*" spricht. Eine deutliche Entwicklungsverzögerung verzeichnen HUNTER und ADAMS bei ihrer Probandin, die bei ausgesprochener Elliptocytenanämie ihre Menarche erst mit 20 Jahren hatte. Von unseren eigenen Fällen wäre die Angabe eines Anomalieträgers der Sippe III (Nr. III. 6) zu verwerten, der uns mitteilte, daß er früher sehr blutarm und unterentwickelt war, so daß er erst mit 8 Jahren in die Schule kam.

Es soll schließlich das Vorkommen von *Psoriasis* als einer mit Elliptocytose kombiniert vorkommenden konstitutionellen Erkrankung hingewiesen werden, die CHENEY und wir in je einem Fall (Probandin von Sippe III) vermerken konnten. Die hier mitgeteilten Beispiele für Wechselbeziehungen zwischen der Elliptocytose, also einer Erbkrankheit, und Skelet, Körperbau, endokrinem System und anderweitigen Konstitutionsanomalien sind zahlenmäßig gering; sie sind aber wohl nicht als zufällige Erscheinungen aufzufassen, sondern müssen als Auswirkungen der fehlerhaften Erbanlage angesehen werden, gehören also gleichsam zum weiteren Symptomenbild der Elliptocytose. Zur Erklärung des Entstehungsmechanismus dieser Auffälligkeiten müssen sowohl genetische Koppelungserscheinungen als auch die Auswirkung der abnormen Erythropoese in Betracht gezogen werden. Bei den klinisch schwerer verlaufenden konstitutionellen hämolytischen Anämien werden übrigens die hier angedeuteten korrelationspathologischen Befunde viel häufiger und in stärkerer Ausprägung erhoben, eine Tatsache, die mehr im Sinne einer Einwirkung der gestörten Erythropoese sprechen dürfte.

Über Ulcus cruris berichten HUNTER und ADAMS in der Anamnese ihrer 25jährigen Anomalieträgerin, die angesichts der subjektiven Beschwerden und der roten Blutwerte (E. 3 Mill., Hb. 69%) als typische Elliptocytenanämie angesprochen werden kann. Da bei der Sichelzellen- und Kugelzellenkrankheit Beingeschwüre nicht zu den selteneren Symptomen gehören und ein bisher unbekannt gebliebener Zusammenhang mit der Blutkörperchenanomalie nicht bestritten werden kann, sei diese bisher scheinbar einzige Beobachtung erwähnt.

VI. Erbpathologie.

Zur *Häufigkeit der Elliptocytose* ist zu sagen, daß man sie wohl als die *seltenste der angeborenen Formanomalien der Erythrocyten* ansehen muß; manche

Autoren geben allerdings der Meinung Ausdruck, daß bei entsprechender Mehrbeachtung der Formverhältnisse der roten Blutelemente die Beobachtungen zahlreicher wären; nach unseren Erfahrungen müssen wir uns dieser Ansicht anschließen. Soweit wir das Schrifttum erreichen konnten, liegen heute 163 veröffentlichte und 11 unveröffentlichte Einzelfälle aus über 31 Familien vor, denen unsere 16 eigenen Fälle aus 3 Sippen hinzuzufügen wären. Ein unterschiedliches Befallensein der Geschlechter hat sich nicht ergeben. Die Anomalie findet sich in jedem Alter, es liegen Beobachtungen bei Neugeborenen (HUNTER) und Greisen vor. Engere Beziehungen zu einer bestimmten Blutgruppe ließen sich nicht nachweisen. Eine rassische Begrenzung, wie sie der Sichelzellenanämie — nach neueren Ergebnissen allerdings nicht ganz zu Recht — eigen ist, findet sich bei der Elliptocytose nicht. Bisher wurde ihr Vorkommen bei Weißen, Negern und Negermischlingen beschrieben. Umfangreiche Sippenuntersuchungen wurden bisher in 9 Fällen durchgeführt, während 22 kleinere Familienuntersuchungen vorliegen. Zwillingsbefunde wurden bisher nicht erhoben. Nach den übereinstimmenden Ergebnissen der weitaus größten Zahl der Untersucher und nach unseren eigenen Sippentafeln folgt die Anomalie einem *einfach dominanten Erbgang*. In Fällen, in denen dieser Erbmodus nicht vorzuliegen scheint, dürfte es sich angesichts der Existenz latenter Anomalieträger, die, wie GÄNSSLEN das ausdrückt, nur einen Hauch der Krankheit an sich tragen, nur um Verschleierung der Dominanz handeln.

VII. Differentialdiagnose.

Die *differentialdiagnostische Abgrenzung der Elliptocytose* gegen die *Sichelzellenkrankheit* wird von manchen Autoren nicht streng durchgeführt. Nach den Arbeiten von LAWRENCE (1927), FLINT, POLLOCK und DAMESHEK u. a. sollen beide Zellarten beim gleichen Menschen beobachtet werden können. Trotz der bemerkenswerten engen pathogenetischen und klinischen Beziehungen der beiden Affektionen als dominant erbliche hämolytische Krankheiten, sind in der großen Zahl der anderen Arbeiten, die ein großes Beobachtungsgut und sorgfältige hämatologische Untersuchungen enthalten, ähnliche Befunde nicht erhoben worden. Es soll nicht geleugnet werden, daß in Präparaten von Sichelzellenanämie vereinzelt auch elliptisch geformte, untereinander ziemlich ungleiche Erythrocyten gefunden werden; ihre Zahl dürfte aber die obere Grenze der normalerweise vorkommenden Hundertsätze von elliptischen roten Blutkörperchen nicht überschreiten. Jedenfalls kann nicht ohne weiteres eine genetisch bedingte *Mischung* von Elliptocyten und Sichelzellen oder ein fließender Übergang zwischen beiden Formen angenommen werden. Nach Ansicht der meisten Autoren muß an der *scharfen morphologischen Trennung zwischen Elliptocyten und Sichelzellen und deren getrenntem Vorkommen beim Menschen* festgehalten werden. Zu einer Änderung dieser Anschauung können jedenfalls die bisher vorliegenden andersartigen Beobachtungen nicht veranlassen.

Mit einer Steigerung der Exzentrizität der Erythrocyten haben wir auch *bei Perniciosakranken* und Anlageträgern der perniziösen Anämie zu rechnen, wie das Untersuchungen von GÜNTHER, SCHULTEN, WERNER u. a. gezeigt haben. Doch handelt es sich im allgemeinen um geringere Grade der Exzentrizität, insbesondere werden nur wenige schmalelliptische Zellformen gefunden.

Ein wesentlicher Unterschied gegenüber der Elliptocytose besteht außerdem insofern, als die Exzentrizität nach Leberbehandlung deutlich zurückgeht (SCHULTEN).

VIII. Pathologische Anatomie.

Über *pathologisch-anatomische Befunde bei Elliptocytose* berichten als einzige TERRY und Mitarbeiter. Die Milz hatte in einem Fall normales Gewicht (150 g), war von fester Konsistenz und purpurrot gefärbt. Die MALPIGHIschen Körperchen zeichneten sich undeutlich ab. Mikroskopisch fand sich eine besonders perivasculär angeordnete Vermehrung des Bindegewebes. Dieser zwar einzige und zudem recht unvollständige pathologisch-anatomische Befund weist in mancher Hinsicht Ähnlichkeit mit Milzbefunden bei der Kugelzellenkrankheit auf.

IX. Genese.

Zur Klärung des *Wesens* und der *Entstehungsweise der Elliptocyten* wurden, begünstigt durch die bequeme Zugänglichkeit der Zellen, von den meisten Autoren experimentelle Untersuchungen mit Elliptocytenblut angestellt. DRESBACH hat zum Ausschluß äußerer Einflüsse und technischer Fehler bereits Blutproben seines Falles zu verschiedenen Zeiten entnommen und den verschiedensten isotonischen Lösungen ausgesetzt, ohne eine Änderung der eigentümlichen Umrißform der roten Blutelemente zu beobachten. Diese Untersuchungen wurden von späteren Beobachtern der Anomalie und auch von uns selbst nachgeprüft und in ihren Ergebnissen im wesentlichen bestätigt (SYDENSTRICKER, HUCK und BIGALOW, BERNHARDT, ROTH und JUNG, TERRY und Mitarbeiter, GRZEGORZEWSKI u. a.). So zeigten gewaschene Elliptocyten in gruppengleichem Normalserum keinerlei Veränderungen ebenso wie Normalerythrocyten im Serum eines Elliptocytenträgers. Die elliptische Umrißform wird auch in leicht hypo- bzw. hypertonischen Lösungen aufrechterhalten. Schließlich lassen nach der Hämolyse die Blutschatten noch die elliptische Begrenzung erkennen. HUCK und BIGALOW führten eine Bluttransfusion mit Elliptocytenblut bei einem Patienten mit sekundärer Anämie ohne Störungen durch. Nach 2 Monaten ließen sich Elliptocyten im Empfängerblut nicht mehr nachweisen. HUNTER gelang es, einen Neugeborenen mit Elliptocytose vom ersten Lebenstage ab 3 Monate lang wiederholt hämatologisch zu untersuchen. Der Gehalt an abnormen Zellen nahm zwar im Laufe der Beobachtungszeit zu, war aber im Gegensatz zu den Ergebnissen bei anderen Neugeborenen bereits am Tage der Geburt nicht zu übersehen. Der gleiche Autor konnte beim selben Fall in größerer Zahl Elliptocyten im Nabelschnurblut und in der Placenta nachweisen. STEPHENS und TATELBAUM fanden keine Änderung, wenn sie dem Elliptocytenblut Kohlendioxyd zuführten, das bei der Sichelzellenkrankheit die Sichelzellbildung begünstigt. Alle diese oft mühevollen Untersuchungen haben keine verwertbaren ätiologischen Gesichtspunkte ergeben, sie haben aber die Unabhängigkeit der elliptischen Umrißform von äußeren Momenten dargetan. In diesem Zusammenhang sind die Ergebnisse der bisher in 2 Fällen durchgeführten *Milzexstirpation* von besonderer Bedeutung. HIJMANS V. D. BERGH und INTROZZI berichten als einzige in je einem ihrer Fälle über den günstigen Einfluß dieser Maßnahme auf Gelbsucht und Anämie. Die Milzentfernung hatte aber, ebenso wie bei der Kugelzellenkrankheit,

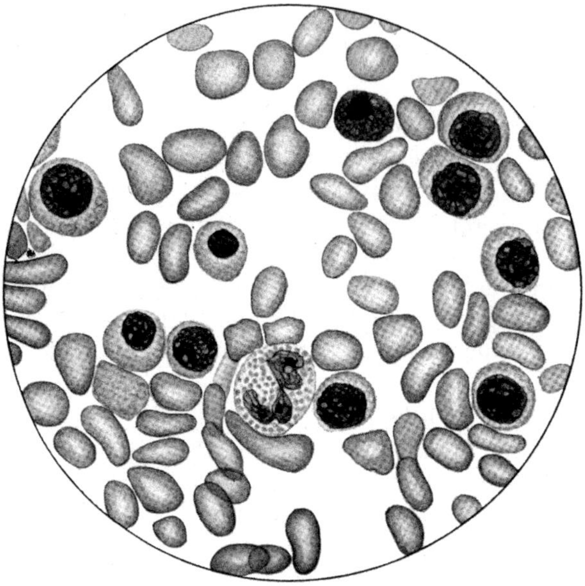

Abb. 10. Sternalpunktat von Elliptocytose. (Probandin von Sippe I, Schla.)

keinen Einfluß auf die Formanomalie der Erythrocyten. Es dürfte daher NÄGELIs Ansicht zu Recht bestehen, daß wir es bei der Elliptocytose ebenso wie bei den übrigen angeborenen Formanomalien der Erythrocyten mit einer mutativ entstandenen Abartung zu tun haben.

Der Zeitpunkt des Entstehens der elliptischen Gestalt innerhalb der Erythropoese läßt sich auf Grund der Befunde von Sternalpunktaten näher bestimmen. Übereinstimmend mit BERNHARDT (SCHILLING), ROTH und JUNG, CHENEY, STEPHENS und TATELBAUM, SCHARTUM-HANSEN u. a. konnten wir bei den kernhaltigen Vorstufen der Elliptocyten bis zu den Normoblasten ausschließlich runde Umrißformen feststellen (Abb. 10). SCHARTUM-HANSEN, der zur Genese der Elliptocyten eingehendere Untersuchungen anstellte, gelangt zu dem Ergebnis, daß die Elliptocyten ihre charakteristische Umrißform während und gleich nach dem Retikelstadium annehmen. In einer neueren Arbeit hat der gleiche Autor in einer schematischen Übersicht unter anderem die Entwicklungsreihe der Erythrocyten bis zum Normocyten und den konstitutionellen Formanomalien dargestellt. Da diese Zeichnung gleichzeitig in eindringlicher Weise die Zusammengehörigkeit der bekannten angeborenen Gestaltabweichungen der roten Blutkörperchen dartut, wird sie in Abb. 11 in verkürzter Form wiedergegeben.

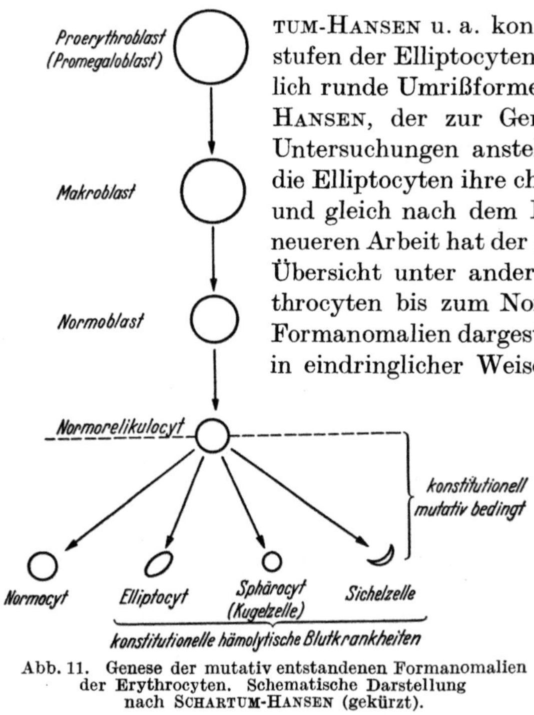

Abb. 11. Genese der mutativ entstandenen Formanomalien der Erythrocyten. Schematische Darstellung nach SCHARTUM-HANSEN (gekürzt).

X. Prognose.

Bei der Beurteilung der *Prognose* müssen wir uns vor Augen halten, daß wir es nach den bisher vorliegenden Beobachtungen bei der Elliptocytose mit der leichtesten Form der konstitutionell bedingten und auf einer angeborenen Formanomalie der roten Blutkörper beruhenden hämolytischen Krankheit zu tun haben. In der Mehrzahl der bisher veröffentlichten Fälle handelt es sich um die bereits näher gekennzeichneten latenten und kompensierten Formen der Anomalie mit fehlenden oder nur geringgradigen hämolytischen Zeichen. Daneben kommen aber, wie wir nachweisen konnten, Anomalieträger mit den ausgesprochenen klinischen Zeichen des hämolytischen Ikterus vor. Der Krankheitsverlauf bei den bisher bekannten Vollfällen der Elliptocytose ist aber im Gegensatz zu einem nicht geringen Teil der Kugel- und besonders der Sichelzellkranken als verhältnismäßig leicht zu bezeichnen. In keinem der beschriebenen Fälle hat die Elliptocytenkrankheit zum Tode geführt. Auch läßt sich eine deutliche Beeinflussung der Lebensdauer nicht erkennen, so daß die Prognose der Elliptocytose als durchaus *gutartig* zu bezeichnen ist. Nur könnte im einen oder anderen Fall die Prognose durch eine mit der hämolytischen Erkrankung in engerem Zusammenhang stehende Affektion der Gallenwege getrübt oder durch die infolge einer stärkeren Blutarmut erhöhten Anfälligkeit gegenüber interkurrenten Krankheiten beeinflußt werden.

XI. Therapie.

Der *Therapie* der Elliptocytenkrankheit können wir die für die Kugelzellenkrankheit gültigen Richtlinien zugrunde legen. Die latenten und kompensierten Fälle bedürfen im allgemeinen keiner ärztlichen Behandlung, bleiben in den meisten Fällen auch unentdeckt. Bei den Anomalieträgern mit stärkeren hämolytischen Erscheinungen müssen die therapeutischen Maßnahmen darauf gerichtet sein, einerseits die zur Steigerung der Hämolyse führenden Schäden einzuschränken und andererseits den Ersatz der untergegangenen Erythrocyten zu fördern. In der Zeit der hämolytischen Krise werden die Patienten in den meisten Fällen bettlägerig sein. Im Anschluß daran empfiehlt sich ein längerer Erholungsaufenthalt im Mittel- oder auch Hochgebirge. Auch dürfte für solche Menschen eine vitaminreiche, lactovegetabilische Kost von Vorteil sein. Eine zweckmäßige Prophylaxe kann insofern getrieben werden, als wir bei Elliptocytenträgern mit Neigung zu stärkerem Blutuntergang für möglichst günstige allgemeine Lebensbedingungen Sorge tragen und bei der Berufswahl die Gefahren einer übermäßigen körperlichen und psychischen Beanspruchung in Rechnung stellen. Steht die Blutarmut im Vordergrund des klinischen Bildes, so ist die notwendige Steigerung der Erythropoese durch Verabreichung von Eisen zu unterstützen; daneben kann Arsen gegeben werden. Über die Wirkungsweise von Leberpräparaten liegen ausreichende Erfahrungen bei der Elliptocytenanämie nicht vor. Doch darf entsprechend dem Charakter der hämolytisch bedingten Blutarmut mit eindeutigen Erfolgen nicht gerechnet werden. Für die schwersten Fälle von Elliptocytenkrankheit mit ausgeprägten hämolytischen Erscheinungen wäre schließlich die Milzexstirpation in Betracht zu ziehen, die nach den bisher an 2 Kranken gemachten Erfahrungen (HIJMANS V. D. BERGH, INTROZZI) Gelbsucht und Anämie außerordentlich rasch beseitigten.

IX. Erkennung und Behandlung der Anämien.

Von

Ludwig Heilmeyer-Jena[1].

Mit 27 Abbildungen.

Inhalt.

[1] Aus der Med. Universitätsklinik Jena, Dir.: Prof. Dr. W. H. Veil. Auf Wunsch der Schriftleitung.

Literatur[1].

AALKJAER, V.: Anaemia graviditatis perniciosiformis. Ref. Kongreßzbl. inn. Med. **64**, 382 (1932) (dän.).

ACHARD et HAMBURGER: L'opotherapie hépatique par voie parénterale dans le traitement des anémies graves. Presse méd. **1930 II**, 1273.

ADLER-HERZMARK: Periodische Untersuchungen von Arbeitern. III. Periodische Untersuchungen von Wiener Arbeitern, die mit benzol-, toluol- und xylolhaltigen Materialien beschäftigt sind. Arch. Gewerbehyg. **4**, 486 (1933).

ADLER u. SCHIFF: Einige Beobachtungen über die Wirkung der Leberdiät auf das Blutcholesterin. Dtsch. Arch. klin. Med. **161**, 282 (1928).

AHRENS: Neurologic aspects of primary anemia. Arch. of Neur. **28**, 92 (1932).

ALBERS: Über eine transitorische intravasale Haemolyse in der Schwangerschaft. Zbl. Gynäk. **62**, Nr 33, 1823 (1938).

ALDER: Eine klinische Methode der Blutkörperchenvolumbestimmung. Z. klin. Med. 88, 74 (1919).

— Über Beziehungen zwischen Erkrankungen der Verdauungsorgane und der Blutbildung. Zbl. inn. Med. **1937**, 2.

ALLEN, v.: Ein neuer Haematokrit. Münch. med. Wschr. **1926 II**, 1890.

ALSTED, G.: On free hydrochlorid acid in the stomac in pern. an. Acta med. scand. (Stockh.) **82**, 288 (1934).

— Die Dauerdosis des „Pylorins" bei Behandlung der pernic. Anaemie. Klin. Wschr. **1936 II**, 1929.

[1] Mit Rücksicht auf Raumersparnis wurde in der Hauptsache nur die neueste Anämieliteratur seit dem Referat von v. BOROS zitiert. Ferner ist für die einzelnen Anämieformen auf die Referate von SCHULTEN, LEHNDORFF, VAUBEL, SINGER, BREMER und ILLING in früheren Bänden der Ergebnisse zu verweisen. Auch mußten Arbeiten, die nichts wesentlich Neues brachten, weggelassen werden.

ALSTED, G.: Pernic. an. after nitric acid corrosion of the stomach. Lancet **1937 I**, 76.
AMANTEA, F.: L'epatoterapia nella anemia secondaria (contributo clinico sperimentale). Policlinico, sez. prat. **1931 I**, 873.
AMMUNDSEN, E.: Om Forekomsten af inaktivt Haemoglobin i Blodet hos Normale og Patienter med forskellige Lidelser. Ugeskr. Laeg. (dän.) **1937**, 908.
ANDERSEN: Benzol poisoning with hyperplasia of the bone marrow. Amer. J. Path. **10**, 101 (1934).
ANGELINI: Anemia ipocromica essenziale con splenomegalia ed iperemolisi. Arch. Sci. med. **61**, 37 (1936).
ASHFORD: The differential diagnosis of sprue and pern. anemia. Amer. J. trop. Med. **12**, 199 (1932).
— KLEIN and WILKINSON: Note on the nonidentity of lactoflavin and the "extrinsic factor" in pern. Anaemia. Biochemic. J. **30**, 218 (1936).
AUB: Zur Methode der Erythrocytenmessung nach PIJPER. Med. Klin. **1933 I**, 779.
AUBERTIN et VOILLEMIN: Anémie pernicieuse traitée par des injections intramusculaires d'extrait hépatique. Bull. Soc. méd. Hôp. Paris III. s. **46**, 749 (1930).
AUBERTIN, CH. et WESTER: Syndrome neuro-anémique avec amélioration rapide de la paraplégie par l'hépatotherapie. Bull. Soc. méd. Hôp. Paris III. s. **48**, 803 (1932).
BAKER jr., BORDLEY III and LANCOPE: The effect of liver therapie on the neurologic manifestations of pern. anemia. Amer. J. med. Sci. **184**, 1 (1932).
BALDRIDGE: Makrocytic anemia with aplastic features following the application of synthetic organic hair dye. Amer. J. med. Sci. **189**, 759 (1935).
— and GREENE: Absence of response of anemia of myxedema to liver extract. Proc. Soc. exper. Biol. a. Med. **31**, 1035 (1934).
BALZAR e GIOVANNI: Azione del complesso vitaminico B_2 sulla rigenerazione de globulii sanguigni nell'anemia sperimentale. Probl. alimentare **6**, 29 (1936).
BARKAN: Die optische Bestimmung des Blutfarbstoffs des Oxyhaemoglobin, Haemoglobin und Haematin und die Zuverlässigkeit der Ergebnisse. Biochem. Z. **294**, 239 (1937).
— u. OLESK: Über den Farbwert saurer Haematinlösungen. Biochem. Z. **289**, 251 (1937).
BARKER: Congo red in the treatment of pernicious anemia and sprue. Amer. J. med. Sci. **194**, 293 (1937).
BARNETT: The significance of the gastric secretions in pernicious anemia. Amer. J. med. Sci. **182**, 170 (1931); **184**, 24 (1932).
BARONE e COSTA: Osservazioni sulla gastro- ed epatotherapie nella anemia pern. Haematologica (Pavia) I **14**, 143 (1933).
BARTA: Die Bedeutung der Sternalpunktion bei Anaemien und über die Beeinflussung des Knochenmarks durch Leberbehandlung. Dtsch. Arch. klin. Med. **171**, 565 (1931).
BARTOLOMEO: Contributo alla studio dell'anemia emolitica febbrile tipo LEDERER-BRILL. Clin. med. ital. N. s. **66**, 878 (1935).
BASTECKY et ST. VÁRADI: Les pseudo-tumeurs de L'éstomac dans l'anémie pernicieuse. Sang **9**, 41 (1935).
BEARD and MYERS: The action of iron supplemented with other elements upon the reticulate and red blood cell response in the nutritional anemia of the Rat. J. of biol. Chem. **92**, 42 (1931).
— — Studies in the nutritional anemia of the rat. I. Influence of iron upon blood reg. J. of biol. Chem. **94**, 71 (1931).
— — II. Influence of iron plus supplements of other inorganic elements upon blood reg. J. of biol. Chem. **94**, 89 (1931).
BEARD, RAFFERTY and MYERS: Supreventions of anemia by means of inorganic elements. J. of biol. Chem. **94**, 11 (1931).
BECKER, E.: Vorkommen und Ursachen der Anaemie bei Nierenkrankheiten. Münch. med. Wschr. **1930 II**, 1657.
BECKER, G.: Über die Behandlung der Bothriocephalusanaemie mit Leber und Leberpräparaten und mit Magenpräparaten. Acta med. scand. (Stockh.) **75**, 227 (1931).
BEEBE and LEWIS: The maintenance dose of potent material in pern. Anemia. Amer. J. med. Sci. **181**, 796 (1931).
— and WINTROBE: Diagnosis of obscure cases of pern. Anemia. Arch. int. Med. **51**, 630 (1933).

BEIGLBÖCK: Therapie der Anaemien. Wien. med. Wschr. **1937**, 1075.
BELONOGOWA: Über den Blutumsatz bei verschiedenen Anaemien und die Beeinflussung derselben durch die Behandlung mit Bluttransfusionen, Salvarsan, Arsen, Eisen und Leberdiät. Dtsch. Arch. klin. Med. **162**, 297 (1928).
BENCE, J.: Die Rolle des Magens und der Leber in der Pathogenese der perniciösen Anaemie. Wien. med. Wschr. **1933 II**, 1055.
— Die Beziehungen der experimentellen agastrischen Anaemie zur Perniciosa. Z. klin. Med. **130**, 275 (1936).
BENHAMOU: Les formes masquées de l'anémie de BIERMER. Ann. Méd. **40**, 286 (1936).
— et COHEN-SOLAL: Anémie hypochrome avec Syndrome de PLUMER-VINSON. Bull. Soc. méd. Hôp. Paris III. s. **52**, 504 (1936).
BENSIS et GOUTTAS: Anémie gravidique grave guérie par méthode de Whipple seule, sans transfusions etc. Sang. **6**, 129 (1932).
BERNSTEIN: Vergleich und praktischer Wert der verschiedenen Methoden zur Bestimmung des Erythrocytendurchmessers. Fol. haemat. (Lpz.) **52**, 456 (1934).
BERTELSEN: Eine dänische Familie mit kameloiden Blutkörperchen. Ugeskr. Laeg. (dän.) **1938**, 136.
Beschluß der Kommission der Deutschen Gesellschaft für Innere Medizin betr. Standardisierung der Haemoglobinbestimmungsmethoden. Dtsch. Arch. klin. Med. **178**, 396 (1936).
BETHELL, GOLDHAMER, ISAACS and STURGIS: The diagnosis and treatment of the iron-deficiency anemias. J. amer. med. Assoc. **103**, Nr 11 (1934).
BICKEL: Considérations sur le traitement du syndrome neurologique de l'anémie pernicieuse. Schweiz. med. Wschr. **1937 I**, 221.
BINDER, L.: Panmyelophthise mit akuter Myelose. Klin. Wschr. **1937 I**, 538.
BINGOLD, K: Die Haematinaemie als Symptom der pern. Anaemie. Klin. Wschr. **1932 II**, 1423.
— Eigenschaften und physiologische Bedeutung des Pentdyopents. Klin. Wschr. **1938 I**, 289.
BIRK: Über die Heilung einer aplastischen Anaemie. Münch. med. Wschr. **1930 I**, 575.
BIRKELAND: Bothriocephalusanemia. Medicine **11**, 1—139 (1932). (Gesamtliteratur bis 1930.)
BOCK, H. E.: Ein neues einfaches Erythrocytenmeßgerät für praktisch-klinische Zwecke. Klin. Wschr. **1933 II**, 1141.
— Über das Vorkommen macrocytärer Anaemien bei Magenca. Med. Klin. **1934 I**, 263.
— Neue Möglichkeiten praktischer Anaemiediagnostik. Münch. med. Wschr. **1934 II**, 1646, 1686.
— Über die Pathogenese der Agranulocytose und anderer leukopenischer Zustände. Zbl. inn. Med. **1935**, 282.
— Einige Behandlungsgrundsätze bei Blutarmut. Zbl. inn. Med. **1935**, 898.
— Die Behandlung der Agranulocytose. Fortschr. Ther. **1937**, 537.
BOCK u. GRIESBACH: Über die Erythrocytenmessung durch Halometrie. Klin. Wschr. **1933 I**, 782.
BOMMEL VAN VLOTEN: Die klinische Bedeutung der Bestimmung des Diameters der Erythrocyten nach PRICE-JONES. Nederl. Tijdschr. Geneesk. **1932**, 2777.
BONDARENKO u. DULCIN: Die Bedeutung des Schweinemagens als Heilmittel bei der Behandlung von BIERMERS Blutarmut. Fol. haemat. (Lpz.) **45**, 342 (1931).
BORCHARDT, L.: Übergang von Agranulocytose in Myeloblastenleukaemie. Med. Klin. **1930 I**, 341.
BORCHARDT, W.: Knochenmarksverabreichung und rotes Blutbild. Dtsch. med. Wschr. **1930 I**, 521.
BORGELL: Erythroplastic anemia (COOLEY's syndrome). Amer. J. Roentgenol. **30**, 657 (1933).
BOROS, v.: Die Behandlung der Anaemien. Erg. inn. Med. **42**, 635 (1932).
BOTSCHWAROFF: Haemoglobinurie bei Ikterus haemolyticus. Dtsch. med. Wschr. **1938 I**, 191.
BRANDAU: Sickle cell anemia, report of a case. Arch. of clin. Med. **50**, 635 (1932).
BREMER: Zentralnervensystem und perniciöse Anaemie. Erg. inn. Med. **41** (1931).
— Über die Pathogenese der perniciösen Anaemie. Klin. Wschr. **1932 II**, 1657.

Brocher: Beitrag zur Panmyelopathia atrophicans und zur Frage der Benzolintoxikation in Druckereien. Hämatologische Untersuchungen in einer Druckereibelegschaft. Zbl inn. Med. **1929**, 1186.
Brower and Simpson: Antianemic influence of desiccated whole hog stomach. Amer. J med. Sci. **182**, 319 (1931).
Brugsch, H.: Klinik der Milzvenenerkrankungen. Erg. inn. Med. **45**, 43 (1933).
Brugsch, J.: Beiträge zur Pathologie der Erythrocytengröße. Fol. haemat. (Lpz.) **51** 261 (1934).
— Die sekundären Störungen des Porphyrinstoffwechsels. Erg. inn. Med. **51**, 86 (1936)
— u. Naegelsbach: Die leukämoide krisenhafte Remissionsform der leberbehandelten Anaemia gravis. Münch. med. Wschr. **1934 II**, 1125.
Brumm: Achylische Chloranaemie. Zbl. inn. Med. **1936**, 257.
Buchgraber u. Fleischhacker: Übergang einer hypochromen Resektionsanämie in Perniciosa. Wien. Arch. inn. Med. **32**, 33 (1938).
Büngeler, W.: Die experimentelle Erzeugung von Leukämie, aleukämischen Myelosen, Lymphadenosen und Lymphosarkom. Klin. Wschr. **1932 II**, 1982.
Büttner: Klinischer und experimenteller Beitrag zur Wirkung injizierbarer Leberextrakte Klin. Wschr. **1932 II**, 1218.
— Über die Beziehungen der Panmyelophthise zu anderen Blutkrankheiten, insbesondere der Biermerschen Blutarmut mit Bemerkungen über Leberwirkung und Retikulocytose Verh. 47. Kongr. **1935**, 204.
Bullo e Poli: Il compartamento del pancreas nell'anemia perniciosa. Riv. Clin. med **37**, 139 (1936).
Bush: A case of Cooley's Anaemia showing characteristic skull changes. Brit. J. Radiol. **10**, 491 (1937).
Butt and Watkins: Occurrence of macrocytic anemia in association with lesions of the bowel. Ann. int. Med. **10**, 222 (1936).
Bykowa: Veränderungen des Blutes bei einigen organischen Läsionen der blutbereitenden Organe. Fol. haemat. (Lpz.) **46**, 250 (1932).
Cain, Cattan, Harrispe et B. van der Boijen: Anémie hémolytique ictérigène avec hémoglobinurie nocturne et hémosidérinurie permanente. Bull. Soc. méd. Hôp. Paris III. s. **52**, 70 (1937).
Calabresi: Anaemia perniciosa e carcinoma gastrico. Policlinico, sez. prat. **1936**, 1685.
Camacho Baños: Die Erythrocytenmessung nach dem Verfahren von Price-Jones und Bock. Ref. Kongreßzbl. inn. Med. **91**, 112 (1937).
Campanacci: Sulle cosidette anemie acute perniciosiformi febbrili. Riforma med. **1933**, 753.
— e Falzoy: Sulle anemie ipercromiche sperimentali da sostanza tossiche della serie aromatica. Giorn. Clin. med. **18**, 251 (1937).
Capper: The nature of von Jaksch's anemia and the effect of splenectomy. Amer. J. med. Sci. **181**, 620 (1931).
Castex, Steingart et Poletti: Hémoglobinurie: anémie aigue à régéneration érythroplastique itense. Sang **6**, 589 (1932).
Castle: Observations on the etiologic relationship of achylia gastrica to pern. anemia. I. The effect of the administration to patients with pern. anemia of the contents of the normal human stomach recovered after the ingestion of beef muscle. Amer. J. med. Sci. **178**, 748 (1929).
— II. The effect of the administration to patients with pern. anemia of beef muscle after incubation with normal human gastric juice. Amer. J. med. Sci. **178**, 764 (1929).
— and Ham: V. Further evidence for the essential participation of extrinsic factor in hematopoietic responses to mixtures of beef muscle and gastric juice and to hog stomach mucosa. J. amer. med. Assoc. **107**, 1456 (1936).
— Heath and Strauss: Observations on the etiologic relationship of achylia gastrica to pern. anemia. IV. Amer. J. med. Sci. **182**, 741 (1931).
— — — and Heinle: VI. The site of the interaction of food (extrinsic) and gastric (intrinsic) factors; Failure of in vitro incubation to produce a thermostable hematopoietic principle. Amer. J. med. Sci. **194**, 618 (1937).
— and Strauss: Effect of autolysis on potency of liver in treatment of pern. Anemia. J. amer. med. Assoc. **104**, 798 (1935).

CHAPMANN: Osteosclerotic anemia. Amer. J. med. Sci. **185**, 171 (1933).
CHENEY: The anemia of gastric Cancer. Its response to therapy. Fol. haemat. (Lpz.) **52**, 51 (1934).
— Megalocytäre hypochrome Anaemie bei Pankreaserkrankungen. Fol. haemat. (Lpz.) **56**, 28 (1936).
CHEVALLIER: L'anémie maligne intermédiaire. Paris méd. **1936**, 177.
— l'anémie maligne intermédiaire formes cliniques. Paris méd. **1936 I**, 467.
CHIATELLINO: Osservazioni sulle anemie ipocromiche da resezione gastrica. Arch. ital. Mal. Appar. diger. **3**, 160 (1934).
CHING and DIGGS: Splenectomy in sickle cell anemia. Report of a case with necropsy in an adult on whom splenectomy was attempted. Arch. int. Med. **51**, 100 (1933).
CHOREMIS u. SPILIOPULOS: Über die Ätiologie und Therapie der COOLEYschen Anämie. Jb. Kinderheilk. **148**, 317 (1937).
CHRISTOFFERSEN: Versagende Wirkung von Ventrikelsubstanz bei perniciöser Anaemie. Acta med. scand. (Stockh.) Suppl.-Bd. **50**, 405 (1932).
CLERICI e DONDI: Contributo anatomo-clinico alla Conoscenza dell'anemia di COOLEY. Arch. ital. Anat. e Istol. Path. **6** (Suppl.), 783 (1935).
COLLINS: Observations on anaemia in the chronic rheumatic diseases. Lancet **1935 II**, 548.
COOKE and HILL: Microscopical studies in pern. Anaemie. III. J. microsp. Soc. III. s. **51**, 109 (1931).
— — Microscopial studies in pern. Anaemie IV. J. microsp. Soc. III. **51**, 112 (1931).
— and KELLER-MACK: Sickle cell anemia in a white american family. J. Pediatr. **5**, 601 (1934).
COOLEY: Likenesses and contrasts in the hemolytic anemias of childhood. Amer. J. Dis. Childr. **36**, 1257 (1928).
— and LEE: A series of cases of anemia with splenomegaly and peculiar bone changes. Trans. amer. pediatr. Soc. **37**, 29 (1925).
CORELLI: Anemia emolitica acuta tipo LEDERER. Haematologica (Pavia) **17**, 141 (1936).
CORRADETTI: Ricerche sull'azione delle opoterapie epatica e gastrica nell'anemia secondaria sperimentale. Fisiol. e Med. **4**, 157 (1933).
COSTA: Über eine tödlich verlaufende Anaemie bei einer mit Röntgenstrahlen behandelten schweren Dermatose nach Art des BOECKschen Sarkoid. Fol. haemat. (Lpz.) **50**, 30 (1933).
COTTI: Su un caso die anemia perniciosa pseudo-aplastica in corso di anchilostomiasi. Haematologica (Pavia) **15**, 327 (1934).
— L'anemia da anchilostoma duodenale. Ref. Kongreßzbl. inn. Med. **89**, 516 (1937).
COWEN: Treatment of familial acholuric jaundice. Brit. med. J. **1936**, Nr 3926, 690.
CRUZ: Pathogenese der Ankylostoma-Anaemie. II. Ursachen der regenerativen und degenerativen Erscheinungen bei dieser Anaemie und Beiträge zur Erläuterung ihres inneren Mechanismus. Kongreßzbl. inn. Med. 81, 631 (1935) (port.).
— Pathogense der Ankylostoma-Anaemie. III. Kongreßzbl. inn. Med. **81**, 632 (1935) (port.).
— Pathogenesis of Anemia in hookworm disease. Parasite carriers. Relationship between the activity of the helminth and iron deficiency in the genesis of the disease. Mem. Inst. Cruz (port.) **28**, 440 (1934).
CURSCHMANN: Über funikuläre Myelose bei hämolytischem Ikterus. Dtsch. Z. Nervenheilk. **122**, 119 (1931).
DACIE, ISRAELS and WILKINSON: Paroxysmal nocturnal hemoglobinuria of the Marchiafava type. Lancet **1938 I**, 479.
DAKIN and WEST: Observations on the chemical nature of a hematopoietic substance occurring in liver. J. of biol. Chem. **109**, 479 (1935).
DAMESHEK: Primary hypochromic anemia II, Clinical features. J. amer. med. Assoc. **100**, 540 (1933).
DANIELOPOLU en BRAUNER: Traitement des anémies par-l'acécholine. Nederl. Tijdschr. Geneesk. **1937**, 273.
DAVIDSON: Observations on intramusc. liver extract. therapy in the treatment of pern. anaemia. Brit. med. J. **1932**, Nr 3710, 269.
— Autolysed Yeast products in the treatment of anaemia. Brit. med. J. **1933**, Nr 3792, 481.
— Iron in the treatment of splenic anaemia. Lancet **1934 II**, 593.

Davidson, Fullerton and Campbell: Nutritional iron deficiency anaemia. With special reference to prevalence and age and sex incidence. Brit. med. J. **1935**, Nr 3891, 195.
— — Howie, Croll, Orr and Goddon: Nutrition in relation to anaemia. Brit. med. J. **1933**, Nr 3772, 685.
Davies and Shelley: Some observations an hypochromic anaemia and its relation to pregnancy. Lancet **1934 II**, 1094.
Day, Langston and Shukers: Leukopenie and anemia in the monkey resulting from vitamindeficiency. J. Nutrit. **9**, 637 (1935).
Debré, Lamy et Bernard: Anémie grave splénomégalique aigue curable. Sang **11**, 77 (1937).
De Candia: Anemia aplastica con reperto clinico di leucemia mieloide. Riforma med. **1933**, 555.
Decastello: Erfahrungen über die Behandlung der perniciösen Anaemie mit dem Magenpräparat Ventraemon. Med. Klin. **1930 II**, 1444.
De Castro: Untersuchungen über Größe und Durchmesserschwankungen der roten Blutkörperchen bei Gesunden. Endokrinol. **10**, 200 (1935).
Dedichen: Ictère hémolytique et ulcère de la jambe. Acta med. scand. (Stockh.) **77**, 411 (1932).
De Giorgi: Ulteriori osservazioni sull'anemia nei malati in „uremia vera". Riv. Clin. med. **35**, 902 (1934).
Deicher: Experimentelle Untersuchungen zur Leberdiät. Klin. Wschr. **1932 II**, 1187.
Deleonardi: Beneficio radicale del ferro in claro-anemia microcitica da carcinoma gastrico. Policlinico, leg. prat. **1937**, 1343.
Denecke u. Kahbrock: Die Behandlung der hyperchromen Anaemien. Ther. Gegenw. **77**, 337 (1936).
Diehl u. Kühnau: Ist Vitamin B_2 der therapeutisch wirksame äußere Faktor beim Morbus Biermre? Dtsch. Arch. klin. Med. **176**, 149 (1933).
Diggs: The sickle cell phenomen. I. The rate of sickling in moist preparations. J. Labor. a. clin. Med. **17**, 913 (1932).
— Negative results in the treatment of sickle-cell anemia. Amer. J. med. Sci. **187**, 521 (1934).
— Siderofibrosis of the spleen in sickle-cell anemia. J. amer. med. Assoc. **104**, 538 (1935).
D'Ignazio e Guarino: Sopra alcune manifestazioni ematologiche di tipo pernicioso nel decorso della colite chronica. Giorn. Clin. med. **13**, 26 (1932).
Doan, Curtis and Wisemann: The hemolytopoietic equilibrium and energency splenectomy. J. amer. med. Assoc. **105**, 1567 (1935).
Domarus, v.: Über Irrtümer bei Auswertung der Sternalpunktion. Klin. Wschr. **1937 I**, 557.
Dominici: Osservazioni sugli efetti clinici, ematologici e biologici e lontani al seguito della splenectomia in sei casi di ittero emolitico costituzionale. Haematologica (Pavia) **17**, 185 (1936).
— e Oliva: Il ricambio emoglobinico nell'anemia in corso di trattamento organo terapico. Arch. Sci. med. **56** (1932); Minerva med. (ital.) **1934**, **33**.
— e Penati: Il trattamento dell'anemia perniciosa con triptofano et istidina. Giorn. roy. Accad. Med. Torino **94**, 328 (1931).
Donath: Über die Galaktoseprobe bei perniciöser Anaemie. Klin. Wschr. **1932 II**, 1380.
Du Bois: Trois cas d'anémies hyperchromiques graves non biermeriennes chez l'adulte. Sang **8**, 422 (1934).
Ducuing, Miletzky et Soula: L'anémie agrastrique expérimentale. Sang **10**, 409 (1936).
Duesberg: Über die Anaemien. I., II. und III. Naunyn-Schmiedebergs Arch. **162**, 249, 280 (1931).
— Zur pathologischen Physiologie der Anaemien. Klin. Wschr. **1938 I**, 553.
Duyn II: Macrocytic anemia in disease of the liver. Arch. int. Med. **52**, 839 (1933).
Dvorák: Experimentelle Untersuchungen über die Blutungs- und hämolytische Anämie. Ref. Kongreßzbl. inn. Med. **57**, 163.
Dyke and Harvey: The efficient treatment of pern. anaemia. Lancet **1933 II**, 59.
Ederle: Über die Supravitalfärbung und Reticulocytenzählung. Fol. haemat. (Lpz.) **50**, 15 (1933).
Ege and Hagens: Studies over Jacobsons biologic assay of the therapeutic potency of liver extract. Acta path. scand. (Stockh.) **14**, 597 (1937).

EHRHARDT: Massenvergiftung von Tiefdruckern durch Benzol und seine Homologen. Zbl. Gewerbehyg. N. F. **13**, 10 (1936).
EIMER u. PREIDT: Agastrische Anaemie. Arch. Verdgskrkh. **51**, 145 (1932).
EISLER, HAMMARSTEN u. THEORELL: Naturwiss. **24**, 142 (1936).
ELSOM and SAMPLE: Macrocytic anemia in pregnant women with vitamin B-deficiency. J. clin. Invest. **16**, 463 (1937).
ELVEHJEM and HART: The nessecity of copper as a supplement to iron for hemoglobinformation in the pig. J. of biol. Chem. **95**, 363 (1932).
EMMERSON and HELMER: The proteolytic effect of normal gastric juice on beef muscle globulin, with reference to the reported action of the anti-anemic intrinsic factor. Amer. J. digest. Dis. a. Nutrit. **3**, 753 (1936).
ERCKLENTZ: Leukämoide Reaktion bei Leberremission einer Anaemia perniciosa. Fol. haemat. (Lpz.) **53**, 382 (1935).
ERLSBACHER u. KINDERMANN: Die Saponinresistenz der Erythrocyten bei der Anaemia perniciosa. Z. exper. Med. **75**, 454 (1931).
ÉTIENNE, VÉRAIN et LANYOT: La gastrothérapie dans l'anémie pernicieuse de BIERMER. Presse méd. **1934 I**, 809.
EYDING: Anaemia perniciosa und Schwangerschaft. Münch. med. Wschr. **1933 II**, 1283.
FABER, KNUD: Achylia gastrica mit Anaemie. Med. Klin. **1909 II**, 1310.
— Gastritis und Anaemie. Zbl. inn. Med. **1932**, 1016.
FAIRLEY and RILNER: Gastro-jejuno-colic fistula with megalocytic anaemia simulating sprue. Lancet **1931 II**, 1335.
FALCONER: Familial hemolytic icterus associated with endocrine dysfunction. Endocrinology **20**, 174 (1936).
FALISI: A clinical method of measuring red cell diameters by diffraction. Amer. J. med. Sci. **186**, 94 (1933).
FASIANI et CHIATELLINO: Syndromes anémiques chez les opérés de l'éstomac. Presse méd. **1934 II**, 2080.
— — Anemia da resezione gastrica. Arch. ital. Mal. Appar. diger. **3**, 447 (1935).
FEHÉR, V.: Die Beeinflussung der Wirkungen von hämolytischen Giften durch Leberdiät. Ref. Kongreßzbl. inn. Med. **61**, 308 (1930).
FELLINGER u. KLIMA: Untersuchungen über Anaemien bei Lebercirrhosen. Wien. klin. Wschr. **1933 II**, 1191.
— — Lebercirrhose und Anaemien. Z. klin. Med. **126**, 547 (1934).
FERRI, U.: Considerazioni su quattro casi di anemia di JAKSCH-LUZET. Haematologica (Pavia) I **15**, 217 (1934).
FIESCHI: Anemie gravi con diatesi emmorragica nelle lesioni renali croniche. Giorn. Clin. med. **13**, 678 (1932).
FIESSINGER, GAULTIER et LAUR: Anémie purpurique tardive avec hypoleucie d'origine radioligique. Sang **11**, **313** (1937).
FILO, E.: Die Wirkung der Leberbehandlung auf die Bildung und Ausscheidung der Gallenfarbstoffe bei perniciöser Anaemie. Fol. haemat. (Lpz.) **44**, **368** (1931).
FITZ-HUGH jr. and CRESKOFF: Experiments with „depepsinized" human gastric juice in the treatment of pern. anemia. Amer. J. med. Sci. **192**, 168 (1936).
FLEISCHER-HANSEN: Ein Fall von Säureverätzung des Magens mit nachfolgender perniciöser Anaemie. Hosp.tid. (dän.) **1932**, 855.
FLEISCHHACKER u. KLIMA: Über Anaemien nach Magen- und Darmoperationen. Z. klin. Med. **129**, 227 (1935).
FLINKER, R.: Die Pellagra. Erg. inn. Med. **49**, 522 (1935).
FLOOD and WEST: Some properties of Castle's intrinsic factor. Proc. Soc. exper. Biol. a. Med. **34**, 542 (1936).
FONTÈS et THIVOLLE: Recherches expérimentales sur les processus chimiques de l'hématopoièse et sur la pathogénie des anémies. Sang **4**, 658 (1930).
— — Recherches expérimentes sur la thérapeutique de l'anémie grave par carence martiale et notamment par hémorragies. VI. Action de la transfusion sanguine au sans citraté. Sang 8, 523 (1934).
— — VII. Le problème du donneur de sang. Sang **8**, 741 (1934).
— — VIII. La réconstitution des réserves martiales. Sang **10**, 144 (1936).

FONTÈS et THIVOLLE: IX. Thérapeutique totale et équilibrée par administration, orale simultanées des acides aminées hématogènes (Tryptophan et Histidin) et des globinates de fer et de cuivre. Comparaison avec l'hèpatothérapie. Sang **10**, 1056 (1936).
— KUNLIN et THIVOLLE: Impossibilité de réaliser une anémie à type Biermérien par la gastrectomie totale chez le chien. C. r. Soc. Biol. Paris **120**, 1291 (1935).
— — — Mécanisme pathogénique de l'anémie hypochrome consécutive à la gastrectomie chez le chien. C. r. Soc. Biol. Paris **120**, 1294 (1935).
— — — L'anémie consécutive à la gastrectomie ne peut, être qu'hypochrome. Nutrition (Paris) **6**, 331 (1936).
— — — Le métabolisme du fer et l'hématopoièse chez le chien après gastrectomie totale et exclusive. Sang **10**, 433 (1936).
FOUTS and ZERFAS: Use of liverextract intravenously. Report of 10 cases. Arch. int. Med. **50**, 27 (1932).
— HELMER and ZERFAS: Gastro-intestinalstudies V. Gastric juice in anemias other than pern. an. Amer. J. digest. Dis. a. Nutrit. **1**, 677 (1934).
— — — The formation of a hematopoietic substance in concentrated human gastric juice. Amer. J. med. Sci. **187**, 36 (1934).
— — — Gastro-intestinalstudies VI. The volume of the gastric juice in pern. an. Amer. J. digest. Dis. a. Nutrit. **3**, 904 (1937).
FOWLER and BARER: The etiology and treatment of idiopathic hypochromic anemia. J. med. Sci. **194**, 625 (1937).
FRANK, E.: SCHITTENHELMS Handbuch der Krankheiten des Blutes und der blutbildenden Organe, Bd. 2, S. 390. Berlin 1925.
FRANKE: Über die beste und wirtschaftlichste Behandlung der BIERMERschen Anaemie. Klin. Wschr. **1934 I**, 127.
FRESENIUS: Der Zustand des Eisens in Mineralwässern. Z. Kurortwiss. **1931**, 58.
FRIEDLÄNDER u. STEINITZ: Über den Einfluß von Leberextrakten auf den Ablauf der Phenylhydrazinanaemie. Dtsch. med. Wschr. **1933 I**, 135.
FRIEMANN: Zur Diagnose der chronischen Benzolvergiftung. Arch. Gewerbepath. **7**, 278 (1936).
FÜRTH u. SINGER: Leberdiät und experimentelle Anaemien. Z. exper. Med. **69**, 126 (1929).
FULLERTON: Anemia in poor class woman with special reference to pregnancy and menstruation. Brit. med. J. **1936**, Nr 3949, 523.
GÄNSSLEN: Ein hochwirksamer injizierbarer Leberextrakt. Klin. Wschr. **1930 II**, 2099.
— Erfolge und Indikationen des injizierbaren Leberextraktes. Dtsch. med. Wschr. **1931 II**, 1926.
— Behandlung der perniciösen Anaemie mit injizierbarem Leber- und Magenextrakt. Verh. dtsch. Ges. inn. Med. **85** (1931).
— Neuere Gesichtspunkte zur Behandlung der Blutarmut. Med. Welt **1933**, 1455.
— Die haemolytische Konstitution. Neue deutsche Klinik, 4. Erg.-Bd., S. 607. 1936.
— Die Behandlung der perniciösen Anaemie mit minimalen Campolondosen. Med. Klin. **1936 I**, 533.
— Sitzgsber. 1. internat. hämat. Tagg Münster-Pyrmont **1937**, 133 (Diskussionsbemerkung).
— Skelettveränderungen bei Blutkrankheiten (im Erscheinen begr.).
GANTENBERG: Die Serumlipoide bei Anaemien. Verh. dtsch. Ges. inn. Med. **1933**, 362.
GERLACH, W.: Zur Frage der Panmyelophthise. Münch. med. Wschr. **1932 II**, 1101.
GIBSON: Aplastic anaemia. Sequal to a case report. Lancet **1931 II**, 181.
GIORDANO and BLUM: Acute hemolytic anemia (LEDERER-type). Amer. J. med. Sci. **194**, 311 (1937).
GITTER u. HEILMEYER: Der Einfluß parenteraler Gaben von Haemoglobin und Haemoglobinabbauprodukten auf den Blutfarbstoffwechsel mit besonderer Berücksichtigung der Harnfarbstoffausscheidung. Z. exper. Med. **77**, 594 (1931).
GLANZMANN: Zur Behandlung der Kinderanaemien mit ascorbinsaurem Eisen. Schweiz. med. Wschr. **1937 I**, 436.
GLUCH: Zur Leberinjektionsbehandlung der perniziösen Anaemie. Ther. Gegenw. **73**, 284 (1932).
GOLDHAMER: Non-development of eosinophilia in pern. anemia patients treated with desiccated stomach. Ann. int. Med. **4**, 1105 (1931).

GOLDHAMER: The presence of the intrinsic factor of CASTLE in the gastric juici of patients with pern. anemia. Amer. J. med. Sci. **191**, 405 (1936).
— BETHELL, ISAACS and STURGIS: The occurence and treatment of neurologic changes in pern. anemia. J. amer. med. Assoc. **103**, 1663 (1934).
— and KYER: Chemical studies of the intrinsic factor in desiccated stomach and normal human gastric juice, I. Separations of the intrinsic factor. Proc. Soc. exper. Biol. a. Med. **37**, 659 (1938).
GOODALL: The treatment of pern. anemia by marmite. Lancet **1932 II**, 781.
GOODMAN, GEIGER and CLAIBORN: Antianemia potency of liver after gastrectomy in swine. Proc. Soc. exper. Biol. a. Med. **32**, 810 (1935).
GOTTLEBE: Die experimentellen Anämien und ihre Eignung als Test für antianämische Stoffe III. Die Collargol-Saponinanämie des Kaninchens als quantitativer Test für injizierbare Leberextrakte. Naunyn-Schmiedebergs Arch. **182**, 91 (1936).
— IV. Die Collargol-Saponinanämie der Ratte als quantitativer Test für injizierbare Leberpräparate. Naunyn-Schmiedebergs Arch. **184**, 229 (1937).
— V. Die Collargol-Saponinanämie der Ratte und des Kaninchens als quantitativer Test für peroral applizierbare Leberextrakte. Naunyn-Schmiedebergs Arch. **185**, 353 (1937).
GOTTLIEB: Myeloid insufficiency. Ann. int. Med. **7**, 895 (1934).
GOTTSEGEN: Neue Untersuchungen über Leberextraktwirkung bei der Phenylhydrazinanaemie. Wien. klin. Wschr. **1934 I**, 462.
GOUDSMIT: Akute haemolytische Anaemie. Nederl. Tijdschr. Geneesk. **1935 I**, 554.
— u. LEVIE: Der Zusammenhang zwischen aplastischer Anaemie und dem Gebrauch radiumemanationshaltigen Wassers. Neederl. Tijdschr. Geneesk. **1937**, 1708.
GRAM: Über Größe und Form der roten Blutkörperchen bei Anaemien. Ref. Kongreßzbl. inn. Med. **48**, 290 (dän.).
GREENSPON: The nature of the antipernicious anemia principle in stomach. I. method to improve stomach preparations. J. amer. med. Assoc. **106**, 266 (1936).
GREPPI: Sulle anemie ipochromiche da microcitosi e sulla loro evulozione in anemia perniciosa. Haematologica (Pavia) **15**, 573 (1934).
— Il metodo del Terwen par le determinazione quantitativa dell'urobilina. Ref. Kongreßzbl. inn. Med. **47**, 852.
— e DELEONARDI: Anemia ipocromica achilica in amebiasi intestinale. Bol. Soz. med. chir. Catania **3**, 110 (1935).
— e SEMENZA: Le anemie febbrili acute perniciosiformi. Haematologica (Pavia) **12**, 77 (1931).
GRIESHAMMER: Beitrag zur sog. osteosklerotischen Anaemie. Zbl. Path. **68**, Erg.-H., 381 (1937).
GRILL: Ein Fall von Anaemia perniciosa und Magencarcinom. Fol. haemat. (Lpz.) **54**, 410 (1936).
GRINKER and KANDEL: Pernicious anemia. Results of treatment of the neurologic complications. Arch. int. Med. **54**, 851 (1934).
GRINNAN: Roentgenologic bone changes in sickle cell and erythroblastic anemia. Report of nine cases. Amer. J. Roentgenol. **34**, 297 (1935).
GROAG: Über einen Versuch, den Blutbefund bei einem Fall konstitutioneller haemolytischer Anaemie durch Kurzwellenbestrahlung der Milz zu beeinflussen. Wien. klin. Wschr. **1937 I**, 502.
GROB: Beiträge zur Symptomatologie und Therapie des haemolytischen Ikterus im Kindesalter. Fieberkrisen, abdominelle Krisen und haemorrhagische Diathese. Jb. Kinderheilk. **142**, 163 (1934).
GROEDEL u. LOSSEN: Zur Frage der Röntgentotalbestrahlung. Strahlenther. **42**, 532 (1931).
GROEN and SNAPPER: Dietary deficiency as a cause of macrocytic anemia. Amer. J. med. Sci. **193**, 633 (1937).
GROTEPASS: Zur Kenntnis der natürlichen Harnporphyrine. Hoppe-Seylers Z. **253**, 276 (1938).
GRÜN: Überempfindlichkeit gegen parenteral verabreichte Leberpräparate bei einem Fall von perniciöser Anaemie. Wien. klin. Wschr. **1934 I**, 751.
GÜNTHER: Hyperchrome megalocytäre bzw. perniciöse Anaemie als Folge chronischer Trichloräthylenvergiftung? Med. Welt **1935**, 1834.

Gutzeit: Über die Behandlung des Morbus Biermer mit Magenpulver (Ventraemon). Münch. med. Wschr. **1930 II**, 1625.
— Schwere Anämien und Systemerkrankungen des Mesenchyms beim magenlosen Hund. Verh. dtsch. Ges. inn. Med. **1932**, 478.
— Die Gastroenteritis und ihre Folgeerscheinungen. V. Störungen der Erythropoese. Münch. med. Wschr. **1932 II**, 1591.
— Die Gastroenteritis und ihre Folgeerscheinungen. VI. Beziehungen zur perniciösen Anaemie, Störungen des Nervensystems und der Psyche. Gelenk- und Knochenerkrankungen. Münch. med. Wschr. **1932 II**, 1830.
György: Beitrag zur Pathogenese der Ziegenmilchanämie. Z. Kinderheilk. **56**, 1 (1934).
— Goldblatt, Miller and Fulton: Panmyelophthisis with hemorrhagic manifestations in rats on a nutritional basis. J. of exper. Med. **66**, 579 (1937).
Haden: Macrocytosis of the erythrocytes and achlorhydrie in pern. anemie. J. amer. med. Assoc. **98**, 202 (1932).
— The complete treatment of pern. anemia. Amer. J. digest. Dis. a. Nutrit. **1**, 628 (1934).
— Classification and differential-diagnosis of the anemias. J. amer. med. Assoc. **104**, 706 (1935).
— The treatment of the neuromuscular sequelae of pern. anemia. Surg. clin. N. Amer. **16**, 1077 (1936).
— Diffraction methods for measuring the diameter of the red blood cell. J. Labor. a. clin. Med. **23**, 508 (1938).
— and Evans: Sickle cell anemia in the white race. Improvement in two cases following splenectomie. Arch. int. Med. **60**, 133 (1937).
Hahn and Whipple: Iron metabolism in experimental anemia „availability of iron". J. of exper. Med. **67**, 259 (1938).
Hahnemann: Beitrag zur Messung der Durchmesser der roten Blutkörperchen im Blute des Menschen. Inaug.-Diss. Jena 1935.
Hallander: A contribution to the treatment of simple achylous anaemia with large doses of metallic iron. Acta med. scand. (Stockh.) **82**, 137 (1934).
Hamburger and Bernstein: Chronic hemolytic anemia with paroxysmal nocturnal haemoglobinuria. Amer. J. med. Sci. **192**, 301 (1936).
Handovsky: Über die Behandlung von Anaemien mit Kupfer, über eine Methode zum quantitativen Vergleich antianaemischer Heilmittel und über ein neues Kupfer-Eiweiß-Präparat. Klin. Wschr. **1932 I**, 981.
Hansen u. von Staa: Die einheimische Sprue. Leipzig 1936.
Hansen-Pruss: Experimental studies of the sickling of red blood cells. J. Labor. a. clin. Med. **22**, 311 (1936).
Hanssen, Odd Stub u. Forbeck: Unsere Erfahrungen über die Behandlung der perniciösen Anaemie mit Fischleber. Acta med. scand. (Stockh.) **76**, 26 (1931). Ref. Kongreßzbl. inn. Med. **63**, 167.
Hargrove and Mathews: A fatal case of sickle cell anemia with autopsy findings. J. Labor. a. clin. Med. **19**, 126 (1933).
Haring: Röntgenbefunde am Magen bei perniciöser Anämie. Med. Klin. **1932 II**, 1094.
Harnapp u. Möbius: Die Bestimmung der Erythrocytengröße aus der Lichtbeugung (Difraktrometrie, Erythrocytometrie). Pflügers Arch. **236**, 261 (1935).
Hartfall: The secretion of gastric juice in response to histamine in Addisonian anaemia. Guy's Hosp. Rep. **83**, 37 (1933).
— Gastrectomy and Gastroenterostomy anaemia. Guy's Hosp. Rep. **84**, 448 (1934).
Harvey and Janeway: The development of acute haemolytic anemia during the administration of sulfanil amide. J. amer. med. Assoc. **109**, 12 (1937).
Hawskly and Baily: The mean diameter of the erythrocytes in acholuric family jaundice and the effects of splenectomy. Lancet **1934 II**, 1329.
— and Meulengracht: Intestinal stricture and its association with pern. Anaemia. Lancet **1936 II**, 124.
Heath: The interrelation of pern. anemia and idiopathic hypochromic anemia. The study of a family in whith both conditions occurred singly and combined. Amer. J. med. Sci. **185**, 365 (1933).
— and Daland: The live of reticulocytes. Experiments on their maturation. Arch. int. Med. **46**, 533 (1930).

HEATH, MINOT, POHLE and ALSTED: The influence of mucin upon the absorption of iron in hypochromic anemia. Amer. J. med. Sci. **195**, 281 (1938).
— and PATEK: The anemia of iron deficiency. Medicine **16**, 267 (1937).
— STRAUSS and CASTLE: Quantitative aspects of iron deficiency in hypochromic anemia. (The parenteral administration of iron.) J. clin. Invest. **11**, 1293 (1932).
HECK: Myeloid immaturity in pern. Anemia. Amer. J. clin. Path. **2**, 443 (1932).
HEILMEYER: Blutfarbstoffwechselstudien I. Dtsch. Arch. klin. Med. **171**, 123 (1931).
— Blutfarbstoffwechselstudien II. Dtsch. Arch. klin. Med. **171**, 365 (1931).
— Blutfarbstoffwechselstudien III. Dtsch. Arch. klin. Med. **171**, 515 (1931).
— Blutfarbstoffwechselstudien IV. Dtsch. Arch. klin. Med. **172**, 341 (1932).
— Blutfarbstoffwechselstudien V. Dtsch. Arch. klin. Med. **172**, 628 (1932).
— Blutfarbstoffwechselstudien VI. Dtsch. Arch. klin. Med. **173**, 128 (1932).
— Zur Physiologie und Pathologie der Erythrocytenregulation. Kongr. Verh. Wiesbaden 1933, S. 113.
— Schilddrüse und Blutmauserung, besonders in Beziehung zur Hyperthyreose. Ber. II. internat. Kropfkonferenz Bern, 1932.
— Die Behandlung eisenempfindlicher Anaemien mit ascorbinsaurem Eisen, zugleich ein Beitrag zum Mechanismus der Eisenwirkung und zur Frage der Eisenmangelkrankheit. Dtsch. Arch. klin. Med. **179**, 216 (1936).
— Die Sphaerocytose als Ausdruck einer pathologischen Funktion der Milz. Dtsch. Arch. klin. Med. **179**, 293 (1936).
— Über die Pathogenese der echten Chlorose. Dtsch. Arch. klin. Med. **182**, 150 (1938).
— u. ALBUS: Die haemolytische Hypersplenie. Dtsch. Arch. klin. Med. **178**, 89 (1935).
— GÄNSSLEN, MEULENGRACHT, ROHR, WENDT, HENNING, SCHULTEN, HOFF u. SCHITTENHELM: Umfrage über Formen und Behandlung der Hyperchrom-Anaemien. Med. Klin. **1938 I.**
— u. HAUSOLD: Der Haemoglobingehalt gesunder Männer und Frauen, eine Studie zur Definition des relativen Maßsystems der Hb-Bestimmung und zur Aufstellung des normalen Färbe-Index. Dtsch. Arch. klin. Med. **179**, 94 (1936).
— u. KOCH: Eisenresorptionsstudien (im Erscheinen).
— u. PLÖTNER: Das Serumeisen und die Eisenmangelkrankheit. Jena: Gustav Fischer 1937.
— u. SCHADT: Eisenstoffwechselstudien (im Erscheinen).
— u. STÜWE: Der Eisenkupferantagonismus im Blutplasma beim Infektionsgeschehen. Klin. Wschr. **1938 I**, 925.
— u. SUNDERMANN: Gasbindungsvermögen, Eisengehalt und spektrophotometrische Konstanten von reinem durch Elektrodialyse gewonnenen Haemoglobin sowie von Vollblut als Grundlage zur Eichung von Haemometern. Dtsch. Arch. klin. Med. **178**, 397 (1936).
— u. TOOP: Klinische Farbmessungen XII (Spektrophotometrische Messungen der Serumfarbe). Z. exper. Med. **80**, 603 (1932).
— u. WAPPLER: Klinische Farbmessungen VI (Serumfarbe). Z. exper. Med. **63**, 630 (1928).
— u. WESTHÄUSER: Reifungsstudien an überlebenden Reticulocyten in vitro und ihre Bedeutung für die Schätzung der täglichen Haemoglobinproduktion in vivo. Z. klin. Med. **121**, 361 (1932).
HELD and GOLDBLOOM: ADDISON-BIERMER's Anemia (Pern. an.). Report of case showing allergic-like phenomena to liver extract. J. amer. med. Assoc. **96**, 1361 (1931).
HELMER, FOUTS and ZERFAS: Gastrointestinal studies. I. Gastric juice in pern. an. J. clin. Invest. **11**, 1129 (1932).
— — — Increased potency of liver extract by incubation with human gastric juice. Proc. Soc. exper. Biol. a. Med. **30**, 775 (1933).
— and ZERFAS: The relationship of the intrinsic factor to a haematopointic material in concentrated human gastric juice. Amer. J. med. Sci. **188**, 184 (1934).
HELPAP: Zur Kritik der Sternalpunktion. Klin. Wschr. **1937 I**, 558.
HENNING: Weitere Erfahrungen mit der Lebertherapie bei perniciöser Anaemie. Fol. haemat. (Lpz.) **42**, 99 (1930).
— Beobachtungen zur Pathogenese der akuten Myeloblastenanämie. Dtsch. Arch. klin. Med. **178**, 538 (1936).
— Spezielle Pathologie des Sternalmarks in vivo. Sitzgsber. 1. internat. Tagg Haemat. Ges. Münster-Pyrmont **1937**, 60.

HENNING u. KEILHACK: Untersuchungen über eine rationelle Dauertherapie der perniciösen Anaemie. Arch. Verdgskrkh. **59**, 129 (1936).
HERNBERG: Concerning the antianaemic influence of the gastric juice in pern. bothriocephalus anaemia. Acta med. scand. (Stockh.) Suppl.-Bd. **78**, 582 (1936).
HERRICK: Pekuliar elongated and sickle-shaped red blood corpuscles in a case of sever anemia. Arch. int. Med. **6**, 517 (1910).
HESS, W.: Atmung und Gärung bei der experimentellen Benzolleukaemie. Frankf. Z. Path. **47**, 522 (1935).
HESS-THAYSEN: Non-tropical sprue, 1932.
HEYDENREICH: Aplastische Anaemie nach Nirvanolbehandlung einer Chorea minor. Fortschr. Ther. **13**, 680 (1937).
HIRLEMANN: Sur l'ictère hémolytique constitutionel et la splénectomie. Schweiz. med. Wschr. **1933 II**, 1309.
HITZENBERGER: Zur Behandlung der neurologischen Komplikationen der Anaemia perniciosa. Wien. med. Wschr. **1937 I**, 257.
HOFF u. SAUERSTEIN: Über Bothriocephalusanaemie. Klin. Wschr. **1936 I**, 131.
HOFFMANN: Beobachtungen über das Verhalten des weißen Blutbildes bei perniciöser Anaemie in der Zeit vor und nach Einführung der Lebertherapie. Klin. Wschr. **1936 I**, 598.
HOLBOLL: Neue Methode der Reticulocytenfärbung. Ugeskr. Laeg. (dän.) **1929 II**, 1077.
— Gleichzeitiges Vorkommen von perniciöser Anämie und aplastischer Anaemie. Hosp.tid. (dän.) **1936**, 246.
HOLLER u. KUDELKA: Resultate von Bestimmungen des Erythrocytendurchmessers beim Menschen unter physiologischen und pathologischen Verhältnissen I, II, III. Dtsch. Arch. klin. Med. **154**, 165, 172 (1927). — Fol. haemat. (Lpz.) **35**, 97 (1927).
HOLSTEIN: Benzolerkrankungen bei Gummiklebern. Med. Welt **1937**, 391.
HULST u. GROTEPASS: Über das Pentdyopent von BINGOLD. Klin. Wschr. **1936 I**, 201.
HURST: A case of ADDISON's anaemia with subacute combined degeneration of the spinal cord and normal gastric secretion following chronic obstruction of the ileum. Guy's Hosp. Rep. **83**, 47 (1933).
— u. KARK: Ein Fall von aplastischer Anaemie: 290 Bluttransfusionen im Laufe von 9 Jahren. Sekundäre Haemochromatose. Nord. med. Tidskr. (norw.) **1937**, 1285.
HYNES u. MARTIN: Eine Schnellmethode zur Messung des Ery.-Durchmessers. J. of Path. **43**, 99 (1936).
ILLING: Funikuläre Spinalerkrankungen. Erg. inn. Med. **48**, 340 (1935).
INGRASSIA: Studio sull'influenca della dieta epatico nei cani trattati con veleni dell sangue. Haematologica (Pavia) I **14**, 349 (1933).
ISAACS and GOLDHAMER: Rôle of decreased amount of gastric secretion in production of pernicious An. Proc. Soc. exper. Biol. a. Med. **31**, 706 (1934).
ISRAELS and WILKINSON: Achrestic anaemia. Quart. J. Med. N. s. **5**, 69 (1936).
— — Haemolytischer Ikterus bei Erwachsenen (Sphaerocytenanaemie). Quart. J. Med. N. s. **7**, 137 (1938).
ISTOMANOWA: Klinische Beobachtungen über vitalfärbbare Erythrocyten bei schweren Anaemien. Dtsch. Arch. klin. Med. **153**, 106 (1926).
JACARELLI: Contributo allo studio dell'ittero emolitico. Policlinico, sez. med. **40**, 632 (1933).
JACKSON jr.: The differential diagnosis of a granulocytic angina from acute leucemia. Amer. J. med. Sci. **188**, 604 (1934).
JACOBS: On the nature of the antipernic. anemia principle. I, II, III. J. Labor. a. clin. Med. **22**, 890, 892 (1937).
JAGIĆ u. NAGL: Der exogene Faktor in der Anaemieforschung. Dtsch. med. Wschr. **1937 I**, 486.
JEDLICKA u. VARADI: Die Lebertherapie und chronisch haemolytischer Ikterus. Z. klin. Med. **118**, 286 (1931).
JÉQUIER: La fonction antipernicieuse de l'éstomac. Rev. méd. Suisse rom. **56**, 880 (1936).
JONA: Ipocromaemia in corso di anemia perniciosa. Arch. Sci. med. **60**, 605 (1935).
JONES: Cytological studies of biopsied anemia bone marrow during relapse. Proc. Soc. exper. Biol. a. Med. **34**, 694 (1936).
— Origin of neutrophils in pern. anemia (COOKES' macropolycytes). Biopsis of bone marrow. Arch. int. Med. **60**, 1002 (1937).
— BENEDICT and HAMPTON: Variations in the gastric mucosa in pernicious anemia. Gastroskopic, surgical and roentgenologic observations. Amer. J. med. Sci. **190**, 596 (1935).

Jonesco et Bonciu: Contribution á l'étude de l'anémie pern. gravidique. Sang **9**, 510 (1935).
Jørgensen and Warburg: The indices and diameters of the erythrocytes etc. Acta med. scand. (Stockh.) **66**, 109, 135, 499 (1927).
Josephs: Studies in haemolytic anaemia, I u. II. Bull. Hopkins Hosp. **62**, 25, 53 (1938).
— and Winecore: Studies in haemolytic anaemia, III. Bull. Hopkins Hosp. **62**, 70 (1938).
Kapp: Zur Klinik und Pathogenese der essentiellen hypochromen Anaemie. Helvet. med. Acta **2**, 490 (1935).
Karczag: Recherches spectrographiques sur le suc gastrique normal et pathologique, plus particulièrement dans l'anémie pernicieuse. C. r. Soc. Biol. Paris **118**, 1417 (1935).
Kark: Two cases of aplastic anaemia. Guy's Hosp. Rep. **87**, 343 (1937).
Karlmark u. Olovson: Über gleichzeitiges Vorkommen von Tuberkulose und Anaemia perniciosa Biermer. Beitr. Klin. Tbk. **79**, 772 (1932).
Karrer, Frei u. Fritzsche: Über einen Bestandteil von gegen perniciöse Anaemie hoch aktiven Leberpräparaten. Helvet. chim. Acta **20**, 622 (1937).
Kaznelson, Reimann u. Weiner: Achylische Chloranämie. Klin. Wschr. **1929 II**, 1071.
Keefer: Anemia associated with gastrointestinal disorders: Clinical considerations and the value of iron in treatment. Ann. int. Med. **5**, 740 (1931).
— Yang and Huang: Anemia associated with chronic dysentery. Clinical considerations with spezial reference to the cause and treatment. Arch. int. Med. **47**, 436 (1931).
Keller, Chr. J. u. Seggel: Über das Vorkommen fluoreszierender Erythrocyten. I. Untersuchungen am normalen roten Blutbild. Fol. haemat. (Lpz.) **52**, 241 (1934).
Keller, H. R.: Die klinische und praktische Bedeutung der Erythrocytendurchmesserbestimmung mit Hilfe der Diffraktionsmethode (Halometrie) unter besonderer Berücksichtigung der Perniciosadiagnose. Z. klin. Med. **127**, 132 (1935).
Kersley: Atypical megalocytic anaemia. Brit. med. J. **1935**, Nr 3907, 994.
Kessler: Über familiäre einheimische Sprue. Schweiz. med. Wschr. **1937 I**, 269.
Kin, Sho, Sei: On the mechanism of development of lead-anaemia. I. On the rôle of spleen on the development of anaemia due to lead. J. med. Coll. Keijo (jap.) **6**, 427.
Kinder: Anwendung des Mikrointerferometers nach W. Linnik, zur Bestimmung der Gestalt einzelner Erythrocyten. Zeiß-Nachr. 2. Folge, H. 3, S. 100. 1937.
Klan: Über die sog. Erythrokonten Schillings bei Anaemia perniciosa und einigen anderen anaemischen Blut- und Krankheitsbildern. Fol. haemat. (Lpz.) **47**, 145 (1932).
Klaperzak: Weitere Untersuchungen über die Singersche Probe. Fol. haemat. (Lpz.) **56**, 233 (1936).
Klima: Zur Prognose und Therapie der funikulären Myelose bei perniciöser Anaemie. Wien. klin. Wschr. **1931 II**, 1337.
— Sternalpunktion und Knochenmarksbild bei Blutkrankheiten. Wien-Berlin 1938.
— u. Seyfried: Myeloblastose unter dem Bild einer Agranulocytose, haemorrhagischer Aleukie und schweren haemolytischen bzw. aplastischen Ana mie. Med. Klin. **1937 I**, 400.
— — Zur Pathologie und Therapie der Bleianaemie. Fol. haemat. (Lpz.) **57**, 283 (1937).
Kloster: Einige Erfahrungen über die Dosierung des Campolons bei der Biermerschen Anaemie. Acta med. scand. (Stockh.) **79**, 475 (1933).
Klumpp: The treatment of pernicious anemia with autolyced liver concentrate. J. amer. med. Assoc. **106**, 1245 (1936).
Kottloos u. Kerner: Behandlung der Anaemien mit dem organischen Schwefelpräparat Thioalbin. Med. Klin. **1933 I**, 327.
Kottmeier: Die perniciosiforme Schwangerschaftsana mie. Acta obstetr. scand. (Stockh.) **17**, 266 (1937).
Kowalzig u. Heilmeyer: Über einen Fall von perniciöser Anämie kombiniert mit einer Eisenmangelanämie und ausgedehnten, durch Vit. B-Zufuhr gut beeinflußbaren Nervenstörungen. Im Erscheinen.
Kristenson: Beobachtungen über das zahlenmäßige Verhalten der Erythrocyten bei Anaemia perniciosa. Ref. Kongreßzbl. inn. Med. **59**, 56 (1931).
Krjukoff: Die Differentialdiagnose von Addison-Biermerscher Ana mie, Sprue und Pellagra. Fol. haemat. (Lpz.) **45**, 188 (1931).
— Blut und Blutbildung bei schweren Fällen von Pellagra. Fol. haemat. (Lpz.) **45**, 196 (1931).
— Blut und Blutbildung bei schweren Fällen von Pellagra. Fol. haemat. (Lpz.) **45**, 196 (1931).

KÜHNAU, W.: Über die Behandlung der perniciösen Anaemie mit Duodenalsaft. Münch. med. Wschr. **1933 II**, 1772.
LABBÉ et BALMUS: Anémie pernicieuse et cancer de l'éstomac. Sang **9**, 113 (1935).
— BOULIN et BALMUS: Anémie pernicieuse aigue et leucémie à monocytes. Infektion staphylococcique. Bull. Soc. méd. Hôp. Paris III. s. **50**, 762 (1934).
LAINER: Die Behandlung der Agranulocytose mit Fieberbluttransfusionen. Wien. klin. Wschr. **1937 II**, 1455.
LALAND and KLEMM: Experiments to isolate the antianemic prinziple of the liver. Chemical part. Acta med. scand. (Stockh.) **88**, 620 (1936).
LAMBIN: Les anémies provoquées par les rayons X et les corps radioactifs. J. belge Radiol. **19**, 365 (1930).
LANGEN, C. D.: Megaloblasten bei einigen experimentellen Anaemien. Kongreßzbl. inn. Med. **89**, 646 (1937).
— u. GROTEPASS: Zur Frage des Porphyrinstoffwechsels beim Aufbau und Abbau des Blutes. Acta med. scand. (Stockh.) **94**, 245 (1938).
LARSEN: On the presence of anaemia after ventricle operations. Acta med. scand. (Stockh.) **83**, 110 (1934).
LASCH: Über eine biochemische Methode zur quantitativen Bestimmung des intrinsic Faktors nach CASTLE im Magensaft. Klin. Wschr. **1937 I**, 810.
LASSEN: Spontaneous recovery from perniceous Anemia. Acta med. scand. (Stockh.) **82**, 588 (1934).
— and K. LASSEN: Yeast or vitamin B_2 as „extrinsic factor" in treatment of pern. an. Amer. J. med. Sci. **188**, 461 (1934).
LEDERER: A form of acute hemolytic anemia probably of infections origine. Amer. J. med. Sci. **170**, 500 (1925).
— Three additional cases of acute hemolytic (infectious) anemia. Amer. J. med. Sci. **179**, 228 (1930).
LEEUWEN: Die hypochrome gastrogene Anaemie und die hypochrome enterogene Anaemie (2 Anaemieformen). Klin. Wschr. **1933 I**, 698.
LEHMANN: Über den Wert der basophil granulierten Erythrocyten für die Frühdiagnose der gewerblichen Bleivergiftung. Arch. f. Hyg. **111**, 49 (1933).
LEHNDORFF: Hämolytische Anaemie. Die Kugelzellenkrankheit. Med. Klin. **1935 II**, 74.
— Die Erythroblastenanaemie. Erg. inn. Med. **50**, 568 (1936).
— Anaemia neonatorum. Erg. inn. Med. **52**, 611 (1937).
LEIVY and SCHNABEL: Abdominal crises in sickle cell anemia. Amer. J. med. Sci. **183**, 381 (1932).
LENDVAY: Wirkung von Kongorot bei perniciöser Anaemie. Klin. Wschr. **1936 II**, 1034.
LEPEL: Zur Frage der Pathogenese des haemolytischen Ikterus. Dtsch. Arch. klin. Med. **180**, 245 (1937).
— Die Messung des Erythrocytendurchmessers. Dtsch. Arch. klin. Med. **180**, 341 (1937).
LERMANN and MEANS: Treatment of the anemia of myxoedema. Endocrinology **16**, 533 (1932).
LESCHKE: Magentherapie leberrefraktärer Fälle von perniciöser Anaemie. Med. Klin. **1930 II**, 1445.
LETTERER: Hochgradige Milzhyperplasie bei experimenteller chronischer Phenylhydrazinvergiftung. Arch. Gewerbepath. **7**, 701 (1937).
LIGNAC: Die Benzolleukaemie bei Menschen und weißen Mäusen. Krkh.forsch. **9**, 403 (1932).
LINTZEL: Untersuchungen über die Resorption und Assimilation des Eisens. Habilitationsschrift. Landwirtschaftl. Hochschule Berlin.
— Über die Art der Eisenwirkung im Organismus. Z. Kurortwiss. **1931**, 48.
— Zum Nachweis der Resorption des Nahrungseisens als Ferro-Ion. Biochem. Z. **263**, 173 (1933).
LITZNER: Erkrankungen durch Benzol und seine Homologen. Erg. Med. **17**, H. 1 u. 2.
LOEPER et LOEWE-LYON: Staphylococcémie avec anémie, leucopénie et hypogranulocytose. Bull. Soc. med. Hôp. Paris III. s. **54**, 23 (1938).
LOLLI: Sull'anemia emolitica con emoglobinuria-emosiderinuria tipo Marchiafava. Riforma med. **1933**, 1313.
LORDKIPANIDZE: Volumenänderungen des zirkulierenden Blutes bei experimenteller haemorrhagischer Anaemie. Volumenregulierung. Z. exper. Med. **76**, 75 (1931).

LOVIBOND: Macrocytic haemolytic anaemia. Report of a case. Lancet **1935 II**, 1395.
LUCCHINI, SEGRE e BONIZZI: Contributo allo studio clinico e sperimentale dell'anemia pern. Varese: Tipogr. „A.L.A." 1932.
LUPU et NICOLAU: Observations cliniques, hématologiques et histologiques sur un cas de leuko-érythrophthisie. Sang **5**, 530 (1931).
LUSENA, A.: Osservazioni cliniche e fisiopathologiche sopra un caso di anemia aplastica. Policlinico, sez. med. **40**, 805 (1933).
MCCANCE and WIDDOWSON: Absorption and excretion of iron. Lancet **1937 I**, 680.
MCGEE, LEMUEL and GOODWIN: The syndrome of dysphagia and anemia. Ann. int. Med. **11**, 1498 (1938).
MACHOLD: Die Kupfer-Eisenbehandlung der Anaemien Erwachsener. Z. klin. Med. **127**, 27 (1934).
MACKAY: Dietetic dificiencies and susceptibility to infection. Lancet **1934 II**, 1462.
— The haemoglobin level among London mothers of the hospital class. Lancet **1935 I**, 1431.
— Anaemia in Infancy and Childhood. Practitioner **135**, 200 (1935).
MAGNUS and UNGLEY: The gastric lesion in pern. anaemia. Lancet **1938 I**, 420.
MALAMOS: Das rote Blutbild bei Lebererkrankungen. Dtsch. Arch. klin. Med. **177**, 209 (1935).
MANAI: La anemia splenica emolitica dei malarici chronici. Giorn. Clin. med. **18**, 629 (1937).
MANSFELD u. SÓS: Über die Beziehungen der Schilddrüse zur perniciösen Anaemie. Klin. Wschr. **1938 I**, 386.
MANZINE: Anemia sperimentale da tiramina nel coniglio e nella caria. Boll. Soc. ital. Biol. sper. **11**, 396 (1936).
— Sulle anemie sperimentali col. quadro dell'anemia perniciosa. Boll. Soc. ital. Biol. sper. **11**, 456 (1936).
MARCHIAFAVA: Anemia emolitica con emosiderinuria perpetua. Bull. Accad. Med. Roma **55**, 280 (1929). — Erstbeschreibung: Policlinico **18**, 241 (1911).
MARCOLONGO et ALBONI: Sui rapporti clinici e patogenetici fra fenoli del sangue ed anemie in particolare le anemie macrocitiche (iperchromiche). V. Considerazioni e conclusioni. Arch. Sci. med. **64**, 657 (1937).
MARK u. HAUKE: Über den Nachweis des CASTLE-Ferments im Magensaft bei Anaemien. Z. klin. Med. **132**, 705 (1937).
MASSA e ZOLEZZI: Primi risultati di una terapia dell'anemia perniciosa col rosso Kongo. Giorn. Clin. med. **14**, 1207 (1933).
— — Die Wirkung des Kongorots bei perniciöser Anaemie. Klin. Wschr. **1935 I**, 235.
MASSOBRIO et MARANZANA: L'eosinofilia da ingestione di fegato. Arch. Sci. med. **65**, 201 (1938).
MATTHES: Beitrag zur Ätiologie und Verlauf der Panmyelophthise. Dtsch. Arch. klin. Med. **180**, 68 (1937).
MATTHEWS: The differenzial diagnosis and treatment of severe anaemia. Brit. med. J. **1935**, Nr 3906, 943.
MAZZA e PENATI: Sulla natura chimica del principio antipernicioso del fegato. Arch. di Sci. biol. **23**, 443 (1937).
MEERSSEMANN, FRIESS et LEMAISTRE: Anémie rheumatismale et formes anémiques de la maladie de Bouillaud. Bull. Soc. méd. Hôp. Paris III. s. **48**, 1259 (1932).
MEINERTZ: Zur Frage des erworbenen haemolytischen Ikterus. Med. Klin. **1933 I**, 539.
MELOCCHI: Anemia perniciosa con reperto di carcinoma gastrico. Riforma med. **1933**, 476.
MENDELS: Akute haemolytische Anaemie (LEDERER). Nederl. Tijdschr. Geneesk. **1938**, 536. Ref. Kongreßzbl. inn. Med. **95**, 57.
MERMOD u. DOCK: Hinfälligkeit und Reifung der Reticulocyten. Arch. int. Med. **55**, 52 (1935).
MESCHEDE: Über das Verhalten der Fermente in anaciden Säften. Arch. Verdgskrkh. **61**, 1 (1937).
METTIER and CHEW: The anemia of scurvy. Affect of Vitamin C-diet on blood formation in experimental scurvy of guinea pigs. J. of exper. Med. **55**, 971 (1932).
— KELLOG and PURVIANCE: Studies on hypochromic anemia in dogs. II. The evaluation of predigested beef, iron and liver extract on formation of hemoglobin after gastrectomy. J. clin. Invest. **16**, 107 (1937).

METTIER, KELLOG and RINEHART: Chronic ideopathic hypochromic anemia etiologic relationship of achlorhydria to the anemia etc. Amer. J. med. Sci. **186**, 694 (1933).
MEULENGRACHT: Fortgesetzte Untersuchungen über die Anwesenheit des antiana mischen Faktors in Magenpräparaten von getrockneter Substanz aus Cardia, Fundus, Pylorus. IV. Präparate aus der Cardia-Gegend. Acta med. scand. (Stockh.) **85**, 50 (1935).
— V. Preparations from the duodenum. Acta med. scand. (Stockh.) **85**, 79 (1935).
— Weitere Untersuchungen über die Pylorusdrüsen und BRUNNERschen Drüsen in ihrer Beziehung zur perniciösen Anaemie. Z. klin. Med. **130**, 468 (1936).
— Theorie der perniciösen Anaemie und ihre Behandlung. Sitzgsber. 1. Hämat. Tagg Münster-Pyrmont **1937**, 199.
— u. JOHANSEN: Behandlung der perniciösen Anaemie mit Magen und Magenextrakt. Klin. Wschr. **1930 I**, 1062.
MEYER, RICHTER and LEGERE: Pernicious anemia. Parenteral treatment with extracts prepared from digested equine liver and from self-digested stomach. Arch. int. Med. **54**, 281 (1934).
MEYER, SELMA u. SCHNEIDER: Periodische Untersuchungen von Arbeitern. II. Laufende Blutuntersuchungen bei Benzolarbeitern. Arch. Gewerbepath. **4**, 480 (1933).
MEYTHALER: Erfahrungen mit GÄNSSLENs injizierbarem Leberextrakt bei der Behandlung der perniciösen Anaemie. Klin. Wschr. **1931 II**, 2336.
— u. PETRICH: Perniciöse Anaemie und Magencarcinom. Klin. Wschr. **1938 I**, 196.
MICHELI: Achylia gastrica und Anaemie. Ref. Kongreßzbl. inn. Med. **82**, 50 (1935).
— Neue Beobachtungen und Betrachtungen über die Anämien infolge Eisenmangels. Knoll's Mitt. f. Ärzte, Jubil.-Ausg. 1936, 194.
— Sull'anemia da carenza alimentare di ferro. Scritti in onore Ceconi **1936**, 243.
— Nuovi osservazioni e considerazioni sulle anemie da carenza di ferro. Med. contemp. Torino **2**, 711 (1936).
— PENATI e MOMIGLIANO: (Ovalocytenanaemie.) Atti Soc. lombarda Chir. **3**, No 8 (1935).
MILHIT et LAMY: Les anémies préleucémiques. Bull. Soc. méd. Hôp. Paris III. s. **51**, 1382 (1935).
MILLER, F. R.: Effect on pernicious anemia of massive doses of parenteral liver extract. Proc. Soc. exper. Biol. a. Med. **33**, 580 (1936).
MILLER, T. GRIER: Addisonian anemia and carcinoma of the stomach in the some individual. Report of three cases. Chronic gastritis as a probable basis for both disease. Internat. Clin. I. s. **45**, 167 (1935).
— and RHOADS: The experimental production of loss of hematopoitic elements of the gastric secretion and of the liver in swine with achlorhydria and anemia. J. clin. Invest. **14**, 153 (1935).
MILLS: The effect of therapy on nerve degeneration in pernicious anemia. Amer. J. med. Sci. **191**, 72 (1936).
MINO: Osservazioni sull'ittero emolitico. Arch. Sci. med. **55**, 663 (1931).
MINOT: The importance of the treatment of pernicious anemia on a quantitative basis. J. amer. med. Assoc. **99**, 1906 (1932).
— The anemias of nutritional deficiency. Etiology, diagnosis, treatment and prevention. J. amer. med. Assoc. **105**, 1176 (1935).
— Anemia and the gastro-intestinal tract. A synopsis. Amer. J. digest. Dis. a. Nutrit. **3**, 643 (1936).
MITCHELL and MILLER: Studies in nutritional anemia. Quantitative variations in iron, copper and manganese supplements. J. of biol. Chem. **92**, 421 (1931).
MODUGNO: Beitrag zum Studium der essentiellen hypochromen Anaemie. Ref. Kongreßzbl. inn. Med. 88, 215.
MOGENSEN: Die Eisenbehandlung der perniciösen Anaemie (dän.). Ref. Kongreßzbl. inn. Med. **79**, 332 (1935).
— The anemia of gastric cancer. Fol. haemat. (Lpz.) **56**, 206 (1936).
MOISE: Studi sugli eritroconti (v. SCHILLING) nell'anemia perniciosa, nella malaria ed in altre malatti. Ann. Med. nav. e colon. **38**, 385 (1932).
MOMIGLIANO: Modificazioni della resistenza osmotica di globuli trasfusi prima e dopo la splenectomia in un caso di ittero emolitico costituzionale. Haematologica (Pavia) **16**, 1001 (1935).

MOMIGLIANO e BAIRATI: Conseguenze immediate e remote della splenectomia sulle curve citrocitometrica reticulocitometrica e di resistenza osmotica dei globuli rossi in casi di ittero emolitico costituzionale. Arch. Sci. med. **59**, 717 (1935).

— — Distribution of the erythrocyte population in regard to diameters and osmotic resistance in splenectomized cases of hemolytic icterus. Amer. J. med. Sci. **190**, 610 (1935).

MONCRIEFF and WHITBY: COOLEY's anaemia. Lancet **1934 II**, 648.

MOORE, ARROWSMITH, QUILIGAN and READ: I. studies in iron transportation and metabolism. J. clin. Invest. **16**, 613 (1937).

— DOAN and ARROWSMITH: II. The mechanism of iron transporation. Its significance in iron utilization in anemic states in varied etiology. J. clin. Invest. **16**, 626 (1937).

MORAWITZ: Messung des Blutumsatzes. Handbuch der normalen und pathologischen Physiologie, Bd. 6/I.

— Agastrische Anaemien und ihre Beziehungen zu Anaemia perniciosa. Arch. Verdgskrkh. **47**, 305 (1930).

— Kritik und Aufgaben der Anaemiebehandlung. Dtsch. med. Wschr. **1933 I**, 560.

— u. SEYFARTH: Anaemie. Neue deutsche Klinik, Bd. 1, S. 346. 1928.

MORRIS, SCHIFF, FOULGER, MURRAY and SHERMANN: Treatment of pern. anemia. Effect of a single injection of concentrated gastric juice (Addisin). J. amer. med. Assoc. **100**, 171 (1933).

— — — RICH and SHERMANN: Oberservations in the haematopoietic hormone (Addisin) in pern. anaemia. Brit. med. J. Nr 3753, 1050.

MORRISON, SWALM and CHEVALIER L. JACKSON: Syndrome of hypochromic anemia, achlohydria and atrophic gastritis. Gastroscopic studies with case reports. J. amer. med. Assoc. **109**, 108 (1937).

MULHOLLAND: Intravenous liver extract in the therapy of pern. anemia. Report of a case. Ann. int. Med. **11**, 671 (1937).

MURPHY: Einige Bemerkungen über die Behandlung und Prognose bei Patienten mit perniciöser Anaemie. Ref. Kongreßzbl. inn. Med. **92**, 688.

— The parenteral use of liverextract in pern. anemia. J. amer. med. Assoc. **98**, 1051 (1932).

— The adventages of intramusc. injections of a solution of liverextract in the treatment of pern. anemia. Amer. J. med. Sci. **186**, 361 (1933).

— Rational treatment of the anemic patient. Ann. int. Med. **7**, 939 (1934).

MURRAY-LYON: Familial acholuric jaundice simulating LEDERER's anemia. Brit. med. J. **1935**, Nr 3862, 50.

— — The treatment anemia with Campolon. Edinburgh med. J. N. s. **39**, 328 (1932).

MYERS and BEARD: The influence of inorganic elements on blood regeneration in nutritional anemia. J. amer. med. Assoc. **93**, 1210 (1929).

— — Studies in the nutritional anemia of the rat. I. Influence of iron upon blood regeneration. J. of biol. Chem. **94**, 71 (1931).

— — II. Influence of iron plus supplements of other inorganic elements upon blood regeneration. J. of biol. Chem. **94**, 89 (1931).

— — and BAKER: The action of iron and iron supplement with other elements upon the daily reticulocyte, Erythrocyte and hemoglobin response. J. of biol. Chem. **94**, 132 (1931).

— — and RAFFERTY: The prevention of anemia by means of inorganic elements. J. of biol. Chem. **94**, 111 (1931).

NAEGELI: Blutkrankheiten und Blutdiagnostik. Berlin 1932.

— Über die Entstehung und Behandlung der Anaemien. Wien. klin. Wschr. **1935 I**, 225.

NAGAI: Klinische Untersuchungen über den Durchmesser und das Volumen der roten Blutkörperchen unter normalen und pathologischen Verhältnissen. Ref. Kongreßzbl. inn. Med. **80**, 292.

NAGEL: Die Dosierung der Leberpräparate bei essentieller Anaemie. Ther. Gegenw. **76**, 210 (1935).

NAGL: Beitrag zur A tiologie der hyperchromen Anaemie und funiculären Myelose. Z. klin. Med. **131**, 781 (1937).

NANU-MUSCEL, IONNESCO et VALTER: Sur un cas d'anémie pernicieuse compliquée de septicémie colibacillaire et de fièvre typhoide. Sang **5**, 676 (1931).

NEIDHARDT: Über die Möglichkeit einer schädlichen Überdosierung bei Lebertherapie. Z. exper. Med. **77**, 242 (1931).

NEUBURGER: Die Behandlung des Icterus haemolyticus. Z. ärztl. Fortbildg **28**, 697 (1931).

— Das Versagen der Lebertherapie beim haemolytischen Ikterus. Dtsch. med. Wschr. **1931 I**, 969.

NIKULINA u. TITOVA: Zur Frage der Thrombopenie als eines der frühesten Symptome der chronischen Benzol-Intoxikation. Arch. Gewerbepath. **5**, 201 (1934).

NORDENSON: Studies on bone marrow from sternal puncture. Generalstab. litographisca anstalts förlag Stockholm 1935.

— The bone marrow in the anemia of chronic nephritis. Fol. haemat. (Lpz.) **59**, 1 (1938).

NORPOTH: Depotbehandlung der perniciösen Anaemie mit Campolon. Münch. med. Wschr. **1933 I**, 423.

NYFELDT: FABERsche Krankheit und perniciöse Anaemie. Ugeskr. Laeg. (dän.) **1935**, 472.

NYLANDER: Beitrag zur Kenntnis der Anaemie bei diffusen Nierenerkrankungen. Acta med. scand. (Stockh.) Suppl. **60**.

OHA: Influence of the cell constituents of erythrocytes and various organs on recovery from experimental anemia. III. Exper. of oral administration. Jap. J. of exper. Med. **10**, 395 (1932).

— V. Histological study of hematopoietic organs. Jap. J. of exper. Med. **10**, 447 (1932).

OLKON: Subakute combinierte Strangdegeneration mit LHERMITTEschem Symptom bei perniciöser Anaemie. J. nerv. Dis. **77**, 256 (1933).

ORTEN, UNDERHILL and LEWIS: A study of certain metals in the prevention of nutritional anemia in the rat. J. of biol. Chem. **96**, 1 (1932).

OSATO, HASHIMITO u. TAKIGAWA: Über die aplastische Anämie oder Panmyelophthise. Fol. haemat. (Lpz.) **53**, 42 (1934).

OSGOOD: Normal hematologic standards. Arch. int. Med. **56**, 849 (1935).

— HASKINS and TROTMANN: The value of accurately determined color volume and saturation indexes in anemias. J. Labor. a. clin. Med. **17**, 859 (1932).

— and MABLE: Reticulocytes. J. Labor. a. clin. Med. **19**, 1129 (1934).

OVERGAARD: Ein Fall von osterosklerotischer Anaemie. Acta radiol. (Stockh.) **17**, 51 (1936).

PAPE: Morphologischer und funktioneller Röntgenbefund im Magen-Darmtrakt bei perniciöser Anaemie. Wien. Arch. inn. Med. **26**, 161 (1935).

PASCHKIS: Beiträge zur Kenntnis und Wertung der Blutzerstörung beim haemolytischen Ikterus. Z. klin. Med. **116**, 680 (1931).

— Blutmauserung und Urobilinstoffwechsel. Erg. inn. Med. **45**, 682 (1933).

PATEK and HEATH: Chlorosis. J. amer. med. Assoc. **106**, 1463 (1936).

PAXTON: Four cases of familial acholuric jaundice. The effect of splenectomy on red cell morphology. Arch. Dis. Childh. **10**, 421 (1935).

PEABODY: The Pathology of the bone marrow in pernicious anemia. Amer. J. Path. **3**, 179 (1927).

PÉHU et NOËL: Erythroplastose type Cooley (Anémie mediterranèeane). Bull. Acad. méd. Hôp. Paris III. s. **113**, 462 (1935).

PELLEGRINI: Anemia perniciosiforme in soggetto con intossicazione cronica da piombo. Reforma med. **1935**, 589.

PEÑA CHAVARRIA u. ROTTER: Untersuchungen über die Hakenwurmana mie. Arch. Schiffs- u. Tropenhyg. **39**, 505 (1935).

PERATONER: L'epatoterapia nell'anemia perniciosa delle gravide. Policlinico, sez. prat. **1933**, 523.

PERSONS und EKOLA-STROLBERG: Anemia in azotemia. Amer. J. med. Sci. **185**, 181 (1933).

PETRI, BØGGILD u. OHLSEN: Experimentelle Untersuchungen über gastrogene Anaemien bei Hunden. Ref. Kongreßzbl. inn. Med. **85**, 603; **86**, 471 (1936); 88, 137 (1937).

PIJPER: Eine neue Difraktionsmethode zur Diagnose und Verfolgung des Verlaufs der perniciösen Anaemie und anderer Anaemien. Brit. med. J. **1929**, Nr 3561, 635. Ref. Kongreßzbl. inn. Med. **53**, 662 (1930).

PLANTEYDT: Übergang hypochromer Anaemie in hyperchrome, Jahre nach einer Magenresektion. Ref. Kongreßzbl. inn. Med. (holl.) **82**, 687.

PONA: Vergleich der Feucht- und Trockenmethode zur Messung des Erythrocytendurchmessers. Ref. Kongreßzbl. inn. Med. **81**, 58 (1935).

POOLE u. FOSTER: Chronische, syphilitische Gastritis mit Gastrectomie und perniciöser Anaemie. J. amer. med. Assoc. **96**, 2187 (1931).
POWERS and MURPHY: The treatment of second anemia. J. amer. med. Assoc. **96**, 504 (1931).
PRICE-JONES: Red cell diameters in one hundred healthy persons and in pernicious anemia. J. of Path. **32**, 479 (1929).
PROBST: Bestimmung des Volumens des einzelnen Erythrocyten und sein Verhalten bei verschiedenen Krankheiten. Dtsch. Arch. klin. Med. **180**, 539 (1937).
RANDALL: Clinical investigation of increased fragility of the erythrocytes. J. Labor. a. clin. Med. **23**, 468 (1938).
RASTETTER and MURPHY: Acquired hemolytic jaundice. Amer. J. digest. Dis. a. Nutrit. **4**, 805 (1938).
RAUSCHENBERGER: Über den Nachweis des CASTLE-Ferments im Magensaft von Erwachsenen und Kindern. Z. exper. Med. **97**, 514 (1936).
RECHENBERGER: Schilddrüse und Blutumsatz. Inaug.-Diss. Jena 1936.
REIMANN: Versuche zur Potenzierung der Wirkung oralverabreichter Leber. Med. Klin. **1931 I**, 880.
— Die ferrosensiblen chronischen Chloranaemien (Asiderosen) und die therapeutische Wirkung des Eisens bei diesen Anaemien. Z. klin. Med. **126**, 7 (1933).
— Leber, Magen und Darm. Die perniciöse Anaemie als Ernährungs- und Stoffwechselkrankheit und Erkrankung des Verdauungstrakts. Med. Klin. **1935 II**, 1075.
— BREUER u. LANGECKER: Über die Wirksamkeitssteigerung der Leber nach Behandlung mit tierischem Magen, Magenschleimhaut und Extrakten aus Magenschleimhaut. (Künstlichem Magensaft.) Z. klin. Med. **127**, 438 (1934).
— u. FRITSCH: Zur Therapie der perniciösen Anaemie. Ein Leber-Magenpräparat. Klin. Wschr. **1934 I**, 951.
— — Die Wirksamkeitssteigerung der Leber nach Behandlung mit Magensaft. Z. klin. Med. **126**, 469 (1934).
— — u. SCHICK: Eisenbilanzversuche bei Gesunden und bei Anaemischen. Z. klin. Med. **131**, 1 (1936).
— HEMMRICH u. STEINER: Ist die Vorstufe des wirksamen antianaemischen Stoffes in der Leber mit dem exogenen Faktor CASTLEs in der Muskulatur identisch? Z. klin. Med. **129**, 659 (1936).
— SALUS u. WEIL: Das Verhalten des CASTLE-Ferments bei der Anaemia perniciosa und bei aplastischen Anaemien. Z. klin. Med. **126**, 579 (1934).
— SINEK u. FRITSCH: Untersuchungen zur Leberwirkung bei der Anaemia perniciosa. Z. klin. Med. **126**, 41 (1933).
— STEINER u. GRÜNFELD: Das CASTLE-Ferment fehlt im Magen des Pferdes. Z. klin. Med. **131**, 444 (1937).
— u. WABRA: Über das Verhalten des Haemogens, der Vorstufe des antiperniciösen Prinzips bei der Fraktionierung der Leber. Z. klin. Med. **128**, 38 (1935).
— u. WEIL: Über den Nachweis des CASTLEschen Ferments. Z. klin. Med. **126**, 568 (1934).
REITER: Experimentelle Untersuchungen über Leberdiät. Dtsch. med. Wschr. **1931 II**, 1660.
REMEN: Perniciöse Anaemie und Lebercirrhose. Med. Klin. **1932 I**, 514.
RETTANI: Anemia emolitica infettiva febbrile acuta. Riforma med. **1937**, 1059.
RHOADS and CASTLE: The pathology of the bone marrow in sprue anemia. Amer. J. Path. **9**, 813 (1933).
— — PAYNE and LAWSON: Observations on the etiology and treatment of anemia associated with hookworm infection in Puerto Rico. Medicine **13**, 317 (1934).
— — — — Hookworm anemia: Etiology and treatment with especial reference to iron. Amer. J. Hyg. **20**, 291 (1934).
— MILLER and BARKER: Induced susceptibility of the blood to indol. J. of exper. Med. **67**, 267, 273, 299 (1938).
RICHTER, IVY and KIM: Action of human „pernicious anemia liver extract". Proc. Soc. exper. Biol. a. Med. **29**, 1093 (1932).
— — and MEYER: The treatment of pernicious anemia with horse liver extract. J. amer. Assoc. **98**, 1623 (1932).
— — — Further observations on the treatment of pern. anemia with parenteral horse liver extract; including one case of pern. anemia following gastrectomy. Ann. int. Med. **7**, 553 (1933).

Richter, Ivy and Meyer: A study of the dog's stomach and liver for substances effectives in pernicious anemia. Proc. Soc. exper. Biol. a. Med. **31**, 550 (1934).
Riddle: Pernicious anemia blood regeneration during early remission. Arch. int. Med. **46**, 417 (1930).
Rietti: Contributo allo studio delle sindromi di mielosi funicolare dell'anemia perniciosa. Clinica **3**, 380 (1937).
Robscheit-Robbins and Whipple: Blood reg. in severe anemia. XX. Influence of spinach, cabbage, onians and organge juice. Amer. J. Physiol. **92**, 400 (1930).
Rodriguez Molina: Treatment of the anemia associated with hookworm disease. Puerto Rico J. publ. Health **11**, 49 (1935).
Rohr: Zur Klinik und Therapie der einheimischen Sprue. Helvet. med. Acta **3**, 677 (1936).
— Knochenmarksmorphologie des menschlichen Sternalpunktates. Neue deutsche Klinik, Erg.-Bd. 4, S. 498. 1936. Berlin-Wien: Urban & Schwarzenberg 1937.
— u. Koller: Der Wirkungsmechanismus des Antiperniciosaprinzips. Kongreßzbl. inn. Med. **92**, 688 (1938).
Roller: Die Beziehungen der Anaemia perniciosa zum Magencarcinom. Mitt. Ges. inn. Med. Wien **35**, 65 (1936).
Rominger: Über die Beurteilung, Verhütung und Behandlung sekundärer Anaemien. Mercks Jber. **50**, 34 (1937).
— u. Bomskov: Untersuchungen an hyperchromen Anaemien bei experimentell erzeugten sprueartigen Erkrankungen. Klin. Wschr. **1935 I**, 148.
Rosenberg: Macrocytic anemia in diseases of the liver. General considerations. Amer. J. digest. Dis. a. Nutrit. **3**, 639 (1936).
— Macrocytic anemia in liver disease particularly cirrhosis . . . Amer. J. med. Sci. **192**, 86 (1936).
Rosenfeld and Pincus: The occurence of sicklemia in the white Race. Amer. J. med. Sci **184**, 674 (1932).
Roth: Beitrag zur Frage der antianaemischen Wirkung des Kupfers. Med. Klin. **1936 II** 1046.
— Beitrag zur Physiologie des Antiperniciosaprinzips. Klin. Wschr. **1936 II**, 1431.
Rousselot: The rôle of congestion (portal hypertension) in so-called Banti's syndrome A clinical and pathologic study of thirty-one cases with the late results following splenectomy. J. amer. med. Assoc. **107**, 1788 (1936).
Roversi e Tanturri: La puntura dello sterno nella pratica media. Haematologica (Pavia) **16**, 5 (1935).
Rowlands and Levy Simpson: Addisonian anaemia following gastrectomy and gastrojejunostomy. Lancet **1932 II**, 1202.
Sack: Über einen Fall von erworbenem haemolytischen Ikterus. Med. Klin. **1931 II**, 1641
Salus u. Reimann: Das Castle-Ferment und die funikuläre Spinalerkrankung. Ein Beitrag zur Pathogenese des nervösen Krankheitssyndroms. Klin. Wschr. **1934 II**, 986.
Salvesen: Über einfache achylische Anaemie (norw.). Ref. Kongreßzbl. inn. Med. **68**, 369
Sargant: Treatment of subacute combined degeneration of the cord by massive of iron dosage. Lancet **1932 I**, 230.
— and Langmead: On the treatment of the nervous disorders accompanying anaemia by intensive iron-therapy. Lancet **1932 II**, 1322.
Schaefer: Zur Differentialdiagnose der Agranulocytose. Dtsch. Arch. klin. Med. **151**, 191 (1926).
Schartum-Hansen: Zur Morphologie des Sternalpunktates bei perniciöser Anaemie und makroplastischen Anaemien. Fol. haemat. (Lpz.) **58**, 145 (1937).
Schaumann: Über Anaemie und Dysphagie oder Plummer-Vinsonsches Syndrom (schwed.) Ref. Kongreßzbl. inn. Med. **90**, 71.
— u. Saltzmann: Die perniciöse Anaemie. Schittenhelms Handbuch der Krankheiten des Blutes und der blutbildenden Organe. Berlin 1926.
Scheid: Psychische Störungen im Verlauf der essentiellen hypochromen Anaemie. Z. Neur **157**, 304 (1937).
Schemensky: Zur Pathologie der perniciösen Anaemie. Therapeutische Erfolge mit Verfütterung getrockneten Schweinedickdarmpulvers. Z. klin. Med. **128**, 428 (1935).

SCHIASSI: La varietà acloridrica della sindrome bantiana (anemia ipocromica essentiale splenomegalica). Arch. Pat. e Clin. med. **15**, 1 (1935).
SCHIFF, ELIASBERG u. JOFFE: Kupferbehandlung der Anämie im Säuglingsalter. Klin. Wschr. **1930 II**, 2144.
— — — Zur Pathogenese der alimentären Anämie. 1. Mitt.: Einfluß von Kupfer, Frauenmilch, Rohrzucker und Milchzucker auf die Milchanämie junger Ratten. J. Kinderheilk. **139**, 143 (1933).
SCHILLING, V.: Die Wirksamkeit der Lebertherapie bei der funikulären Medullose (Myelose) der Anaemia perniciosa. Fortschr. Ther. **7**, 5 (1931).
— Das Blutbild und seine klinische Verwertung. Jena 1933.
SCHITTENHELM: Krankheiten des Blutes und der blutbildenden Organe. In Lehrbuch der inneren Medizin, 3. Aufl. Berlin 1936.
SCHLICHTING: Ergebnisse in der Behandlung der funikulären Myelose bei perniciöser Anaemie. Med. Klin. **1933 II**, 1401.
SCHLUMM: Zur Behandlung der perniciösen Anaemie mit Leber und Leberextrakten. Klin. Wschr. **1932 I**, 975.
— Beitrag zur Größe der Erythrocyten, gleichzeitig eine neue photographische Methode zur Größenbestimmung der Erythrocyten. Verh. dtsch. Ges. inn. Med. **1933**, 108.
SCHMEHLE u. H. SCHMID: Über Serumfarbkurven bei perniciöser und einfach achylischer Anaemie. Klin. Wschr. **1935 I**, 675.
SCHMIDT, M. B.: Der Einfluß eisenarmer und eisenreicher Nahrung auf Blut und Körper. Jena: Gustav Fischer 1928.
SCHMIDTMANN: Experimentelle Untersuchungen über die Wirkungen von Einatmung kleiner Benzin- und Benzolmengen auf Atmungsorgane und Gesamtorganismus. Klin. Wschr. **1930 II**, 2106.
SCHOENEMANN: Hyperchrome Anaemie infolge subacuter Leberdystrophie. Münch. med. Wschr. **1935 II**, 1235.
SCHRETZENMAYR: Über Panmyelophthise. Med. Klin. **1935 I**, 417.
— Anaemiebehandlung mit Knochenmarksinjektionen. Klin. Wschr. **1937 II**, 1010.
SCHRÖDER: Über die Erythrokonten. Zugleich ein Beitrag zur Frage der Erythrocytenstruktur. Fol. haemat. (Lpz.) **48**, 1 (1932).
SCHULTEN: Differentialdiagnose und Therapie der Anaemie in der Praxis. Med. Klin. **1933 I**, Nr 13.
— Zur Haemoglobinbestimmung. Verh. dtsch. Ges. inn. Med. **1933**, 118.
— Der Einfluß von Leberkrankheiten auf das rote Blutbild. Zbl. inn. Med. **1933**, 809.
— Über die essentielle hypochrome Anaemie und verwandte Krankheitsbilder. Erg. inn. Med. **46**, 236 (1934).
— Über die Bedeutung und Methodik der Haemometereichung. Dtsch. Arch. klin. Med. **178**, 412 (1936).
— Die Sternalpunktion als diagnostische Methode. Leipzig: Georg Thieme 1937.
— Fortschritte der Anaemiebehandlung. Fortschr. Ther. **13**, 200 (1937).
— Zum Megaloblastenproblem. Fol. haemat. (Lpz.) **57**, 189 (1937).
— Anatomie und Physiologie des Knochenmarks. Technik der Knochenmarksuntersuchung. Med. Welt **1938**, 3.
SCHULTZ, WERNER: Aplasien mit besonderer Berücksichtigung der haemorrhagischen Diathese. Sitzgsber. 1. internat. Haematol. Tagg Münster-Pyrmont **1937**, 122.
SCHULTZ, WILLI: Die essentielle hypochrome Anaemie mit Berücksichtigung der essentiellen Schwangerschaftsanaemie. Verh. dtsch. Ges. inn. Med. **1935**, 327.
SCHULTZE, M., ELVEHJEM and HART: Studies on the copper and iron content of tissues and organs in nutritional anemia. J. of biol. Chem. **116**, 93 (1936).
SCOWEN and SPENCE: A concentrated liver extract for parenteral administration in pernicious anemia. Brit. med. J. **1935**, Nr 3866, 246.
SEGERDAHL: Ein Fall von Leukopenie mit akut-myeloischem Endstadium. Fol. haemat. (Lpz.) **52**, 68 (1934).
— Über Sternalpunktion. Acta med. scand. (Stockh.) Suppl. **64** (1935).
— Über die Behandlung der perniciösen Anaemie mit intermittierenden Leberextraktinjektionen (schwed.). Ref. Kongreßzbl. inn. Med. **79**, 331 (1935).
SEGGEL: Die Behandlung der Anaemien. Med. Welt **1935**, 1140.
— Untersuchungen bei Blutregeneration. Klin. Wschr. **1936 I**, 574.

SEGGEL: Morphologische Darstellbarkeit und klinische Bedeutung des Porphyringehaltes de Erythrocyten. Sitzgsber. 1. internat. Hämatol. Tagg Münster-Pyrmont **1937**, 117.
— Über das Vorkommen fluoreszierender Erythrocyten. II. Untersuchungen an Anaemie fällen beim Menschen. Fol. haemat. (Lpz.) **52**, 250 (1934).
SEYDERHELM u. GREBE: Vitamine und Blut. Leipzig 1935.
— TAMMANN u. BAUMANN: Weitere Untersuchungen zur Entstehung der zu Gallenfistel anaemie führenden Störungen. Z. exper. Med. **75**, 401 (1931).
SILBERBERG: Über die Dauerresultate der Splenektomie bei haemolytischem Ikterus. Arch klin. Chir. **171**, 568 (1932).
SIMPSON, C. K.: A case of ADDISON's Anaemia with subacute combined degeneration o the cord associated with carcinoma of the stomach. Guy's Hosp. Rep. **81**, 392 (1931)
SINGER, K.: Milzhormon und Antiperniciosaprinzip. Klin. Wschr. **1931 II**, 1947.
— Eiertherapie der perniciösen Anaemie. Wien. klin. Wschr. **1932 II**, 1063.
— Über die Galaktoseprobe bei schweren Anaemien. Wien. klin. Wschr. **1932 II**, 1256.
— Achylie und Anaemie, zur Kenntnis ihrer Beziehungen. Klin. Wschr. **1932 II**, 1459.
— Die theoretische und praktische Bedeutung der Depotwirkung des Antiperniciosaprin zips. Wien. klin. Wschr. **1933 I**, 619.
— Physiologie und Pathologie des Antiperniciosaprinzips. Erg. inn. Med. **47**, 421 (1934)
— Experimentelle Beiträge zum Problem der Pathogenese der perniciösen Anaemie. 2. Mitt Zur Kenntnis der Anaemien bei künstlich mit Bothriocephalus latus infizierten agastri schen Hunden sowie die sonstigen Verhältnisse des CASTLE-Prinzips bei dieser Tierart Z. exper. Med. **95**, 762 (1935).
SINGER, H. A. and STEIGMANN: Pernicious anemia following resection for gastric syphilis Amer. J. Syph. a. Neur. **18**, 444 (1934).
SOKOLOWSKI: Klinische Untersuchungen über die Erythrokonten von SCHILLING im Ver lauf der perniciösen Anaemie und anderer Blutkrankheiten (poln.). Ref. Kongreßzbl inn. Med. **79**, 229.
SOTHMANN: Experimentelle Anaemie nach sprue-artiger Erkrankung und Vitamin B_2. Arch Kinderheilk. **104**, 193 (1935).
SPIES and DOWLING: The experimental production of anemia in dogs by means of a black-tongue-producing diet. Amer. J. Physiol. **114**, 25 (1935).
— W. PAYNE and A. B. CHINN: A note on the relationship of pellagra to pernicious anemia. Proc. Soc. exper. Biol. a. Med. **32**, 328 (1934).
— — A study of the etiological relationship between pellagra and pernicious anemia. J. clin. Invest. **12**, 229 (1933).
STARE and THOMPSON: Hepatoflavin und perniciöse Anaemie. Proc. Soc. exper. Biol. a. Med. **33**, 64 (1935).
STARKENSTEIN: Pharmakologie und Toxikologie des Blutes. Handbuch der allgemeinen Hämatologie, Bd. II/2, S. 1357. 1934.
STEFANUTTI: Un caso di anemia grave con splenomegalia et eritremia. Boll. Accad. Med. Roma **60**, 286 (1934).
STOCK: Ein Beitrag zum Krankheitsbild und zur Aetiologie der Panmyelophthise. Inaug.-Diss. Frankfurt 1937.
STOCKHAUSEN: Über die Behandlung der perniciösen Anaemie mit Magengewebspräparaten bei leberrefraktären Fällen. Klin. Wschr. **1931 I**, 67.
STOCKINGER: Über die Erkrankung des roten Blutbildes. Med. Klin. **1932 II**, 1657.
STOCKMAN: Observations on the causes and treatment of chlorosis. Brit. med. J. **2**, 1473 (1895).
STOCKS: The lengthening of life by modern therapy on pernicious anaemia and diabetes. Brit. med. J. **1935**, Nr 3880, 1013.
STODTMEISTER: Die Bedeutung der Sternalpunktion für die Beurteilung Kranker mit sekundären Anaemien. Dtsch. med. Wschr. **1937 II**, 1681.
— Über klinische Beurteilung von Knochenmarks- und Blutbild. Dtsch. Arch. klin. Med. **179**, 163 (1937).
STORTI: Studio in vivo del midollo osseo nell'anemia perniciosa. Haematologica (Pavia) **18**, 1 (1937).
STRANDELL: Pernicious anemia. A study of 117 cases. Acta med. scand. (Stockh.) Suppl.-Bd. **40** (1931).

STRANDELL: Experiments to isolate the antianemic principle of the liver. Clinical part. Acta med. scand. (Stockh.) Suppl.-Bd. **71** (Helsingfors 1935).
— u. HAMMAR: Magenresistente Fälle von Anaemia perniciosa, erfolgreich mit Campolon behandelt. Urticaria als Komplikation. Acta med. scand. (Stockh.) **77**, 345 (1932).
STRAUSS: Chlorotic anemia of pregnancy. A report of 3 cases. Amer. J. med. Sci. **180**, 818 (1930).
— and CASTLE: The extrinsic (deficiency) factor in pern. and related anemias. Lancet **1932 II**, 111.
— — Parenteral liver therapy in the treatment of pern. anemia. J. amer. med. Assoc. **98**, 1620 (1932).
— — Amount of material effective in pern. anemia present in dog liver. Proc. Soc. exper. Biol. a. Med. **31**, 360 (1933).
— — Studies of anemia in pregnancy. I, II, III. Amer. J. med. Sci. **184**, 655, 663 (1932); **185**, 539 (1933).
— SALOMON, SCHNEIDER and PATEK jr.: Subacute kombined degeneration of the spinal cord in pern. anemia. The complete arrest of the lesion with parenteral liver therapy. J. amer. med. Assoc. **104**, 1587 (1935).
STURGIS: The treatment of anemias. J. Labor. a. clin. Med. **17**, 1010 (1932).
— The present status of pernicious anemia. Experience with 600 cases over eight Years. Ann. int. Med. **10**, 283 (1936).
— and FARRAR jr.: Hemoglobin regeneration in the chronic hemorrhagic anemia of dogs, I. The effect of iron and protein feeding. J. of exper. Med. **62**, 457 (1935).
SUBBARROW and JACOBSON: Chemical Studies of the pernic. anemia principle in liver. J. of biolog. Chem. **114**, C, II (1936).
SUSANNA: L'opotherapia epatica nell'anemia sperimentale da fenilidrazina. Rev. de Pharmacol. **2**, 113 (1931); Rass. Ter. e Pat. clin. **3**, 714 (1931).
TAKAYA, Y.: Über einen Fall von erworbenem haemolytischen Ikterus (jap.). Ref. Kongreßzbl. inn. Med. **74**, 303 (1934).
TANAKA, MIYAKE, TAKAKI, ISHII u. HIRAYAMA: Statistische Untersuchungen über die schweren progressiven Anaemien und einige pathologisch-anatomische Untersuchungen über die aplastische Anaemie. Trans. jap. path. Soc. **27**, 214 (1937).
TANZELLA: Contributo allo studio della macrocitosi ipercromica nella anemia postemorragica acuta. Riv. Clin. med. **38**, 378 (1937).
TAYLOR, CASTLE, HEINLE and ADAMS: Correlation of in vitro activity of normal human gastric juice on casein at p_H 7,4 with gastric intrinsic factor. Proc. Soc. exper. Biol. a. Med. **36**, 566 (1937).
TEMPKA: Zur Frage des Mechanismus der antianaemischen Wirkung der Hepatotherapie und ihres Einflusses auf das morphologische Bild des Knochenmarkpunktates im Verlauf der perniciösen Anaemie. Wien. med. Wschr. **1932 I**, 657.
— Das Problem der BIERMERschen perniciösen Anaemie als klinische Einheit. Wien. med. Wschr. **1935 I**, 85, 116, 148.
— Die Bedeutung der Speicheldrüsen für die Pathogenese der BIERMERschen Krankheit. Fol. haemat. (Lpz.) **57**, 30 (1937).
— u. BRAUN: Das morphologische Verhalten des Sternumpunktates in verschiedenen Stadien der perniciösen Anaemie und seine Wandlungen unter dem Einflusse der Therapie. Fol. haemat. (Lpz.) **48**, 355 (1932).
TEUFL, R.: Perniciöse Anaemie und Magencarcinom. Arch. Verdgskrkh. **61**, 166 (1937).
THIEL, W.: Perniciöse Anaemie und Magencarcinom unter Berücksichtigung ihres familiären Auftretens. Klin. Wschr. **1936 I**, 921.
— u. KÄMMERER: Quantitative Porphyrinmessungen bei verschiedenen Krankheiten, insbesondere bei Leberfällen. Kongr. Verh. dtsch. inn. Med. **45** (1933).
THOENES u. ASCHAFFENBURG: Untersuchungen über den Eisen-Stoffwechsel im Kindesalter. Abh. Kinderheilk. **1934**, H. 35.
THOMPSON, RICHTER and EDSALL: An analysis of so-called aplastic anemia. Amer. J. med. Sci. **187**, 77 (1934).
TOCHOWITZ: Verhalten von Tryptophan und Histidin im Verlaufe der BIERMERschen Krankheit (poln.). Ref. Kongreßzbl. inn. Med. **89**, 621.
TOENISSEN u. BECKER: Über die günstige Wirkung des Detoxins bei schweren leberrefraktären Anaemien. Klin. Wschr. **1937 II**, 1573.

TOMASZEWSKI: Studien über Reticulocyten (poln.). Ref. Kongreßzbl. inn. Med. **79**, 408 (1935).
TORRANCE and SCHNABEL: Potassium sulphocyanate a note on its use for the painful crises in sickle cell anemia. Ann. int. Med. **6**, 782 (1932).
TOULLEC u. JOLLY: Perniciöse Anaemie nach Malaria. Bull. Soc. Path. exot. Paris **24**, 912 (1931).
TRACHTENBERG: Retikulocytenstudien I, Zahl und Differenzierungsformel der Retikulocyten beim Normalen. Fol. haemat. (Lpz.) **46**, H. 1 (1931).
TSCHESCHE u. WOLF: Über den Ziegenmilchanaemiefaktor von ROMINGER und BOMSKOV. Hoppe-Seylers Z. **244**, 1 (1936).
TURNER: Erythrocytes in Pellagra. Amer. J. med. Sci. **185**, 381 (1933).
UCKO: Zur Differenzierung der Anaemien unter besonderer Berücksichtigung der BIERMERschen Krankheit. Z. klin. Med. **117**, 1 (1931).
UNDERHILL, ORTEN and LEWIS: The inability of metalls other than copper to supplement iron in curing the nutritional anemia of rats. J. of. biol. Chem. **91**, 13.
UNGLEY: Effect of brain diet in pernicious anaemia. Lancet **1931 II**, 63.
— Effect of brain diet in subacute combined degeneration of the cord. Lancet **1932 I**, 227.
— Pernicious anaemia following gastrectomy and splenectomy. Lancet **1932 II**, 1426.
— The effect of yeast and wheat embryo in anaemias, I., Marmite yeastamin and bemax in megalocytic and nutritional hyperchromic anaemias. Quart. J. Med. N. s. **2**, 381 (1933).
— DAVIDSON and WAYNE: Th treatment of pernicious anaemia with DAKIN and WEST's liver fraction (anhaemin). Lancet **1936 I**, 349.
— and MAFFET: Observations an CASTLE's intrinsic factor in pernicious anaemia. Lancet **1936 I**, 1232.
UOTILO, U.: On the antianemic function of the small in testine. Acta med. scand. (Stockh.) **95**, 415 (1938).
URDAPILLETA, DÌAZ u. LÓPEZ MORALES: Die Neurodegenerationssymptome der perniciösen Anaemie. Ann. int. Med. **2**, 579 (1933).
VANNOTTI: Die Beziehungen des leicht abspaltbaren Eisens zu den Anaemien. Verh. dtsch. Ges. inn. Med. **1937**, 241.
— Porphyrine und Porphyrinkrankheiten. Berlin: Julius Springer 1937.
VARGA: Inwiefern bedeutet die Verwendung von Leberpräparaten einen Fortschritt auf dem Gebiete der Behandlung der perniciösen Anaemie. Münch. med. Wschr. **1930 II**, 1379.
VAUBEL: Die Sichelzellenanaemie. Erg. inn. Med. **52**, 504 (1937).
VAUGHAN: The haematopoietic response to therapy in non-tropical anaemias. Trans. roy. Soc. trop. Med. Lond. **27**, 533 (1934).
— and HUNTER: The treatment by marmite of megalocytic hyperchromic anaemia in idiopathic steatarrhoea (coeliac disease). Lancet **1932 I**, 829.
VEIL, W. H.: Welche Stellung muß der BANTIschen Krankheit in der modernen klinischen Medizin zugewiesen werden? Dtsch. med. Wschr. **1932 I**, 580, 615.
— Diskussionsbemerkung zur Agranulocytosefrage. Kongr. Verh. dtsch. inn. Med. **1935**, 240.
VÉRODI: Contribution au problème de la pathogénie de l'anémie pernicieuse. Sang 8, 39 (1934).
VERZÀR u. ZIH: Bilirubin als ein mögliches haemopoetisches Hormon. Klin. Wschr. **1928 I**, 1031.
— — Die haemopoetische Wirkung von Bilirubin und anderen Haemoglobinderivaten. Biochem. Z. **205**, 388 (1929).
— — BENCSIK u. GÁSPÁR: Weitere Untersuchungen über die Wirkung von Bilirubin auf die Zahl der roten Blutkörperchen. Biochem. Z. **228**, 278 (1930).
VESA: Lues und schwere Anaemien. Acta med. scand. (Stockh.) **76**, 453 (1931).
VIRKKUNEN: Über die Anwendung des Eisens bei der Behandlung der perniciösen Anaemie. Duodecim (Helsinski) **52**, 585 (1936).
WADDELL, STEENBOCK, ELVEHJEM and HART: Iron in nutrition. IX. Further proof that the anemia produced on diets of whole milk and iron is due to a deficiency of copper. J. of biol. Chem. **83**, 251 (1929).
— — and HART: Iron in nutrition. VIII. The ineffectiveness of high dosis of iron in curring anemia in the rat. J. of biol. Chem. **83**, 243 (1929).
— — — Iron in nutrition. X. The spezificity of copper as a supplement to iron in the cure of nutritional anemia. J. of biol. Chem. **84**, 115 (1929).

WALDEN and CLOWES: Pernicious anemia: Method whereby therapeutic efficiacy of liver and liverfractions may be substantially increased. Proc. Soc. exper. Biol. a. Med. **29**, 873 (1932).

WALLBACH: Gesetzmäßigkeiten der vitalen Eisenspeicherung in den Zellen des tierischen Organismus. (Zusammenfassende Darstellung der früheren Arbeiten.) Protoplasma (Berl.) **29**, 122 (1937).

WATERMAN, KOK u. HIRSCHFELD: Experimentelle hyperchrome Anaemie nach Magenresektion (holl.). Ref. Kongreßzbl. inn. Med. **92**, 191 (1937).

WATSON, C. I.: The average daily elimination of urobilinogen in health and in disease with special referance to pernicious anemia. Arch. int. Med. **47**, 698 (1931).

— The Pyrrol pigments, with particular reference to normal and pathologic hemoglobin metabolism. Downeys Handbook of Hematology, Sect. XXXV, p. 2446. 1937. (Ausführliches Literaturverzeichnis.)

WATSON, R. B.: Ligation of splenic artery for advanced splenic anemia. Brit. med. J. **1935**, Nr 3876, 821.

WEBER, F. P. u. BODE: Beitrag zur akuten haemolytischen Anaemie LEDERERS. Klin. Wschr. **1932 I**, 1936.

— u. WEISSWANGE: Aplastische Anaemie und Leukaemie. Dtsch. Arch. klin. Med. **176**, 422 (1934).

WEGELIN: Zur pathologischen Anatomie der Röntgenanaemie. Beitr. path. Anat. **84**, 299 (1933).

WEIL, P. E.: Leukaemie nach Benzoleinwirkung. Bull. Soc. méd. Hôp. Paris III. s. **48**, 193 (1932).

— et ASCHKENASY: Un cas de crypto-leucémie lymphatique sans splénomégalie ni adénopathies simulant une anémie grave aplasique. Sang **12**, 359 (1938).

— et BERNARD: Le cancer de l'éstomac chez les biermeriens guéris. Press. méd. **1935 I**, 97.

— ISCH-WALL et PERLÈS: Myélose ablasique cryptogénétique à marche lente. Bull. Soc. méd. Hôp. Paris III. s. **54**, 398 (1938).

— PERLÉS et ASCHKENASY: Études sur le benzolisme latent. Sang **12**, 151 (1938).

— et STIEFFEL: Anémies graves et rétrécissement de l'intestine. Bull. méd. **1934**, 56.

WEISE: Vergleichende Untersuchungen zur Methodik der Haemoglobinbestimmungen im Blute. Biochem. Z. **293**, 64 (1937).

WEISS: Leberkochbuch, 2. Aufl. München: Verlag Ärztl. Rundschau 1931.

WEST, HOWE and DAKIN: A precipitent for material in liver active in pernicious anemia. Proc. Soc. exper. Biol. a. Med. **28**, 512 (1931).

WHIPPLE: Pigmentmetabolism and regeneration of hemoglobin in body. Arch. int. Med. **29**, 711 (1922).

— and HAHN: Iron metabolism. Amer. J. med. Sci. **191**, 24 (1936).

— and HOOPER: Bile pigment metabolism. VII.—IX. Amer. J. Physiol. **43** (1917).

— and ROBSCHEIT-ROBBINS: Hemolgobin production factors in the anemic horse liver. Amer. J. Physiol. **108**, 270.

— — Hemoglobin production factors in normal livers of domestic animals. Amer. J. Physiol. **108**, 279.

— — Control basal diets in anemic dogs. Method factors and hemoglobin production. Amer. J. Physiol. **115**, 651 (1936).

— — Iron and its utilisation in experimental anemia. Amer. J. med. Sci. **191**, 11 (1936).

— — Amino-Acids (natural and synthetic) as influencing hemoglobin production in anemia. Proc. Soc. exper. Biol. a. Med. **36**, 629 (1937).

— — and WALDEN: Blood regeneration in severe anemia, XXI. A liver fraction potent in anemia due to hemmorrhage. Amer. J. med. Sci. **179**, 628 (1930).

WHITBY and BRITTON: The relation of the stippled cell and the polychromatic cell to the reticulocyte. Lancet **1933 I**, 1173.

WICHELS: Eisen und Blutbildung. Verh. dtsch. Ges. inn. Med. **1933**, 355.

— u. HOEFER: Blutbildungsstudien, I. Arsen und Blutbildung. Klin. Wschr. **1933 I**, 561.

WILKINSON: The gastric sectretion in pernicious anaemia. Quart. J. Med. **1**, 361 (1932).

— Note on the antianaemic principle of liver. Lancet **1936 I**, 354.

— u. DEUTSCH: „Der Met-Hb-Test“ für die Bestimmung der antianaemischen Wirkung von Leberextrakten. Klin. Wschr. **1935 I**, 926.

WILKINSON, KLEIN and ASHFORD: The haemopoietic activity of the human liver. Achrestic anaemia and aplastic anaemia. Quart J. Med. **6**, 143 (1937).

WILLIAMSON: Influence of age and sex on hemoglobin, a spektrofotometric analysis of 119 cases. Arch. int. Med. **18**, 504 (1916).

WILLS: Treatment of pernicious anaemia of pregnancy and tropical anaemia. With special reference to Yeast extract as a curative agent. Brit. med. J. **1931**, Nr 3676, 1059.

— The nature of the haemopoietic factor in marmite. Lancet **1933 I**, 1283.

— Studies in pern. anaemia of pregnancy, VI. Tropical macrocytic anaemia as a deficiency disease with special reference to the vitamin B complex. Indian J. med. Res. **21**, 669 (1934).

— and BILIMORIA: Studies in pernicious anaemia of pregnancy. V. Production of a macrocytic anaemia in monkeys by deficient feeding. Indian J. med. Res. **20**, 391 (1932).

— and NAISH: A case of pernicious anaemia treated with vitamin B_2 from egg white. Lancet **1933 I**, 1286.

— and STEWARD: Experimental anaemia in monkeys, with special reference to macrocytic nutritional anaemia. Brit. J. exper. Path. **16**, 444 (1935).

WINTROBE: The hemoglobin content, volume and thickness of the red blood corpuscle in anemia and sprue, and the changes associated with liver therapy. Amer. J. med. Sci. **181**, 217 (1931).

— Idiopathic hypochromic anemia. Medicine **12**, 187 (1933).

— Anemia. Classification and treatment on the basis of differences in the average volume and hemoglobin content of the red corpuscles. Arch. int. Med. **54**, 256 (1934).

— Relation of disease of the liver to anemia. Type of anemia response to treatment and relation of type of anemia to histopathologic changes in liver, spleen and bone marrow. Arch. int. Med. **57**, 289 (1936).

— and LANDSBERG: Blood of normal men and women etc. Bull. Hopkins Hosp. **53**, 118 (1933).

— and SHUMAKER jr.: The occurrence of macrocytic anemia in association with disorder of the liver, together with a consideration of the relation of this anemia to pernicious anemia. Bull. Hopkins Hosp. **52**, 387 (1933).

WIPPERT: Beitrag zur operativen Behandlung bei einem Fall von erworbenem haemolytischen Ikterus. Münch. med. Wschr. **1936 I**, 928.

WITTS: Chronic microcytic anaemia. Brit. med. J. **1931**, Nr 3697, 883.

— The syndrome of glossitis, dysphagia and anaemia. Guy's Hosp. Rep. **81**, 193 (1931).

— Anaemien und ihre Behandlung. Lancet **1934 II**, 919.

WOHLFEIL: Über Fermenthemmung und -förderung bakterieller Fermente im infizierten Tierkörper. Zbl. Bakter. I Orig. **139**, 417 (1937).

WOLF, H., TSCHESCHE, KRÖGER u. J. WOLF: Die experimentelle Typhusanaemie des Kaninchens. Naunyn-Schmiedebergs Arch. **188**, 423 (1938).

WOLF, K. u. REIMANN: Analyse eines Falles von perniciöser Anaemie mit erhaltener Salzsäuresekretion und mit Vorhandensein des CASTLE-Ferments im Magen. Z. klin. Med. **130**, 789 (1936).

WRIGHT: Macrocytic anemia in BANTI's disease. Ann. int. Med. **8**, 814 (1935).

— Macrocytic anemia and hepatic cirrhosis. Amer. J. med. Sci. **189**, 115 (1935).

— and ARTHUR: The influence of liver extract effective in pernicious anemia upon diameter of erythrocytes in experimental anemias. J. of Path. **33**, 1017 (1930).

YOUNG: Neurologic features of pernicious anemia. J. amer. med. Assoc. **99**, 612 (1932).

ZACCARIA: La morte di un collega per anemia da raggi X. Atti Congr. ital. Radiol. med. **2**, 185 (1932).

ZADEK: Leitsätze zur Behandlung des Morbus Biermer. Ther. Gegenw. **71**, 295 (1930).

ZANATY: Sternal puncture in pernicious anaemia. Lancet **1937 II**, 1365.

ZIMMERMANN: Zur Klinik des haemolytischen Ikterus. Wien. klin. Wschr. **1932 II**, 958.

Einleitung.

Die moderne Anämieforschung hat uns gezeigt, daß die Anämien keine ätiologisch begründeten Krankheitseinheiten darstellen, sondern daß sie jeweils Ausdruck eines patho-physiologischen Mechanismus sind, der verschiedene und oft mehrfache Ursachen haben kann. Umgekehrt kann ein und dieselbe Ursache verschiedenartige patho-physiologische Mechanismen auslösen, die zum Symptomenbild einer Anämie führen. So rufen Infekte, Schwangerschaft oder parasitäre Erkrankungen die verschiedenartigsten Anämien hervor, je nachdem die Noxe in diesem oder jenem Organsystem des Organismus besonders schädigend angreift, wobei konstitutionelle Einflüsse stark mitspielen. So sehen wir bei Infekten sowohl hypochrome wie hyperchrome oder toxisch-hämolytische oder aplastische Anämien auftreten. Dieselbe Vielgestaltigkeit des Anämiebildes können wir als Folge einer Schwangerschaft erleben. Botriocephalusträger erkranken an hypochromen Anämien mindestens ebensohäufig wie an perniziöser Anämie. Bei Sprue und Pellagra, ebenso bei Magen-Darmerkrankungen sehen wir dieselbe „Polymorphie“ der Blutbildveränderungen, die wir heute als Ausdruck verschiedenster patho-physiologischer Vorgänge verstehen. Die Kenntnis des jeweils zugrunde liegenden patho-physiologischen Vorgangs setzt uns in die Lage, therapeutisch erfolgreich in diese Störung einzugreifen. Wir treiben also in der modernen Anämiebehandlung eine symptomatische Therapie in einem höheren Sinne, ohne natürlich außerdem auf die Beseitigung der letzten Ursachen zu verzichten, soweit dies möglich ist und solche bekannt sind. Diese Sachlage zwingt dazu bei einer Darstellung der Differentialdiagnose und Behandlung der Anämien die Pathogenese ganz in den Vordergrund der Betrachtung zu stellen und von diesem Gesichtspunkt aus die einzelnen Anämieformen abzugrenzen. Ich beschränke mich dabei in der Hauptsache auf die Anämieformen des Erwachsenen und werde die Anämien des Säuglings und Kleinkindes nur insoweit streifend erwähnen, als ihnen ein ähnlicher pathogenetischer Vorgang zugrunde liegt.

Vor Darstellung der einzelnen Anämieformen ist es notwendig, die methodischen Wege kurz aufzuzeigen, welche zu ihrer Erkennung und Abgrenzung dienlich sind. Sie beruhen teils auf einer schärferen quantitativen Erfassung der Morphologie der Erythrocyten, teils auf dem Studium der Regenerationsvorgänge mit Hilfe der Vitalfärbung und Knochenmarkspunktion und endlich in einem tieferen Eindringen in die quantitativen Verhältnisse des Erythrocytenunterganges durch die Erfassung des Eisen- und Hämoglobinstoffwechsels.

A. Methodische Wege zur Differenzierung der Anämien.

1. Die Erythrocytenmorphologie.

Einen wichtigen Punkt für die Abgrenzung verschiedener Anämieformen bildet seit langem die Bestimmung des sog. *Färbeindex,* d. h. des Hämoglobingehalts der einzelnen Zelle. Seine Bestimmung hat neben der exakten Zählung der Erythrocyten die genaue Bestimmung des Hämoglobins zur Voraussetzung. Da die bis vor kurzem in der Praxis gebrauchten Hämometer nach den Untersuchungen von SCHULTEN bis um 40% Abweichungen untereinander zeigten, mag auf dieser Grundlage einer fehlerhaften Apparatur manche Anämie als hyper- oder hypochrom beurteilt worden sein, die es in Wirklichkeit nicht war und das Symptom eines leicht erhöhten oder verminderten Färbeindex verlor dadurch an seiner an sich wichtigen differentialdiagnostischen Bedeutung. Es war deshalb für die Frage der Differentialdiagnose der Anämien ein wichtiger Fortschritt, daß die Deutsche Gesellschaft für innere Medizin auf Anregung von SCHULTEN und HEILMEYER die Grundsätze der Standardisierung und Eichung der Hämometer herausgab (Beschluß der Standardisierungskommission der Deutschen Gesellschaft für innere Medizin) und durch Errichtung einer Hämometerprüfungsstelle eine Prüfung und laufende Überwachung der in den Handel gehenden Hämometer veranlaßte. Zweifellos sind dadurch, nachdem die wissenschaftlichen Grundlagen der Hämoglobinbestimmung durch HEILMEYER und SUNDERMANN eingehend ausgearbeitet worden sind, prinzipielle Fehlermöglichkeiten der Färbeindexberechnung aus der Welt geschafft worden. Eine Schwierigkeit bleibt jedoch noch bestehen. Das salzsaure Hämatin, das bei der Mehrzahl der heute in der Praxis verwendeten Hämometer als Grundlage zur Hämoglobinbestimmung dient, ist leider ein sehr labiler Farbstoff, dessen quantitatives Absorptionsspektrum sehr stark vom Milieu der Lösung, im Falle der Hämoglobinbestimmung *von der Eiweißzusammensetzung des Blutplasmas* und vielleicht auch noch von anderen unbekannten Blutfaktoren abhängig ist (HEILMEYER, BARKAN und OLESK). Dadurch können auch heute noch mit den besten Hämometern, die das salzsaure Hämatin zur Grundlage haben, Abweichungen von $\pm 10\%$ und mehr vom wahren Hämoglobinwert vorgetäuscht werden. Da der Fehler vom unbekannten Plasmamilieu des untersuchten Blutes abhängig ist, bleibt er leider stets verborgen, wenn nicht eine zweite, grundsätzlich andere Methode zum Vergleich herangezogen wird. Auf diese Weise mag mancher hohe Färbeindex bei Carcinomanämien zustande kommen, da sich bei dieser Erkrankung der „Eiweißfehler“ des Hämatins im Sinne einer scheinbaren Hämoglobinvermehrung besonders stark auswirkt. Als gesicherte Methode der Hämoglobinbestimmung steht heute für die Klinik das vereinfachte stufenphotometrische Verfahren unter Benutzung von Quecksilberlicht, wobei das Hämoglobin als unverändertes Oxyhämoglobin bestimmt wird, zur Verfügung. Es sollte für wissenschaftliche Anämieuntersuchungen ausschließlich herangezogen werden, da auch die gasanalytischen Methoden nicht selten unkontrollierbare Fehlerquellen, besonders durch Anwesenheit von inaktivem Hämoglobin enthalten (E. AMMUNDSEN, W. WEISE). Schaltet man die genannten Fehlerquellen der Hämoglobinbestimmung aus, so ergibt sich eine physiologische Streubreite für den Färbeindex bei Gesunden von 0,9—1,1 (HEILMEYER und HAUSOLD) bzw. von 0,85—1,15 (OSGOOD). Erst Werte jenseits dieser Größen dürfen als pathologische Abweichung gewertet werden.

Neben dem Färbeindex ist es vor allem die *Größe des Einzelerythrocyten,* dessen quantitative Erfassung für die Differentialdiagnose der Anämien sehr wichtig ist. Ein sehr gutes Verfahren hierfür, das schon von NAEGELI und seiner Schule angewandt und zur grundlegenden Entdeckung der Kugelform beim hämolytischen Ikterus geführt hat, ist die *Bestimmung des Einzelerythrocytenvolumens.* Die Technik ist sehr einfach und setzt lediglich exaktes Arbeiten voraus. Das Gesamterythrocytenvolumen wird in einem Capillarhämatokrit (z. B. nach VAN ALLEN) bestimmt, und die Erythrocyten im Kubikmillimeter genau gezählt. Ich lasse jeweils zwei Hämatokritpipetten und zwei Erythrocytenpipetten wechselweise aufziehen und lege die Mittelwerte der Berechnung des Einzelvolumens zugrunde, das sich ergibt, wenn man den prozentualen Hämatokritwert (mal Zehn) für das Gesamterythrocytenvolumen dividiert durch die Erythrocytenzahl in Millionen. Man erhält dann sofort das Einzelerythrocytenvolumen in μ^3. Die Normalzahlen liegen in guter Übereinstimmung aller neueren Untersucher beim Gesunden zwischen 80 und 90 μ^3, im Mittel bei etwa 85 μ^3 (NAEGELI, ALDER, MURPHY, HEILMEYER, WINTROBE, OSGOOD, GRAM, PROBST).

An Stelle der absoluten Größenangabe des Erythrocyteneinzelvolumens wird namentlich in der amerikanischen Literatur vielfach der *Volumindex* angegeben (ausführliche Literaturübersicht über die Indices bei OSGOOD, HASKINS und TROTMANN). Der Volumindex gibt an das Verhältnis des durchschnittlichen Einzelerythrocytenvolumens des untersuchten Falles zum durchschnittlichen normalen Volumen des einzelnen Erythrocyten. Er wird nach folgender Formel berechnet:

$$\text{Volumenindex} = \frac{\text{Erygesamtvolumen im \% der Norm}}{\text{Erythrocytenzahl im \% der Norm}}$$

Er beträgt also normalerweise 1,0 und steigt bei Makrocytose über 1, bei Mikrocytose liegt er unter 1. Die normale Schwankungsbreite liegt nach OSGOOD zwischen 0,85—1,15.

Aus dem Färbeindex und Volumenindex wird der sog. „*Sättigungsindex*“ berechnet, welcher gleich dem Verhältnis

$$\frac{\text{Volumenindex}}{\text{Färbeindex}}$$

ist. Er gibt an, wieviel Hämoglobin in der Raumeinheit des Erythrocyten enthalten ist. Er bedeutet also grundsätzlich etwas anderes als der Färbeindex. Er hat allerdings keine sehr große diagnostische Bedeutung, da eine Erhöhung des Sättigungsindex über die Norm niemals vorkommt. Der Erythrocyt kann also bei Beibehaltung seines Volumens niemals mehr Hämoglobin aufnehmen als er normalerweise schon besitzt. Erniedrigungen des Sättigungsindex kommen dagegen vor. Es liegt dann nach WINTROBE eine echte hypochrome Anämie in strengem Sinne vor. Wir möchten jedoch im folgenden die Ausdrücke „hyper- und hypochrom" im altgewohnten Sinne eines vermehrten oder verminderten Hämoglobingehaltes des Einzelerythrocyten anwenden, ohne Rücksicht auf das Erythrocytenvolumen.

Ein häufiger angewandtes Verfahren sich einen quantitativen Einblick in die Größe der einzelnen Erythrocyten zu verschaffen, ist die *Bestimmung des Erythrocytendurchmessers*, welche vor allem durch die Aufstellung einer statistischen Verteilungskurve nach dem Vorschlage von PRICE-JONES eine beachtliche differentialdiagnostische Bedeutung zur Trennung von verschiedenen Anämieformen erlangt hat, wie aus der großen Zahl von Arbeiten, die hierüber vorliegen, hervorgeht. Von den vielen Methoden, die zur Ausmessung des Erythrocytendurchmessers vorgeschlagen sind: direkte Ausmessung des gefärbten Blutausstriches (PRICE-JONES), Ausmessung in physiologischer Kochsalzaufschwemmung (BRUGSCH) mit Hilfe des Okularmikrometers, Messung des Projektionsbildes (HAHNEMANN, HYNES und MARTIN), Ausmessung mikrophotographischer Aufnahmen (F. SCHLUMM) — ist die einfachste und klinisch meist gebrauchteste die einfache Ausmessung von 100—200 Erythrocyten im gefärbten Blutausstrich mit Hilfe eines Okularmikrometers, welches mit einem Objektmikrometer geeicht wird. Da nach den Untersuchungen von PONA, LEPEL u. a. kein wesentlicher Unterschied zwischen der feuchten und trockenen Methode besteht, kann letztere unbedenklich angewandt werden. Die gefundenen Durchmesserwerte sind etwas von der angewandten Methode und in geringem Grade auch vom Beobachter abhängig, doch variieren die von neueren Untersuchern gewonnenen Normalzahlen für den mittleren Erythrocytendurchmesser nur wenig. Die erhaltenen Werte liegen sämtlich zwischen 7,1 und 7,9 μ (PRICE-JONES, BOMMEL VAN VLOTEN, HEILMEYER, SCHULTEN und MALAMOS, BRUGSCH, NAGAI, HAHNEMANN, DE CASTRO u. a.). Die erhaltenen Durchmesserwerte von 100 Erythrocyten werden in Klassen eingeteilt und in einer statistischen Verteilungskurve dargestellt (PRICE-JONES-Kurve Abb. 1). Der Vorteil des Verfahrens besteht darin, daß man dabei nicht nur Mittelwerte, sondern auch die Häufigkeit der großen und kleinen Erythrocyten erfährt, wobei man als pathologische Abweichung die Zellen über 9 μ als Makrocyten, die Zellen unter 6 μ als Mikrocyten bezeichnet. Die Breite der Kurvenbasis ist zugleich ein Maß für den Grad der Anisocytose. Der Kurvengipfel bezeichnet die prozentuale Zahl der am häufigsten vorhandenen Durchmessergrößen. Bei ausgesprochener Makrocytose ist der Gipfelpunkt der Kurve nach rechts verschoben, bei Mikrocytose liegt eine Linksverschiebung der Kurve vor (Abb. 1).

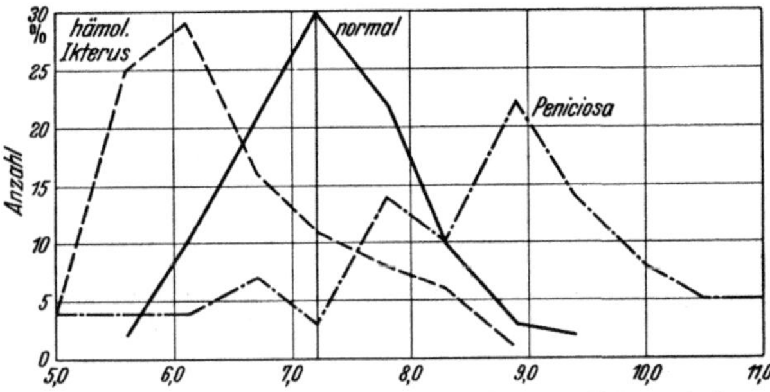

Abb. 1. PRICE-JONES-Kurven eines hämolytischen Ikterus (mikrocytäre Anämie), eines Gesunden und einer perniziösen Anämie (megalocytäre Anämie).

Neben der direkten Ausmessung des Zelldurchmessers hat neuerdings ein weiteres Verfahren zur Messung der Erythrocytengröße Anwendung gefunden, das zuerst von dem südafrikanischen Arzt PIJPER zu diesem Zweck ausgearbeitet worden ist. Es beruht auf der Beobachtung der Beugungsringe, welche sichtbar werden, wenn man einen dünnen Blutausstrich gegen eine punktförmige Lichtquelle betrachtet. Durch eine einfache optische Anordnung lassen sich die Beugungsringe auch auf einer Mattscheibe entwerfen. Der Apparat von PIJPER wurde in den angelsächsischen Ländern von EWE, PONDER und MILLNER u. a. weiter entwickelt. Ein derartiger Apparat wird von der Firma Zeiß hergestellt (Zeißscher Blutprüfer, AUB), ein anderes Gerät ist nach den Angaben von H. E. BOCK von der Firma Krüß in Hamburg gebaut worden (BOCKsches Erythrocytometer). In Amerika berichtet FALISI über ein ähnliches Gerät. Dieses Verfahren wird auch vielfach als *Halometrie* bezeichnet. Da die Größe der Beugungsringe, die bei Verwendung einer Lichtquelle mit kontinuierlichem Spektrum in den Regenbogenfarben erscheinen, im wesentlichen von der Größe des Erythrocytendurchmessers abhängig ist, läßt sich aus der Messung des Radius der Beugungsringe oder einer anderen darauf beruhenden Meßanordnung oder auch aus dem Vergleich mit den Beugungsringen eines normalen Blutausstrichs die ungefähre Durchmessergröße schätzen. Selbstverständlich erhält man dabei nur ein angenähertes Maß für den mittleren Durchmesser. Aus der Schärfe und Breite der Beugungsringe läßt sich außerdem der Grad einer bestehenden Poikilocytose bzw. Anisocytose erkennen. Bei Blutbildern, welche eine hochgradige Anisocytose oder Poikilocytose besitzen, sind die Beugungsringe allerdings häufig so verwaschen, daß der mittlere Durchmesser nicht mehr sicher schätzbar ist. Wegen der relativen Einfachheit des Verfahrens hat es rasch Eingang in die Blutuntersuchungsmethoden gefunden. Wenn es auch nicht an Stimmen fehlt, welche dieses Verfahren besonders bei pathologischem Blut als unzuverlässig bezeichnen (JÖRGENSEN und WARBURG, CAMACHO BAÑOS, HARNAPP und MÖBIUS), so haben doch viele Untersucher eine relativ gute Übereinstimmung mit der direkten Ausmessung festgestellt (BERNSTEIN, KELLER, LEPEL). Nach LEPEL ist die Skala im BOCKschen Apparat unrichtig; durch Multiplikation der abgelesenen Werte mit dem Faktor 1,083 werden die richtigen Werte nach seiner Meinung erhalten. HADEN findet mit dem BOCKschen Apparat zu kleine Werte bei großen, zu große Werte bei kleinen Erythrocyten. Zweifellos liegt der Wert des halometrischen Verfahrens in einer raschen Orientierung über die Zellgröße, was diagnostisch schon sehr wertvoll sein kann (SCHITTENHELM, MEULENGRACHT, WENDT, GÄNSSLEN u. a.). Andererseits muß hervorgehoben werden, daß die Halometrie weniger aussagt, als die PRICE-JONES-Kurve und daß die Meßergebnisse vor allem beim BOCKschen Apparat stark von subjektiven Momenten abhängig sind. Eine weitere Fehlerquelle kann auch in der Art des Ausstrichs liegen (Unregelmäßigkeiten der Blutkörperchenverteilung), so daß diese Methode in zweifelhaften Fällen, vor allem solchen mit noch geringen Veränderungen sowie für wissenschaftliche Untersuchungen nicht herangezogen werden soll (HEILMEYER, HENNING, ROHR, SCHITTENHELM, SCHULTEN u. a.). Auf jeden Fall bedarf die Halometrie mehr als manche andere Methode besonderer Übung und Vertrautheit mit allen Fehlerquellen, wenn sie verläßliche Ergebnisse liefern soll.

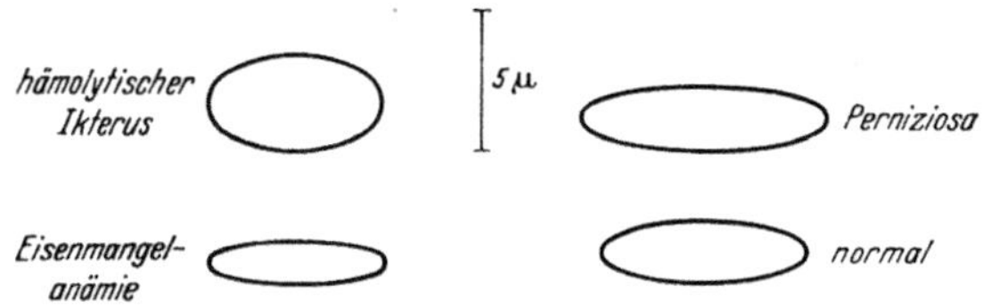

Abb. 2. Schematische Darstellung der Erythrocytendicke in den wichtigsten Anämieformen und beim Gesunden. (Nach HEILMEYER und PLÖTNER.)

Neben der Bestimmung des Kreisdurchmessers hat in jüngster Zeit besonders zum Studium des hämolytischen Ikterus und der Rolle der Milzfunktion bei dieser Erkrankung die *Bestimmung des Dickendurchmessers* Bedeutung gewonnen. Da eine direkte Messung kaum durchführbar ist — sie ist neuerdings mit Hilfe des LINNIKschen Mikrointerferometers von W. KINDER auf Anregungen HEILMEYERs im wissenschaftlichen Laboratorium der Firma Zeiß durchgeführt worden und hat eine ausgezeichnete Übereinstimmung mit dem indirekten Meßverfahren ergeben — so sind wir auf indirekte Methoden angewiesen. Das bevorzugte Verfahren (v. BOROS, HEILMEYER) besteht darin, daß zunächst das Einzelerythrocytenvolumen, wie oben angegeben, bestimmt wird, sodann aus der PRICE-JONES-Kurve der mittlere Durchmesser errechnet wird. Aus diesen beiden Größen läßt sich dann nach der Formel eines Zylinders die sog. ideale Dicke, wobei das Blutkörperchen als Zylinderscheibe aufgefaßt wird, berechnen. Da die wirkliche Dicke des Erythrocyten infolge der bikonkaven Scheibenform natürlich an verschiedenen Stellen eine verschiedene ist, so ergibt das genannte Verfahren nur eine fiktive Größe, welche aber ein sehr brauchbares Maß für die dritte Dimension des Erythrocyten darstellt. Ein Nomogramm, welches die umständliche Berechnung erspart, hat v. BOROS dafür angegeben. Die Normalwerte liegen ziemlich einheitlich zwischen 2,0 und 2,2. Ist der Kreisdurchmesser und die ideale Dicke bekannt, so ergeben diese beiden Werte eine gute Vorstellung von der Formgestaltung der Erythrocyten, welche bei verschiedenen Anämien eine recht verschiedene ist, wie Abb. 2 zeigt. Als zahlenmäßigen Ausdruck für den Grad der „Kugelzelligkeit" hat HEILMEYER den *sphärischen Index,* d. i. das Verhältnis des Dickendurchmessers zum Kreisdurchmesser $\frac{D_d}{D_k}$ angegeben, welcher normalerweise bei etwa 0,30 liegt und beim Gesunden nur zwischen 0,25 und 0,34 schwankt.

Wenn die angeführten verfeinerten morphologischen Methoden zweifellos eine große Bedeutung für die wissenschaftliche Differenzierung der einzelnen Anämieformen gewonnen haben und wir diesen Methoden wichtige Kenntnisse verdanken, so muß doch betont werden, daß sie *nur Wert in der Hand eines sehr exakten Untersuchers* besitzen und daß man in der Praxis vielfach mit der genauen Betrachtung eines gefärbten Blutausstrichs, vielleicht noch unterstützt durch ein Okularmikrometer, im allgemeinen auskommt. In schwierigen Fällen wird man trotzdem auch hier die quantitativen morphologischen Methoden mit heranziehen müssen. Andererseits geht es auch hier so wie sonst vielfach in der Naturbetrachtung: Wer viel mit quantitativen Methoden gearbeitet hat, dessen Blick ist für das qualitative Blutbild geschärft und man sieht dann häufig im qualitativen Bild mehr als vor der Anwendung dieser quantitativen Methoden.

2. Die Erythrocytenregeneration.

Ein wichtiges Hilfsmittel in der modernen Differentialdiagnose der Anämien bietet das Studium der Erythrocytenregeneration. Hierzu stehen grundsätzlich *zwei Wege* zur Verfügung: 1. die *Feststellung jugendlicher Erythrocyten im strömenden Blut* und 2. die *morphologische Untersuchung des Knochenmarkes* selbst.

Was den *ersten Weg* betrifft, so haben wir heute in der *Vitalfärbung* das beste Mittel, die Regenerationsleistung des Knochenmarkes zu erkennen. Die *vitalgranulierten Erythrocyten* oder *Reticulocyten* sind die physiologischen Regenerationszellen, die täglich aus dem Knochenmark ins periphere Blut abgegeben werden. Bei gesteigerter Knochenmarkstätigkeit sehen wir regelmäßig eine Zunahme der Reticulocytenzahl, in extremen Fällen bis zu 90%. Dabei kommt es dann meist auch zum Auftreten jugendlicher Formen, weshalb nicht nur die einfache Feststellung der Gesamtreticulocytenzahl, sondern auch die Beachtung ihrer einzelnen Formen Bedeutung gewinnt.

Es ist hier nicht der Ort, auf die außerordentlich große Reticulocytenliteratur einzugehen. Es sei darauf hingewiesen, daß unter den vielen Färbemethoden diejenige den Vorzug verdienen, welche das frische Blut direkt mit der flüssigen Farblösung zusammenbringen (Holboll, Heilmeyer und Oortgiese, Ederle, Osgood), da diese Methode die reifen Reticulocytenformen besser und sicherer zur Darstellung bringt. Heilmeyer und Trachtenberg fanden mit dieser Methode bei 80 Gesunden 3—15‰, Osgood 5 bis 38‰, Ederle 10—25‰. Was die Gruppeneinteilung der Reticulocyten betrifft, so haben sich die Gruppentypen nach Heilmeyer ziemlich allgemein durchgesetzt (Seyderhelm und Grebe, Hansen, Tomaszewski, Mardersteig u. a.). Ihre Bedeutung (s. Abb. 3) liegt vor allem darin, daß es sich dabei bewiesenermaßen um sichere Reifungsstadien handelt (Heilmeyer und Westhäuser). Die Ausreifung der Reticulocyten zu reifen Erythrocyten ohne basophile Struktur erfolgt nach den Untersuchungen von Riddle, Heath und Daland, Heilmeyer und Westhäuser in 1—4 Tagen. Für die älteren Reticulocytenformen der Gruppe IV ist im allgemeinen eine Reifungszeit von einem Tag, für die jüngeren Formen der Gruppe I und II eine solche von 2—3 Tagen gefunden worden. Die Kenntnis dieser Reifungszeit hat Bedeutung für die Schätzung der Regenerationsgrößen.

Die Bedeutung der Reticulocyten für die Beurteilung der Regeneration ist nicht unbestritten geblieben. So halten Mermod und Dock die Reticulocyten für besonders verletzliche Erythrocytenformen. Da nicht jede Reticulocytenkrise von einem Anstieg der Hämoglobin- und Erythrocytenwerte gefolgt ist, schließen sie, daß die Reticulocytenkrise überhaupt kein Zeichen der Regeneration sei, sondern daß im Gegenteil trotz der verletzlichen Reticulocyten die Besserung des Blutbildes in manchen Fällen eintrete. In ähnlicher Weise hat sich auch Büttner ausgesprochen. Diese Autoren vergessen zum Teil, daß Regenerationsleistung des Knochenmarks und Hebung des Erythrocytenspiegels keineswegs dasselbe bedeutet. Vielmehr ist der Erythrocytenspiegel die Resultante aus Neubildung und Zerfall. Ein Urteil über die Bedeutung der Reticulocyten als Regenerationszellen kann nur der gewinnen, der nicht nur die Neubildung, sondern in allen Fällen gleichzeitig auch die Zerfallsseite betrachtet. Ich habe an Hunderten von Blutmauserungsstudien seit 10 Jahren die ausgezeichnete Übereinstimmung der Reticulocytenbewegung mit den Bewegungen des Zerfalls und des Gesamterythrocytenbestandes stets feststellen können. Eine dauernde Reticulocytenvermehrung bei Gleichbleiben des Erythrocytenbestandes weist mit Sicherheit auf einen gesteigerten Erythrocytenzerfall hin und umgekehrt ist eine dauernd erhöhte Stercobilinausscheidung bei gleichbleibendem Erythrocytenbestand fast ausnahmslos von einer gleichzeitigen Reticulocytenvermehrung als Zeichen einer gesteigerten Neubildung begleitet. Selbstverständlich kann man die Brauchbarkeit einer Therapie nicht nur an Hand der Reticulocytenbewegung werten, worauf BÜTTNER u. a. mit Recht hingewiesen haben, sondern in erster Linie an einer echten Zunahme des gesamten Erythrocytenbestands, welch letztere aus dem sinngemäßen Zusammenwirken von

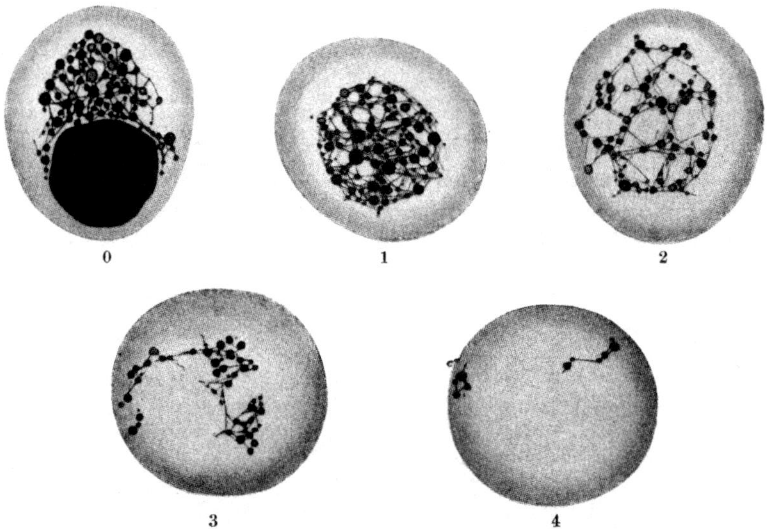

Abb. 3. Reifungsreihe der Reticulocyten (Gruppe 0—4 nach HEILMEYER). 0 Normoblast; 1 Knäuelform; 2 Netzform; 3 unvollständige Netzform; 4 Körnchenform oder Ausreifungsform.

Neubildung und Zerfall resultiert. Jede *Reticulocytenkrise ohne Vermehrung des Erythrocytenbestandes* bedeutet nur einen *Umsatzreiz*. Solche Umsatzreize kommen allerdings recht häufig auch unter den verschiedensten therapeutischen Einwirkungen zustande und dann findet man eben diese Reticulocytenvermehrung ohne Zunahme der Erythrocytenzahl und des Hämoglobins, was den Wert der Reticulocyten in den Augen nicht richtig sehender Autoren scheinbar so vermindert hat.

Die umgekehrte Frage, ob jede Zellabgabe aus dem Knochenmark in der Form der Reticulocyten erfolgt, wie ISTOMANOVA aus Knochenmarksstudien erschlossen hat, läßt sich nicht so eindeutig beantworten. Die rasche Regeneration nach großen Blutverlusten oder im Gefolge der Lebertherapie einer Perniciosa nach Abklingen der Reticulocytenkrise, ebenso die vielen beobachteten Fälle, welche eine sehr gute Erythrocytenzunahme ohne Reticulocytenvermehrung erkennen ließen (Fall BÜTTNER), scheinen gegen diese Beobachtung ISTOMANOWAS zu sprechen. Es muß jedoch auf die außerordentlich große Einschränkung der Zerfallsvorgänge in diesen Fällen hingewiesen werden (HEILMEYER), welche auch bei normaler oder wenig gesteigerter Zellabgabe zu rascher Zunahme führt. Trotzdem muß auch nach meiner Erfahrung die Möglichkeit der Abgabe völlig ausgereifter Erythrocyten ohne jede basophile Struktur aus dem Knochenmark ins periphere Blut zugegeben werden, wenn auch jede bedeutendere Regenerationsleistung immer mit Reticulocytenvermehrung einhergeht.

Im Vergleich zur Reticulocytenzählung und Differenzierung haben andere morphologische Regenerationszeichen sehr an Bedeutung verloren, wie etwa die Feststellung der *Polychromasie* oder der *basophilen Punktierung*. Diese beiden Phänomene werden durch ein und dieselbe basophile Grundsubstanz hervorgerufen, welche auch die Substantia granulofilamentosa der Reticulocyten bildet, was WHITBY und BRITTON u. a. überzeugend nachgewiesen haben. *Vitalgranulierung, Polychromasie und basophile Punktierung* sind als *identische Phänomene* anzusehen. Die Unterschiede erklären sich teils durch die verschiedene Fixations- und Färbemethode, teils auch durch Besonderheiten der basophilen Grundsubstanz selbst. So ist es kein Zweifel, daß z. B. bei Bleivergiftung diese Grundsubstanz bei der normalen Färbeprozedur gröber ausflockt als normalerweise, wo sie in Form feiner verteilter Polychromasie in Erscheinung tritt. Sowohl die polychromatischen Zellen wie die basophilpunktierten erscheinen bei der Vitalfärbung als meist jüngere Reticulocytenformen, während die reiferen Reticulocyten der Gruppe IV wegen ihres sehr geringen Gehalts an basophiler Netzsubstanz beim normalen Färbeverfahren sich nicht mehr von reifen Erythrocyten unterscheiden lassen.

Auch die anderen Verfahren der Beurteilung der Blutregeneration, wie die *Sauerstoffzehrung nach* MORAWITZ oder die *Feststellung osmotischer Resistenzverschiebungen* haben gegenüber der Reticulocytenzählung in der Praxis nur geringe Bedeutung. Sie finden nur bei wissenschaftlichen Untersuchungen Anwendung.

Die fluorescierenden Erythrocyten. Bei manchen Erkrankungen findet man im Blut rote Blutkörperchen, welche im ultravioletten Licht mit roter Fluorescenz aufleuchten. Beim Gesunden ist dieses Phänomen nur ganz vereinzelt zu sehen (KELLER und SEGGEL). Die weitere Untersuchung dieses Phänomens durch K. A. SEGGEL ergab, daß es sich dabei um *Protoporphyrin* in den Erythrocyten handelt, was beim Gesunden nur in Spuren, bei perniziöser Anämie nach Leberbehandlung, ferner bei akuten Blutungen und bei chronischen Blutungsanämien stark vermehrt auftritt. Bei der perniziösen Anämie sowie bei akuter Blutungsanämie treten die fluorescierenden Erythrocyten im Stadium der stärksten Regeneration meist einige Tage nach der Reticulocytenkrise auf, also immer dann, wenn plötzlich größere Hb-Mengen gebildet werden müssen. Da zur selben Zeit sich im Blutplasma ein Eisenmangel chemisch nachweisen läßt (HEILMEYER und PLÖTNER), liegt es nahe, das Auftreten der fluorescierenden Erythrocyten so zu deuten, daß bei der Hb-Synthese der Zelle der Schlußstein, das Eisen, nicht mehr eingefügt wird, weil das Material dazu mangelt. In diesem Sinne spricht auch die Tatsache, daß bei chronischen Eisenmangelanämien ebenfalls vermehrt fluorescierende Erythrocyten vorhanden sind, welche auf Eisentherapie hin verschwinden. Das Auftreten fluorescierender Erythrocyten ist also wahrscheinlich als Ausdruck einer unvollständigen Hämoglobinsynthese zu werten.

Die Sternalpunktion. Weitere wesentliche Erkenntnisse der Blutregeneration, die auch differentialdiagnostisch bei Anämien Bedeutung haben, hat uns das Studium der Knochenmarkspunktion gebracht. Seit ihrer Einführung durch SEYFARTH (1923) und ARINKIN (1929) hat sie eine ausgedehnte Bearbeitung erfahren. Ich verweise nur auf die monographischen Darstellungen von SEGERDAHL, NORDENSON, SCHULTEN, ROHR, KLIMA, ROVERSI und TANTURRI, welche auch vollständige Literaturnachweise bringen. Sie wird heute meist in der Punktion des Sternalmarkes ausgeführt mit Hilfe einer kurzen starken Nadel mit Mandrin evtl. mit Arretiervorrichtung, wie sie nach den Angaben von KLIMA und ROSSEGGER auch im Handel zu haben ist. Die nach dem Einstich ins Sternalmark aspirierte Punktionsflüssigkeit wird wie Blut auf einem Objektträger ausgestrichen, gefärbt und differenziert. Im normalen Sternalmarksausstrich besteht die Hauptmasse der weißen Zellen aus jugend , stab und segmentkernigen Neutrophilen, während die Myelocyten etwa $^1/_4$—$^1/_3$ aller Weißen ausmachen. Myeloblasten finden sich im normalen Ausstrich nur in wenigen Prozenten. Ebenso finden sich nur einige Prozent eosinophile, basophile Zellen und Monocyten. Da in den meisten Literaturangaben infolge zu weitgehender Differenzierung mit schwankender Grenzziehung der einzelnen Formen der Überblick über die normale Verteilung sehr erschwert ist, sei nachfolgend eine vereinfachte Tabelle auf Grund eigener Erfahrung unter Berücksichtigung der Literaturangaben wiedergegeben. Sie genügt für praktische Zwecke vollkommen.

Wenn auch von allen Autoren betont wird, daß die Zahl und Zusammensetzung der Zellen im Knochenmarksausstrich stark von den lokalen Bedingungen an der Punktionsstelle (DOMARUS, HELPAP u. a.) abhängig sind, so ist es doch nützlich, sich durch Differenzierung von etwa 300 Zellen einen Überblick über die Zellverteilung zu verschaffen und sie mit den oben angegebenen Normalzahlen zu vergleichen. Wenn auch starke Schwankungen physiologischerweise vorkommen, so verrät sich ein pathologisches Mark doch sofort, sei es durch Auftreten neuer physiologischerweise nicht vorkommender Zellen wie

Tabelle der ungefähren prozentualen Zellverteilung im normalen Sternalmarkausstrich.

(Erythroblasten und Reticulumzellen in Prozenten der Leukocyten.)

Myeloblasten und Promyelocyten	1—10%	Eosinophile	1— 7%
Myelocyten	10—30%	Basophile	0— 2%
Neutrophile	40—65%	Monocyten	0— 4%
Jugend	5—10%	Erythroblasten	10—30%
Stabkernige	20—40%	Reticulumzellen	1—10%
Segmentkernige	10—30%	Megakariocyten	0,1—1%

Megaloblasten, Myelom- oder Carcinomzellen, oder sei es durch starke Veränderung der Zusammensetzung (Myeloblastenmark, Promyelocyten- oder Myelocytenmark, lymphocytäres Mark, Erythroblastenmark) oder durch schwere Verminderung des gesamten Zellzahlgehaltes mit starkem Hervortreten von Reticulumzellen (aplastisches Mark). Der Vergleich mit dem peripheren Blutbild bietet grundsätzlich 2 prinzipielle Möglichkeiten: 1. Das Knochenmark ist ein Spiegelbild des peripheren Blutes. Die Vermehrung oder Verarmung der Blutzellen findet im hyperplastischen oder hypoplastischen Knochenmark einen deutlichen Ausdruck. 2. Das Knochenmark steht im Widerspruch zum peripheren Blutbefund. Einem peripheren Mangel steht eine oft enorme Hyperplasie des Markes, allerdings meist stark unreifer Zellen gegenüber. In solchen Fällen handelt es sich um eine Hemmung der Zellreifung, welche als Ursache der peripheren Zellverarmung anzusehen ist. Es ist klar, daß solche Befunde für die Diagnose und nicht selten auch für die prognostische Beurteilung eines Falles sehr wertvoll sind.

3. Der Hämoglobinstoffwechsel.

Eine weitere Vertiefung in die pathogenetischen Vorgänge der Anämieentstehung brachte das Studium des Hämoglobinstoffwechsels, dessen Beachtung auch für die Abgrenzung der einzelnen Anämieformen sich als fruchtbringend erwies. Seitdem Eppinger erstmals das Blutmauserungsproblem mit den Methoden des Urobilinstoffwechsels bearbeitete, ist diese Methode weitgehend vervollkommnet worden. In Deutschland waren es Morawitz und in jüngerer Zeit Heilmeyer und seine Mitarbeiter, in Österreich Paschkis und Singer, in Rußland Belonogowa, in Amerika Whipple und MacMaster und Mitarbeiter sowie C. J. Watson, in Italien Greppi, Dominici und Oliva, welche damit das Anämieproblem bearbeiteten. Es würde hier zu weit führen, auf Einzelheiten einzugehen, um so weniger, als Paschkis an dieser Stelle vor wenigen Jahren eine ausgezeichnete Übersicht darüber gegeben hat. Es seien deshalb nur einige Grundtatsachen angeführt.

Der *physiologische Abbau des* aus den zerfallenen Erythrocyten frei gewordenen *Hämoglobins* führt in der Hauptsache zum Gallenfarbstoff, der von der Leber ausgeschieden und im Darm durch die reduzierende Tätigkeit von Bakterien in *Stercobilin* übergeführt wird. Letzteres erscheint zum größten Teil im Stuhl, ein kleiner Teil wird resorbiert, gelangt in die Leber, um dort ab- oder umgebaut oder neuerdings in den Darm hineinsezerniert zu werden. Nur ein Bruchteil passiert die Lebersperre und gelangt im Harn zur Ausscheidung. Die quantitative Erfassung des *Urobilins* und *Urobilinogens im Stuhl und Harn* ergibt ein brauchbares Maß zur Schätzung des Erythrocytenzerfalls. Die pro 100 g zirkulierenden Hämoglobins ausgeschiedene Urobilinmenge bezeichnet man als *Mauserungsindex* (Heilmeyer), der beim Gesunden zwischen 10 und 20 liegt. Da es bei der Erfassung der gesamten Urobolinausscheidung auf die Summe Urobilin + Urobilinogen ankommt, wird methodisch meist so vorgegangen, daß das gesamte Urobilin durch Reduktion, am besten mit Mohrschem Salz nach Terwen in Urobilinogen übergeführt wird. Dieses so gewonnene Urobilinogen stellt freilich nach den neuesten Forschungen von Hans Fischer und seinen Schülern keinen einheitlichen Körper dar. Er besteht zumindesten aus zwei Stoffen, dem Mesobilirubinogen und dem Stercobilinogen, welch letzteres sich durch seine optische

Aktivität vom ersteren unterscheidet. Ob diesen beiden Körpern eine verschiedene physiologische oder pathophysiologische Bedeutung zukommt, ist vorerst noch nicht entschieden. Gegen das Verfahren, die Blutmauserung aus dem gesamten Urobilingehalt von Stuhl und Harn zu schätzen, sind von verschiedenen Seiten Einwände gemacht worden (WHIPPLE u. a.). Sie sind alle theoretischer Art. Die praktische und experimentelle Prüfung hat gezeigt, daß das Verfahren klinischen Ansprüchen vollauf genügt und daß die Ergebnisse ausgezeichneter Übereinstimmung mit der Schätzung der Regenerationsgröße unter Beachtung der Hämoglobinbestandsveränderungen stehen.

Neben diesem Hauptweg gibt es schon *physiologischerweise Nebenwege des Hämoglobinabbaues*, welche zu anderen Hämoglobinabkömmlingen führen. Hierher gehören, wie HEILMEYER und später BINGOLD gezeigt haben, gewisse Harnfarbstoffe. Auf Grund experimenteller Untersuchungen und klinischer Beobachtungen konnte HEILMEYER zeigen, daß neben dem Urobilin vor allem das *Uroerythrin*, außerdem aber noch uncharakteristische Farbstoffe der Urochromgruppe (besonders das *Urochrom B*) dem Hämoglobinstoffwechsel sehr nahestehen. Neuerdings konnte BINGOLD im Harn ein weiteres Blutfarbstoffderivat auffinden, das nach Reduktion in alkalischer Färbung in Rot übergeht mit einem Absorptionsstreifen bei 525 $\mu\mu$. Er nannte es danach *Pentdyopent*. Diese Reaktion ist im Harn bei Leber- und Blutzerfallserkrankungen positiv, in manchen Fällen auch dann, wenn Urobilin und Urobilinogen negativ sind. HULST und GROTEPASS haben gezeigt, daß dieser Körper bereits von STOKVIS 1870 als sog. reduzierbares Nebenprodukt beschrieben worden ist, in der Folgezeit aber vergessen wurde.

Außer diesen physiologischen Nebenwegen des Blutabbaues existiert noch ein *pathologischer Weg*. Während bei normalem Blutfarbstoffabbau aus dem Hämoglobinmolekül unter Sprengung des Tetrapyrrolrings und Eisenabspaltung sofort Bilirubin entsteht, sehen wir unter pathologischen Bedingungen, vor allem bei gestörter Leberfunktion (DUESBERG), zunächst eine Abspaltung des Globins und damit *freies Hämatin* in Erscheinung treten. Eine weitere Störung des Hämoglobinstoffwechsels besteht darin, daß an Stelle der offenen Kette des Bilirubins der eisenfreie Tetrapyrrolring als *Porphyrin* in Erscheinung tritt, wobei zur Diskussion steht, ob es sich dabei um einen fehlerhaften Abbau oder, was wahrscheinlicher ist, um eine fehlerhafte Bildung handelt. Wir sehen solche pathologischen Stoffwechselprodukte des Hämoglobins auch bei Anämien auftreten (siehe auch das oben über fluorescierende Erythrocyten Gesagte), welche DUESBERG als eine besondere Gruppe mit gestörter Regeneration zusammengefaßt hat. Ihr Hauptvertreter ist die perniziöse Anämie.

Die Erkenntnisse des Hämoglobinstoffwechsels führen uns also tief in das Verständnis der einzelnen Anämieformen hinein. Ein massenhaftes Auftreten von Hämoglobinabbauprodukten zeigt, daß in solchen Fällen eine enorme Steigerung des Erythrocytenzerfalls im Vordergrund steht. Es charakterisiert die besondere Gruppe von Anämien, die wir als *hämolytische* bezeichnen. Ihre Erkennung ist dem Arzt auch ohne exakte Untersuchung des Hämoglobinstoffwechsels möglich. Hier kommt der „ärztliche Blick" zu seinem Recht: die Vermehrung des Gallenfarbstoffes im Blut und im Gewebe führt zum Ikterus oder meist Subikterus, besonders an den Skleren erkennbar. Das Blutserum ist goldgelb und gibt stark positive Bilirubinreaktionen bei Anwendung der Diazoreaktion in der indirekten Form. Der Harn ist tiefdunkel braunrot verfärbt, reich an Uroerythrin, Urochrom und Urobilin. Aldehydprobe und Schlesinger sind positiv, ebenso die Pentdyopentreaktion. Auch im Stuhl ist der Farbstoffgehalt vermehrt. Es findet sich eine bedeutende Steigerung des Stercobilingehalts. Wird Duodenalsaft gewonnen, so ist die „Pleiochrome Galle" dunkler und zähflüssiger als normal. Das Auftreten von Hämatin im Blutserum, das sich durch eine mehr braune Färbung verrät, die sich manchmal auch dem Hautkolorit mitteilt (Hämatinikterus), sowie der Befund von Kopro- und Uroporphyrin in reichlicher Menge weist auf eine pathologische Störung des Hämoglobinstoffwechsels hin, wie sie bei Anämien mit gestörter Regeneration zu finden ist.

4. Der Eisenstoffwechsel.

Neben dem Hämoglobinstoffwechsel ist es in jüngster Zeit der mit ihm aufs engste verknüpfte Eisenstoffwechsel, dessen Untersuchung auf dem Gebiete der Anämieforschung zu wichtigen Erkenntnissen geführt hat. Waren es zuerst die Erfolge der Eisenbehandlung bei gewissen Anämiefällen (eisenempfindliche Anämien), welche die Vermutung nahegelegt haben, daß es sich dabei um Eisenmangelzustände handeln könnte, so haben später exakte Eisenbilanzen in solchen Fällen (REIMANN und FRITSCH und SCHICK) und vor allem die Bestimmung des zirkulierenden Plasmaeisens (HEILMEYER und PLÖTNER, VANNOTTI, MOORE) diese Ansicht bestätigt. Die Bestimmung des Plasmaeisens scheidet die Anämien in zwei Gruppen: solche mit normalem oder vermehrtem Eisenspiegel und solche mit starker Eisenverminderung. Die letzteren sind es, die im wesentlichen auf Eisen ansprechen. Sie gehen auch streng Hand in Hand mit besonderen morphologischen Kennzeichen, worüber weiter unten noch zu sprechen sein wird. Selbstverständlich darf nicht jeder einmalige Befund eines verminderten Serumeisens ohne weiteres als Eisenmangelzustand gedeutet werden. Jede abnorm gesteigerte Knochenmarkstätigkeit führt zu einem vorübergehenden Absinken des Eisenspiegels im Plasma und ebenso jede erhöhte Tätigkeit des Reticuloendothels zu einer Eisenabwanderung nach diesen Zellelementen. Einen Überblick über die physiologischen und pathologischen Bedingungen verschafft am besten folgendes Schema, das der Monographie von HEILMEYER und PLÖTNER entnommen ist (Abb. 4). Die Kenntnis dieser Vorgänge ist notwendig, um Einzelergebnisse, die zweifellos auch für die Abgrenzung und Behandlung anämischer Zustände sehr wertvoll sein können, richtig zu werten. Bezüglich der Methodik sei auf die genannte Arbeit verwiesen.

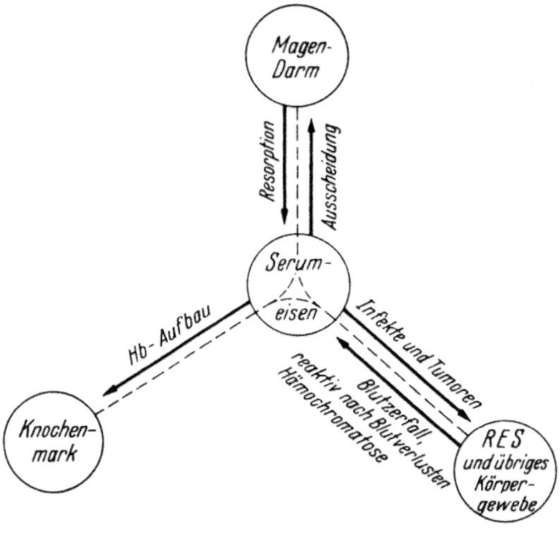

Abb. 4. Schema der Serumeisenbewegung. (Nach HEILMEYER und PLÖTNER.)

B. Einteilung der Anämien und die einzelnen Formen.

Fast jeder der vielen Autoren, die in letzter Zeit über das Thema der Differentialdiagnose und Behandlung der Anämien geschrieben haben (NAEGELI, GÄNSSLEN, SCHULTEN, BOCK, SEGGEL, WINTROBE, BEIGELBÖCK, MORAWITZ, STURGIS, STOCKINGER, GÄNSSLEN, WITTS, HADEN, MATTHEWS u. a.) hat seiner Arbeit irgendeinen Einteilungsversuch zugrunde gelegt. Entsprechend den vielen Gesichtspunkten, die beim Studium der Anämien zu beachten sind, gibt es auch zahlreiche Einteilungsprinzipien. Auf keinem Gebiete der Medizin lassen sich so schöne Einteilungen machen. Aber alle diese Schemata befriedigen nicht, weil das Leben überall die gedanklichen Grenzpfähle, die wir errichten, durchbricht. Trotzdem zwingt eine logische Darstellung des Stoffes zu einem solchen Bemühen. Will man hier eine auch nur einigermaßen brauchbare Lösung finden, so muß der Zweck, der damit erreicht werden soll, maßgebend sein. Für eine Darstellung der pathologischen Physiologie der Anämien wird man eine andere Einteilung treffen als in einer morphologischen Arbeit und wieder eine andere, wenn es gilt, feste Anhaltspunkte für unser therapeutisches Handeln zu finden. In der Tat haben die meisten Autoren, welche über die Behandlung der Anämien arbeiteten, diesem Gesichtspunkt Rechnung getragen. Manche haben versucht, feste Korrelationen zwischen dem morphologischen Blutbefund und dem Behandlungsweg aufzufinden. Als Beispiele hierfür seien vor allem die Arbeiten von BOROS, WINTROBE und HADEN genannt. Das Einteilungsschema von WINTROBE soll kurz hier (modifiziert von SEGGEL) folgen.

Schema nach WINTROBE.

Morphologischer Typ	Durchschnittsgröße der einzelnen Erythrocyten (bzw. Volumindex)	Durchschnitts-Hb.-Konzentr. in der Erythrocytenmasse (bzw. Sättigungsindex)	Ursache	Klinisches Syndrom	Behandlung
Makrocytäre Anämie	Erhöht	Normal	Fehlen des CASTLE-Prinzips	Idiopath. u. sympt. A. pernic. Makrocyt. A. b. Magen-Darmkrankh. (z. B. Magenkrebs, Gastrektomie). Pellagra, Sprue, Coeliacie, trop. A. Makrocyt. A. b. Leberkrankh.	Leber und Leberextrakte evtl. nur Extrinsic factor
Normocytäre Anämie	Normal	Normal	Plötzl. Blutverl. od. plötzl. Blutzerst. Fehlende Blutbildg.	Akute Blutungsanämie. Akute hämolyt. An. (z. B. Malaria). Aplast. A., Leukämie, Neoplasma, chron. Krankheitszustände	Transfusionen u. Behandlg. d. Ursache. Versuch d. Stimulation d. Blutbildung
Einfache mikrocyt. Anämie	Erniedrigt	Normal	Ungenügende Blutbildg.	Subakute u. chron. Krankheitszustände	Transfusionen u. Behandlg. d. Ursache
Hypochr. mikrocyt. Anämie	Erniedrigt	Erniedrigt	Eisenmangel inf. Blutverl. Eisenmangel inf. mangelh. Resorpt.	Chron. posthämorrh. A. Hookwurm A. Idiopath. u. sympt. A. b. Achylie (z. B. Magenresektion). Chlorose. Selt. Fälle v. Sprue. Idiopath. Steatorrhöe. Eisenmangeldiät	Eisen in hohen Dosen (bzw. Beseitigung d. Ursache)

Es ist kein Zweifel, daß ein solches Vorgehen gewisse einfache Richtlinien für unser therapeutisches Handeln gibt. Aber leider führt diese einfache Formel doch in manchem Einzelfall auf unrichtige Wege. Außerdem werden, wie das Beispiel der Gruppe „normocytäre Anämien" zeigt, die heterogensten, therapeutisch und prognostisch verschiedenartigsten Zustände, wie etwa die akute Blutungsanämie und die aplastische Anämie unter einer Gruppe vereinigt. Viel besser lassen sich die großen Gruppen der hyperchromen und hypochromen Anämien aufstellen, wenn auch hier die erste Gruppe keineswegs ganz einheitliche Erkrankungen umfaßt. Aber der zugrunde liegende pathogenetische Mechanismus der bei den Hyperchromanämien vorzugsweise in einer Störung der Zellbildung, bei den Hypochromanämien in einer Störung der Hämoglobinbildung beruht, verleiht dieser Gruppenaufstellung doch einen tieferen Sinn, der über ein rein äußerlich morphologisches Schema weit hinausgeht. Ich möchte sie aus diesem Grunde beibehalten. Eine weitere besondere Gruppe bilden die hämolytischen Anämien mit besonderer Zellgestaltung. Hierher gehört die Kugelzellanämie des hämolytischen Ikterus, die Ovalocytenanämie, die Sichelzellenanämie und die COOLEYsche Anämie. Eine besondere Gruppe bilden ferner die aplastischen normocytären Anämien. Wegen der Besonderheit des therapeutischen Handelns müssen endlich noch die akute Blutungsanämie und die endokrin bedingten Anämien als besondere Gruppe herausgestellt werden.

1. Die akute Blutungsanämie.

Die Diagnose der akuten Blutungsanämie bereitet im allgemeinen keine Schwierigkeiten, da sie immer einen sehr erheblichen Blutverlust voraussetzt, der zum Entstehen eines anämischen Bildes mindestens 1 Liter, meist jedoch mehr betragen muß. Solche Blutverluste werden vom Patienten meist selbst bemerkt, auch dann, wenn es sich um eine Magen-Darmblutung handelt. Die auftretende Schwäche und Blässe, das Gefühl von Magendruck und Übelkeit und endlich die auftretenden Teerstühle, falls nicht eine Hämatemesis stattfand, sind auch für den Patienten alarmierende Symptome. Das Bild, das sich im Anschluß an einen größeren Blutverlust nach außen entwickelt, läuft gesetzmäßig ab: Zunächst führt die Blutung zu einer Verminderung der Blutmenge, also zu echter Oligämie mit normaler Blutzusammensetzung. Aber schon sehr bald, meist schon während der Blutung, setzen die Regulationen ein, welche aus der *Oligämie* durch Einstrom von Gewebsflüssigkeit erst die *Anämie* hervorrufen. Letztere ist also das Ergebnis einer dem Organismus eigenen Regulationsmaßnahme. Je nachdem die Plasmaauffüllung schneller oder langsamer vor sich geht und mehr nach der Plus- oder Minusseite zu ausfällt, um so schneller oder langsamer, um so schwerer oder leichter erscheint das Bild der Blutungsanämie. Dieser Vorgang der verschiedenen Volumenregulierung, der in jüngster Zeit von LORDKIPANIDZE im Tierexperiment studiert worden ist, spricht sich auch im klinischen Bild der Blutungsanämie aus. Es gibt Fälle, in denen die Plasmaauffüllung langsamer erfolgt, so daß die Schwere des Blutverlustes nicht sofort aus der Hämoglobinbestimmung und Erythrocytenzählung ersichtlich ist. Andererseits braucht ein späteres Absinken der Blutwerte am 2. oder 3. Tage nach einem großen Blutverlust durchaus nicht immer eine neue Blutung zu bedeuten. Schwankungen der Erythrocytenzahl und des Hämoglobingehalts nach einer großen Blutung sind häufiger, als man im allgemeinen denkt, *Ausdruck einer labilen Volumregulierung.*

Morphologisch zeigt sich in den ersten Tagen ein völlig normales Zellverhalten mit normalem Färbeindex. Vom 3. Tage an sieht man häufig eine leichte *makrocytäre* Verschiebung (TANZELLA, DVORÁK, BRUGSCH, PROBST, BOCK u. a.). Nach einiger Zeit kehrt die Makrocytose, falls keine wiederholten Blutungen auftreten, wieder zur Norm zurück. Bei *wiederholten Blutungen oder* in der weiteren Regeneration eines *sehr großen Blutverlustes* kommt es nicht selten zu einem *Absinken des Färbeindex* unter 1 und zu *mikrocytärer* Blutbildung. Wir werden später sehen, daß diese Erscheinung mit der Erschöpfung der Eisendepots zusammenhängt. Aus der akuten Blutungsanämie wird eine Eisenmangelanämie. Die makrocytäre Frühreaktion hängt, wie TANELLA vermutet hat, vielleicht mit chemischen Verschiebungen im Blutplasma zusammen, wie er glaubt mit dem Auftreten von Phenolen, welche zeitlich vor der makrocytären Reaktion vermehrt im Plasma auftreten und vor der Normalisierung wieder verschwinden. Es wäre aber auch möglich, daß beim überstürzten Neubau der Blutkörperchen eine kurzdauernde relative Insuffizienz an Leberstoff mitspricht. Wenige Tage nach Beginn der Blutung kommt es zu einer gesteigerten Ausschüttung jugendlicher Reticulocyten *(Reticulocytenkrise),* deren Stärke auch prognostische Schlüsse hinsichtlich der Schnelligkeit der Regeneration erlaubt (TRACHTENBERG u. a.). Die erhöhte Tätigkeit des gesamten Knochenmarkes drückt sich auch in der *posthämorrhagischen Leukocytose* und *Thrombocytose* aus. Gleichzeitig kommt es zu einer Hemmung des Blutzerfalls, die ebenfalls um so deutlicher ist, je schneller der Wiederanstieg der Blutwerte erfolgt (HEILMEYER). Die Ausscheidung von Hämoglobinabbauprodukten wird also im Anschluß an eine Blutung nach außen stark eingeschränkt. Dagegen kann bei einer Magen-Darmblutung eine Zunahme der Farbstoffe im Blutserum und im Harn durch Resorption von Blutabbauprodukten vom Darm aus erfolgen. Noch deutlicher wird ein solcher posthämorrhagischer Subikterus bei einer inneren Blutung, besonders wenn diese in die Bauch- oder Pleurahöhle erfolgt. Die Möglichkeit einer Verwechslung mit einer hämolytischen Anämie ist dann gegeben und bei einer einmaligen Untersuchung kann die Entscheidung darüber sogar unmöglich sein. Erst die genaue zeitliche Verfolgung der hämatologischen Vorgänge führt zu einer Sicherstellung der Diagnose: Zuerst der rasche Absturz der Hämoglobin- und Erythrocytenwerte mit normalem Färbeindex und normalem Zellverhalten, dann das Einsetzen einer vorübergehenden makrocytären Reaktion, das Auftreten einer Reticulocytenkrise mit Leuko- und Thrombocytose, die vorübergehende Entwicklung des Subikterus und schließlich das Schwinden aller Erscheinungen mit langsamer Rückkehr zur Norm geben die richtige Deutung. Auch der Serumeisenspiegel kann helfen. Er sinkt nach jeder größeren Blutung ab, während er bei einer hämolytischen Krise sofort ansteigt.

Die *Behandlung* der akuten Blutung hat zunächst die Forderung der Blutstillung und der Auffüllung des Kreislaufs zu befriedigen. Zu diesem Zwecke ist im Falle der Dringlichkeit die *Bluttransfusion* das Verfahren der Wahl. Sie dient gleichzeitig dem Kreislauf und dem Blutersatz. Nur unter diesem doppelten Gesichtspunkt sollte sie durchgeführt werden. Zur alleinigen Bekämpfung der Blutungsanämie dagegen haben wir einfachere, harmlosere und bessere Mittel. Findet sich der Organismus, den eine schwere Blutung betroffen hat, in einem optimalen Gesundheits- und Ernährungszustand, so erfolgt auch *spontan* eine optimale und rasche Blutregeneration, die sich durch eine kräftige Reticulocytenkrise bis zu 500‰ und mehr und durch starke Einschränkung des Zerfalls kundtut. In einem solchen Falle ist eine Behandlung nicht notwendig. Sind diese Grundlagen aber nicht gegeben, war die Blutung abnorm groß oder handelt es sich um wiederholte Blutverluste, so wird man von vornherein so vorgehen, daß man reichliches *Blutaufbaumaterial* von Anfang an zuführt. Durch die ausgezeichneten experimentellen Studien von WHIPPLE und seiner Schule, sowie von FONTÈS und THIVOLLE sind wir heute über die Blutaufbaustoffe sehr gut orientiert. Wenn auch eine ganze Reihe von Stoffen zur Neubildung von Erythrocyten notwendig sind, so richtet sich die Größe der Regeneration doch nach dem allgemein biologischen Gesetz des Minimums, welches besagt, daß der in geringster Menge zur Verfügung stehende Stoff das Tempo der Zellerneuerung bestimmt. Als WHIPPLE und seine Mitarbeiter in zahlreichen Untersuchungen den Einfluß der verschiedenen Nahrungsmittel bei ihren Aderlaßhunden, die auf eine Standardkost mit minimaler Regenerationskraft gesetzt waren, prüften, fanden sie, daß Leber und Fleisch weitaus am stärksten die Blutbildung anregten. In viel schwächerem Grade führten die grünen Gemüse und Früchte zu einem Blutersatz. Bekanntlich waren diese Studien der Anlaß zur Entdeckung des *Leberstoffes* der Perniciosa. Das hat zunächst viel Verwirrung angerichtet, weil man lange Zeit der Meinung war, daß der bei perniziöser Anämie wirksame Leberfaktor auch bei sekundären Anämien, besonders auch bei Blutungsanämien wirksam sei. Dem ist aber sicher nicht so. Die weitere Analyse der bei Blutungsanämie wirksamen Leberbestandteile ließ erkennen, daß es vor allem die *Schwermetalle* wie *Eisen* und *Kupfer* sind, welche die Blutbildung anregen. Zweifellos spielen daneben noch *Eiweißstoffe und deren Bausteine* (Histidin, Tryptophan, Phenylalanin) eine Rolle. Der in den Leberextrakten enthaltene Antiperniciosastoff wirkt sicher nur in sehr bescheidenem Maße anregend auf die Blutregeneration, wie aus neueren Arbeiten hervorgeht (WHIPPLE, ROBSCHEIT-ROBBINS und WALDEN, POWERS und MURPHY, FÜRTH und SINGER u. a.). Während die WHIPPLE-Hunde nach Volleber 90—100 g Hämoglobin in der Woche lieferten, betrug die Zunahme nach Leberextrakten nur 10—20% dieses Wertes. Nur AMANTEA sah eine bessere Blutregeneration bei Aderlaßhunden nach Leberextraktinjektionen. Vielleicht spielt der Eisen- und Kupfergehalt der Leber eine Rolle. WHIPPLE und seine Mitarbeiter haben aus der Leber mit einem besonderen Verfahren einen sekundären Anämiestoff extrahiert, der eine viel bessere Wirkung als die antiperniziösen Leberextrakte besaß. Aber auch hier waren es die Aschenbestandteile, die schon eine gute Wirkung ausübten. Daneben scheint noch ein *unbekannter Faktor* eine Rolle zu spielen, da auch Lebern von durch Blutung anämisierten Pferden trotz starker Eisenverarmung die Blutregeneration gut förderten. Auch STURGIS und FARRAR bestätigen, daß Volleber besser wirkt als die in ihr enthaltenen Eisenmengen allein. CARADETTI fand eine Beschleunigung der Regeneration in Aderlaßversuchen außer durch Volleber durch *Magen* in roher Form. Zieht man den Schluß aus der umfangreichen Literatur, so ist es zweifellos, daß der *wichtigste Regenerationsstoff*, dessen Beschaffung für die Zellbildung offenbar am schwierigsten ist, das *Eisen* darstellt. Alle anderen Faktoren, wie Kupfer, Eiweiß, Aminosäuren, unbekannte Leber- und Fleischstoffe, Chlorophyll (BÜERGI), Vitamine (SEYDERHELM) wirken zwar unterstützend, können aber nicht das Eisen voll ersetzen. Diese Tatsache steht in ausgezeichneter Übereinstimmung mit den Serumeisenbefunden, welche bei akuten Blutungsanämien erhoben worden sind. Sie zeigen eine *starke Erniedrigung des Serumeisens* nach jeder stattgehabten Blutung als Ausdruck dafür, daß der Verbrauch im Knochenmark bei der Blutregeneration vorübergehend größer ist als die Nachlieferung (HEILMEYER und PLÖTNER, THOENES und ASCHAFFENBURG, FONTÈS und THIVOLLE). Die beiden letztgenannten Autoren haben gezeigt, daß bei der Blutregeneration nach Aderlässen die Eisenreserven in den Organen weitgehend herangezogen werden und daß vom Füllungszustand dieser inneren Eisendepots in erster Linie die Regenerationsfähigkeit des Organismus abhängt.

Wenn nach einem großen Blutverlust in der Regenerationsphase die Hämoglobinfüllung der neugebildeten Erythrocyten geringer wird, der Färbeindex unter 1 sinkt und der Plasmaeisenspiegel über lange Zeit erniedrigt bleibt, so ist das ein Zeichen dafür, daß die Eisenreserven des Organismus mangelhaft sind. Die akute Blutungsanämie ist in die *posthämorrhagische Eisenmangelanämie* übergegangen und die Regeneration ist damit außerordentlich verzögert. Diesen Zustand gilt es aber durch *frühzeitige Eisenzufuhr* zu vermeiden. Weiterhin leitet sich aus dieser Betrachtungsweise die Forderung ab, die Eisenbehandlung nicht aufzugeben, wenn das Blutbild zur Norm zurückgekehrt ist, sondern so lange fortzusetzen, bis die Eisendepots des Organismus wieder aufgefüllt sind. Der Serumeisenspiegel ist hier ein verläßlicher Führer. Er kehrt oft erst lange Zeit nach Wiederherstellung des peripheren Blutes zur Norm zurück. Die Forderung, nach Blutverlusten Eisen zu geben, gilt vor allem für das weibliche Geschlecht. Es ist in bezug auf den Eisenstoffwechsel in einer viel schlechteren Lage und jeder Blutverlust kann eine dauernde Eisenmangelanämie zur Entwicklung bringen (HEILMEYER und PLÖTNER). Daß *neben dem Eisen* auch *manche Organpräparate* eine gewisse Regenerationsbeschleunigung im Tierversuch machen, wie Knochenmark (BORCHARDT) oder Erythrocytentrockenpulver (OHA), ferner pflanzliche Ernährung wie Spinat, Gemüse (WHIPPLE und ROBSCHEIT-ROBBINS), Vitamine (SEYDERHELM) erscheint nach dem Gesagten selbstverständlich. Sie enthalten entweder kleine Mengen von Eisen, zum Teil auch Kupfer und Eiweiß. Die Vitamine wirken offenbar günstig im Sinne einer besseren Nahrungsausnützung und Hebung der Resorption des Eisens, so vor allem das Vitamin C. Außerdem wirken sie als unspezifische Katalysatoren. In ähnlicher Weise scheint auch Chlorophyll einen geringen Einfluß auf die Blutbildung zu haben (BÜERGI). Alle die genannten Stoffe sind jedoch großen Eisengaben oder der Rohleber bedeutend unterlegen. *Praktisch ergibt sich also aus allen Untersuchungen folgendes:* Nach großen Blutverlusten ist zur möglichsten Beschleunigung der Regeneration Eisen in resorptionsfähiger Form (s. Eisentherapie) zu verabreichen, daneben eine Diät, die aus Rohleber, rohem Fleisch, grünen Gemüsen und reichlich Vitaminen besteht. Die Eisenbehandlung soll nicht nur bis zur völligen Restitution des Blutbildes, sondern bis zur Normalisierung des Serumeisenspiegels durchgeführt werden.

2. Die Hypochromanämien. (Eisenmangelanämien — sekundäre Anämien).

Die Berechtigung, die hypochromen Anämien in eine Gruppe zusammenzufassen, gründet sich einmal auf die Tatsache, daß bei allen diesen Anämieformen im Vordergrund eine Insuffizienz der Hämoglobinbildung und nicht der Zellbildung steht. In erster Linie ist also die Synthese des Blutfarbstoffs gestört und erst sekundär tritt auch ein Mangel der Zellbildung hervor. Es handelt sich um eine *Farbstoffanämie* im Gegensatz zur *Zellanämie*, wie etwa der Perniciosa. Über diese Begriffsbestimmung hinaus besteht weiterhin eine *morphologische Einheit:* außer dem Färbeindex ist das Zellvolumen fast immer vermindert, häufig, wenn auch nicht regelmäßig, der mittlere Erythrocytendurchmesser kleiner als normal (mikrocytäre Anämie). Fast regelmäßig findet sich auch eine Verminderung der *Zelldicke,* ausgedrückt durch die Verkleinerung des sphärischen Index (HEILMEYER). In den dünnen Zellen kommt die mangelhafte Hämoglobinfüllung zum Ausdruck. Die Zellen sind wie ein schlecht gefüllter Beutel besonders in der Mitte zusammengefallen, was sich im gefärbten Blutausstrich in dem großen weißen zentralen Hof kundgibt, der in den schweren Fällen oft nur von einem ganz dünnen Farbring begrenzt wird („Anulocyten“ oder „Pessarformen“). Zu dieser morphologischen Einheit gesellt sich die *Einheit im Plasma-Eisenchemismus:* das zirkulierende, nicht an Hämoglobin gebundene Plasmaeisen ist bei diesen Anämien regelmäßig vermindert (HEILMEYER und

PLÖTNER, MOORE und Mitarbeiter). Da dieser Eisenanteil die Quelle für den Aufbau des Hämoglobins darstellt, so liegt ein vermindertes Eisenangebot für die Erythrocytenbildung vor. Die Blutbildungsstätten leiden unter Eisenmangel, der nicht unbedingt immer einem verminderten Gesamteisenbestand des Organismus gleichzusetzen ist. Ferner liegt auch eine *therapeutische Einheit* bei diesen Anämien vor, insofern als die Mehrzahl dieser Fälle wirksam durch Eisen behandelt werden kann. Damit im Einklang steht die Tatsache, daß bei der Mehrzahl dieser Anämien im Gegensatz zum Gesunden ein gesteigertes Eisenbedürfnis bei peroraler und parenteraler Verabreichung nachzuweisen ist. (REIMANN, FRITSCH und SCHICK, HEILMEYER und SCHADT.) Endlich entsprechen die klinischen und hämatologischen Merkmale dieser Anämien den experimentellen durch Eisenmangel in der Nahrung erzeugten Anämieformen (M. B. SCHMIDT). Unter dem Eindruck dieser gemeinsamen Züge und der vorherrschenden Bedeutung, welche dabei dem Eisen in der Pathogenese und Therapie zukommt, haben viele neuere Autoren diese Anämiegruppe mit Recht unter den Begriff der Eisenmangelanämien zusammengefaßt. Ich verweise hier vor allem auf die Arbeiten von MICHELI und seiner Schule in Italien, auf die Arbeiten von BETHELL, GOLDHAMER, ISAACS und C. C. STURGIS, ferner von HEATH und PATEK in Amerika, sowie auf die Arbeiten von REIMANN, sowie HEIMEYER und PLÖTNER in Deutschland, welch letztere durch exakte Bestimmung des Plasmaeisens den letzten Beweis des Eisenmangels im Plasma erbracht haben, was gleichzeitig und unabhängig davon auch von C. V. MOORE und seinen Mitarbeitern festgestellt worden ist. Wenn ich im folgenden alle hypochromen Anämien, also auch diejenigen, die durch Infekte und bösartige Tumoren hervorgerufen sind, im Gegensatz zu anderen Autoren in die Gruppe der Eisenmangelanämien einreihe, obwohl diese einen sicheren therapeutischen Eiseneffekt nur selten aufweisen, so geschieht es deshalb, weil unsere Eisenstoffwechseluntersuchungen auch bei den hypochromen Infekt- und Tumoranämien einen „inneren Eisenmangel" erkennen ließen, welcher durch Abstrom und Bindung des Eisens an anderer Stelle des Organismus verursacht ist. Es liegt also sozusagen keine universelle Eisenmangelkrankheit, sondern ein lokaler Eisenmangel im Knochenmark vor.

Die *Diagnose* der hypochromen Eisenmangelanämien gründet sich in erster Linie auf die Hypochromie, die oft noch über die Volumenverminderung der Zellen hinausgeht, also nicht nur zu einem erniedrigten Färbeindex, sondern in schweren Fällen auch zu einem erniedrigten Sättigungsindex führt. Morphologisch findet sich eine stärkere Anisocytose mit kleineren und größeren Zellen als normal, so daß der mittlere Erythrocytendurchmesser entweder verkleinert, nicht so selten aber auch leicht vergrößert erscheint. Immer ist die Basis der PRICE-JONES-Kurve stark verbreitert (Abb. 5). Je schwerer die Anämie ist, desto stärker tritt die Poikilocytose hervor. Im weißen Blutbild findet sich häufig eine Leukopenie, die meist zwischen 3000 und 5000 liegt und im wesentlichen die myeloischen Elemente betrifft, so daß eine relative Lymphocytose resultiert. Die Neutrophilen sind häufig übersegmentiert (VAN LEUWEN, SCHULTEN). Die Blutregeneration, gemessen an den Reticulocyten, ist auf dem Höhepunkt der Erkrankung absolut meist vermindert, relativ leicht erhöht. Die Blutkörperchenresistenz zeigt häufig eine leichte Abnahme der minimalen und Zunahme der maximalen Resistenz. Die Resistenzkurve ist also verbreitert

(Witts, Levi, Greppi). Der Hämoglobinstoffwechsel zeigt in bezug auf den verminderten Hämoglobinbestand meist eine leichte Steigerung (Heilmeyer, Micheli, Dominici und Oliva), was mit dem erhöhten Zerfall der minderwertig gebildeten Zellen zusammenhängt. Niemals ist jedoch der Hämoglobinabbau absolut erhöht. Die hypochromen Eisenmangelanämien sind also niemals hämolytischer Art. Ein wichtiges differentialdiagnostisches Merkmal aller Eisenmangelanämien ist neben der morphologischen Zellgestaltung und dem Eisengehalt des Plasmas in der abnorm hellen Serumfarbe zu suchen, auf die Naegeli erstmals bei der Chlorose aufmerksam gemacht hat. Bestimmt man die Serumfarbe nach Heilmeyer und Wappler mit Hilfe des Zeißschen Stufenphotometers, so erhält man als Normalwerte bei 1 cm Schichtdicke meist Zahlen zwischen 0,6—1,1. In der Mehrzahl aller Fälle von Eisenmangelanämien liegt der Serumfarbwert unterhalb der normalen Grenze und kann bis 0,3 absinken. Ein solches Serum sieht für das freie Auge fast wasserhell aus. Diese Farbstoffverminderung des Serums beruht in erster Linie auf der Verminderung an Bilirubin, was nur zum Teil durch die absolute Minderung des Hämoglobinzerfalls erklärt werden kann. Auch das Studium der „Farbkurve" des Serums ergibt im wesentlichen nur die quantitative Farbstoffverminderung (Heilmeyer und Toop, Schmehle und Schmid). In Parallele zur hellen Serumfarbe steht meist auch die helle Harnfarbe, soweit kein fieberhafter Befund vorliegt.

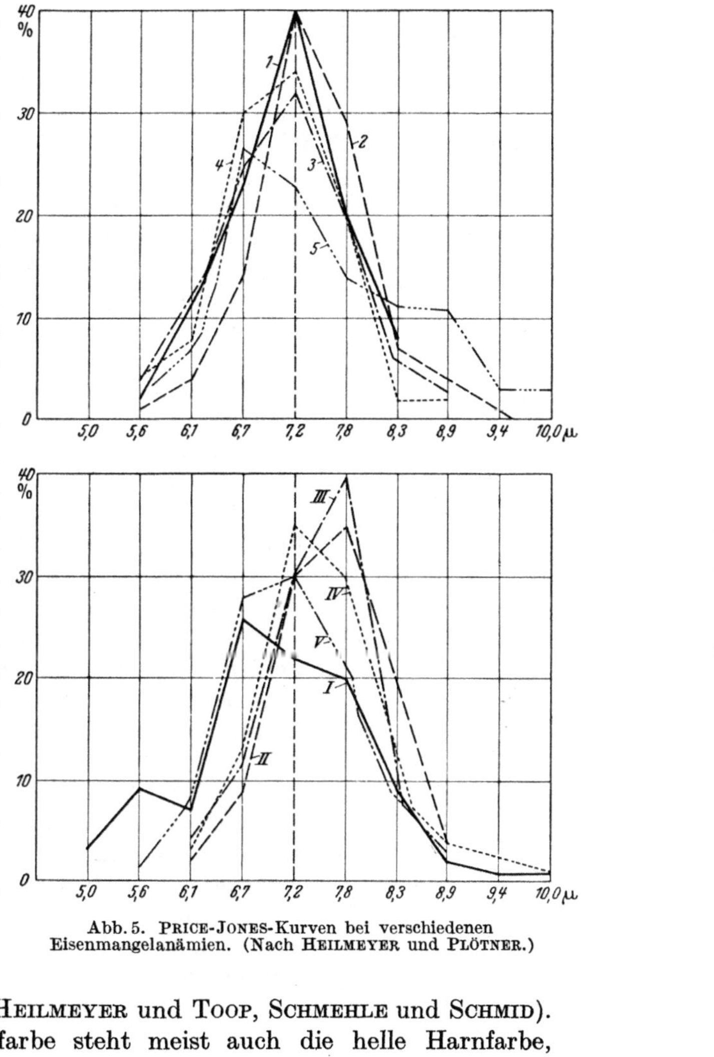

Abb. 5. Price-Jones-Kurven bei verschiedenen Eisenmangelanämien. (Nach Heilmeyer und Plötner.)

Die einzelnen Formen der Eisenmangelanämien.

Je nach den Ursachen, welche beim Zustandekommen des Eisenmangels mitwirken, lassen sich die Eisenmangelanämien in verschiedene Untergruppen einteilen. Es muß aber betont werden, daß die Grenzziehung vielfach eine *willkürliche* ist und daß häufig verschiedene Faktoren zusammenwirken, um das betreffende Anämiebild zu erzeugen. Zum Teil ist es auch das Befallensein einer nach Alter und Geschlecht bestimmten Gruppe, bei welcher besonders häufig die betreffende Anämieform beobachtet wird, die dem ganzen Krankheitsbild den Aspekt einer klinischen Einheit verleiht und als solche längst schon vor Kenntnis der ganzen Zusammenhänge beschrieben worden ist. Darauf wird in der folgenden Einteilung Rücksicht zu nehmen sein. Es ist auch aus therapeutischen Gründen wichtig, eine solche Einteilung vorzunehmen, da eine auf die Dauer wirksame Behandlung auf den Entstehungsmechanismus Rücksicht nehmen muß.

a) Die chronische Blutungsanämie.

Wie bereits bei Besprechung der akuten Blutungsanämie ausgeführt, ist das Eisen derjenige Stoff, dessen Ersatz für den Organismus am schwierigsten ist und dessen Mangel zu dem typischen Symptom der hypochromen Zellbildung führt. So ist es verständlich, daß chronische Blutverluste mit ihren beträchtlichen Eisenverlusten, ebenso aber auch ein einmaliger hochgradiger Blutverlust, welcher die Reserveeisenvorräte des Organismus übersteigt, schließlich einen Zustand der *Eisenerschöpfung* herbeiführt, der sich in einer *hypochromen Blutungsanämie* äußert. Der Befund einer solchen Anämieform hat deshalb in erster Linie nach *Blutverlusten* zu forschen. Am häufigsten sind es wohl die okkulten Blutungen des Verdauungstractus (Ulcus ventriculi, Dünn- und Dickdarmulcerationen verschiedenster Genese, Tumoren, Hämorrhoiden), daneben Blutungen aus den Harnwegen, aus Atmungsorganen, Nase u. a., welche eine chronische Blutungsanämie schleichend und langsam herbeiführen. Ein besonderes Augenmerk muß der Anamnese der Regelblutung zugewandt werden. Jede Menstruation stellt einen Eisenverlust von 50—100 mg und mehr dar, der vom Organismus wieder ersetzt werden muß. Kommt hierzu irgendein anderer Faktor, welcher einen Eisenmangelzustand begünstigt, so ist dieser Ersatz unmöglich. Es ist kein Zweifel, daß die größere Bereitschaft der Frau an einem Eisenmangelzustand zu erkranken, zum großen Teil auf die menstruellen Eisenverluste zu beziehen ist.

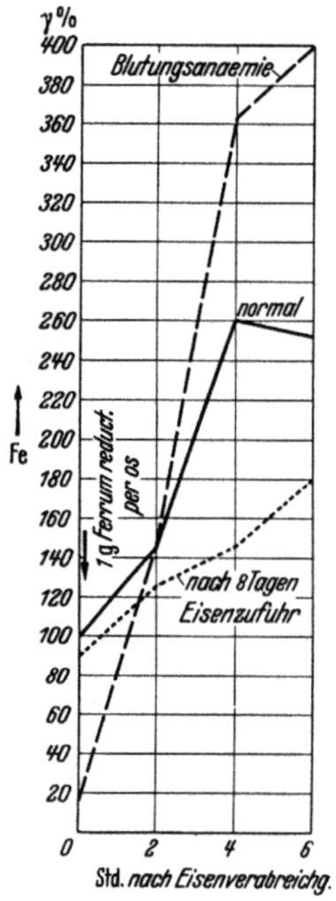

Abb. 6. Eisenresorptionskurven nach 1 g Ferrum reductum per os beim Gesunden, beim Eisenübersättigten und beim Eisenmangelzustand (Blutungsanämie).

Der schwere Zustand einer chronischen Blutungsanämie gleicht in allen Zügen dem Bilde anderer schwerer Eisenmangelzustände. Der *morphologische* Blutbefund ist nicht von dem einer achylischen Chloranämie zu unterscheiden (MICHELI). In sehr schweren Fällen greift das Bild auch über die Anämie hinaus und weist die Symptome der „Eisenmangelkrankheit" mit ihren charakteristischen Schwächezuständen, mit Haut- und Schleimhautveränderungen, Blutungsneigung, Verdauungsstörungen und Ödemneigung auf — Symptome, die nach erfolgreicher Eisenbehandlung alle verschwinden.

Die *Therapie* der Blutungsanämie hat natürlich in erster Linie die Beseitigung der Blutung anzustreben, sei es durch örtliche, sei es durch allgemeine Maßnahmen. Es muß aber darauf hingewiesen werden, daß der schwer anämische Zustand an sich schon eine Blutungsneigung bewirkt und ich habe manche Fälle gesehen, bei denen eine blutende Schleimhaut oder blutende Hämorrhoiden unter einer erfolgreichen Eisenbehandlung verschwunden sind. Als medikamentöse Therapie kommt allein eine richtig geleitete Eisenbehandlung in Frage. Gerade die chronische Blutungsanämie spricht auf diese besonders leicht und günstig an, da in diesen Fällen bei normalem Verdauungskanal die Resorption, wie HEILMEYER und KOCH nachweisen konnten, ganz besonders günstig ist (Abb. 6). Alle anderen Zusätze oder Leberextrakte sind nutzlos.

b) Alimentäre Eisenmangelanämien.

Es erscheint zunächst einleuchtend, daß eine verminderte Eisenzufuhr mit der Nahrung einen verminderten Eisenbestand des Organismus hervorruft. Nachdem aber LINTZEL gezeigt hat, daß der gesunde Organismus sich selbst mit kleinsten Eisendosen völlig ins Gleichgewicht setzen, seinen Eisenbestand also völlig wahren kann, müssen *besondere Bedingungen* vorliegen, die bei eisenarmer Ernährung zu einem Eisenmangelzustand führen. Solche Bedingungen liegen in dem *gesteigerten Eisenverbrauch in verschiedenen Lebensaltern*. Betrachtet man die Häufungskurve der Eisenmangelkrankheiten, so erkennt man *drei hierfür besonders disponierte Lebensalter:* 1. das Zeitalter des schnellsten Wachstums im Säuglings- und Kleinkindesalter, 2. das Ende der Wachstumsperiode mit Beginn der Menstruationsblutung, und 3. das Ende der Menstruationsperiode. Auf diese drei kritischen Zeitpunkte des Eisenstoffwechsels fallen *drei typische Eisenmangelanämien:* die alimentäre Säuglings-und Kinderanämie, die Chlorose und die essentielle hypochrome Anämie. Wenn auch bei den letzten beiden Formen, wie wir sehen werden, noch andere Momente bei der Entstehung des Eisenmangels mitwirken, so haben doch alimentäre Einflüsse bei allen drei Formen Bedeutung. In ihrer reinsten Form zeigt sie sich allerdings am deutlichsten im Säuglings- und Kleinkindesalter (JOSEPHS). Hierher gehören die *hypochromen Anämien des Säuglings- und Kleinkindes,* welche unter dem Einfluß einer ausschließlich oder hauptsächlich aus *Kuh-* oder *Ziegenmilch* bestehenden Nahrung entstehen und unter verschiedensten Namen meist ohne Kenntnis der wirklichen Pathogenese als alimentäre Anämie, infantile Chlorose, Pseudochlorosis infantum u. a. beschrieben worden sind. Sie tritt besonders im Alter zwischen 4 Monaten und 4 Jahren auf. Nach den Untersuchungen von HELEN MACKAY ist sie namentlich in der großstädtischen Bevölkerung (London) recht häufig. Untersuchungen des zirkulierenden Plasmaeisens liegen meines Wissens bisher darüber noch nicht vor. Sie werden den Nachweis erbringen können, daß manche auf eine andere Noxe bezogene alimentäre Anämie durch Eisenmangel bedingt ist, wie dies HELEN MACKAY auf Grund klinischer Beobachtung schon erkannt hat. Dieser führt neben der Blutarmut häufig auch zu einem mangelhaften Wachstum und zu einer besonderen Anfälligkeit gegenüber den verschiedensten Infektionen des Verdauungs- und Respirationstractus. Nicht selten werden im Kindesalter aber auch Milztumoren beobachtet, was zu differentialdiagnostischen Überlegungen Anlaß gibt (MICHELI). Der typische hypochrome Blutbefund, das Fehlen hämolytischer Erscheinungen, das Fehlen der Sphärocytose und der therapeutische Eiseneffekt stellen die richtige Diagnose sicher. Eine richtige Eisenbehandlung, wobei sich das ascorbinsaure Eisen als Saft sehr bewährt hat (GLANZMANN, TÜRK), beseitigt nicht nur die Anämie, sondern auch die übrigen Eisenmangelerscheinungen. Besonders häufig kommt die alimentäre Eisenmangelanämie des Kleinkindes bei Frühgeburten vor, was offenbar mit einer mangelhaften Eisenversorgung der Frühgeburt zusammenhängt, da die Anlage der fetalen Eisendepots erst in den letzten Schwangerschaftsmonaten erfolgt (Bunge). Schließlich spielt auch der Eisenbestand des mütterlichen Organismus eine wichtige Rolle, wie die Versuche von M. B. Schmidt an Mäusen gezeigt haben.

Für die *Therapie* der alimentären Kinderanämien wurde vielfach die Frage diskutiert, die sich auf Grund experimenteller Tieranämien (Kuhmilchanämie der Ratten und Schweine) erhoben hat, ob neben dem Eisen nicht auch Kupfer notwendig ist (Waddell, Steenbock und Hart, Elvehjem und Hart, Myers und Beard u. a.). Die klinische Erfahrung bei Erwachsenen hat gezeigt, daß die Eisenpräparate bei hypochromen Anämien eine völlige Wirksamkeit auch ohne Kupferbeigabe entfalten und daß durch letzteres auch keine Steigerung der Eisenwirkung nachweisbar ist. Machold glaubt zwar eine Überlegenheit eines Kupfereisenpräparates bewiesen zu haben. Seine Beispiele zeigen aber lediglich die bekannte Überlegenheit des zweiwertigen Eisens. Nur im Säuglingsalter scheint es Anämien zu geben, die nur auf die Cu-Zulage ausheilen (Kupfermangel ?) (Schiff und Eliasberg, Roth). Das Kupfer wirkt dabei wahrscheinlich als unspezifischer Katalysator und teilt diese Eigenschaft mit Mangan, Kobalt, Nickel, Arsen (Myers und Beard). Eine andere therapeutisch wichtige Frage ist die, warum die Kuhmilch und ebenso die hypochrome Ziegenmilchanämie der Säuglinge durch Frauenmilch heilbar ist, obwohl diese keinen höheren Eisengehalt aufweist als die Kuh- und Ziegenmilch. Dieser Befund ließ sich durch die Tatsache erklären, daß die Frauenmilch einen 20—40fach höheren Gehalt an Ascorbinsäure aufweist als die anderen Milchsorten. Diese höhere Reduktionskraft ist für die Eisentherapie von größter Bedeutung, da dasselbe offenbar nur in zweiwertiger Form zur Reduktion kommt (Rominger).

Im *Erwachsenenalter* sehen wir alimentäre Eisenmangelanämien *fast ausnahmslos bei Frauen,* bei denen die menstruellen Eisenverluste, sowie diejenigen durch Schwangerschaft, Lactation und Wochenbett bei eisenarmer Nahrung nicht mehr völlig ersetzt werden können. Fullerton, Davidson und Mitarbeiter haben darüber sehr schöne Studien in den ärmeren Bevölkerungsschichten Schottlands durchgeführt. Sie konnten nachweisen, daß der Eisengehalt der Nahrung bei der Bevölkerungsschicht mit geringem Einkommen nur 2,5 mg pro die betrug, weil die wichtigsten Eisenquellen, Fleisch und Gemüse, fehlten. Der Einfluß von Menstruation und Schwangerschaft kommt in einer Statistik, die 1500 Frauen umfaßt, dadurch zum Ausdruck, daß der Hämoglobin- und Erythrocytengehalt vom 20.—45. Lebensjahr ständig absinkt und die stärksten alimentären Anämien im Präklimakterium auftreten. Nach der Menopause steigen die Hämoglobin- und Erythrocytenzahlen wieder an. Eine ganz ähnliche Kurve hat Williamson an 455 Frauen gewonnen. Daß auch beim Zustandekommen der Chlorose alimentäre Einflüsse eine wichtige Rolle spielen, wird im nächsten Abschnitt noch näher erörtert. Bei *Männern* ist entsprechend den geringeren physiologischen Eisenverlusten eine rein alimentäre Eisenmangelanämie sehr selten und wird höchstens bei Landstreichern und sonstigen heruntergekommenen Personen beobachtet. Von großer praktischer ärztlicher Bedeutung ist die Tatsache, daß die Ulcusdiät sehr *eisenarm* ist und nach den Untersuchungen von Heilmeyer und Mitarbeitern nur wenige Milligramm beträgt, welche nicht ausreichen, die häufigen chronischen Eisenverluste durch Ulcusblutung zu decken. Rechtzeitige Eisenzufuhr ist deshalb gerade in diesen Fällen besonders wichtig. Die Beseitigung der alimentären hypochromen Anämie gelingt durch eine rationelle Eisentherapie sehr rasch ohne alle anderen Mittel. Alle rein diätetischen Verfahren können nicht annähernd so schnell den Schaden beheben. Für die Prophylaxe dagegen ist eine richtige Ernährungsweise von grundlegender Bedeutung. Die Nahrungsmittel, die hierfür in Frage kommen, sind mit ihrem Eisengehalt in folgender Tabelle aufgeführt:

Tabelle der eisenreichen Nahrungsmittel. (Nach SCHALL-HEISLER.)

Tierblut	50—75 mg	Sellerie	13 mg	Pfifferlinge	29 mg
Rindfleisch	15 „	Rettich	26 „	Gurken	30 „
Hühnerfleisch	13 „	Meerrettich	32 „	Tomaten	23 „
Wild	15 „	Lauch	59 „	Zwetschgen	20 „
Kalbsleber	29 „	Rotkraut	25 „	Erdbeeren	13 „
Aal	17 „	Endivien	40 „	Hagebutten, getrocknet	13 „
Heringsfleisch	28 „	Feldsalat, Rapunzeln	31 „	Mandarinen	52 „
Spelz, Grünkern, Suppengrieß	59 „	Kopfsalat	54 „	Erdnüsse	34 „
Grahambrot	16 „	Löwenzahn	25 „	Haselnüsse	25 „
Pumpernickel	25 „	Spinat (Ende März)	43 „	Cocosnüsse	30 „
Kohlrabi	34 „	Römischer Salat	52 „		
		Linsen	36 „		

Es ist allerdings zu bedenken, daß es nicht nur auf die Quantität des in den Nahrungsmitteln enthaltenen Eisens ankommt, sondern auf die leichte Abspaltbarkeit des Eisens durch die Verdauungssäfte und nicht zuletzt auf Begleitfaktoren, welche die Eisenresorption begünstigen. Unter diesen haben die Vitamine und darunter besonders das Vitamin C eine hervorragende Stellung. Es werden also vor allem die grünen Gemüse, die neben reichlich Eisen auch Vitamin C enthalten, zur Verhütung von Eisenmangelanämien besondere Dienste leisten. Daneben kommen Fleisch und Rohleber als besonders starke Eisen- und auch Vitaminquellen in Frage. Es ist sehr wahrscheinlich, daß die hypochromen Anämien, die man beim *Skorbut* auch ohne Blutungen beobachtet (METTIER und CHEW, ROMINGER) und die auf Vitamin C-Gaben rasch abheilen, letzten Endes auch Eisenmangelanämien sind, welche auf Grund des Fehlens des physiologischen Reduktionsfaktors das Eisen nicht resorbieren und verwerten können. Es ist klar, daß in diesem Falle Eisengaben ohne gleichzeitige Vitamin C-Verabreichung wirkungslos sind, Vitamin C ohne Eisen dagegen wirksam sein kann, weil Eisen genügend in der Nahrung vorhanden ist.

c) Die Chlorose.

Die Bleichsucht der jungen Mädchen, der alte Morbus virgineus von JOHANNES LANGE (1554), war noch am Ende des vorigen Jahrhunderts außerordentlich verbreitet, ebenso wie die Kenntnis, daß das Eisen das beste Medikament darstellt. Obwohl sich schon bei alten Ärzten die Ansicht findet, daß die Chlorose eine Eisenmangelkrankheit sei, wurde diese Auffassung gerade von der wissenschaftlichen Medizin der letzten Jahrzehnte geleugnet und die konstitutionell und endokrine Bedingtheit dieser Erkrankung in den Vordergrund gestellt (VON NOORDEN, NAEGELI, MORAWITZ u. a.). Aber schon STOCKMANN (1895) ging bei 3 Chlorosefällen dem Eisengehalt der Nahrung nach und fand, daß dieser mit 1,3—3,2 mg stark vermindert war. Aber erst die neuesten Erkenntnisse über die Eisenmangelanämien haben die wahre Natur der Chlorose als *Eisenmangelkrankheit* sicherstellen können. In Amerika waren es zuerst PATEK und HEATH, welche auf Grund klinischer Beobachtungen zu dem Schluß kamen, daß die Chlorose eine ausgesprochene Eisenmangelkrankheit sei, an deren Zustandekommen einmal der ungenügende Eisengehalt der Nahrung, zum anderen gesteigerte Ansprüche an den Eisenstoffwechsel infolge Körperwachstum und menstrueller Blutungen eine wichtige Rolle spielen. Den letzten Beweis konnte HEILMEYER durch den Befund einer enormen Eisenverarmung des Plasmas bei 2 schweren Chlorosefällen erbringen, zu denen sich inzwischen ein dritter gesellt hat. In einem Fall betrug der Plasmaeisenwert nur mehr 4 γ-%, war also praktisch eisenfrei. Die Erforschung der Pathogenese seiner Fälle ergab eine Vielheit von Faktoren, welche zusammenwirken, um das Bild der echten Chlorose zu erzeugen. Neben einer eisen- und vitaminarmen Ernährung sowie den gesteigerten Bedürfnissen eines starken Wachstums und der einsetzenden Menstruationsblutungen spielt ein verminderter angeborener Eisenbestand durch Eisenarmut der Mutter und endlich als sehr wichtiges Moment eine *funktionell Eisenresorptionsstörung* eine Rolle, welche bei den beiden Chlorosefällen von HEILMEYER auch experimentell nachweisbar war (Abb. 7). Es handelt sich dabei um eine reversible Funktionsstörung des Magen-Darmtraktes, die in Parallele steht zu der fast bei allen Chlorosefällen vorhandenen motorischen Schwäche des Magens, die in Form der Ptose und Atonie in Erscheinung tritt (MEINERT). Interessanterweise läßt sich die funktionelle Eisenresorptionsstörung durch erfolgreiche Eisenbehandlung beseitigen, so daß also bei ihrem Zustandekommen ein Circulus vitiosus vorliegt. Das nebenstehende *Schema nach* HEILMEYER kennzeichnet die *Chlorosepathogenese* am besten (Abb. 8). Auf die Störung der Eisenresorption haben zweifellos psychische und nervöse Einflüsse bei einer dispositionellen vegetativen Labilität des Verdauungssystems der Chlorotischen einen großen Einfluß. Diese Dinge sind von allen Chlorosekennern immer hervorgehoben worden und in der Beseitigung psychischer Belastungen dürfte neben der Änderung der Ernährungsverhältnisse das Seltenerwerden der Chlorose bedingt sein, wie das auch PATEK und HEATH ausdrücken: "The environ-mental changes and the emancipation of women from a cloistered sedentary life, which los taken place undoubtedly lead to a better

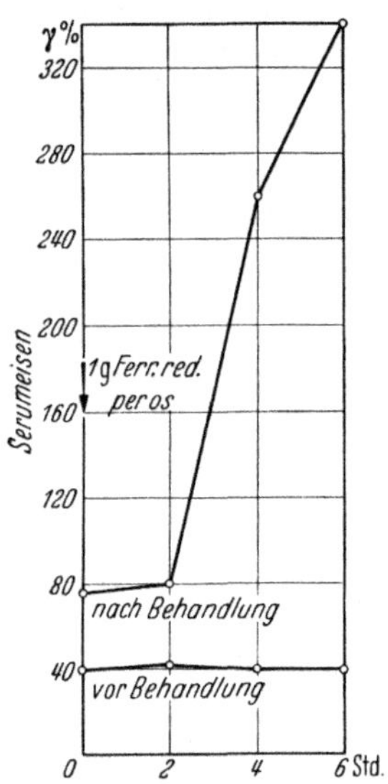

Abb. 7. Eisenresorptionsversuch bei einer echten Chlorose vor und nach Durchführung der Behandlung. (Nach HEILMEYER.)

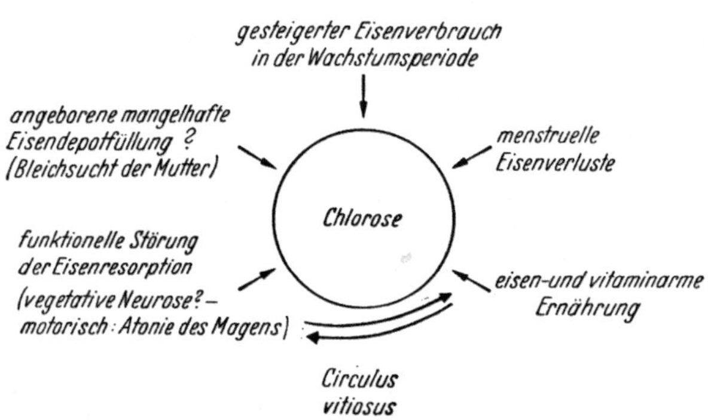

Abb. 8. Die pathogenetischen Faktoren bei der Chloroseentstehung. (Nach HEILMEYER.)

appetite and to a diet richer in iron-containing foods" — und, wie wir hinzufügen dürfen, vor allem auch zu einer Verminderung der funktionellen Eisenresorptionsstörung und der Ptose und Atonie. Daß die Chlorose übrigens nicht ganz verschwunden ist, sondern in letzter Zeit sogar eher etwas zugenommen hat, betonen DENECKE und KAHBROCK, was sich mit eigenen Erfahrungen deckt. Was die Differentialdiagnose der Chlorose betrifft, so müssen alle bekannten Ursachen ausscheiden. Der Begriff Chlorose ist lediglich auf die spontan entstehende hypochrome Anämie der jungen Mädchen nach einsetzender Menstruation zu beschränken. Insbesondere sind alle Infektionsursachen wie Tuberkulose oder Rheumatismus sowie pathologische Blutverluste auszuscheiden. Sicher war die mangelhafte Diagnostik die Ursache der sehr hohen Chloroseziffern vergangener Zeiten. Die Diagnose Chlorose kann also erst nach gründlicher Durchuntersuchung des gesamten Körpers unter Anwendung aller diagnostischen Verfahren gestellt werden. Sehr charakteristisch für die Chlorose ist außer dem Blutbefund die Feststellung einer allgemeinen Eisenmangelkrankheit, die sich in der hochgradigen Schwäche und Ermüdbarkeit, sowie in Schlafsucht, abnormen Appetenzen und Störungen der Verdauung, ferner in Störungen des menstruellen Zyklus äußert. Das letztere Symptom war es, was früher als primäre Ursache der ganzen Erkrankung gedeutet worden ist und das wir heute als sekundäre Folge des Eisenmangels ansehen müssen.

Die genaue Kenntnis der pathogenetischen Faktoren muß für die moderne *Therapie* der Chlorose maßgebend sein. Neben der planmäßigen Eisentherapie sind zu einem Dauererfolg noch weitere Maßnahmen erforderlich. Zunächst eine gründliche Änderung der Ernährung nach den oben angeführten Grundsätzen. Wesentlich ist die Beseitigung aller jener Schäden, die zu der funktionellen Störung des Magen-Darmtraktes führen, also übermäßige seelische, nervöse oder körperliche Beanspruchung. Solange die Anämie besteht, ist eine Liegekur am günstigsten. Körperliche und seelische Befreiung der jungen Mädchen aus dem Zwange eines „Cloistered sedentary life" ist für eine Dauerheilung wichtig. Unter diesen Gesichtspunkten erscheint auch die altbekannte Tatsache der günstigen Auswirkung einer Heirat ohne weiteres verständlich, ebenso wie die günstige Wirkung der Entfernung eines schnürenden Korsetts, das von namhaften Chlorosekennern sogar als Ursache der Erkrankung angesehen wurde. Die Behandlung der Chlorose hat sich also über die medikamentöse Therapie hinaus mit der ganzen Lebensgestaltung und nicht zuletzt auch mit der seelischen Verfassung der Patientinnen zu beschäftigen. Daß die moderne Zeit durch die Änderung der Lebensweise therapeutisch hervorragend gewirkt hat, geht aus dem Seltenwerden der Erkrankung hervor, eine Tatsache, die uns zeigt, in welcher Richtung die Gesamtbehandlung zu gehen hat.

d) Die achylische Chloranämie (essentielle hypochrome Anämie).

Auch für die achylische Chloranämie, die als selbständiges Krankheitsbild erst seit den grundlegenden Untersuchungen von KNUD FABER und KAZNELSON, REIMANN und WEINER existiert, wurde in jüngster Zeit der Beweis erbracht, daß es sich auch hier um eine Eisenmangelkrankheit handelt. Nachdem schon DAVIDSON und STRAUSS festgestellt hatten, daß die Ernährung der Befallenen häufig eisenarm ist und die sozial schlechter gestellte Bevölkerung besonders häufig daran erkrankt (WINTROBE), haben METTIER, KELLOGG und RINEHARD gezeigt, daß die Krankheit sich bessert, wenn man eine eisenreiche Nahrung de Verdauung normalen Magensaftes aussetzt und das Verdauungsgemisch der Kranken mit achylischer Chloranämie verabreicht. Das *Schwergewicht de Pathogenese* wurde deshalb mit Recht in der *mangelhaften Eisenausnützung de Nahrung* gesucht. Den endgültigen Beweis des Eisenmangelzustandes haber Heilmeyer und Plötner, sowie Moore und Mitarbeiter durch den Befund de abnormen Eisenverminderung des Plasmas und durch den Nachweis eine fehlenden bzw. mangelhaften Eisenresorption erbracht. Im Einklang mit dieser Feststellungen steht die von allen Autoren beobachtete ausgezeichnete Wirkung großer Eisendosen. Gerade die Tatsache, daß die Mehrzahl dieser Fälle viel größere Eisenmengen als die Blutungsanämien notwendig haben (Schulten, Brumm, Minot, Modugno), beweist die *herabgesetzte Resorptionsfähigkeit*. Die Tatsache, daß fast ausnahmslos Frauen erkranken Männer dagegen nur ganz vereinzelt — nach Salvesen wird durchschnittlich jede dritte achylische Frau anämisch — zeigt wiederum, daß die verminderte Eisenaufnahme allein die Krankheit nicht erzeugt, wenn nicht gleichzeitig Eisenverluste infolge der Menstruationsblutungen und der Schwangerschaft auftreten. Nach dem Klimakterium ist diese Erkrankung deshalb selten, während sie vor dem Klimakterium im Alter zwischen 30 und 50 Jahren, also in dem dritten kritischen Zeitpunkt des Eisenstoffwechsels der Frau am häufigsten ist. Daß die Erkrankung von manchen Autoren als Spätchlorose bezeichnet wird und pathogenetisch mit der Chlorose in Zusammenhang gebracht wird, ist insofern richtig, als beiden Erkrankungen ein schwerer Eisenmangelzustand zugrunde liegt. Das morphologische Blutbild läßt sich in der Tat von demjenigen der echten Chlorose und demjenigen der schweren chronischen Blutungsanämie nicht unterscheiden. Trotzdem ist das klinische Gesamtbild in manchen Zügen ein anderes, vielleicht weil die Eisenmangelstörung sich in einem anderen Lebensalter anders äußert, vielleicht auch weil die der Erkrankung zugrunde liegende Magen-Darmstörung auch noch andere wichtige Nahrungsfaktoren in ungenügender Menge zur Resorption kommen läßt. Abweichend von der Chlorose sind die *Veränderungen am Verdauungstractus:* die Glossitis der Zunge mit folgender Atrophie, die völlig derjenigen bei der perniziösen Anämie gleicht, wenn sie auch nicht so regelmäßig vorhanden ist. In manchen Fällen greift der Schleimhautprozeß auf den Rachen und Oesophagus über (Luymann), wodurch es dort zu Schmerzhaftigkeit und Dysphagie kommt (Plummer-Vinson-Syndrom). In einem solchen ad exitum gekommenen Fall fanden sich zahlreiche Erosionen der Oesophagusschleimhaut (McGee und Goodwin). Der Magen selbst zeigt in der Mehrzahl der Fälle eine Anacidität, die allerdings im Gegensatz zur Perniciosa nicht obligat ist. Recht häufig sieht man eine positive Histaminreaktion. Interessanterweise kehrt die fehlende Salzsäuresekretion nach einer erfolgreichen Eisenbehandlung in manchen Fällen wieder (Heilmeyer und Plötner, Morrison, Swalm und Jackson). Die Erkrankung ist also nicht streng an den Verlust der Salzsäureabscheidung gebunden. Das Castle-Ferment ist im Gegensatz zur Perniciosa auch im achylischen Magensaft nachweisbar (Singer u. a.). Diagnostisch wichtig sind auch die häufig vorhandenen *Nagelveränderungen*. Die Nägel werden rissig, spröd und in schweren Fällen tritt Hohlnagelbildung auf (Koilonychie), welche auf Eisentherapie hin ebenfalls abheilt (Heilmeyer und Plötner). Vereinzelt kommt dieses Symptom auch bei anderen Eisenmangelanämien vor. Auch die Haare sind häufig spröd, trocken und neigen zum Ausfallen (DOMESTEK). Auf nervösem Gebiet finden sich häufig Parästhesien, besonders an den Fingern und andere leichtere Nervenstörungen. Schwerere neurologische Erscheinungen sind sehr selten, psychische Störungen kommen vor (SCHEID). Unter erfolgreicher Eisenbehandlung verschwinden die meisten Symptome, häufig auch die Glossitis und das PLUMMER-VINSON-Syndrom (WITTS, DELEONARDI). Praktisch von allergrößter Wichtigkeit ist die *Abtrennung der achylischen Chloranämie von der perniziösen Anämie,* wenn auch beide Erkrankungen auf ein und demselben konstitutionellen Boden entstehen können. Die Behandlung ist jedoch eine streng verschiedene. Es sei deshalb hier die Tabelle der Symptome etwas modifiziert nach SCHULTEN angeführt.

	Perniziöse Anämie	Essentielle hypochrome Anämie
Geschlecht	Frauen weniger häufig als Männer	fast nur Frauen
Alter	meist 50—60	meist 30—40
Verlauf ohne Therapie	mit Remissionen tödlich	chronisch, meist nicht tödlich
Lebertherapie	hilft so gut wie immer	unwirksam
Eisentherapie	völlig wirkungslos	hilft so gut wie immer
Aussehen	blaßgelblich	blaßweiß
Zunge	meist Atrophie und Glossitis	manchmal Atrophie und Glossitis
Magensaft	immer achylisch	meist an- oder subacid
Nervensystem	meist mehr oder minder schwere Neuritis od. Myelose	manchmal Parästhesien
Färbeindex	über 1	unter 1
Einzelerythrocytenvolumen	übernormal	unternormal
Mittlerer Erythrocytendurchmesser	übernormal	unternormal, jedoch auch normal oder übernormal
PRICE-JONES-Kurve	Rechtsverschiebung	Verbreiterung nach links oder rechts, Linksverschiebung
Anisocytose	vermehrt	vermehrt
Leukocytenzahl	erniedrigt	normal oder vermindert
Neutrophile	übersegmentiert	manchmal übersegmentiert
Bilirubin im Serum	vermehrt	erniedrigt
Hämatin im Serum	oft vorhanden	fehlt immer
Urobilin und Urobilinogen im Urin	meist stark vermehrt	normal oder ganz leicht vermehrt
Serumfarbe	goldgelb	farbstoffarm
Serumeisen	erhöht oder normal	stark erniedrigt

Wie die Gegenüberstellung zeigt, sind genügend Unterscheidungsmerkmale vorhanden, so daß die beiden Anämieformen immer mit Sicherheit erkannt werden können. Viel schwieriger und häufig auch problematisch ist die Abgrenzung gegenüber anderen hypochromen Anämien. So können chronische Blutverluste bei einer mittelalterlichen Frau genau dasselbe Bild hervorrufen. Es sind eben häufig verschiedene Faktoren, welche ein- und denselben Eisenmangelzustand bewirken. Trotzdem ist es für die Therapie wichtig, diese einzelnen Faktoren zu erforschen und sie möglichst auszuschalten oder herabzumindern. Differentialdiagnostisch wichtig ist die oft schwierige Unterscheidung einer schweren hypochromen Anämie bei Magencarcinom, das nicht selt dasselbe klinische Bild hervorruft und in manchen Fällen auch auf Eisen g anspricht (DELEONARDI). Eine gründliche radiologische Untersuchung d Magens muß deshalb in allen Fällen durchgeführt werden, ebenso wie ei wiederholte Untersuchung der Faeces auf okkultes Blut. Das gilt vor alle für die Fälle mit PLUMMER-VINSON-Syndrom, das sehr leicht durch ein Cardi carcinom vorgetäuscht werden kann (SCHAUMANN). Es gilt auch für die Diagnos der achylischen Chloranämie der Satz: „Die Diagnose ist erst dann gesichert wenn alle anderen Ursachen für eine hypochrome Anämie ausgeschlossen sind wie chronische Infekte, besonders Lues und Tuberkulose, rheumatische Infektion, maligne Tumoren, Lymphogranulomatose u. a." Von der echte Chlorose unterscheidet sich die „Spätchlorose" durch Alter und achylische Magenbefund, ferner durch die charakteristischen Veränderungen an Zunge und Nägeln, die wir bei den jugendlichen Chlorosefällen so gut wie nicht sehen. Im übrigen liegt diesen beiden „primären Eisenmangelanämien" ein sehr verwandter pathogenetischer Mechanismus zugrunde, wie oben bereits ausführlich erörtert worden ist.

Zum Bild der achylischen Chloranämie gehört in 15—20% der Fälle ein kleiner derber, unempfindlicher *Milztumor* (VAN LEEUWEN, MICHELI, SCHULTEN u. a.). Große Milztumoren dagegen bedeuten immer etwas besonderes. Zum Teil handelt es sich um infektiöse Erkrankungen (Lues, Maltafieber, Morbus Bang, Tuberkulose u. a.), bei denen mehr oder weniger zufällig auch eine Achylie vorliegt. Ich sah einen solchen Fall mit großem Milztumor, der sich infolge einer chronischen Appendicitis entwickelt hatte. Gleichzeitig bestand eine schwere hypochrome Anämie mit Leukopenie. Ein Teil dieser Fälle gewinnt dadurch auch ein Banti-ähnliches Bild, vor allem, wenn dazu noch Leberstörungen kommen (SCHIASSI).

Davon abzugrenzen sind die von italienischen Autoren beschriebenen Fälle von hypochromer konstitutioneller Anämie, die zuerst GREPPI, später MICHELI und Mitarbeiter unter dem Namen „hypochrome, splenomegalische Anämie mit Ellipto-Poikilocytose" beschrieben haben. Splenektomie, welche sonst bei achylischer Chloranämie völlig kontraindiziert ist (WITTS), bringt hier Besserung, wenn auch meist keine völlige Heilung (s. Ovalocytenanämie S. 423).

Die *Behandlung* der achylischen Chloranämie erfolgt nach den Prinzipien der weiter unten dargestellten *Eisen*therapie. Diese führt zu denselben glänzenden Erfolgen wie die Lebertherapie bei perniziöser Anämie. Es ist nur zu berücksichtigen, daß die Dosen etwas höher gewählt werden müssen wegen der vorliegenden Resorptionsstörung und daß die Patienten ebenso wie bei perniziöser Anämie einer dauernden Überwachung des Blutbildes und einer dauernden Substitutionsbehandlung mit Eisen bedürfen. Bei einmal erreichtem vollem Blutbefund und, was noch wichtiger ist, normalem Serumeisenspiegel, genügt im allgemeinen eine Zulage von 20—60 mg Ferroeisen zur Nahrung, um das Erreichte zu halten. Bei Eisenverlusten (Blutungen) ist mit der Eisendosis wieder zu steigern. Nach der Menopause kann die Eisenzulage entbehrlich werden. Alle anderen antianämischen Mittel haben keine grundsätzliche Bedeutung und sind unnötig (FOWLER und BARER). Auch Vitamin B-Zufuhr ist wirkungslos (KAPP). Milzexstirpation hat keinen Einfluß (WITTS) und ist deshalb zu verwerfen.

e) Die essentielle hypochrome Schwangerschaftsanämie.

Diese seltene Anämieform muß der achylischen Chloranämie an die Seite gestellt werden, da sie offenbar denselben Entstehungsmechanismus aufweist. Sie ist lediglich durch die Tatsache von dieser unterschieden, daß sie nach der Gravidität spontan wieder abheilt (W. SCHULTZ). Auch ihr liegt meist eine Achylie oder Hypacidität des Magensaftes zugrunde (STRAUSS und CASTLE, DAVIES und SHELLEY, FOUTS, HELMER und ZERFAS). Nach der Geburt wird oft eine Rückkehr der Säuresekretion zur Norm beobachtet. Das *morphologische Bild* ist völlig dem der achylischen Chloranämie identisch und Eisen hilft hier ebensogut wie dort. DAVIES und SHELLEY haben bei 6 hypochromen Schwangerschaftsanämien in 5 Fällen An- oder Subacidität des Magensaftes festgestellt, nur 1 Fall zeigte normale Salzsäurewerte. Bei diesem lag aber eine Zwillingsschwangerschaft mit gleichzeitig ungenügender Ernährung vor. Die meisten beschriebenen Fälle waren Vielgebärende. Meist tritt die Anämie erst in den letzten Schwangerschaftsmonaten in Erscheinung, in denen bekanntlich die fetalen Eisendepots auf Kosten der Mutter angelegt werden. Nach FULLERTON kostet eine Schwangerschaft etwa 500 mg Eisen, dazu kommen noch 100—200 mg Eisenverlust durch Blutung bei der Geburt und etwa 200 mg bei der Lactation. Es ist klar, daß eine Störung der Eisenresorption im Magen und Darm sowie eine fleisch- und gemüsearme Ernährung, die STRAUSS und CASTLE in einem großen Teil ihrer Fälle nachweisen konnten, einen vorübergehenden Eisenmangelzustand mit hypochromer Anämie in solchen Fällen herbeiführen wird, welcher nach Beendigung von Schwangerschaft und Wochenbett allmählich wieder zur Ausheilung kommt, falls die Resorptionsstörung nicht zu hochgradig ist. Die Diagnose dieser Fälle ist einfach, wenn alle anderen Ursachen für eine hypochrome Anämie ausscheiden und die Blutarmut erst in der Schwangerschaft entstanden ist. Die genaue morphologische Untersuchung sichert die Diagnose gegenüber den hyperchromen Schwangerschaftsanämien. Ein Grund zur Unterbrechung der Schwangerschaft besteht bei diesen Fällen nicht. Die Behandlung ist dieselbe wie bei der achylischen Chloranämie.

f) Sekundäre Eisenmangelanämien infolge Störung der Resorption durch Erkrankungen der Verdauungsorgane.

Der uns noch unbekannte Resorptionsvorgang des Eisens im Magen-Darmkanal erleidet natürlich bei den verschiedensten Erkrankungen desselben erhebliche Störungen[1], die zu einem Eisenmangelzustand dann führen werden, wenn anderweitige Faktoren, besonders Eisenverluste durch Menstruation, Schwangerschaft und Wochenbett hinzukommen. Das Hauptkontingent dieser Fälle wird deshalb wiederum von Frauen gestellt, während Männer nur sehr selten eine Eisenmangelanämie infolge von Magen-Darmerkrankungen aufweisen. Je nach den Ursachen können wir folgende Gruppen aufstellen:

Hypochrome Anämien nach Magenoperation (agastrische Anämien). Sie sind am genauesten auch im Tierexperiment studiert (GUTZEIT, FONTÈS, KUNLIN und THIVOLLE, PETRI, BØGGILD und OHLSEN, METTIER, KELLOG und

[1] Neben Störung der HCl-Produktion und der Abscheidung anderer Verdauungssäfte, welche zur Abspaltung des Nahrungseisens beitragen, kommt auch das Auftreten resorptionsverhindernder Stoffe wie Schleim (HEATH, MINOT, POLLE und ALSTED) sowie Milchsäure (LINTZEL) und anderer organischer Säuren in Frage (siehe Abschnitt Eisentherapie).

PURVIANCE, DICUING, MILETZKY und SOULA), wobei mit Sicherheit auch die Eisenmangelnatur der entstehenden Anämie infolge erheblicher Störung der Eisenresorption hervorging. Beim Menschen werden diese Anämien selten nach Gastroenterostomien, recht häufig dagegen nach Resektionen, besonders nach BILLROTH II beobachtet, wie aus umfangreichen Nachuntersuchungen aus allen Ländern hervorgeht (LARSEN, BUCHGRABER und FLEISCHHACKER, ALDER, FACIANI und CHIATELLINO, HARTFALL u. a.). Eindeutig geht aus allen Untersuchungen hervor, daß es fast nur Frauen sind, welche nach Magenresektion anämisch werden, ohne daß es den meisten Untersuchern klar geworden ist, daß es die zusätzlichen Eisenverluste durch Schwangerschaft, Menstruation und Wochenbett sind, deren Ersatz durch Störungen der Magenverdauung nicht mehr völlig gedeckt werden kann. Sehr schön kommt dieser Befund in der Statistik von CHIATELLINO zum Ausdruck, der jeweils den mittleren Hämoglobingehalt und Färbeindex bei den von ihm nachuntersuchten Patienten wie nebenstehend berechnet hat.

	Frauen		Männer	
	Hb.	F.I.	Hb.	F.I.
57 Fälle von Gastroenterostomie	85	0,98	96	0,99
89 Fälle von BILLROTH I. . .	72	0,90	86	0,95
77 Fälle von BILLROTH II . .	62	0,70	87	0,95

Nach Gastroenterostomie fand er unter seinem Material keinen Fall von Anämie. Die stärksten Anämien sah er nach BILLROTH II, bei denen der Färbeindex bis 0,41 herabging. Außerdem bestanden in diesen schweren Fällen Leukopenie und Lymphocytose; auch andere Eisenmangelsymptome wie Glossitis, Hohlnagelbildung werden beschrieben. Das Bild ist absolut mit dem der achylischen Chloranämie identisch. Meist treten diese Anämien erst mehrere Jahre nach der Operation auf, oft erst nach 10 Jahren und mehr. Sie gelangen deshalb häufiger in den Gesichtskreis des Internisten als des Chirurgen. Von allen Autoren wird der Wert der Eisentherapie hervorgehoben, hinter welchen alle anderen antianämischen Maßnahmen weit zurückstehen. Ähnlich wie Resektionen wirken schwere Verätzungen der Magenschleimhaut (Fall EIMER und PREIDT). In manchen Fällen ist außer der hypochromen Anämie auch eine hämorrhagische Diathese beobachtet worden (EIMER, MORAWITZ), die auf eine weitergehende Schädigung des Knochenmarkes und der Capillaren schließen läßt (Vitamin C-Mangel ?).

Hypochrome Anämie bei Pankreaserkrankung. Ein ähnliches Verhalten wie die Fälle bei Störungen der Magenfunktion zeigen die Anämien, die manchmal bei Pankreaserkrankungen beobachtet werden. Auch hier entstehen hypochrome Anämien, welche durch Eisen gut zu beeinflussen sind. Häufig findet sich dabei eine Makrocytose mit Rechtsverschiebung der PRICE-JONES-Kurve, was nach CHENEY für Pankreaserkrankungen spezifisch sein soll. Solche Makrocytosen kann man aber bei allen Eisenmangelanämien manchmal beobachten, so daß ihnen sicher keine spezifische Bedeutung zukommt.

Die Hakenwurmanämie. Umfangreiche Untersuchungen liegen über die hypochrome Anämie vor, die sich bei Ankylostomumträgern findet (RODRIGUEZ, PEÑA, CHAVARRIA und ROTTER, CRUZ, RHOADS, CASTLE, PAYNE und LAWSON, COTTI u. a.). Es handelt sich auch hier um eine typische Eisenmangelanämie, bei deren Zustandekommen die durch Parasiten verursachten Blutverluste, daneben noch schlechte Ernährungsbedingungen und Verschlechterung der Eisenresorption durch die Irritationen der Wurmbesiedlung mitwirken. Die Abtreibung der Würmer beseitigt die Anämie noch nicht, dagegen heilt sie unter Eisengaben trotz Anwesenheit der Würmer ab. Der Eisenmangel der Organe wurde von CRUZ auch autoptisch festgestellt.

Die hypochrome Botriocephalusanämie. Ähnliche Verhältnisse wie bei Ankylostomumträgern liegen bei Botriocephalusträgern vor, die viel häufiger an sekundären hypochromen Anämien erkranken als an perniziöser Anämie (HOFF). Auch hier dürfte es die Schädigung der Eisenresorption sein, welche zur Anämie führt. Interessanterweise teilt HOFF auch einen Fall von perniziöser Botriocephalusanämie mit, welcher nach Behandlung mit Leber in ein hypochromes Blutbild umschlug. Genau dasselbe Verhalten werden wir bei manchen kryptogenetischen Perniciosafällen wiederfinden. In diesen Fällen liegt die Kombination einer perniziösen und einer Eisenmangelanämie vor.

Magencarcinomanämien. Noch häufiger sehen wir beim Magencarcinom — nach E. MOGENSEN in $^2/_3$ der Fälle — eine ausgesprochene schwere hypochrome Anämie, welche auch auf Eisengaben manchmal gut anspricht. Sie ist komplexer Genese. Einmal bedingt die Tumorerkrankung an sich, wie anschließend noch erörtert werden wird, eine Abwanderung und Bindung des Eisens an anderen Orten; dazu kommen die chronischen okkulten Blutverluste und die schwere Störung der Magenfunktion, welche eine erhebliche Störung der Eisenresorption im Gefolge hat. Die Abwanderung und Bindung des Eisens an anderen Orten bedingt eine Hemmung der Eisenwirkung, was die Anwendung hoher Dosen beim therapeutischen Vorgehen notwendig macht. Trotzdem gelingt es in manchen Fällen nicht, die Anämie zu beheben oder sie rezidiviert sehr bald wieder. Ähnlich wie bei Pankreaserkrankungen sieht man auch bei Magencarcinomanämien recht häufig eine Makrocytose (CHENEY, BOCK u. a.), was auf eine Organwertigkeit des Magens auf die Makrocytenentstehung hinweist.

Hypochrome Anämien bei verschiedenen Darmerkrankungen. Dieselben Faktoren wie beim Magencarcinom wirken bei verschiedenen anderen Erkrankungen des Magen-Darmkanals zusammen und rufen oft eine schwere hypochrome Anämie hervor, so bei Darmtuberkulose, chronischer Ruhr, bei der einheimischen und tropischen Sprue, bei der Coeliacie, bei Amöbencolitis (GREPPI), bei Enteritis, Dysenterie (KEEFER, YUNG und HUANG). Der meist gleichzeitig vorhandene Infekt, sowie die schwere Resorptionsstörung gestalten die Eisenbehandlung häufig viel weniger erfolgreich als bei anderen Eisenmangelanämien. Trotzdem soll die Eisentherapie in allen Fällen versucht werden. Manchmal erreicht man mit gut resorbierbaren Eisenpräparaten, z. B. mit ascorbinsaurem Eisen bei kombinierter peroraler und parenteraler Anwendung trotzdem noch Gutes.

g) Die hypochrome Infekt- und Tumoranämie.

Die bisherige Betrachtung der hypochromen Anämien hat in sämtlichen Fällen mit Sicherheit einen Eisenmangel als Ursache der verminderten Hämoglobinbildung ergeben. Diese Pathogenese wurde in den meisten Fällen durch die genaue Analyse des klinischen und hämatologischen Bildes, durch den chemischen Befund des Plasmaeisengehaltes, in manchen Fällen auch durch die autoptische chemische Untersuchung der Organe und endlich durch das Tierexperiment gesichert. Überlegt man, was zum Aufbau des Hämoglobins notwendig ist, so ist das neben dem Eiweiß nur der Tetrapyrrolring und das Eisen. Eiweiß und Pyrrole stehen dem Organismus für den Blutaufbau immer zur Verfügung, selbst bei schwerer Unterernährung sehen wir deshalb gewöhnlich keine Anämie entstehen, solange genügend Eisen in der Nahrung vorhanden ist. Mit den Pyrrolringen geht der Organismus selbst sehr verschwenderisch um, indem er sie bei jedem intravitalen Blutzerfall beinahe quantitativ im Stuhl und Harn als Abbauprodukte ausscheidet. Es ist deshalb sehr unwahrscheinlich, daß hier jemals ein Mangel vorliegen könnte, der zur hypochromen Anämie führt. Der einzige Bestandteil des Hämoglobins, der immer wieder Schwierigkeiten bei der Beschaffung macht, ist das Eisen. Es ist also schon aus dieser rein chemischen Betrachtung heraus sehr wahrscheinlich, daß alle hypochromen Anämien auf Eisenmangel beruhen. Systematische Untersuchungen von HEILMEYER und PLÖTNER haben ergeben, daß in allen Fällen, in denen eine ausgesprochene Hypochromie vorlag, auch das Plasmaeisen stark erniedrigt war. Es ist also der Satz berechtigt, daß *alle hypochromen Anämien,* vielleicht von wenigen Ausnahmen abgesehen, immer *Eisenmangelanämien* sind. Wir tragen deshalb kein Bedenken, auch die hypochrome Infekt- und Tumoranämie in die Gruppe der Eisenmangelanämien einzureihen. Allerdings ist der Eisenmangel hier gänzlich anderer Natur. Es liegt nicht eine Verarmung des gesamten Organismus an Eisen vor, vielmehr wird das Eisen bei diesen Zuständen nach bestimmten Orten des Organismus abgezogen und dort gebunden. Erst nach Überwindung des Infektes kehrt es wieder ins Plasma zurück und kann der Blutbildung zur Verfügung stehen. Dieser Mechanismus, der erstmals von HEILMEYER und PLÖTNER entdeckt worden ist, hat zweifellos große Bedeutung bei der Infektabwehr, wie neuerdings auch Versuche von WOHLFEIL ergeben haben. Es würde zu weit führen, hierauf näher einzugehen. Es sei nur die grundlegende Beobachtung kurz berichtet, weil sie zum Verständnis des Ganzen wesentlich ist.

Wird ein Organismus von einem akuten Infekt getroffen, so sinkt das zirkulierende Plasmaeisen auf niederste Werte ab, um nach Überwindung des Infektes wiederzukehren. Diese Beobachtung wurde auch von THOENES und ASCHAFFENBURG gemacht, jedoch anders gedeutet. Daß in der Tat ein Abstrom aus dem Blute stattfindet, konnten HEILMEYER und PLÖTNER dadurch beweisen, daß parenteral injiziertes Eisen während des Infektes schneller als normal aus der Blutbahn verschwindet. Das verschwundene Eisen läßt sich zum Teil im RES nachweisen, wo das Eisen offenbar als Katalysator im Zellstoffwechsel wichtige Funktionen zu erfüllen hat. Zum Teil dient es wohl auch der Entgiftung von Toxinen und der Inaktivierung von Fermenten (WOHLFEIL). Übereinstimmend mit diesen Vorstellungen hat WALLBACH gezeigt, daß die Eisenspeicherung in den Geweben weniger vom Eisenangebot als vom Funktionszustand der Speicherzellen abhängt, der durch Injektion artfremden Eiweißes oder anderen Materials aktiviert wird. Dauert dieser Zustand lange an, so leidet die Versorgung der Erythroblasten, die nicht mehr genügend Material zum Neubau von Hämoglobin zur Verfügung haben. Die gebildeten roten Blutkörperchen werden hämoglobinärmer als normal und schließlich leidet auch die Zellbildung, da die hämoglobinarmen Zellen nicht ausreifen können (REIMANN). Es entsteht eine hypochrome Anämie, die sich morphologisch nicht von einer chronischen Blutungsanämie oder anderen Eisenmangelanämien unterscheidet. Selbstverständlich gibt es beim Infektionsablauf auch noch andere Mechanismen der Anämieentstehung, wie z. B. echte toxische Wirkungen auf das Knochenmark oder eine gesteigerte Hämolyse. Der geschilderte Mechanismus bildet nur die Grundlage für die Entstehung der gewöhnlich als sekundäre Anämien bezeichneten infektiösen oder postinfektiösen Anämien, die gewöhnlich bei oder infolge langdauernder chronischer Infekte auftreten. Interessanterweise hat bereits REIMANN den

Zusammenhang dieser Anämieformen mit dem Kreis der eisenempfindlichen Anämien erkannt, ohne daß ihm die Störungen des Eisenmechanismus bekannt waren.

Am klarsten und deutlichsten finden wir die hypochrome Infektanämie bei der *Tuberkulose* sowie beim chronischen *rheumatischen* Infekt. Collius, Meersseman, Friess und Lemaistre haben neuerdings auf die Häufigkeit der rheumatischen Infektanämie, die schon Hayem bekannt war, aufmerksam gemacht. Auch ein Teil der Nephritisanämien (Becker) gehört hierher, wobei die Entstehung des Eisenmangels noch durch die Hämaturie begünstigt wird. Prinzipiell derselbe Vorgang liegt den hypochromen Tumoranämien, die wir bei den schweren Tumorfällen gewöhnlich im Endstadium sehen, sowie den Anämien bei Lymphgranulomatose zugrunde. Es ist klar, daß in diesen Fällen die Eisenbehandlung nicht denselben ausgezeichneten Effekt hat wie beim allgemeinen Eisenmangel ohne Infekt. Denn das verabreichte Eisen strömt in erster Linie dem RES zu und wird dort gespeichert. Erst die Überwindung des Infektes führt zum Erfolg. Da in diesem Fall das Eisen aus den Speicherstätten wieder frei wird, was am Wiederanstieg des Plasmaeisenspiegels erkannt werden kann, heilt die Anämie auch ohne besondere Behandlung ab. Trotzdem wird man in manchen Fällen mit lang anhaltender Verabreichung großer Eisendosen Erfolge erzielen. Ich habe des öfteren gesehen, daß dabei eine Tumoranämie oder eine rheumatische Anämie sowie eine Tuberkuloseanämie sich wesentlich bessern ließ, wobei auch eine Hebung des Gesamtbefindens festzustellen war. Man muß nur konsequent und lange genug die Eisenmedikation fortsetzen. Glänzend wird der Eisenerfolg natürlich dann, wenn die Verabreichung mit dem Abklingen des Infektes zusammenfällt.

Die Kenntnis der Pathogenese der Infektanämie hat für die Behandlung aller Eisenmangelanämien große Bedeutung insofern, als sie uns zeigt, daß jeder Infekt eine Hemmung der therapeutischen Eisenwirkung ausübt und daß die Entfernung chronischer Infektionsherde, besonders auch fokaler Herde, die Eisentherapie unterstützt, wenn sie dieselbe natürlich auch niemals entbehrlich macht. Neben der Eisenbehandlung hat bei den sekundären Infektanämien auch die Bluttransfusion, die wir sonst zur Behandlung der Eisenmangelanämien ablehnen, große Bedeutung, da sie nicht nur zur Auffüllung der Blutdepots dient, sondern zweifellos eine allgemein stimulierende Wirkung auf den Infektionsablauf ausübt, der sich häufig recht nützlich erweist. Daneben sind alle speziellen und allgemeinen Maßnahmen erforderlich, die der Überwindung des vorliegenden Infektes dienen.

Schlußbetrachtung der Eisenmangelanämien.

Die Betrachtung des Kapitels der Eisenmangelanämien hat uns gezeigt, daß die Blutforschung in den letzten Jahren auf diesem Gebiete der Anämiepathogenese ein großes und gut fundiertes Gebäude errichtet hat, daß eine würdige Parallele zur Perniciosapathogenese bildet. Es hat uns dazu geführt, die verschiedenen Anämien viel sicherer und erfolgreicher als früher mit dem einzigen hierfür heute nur mehr in Betracht kommenden Mittel, dem Eisen, zu behandeln. Die Art seiner Anwendung im einzelnen, sowie die Wertung der verschiedenen Präparate soll im folgenden kurz erörtert werden. Aber neben dem Eisen ist für eine Dauerbehandlung die Aufdeckung der einzelnen Faktoren, welche den Eisenmangel herbeizuführen vermögen, von großer Wichtigkeit.

Je mehr wir in das Gefüge der pathogenetischen Faktoren hineinsehen, um so folgerichtiger und zielsicherer wird unsere Behandlung durch die Bekämpfung dieser Faktoren sich gestalten. Es sollen deshalb hier nochmals in einem übersichtlichen Schema die verschiedenen zur Eisenmangelanämie führenden Ursachen zusammengestellt sein.

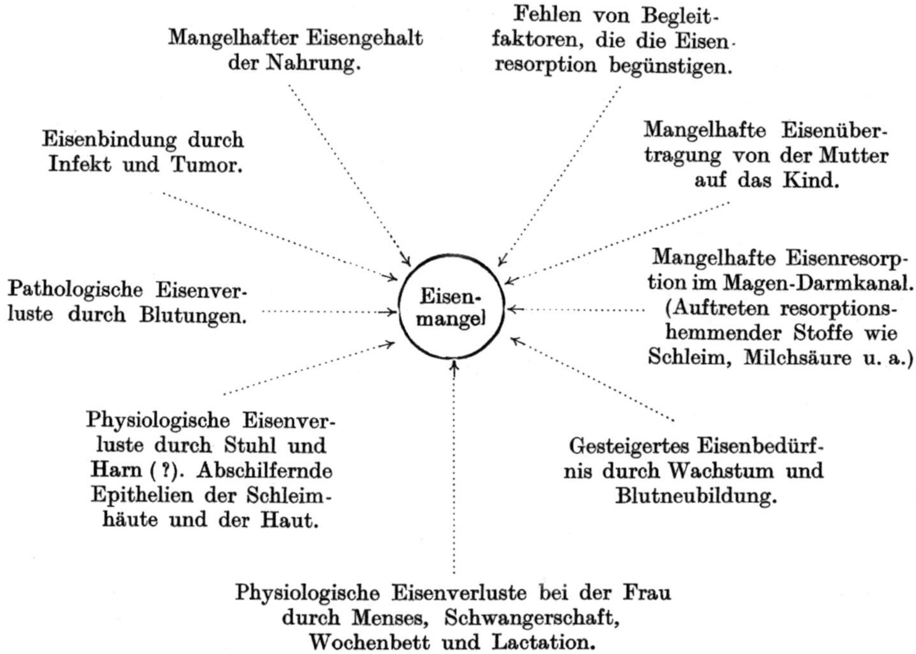

Die Feststellung einer hypochromen Eisenmangelanämie verpflichtet dazu, die angeführten Faktoren durch eine gründliche Anamnese und durch eine eingehende klinische Untersuchung aufzudecken und nach Möglichkeit zu beseitigen. Sehr häufig sind es *mehrfache Ursachen,* die bei der Entstehung eines Eisenmangelzustandes zusammenwirken. HEILMEYER konnte bei Durchuntersuchung seiner Fälle meist 2—3 Faktoren bei jedem einzelnen Fall aufdecken. Die Aufstellung der klinischen Bilder, wie sie in den vorhergehenden Kapiteln der Tradition zuliebe durchgeführt worden ist, hat immer etwas Willkürliches an sich und wird dem ganzen Problem nicht voll gerecht. Möge diese Betrachtung dazu dienen, den Schematismus bei der Aufstellung der klinischen Krankheitsbilder etwas einzudämmen und dem natürlichen Krankheitsgeschehen durch ein eher konditionales Denken eher gerecht zu werden.

Die Eisentherapie.

An das Ende der Eisenmangelanämien sei noch ein kurzer Überblick über die Eisentherapie gesetzt, da unsere Vorstellungen über ihre Wirkung seit dem letzten Referat, das von BOROS an dieser Stelle erstattet hat, sich wesentlich erweitert haben. Die Entdeckung, daß alle hypochromen Anämieformen auf einem Eisenmangel des Knochenmarkes beruhen, hat die alte Streitfrage, ob das Eisen als Hämoglobinbaustein wirke oder nur eine Reizwirkung auf das

Knochenmark entfalte, eindeutig entschieden. Das Eisen geht in allen beschriebenen Fällen als Baustein in das Hämoglobinmolekül ein und ist deshalb durch kein anderes Medikament ersetzbar. Alle anderen Pharmaca, die außer dem Eisen bisher bei sekundären Anämien verwandt worden sind, können lediglich dadurch wirken, daß sie die Verwertung oder Resorption des Eisens auf irgendeinem Wege fördern. Sind aber die Eisendepots des Körpers weitgehend erschöpft, so kann naturgemäß die Wirkung solcher Mittel nur eine sehr geringe sein. Aus Bilanzversuchen bei parenteraler Eisenzufuhr, die HEILMEYER und PLÖTNER, HEATH, STRAUSS und CASTLE sowie WHIPPLE unternommen haben, geht eindeutig hervor, daß das gesamte parenteral einverleibte Eisen bei Eisenmangelanämien vollständig in neugebildetes Hämoglobin übergeht. HEILMEYER und PLÖTNER, zum Teil auch HEATH, STRAUSS und CASTLE, konnten darüber hinaus sogar einen weiteren Hämoglobinansatz errechnen, welcher beweist, daß dem parenteralen Eisen neben seiner Materialwirkung auch eine Reizwirkung im Sinne einer Mobilisierung von Gewebseisen oder einer Besserung der Eisenresorption zukommt, wie die folgende Tabelle von HEILMEYER und PLÖTNER zeigt:

Diagnose und Bemerkungen	Hb-Gehalt vor der Behandlung in g-%	Hb-Gehalt nach der Behandlung in g-%	Gesamtblutmenge vor der Behandlung in Litern	Gesamtblutmenge nach der Behandlung in Litern	Zunahme des Gesamt-Hb-Bestandes in g	Zunahme des Hb-Eisens in mg	Gesamt-injizierte Eisenmenge in mg	Mehrbildung von Hb-Eisen in mg	Therapeutischer Nutzeffekt in %
1. Chronische Blutungsanämie. In 10tägiger Vorbeobachtung keine Hb-Zunahme	6,7	12,2 (in 31 Tg.)	3,7 berechnet aus Körpergewicht		204	680	320	360	213
2. Achylische Chloranämie. Seit 1 Jahr bestehend	2,4	3,9 (in 28 Tg.)	3,3	3,3 (photometr. bestimmt)	116	387	290	97	133
3. Chronische Blutungsanämie. In 4 Wochen Vorbeobachtung keine Zunahme des Hb-Gehaltes	3,7	8,5 (in 37 Tg.)	3,7	4,5 (photometr. bestimmt)	246	820	390	430	210
4. Chronische Blutungsanämie. Seit $^1/_2$ Jahr bestehend	12,0	14,7 (in 16 Tg.)	5,3	5,3 (aus Körpergewicht errechnet)	143	477	300	177	159

In allen 4 Fällen, von denen Fall 1—3 vor Beginn der intravenösen Eisenbehandlung vorbeobachtet wurden und dabei keine spontane Zunahme des Hb erkennen ließen, wird unter der Einwirkung der intravenösen Eiseninjektion eine Zunahme des Gesamthämoglobinbestandes beobachtet, welche weit über die injizierten Eisenmengen hinausgeht.

Eine derartig starke Reizwirkung kommt dem peroral verabreichten Eisen nicht zu. REIMANN, FRITSCH und SCHIECK haben in sehr genauen Bilanzversuchen, die auch einer strengen Kritik standhalten, nur einen therapeutischen Nutzeffekt von 20% des verabreichten oder von 45% des retinierten Eisens feststellen können. WHIPPLE und HAHN fanden eine Eisenausnützung von

35%, HEATH eine solche von 3,4—50%. HEILMEYER und SCHADT fanden für das ascorbinsaure Eisen eine Ausnützung von 70%. Die stärkere Reizwirkung des intravenösen Eisens auf das Knochenmark geht auch daraus hervor, daß dabei anfänglich die Zellbildung stärker in Gang kommt, während die Hämoglobinbildung etwas zurückbleibt (siehe Abb. 10). Das intravenöse Eisen spielt also mehr die Rolle des Reizeisens, während das peroral verabreichte Eisen vor allem als Materialeisen wirkt; aber selbstverständlich gilt diese Definition nicht streng, doch charakterisiert sie am besten die vorliegende Verschiedenheit der Wirkung. Die alte Streitfrage, ob Reiz- oder Materialwirkung des Eisens, ist also dahin zu beantworten, daß das Eisen sowohl eine Reiz- wie eine Materialwirkung entfaltet, wobei diese Rolle bei peroraler und parenteraler Anwendung verschieden stark gespielt wird.

Eine weitere Aufklärung hat auch die Frage der *Eisenresorption* erfahren. Einmal haben genaue Bilanzversuche bei Eisenmangelanämien gezeigt, daß bei diesen eine viel stärkere Resorption des peroral verabreichten Eisens stattfindet als bei Gesunden. Die Resorptionsgröße fanden REIMANN und Mitarbeiter bei Verabreichung von etwa 100 mg Ferrochlorid täglich zu 40—50%, bei Gesunden dagegen nur zu 0,5—3,2%. Ähnliche Zahlen teilt WHIPPLE mit. Auch LINTZEL fand bei peroral zugeführtem Eisen bei gesunden Versuchspersonen nur bei den ersten Gaben eine geringe Retention, die unabhängig von der zugeführten Menge immer etwa 15—25 mg betrug. Aus diesen Versuchen geht eindeutig hervor, daß eine nennenswerte Retention von peroral zugeführtem Eisen nur im Bedarfsfalle stattfindet, während der Gesunde im Eisengleichgewicht befindliche Organismus alles zugeführte Eisen wieder ausscheidet. Es erhebt sich dabei die Frage, ob hier überhaupt keine Resorption stattfindet, oder ob das Eisen zwar resorbiert, aber durch den Dickdarm wieder ausgeschieden wird. MCCANCE und WIDDOWSON haben eine eingehende Studie unter Berücksichtigung der gesamten bis heute darüber vorliegenden Weltliteratur veröffentlicht, worin sie zu dem Schluß kommen, daß eine Wiederausscheidung von Eisen überhaupt nicht eindeutig bewiesen ist, noch viel weniger, daß der Organismus auf dem Wege einer variablen Eisenausscheidung durch den Darm seinen Eisenstoffwechsel reguliere. Viel wahrscheinlicher ist eine aktive Regulation durch eine Variation des Resorptionsvermögens, wobei den verschiedenen Eisenkonzentrationen im Darmlumen, in der Zelle und im Plasma eine bedeutungsvolle Rolle im Sinne der Schaffung von Difusionsgefällen zukommen. Eine wichtige Ergänzung haben unsere Vorstellungen über die Resorption des Eisens durch die exakte Verfolgung des Plasmaeisenspiegels erfahren, ein Verfahren, das zu diesem Zwecke erstmals von THOENES und ASCHAFFENBURG, HEILMEYER und PLÖTNER sowie von MOORE und Mitarbeitern angewandt worden ist. Es wird dabei der Plasmaeisengehalt in verschiedenen zeitlichen Abständen nach einer peroralen Eisengabe studiert und so die „Resorptionskurve" gewonnen. HEILMEYER und KOCH fanden nun mit dieser Methode eine deutliche Abhängigkeit der Resorptionskurve vom Eisenbedarf des Organismus. Nach Eisensättigung war die Resorptionskurve bei ein und derselben Versuchsperson ganz bedeutend niedriger als vor der Eisenverabreichung, während im Zustand eines gesteigerten Eisenbedarfs (Blutungsanämie) eine ganz außerordentlich hohe Resorptionskurve gefunden wurde. Wenn auch bei diesen Versuchen der Einwand gemacht werden kann, daß die Resorptionskurve nur die Konstante aus

Resorption und Wiederausscheidung bzw. Speicherung darstellt, so ist doch die einfachste Erklärung die, daß in diesen Befunden tatsächlich eine Variation der Eisenresorption je nach den Bedürfnissen des Organismus zum Ausdruck kommt. Denn gerade in den Fällem in denen ein gesteigerter Bedarf besteht, wandert ja das resorbierte Eisen auch schneller an die Orte des Bedarfs ab, wie aus parenteralen Versuchen festgestellt werden konnte. Wenn trotzdem die Resorptionskurve noch höher als normal ausfällt, so muß eine ganz bedeutend gesteigerte Eisenresorption vorliegen. Neben dem Moment des Bedarfs ist es der Zustand des Magen-Darmtraktes der die Größe der Resorption bestimmt. Fälle mit Achylia gastrica zeigen fast alle eine herabgesetzte bis fehlende Resorption im Resorptionsversuch. Es muß aber betont werden, daß die Anwesenheit der Salzsäure im Magen nicht unbedingt für die Resorption notwendig ist. Im Falle eines gesteigerten Eisenbedarfes findet man auch bei Fällen mit Achylia gastrica häufig eine recht gute Eisenresorption, während umgekehrt auch bei normalen Salzsäurewerten die Resorption vollständig darniederliegen kann (Heilmeyer und Plötner, Moore und Mitarbeiter). Man ersieht daraus, daß der Vorgang der Eisenresorption ein sehr verwickelter ist und keinesfalls allein von der Salzsäure des Magensaftes abhängt. Letztere ist nur ein Unterstützungsfaktor im Resorptionsgeschehen.

Seit langem ist bekannt, daß die Eisenresorption abhängig ist von der *Form des verwendeten Eisens*. Heubner und Starkenstein haben zuerst gezeigt, daß das Eisen hauptsächlich im Zustand des zweiwertigen Eisens wirksam ist. Nach Starkenstein kommt das Eisen nur in der zweiwertigen ionisierten Form zur Resorption, woraus dann im Blute die physiologisch und pharmakologisch wirksame komplexe Eisenverbindung entsteht. Die Richtigkeit dieser Ansicht wurde neuerdings von Lintzel einwandfrei erhärtet. Durch Zusatz von Dipyridyl zur Nahrung weißer Ratten konnte er zeigen, daß in der Pylorusgegend das aus der Nahrung herausgelöste Eisen in zweiwertiger Form auftritt und die bekannte rote Dipyridylkomplexverbindung erscheint. Versetzt man das Futter der Ratten konstant mit Dipyridyl, so kommt es zu einem sehr schweren Eisenmangelzustand, trotz reichlichen Eisengehalts der Nahrung, weil die aus dem Nahrungseisen gebildeten Ferroionen durch das beigemischte Dipyridyl unter Bildung der roten Komplexverbindung abgefangen und dadurch der Resorption entzogen werden. Aus dem anderen Eisen, das in Form von Ferriionen oder Komplexen oder kolloidalen Eisenverbindungen vorhanden ist, können die Tiere keinen Nutzen ziehen. Damit ist die fundamentale Bedeutung der Ferroionen für die Resorption des Nahrungseisens eindeutig erwiesen. Für den intermediären Eisenstoffwechsel dagegen spielt das resorbierte oder injizierte Dipyridyl gar keine Rolle, was darauf schließen läßt, daß die Ferroionenform nur für die Resorption, nicht dagegen für den intermediären Eisenstoffwechsel Bedeutung hat (Lintzel). Aus diesen sicheren Beobachtungen geht hervor, daß die verschiedenen Eisenpräparate peroral nur insoweit wirksam sein können, als sie im Magen und Darm in die Ferroform umgewandelt werden können.

Die rationellste Methode der Eisentherapie ist deshalb zweifellos diejenige, welche von vornherein *zweiwertiges Eisen* verwendet. Darauf gründet sich die Empfehlung des Ferrochlorid, das schon in kleinsten Dosen, etwa 0,1 g wirksam ist. Da Ferroeisenlösungen schlecht haltbar sind und an der Luft in Ferriverbindungen übergehen, müssen sie durch Zusätze stabilisiert werden. Das älteste dieser Präparate ist das *Ferrostabil.* Ich hatte den Gedanken, die Stabilisierung des Ferroeisens mit Hilfe der stark reduzierenden Ascorbinsäure durchzuführen, welche außerdem eine günstige, das Knochenmark stimulierende Wirkung entfaltet. So entstand in gemeinsamer Arbeit mit MAURER das *ascorbinsaure Eisen,* das zuerst von den Nordmarkwerken unter dem Namen Ce-Ferro in den Handel gebracht wurde. Es hat sich allgemein ausgezeichnet bewährt. Dasselbe gilt für das später erschienene Fe 66 der Promonta. Während man vom Ferrum reduct., das erst vom Magen und Darm in die Ferroform gebracht werden muß, 6—10 g pro die für eine optimale Regeneration benötigt und dabei doch manchmal Magen- und Darmstörungen beobachtet, genügen 0,3—0,5 g ascorbinsaures Eisen um denselben Effekt zu erzielen. Die Überlegenheit der Ferro- gegenüber den Ferrieisenpräparaten geht auch aus den Resorptionskurven eindeutig hervor (Abb. 9). Man wird natürlich auch im einzelnen Fall mit Ferrum reduct. oder Ferrieisenpräparaten sehr gute Erfolge erzielen können, wenn man sie in genügend großer Dosierung anwendet und wenn die Umwandlung in die Ferroform, die nicht unbedingt an die Anwesenheit von Salzsäure im Magen geknüpft ist, nicht zu sehr beeinträchtigt ist. So werden auch mit 3—6 g Ferrum carbonicum saccharatum oder mit 6—8 g Ferriammoniumcitrat ausgezeichnete Wirkungen gesehen. HALLANDER hat bei achylischen Chloranämien Versuche mit dreiwertigen Eisenpräparaten angestellt und damit einen täglichen Anstieg von 0,4% Hb, mit 3 g Ferrum reductum dagegen einen solchen von 0,94% Hb gefunden, so daß das Ferrum reductum in diesen Fällen doch noch überlegen erscheint. Zweifellos spielt auch der Vitamin C-Gehalt der Nahrung für die Eisenresorption eine wichtige Rolle. Gleichzeitige Gaben von Vitamin C und Eisen erhöhen die Eisenresorptionskurve bei schlecht resorbierenden Fällen (Abb. 10). Man kann deshalb das Vitamin C als den physiologischen Resorptionsfaktor des Eisens bezeichnen.

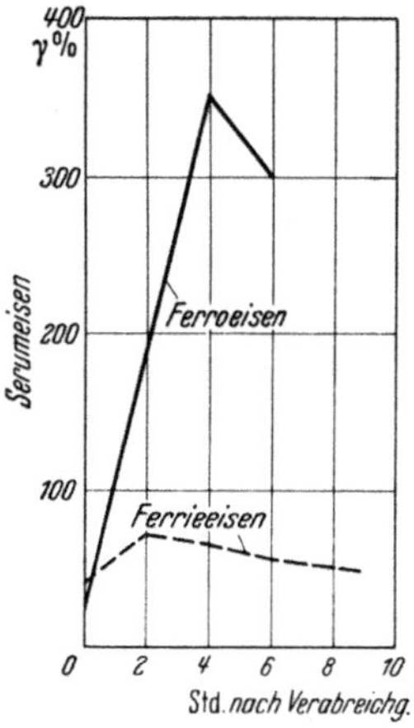

Abb. 9. Resorptionsversuch mit 220 mg Fe eines Ferro- und 220 mg Fe eines Ferrieisenpräparates bei einer subakuten Blutungsanämie. (Nach HEILMEYER und PLÖTNER.)

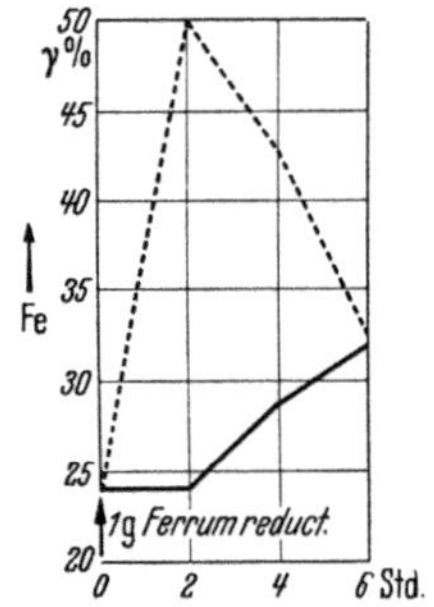

Abb. 10. Resorption von 1 g Ferrum red. ohne ——— und mit ------- Zusatz von Vitamin C bei einer achylischen Chloranämie.

Während man also bei genügend großer Dosierung sowohl mit anorganischen Ferriverbindungen als auch mit komplexen Eisenverbindungen, welche das Eisen im Anion enthalten, z. B. Natriumferrocitrat oder Natriumferrigluconat u. a. eine brauchbare Eisentherapie treiben kann, sind die eigentlich organischen Eisenverbindungen, bei denen das Eisen direkt an C und N gebunden und nicht ionisierbar ist, völlig unbrauchbar. Das sind die ferro- und ferricyanwasserstoffsauren Salze, sowie Hämatin und Hämoglobin. Aus dem Hämoglobin wird unter dem Einfluß der Salzsäure des Magens und der Verdauungssäfte Eisen nur in sehr geringer Menge abgespalten, welches zwar imstande ist, eine geringe Reticulocytenreaktion auszulösen (WICHELS und HÖFER), aber als Materialeisen nicht in Frage kommt. Hämoglobinpräparate müssen deshalb für die Eisentherapie endgültig ausscheiden. Auch frisches Blut zeigt kaum eine bessere Wirkung. Dagegen ist das Eisen in den grünen Gemüsen, vor allem im Spinat und Winterkohl, wohl infolge des gleichzeitigen Vitamin C-Gehaltes, gut resorbierbar (LINTZEL). Auch frisches Fleisch, ganz besonders Leber und Milz, enthalten resorbierbares Eisen. Jedoch sind die in diesen Nahrungsmitteln enthaltenen Eisenmengen zu klein, als daß man damit rasche therapeutische Wirkungen erzielen könnte. Die Bedeutung des Nahrungseisens liegt in der Verhütung von Eisenmangelzuständen und nicht in deren Behebung. Zu diesem Zweck sind viel größere Eisenmengen notwendig, die nur durch Eisenpräparate beschafft und zur Resorption gebracht werden können. Eine gute Eisentherapie läßt sich auch mit Eisenwässern treiben, deren Gehalt an leicht ionisierbarem Ferroeisen zweifellos allen Anforderungen entspricht (Saalfelder Heilquellen, Pyrmont, Cudowa, Levico u. a.). Langes offenes Stehen solcher Wässer läßt sie oft ihre Wirksamkeit verlieren, weil die Ferroverbindungen an der Luft in Ferriverbindungen übergeführt werden. Darin ruht das Geheimnis des „aktiven" Eisens, das einfach Ferroeisen ist (STARKENSTEIN).

Von besonderer Bedeutung sind die Befunde von LINTZEL, daß Stoffe, welche auf Eisenlösungen entionisierend wirken, auch die Eisenresorption hemmen. So konnte LINTZEL durch Zusatz von 2 g Milchsäure oder Citronensäure zu 2 g Eisen eine vollständige Resorptionshemmung des Eisens erzielen. Damit übereinstimmend konnte er bei jungen Ratten, denen er zu einer normalen Kost regelmäßig die Natriumsalze der Weinsäure, Citronensäure, Ameisensäure, Milchsäure und Essigsäure zusetzte, eine typische alimentäre Anämie herbeiführen. Er glaubt auch, daß beim Zustandekommen der Kuh- oder Ziegenmilchanämie der Gehalt dieser Milchen an Citronensäure, die einen resorptionshemmenden Einfluß auf den an sich schon geringen Eisengehalt ausübt, eine Rolle spielen dürfte. Er denkt auch an die Möglichkeit, daß die Verdauungsstörungen bei der Chlorose eine organische Säurebildung im Magen und Darm herbeiführen können und daß dadurch die von ihm vermutete (von HEILMEYER und PLÖTNER tatsächlich gefundene) Resorptionsstörung des Eisens herbeigeführt werden könnte. Außer den organischen Säuren kommt auch dem Magenschleim eine resorptionshemmende Bedeutung zu (HEATH, MINOT, POHLE und ALSTED).

Für die außerordentliche Bedeutung der Natur der verwendeten Eisenpräparate und der Begleitstoffe sprechen auch die Befunde von WALLBACH, der mit verschiedenen Eisenpräparaten unter gleichzeitiger Verabreichung von Ballaststoffen eine sehr wechselnde Eisenspeicherung in den verschiedenen Magen-Darmabschnitten und Organen feststellen konnte. Seine morphologischen Befunde sind außerordentlich interessant und werfen ein Licht auf die Bedeutung der durch die Begleitstoffe verursachten Zellumstimmung. Doch lassen seine rein morphologischen Untersuchungen keine Schlüsse über die Fragen der Resorption und Ausscheidung des Eisens zu.

Da es nicht selten Fälle gibt, welche jede perorale Eisenmedikation schlecht vertragen und darauf mit Erbrechen und Durchfällen reagieren, war es ein langgehegter Wunsch, *parenterale Eisenpräparate* anzuwenden. Ihm stand bisher die „Giftigkeit" dieser Präparate gegenüber. So ist das Elektroferrol wegen seiner unangenehmen Nebenwirkungen, die sich in Schüttelfrösten, Fieber, Übelkeit, Erbrechen äußerten, heute als Blutbildungsmittel wieder ausnahmslos verlassen. Im *ascorbinsauren Eisen* fand HEILMEYER ein Präparat, das in kleinen Dosen bequem *intravenös* angewandt werden kann. Die maximale Dosis liegt bei 10 mg pro Injektion. Da bei dieser Dosis manchmal Gefäßreaktionen und auch Übelkeit auftreten kann, so geht man am besten so vor, daß man zunächst mit 2 mg (= 1 ccm Ce-Ferro Nordmark) beginnt und täglich um 2 mg bis zum Auftreten von Reaktionen steigert. Auf diese Weise gelingt es meist leicht, 6—10 mg pro dosi zu verabreichen. Den Erfolg dieser Behandlungsweise an einem schwersten Fall von achylischer Chloranämie, der durch unstillbares Erbrechen gekennzeichnet war, zeigt folgende Abbildung. Auf die

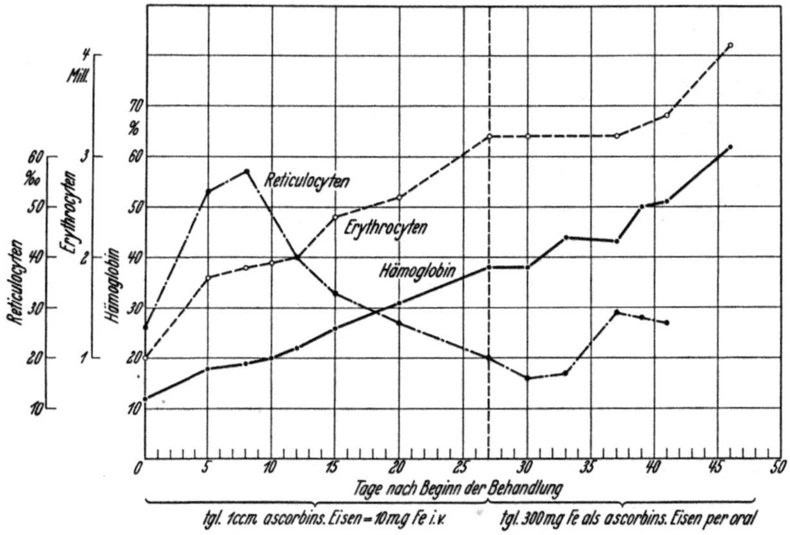

Abb. 11. Erfolg der intravenösen Eisenbehandlung (10 mg pro die) in einem Falle schwerster achylischer Chloranämie mit unstillbarem Erbrechen. Nach 4 Wochen Übergang zu peroraler Therapie. Man beachte die anfänglich stärkere Zunahme der Zellzahl bei der intravenösen, die anfänglich stärkere Zunahme des Hb bei der peroralen Therapie. (Nach HEILMEYER.)

ausgezeichnete Ausnützung des parenteralen Eisens und seine starke Reizwirkung auf das Knochenmark wurde oben bereits hingewiesen. Für das frischblutende Ulcus ventriculi sollte diese Behandlung vom 1. Tag an durchgeführt werden. Eine besondere Indikation der parenteralen Therapie liegt auch darin, daß Fälle, die auf perorale Eisenanwendung träge reagieren, durch eine zusätzliche parenterale Behandlung zu rascher Regeneration angeregt werden.

Andere antianämische Mittel.

Verglichen mit der Wirkung der rationellen Eisentherapie haben alle anderen antianämischen Mittel, wie Arsen, Antimon, Kupfer, Mangan, Chlorophyll, Thyreoidin und Vitamine heute in der Behandlung der hypochromen Anämien nur mehr eine Bedeutung als Adjuvans. Ihre Wertschätzung lag in einer Zeit, in der die Eisenbehandlung infolge mangelhafter diagnostischer Kenntnisse der Eisenmangelanämien sowie der Unkenntnis der Wirkung und Resorption zahlloser Eisenpräparate sozusagen nur Zufallstreffer erzielen konnte. Heute müssen wir sagen, daß alle die genannten Mittel in bezug auf ihre antianämische Wirkung gegenüber dem Eisen bei der Behandlung der Eisenmangelanämien weit zurückstehen. STARKENSTEIN spricht ihnen dabei jede Wirkung gänzlich ab und ordnet nur dem *Arsen* eine Stellung in der Perniciosabehandlung zu, die aber durch die Lebertherapie heute überflüssig geworden ist. Trotzdem ist nicht zu leugnen, daß auch bei hypochromen Anämien mit manchem dieser Mittel klinische Wirkungen beobachtet werden. Das gilt vor allem für das Arsen, das auch bei Gesunden eine Vermehrung der Reticulocyten auslöst (Belonogowa, Wichels und Höfer). Ich habe den Eindruck, daß es im Sinne einer unspezifischen Reizwirkung die Resorption und Ausnützung des Nahrungseisens begünstigt. Das gilt vor allem bei der Chlorose. Der Vergleich der Arsenwirkung gegenüber der rationalen Eisentherapie an ein und demselben Falle geht am besten aus beistehender Abbildung hervor (s. Abb. 12).

Tritt das Arsen heute in der Anämiebehandlung zurück, so hat erst die jüngste Zeit das *Kupfer* hervorgeholt. Die Empfehlung des Kupfers gründet sich auf das Tierexperiment und zwar in der Hauptsache auf die Kuhmilchanämie der Ratte. Waddel, Steenbock und Hart hatten die Beobachtung gemacht, daß das Eisen die Kuhmilchanämie der Ratte nur dann heilt, wenn es mit Kupfer verunreinigt ist. Ganz reines Eisen sei wirkungslos oder wenigstens stark in der Wirkung abgeschwächt (Orten, Underhill und Lewis). Andere fanden auch reines Eisen wirksam, allerdings nur in etwas höheren Dosen (Beard und Myers, Mitchell und Miller). Zweifellos kommt dem *Kupfer eine die Eisenwirkung verstärkende Wirkung* zu. Es spielt offenbar die Rolle eines Katalysators bei der Hämoglobinsynthese und bei der Zellbildung; denn sehr häufig wird durch Kupferzulage die Zellbildung besonders stark angetrieben (Handowsky). Deshalb ist das Kupfer besonders bei der Kuhmilchanämie der Ratte wirksam, bei der es offenbar weniger an Bausteinen fehlt, sondern vielmehr eine Störung der Hämoglobinsynthese selbst vorliegt (Schiff u. a.).

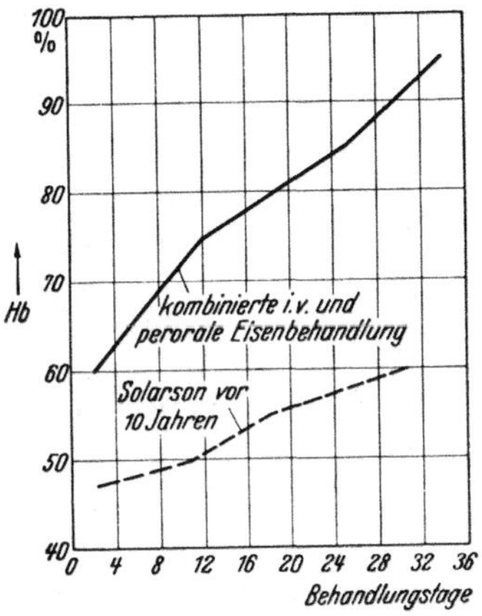

Abb. 12. Erfolg der kombinierten intravenösen und peroralen Eisenbehandlung bei einer achylischen Chloranämie im Vergleich zu der 10 Jahre früher durchgeführten Arsenbehandlung. (Nach Heilmeyer und Plötner.)

Nach Beard und Myers haben auch andere Stoffe, wie Nickel, Mangan, Titan, Zink, Arsen, Rubidium, Vanadium, Chrom und Quecksilber eine solche aktivierende Wirkung. Allerdings ist die des Kupfers am stärksten. Underhill und Orten bestreiten die Wirkung der anderen Metalle. Eine Erklärung der widersprechenden Befunde geben vielleicht die neuen Beobachtungen von Schultze, Elvehjem und Hart, daß es sich bei den besonders auf Cu ansprechenden Anämien um einen Kupfermangel, der auch im Blute nachweisbar ist, handelt. Danach kann es sich also bei der Kuhmilchanämie der Ratte entweder um eine reine Eisenmangelanämie oder um einen Eisen + Cu-Mangelzustand handeln. Im ersteren Falle hilft Eisen allein, im zweiten nur gleichzeitige Cu-Verabreichung. Daß die Wirkung des Kupfers dabei nur katalytisch ist, geht auch daraus hervor, daß auch *organische Körper*, wie manche Aminosäuren und Ultraviolettbestrahlungen, aber auch parenterales Eisen die Abheilung der Rattenkuhmilchanämie beschleunigen. Für die Behandlung der menschlichen Eisenmangelanämie hat Kupferzusatz, abgesehen von der Säuglingsanämie, jedoch bisher keine besondere Wirkung gezeigt und die Mehrzahl der Autoren legt dem Kupfer keinerlei besondere Bedeutung bei (Minot). Die nichts beweisenden Befunde von Machold wurden schon oben erwähnt. Nach den neuesten Untersuchungen von Heilmeyer und Mitarbeitern spielt das körpereigene Kupfer eine große Rolle beim Infektionsgeschehen. Bei der Pathogenese der Anämien bei Erwachsenen dagegen scheint es keine Bedeutung zu haben. Eine Kupfermangelanämie ist bisher nicht bekannt. Ähnliches gilt für die anderen antianämischen Mittel, die in letzter Zeit empfohlen worden sind, wie Antimon, Mangan, Thioalbin (KOTTLOS und KERNER), Chlorophyll (BUERGI), parenteral einverleibtes Eigen- oder Fremdblut, Hämoglobin, Bilirubin (VERZÀR und ZIH, HEILMEYER und GITTER). Alle diese Stoffe sind *unspezifische Knochenmarksreizmittel,* die bei der Behandlung der Eisenmangelanämien als Adjuvantien dienen können, meist aber völlig entbehrlich sind. Dasselbe gilt für bestrahltes Blut, dessen wirksames Prinzip (Cytagenin) nach den Untersuchungen von SEYDERHELM und TAMANN die experimentelle Gallenfistelanämie abheilt und offenbar identisch mit Vitamin D ist. Auch die anderen Vitamine besitzen eine mehr oder weniger starke Knochenmarksreizwirkung, die zur Unterstützung der Anämiebehandlung herangezogen werden kann (SEYDERHELM). Dasselbe gilt für Leberextrakte, die bei Eisenmangelanämien keine Wirkung haben, weder die antiperniziös wirksamen, noch der Sekundäranämieextrakt WHIPPLEs, der bei der akuten Blutungsanämie des Hundes wirksam ist. Beide können nur die perorale Eisentherapie als Knochenmarksreizmittel unterstützen (MURPHY).

C. Die hyperchromen Anämien (megalocytäre Anämien).

Die hyperchromen Anämien bilden in mehr als einer Beziehung einen Gegensatz zum Formenkreis der hypochromen. Das entscheidende Merkmal, der Färbeindex, ist über 1,1 erhöht. Die einzelne Zelle ist also stärker mit Hämoglobin beladen als normal. Da die Normalzelle schon ein Maximum der Hämoglobinfüllung aufweist, so kann die Vermehrung des Hämoglobingehaltes der Einzelzelle nur durch eine Volumenzunahme der Zelle erreicht werden. Schärfer als bei den hypochromen Anämien gehen bei den hyperchromen Zellvolumen und Farbstoffüllung einander parallel. Wenn wir von der Kugelzellenanämie absehen, die wegen ihres besonderen pathogenetischen Mechanismus an anderer Stelle behandelt wird, so drückt sich die Volumzunahme immer in einer Vergrößerung des Zelldurchmessers aus. Hyperchrome Anämien sind deshalb auch immer megalocytäre Anämien, wobei wir unter Megalocyten eben die abnorm großen hämoglobinreichen Erythrocyten verstehen, während die Bezeichnung Makrocyten die vergrößerten Zellen mit vermindertem Hämoglobingehalt ausdrücken soll. Wenn diese Bezeichnungen so angewandt werden, wird nichts präjudiziert und die Nomenklatur hat einen klaren Sinn. Sie deckt sich nicht ganz mit den Begriffen der NAEGELIschen Schule, die unter Megalocyten nur die großen, meist leicht elliptisch geformten Zellen der echten Perniciosa verstanden wissen will. Aber selbst ein so kritischer morphologischer Blutkenner wie SCHULTEN gibt zu, daß solche elliptischen Formen auch bei anderen hyperchromen Anämien vorkommen können und durch nichts von den Perniciosamegalocyten zu unterscheiden sind. Andererseits habe ich mehrere schwere Fälle von echter Perniciosa gesehen, bei denen die Mehrzahl der Megalocyten keine elliptische Form erkennen ließ. Tatsächlich sind also die perniziösen und nichtperniziösen hyperchromen Megalocyten nicht unterscheidbar und es hat deshalb keinen Sinn, sie mit verschiedenen Namen zu belegen. Anders liegen die Dinge beim Megaloblasten, der durchaus für den Formenkreis der perniziösen Anämien charakteristisch ist und sich vom Makroblasten sicher unterscheiden läßt.

Die verschiedene Hämoglobinfüllung der hypo- und hyperchromen Zellen weist letzten Endes auf eine durchaus verschiedene Pathogenese hin, indem im ersten Falle die Blutfarbstoffbildung geschädigt ist, im zweiten Falle die Stromabildung. Gerade aus diesem Grunde ist der Organismus bestrebt, möglichst viel Hämoglobin der einzelnen Zelle aufzuladen, um den Bedürfnissen des Sauerstofftransportes gerecht zu werden. In beiden Fällen liegt offenbar ein Mangel vor. Im ersten Fall ein Mangel an Hämoglobinbildungsmaterial, im zweiten Fall ein Mangel an Zellbildungsmaterial bzw. an Fermenten, die der Zellbildung und Zellreifung dienen. Diese grundlegend verschiedene Auffassung der Pathogenese dieser beiden großen Anämiegruppen findet ihre Berechtigung und Stütze in der Therapie, die im einen Fall durch Eisenzufuhr den Materialmangel der Farbstoffbildung beseitigt, im anderen Fall durch Zufuhr von Zellbildungs- oder Zellreifungsstoffen die Störung aufhebt. Freilich ist die Gruppe der hyperchromen Anämien nicht so einheitlicher Natur, wie die der hypochromen Eisenmangelanämien, bei denen sich der Mangel nur auf einen einzigen wohlbekannten Faktor beschränkt. Die Hyperchromanämien zerfallen vielmehr in drei große Gruppen, von denen die erste und bestbekannte den *Formenkreis der perniziösen Anämien* umfaßt, die zweite die *hyperchromen Vitaminmangelanämien* bildet und die dritte infolge des Eingreifens *exogener* oder *endogener Gifte,* welche den Zellbildungsprozeß stören, bedingt ist.

1. Der Formenkreis der perniziösen Anämien.

(Megalocytäre Anämien im engeren, NAEGELIschem Sinne.)

Diese Gruppe stellt eine ebenso scharf umrissene pathogenetische Einheit dar, wie die der Eisenmangelanämien. Sie ist gekennzeichnet und definiert durch den Mangel an dem für die normale Zellreifung notwendigen Antiperniciosastoff. Das Fehlen oder ungenügende Vorhandensein dieses chemisch noch unbekannten Zellreifungsfaktors bedingt eine Störung der gesamten Blutzellentwicklung im Knochenmark, die sich am deutlichsten im erythropoetischen System auswirkt, aber ebenso auch an der Granulocyten- und Thrombocytenbildung bemerkbar wird.

Während normalerweise der Proerythroblast durch Kernpyknose zum Makroblasten und Normoblasten ausreift, bleibt beim Fehlen des Antiperniciosastoffes diese Ausreifung des Kernes aus: In dem Stadium, in dem das Protoplasma schon relativ breit, homogen und hämoglobinhaltig geworden ist, zeigt der Kern noch seinen lockeren Bau mit nur kleinen rundlichen Chromatinverklumpungen ganz im Gegensatz zum Makroblastenkern. Diese Kernform ist für den für die perniziöse Anämie pathognomonischen *Megaloblasten* charakteristisch. Bei weiterer Reifung zeigt auch der Megaloblast Kernpyknose und schließlich Kernverlust, jedoch bleibt die normale Zellverkleinerung aus, so daß die Zellen auch nach dem Kernverlust größer sind als normal. So entstehen die großen hämoglobinreichen, häufig elliptisch geformten *Megalocyten,* die jedoch für perniziöse Anämie nicht mehr pathognomonisch sind. Die Verschiedenartigkeit des normalen und pathologischen Entwicklungsvorganges geht aus nebenstehender Skizze von SCHULTEN sehr klar hervor (Abb. 13).

Bei Anwendung der Vitalfärbung läßt sich die Störung der Zellreifung auch an den Reticulocyten verfolgen. Obwohl nur in geringer Menge vorhanden, zeigen sie eine deutliche Linksverschiebung der Netzstruktur (HEILMEYER). Gleichzeitig mit der Reifungsstörung im Knochenmark kommt es zu einer enormen Anhäufung der sonst nur in geringer Zahl vorhandenen unreifen Stammzellen, der Proerythroblasten und Megaloblasten. Dabei nimmt das Mark eine viel größere Ausdehnung an, so daß auch das Mark der langen Röhrenknochen erythropoetische Funktionen übernimmt, ja sogar extramedullär entwickeln sich in Milz und Leber und anderen Orten solche Blutbildungsherde. An Stelle der mangelhaften Ausreifung kommt es zu einer Wucherung dieser unreifen Zellformen an den Bildungsstätten, während die Peripherie an fertigen Erythrocyten verarmt.

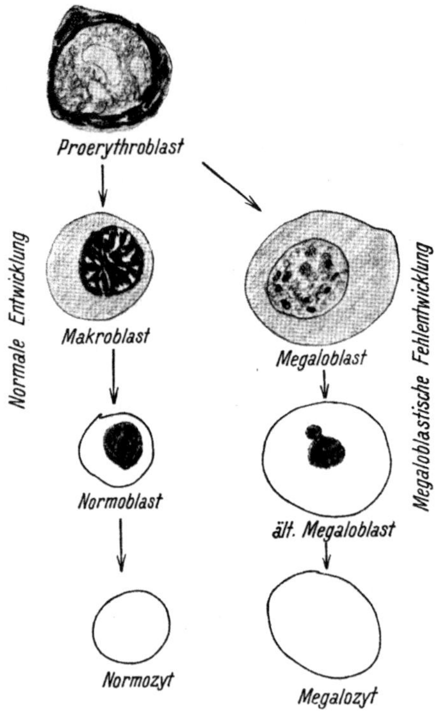

Abb. 13. Normaler und pathologischer Entwicklungsgang (bei perniziöser Anämie) der Erythrocytenreifung. (Nach SCHULTEN.)

Im *weißen Blutbild* läßt sich dieselbe fehlerhafte Entwicklung vom Myeloblasten an verfolgen. Sie führt zu den *Riesenstabkernigen* und schließlich zu den hypersegmentierten Neutrophilen (Makropolycyten, COOKE, JONES). Daneben finden sich im peripheren Blut bei manchen Fällen von schwerer perniziöser Anämie auch vereinzelte Myelocyten und Myeloblasten als Ausdruck hochgradiger Reifungsstörung im granulopoetischen System (HECK). Auch die *Blutplättchenbildung* liegt bei perniziöser Anämie darnieder. Das periphere Blut zeigt mäßigen Plättchenmangel, in manchen Fällen auch hochgradige Verarmung, die bis zum Auftreten einer hämorrhagischen Diathese führen kann (KRISTENSON). *Die Reifungsstörung trifft also alle Knochenmarkssysteme.* Sie wurde *erst durch die modernen Knochenmarksuntersuchungen* in ihrer grundsätzlichen Bedeutung *erkannt* (PEABODY, TEMPKA und BRAUN, ZADEK, BARTA, SCHARTUM-HANSEN, ROHR und KOLLER, E. STORTI, SCHULTEN u. a.). In ihr liegt das Wesen der durch den Mangel an Antiperniciosastoff hervorgerufenen Störung. Hyperchrome Anämien, die diese typische Reifungsstörung des Knochenmarkes nicht aufweisen, dürfen wir nicht zur Perniciosagruppe rechnen, da das typische Megaloblastenmark sich bei keiner anderen Anämieform findet (NAEGELI, ROHR, SCHULTEN u. a.). Zuführung des Antiperniciosafaktors beseitigt die Störung vollkommen und wandelt das Megaloblastenmark in Normoblastenmark um, ein Vorgang, der für den Formenkreis der perniziösen Anämie absolut charakteristisch ist. Da diese Befunde nur durch Sternalpunktion erschlossen werden können, ist die in allen zweifelhaften Fällen zur Entscheidung heranzuziehen und *differentialdiagnostisch von größter Bedeutung.*

Es ist sehr bedauerlich, daß in der Literatur vielfach auch andere Zellen als Megaloblasten bezeichnet werden oder auf das Vorhandensein von Megaloblasten im Mark nicht geachtet wird. Es werden deshalb immer wieder hyperchrome Anämien als perniziöse bezeichnet, obwohl sie mit dem geschilderten pathogenetischen Mechanismus nicht das geringste zu tun haben. Es ist dadurch viel Verwirrung entstanden und die Ursache manchen leberresistenten Falles liegt in dieser mangelhaften diagnostischen Unterscheidung begründet. Die alte EHRLICHsche Auffassung, daß die perniziöse Anämie auf einem Rückschlag der Blutbildung in frühembryonale Bahnen beruhe und daß die Megaloblastenentwicklung nichts mit der Normoblastenentwicklung zu tun habe, ist heute, wo wir unter dem Einfluß der Lebertherapie die Proerythroblasten zu normalen Zellen ausreifen sehen, nicht mehr haltbar (ZANATY, SCHULTEN u. a.).

Wir haben gesehen, daß das Ergebnis der Reifungsstörung eine Anhäufung unreifer Vorstufen in den Bildungsstätten und eine Verarmung an reifen Zellen in der Peripherie ist. Es liegt die Regeneration der Blutzellen darnieder, weil sie in falsche Bahnen gelenkt ist. Das Wesen der perniziösen Anämie liegt also in einer *regeneratorischen Dysfunktion* (ROHR, DUESBERG). Die gebildeten Zellen sind minderwertig und zerfallen rascher als normal. Schätzt man die mittlere Lebensdauer der normalen Erythrocyten auf 100—200 Tage (HEILMEYER), so ist die der Perniciosaerythrocyten etwa 10—15mal kürzer. Trotz des verminderten Gesamtbestandes an roten Blutzellen ist die Ausscheidung von Hämoglobinabbauprodukten mindestens normal, meist aber stark erhöht (HEILMEYER, WATSON, FILO u. a.; Literatur bei PASCHKIS). Im zirkulierenden Blutplasma findet sich vermehrt Bilirubin mit indirekter Diazoreaktion, in der Galle vermehrt Bilirubin, in den Faeces eine gesteigerte Ausscheidung von Stercobilin, im Harn vermehrt Urobilin und Urobilinogen sowie Uroerythrin und Farbstoffe der Urochromgruppe. Im Gegensatz zum hämolytischen Ikterus fehlt jedoch das Pentdyopent BINGOLDs, offenbar weil die Fähigkeit zur Oxydation des Bilirubins in der Niere bei der pern. Anämie verlorengegangen ist. Der Hämoglobinabbau vollzieht sich nicht nur auf dem Hauptwege in gesteigertem Maße, sondern auch auf den Nebenwegen. Wir finden deshalb häufig auch Hämatin im Blutserum (BINGOLD), manchmal so viel, daß auch die Haut bräunlich tingiert erscheint (Hämatinikterus). Daneben finden wir im Harn und Stuhl meist auch vermehrt Porphyrine, die der I. und III. Isomerenreihe angehören, also nicht ausschließlich aus einem gesteigerten Hämoglobinzerfall hervorgehen, sondern offenbar auch mit einer abwegigen Synthese im Verlaufe der regeneratorischen Dysfunktion zusammenhängen (WATSON, BRUGSCH, THIEL, VANNOTTI, DUESBERG u. a.).

Betrachtet man die Regenerationsleistung an Hand der im zirkulierenden Blut vorhandenen Reticulocyten und den Hämoglobinzerfall an den im Harn und Stuhl erscheinenden Stercobilinmengen, so ergibt sich für den Formenkreis der perniziösen Anämie ein *außerordentlich charakteristisches Bild. Einer sehr geringen Regenerationsleistung gegenüber steht ein hochgradiger Zerfall* (HEILMEYER, UCKO); dieses Verhalten unterscheidet die perniziöse Anämie von allen anderen Anämieformen (s. Abb. 14). Auch dieser Vorgang ist letzten Endes Ausdruck der durch den Mangel an Antiperniciosastoff hervorgerufenen Reifungsstörung mit fehlerhafter Zellbildung und *differentialdiagnostisch* von großer Bedeutung. Insbesondere zeigen die toxischen hämolytischen Anämien mit Ausnahme der Saponinanämie ein völlig anderes Verhalten insofern, als bei ihnen dem gesteigerten Blutzerfall auch eine gesteigerte Regeneration mit massenhaft Reticulocyten im peripheren Blut gegenübersteht.

Die große Menge der bei perniziöser Anämie im Harn und Stuhl auftretenden Hämoglobinabbauprodukte brachten manche Autoren auf den Gedanken, daß diese nicht allein aus dem Blutzerfall stammten, sondern daß hier eine direkte Störung im Pigmentstoffwechsel vorliege (Whipple, Jedlicka, Duesberg). Nach eigenen Untersuchungen besteht aber eine innige Beziehung zwischen der Verminderung des Hb-Gehaltes und der Erythrocyten und einer gesteigerten Farbstoffausfuhr. Gerade weil ein gesteigerter Zerfall ohne entsprechenden Nachschub vorliegt, erhält die Anämie ihren „perniziösen" Charakter, im Gegensatz zum nichtperniziösen hämolytischen Ikterus, bei dem der Zerfall meist noch

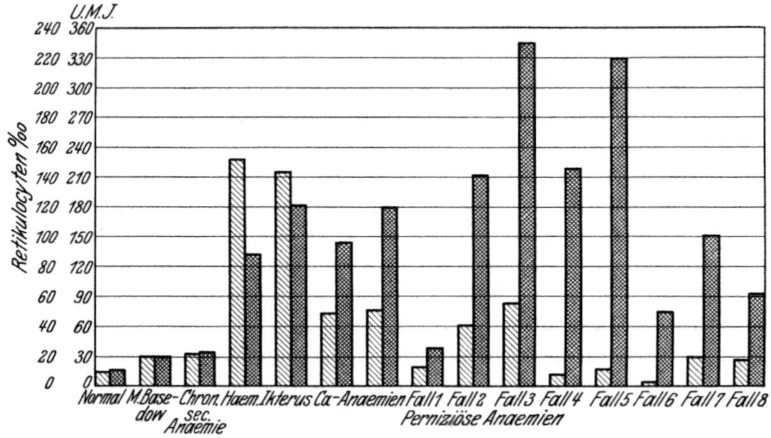

Abb. 14. Die Regenerations- und Zerfallsgrößen bei der perniziösen Anämie im Vergleich zu Ca-Anämien, hämolytischem Ikterus, chronische-sekundären Anämien, M. Basedow und Gesunden. Die schräggestrichelten, helleren Säulen bezeichnen die Reticulocytenzahl in pro Mille, die dunkleren Säulen die pro 100 g Hb ausgeschiedene Urobilinmenge in Milligramm (U.M.J.) (Nach Heilmeyer.)

größer ist, aber durch eine entsprechende Mehrleistung des Markes kompensiert wird. Schließlich ist auch noch zu bedenken, daß die minderwertigen Megalocyten vielleicht auch schon im Knochenmark wieder zerfallen (Duesberg), wo Ascanazy eine ausgedehnte Erythrophagie feststellen konnte. Diese Annahme erscheint mir wahrscheinlicher als die vorerst rein hypothetischen Vorstellungen eines entarteten Pigmentstoffwechsels (Whipple) oder einer überschüssigen Hämoglobinabgabe (Jedlicka) aus den Zellen.

Die *Minderwertigkeit der Perniciosaerythrocyten* dokumentiert sich nicht wie beim hämolytischen Ikterus in einer herabgesetzten osmotischen Resistenz, sondern in einer Herabsetzung der Saponinresistenz (Clark und Evans, Tempka, Erlsbacher und Kindermann u. a.). Hand in Hand damit geht eine verminderte Schutzkraft des Perniciosaserums gegen die hämolytische Wirkung der Saponine, die mit der Verminderung des Lipoidphosphorspiegels, vor allem des Cholesterins zusammenfällt (Adler und Schiff, Gantenberg u. a.). Die Tatsache eines gesteigerten Hämoglobinzerfalls bei der perniziösen Anämie geht auch aus den Untersuchungen über den intermediären Eisenstoffwechsel hervor. Wie bei allen hämolytischen Anämien findet sich dabei eine Erhöhung des zirkulierenden Plasmaeisens (Heilmeyer, Vannotti, Moore).

Die für den Formenkreis der perniziösen Anämie so charakteristische *Diskrepanz zwischen Regeneration und Zerfall* liegt allerdings nicht immer vor. Es gibt Phasen im Ablauf der Perniciosa, in denen die Knochenmarkssperre (Morawitz) durchbrochen wird und eine Ausschwemmung massenhaft unreifer Erythrocyten, darunter meist zahlreicher Kernhaltiger stattfindet, wodurch eine Spontanremission eingeleitet wird. Manchmal sieht man eine Zunahme der Reticulocyten am Beginn einer solchen Phase. Die Kenntnis dieser Zustände ist wichtig, weil jede in einem solchen Augenblick einsetzende, wenn sonst auch noch so unwirksame Therapie zu einem scheinbaren Erfolg führt. Aus diesem Irrtum entstanden immer wieder neue Heilmittel gegen die Perniciosa, die sich später als unbrauchbar herausstellten. Auch die heutige Zeit ist von diesen Irrtümern noch nicht frei, es sei nur an die Empfehlung des Kongorots durch MASSA und ZALEZZI, sowie an die des Tryptophans und Histidins durch FONTÈS und THIVOLLE erinnert. Auch für die Prüfung der Leberpräparate und für die Frage der Abwesenheit von extrinsic- und intrinsic factor ist die Kenntnis dieser Fehlerquellen außerordentlich wichtig. Sie scheint mir viele irrtümliche Angaben zu erklären, weshalb ein negativer therapeutischer Erfolg meist mehr aussagt als ein positiver.

Die *Störungen im Farbstoffwechsel* der perniziösen Anämie sind zweifellos nicht primärer, sondern sekundärer Natur und als Folge der regenerativen Dysfunktion anzusehen (HEILMEYER, SINGER, DUESBERG u. a.). Die Farbstoffwechselerscheinungen gehören deshalb auch nicht zu den Frühsymptomen der Erkrankung. Serum- und Harnfarbe sowie der Gehalt an Urobilin im Stuhl und Harn können im Beginn der Erkrankung noch normal sein und nur die Achylia gastrica, verbunden mit einem leicht erhöhten Färbeindex und einer Rechtsverschiebung der PRICE-JONES-Kurve kündigt die in der Entwicklung begriffene Perniciosa an. Wer regelmäßig bei jeder histaminrefraktären Achylie einen genauen Blutstatus mit Ausmessung der Erythrocyten aufnimmt, wird mehr als einmal solche *Formes frustes* von perniziöser Anämie entdecken und ihrer Weiterentwicklung rechtzeitig vorbeugen können. Die drei Erscheinungen: erhöhter Färbeindex, Megalocytose und histaminrefraktäre Achylie berechtigen zu dieser Frühdiagnose, welche durch die angewandte Lebertherapie erhärtet wird (Abb. 14).

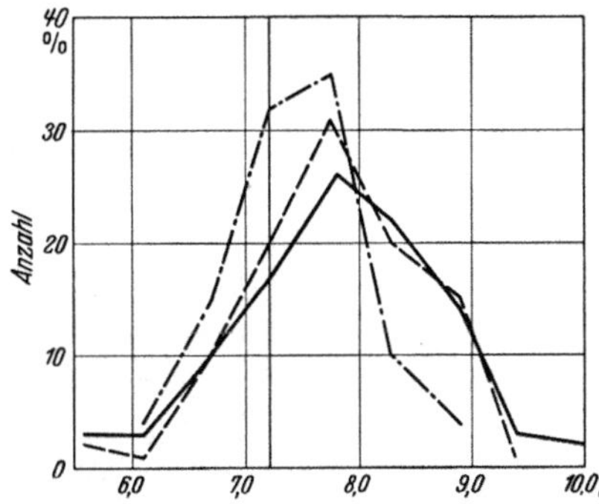

Abb. 15. PRICE-JONES-Kurven einer Forme fruste von einer perniziösen Anämie (Hb 98, Erythrocyten 4,6). ——— Vor Behandlung mittl. Durchmesser 7,8 μ; — — — nach 4wöchentlicher peroraler Leberextraktbehandlung mittlerer Durchmesser 7,8 μ; —·—·— nach 7wöchentlicher peroraler und 2wöchentlicher parentraler Extraktbehandlung mittlerer Durchmesser 7,5 μ. (Siehe die Linksverschiebung und Basisverkleinerung der Kurven im Laufe der Behandlung.)

Alle die geschilderten Erscheinungen werden letzten Endes durch das Fehlen des Antiperniciosastoffes ausgelöst und durch seine Zufuhr beseitigt. Je nach den Ursachen, die zu dem Mangel an Antiperniciosastoff führen, unterscheiden wir eine primäre Erkrankung, den Morbus Biermer, und sekundäre symptomatische Formen, bei denen sich das perniziöse Syndrom infolge anderweitiger primärer Erkrankungen entwickelt.

a) Die primäre perniziöse Anämie (kryptogenetische oder essentielle perniziöse Anämie, Morbus Biermer-Addison).

Der *Angelpunkt in der Pathogenese des Morbus Biermer* liegt in der *Unfähigkeit den Antiperniciosastoff infolge Fehlens des Intrinsic factors zu bilden* (CASTLE). Alle neueren Nachprüfungen haben diese Lehre voll bestätigt und zeigen können, daß das CASTLE-Ferment im Magensaft des Morbus Biermer fehlt (REIMANN, HARTFALL, WITTS, BEEBE, WINTROBE, SINGER u. a., Literatur bei letzterem) oder wenigstens stark vermindert vorhanden ist (ISAACS und GOLDHAMER). Wenn BARNETT bei 2 Fällen mit histaminrefraktärer Achylie das CASTLE-Ferment nicht fand, und dabei keine Anämie beobachtete, so kann das daran liegen, daß bis zur Ausbildung einer typischen Anämie 1 bis mehrere Jahre nach dem Versiegen der Fermentproduktion vergehen müssen, da der Gehalt der normalen Leber an deponiertem Antiperniciosastoff allein schon für etwa 1 Jahr ausreicht (CASTLE). Auch der eine Fall von VERRODI mit freier Salzsäure und positivem CASTLE-Fermentbefund vermag die festgefügte CASTLEsche Theorie nicht zu erschüttern, da eine erhaltene Salzsäureproduktion schon immer Zweifel an der Diagnose einer echten primären Perniciosa erstehen lassen muß. Der Nachweis des CASTLE-Fermentes im Magensaft, dem also in Zweifelsfällen große differentialdiagnostische Bedeutung zukommt, erfolgt bekanntlich dadurch, daß der zu prüfende Magensaft mit Muskelfleisch zusammengebracht 2 Stunden bebrütet und dann täglich 2 Wochen lang einem Perniciosakranken durch die Schlundsonde gefüttert wird. Bei positiver Reaktion erfolgt ein Anstieg der Reticulocyten, sowie der Hämoglobin- und Erythrocytenwerte. REIMANN und Mitarbeiter haben gezeigt, daß eine sehr ergiebige Quelle für den extrensic factor in der Leber selbst zu suchen ist. Der Nachweis des CASTLE-Fermentes kann deshalb auch dadurch erfolgen, daß man die Wirkungssteigerung, welche die Leber unter der Einwirkung des zu prüfenden Magensaftes erfährt, am Perniciosakranken nachweist. Während 10—20 g Leber beim Morbus Biermer noch keine Besserung des Blutbefundes herbeiführen, tritt eine solche mit stärkster Reticulocytenkrise ein, wenn dieselbe Lebermenge vorher mit 20 ccm CASTLE-fermenthaltigem Magensaft zusammengebracht wird. Ein Versuch, das CASTLE-Ferment ohne das menschliche Testobjekt im Tierexperiment nachzuweisen, machte SINGER. Er benutzte dazu die Beobachtung, daß nach Injektion von 5 ccm eines 30 Minuten nach Histamininjektion gewonnenen neutralisierten Magensaftes bei der Ratte regelmäßig am 3.—5. Tag eine beträchtliche Reticulocytenvermehrung eintritt [Rattenreticulocytenreaktion (RRR.) nach SINGER]. Diese Reticulocytenvermehrung fehlt bei Injektion von Magensaft von Biermerkranken, was vor ihm schon GÄNSSLEN beobachtet hatte, während sie bei anderen achylischen Magensäften, auch bei der achylischen Chloranämie prompt eintritt. Die Nachprüfungen ergaben teils Bestätigung (PASCHKIS, RAUSCHENBERGER, JEKIER), teils auch Ablehnung mit der Begründung, daß die Reaktion nicht spezifisch für den intrinsic factor sei und daß Spontanschwankungen der Reticulocytenzahlen bei der Ratte eine Fehlerquelle darstellen (KLAPERZAK, MARK und HAUKE). Sicher ist der Ausfall der SINGERschen Probe mit Vorsicht zu bewerten und bedarf einer genauen Vorbeobachtung und gleichmäßigen Kosteinstellung der Versuchstiere. Unter diesen Voraussetzungen scheinen mir die Ergebnisse doch im großen und ganzen mit dem direkten Nachweis übereinzustimmen. Sollten sich die neuen Befunde von TAYLOR, CASTLE, HEINLE und ADAMS sowie von LASCH über die eiweißspaltende Funktion des intrinsic factors bestätigen, so wäre damit der Nachweis auf chemischem Wege möglich und bedeutend einfacher.

Praktisch ist das Fehlen des intrinsic factors fast immer mit *histaminrefraktärer Achylie* verknüpft, so daß diesem Symptom eine sehr *große differentialdiagnostische* Bedeutung zukommt. Die ganz seltenen Fälle von Morbus Biermer mit erhaltener Salzsäuresekretion — ALSTED hat neuerdings 32 sichere Fälle aus der Gesamtliteratur bis 1934 zusammengestellt (eine ältere Zusammenstellung bis 1932 stammt von WILKINSON) — müssen immer größte Zweifel an der Richtigkeit der Diagnose wachrufen. STURGIS hat unter 600 Perniciosafällen keinen einzigen mit freier Salzsäureproduktion finden können. Daß es aber tatsächlich Fälle mit erhaltener Salzsäureproduktion bei gleichzeitigem Fehlen des intrinsicfactors gibt, zeigten CASTLE, HEATH und STRAUSS, neuerdings WOLF und REIMANN. Nach erfolgreicher Leberbehandlung kehrte bei einem dieser Fälle die Sekretion des CASTLE-Fermentes wieder. In diesen Fällen liegt also eine isolierte, offenbar funktionelle Störung der CASTLE-Fermentabscheidung vor. Auch WILKINSON konnte in einem Fall von echter kryptogenetischer Perniciosa bei vorhandener freier Salzsäure das Fehlen des CASTLE-Fermentes nachweisen. In der überwiegenden Mehrzahl der Fälle fehlen jedoch im Magensaft die Salzsäure und alle Magenfermente. Interessant ist die Beobachtung von MESCHEDE, daß durch längerdauernde Säureverabreichung Pepsin und Lab, vielleicht sogar das CASTLE-Ferment (?) wieder nachweisbar werden können. Die Saftmengen, die bei Biermerkranken nach 0,5 mg Histamin gewonnen werden, sind außerordentlich gering (HARTFALL, HELMER, FOUTS und ZERFAS), nach letzteren Autoren bei unbehandelten Fällen im Durchschnitt 18 ccm. Nach erfolgreicher Behandlung steigen die Saftmengen bis 41 ccm an. Röntgenologisch und gastroskopisch findet sich beim Morbus Biermer eine zarte, glatte atrophische Schleimhaut mit leichter Verstreichbarkeit der Falten. In der Minderzahl der Fälle findet sich eine hypertrophische Gastritis (PAPE, JONES, BENEDIKT und HAMPTON). Die Dünn- und Dickdarmpassage zeigt in wechselnder Weise Abweichungen von der Norm. In seltenen Fällen sind tumorartige Aussparungen der Magenwand beobachtet worden, die Verdacht auf Carcinom erwecken, aber nach erfolgreicher Therapie wieder verschwinden (BAŠTECKÝ und VÁRADI, HARING). *Hand in Hand* mit den Störungen der Magenfunktion gehen die *anderen pathologischen Erscheinungen am Verdauungstrakt:* Zungenbrennen, dyspeptische Erscheinungen, manchmal Durchfälle; letztere gehören sogar häufig zu den allerersten Erscheinungen des Morbus BIERMER und sind deshalb von besonderer diagnostischer Bedeutung. Objektiv läßt sich an der Zunge die bekannte Glossitis Hunteri, die in Atrophie der Papillen übergeht, nachweisen. Ihr Fehlen spricht nicht gegen perniziöse Anämie. Alle die aufgezählten Erscheinungen des Magen-Darmkanals kommen aber auch bei achylischer Chloranämie sowie bei Pellagra und Sprue vor; sie sind also keineswegs für perniziöse Anämie pathognomonisch. Dasselbe gilt für die nicht selten vorhandene Pankreasstörung (BULLO und POLI). Als Zeichen der bei Morbus Biermer vorliegenden Störung der Resorption kann nach SINGER die alimentäre Agalaktosurie, die zuerst DONATH festgestellt hat, gedeutet werden. Sie findet sich aber auch bei anderen Achylien.

Die *charakteristischen Befunde im Knochenmarksbild und im peripheren Blut* wurden bereits oben dargestellt. Die Hyperchromie ist immer vorhanden, wenn auch manchmal der Färbeindex nur an der oberen Grenze der Norm liegt. Die seltenen Fälle mit niedrigem Färbeindex sind Kombinationsformen mit achylischer Chloranämie (NYFELDT, JONA). Die PRICE-JONES-Kurve zeigt eine stark verbreiterte Basis (starke Anisocytose), der Gipfel ist nach rechts verschoben. Der mittlere Erythrocytendurchmesser ist vergrößert, so daß auch die halometrischen Verfahren meist eine deutliche Makrocytose erkennen lassen (Literatur bei VON BOROS). Ebenso ist das mittlere Volumen der Zellen sowie der Volumindex stets erhöht (WINTROBE, HADEN, VON BOROS, HEILMEYER u. a.). Die von V. SCHILLING als Erythrokonten bezeichneten stäbchenförmigen

Einschlüsse in den Perniciosa-Erythrocyten haben keine besondere differentia diagnostische Bedeutung (SOKOLOWSKI, MOISE, SCHRÖDER, KLAN u. a.). Si finden sich auch bei Leukämien, hämolytischem Ikterus, Malaria und schwere sekundären Anämien und scheinen der vitalfärbbaren Reticulocytensubstan nahezustehen, denn sie kommen häufig gleichzeitig mit basophiler Punktierun vor. Differentialdiagnostisch wertvoller ist die Veränderung der Neutrophilen Das Vorliegen von Riesenstabkernigen und großen übersegmentierten Forme im Knochenmark und peripheren Blut ist für die perniziöse Anämie weitgehen charakteristisch (TEMPKA und BRAUN, JONES u. a.). Auch die Leukopenie mi Neutropenie mit relativer Lymphocytose ist ein recht konstantes Symptom un fehlt selten, kommt allerdings auch bei vielen anderen Anämien (achylische Chloranämie, aplastischer Anämie u. a.) vor. Das Vorhandensein einer Leuko cytose weist auf eine Komplikation (Infekt oder Tumor) hin. Fehlt eine solche so ist die Diagnose revisionsbedürftig. Auf die Bedeutung der Blutfarbstoff wechselstörung, welche das eigentümliche strohgelbe Kolorit, den Subikteru der Skleren und die Veränderung der Harn- und Stuhlfarbstoffe bewirkt, wurd oben bereits hingewiesen.

Diagnostisch wichtig sind ferner die *Nervenerscheinungen*, die in Form vo Parästhesien oder einer Herabsetzung des Fibrationsgefühls, besonders an de Zehen, sogar zu den Frühsymptomen gehören (LICHTHEIM, NONNE, ALSTED OLKON u. a.). Zu diesen subjektiven Frühsymptomen kann auch das LHER MITTEsche Phänomen des elektrischen Stromgefühls (OLKON) zählen. In schwere Fällen sehen wir alle Arten der nervösen Störung, neben den eigentlichen Strang degenerationen im Gebiet der Hinter- und Seitenstränge (spastisch-ataktische Syndrom), zweifellos manchmal auch polyneuritische Erscheinungen (URDA PILLETA, DIAZ und LÓPEZ MORALES). Die Häufigkeit der nervösen Symptome hängt, wie MEULENGRACHT einmal treffend ausgedrückt hat, vom Eifer de untersuchenden Neurologen ab. Die statistischen Angaben schwanken dement sprechend zwischen 20% (YOUNG) und 98% (AHRENS). Wichtig ist die Tatsache daß die neurologischen Erscheinungen keineswegs dem Blutbefund paralle gehen, so daß eine gemeinsame Genese zweifelhaft erscheinen muß (BREMER) Dem würde entsprechen, daß es nicht selten Fälle mit schwerer Strangsklerose gibt, bei denen das CASTLE-Ferment im Magen vorhanden ist (REIMANN und SALUS, SINGER). Man darf eben nicht vergessen, daß die perniziöse Anämie ein klinischer Symptomenkomplex ist, bei dem neben der Störung der Blutbildung auch andere Mangelerscheinungen infolge Störungen der Resorption wesentlicher Nahrungsfaktoren im Magen-Darmkanal eine wichtige Rolle spielt. Bezüglich der Differentialdiagnose der Nervenstörungen bei perniziöser Anämie sei auf die Referate von BREMER (1931) und ILLING (1935) in den Ergebnissen für innere Medizin und Kinderheilkunde verwiesen.

Die *Abgrenzung der perniziösen Anämie* mit ihrer Trias von Erscheinungen am Blut-, Verdauungs- und Nervensystem ist also in den voll ausgeprägten Fällen einfach. Gegenüber der achylischen Chloranämie sichert der hyperchrome Blutbefund, der fehlende megaloblastische Markbefund und das Fehlen der Zeichen des gesteigerten Blutzerfalls. Kombinationsformen sind jedoch häufiger, als man gewöhnlich annimmt (HEATH, GREPPI, JONA, NYFELDT, TEMPKA, HEILMEYER). Die hypochrome Komponente tritt in solchen Fällen am deutlichsten nach erfolgreicher Lebertherapie hervor. Die Zellzahl nimmt dabei stärker zu als das Hämoglobin, der Färbeindex sinkt dadurch tief unter 1 und das Serumeisen bleibt dauernd sehr niedrig (HEILMEYER und PLÖTNER). Erst durch intensive Eisenzulagen kommt der stehengebliebene Hämoglobinspiegel wieder zum Ansteigen (BEEBE, SCHULTEN, HEILMEYER u. a.). Der *enge pathogenetische Zusammenhang zwischen der perniziösen Anämie und der achylischen Chloranämie* geht auch aus der nicht seltenen Beobachtung hervor, daß sich eine echte perniziöse Anämie aus einer essentiellen hypochromen Anämie entwickelt, letztere also gewissermaßen das Vorstadium der Perniciosa darstellen kann (SCHITTENHELM, HEATH, SINGER, SCHULTEN, GREPPI u. a.). Die gemeinsame Wurzel beider Erkrankungen ist eben die vorliegende Magen-Darmveränderung, die zuerst eine Störung der Eisenresorption, bei weiterem Fortschreiten eine Störung der CASTLE-Fermentproduktion bewirkt. Mit dem Auftreten des perniziösen Blutbildes wird die Eisenmangelstörung gewöhnlich überdeckt, da infolge der einsetzenden starken Hämolyse der minderwertigen Zellen genügend Eisen für die an sich geringe Neubildung der Megalocyten zur Verfügung steht. Ganz selten kommt ea aber auch vor, daß die perniziöse Anämie hinter der hyperchromen Facies verborgen bleibt und erst nach vollwirksamer Eisenbehandlung hervortritt. So schildert HEATH 2 Fälle von hypochromer Anämie mit Strangdegeneration, die erst unter der Eisentherapie ein megalocytäres Blutbild annahmen. Daß die beiden Anämieformen auf derselben konstitutionellen Basis entstehen, ist bei der Gemeinsamkeit der pathogenetischen Wurzel ohne weiteres verständlich. Noch eine dritte Erkrankung entsteht auf derselben Grundlage, nämlich das *Carcinoma ventriculi*. Das Zusammentreffen von perniziöser Anämie mit Magencarcinom ist zweifellos weit häufiger als dem Zufall entspricht. Entscheidende Beobachtungen darüber sind eigentlich erst seit Einführung der Leberbehandlung gemacht worden (THIELE, GRILL, ROLLER, CALABRESI, TEUFL, HELD und GOLDBLOOM, LABBÉ und BALMUS, T. MILLER, MELOCCHI, MEYTHALER und PETRICH, WEIL und BERNARD, SIMPSON u. a.). Es ist leider nicht ganz selten, daß der durch Lebertherapie geheilte Patient einige Jahre später an Magencarcinom zugrunde geht. In den meisten Beobachtungen ging die Perniciosa der Carcinomentwicklung jahrelang voraus, so auch in einem von mir beobachteten Fall. In einigen Fällen fand sich die perniziöse Anämie gleichzeitig mit Magencarcinom, wobei man an eine sekundäre symptomatische Perniciosa als Folge der carcinomatösen Zerstörung der Magenwand denken könnte. Viel wahrscheinlicher ist aber eine gemeinsame Wurzel, eben die achylische Gastritis, wofür auch das gemeinsame Auftreten von Magencarcinom, perniziöser Anämie und achylischer Chloranämie bei verschiedenen Mitgliedern ein- und derselben Familie spricht (THIELE). Diagnostisch weisen neu auftretende Magenbeschwerden, Absinken der Blutwerte trotz Leberverabreichung, Entwicklung einer hypochromen Anämie bei bisher gut eingestelltem Blutbefund und das Auftreten einer Leukocytose auf die neue Komplikation hin, die durch Röntgenuntersuchung sichergestellt werden muß.

Differentialdiagnostisch gegenüber Perniciosa spielt noch das Blutbild der *Knochenmarkscarcinose* eine Rolle, weil sie manchmal mit Bildung sehr großer Zellelemente, meist allerdings Makrocyten mit niedrigem Färbeindex einhergehen. Schwieriger ist die Entscheidung in den seltenen Fällen, in denen der Färbeindex 1,0 oder etwas darüber erreicht. Das Auftreten zahlreicher kernhaltiger, besonders auch vieler Normoblasten sowie eine Leukocytose mit Linksverschiebung bis zu Myelocyten oder eine starke Reticulocytose kann als Unterscheidungsmerkmal dienen. Trotzdem kommen vereinzelte Fälle vor, bei denen man eine Kombination mit echter Perniciosa annehmen möchte, die jedoch der Lebertherapie gegenüber infolge der vollständigen Durchsetzung des Knochenmarkes mit Lebermetastasen refraktär bleiben. Einen solchen Fall habe ich vor kurzem mit Färbeindex von 1,7 gesehen (primäres Mammacarcinom). Einen ähnlichen Fall beschrieb neuerdings HOLBOLL (Prostatacarcinom). Über sonstige leberresistente Fälle siehe Abschnitt Therapie.

b) Sekundäre perniziöse Anämien.

Eine sekundäre Form der perniziösen Anämie liegt dann vor, wenn eine bekannte auslösende Ursache vorhanden ist, nach deren Entfernung die Anämie wieder abheilt oder nach Behandlung nicht mehr rezidiviert. Der Blutbefund deckt sich weitgehend mit dem der primären Form.

1. Die Botriocephalusperniciosa. Seit langem ist bekannt, daß nur ein Teil der Wurmträger an Perniciosa erkrankt, so daß eine besondere Konstitution angenommen werden muß, wofür auch die familiäre Häufung spricht (SCHAUMANN und SALTZMANN, HOFF und SAUERSTEIN). Auch rassische Momente spielen eine wichtige Rolle. So erkranken finnische Wurmträger häufiger als japanische (BIRKELAND). Die Pathogenese muß in einer Schädigung des Magen-Darmkanals durch den Wurm gesucht werden, wodurch die Sekretion des CASTLE-Ferments verhindert und seine Resorption erschwert wird (HERNBERG). Die Störung der CASTLE-Fermentproduktion ist also eine mehr funktionelle. Dementsprechend findet man bei der perniziösen Botriocephalusanämie relativ häufig freie Salzsäure im Magensaft (BIRKELAND). In manchen Fällen wurde das Wiederauftreten von freier Säure und eine Besserung der CASTLE-Fermentabscheidung nach Entfernung des Wurms beobachtet (HOFF und SAUERSTEIN, BECKER). Die Differentialdiagnose gegenüber den kryptogenetischen Fällen ergibt sich aus dem Nachweis der Wurmglieder oder -eier. Auch tritt die Botriocephalusperniciosa häufig schon in jüngeren Jahren auf als der Morbus Biermer und verläuft mehr akut. Schwerere Nervenerscheinungen fehlen fast immer. Lediglich Parästhesien kommen vor. Die Anämie heilt unter konsequenter Leber- und Magentherapie immer aus, auch dann, wenn der Wurm nicht abgetrieben wird. Nach Entfernung des Wurms verschwindet das Krankheitsbild endgültig. Außer der perniziösen Anämie kommen bei Wurmträgern auch hypochrome Anämien auf Grund einer Eisenresorptionsstörung vor. Daß die beiden Anämieformen auch gleichzeitig auftreten, dafür hat HOFF schöne Beispiele gebracht, wobei er den Übergang von einer hyperchromen Anämie in eine typisch hypochrome nach Wurmabtreibung beobachtete.

2. Die Schwangerschaftsperniciosa. Es ist kein Zweifel, daß man unter dieser Bezeichnung früher und zum Teil auch heute noch sehr heterogene Krankheitsbilder vereinigt hat. Die heutige Kenntnis der pathogenetischen Zusammenhänge macht es erforderlich, als echte Schwangerschaftsperniciosa nur diejenigen Fälle gelten zu lassen, die ein einwandfrei perniziöses Blutbild aufweisen, auf Antiperniciosatherapie hin abheilen und nach der Geburt die Anämie dauernd verlieren. In manchen Fällen kann die Anämie in späteren Schwangerschaften wiederkehren (ROHR, HENNING u. a.). Spinale Erscheinungen sind dabei sehr selten. Nach den grundlegenden Untersuchungen von STRAUSS und CASTLE kommt es im Gefolge der Schwangerschaft zu einer ungenügenden Produktion des intrinsic factors im meist achylischen Magen. Nach der Geburt nimmt die Sekretion des CASTLE-Ferments und häufig auch die Salzsäureabscheidung wieder zu. Wir haben also hier das hyperchrome Gegenstück zur essentiellen hypochromen Schwangerschaftsanämie, die auf dem Boden einer Störung der Eisenresorption bei gesteigertem Verbrauch entsteht. Zweifellos bringt die Schwangerschaft auch einen gesteigerten Verbrauch von Antiperniciosastoff mit sich, da dieser von der Mutter auch für den kindlichen Organismus mitbeschafft werden muß. Interessanterweise zeigt das Kind trotz schwerer Anämie der Mutter meist keine Blutveränderungen. Die kindliche Blutbildung erfolgt auf Kosten der Mutter. Es ist deshalb wahrscheinlich, daß die herabgesetzte CASTLE-Fermentproduktion in nichtschwangeren Zeiten für die mütterliche Blutbildung ausreicht, dagegen nicht mehr für die gesteigerten Ansprüche der Gravidität genügt. Eine Unterbrechung der Schwangerschaft ist bei der echten Schwangerschaftsperniciosa heute nicht mehr notwendig. Unter Lebertherapie heilt die Anämie ab und die Geburt verläuft glatt (BENSIS und GOUTTAS, AALKJAER, PERATONER, STRAUSS und CASTLE, EYDING).

Außer der durch Störung der intrinsic factor-Bildung hervorgerufenen echten Schwangerschaftsperniciosa tritt bei schwangeren Frauen hauptsächlich *in den Tropen eine perniciosiforme Anämie durch mangelhafte Zufuhr Vitamin B-haltiger Nahrung* auf (WILLS), die also zu den hyperchromen Mangelanämien gehört. Eine weitere hyperchrome Anämieform hämolytischer Natur, die ebenfalls von vielen Autoren als perniziöse Schwangerschaftsanämie zu Unrecht bezeichnet wird (KOTTMEIER, JONESKO und BONCIU), gehört zu den toxischen hyperchromen Anämien; sie ist durch eine wechselnde Reticulocytose, Leukocytose, immer aber durch toxische Zeichen, wie Übelkeit, Erbrechen, plötzlichen Beginn und stürmischen Verlauf gekennzeichnet. Man sieht daraus, daß in der Schwangerschaft die allerverschiedensten Anämieformen vorkommen, die auch einer sehr verschiedenen Behandlung bedürfen. Während bei der echten Schwangerschaftsperniciosa die Leber- oder Magentherapie die Methode der Wahl ist, ist diese bei der toxischen Schwangerschaftsanämie meist immer wirkungslos, vielfach hilft hier nur die Unterbrechung der Schwangerschaft.

3. Sekundäre perniziöse Anämien bei primären Magenerkrankungen. Die enge pathogenetische Verwandtschaft der hyperchromen perniziösen Anämie mit den hypochromen Eisenmangelanämien zeigt sich am deutlichsten darin, daß die beiden Anämieformen bei denselben Primärerkrankungen auftreten, wobei es allerdings meist zuerst — und darum auch viel häufiger — zur hypochromen Form und nur in seltenen Fällen zur hyperchromen perniziösen Form kommt. So sahen PLANTEYDT und GREPPI Fälle, die unter ihrer Beobachtung zuerst eine hypochrome Anämie zeigten, die später in eine hyperchrome perniziöse übergingen. Die Störung der Eisenresorption ist offenbar viel leichter lädierbar als die Störung der CASTLE-Fermentsekretion und -resorption. Die Entstehung einer perniziösen Form der Anämie nach Magenresektion ist heute auch tierexperimentell beim Schwein erwiesen (WATERMANN, BENCE), wobei es, wie in den klinischen Fällen zuerst zum Auftreten einer hypochromen Form und erst in der Folgezeit zu hyperchromer Anämie kommt. Magenresektionen beim Hund dagegen ergeben immer nur eine hypochrome Eisenmangelanämie, da im Hundemagen das CASTLE-Ferment fehlt (CASTLE, SINGER, FONTÈS, KUNLIN und THIVOLLE).

Die Mitteilungen von perniziöser Anämie im Gefolge primärer Magen-Darmerkrankungen sind auch neuerdings so zahlreich, daß an dem pathogenetischen Zusammenhang nicht mehr gezweifelt werden kann.

So sahen ALSTED und FLEISCHER-HANSEN 7 Jahre nach hochgradiger Salpetersäureverätzung des Magens eine Perniciosa entstehen. ROWLANDS und LEVY SIMPSON berichten über 15 Fälle der Literatur, in denen nach totaler und partieller Magenresektion sowie nach Darmanastomosen eine perniziöse Anämie in Erscheinung trat, sowie über 2 eigene Fälle, von denen einer wegen luischer Gastritis reseziert wurde. 6 Jahre später trat die perniziöse Anämie auf. In dem anderen Fall handelte es sich um eine totale Resektion wegen Ca. ventriculi. Auch SINGER und STEIGMANN berichten über einen Fall, bei dem $2^1/_2$ Jahre nach subtotaler Magenresektion bei syphilitischer Schleimhauterkrankung eine sichere perniziöse Anämie auftrat (dasselbe beobachteten POOLE und FOSTER). FLEISCHHACKER und KLIMA fanden unter 200 Perniciosafällen 9mal eine vorausgegangene Magen-Darmoperation. Über weitere Resektionsfälle berichten RICHTER, MEYER und IVY, VAUGHAN sowie UNGLEY, dessen Fall dadurch bemerkenswert ist, daß die perniziöse Anämie bereits 5 Monate nach einer totalen Magenresektion mit Oesophagoduodenostomie auftrat. Ebenso wie nach Magenresektionen findet sich bei Dünndarmstrikturen eine perniziöse Anämie. FABER hat 1895 den ersten derartigen Fall beschrieben, seitdem sind 24 Fälle dieser Art bekannt geworden (HAWKSLEY und MEULENGRACHT). BUTT und WATKINS machen allerdings bei diesen Fällen auf gewisse Unterschiede im Blutbild gegenüber der echten Perniciosa aufmerksam. Auch soll parenterale Leberzufuhr wenig wirksam sein. Von einem eigenen Fall kann ich ebenfalls berichten, daß die Leberwirkung wesentlich langsamer eintrat als bei den primären Fällen. STRANDELL berichtet über 2 Fälle mit Darmstenosen und 1 Fall nach großer Dünndarmresektion. FAIRLEY und RILNER berichten über 1 Fall mit Jejunum-Colonfistel, der sprueähnliche Stühle aufwies, COTTI über eine Perniciosa bei Ankylostomiasis, KEEFER bei chronischer Ruhr, HURST bei Ileus, D'IGNAZIO und GUARINO bei Colitis.

Das *Zustandekommen dieser Fälle* dürfte 1. durch eine Störung der Resorption des Antiperniciosaprinzips und 2. durch das Auftreten einer progressiven Gastritis mit Atrophie der Magenschleimhaut bedingt sein. Ob daneben noch toxische Einflüsse eine Rolle spielen, wie bei den leberrefraktären Fällen von BUTT und WATKINS zu vermuten ist, mag dahingestellt sein. Sicher ist, daß sich bei der Mehrzahl der erwähnten Fälle mit peroraler Magen- oder Lebertherapie oder, wo diese erfolglos blieb (Resorptionsstörung!), mit parenteraler Lebertherapie nach übereinstimmenden Angaben aller Autoren ein Erfolg erzielen ließ. Das ist der beste Beweis, daß auch in diesen Fällen derselbe pathogenetische Mechanismus vorliegt. Daß die Resorptionsbedingungen für das Antiperniciosaprinzip von sehr großer Bedeutung sind, haben kürzlich REIMANN, SINEK und FRITSCH gezeigt. Sie fanden bei Einbringung des Antiperniciosaprinzips in den Dickdarm keinerlei Wirkung, bei Zufuhr in den Dünndarm eine sehr viel geringere Wirkung als bei Einbringung in den Magen.

4. Symptomatische Perniciosa (?) bei Lebererkrankungen und Lues. Bei verschiedenen *Lebererkrankungen,* besonders bei Lebercirrhosen werden megalocytäre Blutbilder beobachtet, teils bei normalem Hämoglobin- und Erythrocytenbestand, teils bei ausgesprochenen hyperchromen Anämien (HOLLER und KUDELKA, SCHULTEN und MALAMOS, FELLINGER und KLIMA, WINTROBE und SHUMAKER, DU BOIS, ROSENBERG, REMEN, SCHOENEMANN, WRIGHT, DUYN). Ausgehend von der Vorstellung, daß die Leber ein Hauptdepotorgan für den antianämischen Faktor ist, welche diesen Faktor je nach Bedarf an das Knochenmark weitergibt, hat man sich das Zustandekommen solcher Anämien bei

Lebererkrankungen durch eine Zerstörung der Depots oder eine Störung der Abgabefunktion der Leber zu erklären versucht. Wenn das so wäre, so müßte man auch diese Anämieformen unter die Gruppe der sekundären perniziösen Anämien einreihen. Jedoch gilt diese Vorstellung für die Mehrzahl dieser Anämien *sicher nicht*. Zwar findet man nicht selten bei Lebercirrhosen eine hämolytische Anämie, häufig sogar mit Leukopenie. Jedoch zeigt das Blutbild und noch mehr das Markbild wesentliche Abweichungen (Wintrobe, Schulten und Malamos). Die für die Perniciosa typische hochgradige Anisocytose fehlt, die Reticulocytenzahl ist häufig stärker erhöht und es fehlt das typische Megaloblastenmark. Am wesentlichsten erscheint mir, daß auch parenterale Leberextraktverabreichung in diesen Fällen gar keine oder nur eine sehr geringe Wirkung ausübt (Wintrobe, Fellinger und Klima, Rosenberg). Dasselbe kann ich aus eigener Erfahrung bestätigen. Die Mehrzahl der hyperchromen megalocytären Anämien bei Lebercirrhose gehören meines Erachtens zur Gruppe der toxischen Anämien, die häufig gesteigerten Zellzerfall und gesteigerte Neubildung zeigen. Auch Schittenhelm, Gänsslen, Schulten, Henning und Wendt sind der Auffassung, daß diese Fälle keine echten perniziösen Anämien sind. Daß es trotzdem in seltenen Fällen bei Lebercirrhosen auch eine echte Perniciosa gibt, hat Rohr betont. Es ist jedoch dabei zu überlegen, ob nicht eine primäre Magen-Darmstörung den Boden sowohl für eine sekundäre Lebercirrhose als auch für das Zustandekommen der perniziösen Anämie bereitet (Wendt). Diejenigen Fälle, die den pathogenetischen Zusammenhang zwischen Lebercirrhose und perniziöser Anämie im Sinne einer Depotstörung beweisen sollen, müßten also das Castle-Ferment im Magen besitzen, und gleichzeitig durch parenterale Leberextraktzufuhr heilbar sein. Ein absolut sicherer Beweis über diese Frage steht noch aus.

Trotzdem wird man bei der Behandlung der hyperchromen Leberanämie auf die Anwendung von Leberextrakten nicht verzichten, da diese zweifellos eine allgemein günstige Wirkung auf das Gesamtbefinden der Leberkranken ausüben. Daneben dürfte die Zufuhr von Vitamin B und C vorteilhaft sein. Auch wird man die toxischen Erscheinungen durch eine Insulin-Traubenzuckerbehandlung bessern können. In schweren Fällen, besonders solchen mit hämorrhagischer Diathese erweisen sich Bluttransfusionen als nützlich.

Noch fraglicher erscheint mir der *pathogenetische Zusammenhang von Lues und Perniciosa*, wenn man von Magensyphilis absieht. Seit Einführung der Lebertherapie ist es darüber sehr still geworden, vermutlich weil die Luesanämie in vielen Fällen sich als leberrefraktär erwies. So beschreibt Vesa 2 Fälle mit schwerer Anämie bei Lues, bei denen sich Leber völlig unwirksam zeigte. Die starke Reticulocytose und Resistenzverminderung weisen auf Beziehungen zum hämolytischen Ikterus hin. Benhamou hält Lues und perniziöse Anämie nur für ein zufälliges Zusammentreffen und ein so guter Perniciosakenner wie Meulengracht hält diesen Zusammenhang für eine alte Fabel. Auch Gänsslen, Heilmeyer, Rohr, Wendt, Henning, Schulten und Schittenhelm haben noch keine perniziöse Anämie bei Lues gesehen. Nur Hoff hat in der Vorleberära 10 Fälle von perniziöser Anämie bei Lues beobachtet; sie konnten aber nicht durch antisyphilitische Behandlung geheilt werden, was mir doch — trotz der von Hoff angegebenen statistischen Wahrscheinlichkeit des Zusammenhangs — dafür zu sprechen scheint, daß hier eine zufällige Kombination vorlag.

2. Die antiperniziöse Therapie.

a) Das Antiperniciosaprinzip.

Das Antiperniciosaprinzip ist nach der heute festbegründeten Vorstellung von CASTLE und seinen Mitarbeitern ein Produkt aus zwei Faktoren:

extrinsic factor	+	*intrinsic factor*	=	*Antiperniciosaprinzip*
(Hämogen, Nahrungsstoff, thermostabil, nicht eiweißartig)		(Hämopoetin, CASTLE-Ferment, Magenstoff, thermolabil, eiweißartig, Enzymcharakter)		(Leberfaktor, thermostabil, Polypeptid?)

Es mag dahingestellt bleiben, ob das Schema in dieser Einfachheit gilt, da das im Reagensglas sich bildende Reaktionsprodukt aus extrinsic- und intrinsic factor nicht ohne weiteres dem in der Leber gespeicherten Stoff gleichgesetzt werden kann. Denn das zunächst entstehende Reaktionsprodukt ist noch thermolabil und wahrscheinlich erst eine Vorstufe zum fertigen Leberstoff (CASTLE, HEATH, STRAUSS und HEINLE). Eine endgültige Bildung des Antiperniciosaprinzips scheint nach neuesten Ansichten von CASTLE erst im Magen-Darmkanal des Patienten vor sich zu gehen. Auch scheint es, daß das aktive Leberprinzip in inaktiver Form in der Leber gespeichert wird und ähnlich der Glykogenverzuckerung je nach Bedarf in die aktive Form rückverwandelt und ans Knochenmark abgegeben wird. Ganz frisch extrahierte Leber ergab unwirksame Extrakte (ROTH); die Wirksamkeit wird also erst postmortal durch Fermentwirkungen hervorgerufen (KLUMPP), allerdings von CASTLE und STRAUSS bestritten. Gegen die dargestellte Theorie CASTLEs (Einzelheiten und Gesamtliteratur bis 1934 bei SINGER) ist von MORRIS und Mitarbeitern, sowie von GREENSPON der Einspruch erhoben worden, daß der extrinsic factor nicht nötig sei, daß vielmehr dem im Magensaft enthaltenen Prinzip (ADDISIN nach MORRIS) allein schon eine Vollwirkung zukomme. Es müsse nur darauf geachtet werden, daß das Pepsin, welches zerstörend auf den intrinsic factor wirke, entfernt werde (GREENSPON). Der extrinsic factor wirke nur durch die Bindung des Pepsins. Dieser Einwand konnte jedoch von CASTLE und HAM, UNGLEY und MAFFET, FITZ-HUGH jr. und A. I. CRESKOFF, FOUTS, HELMER und ZERFAS, sowie FLOOD und WEST zurückgewiesen werden. Es konnte gezeigt werden, daß bei sorgfältiger Reinigung und bei Vermeidung auch von Spuren von exogenem Faktor der Magensaft allein unwirksam ist. Geringste Mengen von exogenem Faktor sind wahrscheinlich immer im Magensaft enthalten. Aus diesen wird durch den intrinsic factor bei längerem Stehen oder beim Vorgang des Einengens im Vakuum wirksames Antiperniciosaprinzip gebildet, während ganz frischer Magensaft auch in größten Mengen peroral stets unwirksam ist. Richtig und auch von CASTLE (1937) anerkannt ist jedoch der Einwand, daß Salzsäure und Pepsin die Wirksamkeit des intrinsic factor im Reagensglas hemmen. Im Prinzip haben aber die von CASTLE entwickelten Vorstellungen auch heute noch ihre volle Gültigkeit. Wir haben es also mit 3 Stoffen zu tun: 1. der fertige, aktive Leberstoff (Antiperniciosaprinzip), 2. der exogene Nahrungsfaktor (extrinsic factor) und 3. der endogene Magenfaktor (intrinsic factor).

1. Der Leberstoff ist relativ thermostabil, denn er wird durch kurzdauerndes Erhitzen auf 100° nicht zerstört. Seine weitgehende Reinigung ist zuerst durch COHN und Mitarbeiter in Boston durchgeführt worden. Es würde hier zu weit führen, auf die chemische Seite des Problems im einzelnen hier einzugehen. Die Arbeiten bis 1934 sind bei SINGER berichtet. Seitdem haben sich DAKIN und WEST, EISLER, HAMMARSTEN und THEORELL, KARRER, FREI und FRITZSCHE, LALAND und KLEMM, STRANDELL, SUBBAROW, JOCOBS, TSCHESCHE und WOLF, UNGLEY, DAVIDSON und WAYNE, WILKINSON, sowie MAZZA und PENATI mit diesem Problem beschäftigt, ohne daß bis heute über die Natur des Leberprinzips Sicheres ausgesagt werden könnte. Es wird von den verschiedenen Autoren teils als Polypeptid, teils als Adenin-Nucleotid, teils zur Gruppe der Pterine gehörig oder als komplexer Körper, der aus den genannten Stoffen zusammengesetzt ist, angesehen. Die Reinigung ist von LALAND und KLEMM soweit durchgeführt worden, daß aus 100 g Leber 0,2 mg wirksamer Substanz gewonnen worden sind. Mit 2 mg Substanz konnte ein guter Behandlungserfolg bei perniziöser Anämie erzielt werden. Sicher ist das wirksame Leberprinzip kein integrierender Bestandteil des Leberprotoplasmas. Denn in unbehandelten Perniciosalebern ist er nicht enthalten (RICHTER, IVY und KIM), ebenso auch nicht in Lebern von gastrektomierten Schweinen (BENCE, GOODMAN, GEIGER und CLAIBORN).

2. Der exogene Nahrungsstoff wurde bekanntlich zuerst von CASTLE im Rindfleisch nachgewiesen. Später wurde er auch in Eiern (SINGER), Reiskleie (CASTLE), Hefe (STRAUSS und CASTLE, DIEHL und KÜHNAU, MEULENGRACHT) und Weizenkeimen (CASTLE) nachgewiesen. Besonders wichtig war die Entdeckung von REIMANN, daß die Leber nicht nur das fertige Antiperniciosaprinzip enthält, sondern auch in reichem Maße den exogenen Faktor besitzt, den er Hämogen nannte. Übereinstimmung des Hämogens mit dem Nahrungsfaktor des Fleisches wurde von REIMANN, HEMMRICH und STEINER bewiesen. Er ist hitzerestistent und besitzt keine Eiweißnatur. In den Leberextrakten ist nur mehr sehr wenig exogener Faktor enthalten, sehr viel dagegen in den Rückständen der Extraktbereitung (REIMANN und WABRA). Die nähere Natur des Nahrungsfaktors ist noch völlig unbekannt. Auffällig ist, daß alle Stoffe, welche den Faktor enthalten, reich an VitaminB-Komplex sind. Die anfängliche Meinung von STRAUSS und CASTLE, daß der Faktor vielleicht identisch mit Vitamin B_2 sei, ließ sich nicht halten (STARE und THOMPSON, WILLS und NAISH, ASHFORD, KLEIN und WILKINSON, DIEHL und KÜHNAU).

3. Der endogene Magenstoff ist in allen menschlichen Magensäften, außer dem der perniziösen Anämie enthalten. Er ist thermolabil, durch Erwärmen über 45^0 zerstörbar und zeigt eine gewisse Ähnlichkeit mit Enzymen (WILKINSON, HELMER und ZERFAS). In geringer Menge kommt er auch im Speichel vor (TEMPKA), ferner in der Magen- und Duodenalschleimhaut und im Duodenalsaft (KÜHNAU), im Dünn- und Dickdarm (UOTILA, SCHEMENSKY). UOTILA stellt folgende Reihe nach fallender antiperniziöser Wirksamkeit auf: Pylorus, Ileum, Duodenum, Jejunum, Kardia, Colon, Fundus ventriculi. Außer im menschlichen ist er auch im Schweine- und Rindermagensaft enthalten (REIMANN), während er im Magensaft von Pferden und Hunden fehlt (REIMANN, STEINER und GRÜNFELD, RICHTER, IVY und MEYER, STRAUSS und CASTLE). GRIFFITH hat zuerst darauf hingewiesen, daß der Magensaft von gesunden Menschen eine eiweißspaltende Wirkung bei p_H 6 zeige, die sicher nicht Pepsinwirkung ist. EMMERSON und HELMER haben diese Versuche nicht bestätigen können, lassen aber die Möglichkeit offen. Neuerdings fanden CASTLE, HEATH, STRAUSS und HEINLE sowie LASCH dieses eiweißspaltende Ferment nach Ausscheidung von Pepsin und Trypsin in allen menschlichen Magensäften mit Ausnahme des Perniciosamagensaftes und glauben, daß es mit dem CASTLE-Ferment identisch sei. KARCZAG fand im Magensaft des Gesunden eine selektive Ultraviolettabsorption, welche wahrscheinlich der Vitamin B_2-Gruppe angehört; es fehlt im Perniciosamagensaft. Es bleibt abzuwarten, inwieweit diese neuen, sehr interessanten Befunde dem CASTLE-Ferment zukommen. Sie würden einen großen Fortschritt in unserer Erkenntnis der Perniciosapathogenese bringen.

Die weitere Erforschung des Magenfaktors beschäftigte sich mit der Frage, von welchen Teilen der Magenschleimhaut er gebildet wird. Es beschäftigten sich damit die Untersuchungen von HENNING, SCHARP und GUTZEIT und besonders diejenigen von MEULENGRACHT. Die Ergebnisse MEULENGRACHTs sind folgende: Das Fundusdrüsengebiet des Schweinemagens, das die Haupt- und Belegzellen enthält und Salzsäure und Pepsin sezerniert, erwies sich als völlig unwirksam. Das Pylorusdrüsengebiet und das damit histologisch identische

Gebiet der BRUNNERschen Drüsen im Duodenum erwies sich als vollaktiv (Abb. 16a). Das Kardiadrüsengebiet ist entsprechend der geringeren Drüsenmenge pro Flächeneinheit wenig aktiv. Der antianämische Faktor wird also vom Schweinemagen aus den Zellen der Pylorusdrüsen sezerniert, die sich vom Pylorus bis zur Kardia einerseits und bis ins Duodenum andererseits erstrecken (= Pylorusdrüsenorgan). Es ist anzunehmen, daß der endogene Faktor beim Menschen ebenfalls vom Pylorusdrüsensystem produziert wird, das sich beim Menschen jedoch nicht so weit wie beim Schwein ausdehnt. Diese auf Grund der MEULENGRACHTschen Untersuchungen am Schweinemagen gut begründete Annahme hat allerdings noch mit der Schwierigkeit zu kämpfen, daß bei

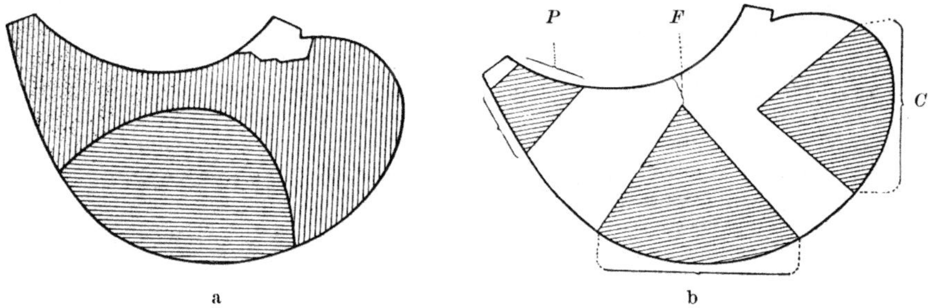

Abb. 16a und b. a Schema der topographischen Verteilung der verschiedenen Drüsentypen im Schweinemagen. (Senkrechte Strichelung Pylorus-Drüsenorgan = Bereich der CASTLE-Fermentabscheidung. Waagrechte Strichelung: Fundusdrüsengebiet = Bereich der HCl- und Pepsinsekretion. b Schema für das Ausschneiden des Versuchsmaterials. P Pylorusgebiet, F Fundusgebiet, C Cardiagebiet. (Nach MEULENGRACHT.)

perniziöser Anämie gerade dieses Gebiet histologisch nur wenig verändert ist (MEULENGRACHT, MAGNUS und UNGLEY)!

Für das Verständnis der Magentherapie ist die Tatsache wesentlich, daß der Magen nicht nur den endogenen Faktor, sondern in seiner Muskelschicht auch den exogenen Faktor enthält, so daß die aus beiden Teilen gewonnenen Magenpräparate die beiden wirksamen Prinzipien in genügender Menge enthalten, aus denen sich dann im Magen-Darmkanal des Kranken der wirksame Antiperniciosastoff bildet. Die chemische Trennung der beiden Magenfaktoren ist neuerdings GOLDHAMER und KYER geglückt.

b) Die Wirkung des Antiperniciosaprinzips.

Über die Wirkung des Antiperniciosaprinzips kann ich mich kurz fassen. SINGER hat in seinem Referat über die Physiologie und Pathologie des Antiperniciosaprinzips den Wirkungsmechanismus auf Grund unserer neuesten Erkenntnisse klar geschildert. Es kann heute kein Zweifel mehr darüber sein, daß das antianämische Prinzip am Reifungsvorgang der Knochenmarkszellen aller drei Systeme angreift und die ins Stocken geratene Ausreifung und Differenzierung der Zellen schlagartig in Gang bringt. Die histologische Umwandlung im Knochenmarksbild, die wir eingangs schon geschildert haben, ist dafür ein deutlicher Beweis. Vom 4.—7. Tage an tritt die Wirkung auch im peripheren Blut hervor, in dem die aus den Megaloblasten und Proerythroblasten durch Ausreifung hervorgegangenen Reticulocyten nun massenhaft auftreten (Reticulocytenkrise). Die Beziehung zwischen dem Megalonormoblastenverhältnis im Mark und der Zahl der in Erscheinung tretenden Reticulocyten ist neuerdings von PENATI und SAIDA dargestellt worden. Je mehr Megaloblasten das Mark erfüllen, um so höher fällt die Reticulocytenreaktion nach Leberbehandlung aus. Es ist das eine wertvolle Ergänzung der früher schon von Minot, Murphy, Riddle u. a. aufgestellten sogar mathematisch faßbaren Formel der Beziehung der Reticulocytenkrise zur Ausgangszahl der Erythrocyten und des Hämoglobins im peripheren Blut, die ebenfalls schon zeigte, daß die Reticulocytenkrise um so höher ausfällt, je schwerer die Blutbildungsstörung ist. Aber nicht nur die Erythrocyten, sondern auch die Leukocyten werden von dieser Krise erfaßt. In seltenen Fällen kommt es sogar zu stürmischen Leukocytosen bis zu 70000 (Ercklentz, Hoffmann, Brugsch und Naegelsbach). Hand in Hand damit geht auch eine qualitative Normalisierung der neugebildeten Zellen, die sich auch in einer Einschränkung der Zerfallsvorgänge äußert. Das Verschwinden der Hämolyse ist nicht etwa Ausdruck einer Hemmungswirkung auf den Erythrocytenabbau, sondern die logische Folge der Wiederherstellung normaler Zellen, was ich schon 1931 dargelegt habe. Sämtliche vom Knochenmark neu gelieferten Blutkörperchen nähern sich funktionell und morphologisch zunehmend der Norm und erreichen diese auch bei idealer Behandlung. Von besonderem Interesse ist die neuentdeckte Wirkung des Antiperniciosastoffes auf den Eisenstoffwechsel im Verlaufe der perniziösen Anämie. Infolge der plötzlichen gewaltigen Blutneubildung sinkt das zirkulierende Serumplasmaeisen stark ab (Heilmeyer, Moore, Vannotti) gleichzeitig erscheinen die fluorescierenden Erythrocyten (Seggel), wohl als Ausdruck dafür, daß die Hämoglobinsynthese unter dem Mangel an Eisenangebot leidet, so daß die Vorstufe des Hämoglobins, das Protoporphyrin in den Zellen sichtbar wird und auch chemisch vermehrt nachweisbar wird (siehe auch Langen und Grotepass), weil der Schlußstein, das Eisen, für die Synthese fehlt. In manchen Fällen geht die Hb-Bildung dann überhaupt nicht mehr vorwärts, während die Zellbildung weiter geht, so daß der Farbeindex unter 1 sinkt. In diesen Fällen führt eine zusätzliche Eisenbehandlung zu einem vollen Erfolg.

c) Die Praxis der Perniciosabehandlung.

Es seien im folgenden die wichtigsten Ergebnisse auf diesem Gebiet, soweit sie seit der zusammenfassenden Darstellung von v. Boros und Singer in der Literatur niedergelegt sind, kurz dargestellt, wobei ich nur die wesentlicheren Arbeiten erwähnen kann, weil die Gesamtliteratur auf diesem Gebiet allein diese Arbeit füllen würde.

Die erste Behandlungsmethode war bekanntlich eine rein diätetische. Minot und Murphy haben mit Leberdiät so ausgezeichnete Erfolge erzielt, daß alle bis dahin vorhandenen Behandlungsmethoden mit Recht völlig in den Hintergrund getreten sind und kaum mehr Bedeutung haben. Dies um so mehr, als gerade die neuere Forschung gezeigt hat, daß diese Mittel, wie z. B. das Arsen in keiner Weise die Reifungsstörung im Knochenmark aufheben, sondern nur einen Reiz zur Zellausschwemmung im Knochenmark darstellen, den Grund des Übels also nicht beseitigen (Tempka und Braun). So glänzend die Erfolge von Minot und Murphy, verglichen mit allem bis dahin Erreichten auch waren, so sah man doch in vielen Fällen Versager. Den Kranken war es auf die Dauer unmöglich, derartig große Lebermengen zu sich zu nehmen, so daß nach anfänglichen Erfolgen das Rezidiv sich bald einstellte. In schweren Fällen verhinderten die Magen-Darmstörungen die Aufnahme und Resorption der Leber. Das ist der Grund, warum man danach strebte, möglichst bald Ballaststoffe abzuwerfen und zu den einfacher zu nehmenden Leberextrakten überzugehen, für deren Herstellung die Arbeiten des physiologisch-chemischen Instituts der Harvarduniversität unter E. I. COHN maßgebend waren. Aber auch die perorale Extraktbehandlung brachte keine restlose Befriedigung. Die Verschiedenartigkeit der Fälle und die ungleichmäßige Wirkung der Leberextrakte, die ihren Grund zum Teil im wechselnden Resorptionsvermögen, zum Teil in der verschiedenen Wirkungsstärke der Extrakte hat, ließen manchen behandelnden Arzt wieder zur Volleber übergehen. Auch in der neueren Literatur halten VARGA, ZADEK u. a. die Volleber der peroralen Anwendung der Extraktleber überlegen.

Es ist das große Verdienst von GÄNSSLEN, durch die Herstellung eines praktisch brauchbaren, gleichmäßig dosierten, hochwirksamen, eiweißfreien und deshalb parenteral anwendbaren Extraktes eine neue Ära in der Lebertherapie herbeigeführt zu haben. GÄNSSLENs Extrakt, das Campolon des Handels, hat weit über Deutschlands Grenzen hinaus bahnbrechend gewirkt. Es gelang jetzt mit Dosen von 2 ccm täglich, den Genuß von 400—500 g Volleber nicht nur zu ersetzen, sondern noch zu übertreffen. Über die Wirkung auf das Blut hinaus bricht sich seit Einführung der parenteralen Leberextraktbehandlung nun auch ein größerer Optimismus gegenüber den Nervenstörungen Bahn, die bisher der Lebertherapie noch weitgehend Widerstand geleistet haben. Kein Wunder also, wenn die *Injektionstherapie* gegenwärtig in der Mehrzahl aller Länder die beherrschende Methode geworden ist.

Außer GÄNSSLEN haben auch AUBERTIN und VOILLEMIN, ACHARD und HAMBURGER u. a. Leberextrakte zur intramuskulären Injektion hergestellt. Einstimmig wird die prompte Wirkung, gute Verträglichkeit und Überlegenheit der Wirkung hervorgehoben (MURPHY, MEYTHALER, DAVIDSON, BÜTTNER, SCHLUMM, SCOWEN und SPENCE, DYKE und HARVEY u. a.). Die Extrakte werden allgemein aus Rindsleber hergestellt; nach den Untersuchungen von RICHTER, MEYER und IVY ergeben jedoch auch Pferdeleberextrakte mindestens ebenso gute Erfolge. Frischleber ist weniger wirksam (HANSSEN, STUB und FORBECK). Die Dosierung muß dem einzelnen Falle angepaßt werden, jedoch genügen im allgemeinen 2 ccm Campolon täglich zur raschen Einleitung einer Remission. In manchen Fällen muß die Dosis bis 6 ccm Campolon erhöht werden (KLOSTER). Wichtig ist die Feststellung von MINOT, NEIDHARDT u. a., daß Überdosierung niemals schadet. Das wirksame Prinzip unterscheidet sich dadurch von echten Hormonen. Die einmal injizierte Dosis wird nicht abgebaut und nicht ausgeschieden, sondern soweit sie nicht im Knochenmark verbraucht wird, in der Leber gespeichert (CASTLE, MILLER). Die Verabreichung einer Extraktmenge aus 1500 g Leber in 10 Tagen gegeben, reichte für 100 Tage aus (MILLER). Aus diesen Vorstellungen heraus entwickelte sich der Gedanke der *Depotbehandlung*, welche von vielen Autoren als besonders günstige Form der parenteralen Lebertherapie angesehen wird (NAGEL, SEGERDAHL, NORPOTH, MURPHY, SINGER u. a.). Die Dosierung variiert dabei weitgehend. NORPOTH empfiehlt 12 ccm Campolon, SEGERDAHL 40 ccm als 1. Dosis. Allgemein gilt der Satz, daß zur Einleitung einer Remission größere Dosen erforderlich sind als zur Aufrechterhaltung des Erreichten. Als Erhaltungsdosis genügen Mengen von $^1/_2$—2 ccm wirksamer Extrakte pro Woche. Zweifellos liegt die Erhaltungsdosis bei den einzelnen Fällen sehr verschieden. Größere Abstände als 4 Wochen werden im allgemeinen vermieden. Auf eine wissenschaftlich interessante Tatsache hat neuerdings GÄNSSLEN aufmerksam gemacht, indem er zeigen konnte, daß schon kleinste Dosen Campolon eine volle Remission herbeiführen können, wobei er die Vorstellung vertritt, daß die geringen Dosen eine Art Fermentwirkung in Gang setzen, die dann einige Zeit weiter läuft. Da diese Wirkung aber nicht bei allen Fällen auftritt und man sie auch nicht vorhersehen kann, so empfiehlt GÄNSLEN selbst das Verfahren nicht für die allgemeine Praxis. Auf demselben Standpunkt stehen alle Autoren, die sich neuerdings dazu geäußert haben (Umfrage Med. Klinik).

Die Dosierungsfragen der Leberextraktbehandlung sind auch heute noch sehr schwierig zu lösen, weil immer noch eine brauchbare Testung im Tierversuch fehlt. Die verschiedenen experimentellen Anämien haben sich bisher nicht als brauchbar erwiesen. So haben REITER, DEICHER und SINGER gezeigt, daß die dafür vorgeschlagene Bartonellenanämie der Ratte durch Leberextrakt nicht heilbar ist. Bei der Kollargol-Saponinämie der Kaninchen zeigen sich sehr erhebliche Unterschiede in der Wirkung (GOTTLEBE), der Methämoglobintest (DUESBERG) stimmt in keiner Weise mit der antiperniziösen Wirksamkeit der Präparate überein (WILKINSON). Ebensowenig ist die Reticulocytenreaktion im Tierversuch (JACOBSON) zur Standardisierung brauchbar (EGE und HAGEN). Inwieweit sich die Typhusanämie der Kaninchen nach dem Vorschlage von WOLF, WEBER und KRÖGER brauchbar erweist, bedarf noch weiterer Untersuchungen. Die Phenylhydrazinämie ist sicher ungeeignet (GOTTSEGEN, FRIEDLÄNDER und STEINITZ). Es bleibt vorläufig nichts weiter übrig, als die Leberextrakte danach zu beurteilen, aus welcher Menge Ausgangsleber sie hergestellt sind, wobei je nach dem Herstellungsverfahren sehr große Schwankungen in der Wertigkeit vorkommen können. Einen groben Anhaltspunkt ergibt auch die Bestimmung des Nichteiweißstickstoffes.

An *Nebenerscheinungen* der Leberextraktbehandlung werden lediglich selten auftretende allergische Reaktionen, wie Urticaria, Eosinophilie, Dyspnoe, Exantheme beobachtet (GRÜN, HELD und GOLDBLOOM, STRANDELL und HAMMER, STRAUSS und CASTLE). Diese kamen aber auch bei peroraler Therapie vor. Die Eosinophilie ist bei dieser sogar viel stärker und regelmäßiger und scheint mit zunehmender Reinigung der Extrakte seltener zu werden. Sie haben offenbar nichts mit dem antianämischen Wirkungsstoff zu tun (MASSOBRIO und MARANZANA). Viel erheblicher sind die Nebenerscheinungen bei der intravenösen Extraktanwendung, die sehr häufig Schüttelfröste und Fieberreaktionen auslösen (MURPHY, MULHOLLAND, FOUTS und ZERFAS), weshalb diese Art der Anwendung sich nicht eingebürgert hat. Wenn sich Volleber- und perorale Leberextraktbehandlung der parenteralen als unterlegen erwiesen hat, so gilt dies nicht ohne weiteres für die *Magentherapie*. Von vielen Autoren wurde die Magenbehandlung der peroralen Leber und Leberextraktbehandlung als überlegen gefunden (BROWER und SIMPSON, BONDARENKO und DULCIN, ETIENNE, VÉRAIN und LANZOT, LESCHKE, STOCKHAUSEN u. a. — gegenteilige Ansicht allerdings bei CHRISTOFFERSEN, BARONE und COSTA —, und zwar sowohl bei Verwendung frischen Schweinemagens als bei Anwendung von Trockenpulvern, wie Ventraemon (GUTZEIT, DECASTELLO). Dazu kommt noch, daß die Magenpräparate bedeutend billiger sind als die Leberextrakte. MEULENGRACHT, ein besonderer Verfechter der Magentherapie, berechnet für Dänemark die jährlichen Kosten bei genügender Leberextraktbehandlung auf 700—800 Kronen, während die Behandlung mit Magentrockenpulver (Ventriculin Mco) nur 200—250 Kronen im Jahre kostet. Selbstverständlich kann die perorale

Magentherapie nicht die Injektionsbehandlung in schweren Fällen ersetzen, auch nicht in jenen, bei welchen resorptive Schwierigkeiten vorliegen. Sie kommt in der Hauptsache als Dauerbehandlung zur Erhaltung des Erreichten in Frage. Hierfür genügen nach den umfangreichen Erfahrungen MEULENGRACHTs 20 g Trockenpulver pro Tag. Andere gehen mit der Dosis auf 30—40 g pro die. Bei Verwendung frischen Schweinemagens beträgt die Erhaltungsdosis etwa 200—300 g täglich. Einen weiteren Fortschritt in dieser Therapie brachten die Entdeckungen von HENNING und MEULENGRACHT, daß das wirksame Prinzip hauptsächlich im Pylorusteil verankert ist. Solche Pylorus- bzw. Antrumpulverpräparate sind schon in Dosen von 5—10 g pro die wirksam (HENNING und KEILHACK, MEULENGRACHT, ALSTED). Ein solches Pyloruspräparat stellt das Dänische „Pylorin Mco“ dar, das in einer Menge von 10 g täglich einen vollen Dauererfolg garantiert. Diese getrockneten Magenpulver bewirken auch keine Eosinophilie (GOLDHAMER).

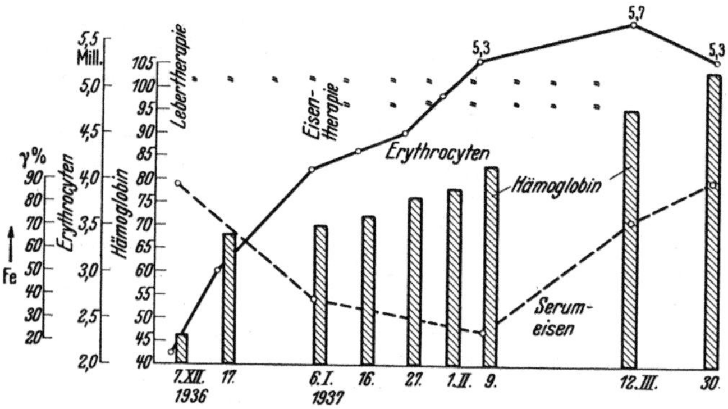

Abb. 17. Hämoglobin-, Erythrocyten- und Serumeisenbewegung im Verlaufe der Leberextraktbehandlung einer perniziösen Anämie. Man erkennt, daß das Hb vom 17. Dezember bis 6. Januar kaum mehr eine Zunahme zeigt, während die Erythrocytenzahl weiter stark zunimmt, so daß der Färbeindex stark unter 1 fällt. Durch Eisenbehandlung wird die Hämoglobinproduktion wieder in Gang gebracht und der Serumeisengehalt steigt schließlich wieder an. o——o Erythrocyten. •– – –• Serumeisen. (Nach HEILMEYER-PLÖTNER.)

Einen weiteren Fortschritt in der peroralen Behandlung brachte die schon oben theoretisch erörterte Entdeckung REIMANNs, daß die *Leberwirkung durch Zufügung von Magensaft oder frischem Magen außerordentlich gesteigert* werden kann. Diese Beobachtung wurde inzwischen von HELMER, FOUTS und ZERFAS, WALDEN und CLOWES, MEYER, RICHTER und LEGERE bestätigt. Auf dieser Basis ist das Fabrikpräparat Hepamult entstanden, das in der Tat eine ausgezeichnete Wirkung zeigt.

In nicht ganz seltenen Fällen erlebt man, daß die Behandlung mit Leberextrakten oder Magenpulvern anfangs einen ausgezeichneten Erfolg aufweist, daß aber eine völlige Restitutio ad integrum selbst mit höchsten Dosen nicht zu erzielen ist. Gibt man in diesen Fällen *Eisen* in gut resorbierbarer Form und großer Dosierung, so tritt sehr rasch eine völlige Wiederherstellung des Blutbildes ein. Diese Beobachtung, die zuerst BEEBE und LEWIS gemacht haben, wurde in der Folgezeit mehrfach bestätigt (FRANKE, SARGANT, MOGENSEN, VIRKKUNEN, MURPHY, STURGIS, SCHULTEN, HEILMEYER). Eine restlose Klärung dieses Verhaltens ergaben die Untersuchungen des Eisenstoffwechsels durch HEILMEYER und PLÖTNER und unabhängig von ihnen durch MOORE und Mitarbeiter (Abb. 17). Durch den außerordentlich starken Eisenverbrauch bei der Neubildung des Hämoglobins werden die durch die Verdauungsstörungen mangelhaft gefüllten Eisendepots erschöpft und die Hämoglobinbildung kann nicht mehr Schritt mit der Zellbildung halten, so daß der Färbeindex vielfach unter 1 absinkt. Ich gebe in diesen Fällen dreimal 3 bis dreimal 5 Ceferropillen täglich, was einen raschen Anstieg des Hämoglobins zur Folge hat.

Die sonstigen Behandlungsmethoden, die neuerdings vorgeschlagen worden sind, stehen sämtlich hinter der Leber-Magentherapie zurück und haben nur wissenschaftliche Bedeutung, teils beruhen sie auf Irrtümern. Dies gilt für die Kongorotbehandlung (Massa und Zalezzi), deren Nachprüfung durch Lendvai und Barker nur Negatives ergab. Auch die Tryptophan-Histidinbehandlung von Fontès und Thivolle spielt kaum eine Rolle (Tachowitz). Dominici und Penati fanden keinerlei Wirkung. Einer Nachprüfung bedarf noch die Beobachtung von Pal über die günstige Wirkung von Cholin, die auch von Danielopolu und Brauner vertreten wird. Auch die Behandlung mit Schweine-Dickdarmpulver (Schemensky) hat nur wissenschaftliche Bedeutung, weil sie zeigt, daß der endogene Faktor auch im Dickdarm gebildet oder dort gespeichert wird.

Wie meine Umfrage in der Medizinischen Klinik zeigte, wird heute die Perniciosabehandlung weitgehend übereinstimmend durchgeführt. In den schwersten Fällen wird auf Bluttransfusionen meist nicht verzichtet, wobei Schittenhelm zur Vermeidung unangenehmer Reaktionen mit kleineren Mengen von 100 bis 150 ccm beginnt und in den nächsten Tagen auf 250 ccm übergeht. Gleichzeitig werden große Dosen Leberextrakt intramuskulär injiziert, wobei anfangs bis zu 20 ccm pro die gegeben werden (Rohr). Mit der einsetzenden Zunahme der Blutwerte geht man langsam mit den parenteralen Dosen zurück, indem man bei unkomplizierten Fällen jeden 2., schließlich jeden 3.—7. Tag 5 ccm Hepatrat forte, Pernaemyl forte oder Campolon injiziert. Mit weiterer Besserung des Blutbildes kann dann die perorale Leber- oder Magenbehandlung einsetzen, wenn man nicht bei der parenteralen Behandlung mit größeren Zeitabständen bleiben will. Eine gemüse-, früchte- und fleischreiche Diät wird neben Rohleber den Behandlungserfolg stützen. Bezüglich der Diätetik der Lebertherapie sei auf das Leberkochbuch von Weiss (2. Auflage) verwiesen. Wichtig ist für alle Fälle die weitere ärztliche Überwachung durch 4—8wöchentliche Blutbildkontrolle, von der allein das Schicksal der Kranken abhängt. Denn sich selbst überlassen, tritt fast immer früher oder später wieder Verschlechterung ein. Das Alter der Patienten spielt für die Prognose keine Rolle. 70jährige sind ebenso erfolgreich zu behandeln wie junge Fälle.

Einer besonderen Besprechung bedarf noch die *Behandlung der Nervenerscheinungen*. Der anfängliche Pessimismus auf diesem Gebiet ist durch Einführung der parenteralen Therapie einer günstigeren Beurteilung gewichen. Ganz außer Zweifel steht die Tatsache, daß durch eine energische Dauerbehandlung mit großen Dosen von Leberextrakten sicher ein Stillstand der neurologischen Erkrankung zu erzielen ist (Haden, Murphy, Mills, Strauss und Salomon, Schneider und Patek, Schlichting u. a.). Daß zur Behandlung der neurologischen Erscheinungen größere Dosen als zur Behandlung des Blutbildes notwendig sind, wird von der Mehrzahl der Autoren betont (Baker, Benjamin, Bordley und Langcope, Schilling, Bickel, Hitzenberger u. a.). Eine Restitution der einmal zugrunde gegangenen Rückenmarkselemente wird natürlich kaum zu erwarten sein und von erfahrenen Neurologen abgelehnt (Goldhamer, Bethell, Isaacs und Sturgis, Grinker und Kandel). Eine Besserung der funktionellen Erscheinungen wird dagegen fast allgemein anerkannt, so besonders der Ataxie, Schwäche, Parästhesien und Psychosen. Diese günstige Wirkung beruht zum Teil auf der Hebung des Gesamtzustandes. So erklären sich die vielfach berichteten Fälle von Wiedererlangung der Gehfähigkeit. Nicht selten wird jedoch das Wiederauftreten von vorher fehlenden Reflexen berichtet (KLIMA, AUBERTIN und WESTER, KOWALZIG und HEILMEYER). Wieweit dabei die Heilung peripherer neuritischer Erscheinungen eine Rolle spielt, die häufiger als allgemein bekannt bei perniziöser Anämie vorkommen, bedarf noch sehr der Aufklärung. Wie schon bei Besprechung des Krankheitsbildes erwähnt, liegt den neurologischen Erscheinungen der perniziösen Anämie wahrscheinlich keine einheitliche Pathogenese zugrunde (REIMANN und SALUS, SINGER, HEILMEYER u. a.). Neben dem Fehlen des Antiperniciosaprinzips spielen sicherlich Resorptionsstörungen wesentlicher Nahrungsstoffe, besonders von Eisen und Vitaminen dabei eine wichtige Rolle. Es sind deshalb auch Erfolge durch Eisen und vor allem durch Vitamin B_1-Zugabe vielfach berichtet worden (SARGANT, RIETTI, BICKEL, KOWALZIG und HEILMEYER u. a.). Auf Grund eigener Erfahrungen möchte ich sagen, daß man in jedem Fall von Nervenerkrankung bei perniziöser Anämie einen Versuch mit B_1-Behandlung in großen Dosen am besten 10 mg pro die intravenös machen soll. Die neuritische Komponente wird dabei fast immer geheilt. Ähnlich wirkt die perorale Hefetherapie etwa 3mal 1 Teelöffel Levurinose täglich nach ILLING. Eine günstige Wirkung auf die Nervenerscheinungen glaubt UNGLEY durch tägliche Verabreichung von 480 g Ochsenhirnpüree mit Orangensaft erzielt zu haben.

Überblickt man den *Gesamterfolg der heutigen Perniciosabehandlung,* so muß dieser als ein *sehr günstiger* bezeichnet werden. Besser als aus Statistiken, welche für die perniziöse Anämie ebenso wie für den Diabetes eine durchschnittliche Lebensverlängerung auf Grund der neuen Behandlung von $3^1/_2$ Jahren berechnen (STOCKS), zeigt die persönliche Erfahrung eines mit der Behandlung gut vertrauten Arztes den gewaltigen Fortschritt, der sich seit Einführung der Lebertherapie auch in der Folgezeit dauernd gesteigert hat. Aus diesem Grunde ist es auch mit den in der ersten Zeit der Leberära vielfach berichteten *leberrefraktären Fällen* sehr still geworden. Die Auffassung, daß es leberrefraktäre perniziöse Anämien gibt, ist heute fast allgemein aufgegeben und ist nach unseren pathogenetischen Vorstellungen auch ein Widerspruch in sich selbst. Es ist deshalb die Meinung fast aller Autoren, daß eine Unwirksamkeit der Lebertherapie heute nur noch durch schlechte Präparate, ungenügende Dosierung, falsche Diagnosestellung, Exitus in der Latenzzeit, die allerdings manchmal über 14 Tage dauern kann, und durch besondere Komplikationen wie Magencarcinom, schwere Infekte, Knochenmarksmetastasen u. a. verursacht sein kann. Besonders häufig werden *aplastische* Anämien für leberresistente perniziöse Anämien irrtümlicherweise angesehen.

Neuerdings haben ISAACS und WILKINSON eine neue Anämieform beschrieben, welche durch ein typisch perniziöses Blutbild, sowie durch ein Megaloblastenmark, aber durch völlige Leberresistenz gekennzeichnet sein soll. Sie bezeichnen diese neue Anämieform als *achrestische Anämie* (von χρέσται = Ausnützen), weil der CASTLE-Faktor zwar vorhanden ist, das Knochenmark aber die Fähigkeit verloren habe, ihn zu verwerten. Leberextrakte aus Leichenlebern solcher Fälle zeigten eine volle Wirksamkeit bei Perniciosakranken (WILKINSON, KLEIN, ASHFORD). ZANATY hat das Sternalmark solcher Fälle untersucht, jedoch nur Normoblasten und Makroblasten, keinesfalls die typischen lockerkernigen, aber schon Hb-haltigen Megaloblasten gefunden. Er glaubt, daß diese Anämien zu den aplastischen Anämien gehören. Auch die von KERSLEY beschriebenen, der „achrestischen Anämie nahestehenden" Fälle sind soweit von der typischen perniziösen Anämie entfernt, daß die Aufstellung dieses Krankheitsbildes noch nicht genügend begründet erscheint.

Die umgekehrte Frage nach einer endgültigen Heilung der perniziösen Anämie unter Weglassen der Leberbehandlung ist in seltenen Fällen zu bejahen. LASSEN hat über einen solchen Fall berichtet und die spärliche Literatur darüber zitiert. Auch GÄNSSLEN, HENNING, SCHULTEN, HOFF berichten über Fälle, die jahrelang ohne Leberzufuhr sich bei gutem Blutbefund gehalten haben. Wenn diese Fälle sicher auch sehr selten sind, so spricht doch manches dafür, daß es auch funktionelle Störungen der CASTLE-Ferment-Produktion gibt, die reparabel sind. Die Verhältnisse dürften hier ähnlich wie beim Diabetes liegen, bei dem solche Heilungen ebenfalls, wenn auch sehr selten, vorkommen.

3. Perniciosa-ähnliche Anämien bei Sprue, Pellagra, Coeliakie und Vitamin B-Mangelerkrankungen.

(Para-BIERMER-Anämien, megalocytäre Mangelanämien.)

Bei den bezeichneten Erkrankungen kommen Anämieformen vor, die der echten Perniciosa außerordentlich ähnlich sind und zum Teil auch Megaloblasten im Mark zeigen.

Die *Sprue* ist an den farblosen Fettstühlen sicher zu erkennen. Infolge der Darmstörung entsteht eine hochgradige Abmagerung, später Osteoporose, Tetanie und Hypocalcämie. Die Erkrankung tritt meist in jüngeren Jahren auf als die Perniciosa. Die Zunge zeigt ebenfalls entzündliche Erscheinungen, die Haut ist häufig braun pigmentiert, Nervenaffektionen sind sehr selten. Im Magensaft ist meist freie Salzsäure vorhanden oder erscheint wenigstens nach Histamin (ASHFORD). Die typische perniziosiforme Anämie findet sich nur in einem kleinen Teil der Spruefälle. Andere zeigen normo- oder hypochrome Bilder, welche letztere auf Eisen ansprechen. Bei den megalocytären Sprueanämien findet sich auch ein typischer perniziöser Markbefund (RHOADS und CASTLE) trotz Anwesenheit des CASTLE-Faktors im Magensaft (STRAUSS und CASTLE, BARNETT). Lebertherapie hilft, wenn auch nicht so sicher und rasch wie bei echter Perniciosa (MURRAY-LYON, ASHFORD). Die Fälle von einheimischer Sprue (HESS-THAYSEN, HANSEN, ROHR, E. KESSLER) zeigen ebenfalls in manchen Fällen ein perniziös-anämisches Blutbild, meist allerdings hypochrome Bilder. Die Sprueperniciosa unterscheidet sich vom M. Biermer durch ihren häufig sekundär anämischen Einschlag (Eisenmangel!) durch die meist geringere Hämolyse und durch das zeitweilige Vorhandensein von JOLLY-Körpern, die auf die nicht seltene Milzatrophie zurückzuführen sind (ROHR). Die Ursache der Sprueperniciosa liegt wahrscheinlich in einer Resorptionsstörung des Antiperniciosaprinzips oder in dem Fehlen exogener Nahrungsfaktoren. Dasselbe gilt für die der Sprue verwandte *Coeliakie*. VAUGHAN und HUNTER konnten megalocytäre Anämien bei dieser Erkrankung mit Hefeextrakten heilen.

Eine ähnliche wahrscheinlich durch Resorptionsstörung des Antiperniciosafaktors bedingte perniziosiforme Anämie liegt der hyperchromen *Ziegenmilchanämie* zugrunde, welche ROMINGER und BOMSKOV experimentell bei jungen Ratten erzeugten. Bei letzteren entwickelt sich ein sprueähnliches Krankheitsbild mit Fettstühlen, Kugelbauch und nervösen Erscheinungen. Da die Ziegenmilch B_2 reich ist, kann die Ursache nicht in einem B_2-Mangel liegen (SOTHMANN). Die Anämie verschwindet durch Beseitigung der Diarrhöen oder durch parenterale Leberextraktverabreichung. Auch die hyperchrome Ziegenmilchanämie der Säuglinge ist durch Leberextrakt heilbar, ebenso durch Hefeextrakt Cenovis (György). Tschesche und Wolf glauben den bei der Ziegenmilchanämie der Ratte wirksamen Leberfaktor in Pterinen, Farbstoffen, die in Schmetterlingsflügeln, aber auch im Urin vorkommen, gefunden zu haben. Sie sollen in geringster Menge von 1 γ täglich bereits eine Besserung des Blutbildes herbeiführen.

Auch bei der *Pellagra* kommen selten megalocytäre hyperchrome Anämien mit megaloblastischem Markbild zur Beobachtung, viel häufiger sind jedoch dabei hypochrome Formen (Krjukoff, Turner, Literaturzusammenstellung bei Flinker). Auch fehlt bei der Pellagraanämie meist die gesteigerte Hämolyse, die bei der Sprueanämie oft deutlich ist (Krjukoff). Glossitis, Achylie, Magen-Darmerscheinungen und Nervenstörungen sind dagegen wie bei perniziöser Anämie vorhanden. Trotz der Achylie wurde der Castle-Faktor im Magensaft solcher Pellagraanämien von Spies und Payne gefunden. Zur Unterscheidung von perniziöser Anämie ist das Vorhandensein der Pellagradermatitis sehr wertvoll. Im Gegensatz zur Perniciosa ist die megalocytäre Pellagraanämie ausgezeichnet durch autolysierte Hefeextrakte beeinflußbar (Spies, Payne und Chinn), was dafür spricht, daß der Pellagramangelstoff nicht völlig mit dem exogenen Faktor bei Perniciosa identisch ist. Vielleicht werden die neuesten Erkenntnisse über das Antipellagravitamin darüber noch Aufklärung bringen.

In neuerer Zeit haben Wills und seine Mitarbeiter die Aufmerksamkeit auf eine megalocytäre hyperchrome perniciosaähnliche Anämieform gelenkt, welche in Indien unter der ärmeren Bevölkerung häufig auftritt und welche durch Hefeextrakte ausgezeichnet heilbar ist (*megalocytäre Tropenanämie* -Macrocytic tropical Anaemia). Der wirksame Faktor ist noch unbekannt. Er gehört dem Vitamin B-Komplex an, ist hitzebeständig, ist aber nicht mit Vitamin B_1, B_2 oder B_4 identisch. Besonders häufig findet sich diese Anämie bei Schwangeren, besonders in China, Westafrika und Indien, die sich qualitativ und quantitativ ungenügend ernähren (megalocytäre tropische Schwangerschaftsanämie von Wills, Elsom und Sample). Da diese Anämie außer durch Hefe auch durch Leber und Leberextrakte heilbar ist, ferner ein perniziösanämisches Blutbild zeigt, Salzsäure und damit wohl auch der Castle-Faktor im Magensaft vorhanden ist, wurde von Wills angenommen, daß in diesen Fällen der antiperniziöse exogene Nahrungsfaktor fehle. Es ist Wills auch gelungen, diese Anämieform bei Affen durch Vitamin B-Mangeldiät zu erzeugen (Wills und Starard, Wills und Bilimoria) und durch Bierhefe schlagartig zu heilen (bestätigt von Doy, Langston und Shukers). Eine ähnliche experimentelle Anämie konnten Spies und Dowling durch eine Vitamin B-Mangeldiät, die das Krankheitsbild der schwarzen Zunge (black tongue) erzeugt, bei Hunden, Miller und Rhoads bei Schweinen erzeugen. Es kommt dabei auch zu Haarausfall, Hautgeschwüren, schweren Mundentzündungen und Lähmungen. Bei den Schweinen hörte die Salzsäureproduktion auf und der Castle-Faktor verschwand allmählich aus dem Magensaft. Nach Langen kommt diesen experimentellen Anämien jedoch kein echtes perniziös-anämisches Blutbild zu. Die Hypothese Wills', daß der bei diesen Anämien wirksame Faktor dem extrinsicfaktor Castles gleichzusetzen sei, hat verschiedene Nachprüfungen veranlaßt, die großenteils negativ ausfielen (UNGLEY, DAVIDSON, H. C. LASSEN und H. K. LASSEN u. a.). Andererseits erhielten STRAUSS und CASTLE, sowie GRODALL mit autolysierter Hefe (MARMITE) besonders nach Vorbehandlung mit Magensaft positive Ergebnisse bei perniziöser Anämie. Die ganze Frage scheint mir noch nicht restlos geklärt und bedarf dringend der Nachprüfung mit exakter Kontrolle der Blut- und Markbilder.

In Mitteleuropa kommen, wie auch meine Umfrage in der „Medizinischen Klinik" ergab, megalocytäre Mangelanämien kaum vor. Nur MEULENGRACHT berichtete über einen Fall, der fanatisch eine insuffiziente Diät eingehalten hatte. Aus Amerika teilen GROEN und SNAPPER 2 Fälle mit, von denen einer nach Leber, der andere nach Fleisch und vitaminreicher Diät heilte. JAGIĆ und NAGL berichten über hyperchrome Anämien, die vielleicht Mangelanämien sind, bei Fällen von stenosierendem Oesophaguscarcinom. Es lagen dabei jedoch keine typischen perniziösen Blut- und Markbilder vor.

4. Gruppe der toxisch-hämolytischen Hyperchromanämien.

Seit langem ist bekannt, daß *bestimmte hämolytische Gifte meist aromatischer Natur* eine schwere hämolytische Anämie verursachen, bei der es häufig auch zur Vergrößerung des Zelldurchmessers und zur Erhöhung des Färbeindex kommt, was allerdings nicht bei allen Fällen dieser Art zutrifft. Ein wesentlicher Unterschied gegenüber der perniziösen Anämie liegt aber in der starken Regeneration des Knochenmarkes. Die Reticulocytenzahlen sind im Gegensatz zur perniziösen Anämie meist sehr stark erhöht, auch besteht in der Mehrzahl der Fälle Leukocytose. Leber und Leberextrakte lassen die durchschlagende Heilwirkung vermissen, wenn auch ein gewisser Einfluß nicht zu leugnen ist. Meist sind diese Anämien im Tierversuch studiert, so auch wieder in der neueren Literatur.

Das *Benzol* selbst macht nur selten eine hämolytische Anämie dieser Art, der Prototyp der Benzolanämie ist die aplastische Anämie. Dagegen sind zahlreiche Benzolabkömmlinge vorwiegend hämolytische Gifte. Am bekanntesten ist diese Eigenschaft vom *Phenylhydrazin,* die Anämie kann dabei durch Lebergaben nicht verhindert, wohl aber die Regeneration beschleunigt werden (SUSANNA, FEHÉR, GOTTSEGEN, WRIGHT und ARTHUR, FRIEDLÄNDER und STEINITZ). Bei chronischer Verabreichung tritt auch im Tierversuch starke Milzhyperplasie auf (LETTERER). Ähnliche hämolytische Anämien werden durch *Phenol, Resorcin, Hydrochinon, Toluylendiamin, Thyrosin* und *Thyramin* erzeugt (CAMPANACCI und FALZOY, BALDRIDGE, MANZINE, INGRASSIA). Ärztlich wichtig ist die Kenntnis, daß auch Gewerbegifte, wie *Trichloräthylen,* sowie Arzneigifte, wie Extractum filicis und die heute sehr vielfach im Gebrauch befindlichen Sulfanilamide (Prontosil u. ä.), derartige hämolytische Anämien erzeugen können (HARVEY und JANEVAY). Bei Hunden mit „Schwarzzungendiät" bewirkt Indol eine schwere hämolytische Anämie, die durch Hefe und Leberextrakt heilbar ist (RHOADS und Mitarbeiter). Eine besondere Stellung nimmt die *Saponinanämie* insofern ein, als bei ihr eine Störung der Regeneration neben der gesteigerten Hämolyse vorliegt. Sie steht also der perniziösen Anämie am nächsten (UCKO) und zeigt auch eine gewisse Leberwirkung, weshalb sie neuerdings von GOTTLEBE zur Testierung der Leberextrakte herangezogen worden ist.

Eine *zweite* Gruppe hyperchromer toxischer Anämien mit megalocytärem Blutbild sehen wir manchmal bei schweren Infekten, vor allem bei *Sepsis* und *schweren chronischen Coliinfektionen.* Das Blutbild zeigt eine starke Megalocytose mit Anisocytose und Poikilocytose, so daß auch ein geübter Hämatologe ohne Kenntnis des Falles eine perniziöse Anämie diagnostizieren kann. TEMPKA und BRAUN fanden im Knochenmark dieser Fälle vereinzelte Megaloblasten (Abb. 18).

In der neueren Literatur sind solche pseudoperniziöse Anämien von NANU-MUSCEL, IONESCU und VALTER bei Colisepsis, von TOULLEC und JOLLY nach Malaria, von KARLMARK und OLOVSON, sowie BYKOWA bei generalisierter Tuberkulose, von LOVIBOND bei Streptokokkensepsis, von LABBÉ und BOULIN und BALMUS bei Staphylokokkensepsis geschildert worden. Auch die von GREPPI und SEMENZA, sowie von CAMPANACCI als febrile akute perniziosiforme Anämie geschilderten Fälle gehören offenbar hierher und sind wohl als septische Erkrankungen zu deuten. Die meist vorhandene freie Salzsäure im Magensaft und das häufig leberrefraktäre Verhalten läßt den Unterschied gegenüber Perniciosa klar erkennen. LUCCHINI, SEGRE und BONIZZI haben neuerdings in Anlehnung an ältere Versuche von SEYDERHELM solche perniziosiforme Anämien mit Colitoxinen bei Kaninchen experimentell erzeugt (H. WOLF, TSCHESCHE, KRÖGER u. a.). WOLF erzeugte eine ähnliche Anämie mit Typhusgift bei Kaninchen. In therapeutischer Beziehung hängt bei diesen Fällen alles von der Behandlung des Grundleidens ab.

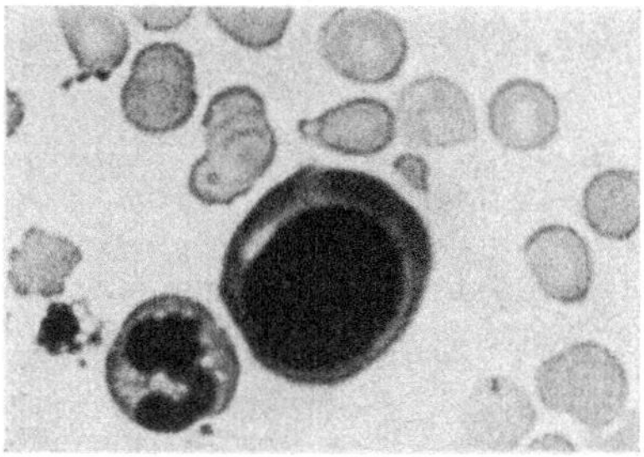

Abb. 18. Colisepsis. Sternumpunktat: ein Promegaloblast und ein mittelgroßer, pathogener Stabkerniger. (Nach TEMPKA und BRAUN.)

Eine *dritte* Gruppe dieser toxisch hämolytischen Anämien findet sich bei *chronischer Nephritis* sowie bei *Urämie,* über die neuerdings FIESCHI, PERSONS und ECOLA-STROLBERG, NYLANDER und DE GIORGI berichten. Seit BECHER wird in diesen Fällen auf die pathogenetische Bedeutung der vermehrt im Blute auftretenden Phenole und Phenolderivate hingewiesen, obwohl ein strenger Zusammenhang der Anämien mit dem Auftreten dieser Substanzen im Blut nach den Untersuchungen von MARCOLONGO und ALBONI vermißt wird. Diagnose und Behandlung fallen mit dem Grundleiden zusammen.

Ein *viertes* Auftreten solcher toxischer hämolytischer Anämien mit starker Rechtsverschiebung der PRICE-JONES-Kurve findet sich auch in der *Schwangerschaft* und gibt zu Verwechslung mit der echten Schwangerschaftsperniciosa Anlaß.

Charakteristisch sind die toxischen Symptome im Verlaufe der Schwangerschaft, welche dieser Anämieform häufig vorausgehen, wie Erbrechen, Übelkeit, Durchfälle. Das Fehlen der Hunterzunge, der plötzliche Ausbruch der hämolytischen Krise oft mit Reticulocytenvermehrung, sowie die Leukocytose weisen auf den Unterschied hin. Leberbehandlung fanden IONESCO und KOTTMEIER nützlich. In meinen eigenen Fällen sah ich davon keinerlei Wirkung. Lediglich die Unterbrechung der Schwangerschaft führte zur Ausheilung.

Diesen Fällen pathogenetisch nahestehend ist die von LEHNDORFF scharf herausgehobene Anaemia neonatorum, eine plötzlich shockartig einsetzende hämolytische hyperchrome Anämie, die am Ende der 1. Lebenswoche auftritt und spontan wieder abheilen kann.

Die Ähnlichkeit der Blutbildveränderungen, die diese toxisch infektiösen und Schwangerschaftsfälle mit der echten Perniciosa zeigen, läßt an einen *Entstehungsmechanismus* in dem Sinne denken, daß das Gift in den Zellreifungsprozeß im Knochenmark eingreift, indem es die Fermentwirkung des Antiperniciosafaktors hemmt. Diese Ansicht findet eine Stütze in der Tatsache, daß auch die Leberwirkung bei perniziöser Anämie durch das gleichzeitige Vorhandensein schwerer Infekte eine starke Hemmung erfahren kann.

Anhang.

Die Bleianämie.

Eine besondere Stellung unter den toxisch-hämolytischen Anämien nimmt die Bleianämie ein, die sich von allen anderen Anämieformen durch die *besondere*

Art ihrer Knochenmarksreaktion unterscheidet. Das *Blei bewirkt* eine *gesteigerte Hämolyse, welche eine gesteigerte regeneratorische Markfunktion besonderer Art auslöst.* Im Knochenmark kommt es zur Wucherung von Erythroblasten und Proerythroblasten, sowie zu dem charakteristischen Auftreten der basophil getüpfelten Erythrocyten (KLIMA und SEYFRIED), die sich auch massenhaft im peripheren Blut finden. Die basophile Tüpfelung ist ein Regenerationssymptom. Bei Vitalfärbung repräsentieren sich die basophil getüpfelten Erythrocyten als jüngere Reticulocytenformen der Gruppen I—III nach HEILMEYER. WHITBY und BRITTON haben in sehr eingehenden Versuchen nachweisen können, daß die Summe der basophil getüpfelten und polychromatischen Erythrocyten der Reticulocytenzahl bei Vitalfärbung gleichkommt. Die basophile Tüpfelung ist zwar für die Bleivergiftung kein spezifisches Zeichen — sie kommt auch bei anderen hämolytischen Anämien vor (perniziöse Anämie, hämolytischer Ikterus) und kann auch durch Einatmen von Steinstaub erzeugt werden (LEHMANN) — aber sie ist doch diagnostisch von großer Bedeutung. Eine weitere Besonderheit der Bleivergiftung liegt darin, daß die *Noxe sowohl auf die Zell- wie auf die Hämoglobinbildung wirkt,* und zwar in wechselndem Maße auch in Abhängigkeit von der Dosierung, wie KIN SHO SEI im Tierversuch gezeigt hat, so daß der Färbeindex sowohl unter wie über 1 liegen kann, meist allerdings um 1 oder darunter sich bewegt. Nach den Untersuchungen von VANNOTTI ist anzunehmen, daß das *Blei* die *Hämoglobinsynthese stört.* Dadurch kommt es zu einer übermäßigen Produktion von *Porphyrin,* das sich massenhaft im Knochenmark, in den Erythrocyten und in den Ausscheidungen der Bleikranken findet. Es gehört der 3. Isomerenreihe an, ist also eisenfreier Blutfarbstoff. Der *Nachweis der Porphyrinurie* ist *für die Stellung der Diagnose von wesentlicher Bedeutung. Morphologisch* zeigen die Erythrocyten eine gewisse Anisocytose, in schweren Fällen auch Poikilocytose. Die PRICE-JONES-Kurve fand ich in einem Fall stark rechts verschoben, so daß ein perniciosaähnliches Blutbild vorliegen kann. Durch die auch bei Perniciosa manchmal vorhandene Porphyrinurie und basophile Tüpfelung, sowie die Zeichen gesteigerter Hämolyse in Serum und Harn kann die Differentialdiagnose schwierig sein. Gewöhnlich zeigt die Bleianämie allerdings eine Leukocytose. PELLEGRINI fand sogar in einem Fall ein Megaloblastenmark, das allerdings zu großen Seltenheiten gehört, so daß man die Frage eines zufälligen Zusammentreffens m. E. offen lassen muß. In sonstigen Fällen wird die Untersuchung des Magensaftes, die Sternalpunktion und der Nachweis der Bleisymptome, wie Bleisaum, Bleikolorit und Bleikoliken die Diagnose sichern. In der Behandlung der Bleianämie haben sich Leberextrakte sehr bewährt, die Porphyrinurie geht dabei auch nach eigenen Erfahrungen rasch zurück. Es zeigt sich also auch darin ein den beiden Anämien mit „gestörter Regeneration" (DUESBERG) gemeinsam zukommender Typ, wenn auch die Leberwirkung bei der Bleivergiftung weit hinter der perniziösen Anämie zurückbleibt.

D. Regeneratorische hämolytische Anämien mit besonderer Formgestaltung der Erythrocyten.

Die hier zusammengefaßten Anämien weisen pathogenetisch und klinisch eine nahe Verwandtschaft auf. Sie haben alle eine *besondere Abartung der Erythrocyten* oder einen besonderen Mechanismus, der dazu führt, gemeinsam. Die

Störung entsteht auf einem *konstituionell-hereditären Boden* und führt zu morphologisch und biologisch veränderten Erythrocyten mit erhöhter Zerfallsneigung. Die Erythrocyten sind also so verändert, daß sie in sehr gesteigertem Ausmaße der intravitalen Hämolyse zum Opfer fallen. Im Vordergrund steht der gesteigerte Blutzerfall, der durch eine enorm gesteigerte Knochenmarkstätigkeit zu kompensieren versucht wird. Dies gelingt in manchen Fällen, bei denen dann die Anämie fehlt (latente Formen). Die Milz als Organ der Blutzerstörung ist stark vergrößert und meist als Tumor tastbar. Durch den gesteigerten Blutzerfall wird vermehrt Gallenfarbstoff produziert. Es entsteht ein Subikterus und eine enorm gesteigerte Ausfuhr von Gallenfarbstoffabkömmlingen im Stuhl und Harn. Die dauernd erhöhte Knochenmarkstätigkeit führt allmählich zu charakteristischen Veränderungen am Skeletsystem, die sich in Erweiterung der Markräume auf Kosten der Compacta und in vorzeitiger Nahtsynostose am Schädel äußern (GÄNSSLEN). Dadurch entstehen charakteristische Schädel- und Gesichtsbildungen, die auch diagnostisch bedeutungsvoll sind. Hand in Hand damit gehen trophische Störungen der Haut, besonders an den Unterschenkeln (Unterschenkelgeschwüre) und im Kindesalter eine allgemeine Entwicklungshemmung (hämatischer Infantilismus, LEHNDORFF). Die vorwiegend endogene konstitutionelle Bedingtheit dieser Anämieformen kommt vor allem darin zum Ausdruck, daß sich diese Anämien meist familiär vorfinden und die einzelnen Formen zum Teil streng rassisch gebunden auftreten. Die folgende Tabelle gibt (in Anlehnung an LEHNDORFF) eine Übersicht über die vier hierhergehörigen Anämien, wobei das Ausmaß der Knochenmarkswucherung und des Erythrocytenzerfalls in der angeführten Reihenfolge im allgemeinen ansteigt:

Bezeichnung der Anämie	Zellform	Rasse	Milz	Wirkung der Splenektomie	Lebensalter	Prognose
Hämolytischer Ikterus	Sphärocyt	lokale Häufung	vergrößert	heilt	jedes	gut
Ovalocytenanämie	Ovalocyt	lokale Häufung	vergrößert	bessert	jedes	relativ gut
Sichelzellenanämie	Drepanocyt	Neger	anfangs häufig groß, später atrophisch	bessert	vorwiegend Jugendliche	zweifelhaft
Erythroblastenanämie (COOLEY)	Erythroblast u. Fragmentocyt	Mittelmeervölker	sehr groß	fast wirkungslos	nur Kinder	letal

Im folgenden seien die Formen kurz besprochen:

1. Der konstitutionelle hämolytische Ikterus.

(Konstitutionelle hämolytische Anämie, Kugelzellenanämie.)

Das wesentliche Merkmal dieser Erkrankung ist die besondere morphologische und funktionelle Veränderung der Erythrocyten, die in der Annäherung an die Kugelform (Sphärocytose) und in einer *Verminderung der osmotischen Resistenz* zum Ausdruck kommt. Die Zellveränderung ist meist schon kurz nach der Geburt nachweisbar (Hawskley und Bailey) und ist das Kardinalsymptom der Erkrankung.

Die *Sphärocytose* beruht auf einer Verkleinerung des Kreisdurchmessers (Mikrocytose s. Abb. 2) bei gleichzeitiger Erhöhung des Dickendurchmessers. Die Feststellung dieser beiden Größen ist deshalb von größter diagnostischer Bedeutung. Die Messung des Dickendurchmessers erfolgt am besten nach dem Vorgehen von v. Boros und Heilmeyer durch Bestimmung des Hämatokritwertes, genaue Zellzählung und Berechnung des Dickendurchmessers aus dem Zellvolumen und dem Kreisdurchmesser, wobei man die Erythrocyten als einfache Zylinder auffaßt. Man erhält so die ideale zylindrische Dicke der Erythrocyten, die normalerweise 2 μ beträgt, beim hämolytischen Ikterus bis 4 μ betragen kann. (Genaue Methodik bei v. Boros und Heilmeyer.) Noch deutlicher wird die Vergrößerung der Zelldicke erkennbar, wenn man das Verhältnis von Dickendurchmesser und Kreisdurchmesser, also den sog. *sphärischen Index* nach Heilmeyer aufstellt, welcher normalerweise bei 0,30 (0,25—0,35) liegt und beim hämolytischen Ikterus stets erhöht gefunden wird, auch dann, wenn die Mikrocytose einmal nicht so deutlich in Erscheinung tritt oder eine starke Anisocytose sie verdeckt.

Weitgehend, aber nicht immer parallel dieser Formänderung der Erythrocyten geht die Herabsetzung der osmotischen Resistenz, die am besten gegen hypotonische Kochsalzlösung bestimmt wird. Normalerweise liegen die Grenzen der Kochsalzhämolyse zwischen 0,44% beginnend und 0,34% vollendet. Beim hämolytischen Ikterus rückt der Hämolysebeginn nach oben zu Werten zwischen 0,48—0,70% NaCl. Die Resistenzverminderung ist jedoch nicht konstant bei allen Fällen vorhanden, sie kann beim einzelnen Fall stark wechseln und wird in etwa 10% vermißt (Gänsslen). Andererseits sehen wir eine Resistenzverminderung manchmal auch bei anderen Blutkrankheiten, so bei Leukamien und schweren Infekten (Randall, Hirlemann).

Die beschriebenen Veränderungen der Erythrocyten stehen so im Vordergrund des Krankheitsgeschehens, daß die Mehrzahl der Autoren darin den Ausdruck einer dominant vererbbaren „minderwertigen Erythrocytenrasse“ erblickt, die das ganze Leben hindurch vorhanden ist. Heilmeyer konnte jedoch zeigen, daß die Sphärocytose nach Milzexstirpation in manchen Fällen völlig verschwindet. Dasselbe berichten Momigliano und Bairati, ferner Doan, Curtis und Wisemann, sowie Dominici. Paxton ferner Hawskly und Baily sahen ebenfalls eine Zunahme des Erythrocytendurchmessers nach Splenektomie, später allerdings wieder eine Abnahme. Verschiedene der genannten Autoren berichten auch von einer völligen Normalisierung der Resistenz in einzelnen Fällen nach Herausnahme der Milz. In der Mehrzahl der Fälle bleibt sie allerdings bekanntlich meist herabgesetzt. Doch geht aus allen diesen Mitteilungen hervor, daß sowohl die Formveränderung wie die Resistenzverminderung *keine starre Eigenschaft der Erythrocyten* ist, sondern das Produkt eines *funktionellen Mechanismus,* an dem Knochenmark-, Milzreticuloendothel und peripheres Blut beteiligt sind. Angeboren ist nicht eine minderwertige Zellrasse, sondern ein pathologischer Mechanismus, der die Erythrocyten umbildet. Die Milz ist nicht nur das Organ, das die minderwertigen Erythrocyten abbaut, sondern sie greift als Hauptteil der R.E.S. aktiv in dieses Geschehen ein und macht sie minderwertig. Ein weiterer Beweis für diese Auffassung liegt in der

Tatsache, daß zugeführte gesunde Erythrocyten zur Zeit hämolytischer Krisen ebenfalls rasch eine Minderung ihrer Resistenz erfahren (MINO, MOMIGLIANO). Quantitative Untersuchungen der Erythrocytenform sind leider dabei bisher noch nicht gemacht worden. HEILMEYER konnte eine Veränderung der Erythrocyten beim Durchtritt durch die hämolytische Milz im Sinne einer stärkeren Annäherung an die Kugelform nachweisen und ALBERS sah mit mir in einem erworbenen Schwangerschaftsfall die Mikrosphärocytose in wenigen Tagen kommen und gehen (s. Abb. 21a, b). Es liegt nahe, hier an die Einwirkung von hämolysinähnlichen Körpern zu denken, die immer wieder beim hämolytischen Ikterus zeitweise und inkonstant von verschiedenen Autoren aufgefunden worden sind. LEPEL hat neuerdings hämolysierende Extrakte aus den verschiedensten Organen eines Falles von hämolytischem Ikterus gewinnen und dabei zeigen können, daß diese auch bei gesunden Erythrocyten in vitro eine Mikrosphärocytose und Resistenzverminderung bewirken. Ein sehr bedeutungsvoller Befund! Wenn die Milzentfernung in vielen Fällen nur einen Teil der Erythrocytenveränderungen beseitigt, so liegt das daran, daß außer der Milz zweifellos das übrige Reticulo-Endotheliale-System an dem Zustandekommen der Veränderungen beteiligt ist. In den Fällen von erworbener hämolytischer Hypersplenie (HEILMEYER) dagegen ist die Milz der Hauptträger dieser pathologischen Funktion.

Aus dem erörterten pathologischen Mechanismus heraus, der zum gesteigerten Zerfall und infolgedessen zu einer gesteigerten Neubildung der Erythrocyten führt, sind die Mehrzahl der übrigen Erscheinungen des hämolytischen Ikterus verständlich: der Milztumor, der in 70% der Fälle palpabel ist (GÄNSSLEN), der Subikterus, die Bilirubinvermehrung im Serum mit indirekter Diazoreaktion im Serum, der vermehrte Gallenfarbstoffgehalt in der Galle, die hochgradig gesteigerte Stercobilinausscheidung im Stuhl, der Farbstoffreichtum des Harns mit Vermehrung von Urobilin, Uroerythrin und Pentdyopent. Auf der anderen Seite das hypertrophische Erythroblastenmark, die meist hochgradige Reticulocytose, die nur bei den seltenen kompensierten Formen fehlt, die oft stark leukocytäre Markreaktion, die manchmal zu Verwechslungen mit Leukämie Anlaß gibt (GROB u. a.).

Der Erythrocytenzerfall steigt manchmal krisenhaft an. Dann kommt es zu gesteigertem Ikterus auch mit direkter Diazoreaktion, zu Fieber und Pseudogallensteinkoliken, die zu Verwechslung mit Cholecystitis, Appendicitis, Hepatitis führen. Allerdings sind Gallensteine häufig tatsächlich vorhanden, da die enorm hochkonzentrierte Galle stärker zu Steinbildungen neigt als normale Galle. Wie eingangs schon erörtert, sind auch die Skeletveränderungen als Folgen der Hyperaktivität des Markes aufzufassen. Hierher gehört der von GÄNSSLEN erstmals beschriebene Turmschädel mit Erweiterung der Diploeschicht, Rarefikation der Tabula externa, und frühzeitige Verknöcherung der Coronarnaht (SNELLING, CAFFEY, ISRAELS und WILKINSON u. a.), ferner Veränderungen im Gesichtsausdruck in Form breitansetzender Nasenwurzel oder abnormer Kleinheit der Augenhöhlen mit einem negroiden oder mongoloiden Aussehen. Der Kiefer zeigt häufig einen hohen Gaumen, sowie Anomalien der Zahnentwicklung und Zahnstellung. Dazu kommen die vielfachen Anomalien an den Augen (Schweinsaugen, Epikantus, Schlitzaugen, exzentrische Pupillen, Linsentrübung u. a.), an den Ohren (angewachsene Ohrläppchen, abstehende Ohren, DARWINscher Höcker), ferner Hauterkrankungen wie Psoriasis, Ichthiosis, Ekzem u. a., sowie die schon obengenannten Unterschenkelgeschwüre, ferner Störungen der inneren Sekretion wie Hypogenitalismus, Infantilismus, Zwergwuchs, Pigmentstörungen (JACARELLI, FALCONER u. a.), die alle zusammen das bunte Bild der hämolytischen Konstitution ausmachen und zeigen, wie tiefgreifend einerseits die angeborene Anlagestörung ist, andererseits auch wie tief das hämatische Geschehen in das Gesamtgetriebe des Organismus störend eingreift; denn ein Teil dieser konstitutionellen Veränderungen wird durch Milzexstirpation beseitigt.

Die Differentialdiagnose des hämolytischen Ikterus macht keine Schwierigkeiten, wenn man eine genaue Ausmessung des Blutbildes, sowie eine Resistenzbestimmung und Reticulocytenzählung im fraglichen Falle vornimmt, sowie auf den Milztumor und die konstitutionellen Zeichen achtet. Vom hepatischen Ikterus unterscheidet sich der hämolytische durch die nur indirekte Diazoreaktion im Serum und vor allem durch das Fehlen von Billirubin im Harn. Die quantitative Urobilinbestimmung ergibt im Stuhl eine außerordentliche Vermehrung (HEILMEYER, PASCHKIS). Wenn im Blutbilde einmal ausnahmsweise größere Zellformen auftreten, kann es ein perniciosaähnliches Aussehen haben. Es fehlen aber die Zungen-, Magen- und Nervenerscheinungen fast immer. Bei hämolytischen Krisen kann durch Insuffizienz der Leber oder durch Dazutreten echter Gallensteine ein hepatischer Ikterus dazukommen. Dann werden immer das Blutbild, die Resistenzverminderung, die Familienanamnese und die Zeichen der hämolytischen Konstitution das Grundleiden erkennen lassen. Bei den verborgenen Formen wird die genaue Ausmessung der Erythrocytengrößen, besonders die Bestimmung des sphärischen Index sowie die Sternalpunktion wertvoll sein. In manchen solchen Fällen helfen auch Provokationsmethoden wie Milzduschen, Röntgenbestrahlung, kalte Bäder u. a.

Die Behandlung des hämolytischen Ikterus hat es nur mit den schwereren Formen zu tun, die eine Anämie aufweisen und einen Kräfteverfall zeigen. Die medikamentöse Behandlung versagt fast immer. Von Leber habe ich eher Schaden als Nutzen gesehen, ebenso alle anderen Autoren (JEDLICKA und VARADI, ZIMMERMANN, NEUBURGER, GÄNSSLEN). Das pathologische Geschehen ist also ein vollkommen anderes als bei der perniziösen Anämie. Auch Röntgenbestrahlung der Milz ist aussichtslos und bringt mehr Schaden als Nutzen. Ebenso erfolglos ist die Kurzwellenbestrahlung (GROAG). Ist die Anämie sehr hochgradig, was selten der Fall ist, so hilft häufig die Bluttransfusion. Die Wirkung ist allerdings nicht von langer Dauer, da im Stadium hämolytischer Krisen trotz Blutgruppengleichheit rasch eine Auflösung auch der *gesunden* gespendeten Erythrocyten eintritt. Mitunter kommt es sogar zu Hämoglobinurie — alles Erscheinungen, die gänzlich unverständlich wären, wenn man das Wesen der Erkrankung nur in der angeborenen Minderwertigkeit der körpereigenen Erythrocyten sehen wollte. Die Behandlungsmethode der Wahl ist die *Milzexstirpation*. Sie greift nach meiner Ansicht tief in das Wesen der Erkrankung ein und beseitigt nicht nur das Organ, das die minderwertigen Erythrocyten abbaut, sondern auch das Organ, das an der Erzeugung minderwertiger Erythrocyten beteiligt ist. Aus diesem Grunde ist der Behandlungserfolg der Milzexstirpation beim hämolytischen Ikterus ein viel besserer und vollständigerer als bei allen anderen hämolytischen Anämien, etwa der Sichelzellanämie oder der COOLEYschen

Anämie oder der toxischen hämolytischen Anämien. Der Umschwung, der sich in wenigen Tagen nach der Operation vollzieht, ist gewaltig und geht am besten aus Abb. 19 hervor. Schlagartig hört die gesteigerte Blutbildung auf, die Reticulocytenzahlen stürzen in wenigen Tagen von 200‰ auf 10‰ und in der Folgezeit sogar auf unternormale Werte ab. Gleichzeitig verschwindet die hochgradige Hämolyse, gemessen an der gesteigerten Urobilinausscheidung im Stuhl und Harn. Berechnet man aus den Reticulocytenzahlen und ihrer bekannten Reifungszeit, sowie aus der Urobilinausscheidung die Lebensdauer

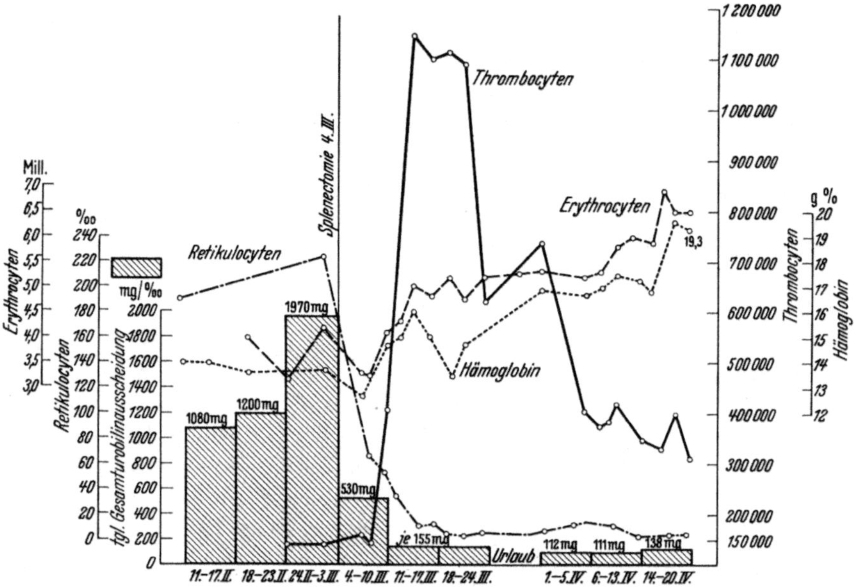

Abb. 19. Umschwung der Knochenmarkstätigkeit und des Blutzerfalls nach Herausnahme der Milz bei einem hämolytischen Ikterus: Man erkennt die Abnahme der überstürzten Erythrocytenneubildung an dem Abfall der Reticulocyten, ferner das Aufhören der enorm gesteigerten Urobilinausscheidung, die relative Thrombocytose, sowie die infolge Aufhörens des Blutzerfalls ansteigenden Erythrocyten- und Hämoglobinwerte.

der Erythrocyten vor und nach der Operation, so ergeben sich im abgebildeten Falle vor der Operation etwa 16 Tage, nach der Operation etwa 310 Tage. Durch die Herausnahme der Milz wurde also die mittlere Lebensdauer der Erythrocyten um das 20fache verlängert! Da die Hämolyse vorübergehend sogar übermäßig eingeschränkt ist, kommt es zu einer reaktiven Polycythämie, in unserem Falle bis 6,8 Millionen. Es dauert einige Monate bis Jahre, bis sich der Hämoglobin- und Erythrocytenspiegel allmählich auf normale Werte einspielt. Unmittelbar nach der Operation steigen auch Leukocyten und Thrombocyten an und bleiben oft noch lang erhöht. Das Auftreten von JOLLY-Körpern ist sogar ein Dauersymptom der Splenektomie. Hand in Hand mit der raschen Besserung des Blutbefundes geht die Hebung des Allgemeinzustandes. Der hier abgebildete Fall feierte jedes Jahr den Tag der Milzexstirpation als seinen zweiten Geburtstag, weil er erst von diesem Tage an wußte, was leben heißt. Er unternahm ein Jahr nach der Operation eine Radtour von Thüringen nach Ostpreußen und wieder zurück, während ihm das Radfahren vorher eine unmögliche Anstrengung bedeutete. Der Wegfall der Milz macht sich an der ganzen

Gewebstrophik bemerkbar. Die Unterschenkelgeschwüre heilen ab (DEDICHEN), das zurückgebliebene Wachstum steigert sich, ebenso die Genitalentwicklung. Bei richtiger Diagnosestellung ist die Milzexstirpation so gut wie immer erfolgreich, wenn der Erfolg auch manchmal langsamer eintritt. In seltenen Fällen erlebt man Rezidive, oft mit letalem Ausgang. Sie sind manchmal durch Nebenmilzen verursacht, die bei der Operation zurückgeblieben sind und allmählich die Funktion der Hauptmilz übernehmen. Eine geringe Steigerung der Hämolyse und eine stärkere Mikrocytose sieht man nach anfänglicher Besserung relativhäufig. Es übernimmt das übrige Reticuloendothel einen Teil der Milzfunktion, doch tut das dem Gesamtbefinden meist keinen Abbruch. Sind Gallensteine vorhanden, so ist es zweckmäßig, sie wenn möglich per vias naturales oder durch Cholecystostomie zu entfernen. Die Cholecystektomie kommt nur bei gleichzeitigem Vorhandensein einer Gallenblasenentzündung in Frage (COWEN).

Die Operationsmortalität hängt in den meisten Fällen von der Erfahrung des Chirurgen ab, beträgt aber in sicherer Hand nur 2—4%. Ein Teil der unglücklichen Ausgänge sind durch relative Thrombocytose mit nachfolgender Thrombosierung im Pfortadergebiet bedingt (SILBERBERG, GÄNSSLEN u. a.). Je kleiner der Milztumor ist, um so ungefährlicher ist der Eingriff. Ich teile den Standpunkt GÄNSSLENs, daß die beste Zeit für die Milzexstirpation das jugendliche Alter ist, schon weil die allgemeine Entwicklungshemmung dadurch frühzeitig beseitigt wird.

2. Der erworbene hämolytische Ikterus und die hämolytische Hypersplenie.

Neben dem konstitutionellen hämolytischen Ikterus sind immer wieder Fälle von erworbenem hämolytischem Ikterus beschrieben und als Typ HAYEM-WIDAL dem konstitutionellen Typ MINKOWSKI-CHAUFFARD gegenübergestellt worden. Zweifellos halten viele dieser vor allem von der französischen Schule beschriebenen Fälle einer strengen Kritik nicht stand. Es wurden hierunter alle möglichen hämolytischen Anämien verschiedenster Genese, ja selbst hepatogene Erkrankungen mit Milztumor eingereiht, welche das wesentliche Symptom des hämolytischen Ikterus, Sphärocytose und Resistenzverminderung der Erythrocyten, oft vermissen lassen. Auch in der neuesten Literatur der letzten Jahre sind eine Reihe von erworbenen Fällen zum Teil von namhaften Autoren mitgeteilt worden (MANAI, CURSCHMANN, RASTETTER und MURPHY, SACK, MEINERTZ, WIPPERT, TAKAYA), welche die charakteristische Resistenzverminderung und zum Teil auch die Mikrosphärocytose aufweisen. Freilich vermißt man in vielen Fällen eine genaue Durchmusterung der Sippe. Auch kann nicht jeder sporadisch auftretende Fall als erworbene Erkrankung gedeutet werden. HEILMEYER und ALBUS haben deshalb eine schärfere Umgrenzung des Begriffs an Hand von 3 Fällen versucht und dafür die Bezeichnung „*hämolytische Hypersplenie*“ gewählt. Sie sehen dieses Krankheitsbild *dann* als *gegeben* an, *wenn folgende Bedingungen erfüllt* sind: Hämolytische Anämie mit starker Blutumsatzsteigerung, also Reticulocytose und gesteigerter Stercobilinausfuhr, Fehlen von Leberveränderungen, Verminderung der osmotischen Resistenz und deutliche Sphärocytose, plötzlicher Ausbruch der Erkrankung oft in höherem Alter bei Fehlen aller Symptome in früheren Jahren, das Fehlen konstitutioneller hämolytischer Zeichen und besonders das Fehlen solcher in der Sippe. Wesentlich für die Auffassung dieser Fälle als erworbene hämolytische Hypersplenie ist das vollkommene Verschwinden aller Erscheinungen einschließlich der Resistenzverminderung und der Sphärocytose nach Herausnahme der Milz (Abb. 20). Derartige Fälle wurden im Anschluß an eine Infekterkrankung, Grippe, Malaria u. a. oder als Folge einer endokrin-vegetativen Korrelationsstörung beobachtet. Auf einer ähnlichen Basis dürften auch die Fälle von hämolytischer Schwangerschaftshypersplenie, wie der von ALBERS beobachtete Fall, entstanden sein. Es ist MEINERTZ durchaus beizustimmen, wenn er einen Teil solcher Fälle besser als symptomischen, denn als erworbenen hämolytischen Ikterus bezeichnet wissen will, weil oft die verursachende Haupterkrankung im Vordergrund steht. Häufig ist diese aber bereits abgeklungen und das hämolytische Symptom beherrscht jetzt selbständig das Krankheitsbild. Wie dem auch sei, wesentlich erscheint mir nur, daß der ganze funktionelle Mechanismus, der beim konstitutionellen hämolytischen Ikterus angeboren ist, auch durch äußere Einwirkungen ausgelöst werden kann, wobei die Milz eine überragende und führende Rolle spielt. Die Behandlung der hämolytischen Hypersplenie besteht ebenfalls

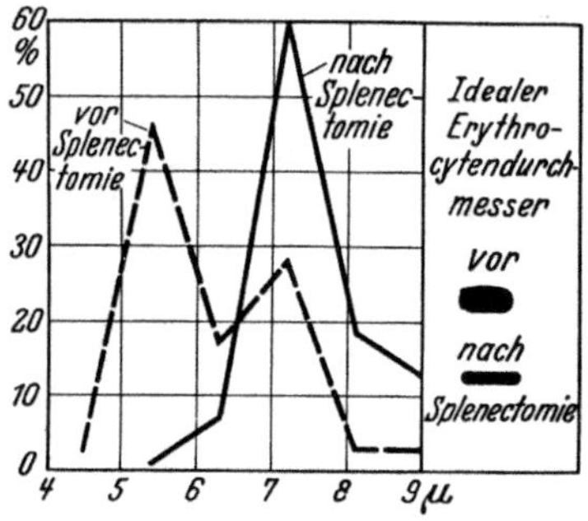

Abb. 20. Verteilungskurven der Erythrocytendurchmesser nach PRICE-JONES in einem Fall von erworbener hämolytischer Hypersplenie vor und nach Milzexstirpation.

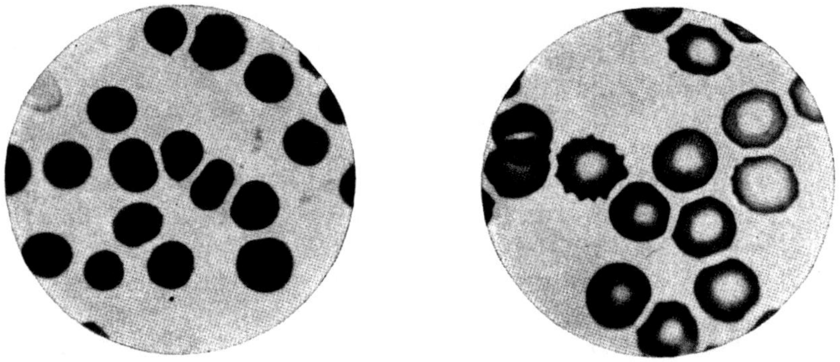

a b

Abb. 21a und b. a Blutkörperchen während einer akuten hämolytischen Krise in einem Fall von erworbenem hämolytischem Ikterus während einer Schwangerschaft: Deutliche Mikrosphärocytose. Kreisdurchmesser 6,0 μ, Dicke 3,15 μ, sphärischer Index 0,53, Resistenz 0,70—0,42% NaCl. b Derselbe Fall wie Abb. 21a. Blutkörperchen 3 Tage nach Abklingen der hämolytischen Krise. Kreisdurchmesser 7,5 μ, Dicke 1,8 μ, sphärischer Index 0,24, Resistenz 0,45—0,27% NaCl. Die Mikrosphärocytose ist restlos verschwunden. (Beobachtung von H. ALBERS und HEILMEYER.)

in der Milzexstirpation, die eine vollständige Heilung der Erkrankung herbeiführt. Sie soll jedoch nicht zu früh vorgenommen werden, da eine Reversibilität der Störung denkbar und von ALBERS auch beobachtet ist (Abb. 21). Irgendeine pharmakologische Einwirkung auf diesen Vorgang kennen wir leider bis heute nicht. Der aus Schweineplasma gewonnene antihämolytische Faktor von JOSEPHS und WINOCOUR ist vorerst therapeutisch noch nicht ausnutzbar.

3. Dem hämolytischen Ikterus verwandte hämolytische Zustandsbilder.

a) Die akute hämolytische Anämie vom Typ LEDERER.

1925 beschrieb LEDERER in Amerika 3 Krankheitsfälle (einen 19jährigen Mann, einen 16 Monate alten Knaben und eine 35jährige Frau), die dadurch charakterisiert waren, daß mehr oder weniger plötzlich mit unbestimmten Allgemeinerscheinungen, wie Kopfschmerzen, Diarrhöen oder Rücken- und Gliederschmerzen unter Fieberanstieg eine hämolytische Anämie mit Ikterus, in 2 Fällen mit palpablem Milztumor und Lebervergrößerung und allgemeiner Schwäche auftrat. Das Blutbild war stark reaktiv mit zahlreichen Normoblasten und Leukocytose. Bluttransfusionen von 120—600 ccm wirkten sehr günstig und brachten die Erkrankung zum Abheilen. LEDERER selbst nahm eine Infektion mit elektiver Wirkung auf das reticuloendotheliale System als Ursache an. Seitdem sind zahlreiche ähnliche Beobachtungen bekannt geworden. GIORDANO und L. BLUM stellten 1937 52 Fälle aus der Literatur zusammen und berichteten über 3 eigene. Immer findet sich als Charakteristicum der akute Beginn, meist mit Fieber, oft ohne äußeren Anlaß, rasch stärker werdende Anämie, Färbeindex um 1,0, zahlreiche kernhaltige, starke Reticulocytose und erhebliche Leukocytose, die manchmal zu Verwechslungen mit Leukämie Anlaß gibt. Die Resistenz wurde häufig normal gefunden, mehrfach aber auch deutlich herabgesetzt (DEBRÉ, LAMY und BERNARD, GOUDSMIT). Ikterus und stark erhöhte Urobilinausscheidung als Zeichen der hochgradigen Hämolyse waren stets vorhanden. Bei Zimmertemperatur fanden GIORDANO und BLUM eine deutliche Autohämagglutination. Bluttransfusionen brachten in allen Fällen eine fast schlagartige Heilung. Der Blutzerfall ist manchmal so hochgradig, daß es zur Hämoglobinurie kommt (CASTEX, STEINGART, POLETTI), wie sie beim hämolytischen Ikterus ja auch manchmal beobachtet werden kann. Der hämolytische Anfall zieht wie ein Gewitter vorüber; in manchen Fällen ist bereits nach 4 Wochen eine völlige Wiederherstellung des Blutbildes erreicht. Wenn auch in den meisten Fällen die ausgezeichnete Heilwirkung der Bluttransfusionen hervorgehoben wird (GIORDANO und BLUM, MENDELS, BARTOLOMEO, PARKES WEBER und BODE, RETTANI u. a.), so werden doch Heilungen auch mit anderen Mitteln (Leberextrakt) berichtet (CORELLI). Es scheint, daß die therapeutischen Bemühungen lediglich die hämolytische Krise auffangen, die dann allmählich spontan wieder abheilt. Man wird sich bei dieser Anämieform immer fragen müssen, ob es sich dabei nicht um eine akute Exacerbation eines vorher latenten konstitutionellen hämolytischen Ikterus handelt. Es ist ja bekannt, daß Infekte, klimatische Ereignisse, aber auch seelische Ursachen bei solchen Personen eine akute hämolytische Krise auslösen können. Leider liegen meist keine Dickenmessungen in den berichteten Fällen vor. Die Bestimmung des sphärischen Index wäre für die Klärung des Krankheitsbildes außerordentlich wichtig. Der Fall GOUDSMIT wies eine deutliche Mikrocytose und erhebliche Resistenzherabsetzung auf, kann also sehr wohl als hämolytischer Ikterus gedeutet werden, ebenso die beiden Fälle von MURRAY-LYON, bei denen es sich um 2 Brüder aus einer typischen Hämolytikerfamilie (der Vater hatte einen typischen hämolytischen Ikterus) handelt. Es fragt sich also, ob die Aufstellung eines neuen Krankheitsbildes überhaupt eine Berechtigung hat. Ich selbst habe einen Fall gesehen, auf den völlig die Beschreibung von

LEDERER paßt. Die genaue Blutuntersuchung ergab eine deutliche Mikrosphärocytose (Index 0,47!). Nach Bluttransfusion schlagartige Besserung, nach 5 Wochen völlige Restitution von 20% Hb auf 95%. Milztumor noch palpabel. Nach $1^1/_2$ Jahren Rückgang des Milztumors und der Mikrosphärocytose auf Index 0,43; nach $3^1/_2$ Jahren ist auch diese Erscheinung völlig geschwunden und klinisch und hämatologisch alles normal geworden (Index 0,30). Man muß auch diesen Fall als akute erworbene hämolytische Hyposplenie ansehen.

b) Die paroxysmale nächtliche Hämoglobinurie vom Typ MARCHIAFAVA.

1911 beschrieben MARCHIAFAVA und NAZARI ein Krankheitsbild, das durch eine erhebliche *hämolytische Anämie,* durch Reticulocytose und vereinzeltes Auftreten von Normoblasten, ferner durch eine dauernde *Hämoglobinämie,* sowie durch Perioden von *nächtlicher Hämoglobinurie,* die tagsüber jeweils verschwindet und durch eine dauernde *Hämosiderinurie* gekennzeichnet ist. Auch dieses Krankheitsbild wurde in der Folgezeit wiederholt beobachtet. HAMBURGER und BERNSTEIN berichten 1936 über 22 Fälle in der Literatur, sowie über 2 eigene. Neuere Mitteilungen stammen von CAIN, CATTAN, HARRISPE und VAN DER BOJEN, sowie von LOLLI, ferner von DACIE, ISRAELS und WILKINSON. Die letztgenannten 3 Autoren haben eine eingehende serologische Analyse in einem von ihnen mitgeteilten Falle durchgeführt. Dabei ergab sich eine Autohämolyse bei 37°, die je nach der Schwere des klinischen Krankheitszustandes nach 15—60 Minuten nachweisbar war. Die Hämolyse war um so stärker, je sauerstoffärmer und kohlensäurereicher das Blut war. Es ließ sich eine deutliche Abhängigkeit vom p_H des Plasmas nachweisen, die stärkste Hämolyse fand sich bei leicht saurer Verschiebung der Blutreaktion etwa bei p_H 7,0. Dieser Befund erklärt auch das vorzugsweise nächtliche Auftreten der Hämoglobinurie, da im Schlaf bekanntlich infolge der Erregbarkeitsminderung des Atemzentrums die Blutreaktion nach der sauren Seite verschoben ist. Die Autoren nehmen als Erklärung an, daß es sich um eine besondere Sensibilisierung der roten Blutkörperchen gegen ein im Plasma enthaltenes normales Lysin handelt. Ähnliche serologische Befunde sind bei solchen Fällen mehrfach in der Literatur berichtet, wenn auch zum Teil mit etwas anderer serologischer Struktur. Die DONATH-LANDSTEINERsche Reaktion ist in allen diesen Fällen negativ. Es handelt sich also sicher nicht um Fälle von Kältehämoglobinurie. Interessanterweise zeigte der von DACIE, ISRAELS und WILKINSON mitgeteilte Fall zwar eine normale Resistenz, jedoch eine deutliche Sphärocytose. Die von mir aus den Angaben der Autoren berechnete Erythrocytendicke ergibt einen Wert von 2,9 μ bei 6,77 μ Durchmesser, also einen sphärischen Index von 0,43! Daß auch bei diesem Falle die Milzfunktion eine wichtige Rolle spielte, geht aus der günstigen Wirkung der *Splenektomie* hervor. Nach derselben traten keine Anfälle von Hämoglobinurie mehr auf. Man sieht also auch hier die nahe pathogenetische Verwandtschaft zum hämolytischen Ikterus bzw. zur hämolytischen Hypersplenie. Auch beim hämolytischen Ikterus kommen ja plötzliche Anfälle von Hämoglobinurie vor. BATSCHWAROFF hat erst vor kurzem einen solchen Fall mitgeteilt. Die Vorstellung, daß auch beim hämolytischen Ikterus ähnliche Lysinwirkungen eine Rolle spielen und auch die Sphärocytose bedingen, gewinnt dadurch weiter an Wahrscheinlichkeit.

4. Die Ovalocytenanämie.

Eine zweite Form konstitutioneller Blutkörperchenveränderungen, die manchmal, aber nicht immer, zu hämolytischer Anämie führt, ist die Ovalocytämie, die ebenfalls familiär auftritt. Die Ovalocytenanämie geht ebenfalls mit leichtem Ikterus, gesteigerter Stercobilinausscheidung und Milztumor einher. In der jüngsten Zeit sind vor allem Fälle aus Italien (MICHELI, PENATI, MOMIGLIAMO, ANGELINI) unter der Bezeichnung Anaemia ipochromica splenomegalica emolitica con ovalocytosi-poicilocytosi) und aus Dänemark (BERTELSEN) mitgeteilt worden (ältere Literatur bei NAEGELI). In Deutschland verfügt GÄNSSLEN über ein größeres Beobachtungsgut dieser Anämieform und hat dabei ähnliche Kiefer- und Zahnstellungsanomalien wie bei seinen Fällen von hämolytischem Ikterus festgestellt. Die Splenektomie bringt eine Besserung des Allgemeinbefindens und einen Rückgang der Hämolyse, scheint aber nicht denselben Gesamterfolg wie beim hämolytischen Ikterus zu bringen. Die Diagnose ist aus der typischen elliptischen Form der Erythrocyten vor allem im Feuchtpräparat, aber auch im gefärbten Ausstrich zu stellen. Die Unterscheidung gegenüber der perniziösen Anämie, die ja auch häufig allerdings etwas anders geartete ovale Megalocyten zeigt, ist aus dem meist verminderten oder jedenfalls nicht erhöhten Färbeindex, aus dem Fehlen der megaloblastischen Reifungsstörung und aus der Magensaftuntersuchung unschwer möglich.

5. Die Sichelzellenanämie (Drepanocytenanämie).

Eine weitere konstitutionelle hämolytische Anämieform, die jedoch ziemlich streng an die Negerrasse gebunden ist und familiär auftritt, ist die Sichelzellenanämie, entdeckt von HERRICK 1910. Auch diese Erkrankung geht mit gesteigertem Blutzerfall, erhöhter erythroblastischer Regeneration im Mark, ferner anfangs meist mit Milztumor, im weiteren Verlauf jedoch mit Milzatrophie einher. Ebenso wie beim hämolytischen Ikterus finden sich vielfach Unterschenkelgeschwüre, sowie die typischen Veränderungen im Skeletsystem, besonders am Schädel (GRINNAU). Im Vordergrund des klinischen Bildes stehen vielfach abdominelle Krisen mit kolikartigen Schmerzen im Oberbauch, Übelkeit, Erbrechen, Bauchdeckenspannung, oft von Temperaturanstiegen bis 40° begleitet. Wahrscheinlich handelt es sich dabei um Milzinfarkte. Ausschlaggebend für die Diagnose ist die Untersuchung des Blutes nach Sichelzellenbildung. Diese wird im nativen Blutpräparat in der feuchten Kammer (mit Vaseline abgedichtet) am besten 24 Stunden nach der Blutentnahme beobachtet. Durch Vitalfärbung läßt sich die Sichelzellenbildung rascher, schon nach 4—6 Stunden, erzielen (HANSEN-PRUSS). VAUBEL hat in seinem zusammenfassendem Referat ausgezeichnete Abbildungen solcher Präparate gegeben, aus denen alles wesentliche zu ersehen ist. Gegenüber dem hämolytischen Ikterus ist die Resistenz oft erhöht (HARGROVE und MATHEWS u. a.), jedenfalls nie vermindert. Gegenüber der perniziösen Anämie, die übrigens bei Negern äußerst selten vorkommt, ist die Leukocytose und das Fehlen der megaloblastischen Reifungsstörung charakteristisch. Auch ist die Anämie gewöhnlich normochrom, der Färbeindex also um 1. Wegen der häufig bei Sichelzellenanämie sich findenden Gelenkerscheinungen sowie den fieberhaften Attacken wird häufig eine Polyarthritis rheumatica fehldiagnostiziert. Der Milztumor, der Ikterus und das typische Blutbild weisen auf die richtige Diagnose. Bei den abdominellen Krisen bestehen natürlich dieselben differentialdiagnostischen Schwierigkeiten wie bei den Krisen des hämolytischen Ikterus. Hier bringt erst oft der weitere Verlauf die Klärung. Neben den ausgesprochen anämischen Fällen gibt es auch hier meist innerhalb derselben Familie latente Fälle, die nur das Sichelzellenphänomen zeigen, ohne krank zu sein. Meist ist die Sichelzellenbildung bei diesen Fällen geringer und tritt in der feuchten Kammer langsamer ein (DIGGS). 6—8% aller Neger lassen dieses Symptom erkennen. (Ausführliche Literatur bei VAUBEL.) Neuerdings sind auch einige Fälle bei der weißen Rasse, bei denen eine Blutmischung mit Negern nicht nachweisbar war, aber in der weiteren Aszendenz wohl auch mit Sicherheit nicht ausgeschlossen werden konnte, beobachtet worden (BRANDAU, COOKE und KELLER, HADEN und EVANS). Auch bei dieser Anämieform erweist sich die medikamentöse Behandlung als völlig erfolglos (DIGGS). Auch die Milzexstirpation versagt hier häufig. Manchmal wird eine anfängliche Besserung beobachtet, die jedoch meist nicht lange anhält, so daß der Charakter der Erkrankung nicht geändert wird (LEIVY und SCHNABEL, CHING und DIGGS). Auch weist DIGGS mit Recht darauf hin, daß im Verlaufe der Erkrankung infolge thrombischer Gefäßverschlüsse und zahlreicher kleiner Infarktbildungen allmählich eine bindegewebige Verödung und Milzatrophie eintritt. „Die Kranken splenektomieren sich selbst.“ Im höheren Alter scheint die Erkrankung allmählich zu verschwinden, was vielleicht mit der Milzatrophie zusammenhängt, soweit der Ausgang nicht vorher ein letaler war. Gegen die abdominellen Krisen haben TORRANCE und SCHNABEL Rhodankalium 3mal täglich 0,8—0,16 g mit etwas Kaliumcitrat und Kaliumpermanganat empfohlen.

6. Die Erythroblastenanämie (COOLEYsche Anämie, Mediterrananämie).

Eine weitere konstitutionelle hämolytische Anämie mit besonderer Formbildung der Erythrocyten wurde 1925 von COOLEY in Amerika bei Kindern ausgewanderter Italienerfamilien entdeckt. Dieselbe Anämieform wurde dann später in Italien und Griechenland beschrieben und ist offenbar weiter verbreitet als ursprünglich angenommen wurde. Das Krankheitsbild ist heute scharf umrissen (s. LEHNDORFF, dort auch vollständige Literatur). Es handelt sich um eine „schwere progrediente Anämieform, die nur bei Kindern von Italienern, Griechen und anderen Mittelmeerbewohnern vorkommt, familiär auftritt und durch eine eigenartige Facies, eine besonders große Milzschwellung, durch osteoporotische Vorgänge am Skelet, die radiologisch sehr charakteristische Bilder liefern und schließlich durch eine unikale Blutalteration einer intensiven und persistenten Erythroblastose gekennzeichnet ist“ (LEHNDORFF). Latente Formen sind im Gegensatz zu den anderen besprochenen konstitutionellen Anämien nicht bekannt. Die Eltern der Kinder sind völlig blutgesund. Die ersten Zeichen der Erkrankung treten schon während des 14.—18. Lebensmonats auf (COOLEY). Die Erkrankung beginnt schleichend, allmählich kommt es zur typischen Ausbildung des „Mongolengesichts“ und zur allgemeinen Wachstums- und Entwicklungshemmung. Im Vordergrund steht der riesige Milztumor, dazu die weniger vergrößerte Leber. Der leichte Ikterus, der erhöhte Serumbilirubingehalt und die Urobilinvermehrung im Harn weisen auf die starke Hämolyse hin. Besonders hochgradig entsprechend den enormen erythroblastischen Markwucherungen sind die Veränderungen am Skeletsystem (Abb. 22 und 23) die auch differentialdiagnostisch gegenüber exogenen Anämieformen, wie Lues, Rachitis und anderen sehr wichtig sind. Im Blutbild findet man massenhaft, meist unreife Erythroblasten, die auf den ersten Blick einen leukämischen Eindruck hervorrufen. Aber auch die kernlosen Erythrocyten sind schwer verändert, hochgradig poikilocytotisch und anisocytotisch. Die PRICE-JONES-Kurve ist enorm verbreitert und umfaßt in den schweren Fällen alle Zellgrößen zwischen 3 und 15 μ. Im nativen Präparat (in der feuchten Kammer), tritt

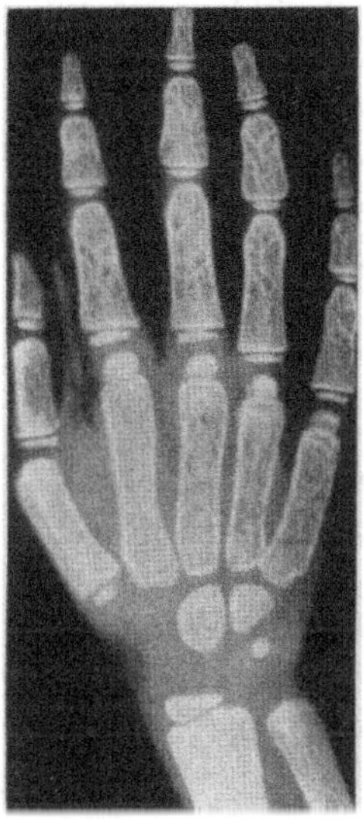

Abb. 22. Röntgenogramm der Hand bei COOLEY-Anämien. Typische Veränderungen. Erweiterte Markräume, verdünnte Rinde, erhöhte Strahlendurchlässigkeit. (Aus BATY, BLACKFAN und DIAMOND.)

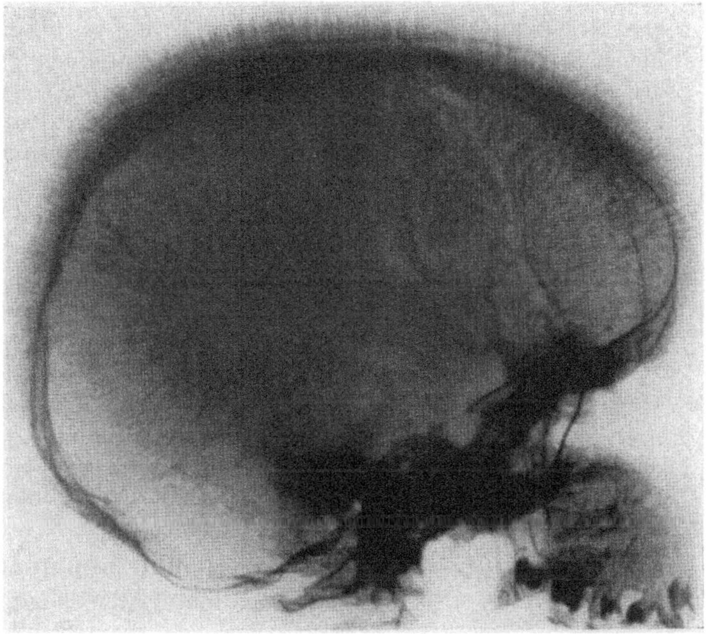

Abb. 23. Höchst charakteristisches Röntgenbild des Schädels bei COOLEY-Anämien. Vorgeschrittenes Stadium der Krankheit. Zahllose stachelförmige Trabekel senkrecht auf der Tabula interna stehend. Beobachtung von COOLEY. (Aus BATY, BLACKFAN und DIAMOND.)

allmählich ein hochgradiger Zerfall der Erythrocyten ein, ein für die Zellen dieser Krankheit offenbar charakteristischer Vorgang, weshalb man sie als *Fragmentocyten* bezeichnen könnte. Der Färbeindex liegt meist unter, niemals über 1. Die Reticulocyten sind stark vermehrt, ebenso die Leukocyten, oft mit starker Linksverschiebung bis zu Myelocyten und Myeloblasten. Der Unterschied gegenüber dem hämolytischen Ikterus, der in manchen Fällen auch starke Erythroblasten und Leukocytenausschwemmung bewirkt, liegt in der normalen mittleren Resistenz der COOLEY-Zellen. Die Resistenzbreite ist meist stark erhöht von 0,50—0,25% NaCl. Ebenso wie beim hämolytischen Ikterus kommen auch hier Blutkrisen oft mit abdominellen Erscheinungen (Thrombosierung abdomineller Venen) vor. Die COOLEYsche Anämie stellt eine sich scharf heraushebende Form der JACKSCH-HAYEM-LUZETschen Anämia pseudoleucaemica infantum dar, die offenbar einen Sammeltopf für verschiedene mit ähnlichem Blutbild einhergehende Erkrankungen des Kindesalters darstellt. Differentialdiagnostisch kann die Abgrenzung gegen Malaria, Lues, Kala-Azar Schwierigkeiten machen. Das charakteristische Blutbild und besonders die typischen Skeletveränderungen, der negative Erregernachweis führen auf die richtige Spur. Allerdings haben in jüngster Zeit griechische Autoren darauf hingewiesen, daß sich ähnliche Knochenveränderungen auch bei Malaria und Kala-Azar vorfinden können und daß die Kinder mit Cooley-Anämie häufig aus malariaverseuchten Gebieten stammen. Sie haben bei typischen Cooley-Fällen Malariaerreger nachweisen und die Erkrankung sogar heilen können *(Choremis und Spiliopulos)*. Man wird weitere Befunde in dieser Richtung abwarten müssen. Es ist auch daran zu denken, daß die Verhältnisse ähnlich wie beim hämolytischen Ikterus liegen, wo neben den konstitutionellen Fällen auch erworbene Fälle sich finden. Unter letzteren spielt gerade auch die Malaria beim hämolytischen Ikterus eine wichtige ursächliche Rolle. Die Prognose der Erkrankung ist äußerst ungünstig. Auf Medikamente ist die Anämie nicht ansprechbar, so daß nur Bluttransfusionen in Frage kommen. Die Splenektomie wirkt nach Cooleys Ansicht günstig und lebensverlängernd, ohne daß sie den letalen Ausgang endgültig abwenden kann.

Eine Zusammenstellung der bis 1936 über die Erkrankung vorliegenden Literatur findet sich bei Lehndorff. Seitdem sind weitere Berichte von Clerici und Dondi, Capper, Borgell, Ferri, Péhu und Noël, Stefanutti, Moncrieff und Whitby, Buch u. a. erfolgt, die nichts wesentlich Neues bringen.

Die übrigen Erythroblastosen und Leukoerythroblastosen, die von verschiedenen Autoren beschrieben worden sind, sind als *Reaktionen auf die verschiedensten Noxen* anzusehen und können deshalb nicht als geschlossene pathogenetische Mechanismen, noch weniger als Krankheitseinheiten betrachtet werden. Auf ihre Darstellung sei deshalb im einzelnen verzichtet.

E. Die Gruppe der aplastischen und hypoplastischen Anämien.

(Panmyelophthise und Panmyelopathie.)

Während man früher unter „aplastischer Anämie“ die aregenerativen Endzustände verschiedenster Anämieformen, z. B. infektiöser, perniziöser oder chronischer Blutungsanämie verstand (Naegeli), die mit „Erschöpfung“ des Knochenmarks, anatomisch meist mit gelbem Fettmark zum mindesten in den Röhrenknochen als Zeichen der mangelhaften oder fehlenden Regeneration einhergingen, beginnt sich jetzt der Begriff der „aplastischen Anämie“ als einer besonderen Anämieform scharf herauszukrystallisieren, nachdem durch die Entdeckung der Lebertherapie die Pathogenese der „Perniciosa“, durch die Entdeckung der Eisenmangelanämien die Pathogenese der hypochromen Anämieformen als völlig wesensverschieden davon sicher abgegrenzt werden konnte. Es bedurfte kaum noch des Nachweises, daß das Castle-Ferment bei diesen aplastischen Anämien stets vorhanden ist (Castle, Reimann, Salus und Weil).

Der Begriff der aplastischen Anämie muß heute auf ein *hämatologisches Bild* beschränkt werden, das durch Normochromie (Färbeindex immer um 1,0), mangelhafte oder fehlende Regenerationszeichen, gleichzeitig meist durch Leukopenie und Thrombopenie ohne gröbere hämolytische Erscheinungen gekennzeichnet ist und sich im voll ausgeprägten schweren Stadium gegen alle bisherigen antianämischen Mittel refraktär verhält. Wie schon diese Aufzählung der wesentlichen Merkmale zeigt, liegt dabei nicht eine reine Erkrankung des erythropoetischen Systems vor, vielmehr ist meist auch der leukopoetische und thrombopoetische Apparat mit ergriffen, so daß fließende Übergänge zu dem Bild der Agranulocytose (W. SCHULTZ) oder der hämorrhagischen Aleukie bestehen (FRANK). Am klarsten gehen diese Beziehungen aus beistehendem Schema von BOCK hervor. Wie bei allen Schematisierungen handelt es sich dabei um gedankliche Scheidungen, die in der Wirklichkeit selten rein zutreffen. So sehen wir ganz isolierte Störungen des erythropoetischen Systems, also eine „aplastische Anämie", im strengsten Sinne, fast nie. Die genaue Untersuchung deckt fast immer Störungen auch an den anderen Systemen auf. Wir sind deshalb gezwungen, an Stelle der theoretischen Grenzziehung eine praktische Abgrenzung zu treffen und den Begriff der aplastischen Anämie jenen Störungen der Knochenmarkstätigkeit vorzubehalten, bei denen die Anämie klinisch das Bild beherrscht, also im Vordergrund der Erscheinungen steht. Man wird aber verstehen, daß bei solchen Anämien nicht selten auch Zeichen des Thrombocytenmangels in Form einer hämorrhagischen Diathese oder Zeichen des Granulocytenmangels in Form von nekrotischen Geschwürsbildungen auftreten können. Wir kennen heute eine Reihe von Ursachen, die dieses Krankheitsbild hervorrufen. Daneben gibt es aber eine Reihe von Fällen, in denen die Ursache verborgen bleibt. Wir können also auch bei dieser Anämiegruppe eine primäre kryptogenetische Form von sekundären symptomatischen Formen mit bekannter Ursache abgrenzen. Ob die primäre Form entsprechend den Verhältnissen der perniziösen Anämie eine Krankheitseinheit oder wenigstens einen einheitlichen pathogenetischen Mechanismus darstellt, läßt sich heute noch nicht entscheiden. Manches spricht zweifellos dafür.

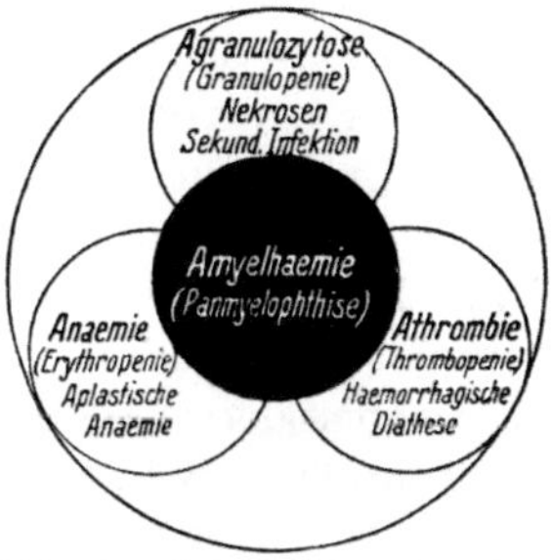

Abb. 24. Schema der Aplasien. Der schwarze Kreis in der Mitte stellt das Vollbild der Amyelhämie (Panmyelophthise oder Panmyelopathie) dar, das die Erscheinungen der Agranulocytose, aplastischen Anämie und Athrombie vereinigt. (Nach H. E. BOCK.)

Eine wesentliche Bereicherung unserer Erkenntnis der aplastischen Anämien haben die intravitalen Knochenmarksuntersuchungen gebracht. Dabei ergab sich ein sehr wechselndes, im ersten Augenblick fast verwirrendes Bild. Ich möchte im folgenden die verschiedenen Markbefunde auf Grund eigener Erfahrung, die sich aber mit der der Literatur weitgehend deckt (HENNING, SCHULTEN, THOMPSON, STODTMEISTER, ÉMILE WEIL und ASCHKENASY, NORDENSON u. a.) anführen:

1. Totale Markaplasie (Bild der eigentlichen *Panmyelophthise* im strengen Sinn). Äußerst zellarmes Mark, das im wesentlichen nur wenige Lymphocyten und Lymphoidzellen enthält.

2. Erythroblastenarmes Mark (Erythroblasten nur 1—2% der Weißen bei noch gut erhaltenem leukocytärem Mark. Letzteres läßt allerdings bereits einen Mangel an reiferen Formen (wenig Segment- und Stabkernige) erkennen.

3. Allgemein hypoplastisches Mark mit Verminderung der Erythroblasten, sowie der granulocytären Zellen und ihrer Vorstufen. Dafür häufig „kompensatorische Wucherung" von Lymphocyten. Im peripheren Blut findet sich hier oft eine relative oder absolute Lymphocytose hohen Grades („aleukämische Lymphadenose des Knochenmarks").

4. Enorme Wucherung unreifer granulocytärer Zellelemente (Myelocyten- und Myeloblastenmark), daneben auch unreife Proerythroblasten, wenig reife Normoblasten (Übergang zu aleukämischer Myeloblastose ?).

5. Hyperregeneratorisches Erythroblasten- und Granulocytenmark, außerordentlich zellreich (in einem von mir beobachteten Fall 120% *[der Weißen]* Erythroblasten, trotz starker gleichzeitiger Vermehrung der Weißen). Hier liegt offenbar eine Reifungs- und Ausschwemmungsstörung vor.

Man wäre vielleicht geneigt auf Grund dieser so sehr verschiedenen Markbilder verschiedene Arten der Erkrankung anzunehmen, wenn der klinische Verlauf in allen diesen Fällen nicht derselbe wäre und wenn man nicht diese verschiedenen Bilder auch bei *ein* und *derselben Ursache*, z. B. bei chronischer Benzolvergiftung, beobachten könnte. Es ist auch daran zu denken, daß verschiedene Verlaufsstadien vorliegen und daß die hyperregeneratorischen Markbilder Vorläufer der völligen Markatrophie darstellen. Der Beweis dafür fällt schwer, da der Exitus auch bei hyperregeneratorischem Markbild eintritt. Selbstverständlich besteht auch noch die Möglichkeit, daß die Sternalpunktion nur eine lokale Insel hyperregeneratorischen Gewebes trifft, während andere Stellen bereits atrophisch sind oder umgekehrt (V. DOMARUS, HELPAP). Daß solch gleichzeitiges Nebeneinander verschiedener Zustände möglich ist, zeigen uns die pathologisch-anatomischen Befunde.

Für den pathologischen Mechanismus der aplastischen Anämie scheinen mir die Markbefunde immerhin *eines* auszusagen: Das genaue Studium des Markbildes ergibt in den meisten Fällen im weißen oder roten System eine Störung der Ausreifung, so daß man das Wesen der Erkrankung wahrscheinlich in einer besonderen Form der Zellreifungsstörung sehen muß. In dem komplizierten Ineinandergreifen der Zellreifungsvorgänge ist eine Blockierung eingetreten, vielleicht die Hemmung eines der dabei notwendigen Fermente. Dadurch wird die weitere Ausreifung verhindert und damit auch die Versorgung des peripheren Blutes mit reifen Zellen unmöglich gemacht. Hand in Hand mit dieser Blockierung geht häufig eine Wucherung und Vermehrung der unreifen Vorstufen — ähnlich wie wir es in anderer Form auch bei der perniziösen Anämie beobachten. Nimmt diese Wucherung überhand, so entstehen Grenzbilder — um nicht zu sagen Übergänge — zu Leukämien, besonders zur *Myeloblastenleukämie*. Wir dürfen diesen gedanklichen Schritt um so eher wagen, als BÜNGELER, HESS und LIGNAC im Tierversuch mit aplastischen Giften (Indol, Benzol) neben schweren Markaplasien leukämische Wucherungen entstehen sahen. Auch die klinische Beobachtung bei Röntgen- und Benzolschäden zeigt neben aplastischen Anämien nicht selten auch leukämische Bilder. Trotz dieser pathogenetischen Beziehung muß natürlich die scharfe Trennung dieser beiden Zustandsbilder aufrecht erhalten werden. Neben den Beziehungen zur Leukämie erheben sich Beziehungen zur Milzfunktion. Daß die Milz eine Hemmungswirkung auf das Knochenmark ausübt, wird heute allgemein anerkannt. Die Übertragung dieser Vorstellung auf die pathologische Physiologie führt zu dem Begriff der „splenopathischen Markhemmung" (FRANK), der sich ebenfalls im Sinne einer hypoplastischen Anämie auswirken kann. Eine solche splenogene hypoplastische Anämie werden wir dann diagnostizieren, wenn eine deutliche Milzerkrankung im Sinne der BANTI-ähnlichen Erkrankungen dabei vorliegt. Die nicht splenogenen aplastischen Anämien gehen meist ohne größeren Milztumor einher. Eine letzte Form von aplastischer oder hypoplastischer Anämie werden wir dann vorliegen haben, wenn das Knochenmarksgewebe durch Wucherung anderen Gewebes erdrückt wird. Hierher gehören die symptomatischen aplastischen Anämien bei Lymphogranulomatose, bei Knochenmarkscarcinose, bei primären Leukämien und endlich die osteosklerotische Anämie infolge Sklerosierung des Markes. Im folgenden seien die einzelnen Formen kurz zusammengestellt.

1. Primäre kryptogenetische aplastische Anämie.

Hierher gehören wahrscheinlich auch die als *achrestische Anämie* beschriebenen Fälle von ISAAKS und WILKINSON, ferner die *Anaemie intermédiaire* von CHEVALLIER. Die Erkrankung findet sich in allen Lebensaltern und bei allen Völkern. Besonders häufig scheint sie in Japan zu sein, wo die perniziöse Anämie fast völlig fehlt (TANAKA, MIYAKE, TAKAKI, ISHII, HIRAYAMA, OSATO, SHUNGO, HASHIMOTO und TAKIGAWA). Die Erkrankung beginnt gewöhnlich schleichend mit allmählich auftretender Müdigkeit und Schwäche. Oft findet sich jahrelang nur leichte Leukopenie und Thrombopenie, bis dann plötzlich das volle Bild in schwerer Form in Erscheinung tritt. Im Blutbild findet man die oben geschilderten Veränderungen. Die Reticulocytenzahlen sind absolut stets, häufig auch relativ vermindert (0—5‰ statt 8—12‰ normal). Einzelne Normoblasten beweisen keine Steigerung der Regeneration, sondern nur die schwere Störung des Reifungsprozesses. Die Blutkörperchen sind am Anfang meist nicht stärker verändert. Im fortgeschrittenen Stadium liegen Anisocytose und leichte Poikilocytose vor, jedoch beide meist geringer als bei der perniziösen Anämie. Die PRICE-JONES-Kurve (Abb. 25) zeigt eine geringe Verbreiterung der Basis. Der mittlere Durchmesser ist gegenüber der Norm wenig verändert. Mit fortschreitender Erkrankung kommen agranulocytotische Züge in Form nekrotischer Ulcera der Mundschleimhaut oder hämorrhagische Züge hinzu. Manchmal findet sich eine nekrotisierende Angina. Das weiße Blutbild zeigt neben der allgemeinen Verminderung der Leukocytenzahlen meist eine relative oder auch absolute Lymphocytose. In anderen Fällen sieht man eine deutliche Reifungsstörung der Granulocyten im peripheren Blut: neben einer Vermehrung der Stabkernigen vereinzelte Myelocyten, ja selbst Myeloblasten bei verminderter oder normaler Gesamtzahl. Die Abgrenzung gegenüber aleukämischen Myelosen und Lymphadenosen kann sehr schwierig sein und ist vielleicht auch problematisch, weil ein und derselbe pathogenetische Vorgang zur Reifungshemmung und Wucherung der unreifen

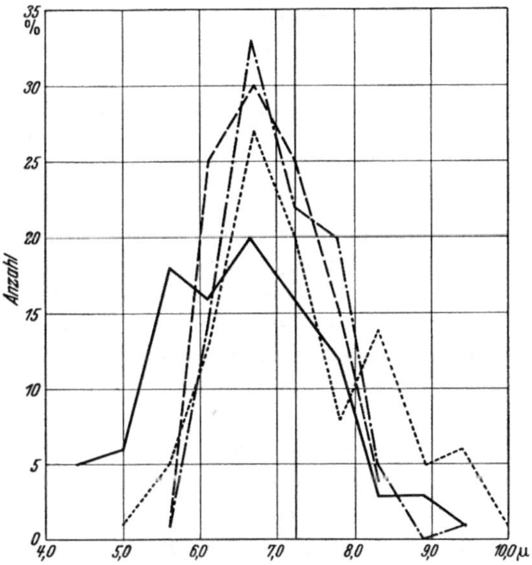

Abb. 25. PRICE-JONES-Kurven bei aplastischen Anämien. Mittlerer Kreisdurchmesser: ——— 6,5 μ —·— 7,0 μ — — — 6,9 μ ------ 7,3 μ.

Zellformen führen kann. Wir sehen dann Fälle, in denen zuerst eine rein aplastische Anämie ohne alle leukämische Zeichen besteht, die dann im weiteren Verlauf mit einem leukämischen Bild unter plötzlichem Wachstum von Milz und Lymphknoten oder mit myeloischer Metaplasie in allen Organen endet. Solche Fälle habe ich mehrfach gesehen und sind auch in der Literatur vielfach in ähnlicher Form beschrieben (MILHIT und LAMY, PARKES WEBER und WEISSWANGE, DE CLAUDIA, LUPU und NICOLAU, GERLACH, ÉMILE WEIL und ASCHKENASY, HENNING, BÜTTNER, SEGERDAHL, BORCHARDT, SCHAEFER, BINDER, KLIMA und SEYFRIED, JACKSON u. a.). Daß hier ein enger pathogenetischer Zusammenhang zwischen Aplasie und Leukämie besteht, beweisen auch die schon erwähnten tierexperimentellen Arbeiten von BÜNGELER, HESS und LIGNAC, die mit aplasieerzeugenden aromatischen Giften auch echte leukämische Wucherungen erzielen konnten. Dieser Zusammenhang gilt vor allem für manche Fälle von Myeloblastenleukämie, für die ich die Auffassung HENNINGs voll teile.

Für die aplastischen Anämien ist auch das Verhalten des *Eisenspiegels* sehr charakteristisch. Trotz hochgradiger Anämie ist der Serumeisengehalt meist normal und bleibt es auch, selbst wenn Blutungen auftreten. Dieses Fehlen des reaktiven Eisenabsturzes nach Blutungen ist ein weiterer Beweis dafür, daß das Knochenmark die Regenerationskraft verloren hat, das Eisen für den Neuaufbau von Hämoglobin also nicht verwerten kann. Interessanterweise fehlt die Senkung des Eisenspiegels auch dann, wenn höhere Temperaturen infolge septischer Infekte auftreten, was dafür spricht, daß die Lähmung nicht nur das Knochenmark, sondern das gesamte reticuloendotheliale System umfaßt, welches sonst beim Infektionsgeschehen das zirkulierende Eisen an sich reißt.

2. Sekundäre (symptomatische) aplastische Anämien.

a) Aplastische Anämie durch Giftwirkung.

Wenn wir gegenwärtig viel häufiger aplastische Anämien sehen als früher, so hängt das meiner Meinung nach mit der außerordentlichen stärkeren Verbreitung von Giften zusammen, welche eine besondere knochenmarksschädigende Wirkung entfalten. Bei jedem Fall von aplastischer Anämie muß deshalb in der Anamnese sorgfältig nach solchen Giften gefahndet werden. Hierher gehören in erster Linie das Benzol und seine Derivate, viel schwächer ist die Wirkung der einfachen, nicht aromatischen Kohlenwasserstoffe, die im Benzin enthalten sind. Diese Stoffe sind heute im Zeitalter der Motorisierung, aber auch im Druckereigewerbe, in der Feinmechanik, in der Elektrotechnik, in der Gummi- und Farbenindustrie als Reinigungs- und Lösungsmittel, außerordentlich vielfach im Gebrauch. Sie bewirken frühzeitig eine Thrombopenie und Leukopenie mit relativer Lymphocytose und meist erst im fortgeschrittenen Stadium eine schwere aplastische Anämie. Seltener kommen leukämische Bilder zur Beobachtung. Es gibt darüber bereits eine sehr große Literatur (LITZNER, SCHMIDTMANN, BROCHER, MEYER, FRIEMANN, EHRHARDT, HOLSTEIN, É. WEIL, LIGNAC, NICULINA und TITOVA, MEYER und SCHNEIDER, ANDERSEN, MATTHES, ADLER und HERZMARK u. a.). In jüngster Zeit kommen zu diesen altherbekannten Gewerbegiften noch neuere Stoffe, die ebenfalls als Lösungsmittel weite Verwendung haben, wie *Trichloräthylen* und *Tetrachlorkohlenstoff*, welche ebenfalls schwerste Panmyelophthisen hervorrufen können (GÜNTHER, MATTHES, GÄNSSLEN, STOCK).

Eine 2. Gruppe von aplastischen Giften entstammt der modernen Pharmazie: Amidopyrin, Barbitursäurepräparate, Sulfonamide (Prontosil u. ä.), Nirvanol, Arsen, Salvarsan, Wismut, Gold, Quecksilber (SEMENZA, LOVISATO, GAUTIER, SEIDMANN und BOUDOUIN, HEYDENREICH u. a.). Bei der Mehrzahl dieser Gifte liegen die Verhältnisse so, daß die Empfindlichkeit dafür außerordentlich verschieden ist. Es gibt Menschen, die auf kleinste Mengen bereits mit deutlicher Hemmung der Markfunktion reagieren, während andere die tausendfachen Mengen ohne jeden Schaden verbraucht haben. Meist tritt diese Empfindlichkeit nach jahrelangem Gebrauch plötzlich ein. Es liegt also ein Zustand von Allergie vor (BOCK), der in seltenen Fällen auch angeboren sein kann. In vielen Fällen ist es auch das Zusammenwirken mehrerer Faktoren, wie Infekt + Gift, das zum Auftreten des schweren Bildes führt (W. H. VEIL, MATTHES).

b) Aplastische Anämie durch Strahlenwirkung.

Eine weitere seit langem bekannte Gruppe von aplastischen Anämien ist durch Röntgenstrahlen, Radium- und Thoriumstrahlen hervorgerufen. Mancher Röntgenologe fiel in der Anfangszeit, in der der Strahlenschutz noch schlecht ausgebildet war, dieser Erkrankung zum Opfer (Radiologenanämie). Doch liegen auch aus den letzten Jahren noch eine Reihe von Mitteilungen vor (FIESSINGER und GAULTIER, ZACCARIA, COSTA, LAMBIN, GROEDEL und LOSSEN, WEGLIN u. a.). GOUDSMIT und LEVIE teilen einen Fall eines Rheumatikers mit, der zur Behandlung seines Rheumaleidens stark emanationshaltiges Wasser getrunken hatte. Auch hier mag der zugrunde liegende rheumatische Infekt sensibilisierend gewirkt haben. Im Falle SCHRETZENMAYRs hat die Rö.-Bestrahlung einer Analfistel bei schon bestehender Leukopenie plötzlich das schwere Bild der Panmyelophthise hervorgerufen.

c) Aplastische und hypoplastische Anämien beim Infekt und bei Darmerkrankungen.

In einer weiteren Gruppe ist der Infekt die offenkundige Ursache schwerer aplastischer Anämien. Das trifft in erster Linie für die schweren Infektionskrankheiten zu. Wir verdanken hier vor allem VICTOR SCHILLING grundlegende Untersuchungen des Knochenmarkes solcher Fälle, welche zeigen, daß entsprechend der Schwere des Infektes eine zunehmende Reifungshemmung unter Umständen bis zum reinen Myeloblastenmark eintritt. Das gilt vor allem für die schweren Fälle von Typhus, Sepsis, Miliartuberkulose, Endocarditis lenta, Diphtherie, Grippe, Lues, Pneumonie u. ä. Aber auch bei leichteren chronischen Infekten sehen wir nicht selten leichtere Anämien mit gleichmäßiger Verminderung der Erythrocyten und des Hämoglobins, also mit normalem Färbeindex, manchmal auch mit einer leichten Depression von Leuko- und Thrombocytenzahlen, die therapeutisch sehr resistent sind. Hierher gehören auch die nichthypochromen rheumatischen Anämien bei Polyarthritis, Endokarditis und Nephritis (NORDENSON, STODTMEISTER, LOEPER und LOEWE-LYON u. a.) (hypoplastische Infektanämien). Ähnliche Bilder kommen auch bei malignen Tumoren manchmal vor.

Auf den Zusammenhang von aplastischen Anämien, mit Darmstenosen und Magen-Darmstörungen machen neuerdings É. WEIL und STIEFFEL, sowie WEIL, ISCH-WALL und PERLÈS aufmerksam. Vielleicht spielen dabei Mangelzustände von B_2-Komplex mit.

d) Aplastische Anämien bei markverdrängenden Prozessen.

Hierher gehören die schweren irreparablen und völlig therapieresistenten Anämien bei manchen Knochenmarkscarcinosen und anderen Knochenmarkstumoren, bei Lymphogranulomatose und Leukämien. Auf den tieferen pathogenetischen Zusammenhang zwischen aplastischer Anämie und Leukämie haben wir oben bereits eingehend verwiesen.

Anhangsweise seien noch zwei der aplastischen Anämien nahestehende Formen angeführt:

e) Die osteosklerotische Anämie.

Eine aplastische Anämie besonderer Art bildet die zuerst von ALBERS-SCHÖNBERG als Marmorknochenkrankheit geschilderte osteosklerotische Anämie mit Verödung fast aller Markhöhlen. Die Erkrankung geht manchmal mit leukämieähnlichen Blutbefunden einher. Aber auch wenn die Gesamtzahl der Leukocyten vermindert ist, finden sich meist Myelocyten und sogar Myeloblasten im Ausstrich. Dazu kommt ein Milztumor mit myeloischer Metaplasie, so daß die Diagnose einer Leukose naheliegt. Erst die röntgenologische Untersuchung des Skelets deckt den wahren Sachverhalt auf. Offenbar ist die extramedulläre Blutbildung in Leber und Milz bei diesen Fällen ein kompensatorischer Ersatz für das fehlende Knochenmark. Ob die Krankheit als eine primäre Störung des Knochensystems oder der Blutbildungsorgane zu betrachten ist, bleibt noch völlig unklar. Symptomatologisch sind die bisher beschriebenen Fälle alle sehr ähnlich. Aus der neuesten Literatur werden 2 Fälle von CHAPMANN, je 1 Fall von OVERGARD und GRIESHAMMER berichtet. Neben der Verminderung der Roten (dabei häufig Anisocytose, Poikilocytose und vereinzelte Normoblasten) findet sich meist auch Thrombopenie, manchmal mit hämorrhagischer Diathese. Die Diagnose ist aus der Röntgenuntersuchung der Knochen sicherzustellen, die Therapie rein symptomatisch; der Verlauf kann sich über viele Jahre hinziehen.

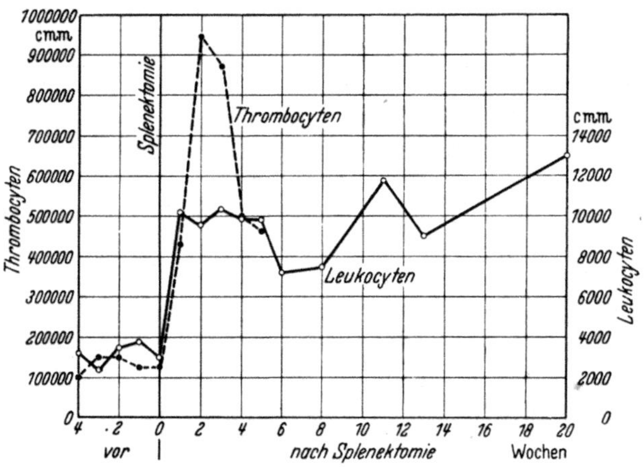

Abb. 26. Thrombocyten- und Leukocytenbewegung nach Splenektomie bei einem Fall von BANTIscher Krankheit. (Beobachtung der Medizinischen Klinik, Jena.)

f) Anämie bei splenopathischer Markhemmung.

Eine letzte Gruppe aplastischer oder hypoplastischer Anämien bilden diejenigen Anämieformen, die wir bei fibrösen Milztumoren als Ausdruck einer hormonalen Knochenmarkshemmung durch die Milz ansehen müssen. Es handelt sich hier in erster Linie um die Krankheitsbilder des BANTI-*Syndroms:* Milztumor — Anämie — Leukopenie — Thrombopenieblutungen im Magen-Darmtrakt und Ascites, wie wir sie beim Morbus Banti, bei der Milzvenenthrombose und manchen splenomegalen Lebercirrhosen vorfinden. Der gemeinsame pathogenetische Wesenszug dieser Erkrankungen scheint in Zirkulationsstörungen im Gebiet des Pfortaderkreislaufs und im besonderen der *Milzvenen* zu liegen (periportaler Hochdruck nach Rousselot).

Als Ursache der Störung scheinen vielfach Infekte in Frage zu kommen (W. H. Veil). Die dabei vorhandene Knochenmarksstörung betrifft, wie schon oben aus der Aufzählung der Symptome hervorgeht, alle drei Systeme in gleiche Weise. Es handelt sich dabei also um eine besondere Art von Hypersplenie, welche der hämolytischen Hypersplenie direkt entgegengesetzt gerichtet ist. Diese Tatsache geht am schönsten aus der Wirkung der Splenektomie hervor, welche bei der splenopathischen Markhemmung zu einer Befreiung des Knochenmarkes mit Anstieg aller Knochenmarkselemente im peripheren Blute führt (Abb. 26). Die Milzentfernung ist also in diesen Fällen anzuraten, wenn konservative Maßnahmen oder die primäre Behandlung des Grundleidens nicht zum Ziel führen und eine stärkere Cirrhotisierung der Leber noch nicht vorliegt. Für letztere ist oft die Zunahme des Ery.-Durchmessers und des Färbeindex ein Hinweis (Wright). Die Hemmungswirkung der Milz auf das Knochenmark hat Bock neuerdings auch im Tierexperiment zeigen können.

Die Behandlung der aplastischen Anämien.

Da das oft jahrelang vorausgehende Frühstadium einer aplastischen Anämie gewöhnlich noch reversibel ist, das fortgeschrittene akutere Stadium meist nicht mehr, so kommt alles auf eine rechtzeitige Erkennung einer beginnenden Aplasie und auf die Auffindung der Ursache an. Eine sorgfältige und fortlaufende Kontrolle des Blutbildes mit besonderer Berücksichtigung der Leukocyten und Thrombocyten sind vor allem in gewerblichen Betrieben, in denen aplasieerzeugende Gifte Verwendung finden, ein unbedingtes Erfordernis. Die wesentlichste Maßnahme der Behandlung muß selbstverständlich die Beseitigung der Noxe sein. Man wird in allen Fällen sämtliche zur Aplasie führenden Gifte fernhalten, auch wenn sie im vorliegenden Einzelfalle nicht als Ursache in Frage kamen oder wenn es sich um einen kryptogenetischen Fall handelt. Ebenso erscheint größte Vorsicht mit Röntgenstrahlen, auch zu diagnostischen Zwecken, ebenso auch mit Radiumanwendung am Platze. Aus der Erkenntnis heraus, daß es häufig das Zusammenwirken von Infekt und Gift ist, welche das Krankheitsbild verursacht, wird man vorliegende Infektionen frühzeitig radikal behandeln. Das gilt auch für orale Infektionsherde, deren Entfernung, soweit keine hochgradige hämorrhagische Diathese vorliegt, geboten erscheint. Es ist erstaunlich, wie gut hochgradige Panmyelophthisen oft eine Tonsillektomie überstehen und ich habe mehrfach danach, ähnlich wie bei der Milzexstirpation, eine Belebung der Knochenmarkstätigkeit gesehen, die allerdings leider keine dauernde ist. Im übrigen stehen *Bluttransfusionen* an erster Stelle unter den Behandlungsmitteln. Sie stellen in diesen Fällen eine Substitutionstherapie für das nur mehr wenig tätige Knochenmark dar. Es gelingt damit immer, den Erythrocyten- und Hämoglobinspiegel für einige Zeit zu heben. Das Erreichte geht jedoch immer wieder infolge des ständigen, wenn auch nicht sehr gesteigerten Blutabbaues verloren. Es gelingt damit, die Fälle über Monate, oft über Jahre zu halten. Den Rekord stellt wohl der Fall von Hurst und Kark dar, welcher mit 290 Bluttransfusionen 11 Jahre am Leben erhalten werden konnte, bis er allmählich unter den Zeichen einer Hämochromatose und allergischer Reaktionen wie Erbrechen, Durchfälle, Kollaps, Anurie zugrunde ging. Die Herausbildung einer Überempfindlichkeit auch gegen gruppengleiches Blut, die dann zu einem beschleunigten Abbau der transfundierten Erythrocyten führt, scheint der Transfusionsbehandlung früher oder später ein Ende zu setzen. Deshalb gehe man mit den Transfusionen sparsam um. In solchen lang hingehaltenen Fällen sieht man schließlich oft nur mehr körperfremde Erythrocyten des Empfängers in der Blutbahn (LUSENA). Man soll trotz des immer wieder erneuten Absinkens der Blutwerte den Mut zur Weiterbehandlung nicht sinken lassen. In seltenen Fällen konnten damit doch noch Dauererfolge erzielt werden. So schildert BIRK eine Dauerheilung nach 40 Blutübertragungen. Ob die Übertragung von ultraviolett bestrahltem Blut oder „Fieberblut" (LAINER), wobei der Spender 4—5 Stunden vor der Abnahme 15 ccm Milch intraglutaeal gespritzt erhält, wesentlich Besseres leistet als gewöhnliche Transfusionen, bedarf noch sehr der Nachprüfung. Ebenso ist der Vorschlag SCHRETZENMAYRs, Knochenmarkssaft von Gesunden oder Rekonvaleszenten intramuskulär zu injizieren, eines Versuches wert. Dieses Verfahren hat sich ihm bei resistenten Malaria- und Wurmanämien sehr bewährt.

Außer den Bluttransfusionen sind eine große Zahl von Mitteln zur Behandlung der Aplasien empfohlen worden: neben den antianämischen Mitteln, wie Eisen, Arsen, Leberextrakt wurden Nucleotide (Nucleotrat „Nordmark"), Adrenalininjektionen (GIBSON), *Detoxin* (TOENISSEN), ferner die verschiedensten Vitamine, besonders A, B-Komplex und C angewandt. Nach den Untersuchungen von GYÖRGY und Mitarbeitern, sowie von BALZAR und GIOVANNI scheint im B_2-Komplex ein vielleicht auch bei Aplasien wirksamer unbekannter Reifungsfaktor enthalten zu sein. Ich gebe seit langem reichliche Hefe und Hefeextrakte, wie ich glaube, mit etwas Nutzen.

Die von verschiedenen Seiten vorgeschlagene *Milzexstirpation* hat m. E. nur dann Sinn, wenn dieses Organ am Zustandekommen der Aplasie pathogenetisch beteiligt ist, wenn also eine splenopathische Markhemmung vorliegt, was man bei dem Vorliegen eines fibrösen Milztumors und anderen BANTI-Symptomen annehmen darf. Auch hier sei die Splenektomie das Ultimum refugium. Sie kann manchmal durch die rechtzeitige Behandlung primärer Infektionsherde vermieden werden, worauf vor allem W. H. VEIL mit Nachdruck hinwies. In manchen dieser Fälle mag auch die Ligatur der Milzarterie nützlich sein (WATSON). Die BANTI-Anämie läßt sich oft durch sehr große Eisendosen bessern (DAVIDSON), was mit ihrem vielfach hypochromen Charakter und dem von mir festgestellten erniedrigten Eisenspiegel zusammenstimmt. In den nichtsplenopathischen Fällen halte ich die Splenektomie für völlig kontraindiziert, wenn auch vorübergehende Besserungen danach gesehen worden sind (GOTTLIEB). In der überwiegenden Mehrzahl aller vollausgeprägten Fälle von aplastischer Anämie lassen meist alle therapeutischen Maßnahmen im Stich und der Exitus kann nur hinausgeschoben, aber nicht vermieden werden.

F. Endokrine Anämien.

Es wird niemand leugnen, daß für die normale Funktion des Knochenmarkes ein geregeltes Zusammenspiel endokriner und nervöser Apparate eine wichtige

Voraussetzung ist. Aber unsere Kenntnisse auf diesem Gebiete sind noch sehr gering und die bisher vorliegenden Ergebnisse über die einzelnen Wirkungen der Hormone auf das Knochenmark sind sehr widersprechend. Gewiß sehen wir bei Störungen der Keimdrüsenfunktion, der Hypophyse, der Nebennieren manchmal Anämien, in vielen Fällen aber trotz hochgradiger Störungen, wieder nicht. Zweifellos sind namentlich beim weiblichen Geschlecht vielfach Anämien als endokrin bedingt angesehen worden, die nur sehr indirekt mit der endokrinen Erkrankung zusammenhängen und ihrer Pathogenese nach Eisenmangelanämien sind. Das gilt vor allem für die Chlorose. Die Ovarialfunktion hat mit der Entstehung der Chlorose nur insofern etwas zu tun, als mit dem Auftreten der Menstruationsblutung ein schon vorher latenter Eisenmangelzustand durch die neuen Eisenverluste manifest werden kann und als vielleicht auf dem Wege über das vegetative Nervensystem die Eisenresorption im Magen-Darmkanal beeinflußt werden kann. Aber eine direkte Wirkung der Ovarien auf die Anämieentstehung besteht nicht. Weder erzeugt die Kastraktion beim Menschen eine Blutarmut, noch ist die Chlorose durch Keimdrüsenhormone heilbar. Eine gesicherte Beziehung zwischen Erythrocytenbildung und Hormon ist nur für die Schilddrüse absolut eindeutig erwiesen. Schilddrüsenentfernung bewirkt im Tierexperiment eine Verminderung der Regenerationsleistung des Knochenmarkes, gleichzeitig aber auch eine Verminderung des Blutabbaues, also eine Einschränkung des Erythrocytenumsatzes und gleichzeitig damit eine Senkung des Erythrocytenspiegels. Man hat diese Wirkung als eine Anpassung an den geminderten Sauerstoffverbrauch gedeutet. Durch Schilddrüsenhormonzufuhr[1] wird die gesunkene Umsatzgröße unter gleichzeitiger Hebung des Erythrocytenspiegels sogar auf übernormale Werte gesteigert (s. Abb. 27) (HEILMEYER und RECHENBERGER). Diesen tierexperimentellen Befunden entsprechend sehen wir beim Morbus Basedow eine gesteigerte Regeneration mit Vermehrung der Reticulocyten im peripheren Blut, gleichzeitig mit erhöhter Urobilinausscheidung, beim Myxödem und Kretinismus dagegen eine Verminderung der Hämoglobin- und Erythrocytenzahlen bis zur ausgesprochenen Anämie.

Die Myxödemanämie geht häufig mit leichter Erhöhung des Färbeindex einher (NAEGELI, BALDRIDGE und GREEN). Regeneratorische Zeichen fehlen. Die Reticulocytenwerte sind häufig unternormal. In manchen Fällen sehen wir aber eine Erhöhung der Reticulocytenwerte und eine Zunahme der Urobilinausscheidung im Stuhl und Harn bei gleichzeitig starker Aniso- und Poikilocytose. In diesen chronischen Fällen ist also das experimentelle Bild der hypothyreotischen Umsatzeinschränkung überdeckt durch eine qualitative Dysfunktion des Markes, welches minderwertige Zellen produziert, welche in erhöhtem Maße zerfallen. Die mehr hyperchromen Formen der Myxödemanämie können zu Verwechslungen mit perniziöser Anämie Anlaß geben, da in beiden Fällen eine leicht gelbliche Hautfarbe, Ödemneigung, Achylie und Gehunfähigkeit infolge Schwäche vorliegen können, wie BALDRIDGE und GREEN mit Recht betonen. Wahrscheinlich sind manche besonderen Erfolge der vielfach empfohlenen Thyreoidinbehandlung der Perniciosa in der Vorleberära auf solche

[1] MANSFELD und SÓS haben neuerdings im Tierexperiment gezeigt, daß außer dem Thyroxin ein knochenmarkserregender Stoff in Schilddrüsenextrakten enthalten ist, den sie „myelotropes Hormon" nennen.

Fehldiagnosen zurückzuführen. Das Megaloblastenmark, die viel stärkeren hämolytischen Erscheinungen, die Zungenveränderungen und echte neurologische Erscheinungen sprechen mit Sicherheit für echte perniziöse Anämie. Eine letzte Entscheidung bringt im Zweifelsfall die Behandlung. Die Myxödemanämie ist durch Schilddrüsenextrakte, sowie durch Thyroxin sicher heilbar. Das Schilddrüseninkret erweist sich damit neben dem Eisen und dem Antiperniciosastoff als ein dritter wesentlicher Faktor der Blutbildung, dessen Mangel durch vorwiegende Hemmung der Zellbildung zu Blutarmut führt.

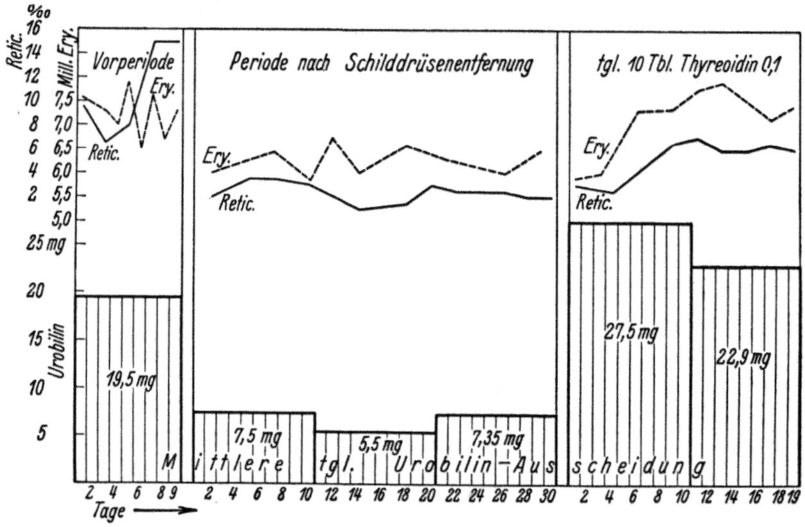

Abb. 27. Einfluß der Schilddrüse auf die Erythrocytenregulation im Tierversuch. (Nach HEILMEYER.)

Daß die Wirkung des Schilddrüseninkrets oder des Thyroxins bei der Myxödemanämie eine absolut spezifische ist, geht daraus hervor, daß die Leberextraktbehandlung bei der Myxödemanämie nicht die geringste Änderung herbeiführt (BALDRIDGE und GREEN in 11 Fällen).

Neben den leicht hyperchromen Anämien sehen wir bei Myxödem und Kretinismus häufig auch hypochrome Fälle. Behandelt man diese mit Schilddrüsenpräparaten, so steigt die Zellzahl auf normale Werte, während das Hämoglobin zurückbleibt. Erst durch Eisenzulage wird auch die Hämoglobinbildung normal (LERMANN und MEANS). Offenbar liegt in diesen Fällen gleichzeitig ein Eisenmangelzustand vor, dessen Entstehungsmechanismus vielleicht in der häufigen Sub- und Anacidität des Magensaftes begründet liegt.

Die Behandlung der übrigen endokrinen Anämien wird sich immer nach der Grundkrankheit richten müssen. Die Anämie ist nur ein Symptom der vorliegenden Gesamterkrankung. Ihr Entstehungsmechanismus ist in den meisten Fällen unklar, so daß der Mitteilung solcher Fälle vorerst nur kasuistische Bedeutung zukommt, auf die hier nicht weiter einzugehen ist.

Schluß.

Überblickt man das behandelte Gesamtgebiet, so stellt man mit Befriedigung fest, daß die moderne naturwissenschaftlich gerichtete medizinische Forschung in der überwiegenden Mehrzahl der vorkommenden Anämien den pathogenetischen Entstehungsmechanismus weitgehend geklärt hat. Auf dieser Grundlage ergibt sich eine klare Scheidung der einzelnen Formen und eine scharfe Indikationsstellung für die einzelnen Behandlungsmittel. Die antianämischen Mittel selbst wurden mit der zunehmenden Erkenntnis der pathogenetischen Zusammenhänge in den letzten Jahren wirksamer und rationeller gestaltet. Das ärztliche Können und der ärztliche Erfolg sind dadurch in den letzten 10 Jahren, denen hauptsächlich unser Überblick gilt, außerordentlich gesteigert worden. Dieses schöne Ergebnis ist die Frucht zielstrebiger und scharf denkender Forschungsarbeit, an der neben amerikanischen Forschern auch deutsche Ärzte fruchtbringend und führend mitgewirkt haben. Die Größe des Erreichten läßt schärfer als früher noch bestehende Lücken erkennen und wirkt so richtungweisend für die zukünftige Forschung, welche sich vor allem auf dem Gebiet der aplastischen Anämien, die sich jetzt erst als scharf umschriebene Gruppe nach allen Seiten abgrenzbar herausheben, zu beschäftigen haben wird. Wenn das vorliegende Referat auch in dieser Hinsicht eine Anregung gibt, so hat es damit seinen Zweck weitgehendst erfüllt.

X. Die Klinik der Coronarerkrankungen.

Von

Paul Uhlenbruck-Köln[1].

Mit 24 Abbildungen.

Inhalt.

Literatur.

Akesson, Sven: Nachweis von neg. T_2 und T_3 bei Fällen von arterieller orthostatischer Anämie (Laurell). Ref. Z. Kreislaufforsch. **1937**, H. 3.

Albers u. Thaddea: Z. Kreislaufforsch. **1937**, H. 22, 58.

Altschule, M. D. and M. C. Volk: Die therapeutische Wirkung der totalen Exstirpation der normalen Thyreoidea bei Herzinsuffizienz und Angina pectoris. XVII. Arch. int. Med. **58**, 32 (1936).

Altschule, Mark D. and Marie C. Volk: Therapeutic effect of total ablation of normal thyroid on congestiv failure and angina pectoris. XVII. The cardiac output following total thyreoidectomy in patients with and without congestiv heart failure, with a comparison of results abtained with the acetylen and ethyl iodid methods. Arch. int. Med. **58**, 32—44 (1936).

Arrom, D.: Quimografia cardiaca en clinica. Barcelona: Impr. Claraso 1933.

---

[1] Aus der Med. Klinik des St. Elisabeth-Krankenhauses und Deutschem Caritasinstitutes Köln-Hohenlind. Direktor: Professor Dr. Paul Uhlenbruck.

Ashauer: Die Bedeutung des bogenförmigen Übergangs von *R* in das *S*-*T*-Stück. Inaug.-Diss. Köln 1937.

Bansi, H. W.: Med. Klin. **1937 I**, 356.

Barach, Alvan L. and Robert L. Levy: Oxygen in the treatment of acute coronary occlusion. J. amer. med. Assoc. **103**, 1690—1693 (1934).

Barker, Paul S., Frank N. Wilson and Fredrik A. Coller: Abdominal disease simulating coronary occlusion. Amer. J. med. Sci. **188**, 219—224 (1934).

Barnes and Whitten: Amer. Heart J. **5**, 142 (1929).

Beach, C. H.: Anginal symptoms associated with certain constitutional disease. J. amer. med. Assoc. **105**, 871—873 (1935).

Beek u. Hirsch: Med. Klin. **1933 I**, 876.

Beljajew, S. S.: Balneologe **1936**, H. 9, 427.

Bellet, S. and W. W. Dyer: The Ekg during and after emergence from diabetic coma. Amer. Heart J. **13**, 72 (1937).

Benson, Otis O.: Coronary artery disease. Report of fatal cardiac attac in a pilot while flying. J. aviat. Med. **8**, 81—84 (1937).

Bérard, M.: Les methodes chirurgicales du traitment de l'angine de poitrine. Paris: Masson & Cie. 1937.

— E. C. Cutler et M. Pijoan: Un test de l'action de la thyroidectomie totale dans l'angine de Poitrine. L'interrelation thyro-surrénalienne. Presse méd. **1936 II**, 1307—1309.

Bergmann, G. v.: Erstickung im Herzmuskel als Ursache der Angina pectoris. Dtsch. med. Wschr. **1934 II**, 1378—1382.

Berlin, David D.: Total thyroidectomy for intractable heart disease. Summary of two and one-half years' surgical experience. J. amer. med. Assoc. **105**, 1104—1107 (1935).

Bickel, Georges: Infarctus du myocarde á type d'ictus apoplectique. Bull. Soc. méd. Hôp. Paris, III. s. **51**, 1533—1538 (1935).

Bloch, Curt: Angina pectoris und Anämie. I. Mitt. Wien. Arch. inn. Med. **26**, 143—160 (1934).

Blumer, George: Pericarditis epistenocardica. J. amer. med. Assoc. **107** (1936).

Blumgart, H. L., D. D. Berlin, David Dvis, J. E. F. Riseman and A. A. Weinstein: Total ablation of thyroid in angina pectoris and congestive failure. XI. Summary of results in treating seventy-five patients during the last eighteen months. J. amer. med. Assoc. **104**, 17—26 (1935).

Böger, A. u. G. W. Parade: Coronarembolie. Klin. Wschr. **1934 I**, 724—726.

Bohning, A. and L. N. Katz: The four-lead electrocardiogramm in coronary sclerosis. A study of a series of consecutive patients. Amer. J. med. Sci. **189**, 833—858 (1935).

Borgard, Werner: Zur medikamentösen Beeinflussung der Angina pectoris. Ther. Gegenw. **75**, 429, 430 (1934).

Brenner, O., Hugh Donovan and B. L. S. Murtagh: Total thyroidectomy in the treatment of patients with congestive heart failure and angina pectoris. With a note on the anaesthetic. Brit. med. J. **1934**, Nr 3848, 624—629.

Brückner: Z. Kreislaufforsch. **1938**, H. 5, 174.

Brückner, G.: Coronarinsuffizienz. Med. Klin. **1937 II**, 1673—1675.

Bruenn, Howard G., Kenneth B. Turner and Robert L. Levy: Notes on cardiac pain and coronary disease. Correlation of observations made during life with structural changes found at autopsy in 476 cases. Amer. Heart J. **11** (1936).

Büchner: Verh. dtsch. Ges. inn. Med. **1938**.

Büchner, F.: Coronarinsuffizienz durch Strophantin. Zbl. Path. **63**, Erg.-H., 188—190 (1935).

— A. Weber u. B. Haager: Coronarinfarkt und Coronarinsuffizienz. Leipzig: Georg Thieme 1935.

Budelmann, G. u. Tao Yuan Chin: Zur klinischen Bedeutung des triphasischen Initialkomplexes in der III. Ableitung des Ekg. Z. Kreislaufforsch. **1938**, H. 4, 10.

Bullrich, Rafael A.: Behandlung der Angina pectoris-Schmerzen mit Kobra-Gift. Rev. argent. Cardiol. **3**, 111—120, deutsche Zusammenfassung S. 121 (1936).

— Behandlung der Schmerzen der Angina pectoris mit Kobragift. Rev. méd. lat.-amer. **22**, 744—754.

BURAK, M.: Die Bedeutung der Senkungsgeschwindigkeit für die Diagnose des akuten Coronarverschlusses. Wien. klin. Wschr. **1934 I**, 327—330.
CHAVEZ, J. y L. MENDAZ: Die topographische Diagnose des Herzinfarkts. Arch. lat.-amer. Cardiol. y Hematol. **5**, No 5 (1935).
COBET, R.: Angina pectoris und ihre Behandlung. Z. ärztl. Fortbildg **32**, 461 (1935).
COELHO, EDUARDO: Die Pathologie des Coronarkreislaufs. Lissabon: Livraria Bertrand 1937.
COLLENS, STOLIARSKY and NETZER: Ist der Gebrauch von Insulin bei alten Diabetikern mit Coronarsklerose indiziert? Amer. J. med. Sci. **191**, 503 (1936).
COOKSEY, WARREN B.: Coronary thrombosis. Follow-up studies with espical referenze to prognosis. J. amer. Assoc. **104**, 2063—2065 (1935).
COWAN, JOHN: The prognosis after infarct of the heart. A clinical study. Lancet **1936 I**, 356—359.
CUTLER, ELLIOTT-C. et SAMUEL-A. LEVINE: La douleur angineuse et son traitement chirurgical. Valeur des différentes méthodes, et plus particulièrement de la thyroidectomie totale. Presse méd. **1934 I**, 937—940.
DAGNINI, GUIDO: Angina pectoris. Patologia della coronarie. Milano: Francesco Vellardi 1937.
DAVIS, DAVID, A. A. WEINSTEIN, J. E. F. RISEMAN and HERRMAN L. BLUMGART: Treatment of chronic heart disease by total ablation of the thyroid gland. VII. The heart in artificial myxedema. Amer. Heart J. **10**, 17—45 (1934).
DELHELM and BEAU: Amer. J. Radiol. **1929**, 391.
DENEKE, TH.: Tabak und Angina pectoris. Z. ärztl. Fortbildg **1936**, H. 20, 573.
DIETRICH, S.: Ther. Gegenw. **1936**, H. 4.
DIETRICH u. SCHWIEGK: Z. klin. Med. **125** (1933).
— — Neue Anschauungen über Pathogenese und Therapie der Angina pectoris. Dtsch. med. Wschr. **1934 I**.
DONATH, F.: Die Therapie des akuten Coronarverschlusses. Klin. Wschr. **1936**.
DOUMER, ED.: Infarctus du myocarde àforme purement digestive. Bull. Soc. méd. Hôp. Paris, III. s. **51**, 854—858 (1935).
DOZZI, DANIEL L.: Cerebral embolism as a complication of coronary thrombosis. Amer. J. med. Sci. **194**, 824—830 (1937).
DRESSLER, WILHELM: Die Bedeutung der Elektrokardiographie für die Diagnostik der Herzmuskelerkrankungen. Wien. klin. Wschr. **1937 II**, 1069, 1070.
DUCHOSAL, P.: Un cas typique de thrombose coronarienne aigue á evolution fatale. Rev. méd. Suisse rom. **55**, 236—244 (1935).
EDEIKEN, JOSEPH and CHARLES C. WOLFERTH: Persistent pain in the shoulder region following myocardial infarction. Amer. J. med. Sci. **191**, 201—210 (1936).
— — and FRANCIS CLARK WOOD: The significance of an upright or diphasic T-wave in Lead IV when it is the only definite abnormality in the adult electrocardiogramm. Amer. Heart J. **12**, 666—673 (1936).
EDELMANN, ADOLF: Über die Bedeutung der Glykosurie und Hyperglykämie bei Erkrankungen der Coronararterien. Wien. klin. Wschr. **1934 I**, 165—168.
EDENS: Münch. med. Wschr. **1932 II**.
EDENS, ERNST: Die Strophanthinbehandlung der Angina pectoris. Münch. med. Wschr. **1934 II**, 1424—1427.
EISELSBERG, KARL PAUL VON: Angina pectoris und Allergie. Klin. Wschr. **1934 I**, 619—622.
ELLIOT, ALBERT H. and RICHARD D. EVANS: Klinisches und elektrokardiographisches Bild des Coronarverschlusses, hervorgerufen durch Aneurysma, Ruptur der Bauchaorta. Amer. J. med. Sci. **191** (1936).
EPPINGER, H.: Die Coronarthrombose. Wien. klin. Wschr. **1934 I**, 210—212.
— Über die seröse Myocarditis. Wien. klin. Wschr. **1937 I**.
EWIG: Verh. dtsch. Ges. Kreislaufforsch. Nauheim **1938**.
FABER, BÖRGE and HANS KJAERGAARD: X-ray kymogramms of normal and pathological hearts. Brit. J. Radiol. **9**, 335—344 (1936).
FALEIRO, ANTONIO: Beitrag zur Frage der Lokalisation und Prognose des „Herzvorderwandinfarktes" mit Hilfe des Elektrokardiogramms. Z. klin. Med. **130**, 808—821 (1936).
— Der „Arbeitsversuch" in der elektrokardiographischen Diagnose der Angina pectoris. Dtsch. Arch. klin. Med. **179**, 238—246 (1936).

FEIL, HAROLD and CLAUDE S. BECK: The treatment of coronary sclerosis and angina pectoris by producing a new blood supply to the heart. J. amer. med. Assoc. **109**, 1681—1786 (1937).

FEINBERG, SYDNEY C.: The treatment of coronary disease by intravenous injections of hypertonie saline solution. Amer. J. med. Sci. **191**, 410—415 (1936).

FELDMAN, L.: The initial ventricular complex of the electrocardiogram in coronary thrombosis. Ann. int. Med. **9**, 1714—1724 (1936).

FREEMANN, E. T.: Die vierte oder apicale Ekg-Ableitung. Lancet **1937**, Nr 5922, 499.

FRIEDMAN, BERNARD B.: Angina pectoris and thyroid gland. New surgical approach. Amer. J. Surg., N. s. **33**, 124—128 (1936).

FROBOESE, C.: „Erschöpfungsnekrosen" des Herzmuskels. Beitr. path. Anat. **95**, 496 (1935).

GILBERT, RENÉ: Über dic Röntgentherapie der Angina pectoris. Strahlenther. **57**, 203—223 (1936).

GLAUNER, R.: Vegetatives Nervensystem und Röntgenstrahlen. Strahıenther. **62**, H. 1.

GLENDY, R. EARLE, SAMUEL A. LEVINE and PAUL D. WHITE: Coronary disease in youth. Comparison of 100 patients under 40 with persons past 80. J. amer. med. Assoc. **109**, 1775—1781 (1937).

GOLDBLOOM, A. ALLEN: Clinical evaluation of lead IV (chest leads). Asurvey of lead IV in ambulatory cases of coronary artery disease and acute coronary occlusion. Amer. J. med. Sci. **187**, 489—498 (1934).

— Clinical studies in electrocardiography III. Persistent abnormal lead IV findings in serial electrocardiogramms, with negativ three routine leads, in coronary thrombosis. Ann. int. Med. **8**, 1404—1412 (1935).

GOLDSMITH, GRACE A. and FREDRIK A. WILLIUS: Bodily build and heredity in coronary thrombosis. Ann. int. Med. **10**, 1181—1186 (1937).

GOODRICH, B. E. and F. J. SMITH: Amer. Heart J. **11** (1936).

GRANT, JAMES and JOHN H. MILLER: Atheroma of coronary and myocardial fibrosis. Brit. med. J. **1935**, Nr 3868, 353, 354.

GROEDEL: Bei SALZMANN: Röntgenbehandlung innerer Krankheiten. München 1923.

— Z. Kreislaufforsch. **1935**.

GROSS, H. and OPPENHEIMER: The significance of rheumatic fever in the etiology of coronary artery disease and thrombosis. Amer. Heart J. **11** (1936).

— and CHR. SPARK: Coronary and extracoronary factors in hypertension heart failure. Amer. Heart J. **14**, 160 (1937).

GROSS, LOZIS, M. A. KUGEL and E. Z. EPSTEIN: Lesions of the coronary arteries and their branches in rheumatic fever. Amer. J. Path. **11**, 253—280 (1935).

GUIZETTI, H. U. u. H. SITTEL: Der Herzinfarkt und seine Auswirkungen auf den Kohlehydratstoffwechsel. Dtsch. Arch. klin. Med. **180**, 500—511 (1937).

HAAS, IRMGARD u. A. WEBER: Über Rechtscoronarinsuffizienz. Verh. dtsch. Ges. inn. Med. **1936**, 344—347.

HADORN, W.: Untersuchungen über die Beeinflussung des Herzens durch Insulin und Hypoglykämie. Z. klin. Med. **130**, 643 (1936).

— u. A. TILLMANN: Über Beziehungen zwischen Epilepsie und Angina pectoris. Klin. Wschr. **1935 II**, 1308—1311.

HAGUENAU, J. et J. LEFEVRE: A propos d'un cas d'angine de poitrine opéré depuis deux ans et demi. Bull. Soc. méd. Hôp. Paris, III. s. **50**, 1459—1462 (1934).

HALBRON, PAUL, JACQUES LENORMAND et PIERRE DARTIQUE: Traitement de l'angine de Poitrine par certains acides amines. Presse méd. **1933 II**, 1585, 1586.

HALL, D.: A new type of electrode for use in the fourth electrocardiographic lead. Lancet **1937**, Nr 5949, 573.

HAMMAN, LOUIS: Remarks on the diagnosis of coronary occlusion. Ann. int. Med. 8, 417—431 (1934).

HARRIS, B. R. and R. HUSSEY: Die elektrokardiographischen Veränderungen an Coronararterienunterbindung bei Hunden. Amer. Heart J. **12**, 724 (1936).

HASSENCAMP, E.: Über Coronarinsuffizienz. Dtsch. med. Wschr. **1936 I**.

HAUSNER, E. u. D. SCHERF: Über Angina pectoris-Probleme. Z. klin. Med. **126**, 166—193 (1933).

HAUSS, W. u. B. STEINMANN: Zur Symptomatologie der Herznarben. Z. Kreislaufforsch. **1937**, H. 13, 874.

HAY, JOHN: Certain aspects of coronary thrombosis. Lancet **1933 II**, 787—795.
HECKMANN, KARL: Die Frage der Doppelgipfligkeit der Randzacken im Flächenkymogramm. Klin. Wschr. **1936 I**.
— Moderne Methoden zur Untersuchung der Herzpulsation mittels Röntgenstrahlen. Erg. inn. Med. **52**, 543—610 (1937).
HEIER, HANS: Herzwandveränderungen im Flächenkymogramm. Fortschr. Röngenstr. **53** (1936).
HENNING, F.: Myocardschäden im Kymogramm. Med. Welt **1937**, Nr 31.
HERLES, F.: Ekg. und Pericarditis. Zit. Z. Kreislaufforsch. **30**, H. 14, 554 (1938).
HIRSCH, L.: Amer. J. med. Sci. A **2**, 644 (1936).
HOCHREIN, MAX: Können wir die Entstehung des Myocardinfarktes verhüten? Münch. med. Wschr. **1933 II**, 1613—1616.
— Richtlinien für die Behandlung des Myocardinfarktes. Münch. med. Wschr. **1935 II**, 1515—1520.
— Der Myocardinfarkt. Dresden u. Leipzig: Theodor Steinkopff 1937.
— Elektrokardiogramm und Herzarbeit. Verh. Ges. Verdgskrkh. **1937**, 87—92.
— u. KARL MATTHES: Anämie und Angina pectoris. Dtsch. Arch. klin. Med. **177**, 1—13 (1934).
— u. KLAUS SCHNEYER: Das Schicksal des Myocardinfarktes. Z. Kreislaufforsch. **28**, 257—268 (1936).
HOLST, J. E.: Einige Fälle von Thrombose der Kranzgefäße des Herzens. Ugeskr. Laeg. (dän.) **1934**, 263—271.
— Thrombose der Coronararterie des Herzens. III. Ugeskr. Laeg. (dän.) **1934**, 999—1003.
— Myocardinfarkt. Z. klin. Med. **128**, 130—162 (1935).
HOLST, LEOPOLD, L. KLIONER, S. KOPPELMANN u. N. SPERANSKIY: Fortschr. Röntgenstr. **51**, 454—469 (1935).
HOLZMANN, MAX: Elektrokardiographische Befunde bei Perikarditis. Z. klin. Med. **128**, 731—744 (1935).
— Klinische Erfahrungen mit elektrokardiographischen Brustwandableitungen. Arch. Kreislaufforsch. **1**, 1—171 (1937).
HORINE, EMMET F. and MORRIS M. WEISS: Coronary thrombosis and its effect on the size of the heart. Amer. J. med. Sci. **189**, 858—860 (1935).
HOYLE, CLIFFORD and WILLIAM EVANS: Therapeutic effect of a period of rest in bed in angina pectoris (angina of effort). Lancet **1934**, 563—566.
JAGIC, N. v. u. O. ZIMMERMANN: Zur Klinik und Differentialdiagnose der Coronarthrombose. Wien. klin. Wschr. **1935 I**.
— — Zur Therapie der Coronarthrombose. Münch. med. Wschr. **1935 II**, 1633—1636.
— u. P. ZIMMERMANN-MEINZINGEN: Die Wertung des Ekgs bei der Differentialdiagnose des akuten Myocardinfarkts. Wien. Arch. inn. Med. **30**, 187 (1937).
JERVELL, A.: Acta med. scand. (Stockh.), Suppl. **68**, 98 (1936).
JESSEN, H.: Die Neurologie und Neurochirurgie der Angina pectoris. Münch. med. Wschr. **1938 II**.
KAHLSTORF, A.: Herzgröße bei Herzjagen. Klin. Wschr. **1936 II**.
KARSNER, HOWARD T. and FRANCIS BAYLESS: Coronary arteries in rheumatic fever. Amer. Heart J. **9**, 557—585 (1934).
KATZ and SLATER: Arch. int. Med. 85, 86 (1935).
KATZ, L. N., W. W. HAMBURGER and W. J. SCHUTZ: The effect of generalized anoxemia on the electrocardiogram of normal subjects. Its bearing on the mechanism of attacks of angina pectoris. Amer. Heart J. **9**, 771—781 (1934).
KENNEDY, J. ALLEN: The incidene of myocardial infarction without pain in 200 autopsied cases. Amer. Heart J. **14**, 703—709 (1937).
KERR, OLAV: Heart block in coronary thrombosis. Lancet **1937**, 1066.
KISCH, FRANZ: Nitroglycerinschutz der Angina pectoris. Med. Klin. **1935 II**, 1133—1136.
— Klinisch-Statistisches zu den Lebensaussichten bei der Coronarthrombose. Klin. Wschr. **1936 I**, 440—443.
— 36 plötzliche Angina pectoris-Todesfälle obduziert. Klin. Wschr. **1937 I**, 708.
— Klin. Wschr. **1937 II**.
KJAERGAARD, HANS: Cerebral symptoms in acute myocardial infarction. Acta med. scand. (Stockh.) 88, 196—203 (1936).

Kleinmann, H.: Statistisches zum Problem der Angina pectoris. Z. Kreislaufforsch. **25**, 713—730 (1933).
Kleyn, J. B.: Der Einfluß der Psyche auf das Elektrokardiogramm im Zusammenhang mit den Veränderungen des Elektrokardiogrammes während eines Anfalles von Angina pectoris. Z. Kreislaufforsch. **26**, 353—357 (1934).
Kogan, M.: Les reaktions glycémiques et leurs significations dans la symptomatologie et la clinique de l'angine de poitrine. Arch. Mal. Cœur **29**, 685 (1936).
Koller, Siegfried: Über die Häufigkeit der Herzkrankheiten bei Lokomotivführern. Z. Kreislaufforsch. **26**, 240—248 (1934).
Kossmann, Charles E.: Potential variations of extremities and of precordium in myocardial disease. Proc. Soc. exper. Biol. a. Med. **33**, 146—148 (1935).
Kretschmer, W.: Gibt es eine Herzberufskrankheit bei Lokomotivführern? Verh. dtsch. Ges. Kreislaufforsch. **1936**, 250—256.
Kroetz, Ch.: Formen der Coronarinsuffizienz. Jkurse ärztl. Fortbildg **27**, H. 2 (1936).
— Herzschädigungen nach Kohlenoxydvergiftungen. Dtsch. med. Wschr. **1936 II**, 1365 bis 1369, 1414—1417.
— Pharmakotherapie der Coronarinsuffizienz. Verh. dtsch. Kreislaufforsch. **1937**.
— Verh. dtsch. Ges. inn. Med. **1938**.
Kurtz, Ch. M., J. H. Bemelt and H. H. Shapiro-Madison: Elektrocardiographic studies during sorgical anesthesia. J. amer. med. Assoc. **106**, 434.
Lambert, J.: Die Veränderungen des Ekg-Vorhofkomplexes durch Coronarschäden. Arch. Mal. Cœur **30**, 3 (1937).
Langendorf, B. u. A. Pick: Ekg-Befunde bei Lungenembolie. Acta med. scand. (Stockh.) **90**, 289 (1936).
— — Elektrokardiogramm bei akuter Nephritis. Med. Klin. **1937 I**, 4, 126.
Langer: Strahlenther. **53**, 492; **57**, 70.
Laubry, Ch. et P. Sonlie: L'infarctus septal à évolution fébrile prolongée.
Leins-Forrer: Beitrag zur Therapie der Angina pectoris mit Organextrakten. Schweiz. med. Wschr. **1936 II**, 1059.
Lepehne, G.: Zur Frage der Coronarthrombose. Med. Klin. **1934 II**, 1589—1591.
Lequime, J.: Fibrillation ventriculaire transitoire par infarctus myocardique. Bull. Soc. belge Cardiol. **3**, 122 (1936).
Levene, George, Frank E. Wheatley and Helen Matthews: Röntgendiagnosis of coronary disease. Amer. J. Röntgenol. **31**, 588—592 (1934).
Levy: Discases of the coronary Arteries and Cardial Pain. New York: The Macmillan Co. 1937.
Levy, Hyman and Ernst T. Boas: Coronary artery disease in women. J. amer. med. Assoc. **107** (1936).
Levy, Robert L. and Howard G. Bruenn: The precordial lead of the electrocardiogram (lead IV) as an aid in the recognition of active carditis in rheumatic fever. Amer. Heart. J. **10**, 881—888 (1935).
Lewellys, F. Barker: Contemporary views of angina pectoris and coronary thrombosis. N. Y. State J. Med. **35** (1935) (Sonderdruck).
Lewine, S. A.: Coronary thrombosis. Medizin 8 (1929).
Lezius: Dtsch. Ges. Chir. Berlin 1937.
Lian, Camille et R. Barrieu: Le gaz carbonique et les gaz thermaux carboniques en injections sous-cutanées et en inhalations dans l'angine de poitrine et la claudication intermittente. Presse méd. **1933 II**, 1465—1467.
Luft, U. C.: Irreversible Organveränderungen im Tierversuch. Beitr. path. Anat. **98** (1937).
Mainzer, Fritz: Zur Frage der Coronarinsuffizienz bei Anämie. Wien. klin. Wschr. **1936 I**, 592—594.
Mainzer u. Josephthal: Über die Lokalisation und Ausstrahlung des Angina pectoris-Schmerzes. Acta med. scand. (Stockh.) **89**, 329 (1936).
Mandl, Felix: Die paravetrebrale Injektion mit Alkohol bei Angina pectoris und anderen Schmerzzuständen (Indikation und Technik). Wien. klin. Wschr. **1935 I**, 490—494.
— Indikation und Technik der totalen Thyreoidektomie bei Herz und Gefäßkrankheiten. Zbl. Chir. **1937**, 76.
— Die totale Thyreoidektomie bei chronischen Herz- und Gefäßkrankheiten. Wien. med. Wschr. **1937 II**, 1300—1303.

Martini, P. u. Fr. Grosse-Brockhoff: Strophanthinwirkung im Fieber. Naunyn-Schmiedebergs Arch. **180** (1936).
Master, A. M., Harry L. Jaffe and S. Dack: Low basal metabolic rates obtained by low caloric diets in coronary artery disease. Proc. Soc. exper. Biol. a. Med. **32**, 779—783 (1935).
— — — The treatment and the immediate prognosis of coronary artery thrombosis (267 attacks). Amer. Heart J. **12**, 549—562 (1936).
— — — Undernutrition in the treatment of coronary artery disease (particulary thrombosis) Effect on the basal metabolism and circulation. J. clin. Invest. **15**, 353—367 (1936).
Matteis, F. de: L'insuffizienza coronaria. Minerva med. **28**, No 1 (1937).
Meessen: Zit. bei Büchner.
Misske, B. u. Hans Otto: 182 mit dem Ekg verfolgte Fälle von primärer und sekundärer Anämie. Dtsch. Arch. klin. Med. **180**, 1 (1937).
Moia, B. y H. Acevedo: El tratamiento quirùrgico... Rev. argent. Cardiol **3**, No 3 (1936).
Morawitz u. Schloss: Klin. Wschr. **1932 II**, 1628.
Mosler u. Haas: Hiatushernien und Angina pectoris. Dtsch. med. Wschr. **1933 II**, 1353 bis 1354.
Motta: Wien. klin. Wschr. **1937 II**, 1389.
Müller, Karl: Med. Welt **1936 II**, 1773.
Munk, F.: Soziale Medizin, 1937.
Netoušek, M., K. Čársky u. J. Hensel: Über totale Schilddrüsenentfernung zur Behandlung irreduktibler Herzdekompensation. Mitt. Grenzgeb. Med. u. Chir. **44**, 612—618 (1937).
Nieuwenhuizen, C. L. C. van en H. A. Ph. Hartog: Die klinische Bedeutung des Elektrokardiogramms bei Hypertension. Nederl. Tijdschr. Geneesk. **1936 II**, 4015—4020.
— — Chest leads in electrocardiography. Arch. int. Med. **59**, 448—473 (1937).
Orsos, F.: Die Rolle der Kranzarterien in den Alterserscheinungen des Herzens. Orvosképzés (ung.) **27**, 369 (1937).
Padda, v.: Die Arbeitsprobe bei der elektrokardiographischen Diagnose der Angina pectoris. Cuore **20**, No 8 (1936).
Parade, G. W.: Aneurysmatische Elongation des Herzens. Med. Klin. **1934 II**, 1357—1359.
— Herzschädigungen durch Röntgenbestrahlung. Med. Klin. **1935 II**, 1396, 1397.
— Zur elektrokardiographischen Diagnose der Rechtsschädigung des Herzens. Verh. dtsch. Ges. inn. Med. **1936**, 339—344.
— Kongreß dtsch. Ges. Kreislaufforsch. 1937.
Parkinson and Bedfort: Verschiedene Gestaltung und Aufstellung von 2 Typen des Coronarverschlusses. Heart **14**, 195 (1928).
Parson-Smith, Basil: Behandlung des Angina pectoris. Lancet **1936 II**.
Paschkis: Anämie und Anoxämie des Herzmuskels. Ein experimenteller Beitrag zum Angina pectoris-Problem. Wien. Arch. inn. Med. **28**, 447 (1936).
Paschkis, Karl: Anämie und Angina pectoris. Klin. Wschr. **1934 I**, 767—769.
Pflügge, H. u. E. Birk: Über die Strophanthin-Behandlung Angina pectoris-Kranker und ihre Aussichten. Dtsch. med. Wschr. **1937 I**, 427.
— u. H. E. Büttner: Dtsch. med. Wschr. **1937 I**.
Pick, A.: Med. Klin. **1936 II**, 1665.
Pletnew, D. D.: Über Angina pectoris. Dtsch. med. Wschr. **1933 II**, 1639—1642.
Porges: Klin. Wschr. **1932 I**, 186.
Puddu, v.: Observations cliniques sur le triphasisme de l'oscillation rapide du complexe ventriculaire en D III. Arch. Mal. Cœur **29**, 644 (1936).
Pugliese, Rodolfe: Considérations sur la thyroidectomie totale dans le traitement des cardiopathies. Presse méd. **1935 I**, 527, 528.
Raab, W.: Nebennieren und Angina pectoris. Verh. dtsch. Ges. Kreislaufforsch. **1937**.
— Nebennieren und Angina pectoris. Pathogenese und Röntgentherapie. Arch. Kreislaufforsch. **1**, 255—285 (1937).
Rietz, Torsten: Behandlung der Angina pectoris vom chirurgischen Standpunkt. Nord. med. Tidskr. **1934**, 747—750.
Riseman, I. E. F., D. R. Gilligan and H. L. Blumgart: Adrenalinwirkung vor und nach Thyreoidektomie bei Herzkranken. Arch. int. Med. **56** (1937).

RISEMANN, I. E. F. and MORTON G. BROWN: Medicinal treatment of angina pectoris. Arch. int. Med. **60**, 100—118 (1937).
— — The sedimentation rate in angina pectoris and coronary thrombosis. Amer. J. med. Sci. **194**, 392—399 (1937).
ROEMHELD, L.: Indikation und Technik der Atmungstherapie bei Herz- und Gefäßkrankheiten. Ther. Gegenw. **76**, 389—394 (1935).
ROSEGGER, H.: Differentialdiagnose und Therapie der Angina pectoris. Ther. Gegenw. **1938**, H. 10.
ROTH, IRVING R.: On the use of chest leads in clinical electrocardiography. Amer. Heart J. **10**, 798—829 (1935).
RÜBBERDT, H.: Plötzlicher Herztod bei 27jährigem Mann durch Abgang der l. Coronarie aus der Art. pulmonalis. Beitr. path. Anat. **98** (1937).
SAPHIR, OTTO: Thromboangiitis obliterans of the coronary arteries and its relation to arteriosclerosis. Amer. Heart J. **12**, 521—535 (1936).
— WALTHER S. PRIEST, WALTER W. HAMBURGER and LOUIS N. KATZ: Coronary arteriosclerosis, coronary thrombosis, and the resulting myocardial changes. Amer. Heart J. **10**, 567—595, 762—792 (1935).
SCHERF, D.: Erg. Med. **20**, 237 (1935).
— Klinik und Therapie der Herzkrankheiten. Wien: Julius Springer 1935.
— Zwei Herzkranke, bei denen eine Thyreoidektomie ausgeführt wurde. Mitt. Ges. inn. Med. Wien **35**, 133—137 (1936).
— Totale Thyreoidektomie bei Herzkranken. Med. Klin. **1937 II**, 1126—1132.
— P. SCHNABEL: Atropin bei Angina pectoris. Klin. Wschr. **1934 II**, 1397—1399.
— u. E. SCHÖNBRUNNER: Über Herzbefunde bei Lungenembolien. Z. klin. Med. **128**, 455 bis 471 (1935).
— Klin. Wschr. **1938.**
SCHELLONG, F.: Z. exper. Med. **50** 488 (1926); **75**, 767 (1931).
— Verh. dtsch. Ges. inn. Med. Wiesbaden **1936.**
— Ziele und Wege der Ekg.-Forschung. Dtsch. med. Wschr. **1937 II.**
— Vektordiographie des Herzens als Alinische Methode. Klin. Wschr. **1938 I.**
SCHELLONG, HELLER u. SCHRINGEL: Hinweis auf die Möglichkeit, mittels der Vektordiagraphie den Coronarinfarkt zu diagnostizieren. Z. Kreislaufforsch. **1937**, H. 14, 35.
SCHIASSI, FRANCESCO: Infarto del cuore. Contributo allo studio della coronarite reumatica. Arch. Pat. e Clin. med. **15**, 107—130 (1935).
SCHURIG, A.: Über die elektrische Behandlung Angina pectoris-Kranker und ihre Aussichten. Med. Welt **1937**, 1211, 1212.
SHAMBAUGH, PHILIP and ELLIOT C. CUTLER: Total thyroidectomy in angina pectoris. An experimental study. Amer. Heart J. **10**, 221—229 (1934).
SHOOKHOFF, CHARLES and D. LEONARD LIEBERMANN: Angina pectoris syndrome, activated by ragweed sensitivity in a patient with coronary vessel sclerosis: Case report. J. Allergy **4**, 513—518 (1933).
SIEDEK, HANS: Zur Pathologie der Angina pectoris und des Asthma cardiale. Wien. Arch. inn. Med. **30**, 197—204 (1937).
SINGER, RICHARD: Zur Klinik der Coronar-Thrombose. Wien. klin. Wschr. **1934 I**, 810—813.
— Zur medikamentösen Therapie der Angina pectoris. Wien. klin. Wschr. **1934 II**, 1353 bis 1356.
— Über die Ursachen der Zunahme der Herz- und Gefäßerkrankungen im allgemeinen und der Angina pectoris im speziellen. Wien. klin. Wschr. **1935 I**, 353—360.
— Die Behandlung medikamentös unbeeinflußbarer Herz- und Gefäßkrankheiten durch totale Thyreoidektomie. Wien. klin. Wschr. **1937 II**, 1025—1029.
SINGER u. STRAUS: Z. Kreislaufforsch. **1937**, H. 20, 754.
SMITH, CARTER and H. CLIFF SAULS: Recovery from coronary thrombosis; report of eight cases, with particular reference to the recognition of the less severe and atypical types. Ann. int. Med. **9**, 317—333 (1935).
SMITH, HARRY L.: Incidence of coronary sclerosis among physicians. As compared with members of other occupations. J. amer. med. Assoc. **108**, 1327—1329 (1937).
— and H. CORWIN HINSHAW: Acute coronary thrombosis and myocardial infarction affecting a patient thirty-one years of age. Amer. Heart J. **13**, 741, 742 (1937).

SNELLEN, H. A. u. J. H. NAUTA: Zur Röntgendiagnose der Coronarverkalkungen. Fortschr. Röntgenstr. **56**, H. 2 (1937).
STAHL, R.: Die Bedeutung fokaler Infekte für die Allgemeinleiden besonders für Kreislaufkrankheiten Med. Klin. **1937 II**.
STALKER, HUGH: Angina pectoris and pernicious anemia (old terminology) a résumé of the Literatur, with a case report. Ann. int. Med. **10**, 1172—1180 (1937).
STEINBERG, CHARLES LE ROY: Serial non-protein nitrogen studies and their prognostic significance in acute coronary occlusion A prelim. report. Amer. J. med. Sci. **186**, 372 to 378 (1933).
— The prognosis of coronary thrombosis based on the nonprotein nitrogen in the blood. J. Labor. a. clin. Med. **20**, 279—285 (1934).
STEINMANN, BERNHARD: Über das Elektrokardiogramm bei Kohlenoxydvergiftung. Z. Kreislaufforsch. **29**, 281—299 (1937).
STÖRMER, A.: Zur Klinik der Coronarinsuffizienz. Med. Welt **1935**, 1309—1312, 1350, 1351.
STRAUCH, FRIEDRICH: Die Störungen der Herzkranzgefäße. Dtsch. med. Wschr. **1936 II**, 1504.
STRONG, G. F.: The prognosis of coronary thrombosis. Canad. med. Assoc. J. **35**, 274—277 (1936).
STUMPF, PLEIKART: Zehn Vorlesungen über Kymographie. Leipzig: Georg Thieme 1937.
SUSSMANN: Amer. J. Roentgenol. **24**, 163, 312.
TATERKA: Zit. bei BÜCHNER.
TEUFL, ROBERT: Diagnose des Coronarinfarktes und Serumkoagulation nach WELTMANN. Wien. klin. Wschr. **1937 I**, 58—63.
TILLGREN, J.: Medizinische Behandlung der Angina pectoris. Nord. med. Tidskr. **1934**, 753—756.
TOCHOWICZ, LEON: Über den klinischen Wert der dorso-ventralen Ableitung in der Elektrokardiographie. Z. Kreislaufforsch. **29**, 711—727 (1937).
UHLENBRUCK, P.: Die Herzkrankheiten im Röntgenbild und Elektrokardiogramm. Leipzig: Johann Ambrosius Barth 1936.
— Verh. Kongreß inn. Med. **1936**, 364.
VOGT, BRUNO: Rhythmusstörungen des Herzens und anginöse Zustände nach elektrischen Unfall. Klin. Wschr. **1937 II**, 1671, 1672.
WAART, STORM and KONMANS: Ligation of the coronary arteries in Javanese monkeys. Amer. Heart J. **11**, **12** (1936).
WACHSMUTH, H.-O.: Eigenblutbehandlung stenokardischer Zustände und peripherer Gefäßspasmen. Dtsch. med. Wschr. **1937 II**, 1795, 1796.
WAGENFELD, E.: Strophanthinbehandlung der Angina pectoris. Klin. Wschr. **1936 II**.
— Die Indikationen der intravenösen Strophanthinbehandlung. Dtsch. med. Wschr. **1937 I**, 500, 501.
WEBER, A.: Coronarinfarkt und Coronarinsuffizienz. Dtsch. med. Wschr. **1936 II**, 1385 bis 1388.
— Die Elektrokardiographie. Berlin: Julius Springer 1937.
— Die klinische Bedeutung der Veränderungen von ST und T im Extremitätenekg. Dtsch. med. Wschr. **1937 I**, 430.
— Z. klin. Med. **132**, 2.
WEEKS, CARNES: Total thyroidectomy for the relief of pain in Angina pectoris. Surg. Clin. N. Amer. **16**, 667—679 (1936).
WEINSTEIN, A. A., DAVID DVIS, D. D. BERLIN and H. L. BLUMGART: The mechanism of the early relief of pain in patients with angina pectoris and congestive failure after total ablation of the normal thyroid gland. Amer. J. med. Sci. **187**, 753—773 (1934).
WENCKEBACH, K. F.: Herz und Kreislaufinsuffizienz. Dresden u. Leipzig: Theodor Steinkopff 1931.
WHITTEN, MERRITT B.: Midaxillary leads of the electrocardiogram in myocardial infarction. Amer. Heart J. **13**, 701—722 (1937).
WIGGERS, C. J.: The inadequacy of the normal callateral coronary circulation and the dynamic factors concerned in its development during slow coronary occlusion. Amer. Heart J. **11** (1936).
WILLCOZ, A. and J. L. LORIBOND: Das Elektrokardiogramm mit 4 Ableitungen bei Coronarerkrankung. Lancet **1937**, Nr 5922, 501.

WILLIUS, FREDRIK A.: Life expectancy in coronary thrombosis. J. amer. med. Assoc. **106**, 1890—1894 (1936).
WINTERWITZ: Med. Klin. **1934 II**.
WITHE, PAUL D. and TIMBLE SHARBER: Tobacco, alcohol and angina pectoris. J. amer. med. Assoc. **102**, 655—657 (1934).
WOLFERTH and WOOD: Arch. int. Med. **56**, 77 (1935).
WOOD, FRANCIS CLARK, SAMUEL BELLET, THOMAS M. MCMILLAN and CHARLES C. WOLFERTH: Electrocardiographic study of coronary occlusion. Further observations on the use of chest leads. Arch. int. Med. **52**, 752—784 (1933).
— and CHARLES CHRISTIAN WOLFERTH: Huge T-waves in precordial leads in cardiac infarction. Amer. Heart J. **9**, 706, 721 (1934).
WOOD and WOLFERTH: Arch. int. Med. **51**, 771 (1933).
ZAK, E.: Über Thrombose der Coronararterien. Wien. klin. Wschr. **1935 I**, 735—740.
— Strophanthintherapie. Wien. klin. Wschr. **1936 I**.
ZIEGLER, KURT: Kohlenoxydgasvergiftung und Myocard. Dtsch. med. Wschr. **1936 I**, 389—391.
ZIMMERMANN, OSKAR: Angina pectoris bei schweren Anämien. I. Klin. Wschr. **1935 I**, 847—852.
— Angina pectoris bei schweren Anämien. II. Klin. Wschr. **1935 I**, 922—926.
— Das Angina pectoris-Problem vom Standpunkt der Angina pectoris bei schweren Anämien. Wien. klin. Wschr. **1935 II**, 987—989.
ZIMMERMANN-MEINZINGEN: Zur Klinik und Differentialdiagnose der luetischen Coronarstenose. Wien. Arch. inn. Med. **29**, 161 (1936).
ZWILLINGER, L.: Elektrokardiographische Zwischenstadien im Verlaufe der Coronarthrombose. Z. klin. Med. **130**, 609—620 (1936).
— Das Ekg bei rheumatischer Pericarditis. Wien. Z. klin. Med. **132**, 264 (1937).

I. Einleitung.

Die Blutversorgung des Herzens wird durch die beiden Coronararterien gewährleistet. Die linke Coronararterie teilt sich kurz nach ihrem Abgang aus der Aorta in den Ramus descendens anterior, der an der Herzvorderwand im Sulcus zwischen rechtem und linkem Ventrikel abwärts verläuft und an der Spitze noch etwas auf die Herzhinterwand übergeht. Von diesem Ast wird die Vorderwand des linken Ventrikels, die Herzspitze und die vorderen Partien des Septum interventriculare versorgt. Der zweite Ast der linken Kranzarterie ist der Ramus circumflexus, der zwischen Ventrikel und Vorhof in der Herzvorderwand verläuft und auf die Hinterwand übergeht unter Versorgung der Hinterwand des linken Ventrikels. Die rechte Kranzarterie verläuft zunächst als Stamm an der Vorderwand zwischen rechtem Vorhof und rechtem Ventrikel, versorgt die Vorderwand des rechten Ventrikels, die hinteren Septumpartien und endet hinten an der Hinterwand des linken Ventrikels, nachdem sie sich vorher geteilt hat und den Ramus descendens posterior, in der hinteren Interventrikularfurche verlaufend, abgegeben hat. Ebenso wird der rechte Vorhof und die Gegend des Sinusknotens von der rechten Kranzarterie versorgt. Pathologisch-anatomisch findet man als Folge eines krankhaften Geschehens an den Coronarien die Nekrose größerer Herzteile, den Herzinfarkt. Der Herzinfarkt ist sicher viel häufiger als man früher annahm. KROETZ findet in 52,5% seines Herzmaterials von 300 Fällen mehr oder weniger ausgedehnte Infarktbildungen. Manchmal findet man typische Lokalisationen: den Vorderwandspitzeninfarkt beim Verschluß der linken Kranzarterie, den Hinterwandbasisinfarkt beim Verschluß der rechten Kranzarterie. Manchmal ist der ganze von der betreffenden

Coronararterie versorgte Bezirk der Nekrose verfallen, fast die ganze rechte Kammer beispielsweise bei Verschluß der rechten Coronarie, manchmal beschränkt sich der Infarkt auf einen kleinen Herzbezirk oder auf einen Papillarmuskel. Fast immer finden sich, worauf CH. KROETZ hinweist, bei ausgedehnten Infarkten im Bereich der einen Kranzarterie auch mehr oder weniger deutliche Nekrosestellen im Bereich der anderen Coronarie. Durch die Untersuchungen von DIETRICH sowie von CH. KROETZ ist es allerdings fraglich geworden, ob man die schematische Vorstellung, daß jeder Infarkt seine Ursache in einem embolischen oder thrombotischen Verschluß eines größeren Coronarastes haben muß, beibehalten darf. Sehr oft wird der Thrombus nicht gefunden, die Ursache der Nekrose kann nicht in einem anatomisch greifbaren Gefäßverschluß gelegen haben. Offenbar sind in vielen Fällen von Infarkt des Myokards Schädigungen lokaler Art in der terminalen Strombahn auslösend, bei denen nervös-regulatorische Vorgänge, Gefäßspasmen, wahrscheinlich eine wesentliche Rolle spielen. Immerhin dürfte es berechtigt sein, die Bilder des „stürmischen Gewebeuntergangs“ mit „landkartenähnlichen“, scharf umschriebenen Nekrosebezirken als Bilder des Coronarinfarktes zusammenzufassen und sie abzugrenzen von dem, was wir als Coronarinsuffizienz zu bezeichnen pflegen.

Zur Kenntnis des pathologisch-anatomischen Geschehens bei der Coronarinsuffizienz haben besonders BÜCHNER und seine Mitarbeiter sehr wertvolle Beiträge geliefert. Sein Grundexperiment ist folgendes: Macht man ein Kaninchen durch Aderlaß anämisch, verschlechtert also die Gesamtblutversorgung, und läßt dieses Tier dann in einer Lauftrommel arbeiten, so findet man mit großer Regelmäßigkeit nach einigen Stunden im Herzmuskel disseminierte Nekrosen und zwar vorwiegend an den Papillarmuskeln, den Trabekeln und in den subendokardialen Abschnitten des linken Ventrikels. Diese Nekroseherde müssen als irreversible Schädigungen der Herzmuskelfasern im Gefolge einer Durchblutungsstörung, also einer Coronarinsuffizienz aufgefaßt werden. Das Experiment läßt sich nach verschiedener Richtung variieren. So fand MEESSEN am BÜCHNERschen Institut, daß es beim Kaninchen gelingt, durch Aufrichten des auf den Rücken gespannten Tieres einen orthostatischen Kollaps zu erzielen und daß nach einigen Stunden ebenfalls als Folge akuter Coronarinsuffizienz disseminierte Nekrosen im Herzmuskel nachweisbar waren, und zwar vorwiegend wieder im linken Herzen. Interessant ist nun, daß TATERKA unter BÜCHNERs Anleitung durch Histamininjektionen einen Kollaps erzielen konnte, der zu ganz vorwiegend im rechten Herzen bzw. im rechten Ventrikel lokalisierten Nekrosen führte. Die Erklärung dürfte darin liegen, daß beim Histaminkollaps durch den gleichzeitig ausgelösten Spasmus der Bronchien und der Lungenpartien eine akute Überbelastung des rechten Herzens auftritt. Elektrokardiographisch zeigten die Tiere mit linksseitiger Coronarinsuffizienz — nicht etwa, wie BÜCHNER und v. LUCADOU betonen, als Folge der anatomisch nachgewiesenen kleinen Nekrosen, sondern der allgemeinen coronarbedingten Durchblutungsstörung — eine Depression des S—T-Stückes in Ableitung I und II — während bei den Tieren mit rechtsseitigen Myokardnekrosen mehr das Bild des Herzinfarktes im Elektrokardiogramm (Ekg) auftrat, nämlich ein hoher Abgang von S—T bei aufwärts gerichteter R-Zacke in Abl. III. Beim Menschen finden sich bei dem „langsamen Typ der Coronarinsuffizienz“ nach KROETZ nicht die Koagulationsnekrosen des stürmischen Gefäßverschlusses, also des Myokardinfarktes, sondern mehr oder weniger disseminierte streifige Muskelfasernekrosen mit reaktiver Leukocytenansammlung und Fibroblastenvermehrung bis zur Ausheilung mit disseminierter Schwielenbildung. An den Coronargefäßen treten die Intimaveränderungen zurück, die Media- und Adventitiaveränderungen mehr in den Vordergrund. Bei dieser langsamen Fasernekrose, der man meines Erachtens klinisch im wesentlichen das Bild der chronischen und zeitweise akuten Coronarinsuffizienz zuordnen muß, treten die ausgesprochenen Infarktzeichen: Fieber, Leukocytose, Senkungsbeschleunigung, wie sie noch weiterhin zu schildern sein werden, nicht auf. Als eine dritte Gruppe pathologisch-anatomischen Geschehens an den Coronarien kann man die arteriolosklerotischen Veränderungen der feineren Äste der Coronarien mit gleichen Folgeerscheinungen, Ernährungsstörung, Gewebsuntergang und Narbenbildung, verzeichnen.

II. Die Anamnese der Coronarerkrankungen.

Die Anamnese der Coronarerkrankungen zeigt alle Varianten, angefangen von dem klassischen „großen Anfall" von Angina pectoris bei Coronarinfarkten mit oft letalem Ausgang im ersten Anfall bis zu der HEBERDENschen Angina ambulatoria mit Anstrengungs- und Kälteangina oder den vasomotorischen anginösen Beschwerden klimaterischer Frauen. Daneben stehen die „stummen" Fälle sowohl von Coronarverschluß wie von Coronarverengung und endlich folgen die „larvierten" Fälle, die mit abdominalen Beschwerden beginnen, Gallenkoliken, Magenulcusperforation, Appendicitis, typhöse Krankheitsbilder vortäuschen können und oft diagnostisch erhebliche Schwierigkeiten bereiten. Ich gebe im folgenden einige Beispiele:

1. M. K. (Coronarinsuffizienz mit typischer Anamnese). Der 58jährige Ingenieur ist Leiter eines großen Unternehmens, hat sich mit 50 Jahren zur Ruhe setzen müssen. Er klagt seit dieser Zeit über Herzbeschwerden, Schwindelgefühl, plötzlich auftretende Übelkeit. Die Schmerzen gehen mit einem Beklemmungsgefühl auf dem Herzen einher und strahlen nach rechts und links aus in die Schultergegend. Er meint, die Schulterschmerzen seien rheumatisch. Einen sehr starken Schmerzanfall hat er einmal nach einer Zahnextraktion gehabt, so daß er eine Behandlung des stark defekten Gebisses rundweg ablehnt. Bei den Aufsichtsratssitzungen hat er früher mit Regelmäßigkeit seine Angina pectoris-Anfälle bekommen, so daß er nicht mehr teilnehmen konnte. Er schläft nachts schlecht, grübelt viel, kann sich aber mit Luminal helfen, das auch die Schmerzen mildert. Im Frühjahr und Herbst sei es schlimmer als im Sommer bei gleichmäßiger Wärme. Die jährliche Steuererklärung hat immer eine Periode gehäufter Anfälle zur Folge. In den letzten Jahren hat er dann Nitrolingual genommen, oft 8—10 Kapseln am Tag. Beim Treppensteigen besteht etwas Atemnot, doch meint er im ganzen, daß körperliche Anstrengungen ihm weniger ausmachten als auch die kleinsten Aufregungen.

2. E. B. 60 Jahre (Coronarinsuffizienz mit typischer Anamnese). Der 60jährige Bankier hat früher immer sehr gut körperliche Arbeit leisten können. Er hat sehr viel geraucht (8—10 Zigarren) und ziemlich viel getrunken (1—3 Flaschen Moselwein). Seitdem er sich vor 6 Jahren zur Ruhe gesetzt hat, haben sich Herzbeschwerden eingestellt, zeitweise Herzklopfen, Beengung auf der Brust, ausstrahlende Schmerzen vorwiegend in den linken Arm, Die Stärke der Beschwerden wechselt sehr. Manchmal kann er ganz gut Berge steigen. ein andermal muß er nach einigen 100 m stehen bleiben und umkehren. Rauchen verträgt er nicht mehr. Wenn er seinen Wein trinkt und im Freundeskreis sitzt, merkt er wenig Beschwerden, wenn er aber nicht trinkt, diät lebt und keine Ablenkung hat, wird es schlimmer. Die Begegnung mit irgendwelchen Bekannten auf der Straße löst schon einen Herzschmerz aus, so daß er menschenscheu geworden ist und möglichst allen Bekannten aus dem Wege geht. Ärger und Aufregungen in der Familie haben tagelange intensive

Herzbeschwerden zur Folge. Kalte Witterung verträgt er nicht, auch keine großen Mahlzeiten. Er ist stark depressiv, bricht bei seiner Erzählung in Tränen aus und ist über seinen Zustand verzweifelt.

3. H. C., 58 Jahre (Coronarinsuffizienz, typische Anamnese). Die 58jährige Patientin gibt an, früher immer gesund gewesen zu sein. Seit 3—4 Jahren habe sich ein chronischer Bronchialkatarrh entwickelt. Im vorigen Jahr habe sie fast 4 Monate im Bett zugebracht, immer unter zeitweiser Atemnot und Bronchialkatarrh gelitten, man habe diese Beschwerden als Asthma bezeichnet. Vor $1^1/_2$ Jahren habe sie eine hochfieberhafte Lungenentzündung gehabt, danach haben sich die Beschwerden erheblich verstärkt. Sie konnte sich nicht richtig erholen und war immer kurzluftig. Im Rücken habe sie dauernd Schmerzen, sie könne nur noch leichte Hausarbeiten verrichten. Wenn sie auf die Straße geht, so hat sie nach kurzer Zeit einen unerträglichen Schmerz im Rücken und in der Herzgegend, sie muß sich das Herz mit den Händen festhalten und stehen bleiben, bis er vorüber ist. Der Schmerz war früher nur im Rücken, jetzt aber zieht er in den linken Arm, manchmal hat sie das Gefühl, als ob der Oberarm straff gespannt sei und platze. Beim Treppensteigen ist sie stark kurzluftig. Nachts muß sie oft aufstehen, ans Fenster gehen und Luft einholen.

4. F. D. (Hinterwandinfarkt, larviert als Ulcus ventriculi). Die 56jährige Patientin hat vor etwa 6 Wochen eine Magenverstimmung gehabt. Die Beschwerden hatten plötzlich mit Erbrechen und Durchfällen angefangen, sowie mit Schmerzen in der Magengrube. Sie sei sonst eine sehr arbeitsfähige Frau gewesen, fühle sich aber seitdem dauernd müde und könne kaum einige Schritte gehen, der Puls sei immer beschleunigt, Herzbeschwerden haben nicht bestanden, wohl eine gewisse Kurzluftigkeit. Die Röntgenuntersuchung habe ein Zwölffingerdarmgeschwür ergeben, auf das sie nun seit 3 Wochen behandelt wurde, ohne daß die Beschwerden sich besserten. Es bestünden auch jetzt noch Neigung zu Durchfällen, ein dauernd aufgetriebener Leib mit starkem Druckgefühl in der Magengegend, dem Gefühl, daß im Leib etwas zu eng sei. Dabei eine stark störende oft unerträgliche Flatulenz. Fieber hat im Anfang der Erbrechung etwas bestanden. Der Patientin selbst ist es unverständlich, daß sie sich von einem Magenkatarrh oder Magengeschwür so schlecht erholen kann, sie vermutet ein Krebsleiden. Das Ekg ergibt einen Herzhinterwandinfarkt.

5. W. A., 48 Jahre (Vorderwandinfarkt, larviert als Asthmaanfall). Am 28. 10. 37 wurde ich zu der Patientin wegen Asthmaanfalles konsiliarisch zugezogen. Die Frau gibt an, vor 20 Jahren seit einer Kehlkopfoperation eine doppelseitige Recurrensparese zu haben, dadurch eine stridoröse Atmung. Vor einigen Tagen leichte Grippe mit Temperatursteigerung und Halsschmerzen, aber schon seit dem Vortage beschwerdefrei. Sie sei heute daher wieder aufgestanden, habe aber nach dem Abendessen plötzlich einen Asthmaanfall bekommen. Sie müsse aufrecht im Bett sitzen, habe Beklemmung auf der ganzen Brust, keine Schmerzen in der Herzgegend, keine Schmerzen im linken Arm, dagegen ein Ziehen in der Halsgegend bis unter das Kinn. Sie habe ein ausgesprochenes Angstgefühl dabei. Die Atmung ist zischend, durch die Recurrensparese stridorös, der Puls klein und frequent, RR 90/60 mm Hg. Der Anfall wird von der Patientin selbst und von dem behandelnden Arzt als Asthmaanfall gedeutet. Die Lunge sei vor einigen Tagen geröntgt worden und dabei sei Herz und Lunge in Ordnung befunden. Das Ekg ergibt einen eindeutigen Vorderwandinfarkt.

6. Baron S. (Vorder- und Hinterwandinfarkt mit teils typischer, teils abdomineller Anamnese). Der 68jährige Mann, früher immer sehr leistungsfähig, 31 Jahre Soldat, klagt seit mehreren Jahren über rheumatische Beschwerden in allen Gelenken, besonders in der linken Schulter und im Rücken, so daß er stark in seinen Bewegungen behindert war. Er machte daher in einem auswärtigen Krankenhaus eine interne Behandlung mit Bädern, Kurzwellendiathermie, Röntgenbestrahlungen, Massage und Bewegungsübungen durch. Während dieser Behandlung stellten sich zunehmende Schmerzen unter dem Brustbein ein, die anfallsweise auftraten, nicht ausstrahlten und ein gewisses Gefühl der Enge und des Unbehagens hervorrufen. In einer Nacht setzte plötzlich ein intensiver Schmerz im Verlauf der Speiseröhre ein, vom Schlund bis zum Magen ziehend, er hatte das Gefühl, daß eine Säure stark ätzend die Speiseröhre herunterliefe. Die Schmerzen machten jede Nahrungsaufnahme unmöglich. Es bestand Brechreiz, starkes Erschöpfungsgefühl, Druckgefühl im Oberbauch. Erleichterung beim Lockern des Hosenbundes und Weglegen der Bettdecke. Die einzige mögliche Lage war lange Zeit die absolute Rückenlage, jede Bewegung löste unerträgliche Schmerzen aus. Lagewechsel von der linken auf die rechte

Seite war unmöglich. Der Leib war aufgetrieben, es bestand starke Flatulenz. Ekg: alter Vorderwandinfarkt, frischer Hinterwandinfarkt.

7. Graf B. (Coronarinfarkt, typische Anamnese). Der 56jährige Patient ist körperlich sehr rüstig, hat noch vor $^1/_2$ Jahr seine Reserveoffiziersübung gemacht, starker Raucher und nicht unerheblicher Alkoholkonsum. Er fährt am Morgen des Untersuchungstages mit seinem Wagen die 500 km lange Strecke ab München, um am nächsten Tag zur Hirschbrunft in der Eifel rechtzeitig zu kommen. Unterwegs kommt, als er mit sehr hoher Geschwindigkeit fährt, ein Wagen aus der Seitenstraße, den er im letzten Augenblick sieht. Der Zusammenstoß wird durch eine scharfe Wendung noch eben vermieden und er bringt den Wagen zum Stehen. Beim Aussteigen empfindet er einen unangenehmen ziehenden Schmerz im linken Arm und ein Beklemmungsgefühl auf der Brust. Nach einigen Minuten setzt er seine Fahrt fort und kommt abends am Bestimmungsort an. Er fühlt sich sehr schlapp, hat Brechreiz und Durchfälle und trinkt zur Wiederbelebung eine Flasche Sekt. Es stellt sich Erbrechen ein, der Puls wird stark unregelmäßig und kaum fühlbar, weitere Erscheinungen sind Cyanose, Beklemmungsgefühl auf dem Herzen, starke sehr unangenehme Flatulenz und Stuhldrang. Als ich den Patienten nachts sehe, ist der Puls 140 pro Minute, am nächsten Tag 28 (A.-V.-Block!). RR früher von 160 mm Hg, jetzt 85/50 mm Hg. Leichte Temperaturen bis 38^0 rectal. Das später aufgenommene Ekg zeigt einen Hinterwandinfarkt.

8. Dr. N., 45 Jahre (Hinterwandinfarkt larviert als abdominale Erkrankung). Der 45jährige Ingenieur fuhr vor 4 Tagen, wie jeden Morgen zur Fabrik mit dem Fahrrad. Kurz nach Passieren des Fabriktores sei ihm schlecht geworden, er mußte absteigen, konnte sich nicht mehr auf den Beinen halten und wurde in den Wachraum gebracht. Er bekam Erbrechen, hatte starke Schmerzen in der Magengrube und etwas rechts davon. Es setzten Durchfälle ein, starker Abgang von Winden, Schweißausbrüche. Nach etwa 2 Stunden traten ziehende Schmerzen im linken Arm dazu. Der Puls sei anfangs beschleunigt gewesen und ging dann auf 30—40 Schläge zurück (A.-V.-Block!). Die Durchfälle und die Flatulenz hielten mehrere Tage an. Der Arzt vermutete Magen- oder Gallenblasenleiden und verordnete tägliche Magenspülungen, die auch mehrere Tage ausgeführt wurden. Am 2. Tag trat Fieber auf, ferner nächtliche Atemnot. Diese und der Rückgang der Pulsfrequenz veranlaßten Einweisung für stationäre Behandlung. Ekg: Hinterwandinfarkt mit totalem Block.

9. J. Br., 61 Jahre (Hinterwandinfarkt mit Papillarmuskelabriß, larviert als Vergiftung). Der 61jährige Mann kommt zur stationären Aufnahme mit folgendem Brief seines behandelnden Arztes: „Herr B. aus O. hat Wasserglas getrunken und sich die Schleimhaut des Magens verätzt. Er müßte wohl zwecks Ausheilung der wunden Schleimhäute eine Zeitlang rectal ernährt werden, weshalb er in stationäre Behandlung überwiesen wird." Die nähere Befragung ergab, daß er vor 3 Wochen nachts in der Küche Mineralwasser mit Wasserglas verwechselte und letzteres trank. Er hat sich sehr erschrocken, glaubte, sich vergiftet zu haben. Kurz danach setzte Erbrechen ein. Der Stuhl sei schwarz gewesen, das Erbrochene etwas blutig gefärbt. Seitdem seien die Schmerzen in der Speiseröhre unerträglich. Er könne kaum etwas Grütze zu sich nehmen und lebe von Schleim und Bananen. Er hat eine starke motorische Unruhe, klagt aber nicht über irgendwelche Herzbeschwerden. Herz röntg. normal groß, Tr.D. 14 cm. RR 130/80 mm Hg. Magen röntg. o. B. Bei der geschilderten Anamnese wird die Herzuntersuchung erst am 3. Tag vorgenommen und ergibt: coronare Welle in Abl. III. Bei dem Aufsuchen der Station, um dem Patienten Bettruhe zu verordnen, finde ich ihn auf den Flur zusammengebrochen. Exitus nach einer halben Stunde. Obduktion: Herzhinterwandinfarkt mit Abriß eines Papillarmuskels (s. Abb. 2, S. 455).

10. M. K. (Hinterwandinfarkt mit abdominaler Anamnese). Die Frau hat seit 5 Tagen Durchfälle, angeblich nach dem Genuß von Mayonnaise, die aber von den anderen Mitgliedern der Familie gut vertragen wurde. Diese Durchfälle setzten mit krampfartigen Schmerzen im Darm gegen Abend schlagartig ein, sie mußte sich dann wegen allgemeiner Übelkeit 2 Stunden in den Sessel setzen und konnte sich dann mühsam zu Bett schleppen. Die Zunge war belegt. Die Temperatur dauernd erhöht, am nächsten Tag 38,3 axillar und blieb dann leicht über normal. Der Arzt hatte an einen Paratyphus gedacht, zumal eine diffuse Bronchitis und eine auffallende allgemeine Schwäche mit Benommenheit mehr und mehr zunahm. Auffallend war ferner, daß von Anfang an der Puls sehr schnell war, dann nur 40—50 Schläge betrug und kaum fühlbar war. Der Exitus erfolgte im Zustand zunehmender Benommenheit und Kreislaufschwäche.

11. J. K., 44 Jahre (Vorderwandinfarkt, zunächst schmerzfrei, larviert als tuberkulöse Lungenblutung). Der 44jährige Amtsleiter wird an einem Sonntag Abend, nachdem er in 3 Wahlversammlungen geredet hat, eingeliefert mit einer Hämoptoe unter der Diagnose „Lungentuberkulose mit Blutung". Der Puls ist klein, stark beschleunigt. Die Atmungsfrequenz, Blutdruck 85/65 mm Hg, erhebliche Cyanose. Es setzt ein zunehmendes Lungenödem ein, mit schaumigem rötlichem Sputum, erst am 2. Tag klagt der Patient über etwas Schmerz und Beengung in der Herzgegend, während die ersten 24 Stunden vollkommen schmerzfrei verliefen. Der Exitus erfolgte am 3. Tag, die Autopsie ergab einen Vorderwandinfarkt, der auch klinisch auf Grund des Ekgs und des Bildes der akuten Stauungslunge trotz der auch später sehr wenig typischen Schmerzsymptome angenommen war.

12. O. B., 66 Jahre (Vorderwandinfarkt mit cerebralen Erscheinungen und Acetonurie). Der Patient ist Bahnbeamter, hat viel geraucht, 7—8 Zigarren pro Tag und Pfeife. Morgens beim Anziehen hat er einen Anfall von Bewußtlosigkeit bekommen, so daß man zunächst einen Schlaganfall annahm. Er erwachte aber schon nach wenigen Minuten, begann dann wirr zu reden, und schließlich immer aus dem Bett zu springen und zu toben, so daß immer 2 Familienangehörige ihn halten mußten. Er hatte bald nach dem Anfall Wasser gelassen, indem der Arzt Zucker und Aceton feststellte, so daß der Kranke wegen Coma diabeticum eingeliefert wurde. Die Autopsie ergab einen Vorderwandinfarkt. Cerebrum o. B.

13. Ph. G., 25 Jahre, Student *(Coronarinfarkt in jugendlichem Alter nach Nicotinmißbrauch)*. Der Patient wurde am 2. 10. 38 abends gegen 21^{45} Uhr vom diensttuenden Arzt des Bereitschaftsdienstes mittels Taxe eingeliefert. In seiner Begleitung sein Bruder und sein Vetter. Der Bruder machte über die Vorgeschichte folgende Angaben: In der Nacht vom 1.—2. 10. 38 war der Patient auf Urlaub in Bonn mit mehreren Kameraden zusammen, wobei größere Mengen Alkohol (Likör und Bier) genossen und sehr viel Zigaretten *(etwa 50)* geraucht wurden. Gegen 3 Uhr morgens kam er nach Hause. Am 3. 10. 38 fuhr Patient mit seinem Bruder nach Köln zu Verwandten. Gegen 19 Uhr fuhren beide in Begleitung ihres Vetters nach Niehl mit der Straßenbahn. Während der Fahrt verspürte Patient dann starke Schmerzen auf der Brust in der Herzgegend, die in beide Arme, besonders aber nach *links* ausstrahlten. Da die Schmerzen unerträglich wurden, kehrten alle drei zu Bekannten zurück, wo Patient sich auf ein Liegesofa legte. Man rief den Bereitschaftsdienstarzt hinzu, der den Patient mit der Taxe ins Krankenhaus einwies.

Der Patient ist sehr unruhig, wälzt sich im Bett hin und her und klagt über Schmerzen auf der Brust und in beiden Armen, besonders links. Die Hände sind kühl und die Fingernägel livide verfärbt. Der Puls ist nur mäßig gut gefüllt, aber nicht sehr frequent. Herztöne o. B., Blutdruck 90/65 mm Hg. Keine Dyspnoe, keine Ödeme. Patient ist noch ansprechbar. Während nun eine Spritze Sympatol aufgezogen wird, verdreht der Patient plötzlich die Augen und ist nicht mehr ansprechbar. Sofortige Injektion von 1 ccm Sympatol *i.v.* zeigt keine Wirkung. Darauf Injektion von 1 ccm Suprarenin (1:1000) *intrakardial* und 1 ccm Lobelin *i.m.*, Patient bleibt jedoch pulslos. Patient kommt um 22^{05} Uhr unter den Erscheinungen eines schweren Kreislaufkollapses mit plötzlichem Herzstillstand ad exitum. Zu erwähnen ist noch, daß Patient nach Angaben des Bruders starken *Nicotinabusus* hatte. Außerdem war die Schilddrüse sichtlich vergrößert.

Die Sektion am 4. 10. 38 ergab einen frischen Verschluß der *linken vorderen* absteigenden Coronararterie durch einen etwa 3 cm langen Thrombus (Abb. 3, S. 456). Außerdem fand sich eine persistierte Thymusdrüse.

14. K. H. *(Coronarinfarkt nach CO-Vergiftung)*. 45jähriger Rechtsanwalt, der sein Büro in einem älteren Hause in der Mitte der Stadt hat. Die Büroräume haben eine Ofenheizung mit schlechtem Abzug. Eine Sekretärin muß nach mehrmonatlichem Aufenthalt in diesen Räumen Krankenhausbehandlung aufsuchen, wo eine chronische Kohlenoxydvergiftung nachgewiesen wird. Die gleichfalls in den Räumen tätige Frau hat Angina pectoris-Beschwerden ohne organisch nachweisbaren Befund. C. selber fühlt sich nach mehrjähriger Tätigkeit in den wegen CO-Gefahr beanstandeten Räumen schlecht und tritt einen Erholungsurlaub in die Schweiz an. Bei einer Wanderung setzen ganz akut intensive Schmerzen in der Herzgegend, ausstrahlend in den linken Arm, ein. Erbrechen und Abgang von Stuhl und Urin. Der Patient wird in eine nahegelegene Almwirtschaft getragen und erholt sich langsam. Der nach einigen Stunden eintreffende Arzt verordnet Cardiazolspritzen und Morphium. Nach 3 Wochen ist der Kranke soweit wieder hergestellt, daß der Abtransport ins Tal erfolgen kann. Nach längerer Rekonvaleszenz völlige Genesung, so daß C. nunmehr

— 5 Jahre nach dem Infarkt —, jede beliebige körperliche Arbeit leisten kann. Dagegen zeigt das Ekg immer noch eine negative Finalschwankung in Abl. I und Fehlen von Q_{IV} sowie Senkung von S-T mit pos. T in Abl. IV, so daß kein Zweifel an einem stattgehabten Vorderwandinfarkt sein kann, der auch aus dem bald nach dem Anfall aufgenommenen Ekg eindeutig hervorging.

Zusammenfassung. Es werden die Anamnesen typischer und larvierter Fälle von Coronarerkrankungen wiedergegeben. Darunter befinden sich zwei als Ulcus ventriculi und Gallenkolik larvierte Fälle von Hinterwandinfarkt, ein als Paratyphus larvierter Fall von Hinterwandinfarkt, ein Hinterwandinfarkt mit Abriß eines Papillarmuskels, ein Vorderwandinfarkt nach CO-Vergiftung, ein Vorderwandinfarkt nach Nicotinabusus — letzterer mit 25 Jahren mit der jüngste in der Literatur beschriebene Fall.

III. Der Myokardinfarkt.

Der Myokardinfarkt — der Ausdruck ist anatomisch richtiger als der im Sprachgebrauch allerdings sehr eingebürgerte und kaum mißverständliche Ausdruck Coronarinfarkt — kommt selten durch eine Embolie des Coronargefäßes, häufiger durch eine Thrombose und manchmal durch einen noch ungeklärten anderweitigen Prozeß (Gefäßkrampf ?) oder durch Störungen der Gefäßperipherie zustande. Die Prädilektionsstellen dieser Infarktbildung sind nach den Untersuchungen von BÜCHNER, WEBER und HAAGER der Anfangsteil der rechten Coronarie im Stammgebiet zwischen Ventrikel und rechtem Vorhof und der obere Teil des Ramus descendens der linken Kranzarterie. Im Anschluß an die genannten Autoren wird die Coronarskizze wie nebenstehend wiedergegeben.

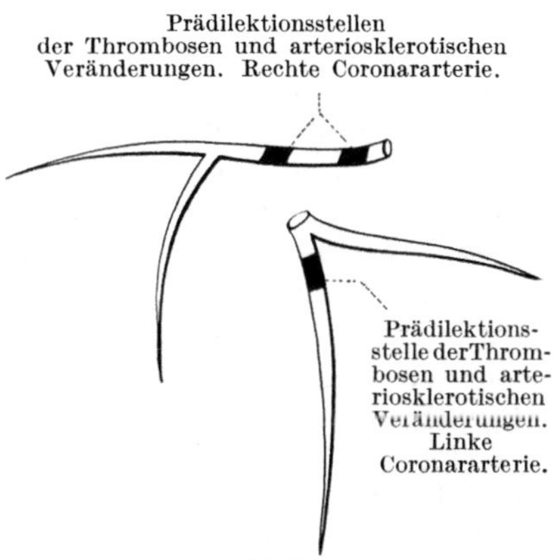

Abb. 1.

Daß die Zahl der Coronarthrombosen wesentlich zugenommen hat, steht außer allem Zweifel, wenn auch ebenso zweifelsfrei feststeht, daß die Diagnostik des Myokardinfarkts vor Anwendung der Elektrokardiographie noch sehr in den Kinderschuhen steckte und sicher hiermit weit mehr Fälle richtig erkannt werden als früher. Daß es gerade an dieser Stelle so häufig zu Thrombosenbildung kommt, liegt an der ungeheuren Inanspruchnahme dieses Teiles des Gefäßsystems, das normaliter schon bei dem großen Sauerstoffbedarf des Herzens eine relativ sehr große Blutmenge zu bewältigen hat und das eine ungeheuere Anpassungsfähigkeit besitzen muß, da jede Veränderung der Herzleistung zu einer Neueinstellung der Coronardurchblutung in ständigem Wechsel führt, wie aus den Untersuchungen von REIN hervorgeht. Daß es beim Menschen immer nur die Anpassung der Coronarien an die Herzarbeit ist, durch die sie beansprucht werden, glaube ich nicht. Wahrscheinlich spielen hier in weit stärkerem Maße, als sich experimentell erweisen läßt, nervös bedingte Tonusschwankungen der Gefäße mit. Es ist vielleicht zuviel gesagt, wenn man die Zunahme der Coronarthrombosen als eine Erscheinung des gesteigerten Tempos unserer Zeit ansieht, aber ein richtiger Kern steckt sicher darin. Die körperliche

Belastung allein mit Anpassung an die Herztätigkeit werden die Coronarien noch aushalten, die dauernde körperliche *und* geistige Belastung halten sie schließlich nicht mehr aus. Meist sind die von Thrombosen befallenen Gefäße schon vorher anatomisch verändert im Sinne mehr oder weniger stark ausgebildeter arteriosklerotischer Prozesse, während die Lues mehr an den Ostien der Gefäße selbst sich lokalisiert. In der Literatur findet sich allgemein die Angabe, daß der linksseitige Coronarinfarkt häufiger sein soll als der rechtsseitige, etwa im Verhältnis 2/3 zu 1/3. Ich habe nicht den Eindruck, daß das zutrifft und halte eher den rechtsseitigen Coronarinfarkt für etwas häufiger, allerdings für öfter larviert und schwerer zu erkennen als den linksseitigen Infarkt.

Bezüglich der Verteilung auf Männer und Frauen ist ohne Zweifel der Coronarinfarkt beim Mann häufiger, etwa im Verhältnis Mann zu Frau wie 3/1. In dem Material der Privatstation sehe ich ganz ungleich mehr Coronarinfarkte als bei dem Krankenmaterial der 3. Klasse. Ich gebe hier Allgemeineindrücke wieder, die aber an einem großen Material gewonnen sind und die sich ohne weiteres auch statistisch belegen lassen. Im übrigen verweise ich bezüglich der Statistik auf die von HOCHREIN herausgegebene Monographie über den Myokardinfarkt, die die gesamte Literatur eingehend berücksichtigt.

Die Symptome eines Verschlusses der Coronararterie durch Thrombose oder Embolie sind sehr vielgestaltig und können ebensowohl sehr aufdringlich wie völlig larviert sein. Der anginöse Schmerz ist meist da, oft unerträglich und meist weit schwerer als bei den „kleinen" Anfällen der Coronarinsuffizienz, der vorübergehenden Durchblutungsstörung. Dieser intensive Schmerz im „großen" Anginaanfall des Myokardinfarktes ist unbeeinflußbar durch Nitrogylcerin, er dauert lange, oft tagelang und klingt nur sehr allmählich ab. Man kommt ohne Morphium fast nie aus. In seinen Ausstrahlungen ist dieser Schmerz sehr verschieden, bei der klassischen Angina pectoris geht er in den linken Arm im Radialisgebiet bis in die Fingerspitzen. Daneben kommen aber Schmerzen in der Halsgegend bis zum Schlund vor, ziehende Schmerzen am Kinn, unerträgliches Brennen in der Speiseröhre, Ausstrahlungen in den Nacken, in den rechten Arm, Schmerzen in der Magengrube und in der Gallengegend mit brettharter Spannung des Abdomens, wodurch Verwechslungen mit perforiertem Ulcus, Gallenkolliken, Appendicitisperforation durchaus möglich ist. Erbrechen kommt sowohl bei Verschluß der rechten wie der linken Coronarie vor. Durchfälle weisen, wenn sie anhalten, auf rechtsseitigen Coronarverschluß hin, mehr noch eine anhaltende unerträgliche Flatulenz mit Auftreibung des Abdomens. Gerade bei der rechtsseitigen Coronarthrombose sind stumme Fälle, d. h. Fälle ohne den charakteristischen Herzschmerz nicht ganz selten. Auch die „Angina" das Beklemmungsgefühl, das Gefühl der Angst auf der Brust, die Todesangst, fehlen oft bei der rechtsseitigen Coronarthrombose, jedenfalls häufiger als bei der linksseitigen. Auch hier gibt es indes stumme Fälle. Sehr häufig ist perikarditisches Reiben am Ort des Infarktes, oft allerdings nur flüchtig 1—2 Tage zu hören, aber eindeutig. Manchmal ist man im Zweifel, ob nicht eine Perikarditis das Primäre ist und der Status anginosus das Sekundäre — wir wissen, daß die Perikarditis zu elektrokardiographisch ähnlichen Bildern führen kann, wie wir sie bei der Coronarinsuffizienz sehen. Der Puls ist gewöhnlich sehr klein und frequent, der Kranke bietet das ausgesprochene Bild des Kollapses. Rhythmusstörungen sind häufig, sowohl massenhafte Extrasystolen wie besonders Überleitungsstörungen. Daß es bei einem rechtsseitigen Myokardinfarkt zu Blockerscheinungen zwischen Vorhof und Ventrikel kommt, habe ich in einer ganzen Reihe von Fällen beobachten können. Dieser Block ist gewöhnlich reversibel, allerdings können andere Störungen, zuweilen rechtsseitiger Schenkelblock zurückbleiben. Die Störungen des Sinusrhythmus hängen offenbar damit zusammen, daß die rechte Coronararterie den Sinusknoten mitversorgt, der gegen die Blutabdrosselung sehr empfindlich ist. Im Beginn des Anfalles kommen kurze Blutdrucksteigerungen vor, wohl als Symptom der Erregung, sehr bald sinkt

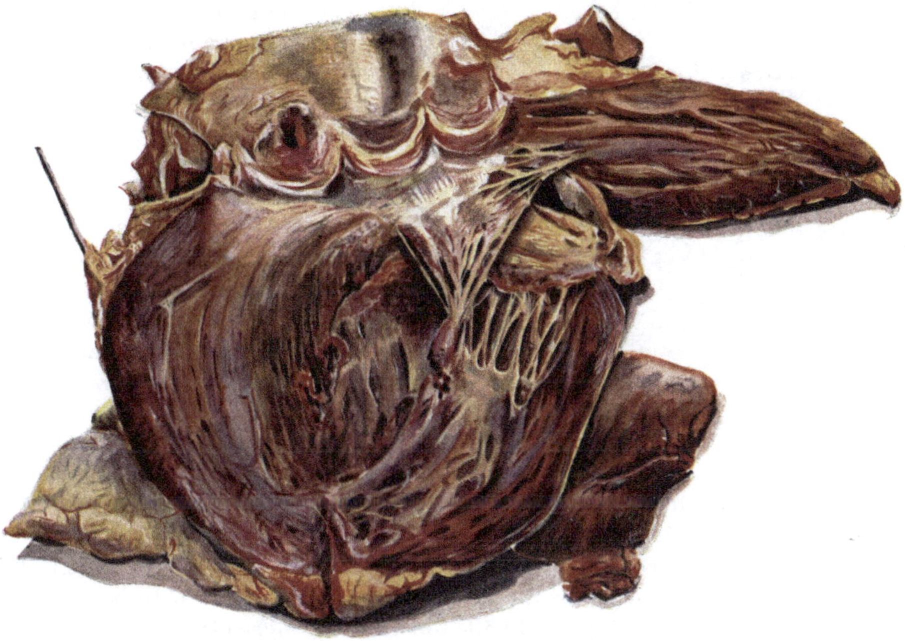

Abb. 2. Hinterwandinfarkt unter dem Bilde einer Säureverätzung des Magens. Muskelnekrose mit Abriß eines Papillarmuskels. 61jähriger Mann. (Anamnesen, Fall 9.)

der Blutdruck ab, und zwar auf oft bedrohliche Werte, er ist manchmal nicht mehr zu messen, die Amplitude ist klein. Das Verhalten des Blutdruckes ist ein außerordentlich wichtiges Kriterium und bestimmt zum größten Teil unser therapeutisches Vorgehen. Im Anfall sehen wir motorische Unruhe, manchmal ausgesprochen delirante Zustände, Schweißausbrüche, manchmal akuter Zusammenbruch im Kollaps mit völliger Erschöpfung und Apathie.

Das Symptom des *Schmerzes* beim Coronarverschluß bedarf noch weiterer Erwähnung. Die Frage: *Macht ein Coronarinfarkt immer und in jedem Fall einen anginösen Schmerz?* möchte ich nach meinen Erfahrungen wie folgt beantworten: Der frische Infarkt der Vorwand macht in den meisten Fällen sehr erhebliche Schmerzen mit Krampfgefühl und Ausstrahlungen, es kommen aber Ausnahmen vor (s. Anamnesen, Fall 11). Im allgemeinen ist der Schmerz um so intensiver, je weniger verändert der Herzmuskel vorher war, d. h. je akuter die Ischämie einsetzt. Je mehr der Herzmuskel durch Coronarinsuffizienz an den

Zustand chronischer Ischämie gewöhnt ist, um so geringer pflegt der Schmerz zu sein, beim insuffizienten stark dilatierten Herzen drückt sich die durch Coronarverschluß hervorgerufene Ischämie kaum noch durch Schmerz, sondern nur noch durch Insuffizienz des Herzens aus — je schlaffer, dilatierter und chronisch geschädigter das Herz ist, um so geringer sind die Schmerzsymptome.

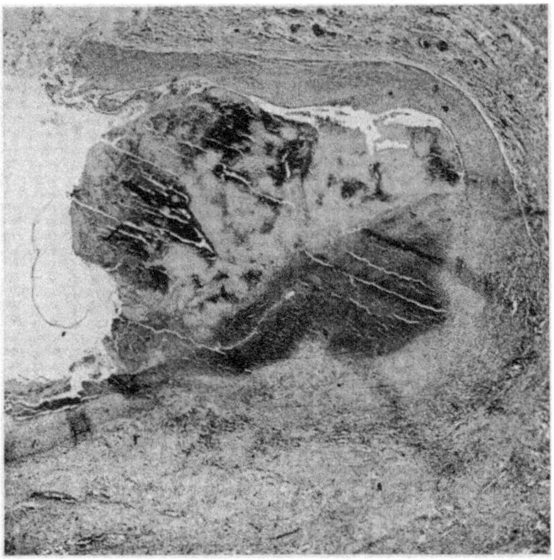

Abb. 3. Obturationsthrombus im Ramus descendens der l. Coronararterie bei atheromatösen Veränderungen der Gefäßwand. 25jähriger Mann. Starker Nicotinabusus. (Anamnesen, Fall 13[1].)

Daneben hängt naturgemäß der Schmerz von der Größe des befallenen Bezirkes ab: Thrombosierungen kleinerer Coronargefäße machen mehr oder weniger deutliche Schmerzattacken unter langsam fortschreitender Ausbildung der myomalacischen Herzerweiterung. Bei der rechten Coronararterie sind die Symptome meist unbestimmter als bei der linken Coronarie. J. A. KENNEDY schätzt auf Grund der Anamnesen seines autoptischen Materials von Myokardinfarkten bei 200 Fällen, daß von den akut rapide zum Tode führenden Fällen nur etwa 4% einen schmerzlosen Verlauf hatten, während bei den Fällen mit längerer Anamnese 22% einen schmerzlosen Verlauf der Infarktbildung zeigte. J. HAY fand in 38% der Coronarthrombosen einen völlig schmerzlosen Verlauf; 15% gingen im ersten Shock zugrunde, so daß eine Anamnese nicht erhoben werden konnte. BRUENN, TURNER und LEVY fanden bei Aorteninsuffizienz viel häufiger Schmerzen als bei einfacher Coronarsklerose. Die Angabe, daß Fälle mit Herzschwäche etwa 4mal so oft über Herzschmerzen klagten als Fälle mit normaler Herzfunktion, deckt sich weder mit meinen eigenen Erfahrungen noch mit den Angaben der Literatur. Die Glykosurie nach Coronarinfarkt ist zuerst von LEVINE beschrieben worden. O. ZIMMERMANN-MEINZINGEN unterscheidet die primäre, 2—3 Tage anhaltende Glykosurie, die durch eine Störung der Kohlehydratregulation bei pathologischer Reaktionslage des vegetativen Nervensystems hervorgerufen wird und eine zweite Phase der Störung des Kohlehydratstoffwechsels, die in einer abnormen Zuckerbelastungskurve sich ausdrückt, mehrere Wochen anhält und ihre primäre Ursache in der Einwirkung toxischer Eiweißzerfallsprodukte aus den zugrunde gegangenen Teilen des Herzmuskels haben soll. M. HOCHREIN fand Anstieg der Blutzuckerwerte auf 160—250 mg-%. Ich habe in einem Fall das ausgesprochene Bild eines diabetischen Komas beim Coronarinfarkt der linken Coronarie gesehen — der Fall wurde auch als Koma eingewiesen — Koma und Diabetes verschwanden später vollkommen, so daß hier wohl nicht ein Coronarinfarkt bei einem Diabetiker vorlag, sondern ein akuter Diabetes mit Koma bei Coronarinfarkt. H. U. GUIZETTI und H. SITTEL fanden beim Myokardinfarkt eine pathologische Belastungs-

[1] Herrn Prof. GUILLERY vom Pathol. Institut danke ich bestens für Obduktionsbefund und Mikrophotogramm.

kurve bei Zuckerbelastung mit erhöhtem Anstieg des Blutzuckerspiegels und verzögertem Abfall der Kurve, sie führen die Veränderungen auf eine transitorische Leberschädigung durch toxische Eiweißzerfallsprodukte zurück. A. EDELMANN ist allerdings der Meinung, daß bei einem großen Teil der Fälle, die nach Coronarthrombose eine dauernde Hyperglykämie aufweisen, bereits ein latenter Diabetes mellitus vorgelegen hat. Nach seiner Meinung setzt durch den Blutdruckabfall die Insulinproduktion aus, und dadurch wird die Hyperglykämie manifest.

Die Blutsenkungsgeschwindigkeit bei Coronarerkrankungen wurde ausführlich in einer 1937 erschienenen Arbeit von J. RISEMANN und MORTON G. BROWN untersucht an 37 Fällen mit Myokardinfarkt, 55 Fällen mit Angina pectoris und 21 normalen Vergleichspersonen. Die Fälle mit Coronarinsuffizienz, d. h. mit Angina pectoris-Beschwerden zeigten auffallenderweise in etwa der Hälfte der Fälle eine leichte Beschleunigung der Blutsenkung. Bei der Coronarthrombose erwies sich die Senkungsbeschleunigung als absolut konstantes Symptom, sie erreicht ihren Höhepunkt zwischen dem 4. und dem 12. Krankheitstage. In gewisser Weise scheint sie auch einen Hinweis auf die Prognose zu geben insofern, als die Fälle mit stark erhöhter Blutsenkung eine wesentlich schlechtere Prognose hatten. M. BURAK weist darauf hin, daß die Blutsenkungsgeschwindigkeit ein außerordentlich feiner Indicator ist, der auch nach Abklingen aller akuten Erscheinungen einen Hinweis gibt, daß noch immer die Resorption von Toxinen aus den nekrotischen Partien des Herzens nicht abgeschlossen ist. HANS SIEDEK fand nach der BROEMSERschen Methode im Angina pectoris-Anfall Anstieg des Minutenvolumens und Erweiterung der Gefäßperipherie sowie eine Erhöhung des Blutjodspiegels. Interessant ist auch ein Hinweis von ROBERT TEUFL, der das WELTMANNsche Koagulationsband nach Myokardinfarkten untersuchte und eine starke Verkürzung des Koagulationsbandes fand. Die Ursache dürfte in toxischen Eiweißzerfallsprodukten auf Grund der Herzmuskelnekrose liegen. Die Erhöhung des Reststickstoffes wurde schon von PORGES u. a. erkannt und von MORAWITZ und SCHLOSS weiter untersucht, die das primäre der Rest-N-Steigerung in einer Hypochlorämie sehen. CH. STEINBERG fand bei 31 Fällen von Coronarthrombose in 20 Fällen eine Rest-N-Erhöhung über 40 mg-% und hält die Prognose der Fälle mit starker Rest-N-Erhöhung für schlecht. Das Verhalten der Leukocyten nach Coronarschluß ist häufig untersucht worden. J. E. HOLST fand in $^1/_3$ der Fälle eine Leukocytose von über 20 000 weißen Blutzellen und unterscheidet 3 Typen: eine flüchtige, einige Stunden dauernde reine Dyspnoeleukocytose, weiterhin eine langsam ansteigende und in einigen Tagen sich rückbildende Leukocytose und endlich eine lang anhaltende und weiterhin zunehmende Leukocytose, die für eine fortschreitende Nekrose des Myokards spricht. Die Deutung der Leukocytose als Dyspnoefolge wird von NAEGELI gegeben, ähnlich deuten FRAENCKEL und HENFSTETTER (zitiert bei HOCHREIN) die Leukocytose auf Grund experimenteller Untersuchungen als Erstickungsleukocytose. Für die Fälle mit lang andauernder und tagelang ansteigender Leukocytenzahl trifft das wohl sicherlich nicht zu.

Auf *cerebrale Symptome* bei akutem Myokardinfarkt hat — m. E. sehr mit Recht — H. KJAERGAARD hingewiesen an Hand von 3 autoptisch kontrollierten Fällen. In einem Fall handelt es sich um einen schweren Verwirrtheitszustand mit starker motorischer Unruhe — diesem Fall kann ich eine eigene Beobachtung an die Seite stellen (Anamnesen, Fall 12) —, in einem

2. Fall traten Krämpfe auf, im 3. Fall ein vergiftungsähnliches komatöses Krankheitsbild. G. BICKEL beschreibt einen Fall von Herzinfarkt — Coronarverschluß der linken Kranzarterie — der unter dem Bild eines apoplektischen Insultes verlief. Elektrokardiographische Erscheinungen, wie wir sie sonst bei Coronarinsuffizienz gesehen gewohnt sind, können nicht ganz selten bei verschiedenen Geisteskrankheiten auftreten. J. B. KLEYN beschreibt bei einer manisch-depressiven Patientin Abflachung von T und Senkung von S-T während der depressiven Phase, in einem anderen Fall während psychogener Angstzustände. Bei Epileptikern lehnen HADORN und TILLMANN die Auffassung, daß Coronarspasmen gewissermaßen als epileptisches Äquivalent auftreten können, auf Grund eines größeren Materials ab. DANIEL O. DOZZI weist auf die relative Häufigkeit der cerebralen Embolie bei Coronarthrombose hin. Sehr wichtig scheint mir ferner ein Hinweis von J. EDEIKEN und CH. C. WOLFERTH über anhaltende *Schulterschmerzen* nach Myokardinfarkt zu sein. Der Schmerz ist am stärksten zwischen Biceps und Deltoideus, meist linksseitig, außerordentlich intensiv und oft monatelang anhaltend. Die Autoren fanden dieses Symptom in 10% ihrer Fälle und nehmen einen ätiologischen Zusammenhang mit dem Myokardinfarkt an. Ich habe unter 50 Fällen meiner Privatpraxis 5mal dieses Symptom beobachtet, was genau mit den Prozentangaben der amerikanischen Autoren übereinstimmt. Davon setzte 1mal eine vorher nicht vorhandene, nach dem Coronarinfarkt in etwa 4 Wochen auftretende Spondylosis deformans der Halswirbelsäule mit progredientem Verlauf ein. Allerdings scheint mir, daß auch ferner liegende arthrotische Prozesse nach einem Coronarinfarkt aktiviert werden können, in 2 Fällen schloß sich 4—6 Wochen nach dem Infarkt eine schwere Exacerbation einer Spondylosis deformans der Lendenwirbelsäule an, völlig refraktär gegen jede Behandlung, allerdings nach 6 bzw. 8 Monaten wieder zur Ruhe kommend.

Die *Temperatursteigerung* nach Coronarinfarkt ist ein wichtiges Unterscheidungsmerkmal gegenüber den „einfachen" Angina pectoris-Anfällen. Sie dauert im allgemeinen 2—6 Tage und überschreitet selten Werte von 38,5^0 C bei rectaler Messung. Allerdings sieht man danach nicht ganz selten noch lange subfebrile Temperaturen oder leichte abendliche Zacken, und J. E. HOLST weist darauf hin, daß oft viel länger dauernde Temperatursteigerungen, 2—4 Wochen, vorkommen. HOCHREIN versucht, die im Gefolge des Myokardinfarktes auftretenden Erscheinungen einheitlich zu deuten. Er vermutet, daß der Shock und die bei der Autolyse freiwerdenden Stoffe eine Blutdrucksenkung einleiten und daß diese Blutdrucksenkung durch eine Unterfunktion der schlecht durchbluteten Nebennieren noch weiter unterhalten wird. Kollapsneigung, Magen-Darmstörungen, Adynamie erinnern an das Bild der Nebenniereninsuffizienz. Die in Wechselwirkung stehenden Symptome der Leukocytose, Blutsenkungsbeschleunigung, Rest-N-Erhöhung und Blutzuckererhöhung haben wahrscheinlich eine gemeinsame hämodynamische Ursache („sekretorische Insuffizienz").

IV. Die Coronarinsuffizienz und die Arteriolosklerose der Coronarien.

1. Die Coronarinsuffizienz.

Bei der Coronarinsuffizienz handelt es sich um ein Mißverhältnis zwischen Blutzufuhr und Blutbedarf im Herzmuskel, wobei sowohl das Ausbreitungsgebiet der linken wie der rechten Kranzarterie befallen sein kann. Im einfachsten Fall handelt es sich um eine Verkleinerung des Lumens einer Coronararterie in mehr oder weniger großer Ausdehnung, sei es durch arteriosklerotische oder endarteritisch-luische Prozesse oder etwa durch eine Endarteritis bei einer Grippe. Wir wissen, daß die Arteriosklerose der Kranzgefäße bei der linken Coronarie gewöhnlich den oberen Teil des Ramus descendens, bei der rechten Coronarie den Anfangsteil des Gefäßes betrifft, während distal davon oft eine genügende Weite der Gefäßbahn noch vorhanden ist. Eine kleine Mehranforderung an die Herzarbeit — und wir wissen, daß das Herzminutenvolumen von einem Ruhewert von 4—6 Litern unter Umständen bei der Arbeit auf 30—35 Liter steigen kann und muß — genügt, um die Coronarinsuffizienz mit ihrem klinisch augenfälligsten Symptom, dem Angina pectoris-Anfall, hervorzurufen. Bei gewissen Herzfehlern liegen die Bedingungen dazu in erhöhtem Maße vor, so für das linke Herz bei der Aorteninsuffizienz. Die luische Aortitis greift oft genug auf die Ostien über und drosselt die Zufuhr, der diastolische Blutdruckabfall bedingt eine Einschränkung der Coronardurchblutung, und endlich ist das Muskelvolumen des linken Ventrikels vergrößert und daher die Blutanforderung vermehrt, die Möglichkeit der Blutzufuhr aber vermindert. Der Erfolg ist der Angina pectoris-Anfall, primär eine mangelnde Blutversorgung des linken Ventrikels, dadurch ischämischer Herzschmerz, sekundär ein Untergang von Muskelfibrillen, umschriebene kleine Nekrosen, die schließlich narbig ausheilen, aber für das Endschicksal des Herzmuskels und damit des Kranken entscheidend sind; es kommt zur schwieligen Entartung des Herzmuskels, zur Myodegeneration cordis. Wie Büchner, Weber und Haager nachweisen, liegen diese ischämischen Nekrosen ganz ausgesprochen an den inneren Schichten des linken Ventrikels. Ähnlich liegen die Verhältnisse bei der häufigen Coronarinsuffizienz der Hypertoniker. Hier sind einerseits die Coronarien als Teile der Gefäßbahn mehr oder weniger an den zur Einengung der Strombahn führenden Prozessen mitbeteiligt, andererseits reagiert das Herz mit muskulärer Hypertrophie des linken Herzens auf den Hypertonus und damit wird wieder das Verhältnis von Blutbedarf zu Blutzufuhr geändert. Allerdings bin ich nicht der Meinung, daß jeder Hypertoniker eo ipso eine Coronarinsuffizienz hat, auch dann nicht, wenn er ein negatives T_I im Ekg hat. Für das rechte Herz ist besonders das Herz bei der Mitralstenose, daneben das Herz beim Emphysematiker, Bronchiektatiker, chronischen Bronchitiker und bei gewissen selteneren Zuständen, wie Pulmonalsklerose, Bronchiolitis obliterans, Ductus Botalli apertus, prädisponiert für die Störungen des Coronarkreislaufs. Bei der Mitralstenose kommt es allerdings auch nicht ganz selten bei großen Stauungen im linken Vorhof zu linksseitiger Coronarinsuffizienz mit ausgesprochenen Anfällen von Angina pectoris, vielleicht durch Drosselung der Blutzufuhr in der linken Coronarie durch den riesenhaft erweiterten, zwischen Wirbelsäule und Herz eingekeilten linken Vorhof. Daß die Coronarinsuffizienz bei Mehranforderung von Blut deutlicher wird, ist ohne weiteres verständlich und aus dem klinischen Bilde der Arbeitsangina seit langem bekannt. Hier liegt also der Schwerpunkt auf dem vorübergehend erhöhten Blutbedarf bei organisch zu engen Zufuhrkanälen. In anderen Fällen liegt die Ursache für die mangelnde Blutzufuhr in einer vorübergehenden spastischen Drosselung der Blutgefäße. Einen solchen Mechanismus müssen wir beispielsweise für die Kälteangina annehmen. Durch

Jervell ist nachgewiesen, daß sich durch Kälteapplikation auf das Herz die elektrokardiographischen Symptome der Coronarschädigung hervorrufen lassen. Ähnlich liegen die Dinge nach Külbs und Strauss sowie nach Schlomka für die Coronarinsuffizienz nach stumpfen Traumen der Brustwand in der Herzgegend (Contusio cordis). Bei der Nicotinvergiftung darf man zweifellos ebenfalls zunächst reversible spastische Zustände der Coronarien annehmen, und ich möchte im Prinzip den Begriff der rein nervös-vasomotorisch bedingten „Angina pectoris nervosa" absolut anerkennen. Freilich: die Angina pectoris nervosa bleibt auf die Dauer mit Sicherheit keine funktionell-nervöse Angelegenheit, sondern wir wissen, daß das Herz außerordentlich empfindlich gegen Drosselung der Blutzufuhr ist, seien sie auch nur spastisch und reversibel —, nach dem Anfall reagiert das Herz mit ischämischen Nekrosen der Muskulatur. Bei endokrinen Erkrankungen kommt es nicht selten zu funktionell-spastischen Zuständen der Coronarien. Scherf hat auf das Vorkommen von Durchblutungsstörungen des linken Herzens bei Frauen im Klimakterium hingewiesen, die er auf hormonelle Störungen bezieht und durch Follikelhormon ausgleichen konnte. Ich habe Zweifel, ob nicht die begleitende Hypertonie hier die größere und ausschlaggebendere Rolle spielt. Nach der ärztlichen oder nichtärztlichen Medikation von Schilddrüsenpräparaten zum Zwecke der Gewichtsabnahme habe ich schwere Zustände von Angina pectoris mit den elektrokardiographischen Zeichen der Coronarinsuffizienz beobachten können. Ebenso scheint mir die naheliegende Idee, den Erschöpfungszustand besonders älterer Männer nach Coronarschädigungen mit Testeshormonen zu bekämpfen, nicht ganz ungefährlich. Bei Diabetikern mit Coronarinsuffizienz hat man manchmal den Eindruck, daß sich die Beschwerden nach Einsetzen der Insulintherapie verstärken, wobei ich es dahingestellt sein lassen möchte, ob das Insulin als solches oder gelegentlich Hypoglykämien oder die unangenehmen psychischen Sensationen der Injektionsbehandlung dabei eine Rolle spielen. Auffallend viele Angina pectoris-Kranke mit chronischer Coronarinsuffizienz geben an, ihren ersten Anfall unmittelbar nach einer Zahnextraktion bekommen zu haben. An den Angaben ist m. E. gar nicht zu zweifeln, fraglich ist nur, ob es sich um reflektorisch-spastische Zustände der Coronarien oder um eine medikamentöse Schädigung durch Adrenalin-Novocain handelt (Anamnesen, Fall 1). Ich lasse grundsätzlich Zahnreparaturen bei Coronarinsuffizienz nur mit Corbasil durchführen, gebe indes zu, daß man manchmal bei Coronarinsuffizienz eine Zahnsanierung nicht umgehen kann. Hier wäre die Bedeutung der chronischen Infektion und des Fokalherdes für die Coronarinsuffizienz zu erwähnen. Es ist bekannt, daß Adrenalininjektionen allein keine ischämische Nekrose des Herzmuskels beim Kaninchen hervorrufen, wohl aber, wenn vorher die Kaninchen einer Infektion oder der Einwirkung von Toxinen ausgesetzt wurden, kam es zu ausgedehnten örtlichen Myokardnekrosen. Diese Tatsache scheint mir wichtig zur Deutung der Angina pectoris nach Zahnextraktionen in örtlicher Betäubung, vielleicht auch zur Erklärung der Coronarschädigungen bei der Grippe. Daß bei Anämien Zustände von Coronarinsuffizienz vorkommen, kann man theoretisch vermuten aus der Tatsache, daß bei Anstrengungen die Zufuhr des hämoglobinarmen Blutes sehr bald nicht mehr ausreichen wird, den Herzmuskel mit Sauerstoff zu versorgen, und es muß zu ischämischen Nekrosen kommen, wie sie in der Tat von Opitz nachgewiesen wurden. Sehr groß scheint mir die praktische Bedeutung nicht zu sein, schwere Angina pectoris-Anfälle habe ich bei Anämien kaum gesehen. Viel wichtiger aber ist der Mechanismus beim Shock und Kollaps, wo ebenfalls die Blutanforderung des mit hoher Pulsfrequenz pumpenden Herzens nicht gedeckt werden kann, weil die zirkulierende Blutmenge stark vermindert ist, das Herz gewissermaßen leer pumpt und in kurzer Zeit Zeichen schwerster Ischämie aufweist durch relative Coronarinsuffizienz. (Eigentlich sind die Coronarien durchaus suffizient, nur die Blutmenge, die ihnen zum Transport zur Verfügung steht, ist insuffizient.) Dazu kommt die allgemeine Capillarschädigung beim Kollaps mit Austritt des Blutplasmas ins Gewebe (Eppingers „Albuminurie in das Gewebe"). Jedenfalls wurden auf dem Kongreß für Kreislaufforschung (Nauheim 1938) von verschiedenen Autoren anatomische Befunde publiziert, die schwerste Veränderungen des Herzmuskels, Ödeme der Muskulatur, trübe Schwellung bis zum völligen Untergang von Muskelfibrillen zeigten. Hier hinein gehört der Kollaps bei akuten Infektionen, der postoperative Kollaps, der Wundshock, der hypoglykämische Shock, der Kollaps beim Koma, der Verbrennungskollaps (Ewig), der Histaminshock, der statische Kollaps (z. B. bei Sturzfliegern) und andere Zustände mehr. Kroetz hat auf die sich in etwa 24 Stunden herausbildenden Zustände von Coronarschädigung mit Herzmuskelnekrosen bei Kohlenoxydvergiftungen hingewiesen (Anamnesen, Fall 14). Daß man bei der heute immer mehr angewandten elektrokardiographischen Diagnostik derartige Schädigungen auch bei anderen Vergiftungen noch finden wird, ist mir sehr wahrscheinlich. Ferner finden sich bei Veränderungen im Perikard nicht ganz selten die elektrokardiographischen Zeichen der Coronarinsuffizienz, verbunden mit anginösen Herzbeschwerden, und zwar gilt das sowohl für die Pericarditis exsudativa, wie für ihren Ausheilungszustand, die Concretio pericardii und das Panzerherz. Wahrscheinlich liegen hier Durchblutungsstörungen der *äußeren* Herzmuskelanteile vor. Endlich bleibt nach einem voraufgegangenen Coronarinfarkt nicht selten ein Zustand zurück, man kann fast sagen als Regel, der dem Bild der chronischen Coronarinsuffizienz entspricht. Der Myokardinfarkt ist ausgeheilt, aber es bleibt eine Defektheilung. Die Durchblutung in den restlichen Teilen des Herzens ist ungenügend und versagt bei Anstrengungen. Aus dem Coronarinfekt ist eine Coronarinsuffizienz geworden, eine Wandlung, die immerhin insofern nicht unwichtig ist, als man jetzt zur Therapie mit coronarerweiternden Mitteln greifen darf, die beim akuten Infarkt zwecklos und unerwünscht sind.

2. Die Arteriolosklerose der Coronarien.

Die Arteriolosklerose der Coronargefäße nimmt unter den Coronarerkrankungen eine gewisse Sonderstellung ein. Pathologisch-anatomisch gehört sie ohne Zweifel zu den Coronarerkrankungen, sie kennzeichnet sich durch arteriolosklerotische Veränderungen, die nicht in den Hauptästen der Coronarien lokalisiert sind, sondern in deren feineren Verzweigungen. Die Folge sind Gefäßobliterationen und thrombotische Gefäßverschlüsse der Peripherie mit kleinen umschriebenen Nekrosen und multiplen Myokardschwielen als Reparationsstadium. Klinisch gehört sie insofern dazu, als das Syndrom des Angina pectoris-Anfalles auch dabei in Erscheinung tritt, freilich mehr in Form des „kleinen Anfalles" und dauernder Beschwerden seitens des Herzens mit Beengung und auch Ausstrahlungen. Der große Anfall tritt zurück, an seine Stelle treten zeitweise gesteigerte Dauerbeschwerden, ein Gefühl der Schwere, das Gefühl, einen Stein in der Brust zu haben.

Im *Ekg* wird das Symptom der coronaren Welle nicht ausgeprägt oder nur angedeutet, meist genügt die Größe der infarzierten Stelle nicht, um die coronare Welle deutlich hervortreten zu lassen. Andererseits ist auch das Zeichen der Coronarinsuffizienz, die Senkung von S-T, nicht ausgeprägt; es handelt sich nicht um eine diffuse Ischämie des Herzmuskels, sondern um kleine lokale Durchblutungsstörungen und Infarktbildungen. Demgemäß zeigt das Ekg als Folgeerscheinungen dieser lokalen Ischämie die Zeichen der multiplen lokalen Myokardschädigung, den Arborisationsblock, oder noch mehr auf Lokalsymptome verzichtend, die Zeichen der verminderten elektromotorischen Kraft, das Herabsinken der absoluten Höhe der Zacken des Ekgs in allen Ableitungen auf Werte unter 5 mm (bei einer Eichung von 1 Millivolt = 10 mm Ausschlag). Daß es sich hier um diffuse Schädigung der feineren Verästelungen der Coronarien handelt, geht aus der Arbeit von STEUER hervor, der 50 Fälle von Herzkranken mit sehr niedrigen absoluten Voltwerten autoptisch kontrollierte, der bei 76% dieser Fälle eine diffuse Coronarsklerose fand, lediglich 24% ließen sich durch anderweitige diffuse toxische Schädigungen des Myokards erklären. Im Gegensatz zum Schenkelblock ist der QRS-Komplex beim Arborisationsblock durchweg von verminderter Höhe der Ausschläge, S-T ist bei hochsitzenderen, mehr zum Schenkelblock neigenden Prozessen gesenkt, T negativ. Bei den kleinen Ekgs mit M-Block, diffusen Aufsplitterungen des Ekgs, ist durchweg S-T isoelektrisch, die T-Zacke verstrichen, das ganze Ekg bietet das Bild des motorisch und „elektrisch“ insuffizienten Herzens. Das Röntgenbild zeigt, im Gegensatz zum lokalisierten Infarkt, ein schnelles Wachstum der Maße des Herzens bis zu extremen Dimensionen, es resultiert das Bild der Myodegeneratio cordis auf arteriosklerotischer Basis. Im Endstadium hören gewöhnlich mit Ausbildung der Herzerweiterung und der Zeichen der Dekompensation die Angina pectoris-Anfälle auf. WENCKEBACH [1] hat einmal gesagt: Herzschwäche verhindert das Zustandekommen des Schmerzes. Wenn zur Angina pectoris eine Herzschwäche hinzutritt, verliert der Kranke den Schmerz und wird dafür kurzatmig. Dieser Satz gilt in vollem Umfang für die Arteriolosklerose der Coronargefäße.

V. Die Beziehung der Coronarerkrankungen zu Konstitution, Beruf, Allgemeinerkrankungen.

Von den *endogenen* Faktoren weist die Statistik von GOLDSMITH und WILLIUS einmal auf das Überwiegen des pyknischen bzw. plethorischen und athletischen Habitus hin, zum anderen auf den hereditären Faktor; von 300 Fällen hatten 165 Fälle eine Familienanamnese mit mehr oder weniger gehäuften kardiovasculären Erkrankungen.

Die Bedeutung *exogener Schädigungen* für die Entstehung von Coronarschädigungen scheint neben dem konstitutionellen Moment nicht zu unterschätzen. GLENDY, EARLE, LEVINE und WHITE fanden bei den jugendlichen Fällen unter 40 Jahren Nicotinabusus, Großstadtleben, Hast und Aufregung im Beruf, Überernährung und Fettleibigkeit als vermutlich begünstigende Faktoren, während dem Alkohol und selbst schweren Infektionen keine besondere

[1] WENCKEBACH: Ges. inn. Med. u. Kinderheilk., S. 10. Wien 1924.

schädigende Wirkung zugeschrieben wird. R. SINGER zählt als Ursachen auf: Körperliche und seelische Strapazen der Kriegs- und Nachkriegszeit, das gehetzte Tempo der modernen Zeit, unzweckmäßige Ernährung, Coffein, Alkohol und Nicotin. Dem Nicotin schreibt SINGER nur bei vorhandener hereditär minderwertiger Anlage des Kreislaufsystems eine schädigende Wirkung zu. TH. DENEKE spricht dem Nicotin eine überragende schädigende Wirkung auf die Coronarien zu und glaubt, daß etwa 50% der Fälle von Angina pectoris und Coronarthrombose auf das Schuldkonto des Nicotins zu setzen sind (Anamnesen, Fall 13). P. D. WHITE und T. SHARBER prüften an 750 Patienten mit Angina pectoris und an 750 Kontrollpersonen gleichen Alters die Frage der Einwirkung von Genußgiften auf die Entstehung der Angina pectoris. Unter ihrem Material waren 46,1% der Angina pectoris-Fälle Nichtraucher, 24,4% dagegen starke Raucher. Demgegenüber unter den Kontrollen 37,2% Nichtraucher und 33,5% starke Raucher. Sie kamen zu dem Schluß, daß weder der Genuß noch die Enthaltsamkeit von Tabak oder Alkohol in der Ätiologie der Angina pectoris eine wesentliche Rolle zu spielen vermag. Allerdings scheint gelegentlich Tabakgenuß die Anfälle von Angina pectoris zu verstärken, während Alkohol eine gewisse beruhigende Wirkung auszuüben vermag. Auch KLEIMANN fand am Sektionsmaterial des Freiburger pathologischen Instituts unter 32 Fällen nur 4mal bei Coronarsklerose Nicotinabusus vermerkt.

Über das *Alter* der Fälle von Myokardinfarkt findet sich in dem HOCHREINschen Buch eine Zusammenstellung der darüber publizierten Erhebungen, aus denen hervorgeht, daß die Erkrankung nach dem 40. Lebensjahr ziemlich rasch an Häufigkeit zunimmt, das Maximum der Fälle liegt zwischen dem 60 und 70. Lebensjahr. Die Prozentzahlen der Fälle unter 40 Jahren werden mit 2—4% angegeben, vereinzelt auch höher, so von CONNER und HOLT mit 8% und von MEAKINS und EAKIN mit 11%. Einzelfälle von jugendlicher Coronarthrombose sind zahlreich publiziert, so von SMITH und HINSHAW bei einem 31jährigen Mann, von O. O. BENSON bei einem 34jährigen Flieger, der während des Fluges einen schweren stenokardischen Anfall bekam und bald danach starb. GRANT und MILLER geben die Krankheitsgeschichte eines 25jährigen Mannes mit schwerer Myokardfibrose. Ich selbst verfüge über einen gleichaltrigen autoptisch bestätigten Fall (Anamnesen, Fall 13).

Bezüglich des Berufes der Fälle von Coronarsklerose ist eine Statistik von H. L. SMITH interessant, der verschiedene Berufe, von jedem Beruf etwa 300 Vertreter, untersucht und bei den Ärzten mit einem Wert von 10,7% den relativ größten Anteil an Coronarsklerotikern fand. Dann folgten Bankiers, Rechtsanwälte, Pfarrer, Arbeiter und Bauern.

Von MUNK sowie von SPILLER und PSCHYREMBEL wurde auf eine Häufung der Angina pectoris bei Lokomotivführern hingewiesen, die auf Grund der dauernden nervösen Anspannung, der hohen Verantwortlichkeit und der häufigen Nachtarbeit dieser Berufsgruppe zustande kommen sollte. W. KRETSCHMER weist demgegenüber darauf hin, daß Vergleichsuntersuchungen an verwandten oder anderen verantwortungsvollen Berufen: Chauffeuren, Schiffskapitänen, Flugzeugführern usw. fehlen, und daß andererseits sich bei dem von ihm untersuchten Material eine Häufung von Erkältungskrankheiten und Anginen fand. Eine statistische Arbeit von S. KOLLER aus dem KERCKHOFF-Institut in Nauheim kommt zu dem Schluß, daß eine genauere Untersuchung der angegebenen

Zahlen eine durchaus normale Sterblichkeit an Krankheiten des Herzens und der Gefäße bei den Lokomotivführern errechnen läßt.

Mehrfach sind im Anschluß an elektrische Starkstromeinwirkungen anginöse Zustände bis zu Todesfällen im akuten Anfall von Coronarthrombose geschrieben worden (B. Vogt). Ch. Kroetz hat auf die Kohlenoxydvergiftung als Ursache von Coronarschädigungen hingewiesen. Elektrokardiographische Befunde von Steinmann aus der medizinischen Universitätsklinik Leipzig sprechen im gleichen Sinne. Ein weiterer Beitrag dazu wird von K. Ziegler geliefert. Von Hellfors wird ein Fall tödlich verlaufender Angina pectoris nach Einatmung von H_2S-Gasen beschrieben.

Über die Beziehungen hochgradiger *Anämien* zur Angina pectoris ist eine ziemlich umfangreiche Literatur entstanden. Dabei gehen die Ansichten der Autoren und die statistischen Angaben ziemlich weit auseinander. Man muß hierbei voneinander trennen Fälle, die wahrscheinlich auf Grund ihrer veränderten Blutzusammensetzung echte anginöse Beschwerden haben. Ich halte diese Fälle für außerordentlich selten und fand lediglich bei 3 Fällen von perniziöser Anämie unter fast 50 Fällen anginöse Beschwerden, die nicht anderweitig zu erklären waren. Fälle, die neben der Anämie wahrscheinlich coronarsklerotische Veränderungen haben, sind sehr viel häufiger, haben aber mit der Anämie nichts zu tun. Und endlich Fälle von Anämie, sekundärer und perniziöser Anämie, die elektrokardiographische Veränderungen ähnlich wie bei der Coronarinsuffizienz aufweisen, dabei aber subjektiv keine anginösen Syndrome haben. Diese Fälle sind eher die Regel als die Ausnahme. L. W. Katz, W. W. Hamburger und W. J. Schutz fanden experimentell bei allgemeiner Anämie eine Verkleinerung, gelegentlich eine Umkehr der P-Zacke und zuweilen Senkung des S-T-Stückes. Eine Statistik von Block (zitiert bei Dagnini) fand unter 140 Fällen von Anämie 19,3% stenokardische Beschwerden und 9,3% typische anginöse Anfälle, bei den untersuchten 76 Fällen von perniziöser Anämie fanden sich 26,6% mit stenokardischen Beschwerden und 14,4% mit typischen anginösen Attacken. De Matteis fand unter 45 Fällen in 2 Fällen, von denen noch einer starke vegetative Stigmata aufwies, anginöse Beschwerden. Hochrein und Matthes nehmen bezüglich der Anämien an, daß nur dann anginöse Beschwerden bei Anämien auftreten, wenn ein zweiter disponierender Faktor vorhanden ist, entweder nicht mehr ganz intakte Coronarien mit Störungen der Coronardurchblutung oder eine gesteigerte Erregbarkeit des vegetativen Nervensystems. Denselben Standpunkt nimmt O. Zimmermann ein, der keine Beziehungen der Schwere der Anämie zur Häufigkeit anginöser Beschwerden fand und auch bei schweren organischen Coronarveränderungen keine Angina pectoris durch hinzutretende schwere Anämie fand. F. Mainzer weist auf die Regulationsmechanismen bei Anämien hin, die es bedingen, daß erst nach Arbeitsbelastung anginöse Beschwerden auftreten. Ein Fall von H. Stalker zeigte neben einer schweren perniziösen Anämie autoptisch eine hochgradige Coronarsklerose, so daß zweifelhaft bleibt, inwieweit die Anämie an den Stenokardien mitgewirkt hat. C. Bloch fand Herzschmerzen anginöser Art bei anämischen Herzkranken häufiger als bei Fällen mit normalem Blutstatus und findet eine Parallele zwischen Herzbeschwerden und Veränderungen des Blutbildes, ohne allerdings im Ekg bei Anämien wesentliche Unterschiede zwischen Fällen mit anginösen Beschwerden und solchen ohne Herzschmerzen aufdecken zu können. Umgekehrt fanden allerdings HOCHREIN und MATTHES, daß zuweilen bei Anämischen mit Besserung der Anämie die Angina pectoris erst auftritt oder stärker wird. Bei schwerst-anämischen Fällen findet sich nie eine Angina pectoris — 13 Fälle unter 30% Hämoglobin hatten weder subjektive Herzbeschwerden noch im Ekg Zeichen einer Coronarschädigung. Die Untersuchung von 113 Fällen von perniziöser Anämie und von 327 Fällen von sekundärer Anämie ergab, daß an diesem Material Angina pectoris eine außerordentliche Seltenheit war. Umgekehrt waren bei 297 Fällen von Angina pectoris nur 5 Fälle mit Anämie und 3 davon hatten gleichzeitig eine organische Coronarerkrankung. K. PASCHKIS fand bei Patienten mit Anämien verschiedener Art anginöse Zustände, hält aber auch die Anämie allein nicht für ausreichend, um die Schmerzanfälle auszulösen, sondern glaubt, daß erst das Zusammentreffen organischer Herzveränderungen mit einer Anämie die Angina pectoris auszulösen vermag.

Hinsichtlich der *Beziehungen der Bauchorgane* zu den Coronarerkrankungen wurde schon auf die wechselseitigen Beziehungen hingewiesen; schwere abdominale Zustände können durch Coronarerkrankungen vorgetäuscht werden, insbesondere durch den rechtsseitigen Coronarinfarkt, leichte abdominale Erscheinungen, insbesondere stärkste Flatulenz, sind gewöhnliche Erscheinungen des Coronarinfarktes, umgekehrt können anginöse Beschwerden das Bild schwerer abdominaler Prozesse verschleiern und zu folgenschweren Fehldiagnosen führen, angefangen von dem leichtesten Fall des ROEMHELDschen Symptomenkomplexes bis zu den Fällen, wo eine Gallenkolik oder ein perforiertes Ulcus zu solchen Allgemeinreaktionen des ganzen sympathischen Systems führt, daß die Symptome der Coronarspasmen die Symptome der abdominalen Krankheitsherde überdecken. Im Prinzip ist zu sagen: Jeder Coronarinfarkt setzt eine schwerste Erschütterung des sympathischen Systems und kann auf diesem Wege zu Erscheinungen an fernliegenden Organen führen, die Glykosurie sei ein Beispiel dafür. Und andererseits: jede schwere Erschütterung des Sympathicus kann zum Angina pectoris-Anfall führen, der unter Umständen das ganze Bild beherrscht. ROEMHELD hat mit Recht auf den Symptomenkomplex ähnlich der Angina pectoris aufmerksam gemacht, der Folge einer Hochdrängung des Zwerchfells ist. Bei starker Gasauftreibung des Abdomens, hoher gasgefüllter Magenblase, Zwerchfellhochstand resultiert oft ein der Coronarinsuffizienz ähnliches Bild mit Beklemmungsgefühl auf der Brust, ausstrahlenden Schmerzen in den Hals und den linken Arm, Kurzatmigkeit. Das Bild ist sicher richtig gesehen und nicht selten besonders bei pyknischen Männern, während bei Frauen in den entsprechenden Jahren die endokrin-nervös bedingten anginösen Zustände häufiger sind. Ich möchte aber davor warnen, den ROEMHELDschen Komplex allzuoft und vor allem ohne elektrokardiographische Untersuchung zu diagnostizieren. Es gibt auch einen „umgekehrten Roemheld", wie wir es zu nennen pflegen: den zunächst schwer diagnostizierbaren Coronarinfarkt der Hinterwand, in dessen Folge dyspeptische Störungen, oft unerträgliche Blähsucht, Aufgetriebensein des Leibes, Brennen im Leib und kolikartigen Schmerzen auftreten. Hier ist die Blähsucht nicht Ursache der anginösen Beschwerden, sondern Folge eines echten, mit anginösen Beschwerden einhergehenden Coronarinfarktes, dessen Verwechslung mit einem ROEMHELDschen Komplex verhängnisvoll werden könnte (Anamnesen, Fall 4 und 6). Bei

Hiatushernien fanden MOSLER und HAAS in 40% der Fälle von röntgenologisch sicher gestellten Hernien Angina pectoris-Beschwerden, und zwar bei den großen Hernien in 55% der Fälle, bei den kleineren in 31% der Fälle. Freilich waren dabei möglicherweise auch Fälle von echten arteriosklerotischen Coronarveränderungen, da das Durchschnittsalter der Patienten 61 Jahre war. L. HAMANN führt zahlreiche Krankengeschichten an, wo bei Schmerzen in der Brust ein Coronarverschluß diagnostiziert wurde, während andere Erkrankungen vorlagen, nämlich: perforiertes Magenulcus, Gallensteinkolik, Perikarditis, Lungeninfarkt, Aortenruptur und interstitielles Lungenemphysem. E. DOUMER beschreibt wiederum 2 Fälle von Coronarerkrankungen als „formes purement digestive", d. h. Fälle, bei denen keinerlei Herzsymptome irgendwelcher Art auftreten, sondern nur Unwohlsein, Brechneigung, Brennen in der Magengegend, Koliken und Durchfälle. BARKER, WILSON und COLLER warnen dagegen wieder auf Grund von vier Krankengeschichten von Fällen mit Gallensteinen bzw. mit perforiertem Ulcus ventriculi davor, die Diagnose Coronarverschluß zu freigiebig zu stellen.

Bezüglich des Diabetes mellitus findet HOCHREIN auf Grund einer statistischen Bearbeitung des Materials der Leipziger Klinik keinen Zusammenhang zwischen Diabetes mellitus und Coronarerkrankungen, während andere Autoren auf die Häufung der Coronarthrombose bei Diabetikern hinweisen. Da der Diabetes mellitus ganz allgemein zu einer frühzeitigen Arteriosklerose der Gefäße disponiert, so ist a priori eine Häufung von Coronarerkrankungen wahrscheinlich. Allerdings scheinen mir die latenten Erkrankungen der Coronarien häufiger zu sein als die manifesten. Auffallend ist die immer wiederkehrende Angabe von Angina pectoris-Anfällen bei Einsetzen der Insulinbehandlung, eine Angabe, die ich auf Grund einer Reihe von Fällen bestätigen kann. Ich glaube allerdings nicht, daß es das Insulin ist, was den Anfall auslöst, sondern möchte eher vermuten, daß es die hypoglykämische Phase ist, die den Anfall auslöst, da in dieser Phase nach KUGELMANN eine erhöhte Adrenalinausschüttung stattfindet.

Bezüglich des Zusammenhanges zwischen *Rheumatismus* und Coronarerkrankungen wird von pathologisch-anatomischer Seite immer wieder auf die Häufigkeit von Coronarveränderungen bei fieberhaftem Rheumatismus hingewiesen — so von H. T. KARSNER und F. BAYLESS, sowie von L. GROSS, M. A. KUGEL und E. Z. EPSTEIN —, während große amerikanische Statistiken auf Grund klinischer Beobachtungen nur relativ geringe Prozentzahlen von rheumatischen Erkrankungen in den Anamnesen der Coronarerkrankungen errechnen. Allerdings gibt HOCHREIN für den Myokardinfarkt an, daß 25% der Fälle einen Gelenkrheumatismus durchgemacht hatten — eine erstaunlich hohe Zahl — während für Lues und Gonorrhöe beispielsweise nur 8% angegeben werden. H. GROSS und B. S. OPPENHEIMER finden an ihrem Material, daß fieberhafter Gelenkrheumatismus nicht zur Entstehung der Coronarthrombose zu disponieren scheint.

Die Beziehungen der Angina pectoris zu den *allergischen Erkrankungen* sind von untergeordneter Bedeutung. In der amerikanischen Literatur findet sich ein Fall von SHOOKHOFF und LIEBERMANN beschrieben, bei dem offenbar eine Überempfindlichkeit gegen Ragweed bestand bei einem Patienten mit Coronarsklerose. Die Anfälle konnten durch Anwendung eines Pollenfilters gebessert werden. v. EISELSBERG beschreibt 2 Fälle mit Anfällen von Angina pectoris auf wahrscheinlich allergischer Basis und gibt eine Übersicht über die einschlägige Literatur.

VI. Das Elektrokardiogramm der Coronarerkrankungen.

Die Deutung der elektrokardiographischen Befunde bei Coronarerkrankungen hat verschiedene Wege eingeschlagen. Der nächstliegendste war, das klinische Bild mit dem elektrokardiographischen Befund zu vergleichen, so zeigte sich etwa, daß häufig bei Angina pectoris-Kranken eine Depression von S-T und eine neg. Finalschwankug vorhanden war. Weitergehend war der Vergleich pathologisch anatomischer Befunde mit den elektrokardiographischen Kurven, einen Weg, den WEBER, BÜCHNER und HAAGER beschritten haben und der zu wesentlichen Erkenntnissen führte, welche Ekgs bestimmten pathologisch-anatomischen Befunden zuzuordnen waren. Hier ergaben sich eindeutige Bilder, die es gestatten, mit einiger Sicherheit etwa den Sitz eines Coronarinfarktes zu lokalisieren. Diese Erfahrungen aus dem Vergleich zwischen Klinik- und Ekg-Befund einerseits, zwischen Obduktionsbefund und Ekg andererseits, haben wertvolle Erkenntnisse geliefert.

Schwieriger erscheint der Weg, aus dem Ekg selbst heraus zu einer Deutung der Befunde bei Coronarerkrankungen zu kommen. WEBER beschreitet einen solchen Weg, wenn er, von der Tatsache ausgehend, daß Herzbasis und Herzspitze einen verschiedenen monophasischen Aktionsstrom bei direkter Ableitung liefern, das Ekg im Sinne der „klassischen" Theorie als aus diesen beiden Komponenten zusammengesetzt deutet und die coronaren Ekgs als entstanden durch Wegverlängerung, Erregungsverlangsamung, Phasenverschiebung der beiden Komponenten ansicht. SCHELLONG ging einen anderen Weg, indem er von der Reaktionsform des einzelnen Muskelteilchens ausging und, mit indirekter Ableitung arbeitend, das Ekg bei Coronarerkrankungen und Myokardschäden als Ausdruck der veränderten Erregungsform dieser Muskelteilchen deutete. Beide Anschauungen seien noch kurz erörtert.

Wenn wir der Darstellung von WEBER folgen, so erscheint relativ leicht zu deuten das Ekg des akuten Infarktes. Wenn wir, wie unten dargestellt, einen Reiz setzen und am Muskel von zwei Stellen ableiten, so erhalten wir eine diphasische Kurve. Legen wir die zweite Elektrode an einen verletzten Muskel an, so setzt sich auf den erhaltenen Demarkationsstrom eine monophasische Schwankung auf. Diese monophasische Schwankung erhalten wir bei der Nekrose des Herzmuskels nach einem Coronarinfarkt in gleicher Weise beim Ekg — wir bezeichnen sie als coronare Welle. Mit Übergang der Nekrose in das Narbenstadium, das Stadium der Organisation, verschwindet die coronare Welle, es bleibt ein negatives T_{I} bei Vorderwandinfarkten, ein negatives T_{III} bei Hinterwandinfarkten als Rest zumeist bestehen. Hier ist die Deutung schwieriger. Nehmen wir an, daß in den geschädigten Spitzenteilen, in der Infarktnarbe, die Erregung verzögert weitergeleitet wird, so wird eine verzögerte Reizausbreitung, ein Reizüberdauern in den Spitzenteilen, die Folge sein müssen und damit nach dem Schema der Abb. 5. das Verbleiben der negativen T-Schwankung erklärt sein. Ähnliche Verhältnisse haben wir, wenn durch Verlängerung des Weges, den die Erregung nehmen muß, bei Hypertrophie eines Herzteiles, ein Überdauern der Erregung in den Spitzenteilen gegenüber der Basis statthat, das

1. Deutung des Ekg-Befundes bei Coronarinfarkt.

a) Frisches Stadium der Muskelnekrose.

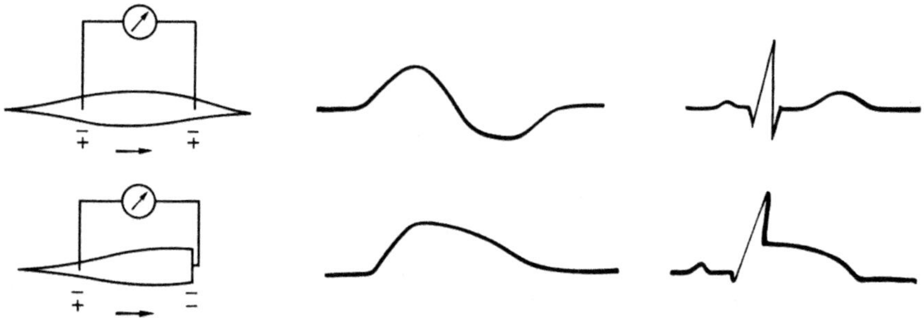

Abb. 4. Oben: Biphasischer Aktionsstrom bei Verlauf einer Erregungswelle über den Muskel von l. nach r.; unten: Ruhestrom bei Läsion der r. Seite des Muskels und Anlegen der Elektrode an den Querschnitt, aufgesetzter monophasischer Aktionsstrom bei Verlauf einer Erregungswelle von l. nach r.; oben: l. normales Ekg: unten: Ekg des Coronarinfarkts als normales Ekg beginnend, im absteigenden Schenkel von R setzt der monophasische Aktionsstrom ein.

b) Stadium der Muskelnarbe.

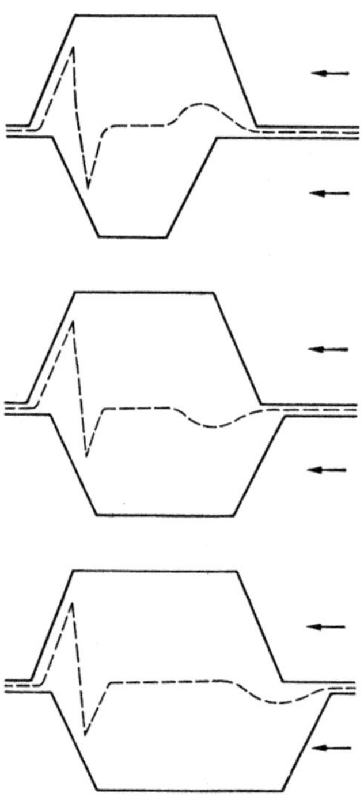

Abb. 5. Oben: normales Ekg. Mitte: Verzögerung der Erregungsleitung in den Spitzenteilen (Coronarinfarkt) Narbenstadium; unten: Starke Verzögerung der Erregungsausbreitung in der Basis und mehr noch in der Spitze (Überdauern der Erregung, Hypertonie-Ekg).

2. Deutung des Ekgs bei Coronarinsuffizienz.

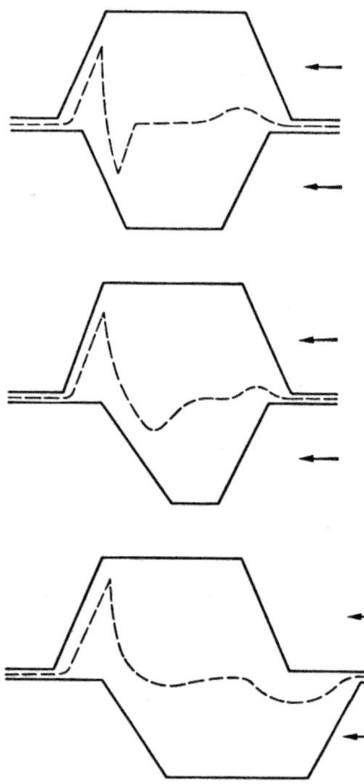

Abb. 6. Oben: normales Ekg; Mitte: Senkung von S-T. Phasenverschiebung, verzögertes Einsetzen der Erregung der Spitzenteile durch Durchblutungsstörung; unten: Phasenverschiebung und Erregungsüberdauern, verzögertes Einsetzen der Erregung der Spitzenteile durch Durchblutungsstörung und Erregungsüberdauern (verlängerter Erregungsweg) bei Hypertonie-Coronarinsuffizienz.

In Abb. 5 und 6 stellt die obere ausgezogene Linie den Verlauf der Basis-Ekgs, die untere ausgezogene Linie den Verlauf des Spitzen-Ekgs, die gestrichelte Linie das resultierende Gesamt-Ekg dar.

Hypertrophie-Ekg würde also dem Ekg der Infarktnarbe sehr ähnlich sein (s. Abb. 5, unten). Bei der Coronarinsuffizienz liegt eine diffuse Durchblutungsstörung des befallenen Herzteiles vor. Hier würden wir mit WEBER die Annahme machen, daß in diesen schlecht durchbluteten Herzteilen, und zwar in größerem Ausmaß die Erregung langsamer einsetzt, langsamer ihren Gipfel erreicht und meist auch langsamer abklingt. Das verzögerte Einsetzen in den hauptsächlich von den Muskelnekrosen betroffenen Spitzenteilen würde eine Phasenverschiebung, wie in Abb. 6, Mitte angedeutet, zur Folge haben müssen, damit ein relativ stärkeres Ansteigen von R (was mit der klinischen Beobachtung übereinstimmt) und ein Fehlen der S-Zacke (ebenfalls mit der klinischen Beobachtung übereinstimmend). Statt dessen setzt das S-T-Stück muldenförmig im absteigenden Schenkel von S an. Meist verbindet sich damit ein Überdauern der verzögert begonnenen Erregungswelle in den Spitzenteilen, also eine Negativität von T (Abb. 6, unten).

Die Abrundung des Überganges von R in S-T ist m. E. ein nicht unwichtiges Kriterium der Coronarinsuffizienz, wir müssen selbst in Fällen, wo das S-T-Stück noch keine Senkung zeigt, die Abrundung, den bogenförmigen Übergang von R in das S-T-Stück als Symptom der beginnenden Coronarinsuffizienz deuten. ASHAUER hat an meiner Klinik ein größeres Krankenmaterial mit dem Symptom des bogenförmigen R-S-T-Überganges bearbeitet und findet eine weitgehende klinische Bestätigung der Annahme, daß diese Erscheinung als Zeichen, und zwar als Frühsymptom der Coronarinsuffizienz zu werten ist (vgl. dazu die späteren Ausführungen von SCHELLONG). Die Bestätigung durch Obduktion ist bei einem Frühsymptom naturgemäß in den seltensten Fällen, die aus anderweitiger Ursache zugrunde gehen, möglich. Schwerer sind die Fälle zu deuten, bei denen die Senkung von S-T geradlinig ist, der Übergang von R in das S-T-Stück sich in einem scharfen rechten Winkel vollzieht. Dieser Typ findet sich in ähnlicher Weise bei den Schenkelblock-Ekgs, und man muß die Differentialdiagnose zwischen Durchblutungsstörung und Schädigung des Reizleitungssystems im Sinne eines Schenkelblockes stellen. Abb. 8, unten zeigt ein Beispiel dafür. Es handelt sich um einen Fall von Ductus Botalli apertus, bei dem sich folgende Ekg-Bilder in Abl. III bieten: 1926 aufwärts gerichtete R-Zacke, normales S-T-Stück, pos. T-Schwankung. Das Ekg bietet das übliche Bild des Rechts-Ekgs. 1935 aufwärts gerichtete R-Zacke, isoelektrisches S-T, Finalschwankung ist neg., und zwar nicht an der Stelle der früher pos. T-Zacke, sondern weiter hinausgerückt. Scharfe Winkel zwischen dem absteigenden Schenkel von R und S-T (Abb. 8 unten l.). Man kann die neg. T-Zacke, zumal keine Insuffizienzerscheinungen vorliegen und das Röntgenbild eindeutig die zunehmenden Maße des rechten Herzens demonstriert, ohne weiteres als bedingt durch die Verlängerung des Weges der Erregung im rechten Ventrikel erklären. Jetzt setzt 1938 allmählich stärker werdend die Senkung von S-T ein. Der Abgang von R in das S-T-Stück ist scharf, sogar spitzwinklig. T stark gesenkt (Abb. 8, unten r.). Es handelt sich hier sicher nicht um den Übergang eines Rechts-Ekgs in eine rechtsseitige Coronarinsuffizienz, sondern um den Übergang eines Rechts-Ekgs in ein Rechtsüberdauern der Erregung bis in das völlige Bild des linksseitigen Schenkelblockes. Es handelt sich bei der Senkung von S-T *nicht* um *Durchblutungs*störungen, sondern um *Reizleitungsverzögerungen* des rechten Ventrikels, wobei schließlich der alleinige Einfluß des Rechtsüberwiegens so stark wird, daß der linke Ventrikel vollkommen zurücktritt und das Bild dem Bilde der Blockierung des linken Schenkels gleichkommt. Ich habe Zweifel, ob die für den Schenkelblock angegebene Verlängerung des Gesamtkomplexes Q-T über 0,35 Sekunden und des Initialkomplexes QRS über 0,1 Sekunden (Weber) immer ein sicheres Unterscheidungsmerkmal darstellt. Die Abb. 7 oben und Mitte sollen nochmals demonstrieren, was hier gemeint ist. Das Ekg oben links stammt von einer 50jährigen Frau, die jahrelang mit Hypertonie auf der Basis einer Schrumpfniere beobachtet wurde und ein links überwiegendes Ekg mit neg. T_I zeigt ohne weitere Veränderungen. Diese Befunde bleiben oft jahrelang konstant, und ich kann mich nicht entschließen, daraus eine Coronarinsuffizienz zu diagnostizieren, da alle coronaren und kardialen Erscheinungen zu fehlen pflegen. Ich habe an anderer Stelle darauf hingewiesen [1], daß solche Fälle mit neg. T_I zwar eine schlechte Prognose haben, daß diese Prognose aber nichts mit dem neg. T_I oder einer angeblichen Coronarinsuffizienz zu tun hat, da in $^2/_3$ dieser Fälle der Tod nicht durch Herzinsuffizienz, sondern durch Apoplexie oder Urämie eintrat. Erst nach siebenjähriger Beobachtung beobachtete ich, daß zu dem neg. T_I die allmählich stärker werdende Senkung von S-T auftrat, mit diesem Zeitpunkt zeigten sich zunehmende kardiale Insuffizienzerscheinungen, aus dem Hypertonie-Ekg wird nunmehr (rechts oben) das Ekg der linksseitigen Coronarinsuffizienz. Das Ekg links Mitte rührt von einer Patientin mit chronischer Nephritis, Hypertonie und Urämie her. Da röntgenologisch das Herz nach links verbreitert ist, kann das Ekg als Hypertonie-Ekg oder als Coronarinsuffizienz-Ekg gedeutet werden. Nach Abklingen der Urämie ist das neg. T_I verschwunden (r. Kurve, Mitte), d. h. die Negativität von T_I war in diesem Fall als reversible Durchblutungsstörung des linken Ventrikels zu deuten, also als coronares Ekg oder evtl. Ekg einer toxischen Herzmuskelschädigung. Entscheiden kann nur die Klinik. Die Ekgs der untersten Spalte zeigen links unten das Ekg eines Mannes mit langjährigem nephrogenem Hypertonus und mehrfachen apoplektischen Insulten ohne jede coronare oder kardiale Symptome. Rechts unten ist die dritte mögliche Entwicklung

Erklärung zu Abb. 7.

Oben links. Jahrelang beobachtete nephrogene Hypertonie sehr erheblichen Grades (RR 220—240 mm Hg) bei mäßiger Linkshypertrophie des Herzens. Abl. I und II zeigen normalen QRS-Komplex mit neg. T_I und T_{II}. Völlig suffizientes Cor, „Erregungsverspätung links".

Oben rechts. 7 Jahre nach der Erstbeobachtung treten die ersten Erscheinungen kardialer Insuffizienz auf. Damit Verbreiterung von QRS (Verlangsamung der Erregungsausbreitung) und Depression von S T (Durchblutungsstörung) mit neg. T_I und eben noch pos. T_{II} (wobei F das neg. T_I wesentlich näher an QRS liegt, als das frühere durch Erregungsverspätung bedingte neg. T_I der linken Kurve).

Mitte links. Ekg Abl. I—III bei akuter Urämie. Neg. T_I und T_{II}. Röntgenologisch geringe Linksverbreiterung. (Coronare Durchblutungsstörung ?)

Mitte rechts. 14 Tage später ist bei diesem Fall das neg. T_I und T_{II} verschwunden, T_I und T_{II} sind wieder pos. Es kann sich somit nur um eine coronare Durchblutungsstörung oder um eine toxisch bedingte Herzmuskelschädigung gehandelt haben, *nicht* um eine Erregungsverspätung durch Hypertrophie des linken Ventrikels.

Unten links. Extremer Hypertonus, Linksherz, neg. T_I und T_{II} in Abl. I und II (Erregungsverspätung links). Völlig suffizientes Cor. Apoplexie.

Unten rechts. Übergang in das Bild des rechtsseitigen Schenkelblockes. Extremes Linksüberwiegen bei stärkster Linkshypertrophie. Keine Durchblutungsstörung!

[1] Verh. dtsch- Ges. inn. Med. Wiesbaden **1936**.

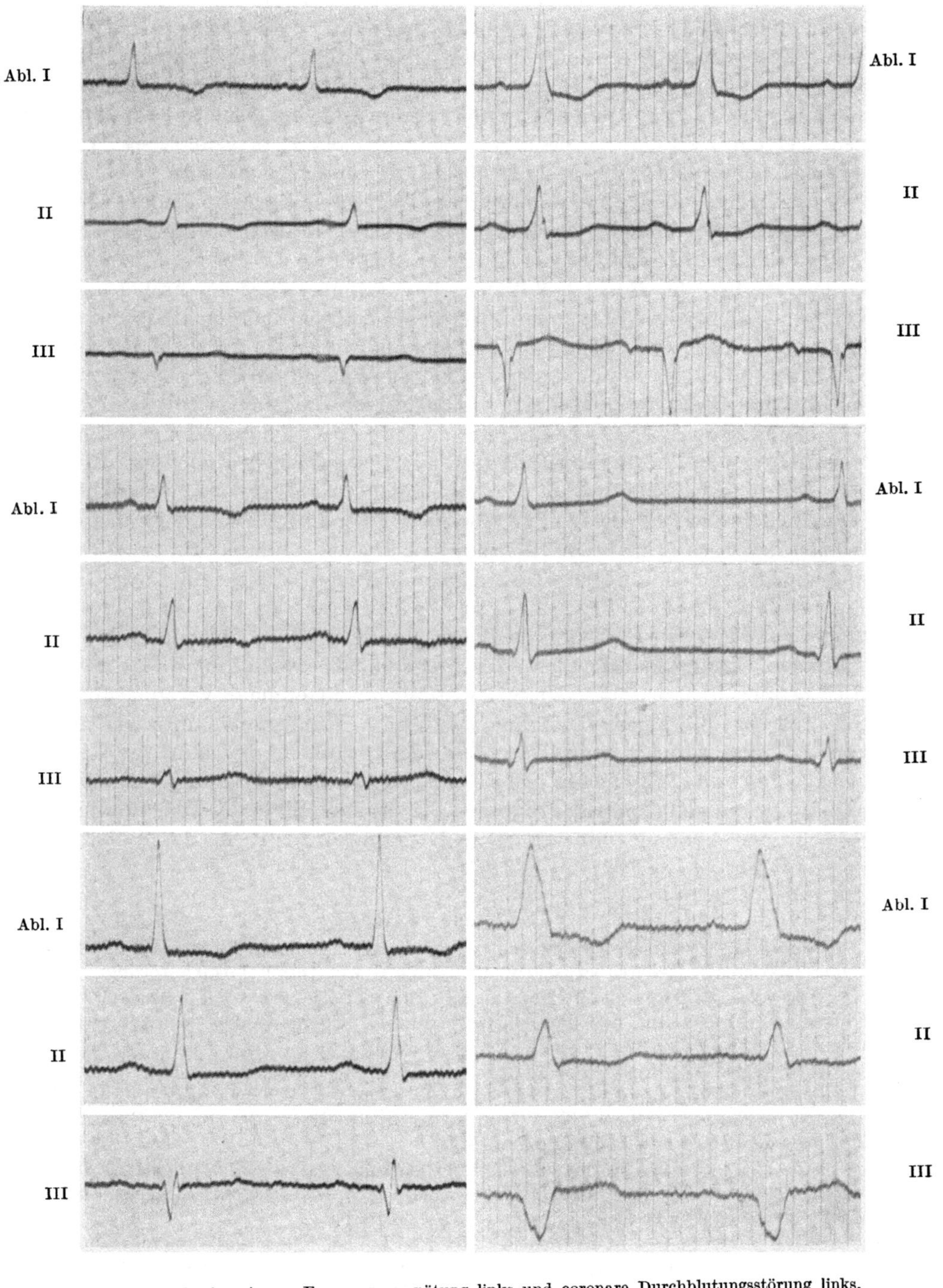

Abb. 7. Linksüberwiegen, Erregungsverspätung links und coronare Durchblutungsstörung links.

des neg. T_I gezeigt; es kann sich aus dem Linksüberwiegen bzw. der Leitungsverzögerung links schließlich ein Ekg entwickeln, das nur von dem mächtig hypertrophierten linken Ventrikel bestimmt wird und dem Ekg des rechtsseitigen Schenkelblockes gleichkommt. Ähnlich liegen die Verhältnisse für das rechte Herz. Abb. 8 oben links zeigt das Ekg eines älteren Mannes, Pykniker, jahrelange eitrige Bronchitiden, Bronchiektasen, autoptisch kontrollierte ausgedehnte Pulmonalsklerose mit Einengung der Strombahn im kleinen Kreislauf. Es resultiert ein Rechtsüberwiegen im Ekg mit hohem R_{III} und neg. T_{III}, das zunächst noch nicht ohne weiteres als Rechtscoronarinsuffizienz zu deuten ist. Das Ekg rechts oben zeigt den weiteren Verlauf mit zunehmender Vertiefung von T_{III} und beginnender Senkung von S-T bei klinisch progredienter rechtsseitiger Herzinsuffizienz. In der mittleren Spalte ist diesem bei Männern überwiegendem Typ der Rechtsinsuffizienz des Pyknikers der bei Frauen häufigere Typ der asthenischen Frau mit Emphysem, Asthma und Rechtsüberwiegen im Ekg gegenübergestellt, rechts im asthmaanfallsfreien Intervall, dabei normales S-T-Stück, links im Asthmaanfall, wobei als Zeichen der ungenügenden Durchblutung des überlasteten rechten Ventrikels die (bogenförmige!) Senkung von S-T manifest wird. Die beiden unteren Spalten gehören dem vorangehend beschriebenen Fall von Ductus Botalli apertus an, bei dem sich aus dem Ekg mit Erregungsverzögerung rechts allmählich das Ekg des Schenkelblockes herausbildet, hier geht die Weiterentwicklung also in Richtung der zunehmenden Reizleitungsstörung nicht in Richtung der Durchblutungsstörungen. Die Entwicklungsmöglichkeiten des „coronarverdächtigen" Ekgs mit neg. T_I oder T_{III} (letzteres bei hohem pos. R_{III} nur zu bewerten), gehen also in diese Richtungen: entweder in Richtung der Rückbildung bei reversiblem Durchblutungsstörungen, was rückläufig diese Ekgs als coronarbedingt bzw. diffus myokarditisch bedingt deuten läßt oder in Richtung hinzutretender Veränderungen von S-T, mit bogenförmigem Übergang von R in S-T und muldenförmiger Senkung von S-T, also zunehmender Durchblutungsstörungen, die dann die Gewißheit einer coronaren Schädigung geben, oder endlich in Richtung zunehmender „Überwiegungselektrokardiogramme", die bis zum Bilde des Blockierungs-Ekgs fortschreiten können, mit scharfem Übergang von R in das S-T-Stück in rechtem Winkel.

Erklärung zu Abb. 8.

Oben links. Pykniker. Emphysem. Jahrelange chronische Bronchitis. Autoptische Pulmonalsklerose. Rechtsüberwiegen ohne Zeichen von Durchblutungsstörung.

Oben rechts. 3 Jahre später. In Abl. I tiefes Q_I, isoelektrisches T_I. In Abl. II leichte Depression von S-T und neg. T_{II}, ebenso in Abl. III Übergang des Rechtsüberwiegens in das Ekg der Durchblutungsstörung des re. Herzens.

Mitte links. 38jährige Frau mit Emphysem. Ekg im Asthmaanfall aufgenommen. Rechts-Ekg. T_I verstrichen. In Abl. II Depression von S-T und neg. T_{II}, in Abl. III Depression von S-T und neg. T_{III}. Insuffizienz des re. Herzens, coronare Durchblutungsstörung oder muskuläre Schädigung rechts.

Mitte rechts. 3 Tage später außerhalb des Asthmaanfalles. T_I deutlich pos. In Abl. II S-T isoelektrisch, T_{II} pos. In Abl. III ebenfalls S-T isoelektrisch, T_{III} pos. Einfaches Rechtsüberwiegen ohne Zeichen von Rechtsinsuffizienz.

Unten links. Sehr ausgesprochenes Rechts-Ekg bei einem Fall von offenem Ductus Botalli. Neg. T_{II} und neg. T_{III} mit spitzwinkligem Abgang der leicht gesenkten S-T-Strecke. Herz klinisch völlig suffizient. Erregungsverspätung rechts.

Unten rechts. Übergang in ein dem linksseitigen Schenkelblock ähnliches Bild nach 8 Jahren. Keine Durchblutungsstörung. Keine muskuläre Insuffizienz, sondern extremes Rechtsüberwiegen bis zur relativen „Blockierung" des li. Reizleitungssystems.

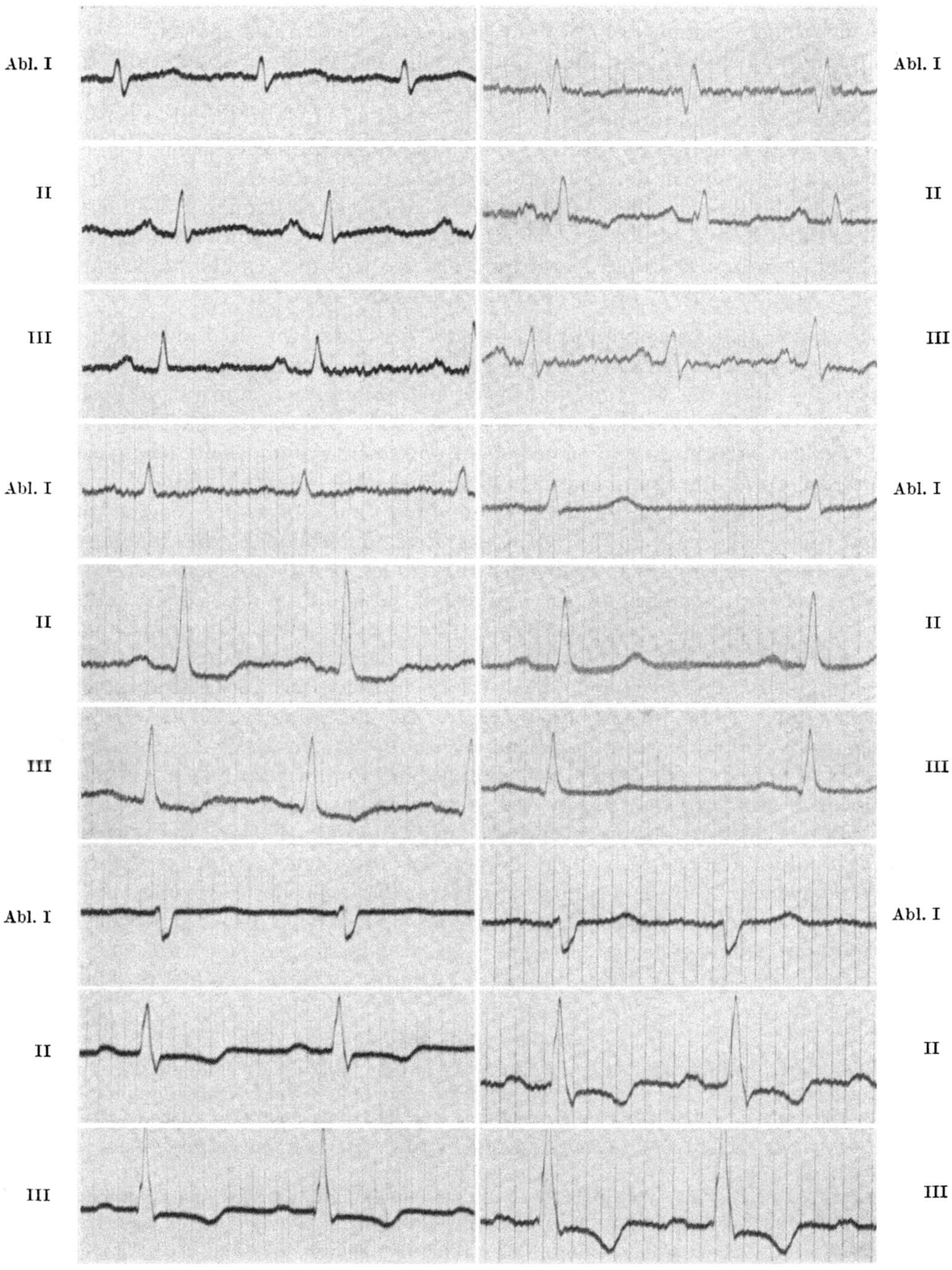

Abb. 8. Rechtsüberwiegen, Erregungsverspätung rechts und coronare Durchblutungsstörung rechts.

Ein besonderer Hinweis sei von den Ekgs der Coronarinsuffizienz noch dem *Koma-Ekg,* wie ich es bezeichnen möchte, gewidmet. Es handelt sich um Ekgs, auffallenderweise meist rechtsüberwiegende Ekgs, bei denen im Koma eine muldenförmige Senkung von S-T in allen drei Ableitungen auftritt, die sich als reversibel erweist. Die Ekgs sind denen der Perikarditis ziemlich ähnlich und auch wohl im Krankheitsgeschehen verwandt: beim Koma und Kollaps akute Durchblutungsstörung des ganzen Herzens mit diffuser Capillärschädigung und Exsudation in das Gewebe, bei der Perikarditis diffuse Störung der Durchblutung des Herzens in den gesamten Außenpartien des Herzmuskels. Ich habe dieses Ekg bisher bei einer Addison-Krise beobachtet, dann bei 3 Fällen von diabetischem Koma, ferner bei einem schweren Coma basedowicum und endlich bei einer schweren unklaren Vergiftung mit Kollaps und glaube, daß ihm eine gewisse Regelmäßigkeit für diese Fälle zukommt (Abb. 9).

Eine von den bisherigen Auffassungen der Literatur über das Zustandekommen des normalen Elektrokardiogramms und damit auch — was hier interessiert — über die Zeichen der coronaren Durchblutungsstörung, gibt Schellong auf dem Kongreß für innere Medizin 1936. Schellong geht davon aus, daß sich der Erregungsvorgang in jedem einzelnen Herzmuskelteilchen bei der Aktion in Form einer einphasischen Kurve abspielt, deren Kennzeichen sind: rascher, sehr steiler Anstieg, Plateaubildung und langsamer bogenförmiger Abfall. Diese Kurve von der Form des Erregungsablaufes erhält man, wenn man indirekt ableitet, also nicht die Elektroden direkt auf den Herzmuskelstreifen aufsetzt, sondern ihn in Flüssigkeit versenkt und aus dieser ableitet. In der untenstehenden schematischen Wiedergabe sollen die einzelnen horizontalen Kästchen ein solches Herzmuskelstreifenpräparat darstellen, über das der Erregungsvorgang von links nach rechts hinweggeht. Bei a sind die ersten Teilchen links schon in schnellem Anstieg der Erregung zur vollen Höhe des Erregungsvorganges gelangt, während rechts die Erregung der Teilchen weiterschreitend beginnt. Es ergibt sich daraus eine Potentialdifferenz in Richtung des Pfeiles. Im Ekg der Beginn der Anfangsschwankung. Bei b ist die Erregung weiter nach rechts vorgeschritten, bei c sind alle Fasern maximal erregt, die Potentialdifferenz fällt damit weg, das Registrierinstrument kehrt zur Nullinie zurück. Danach beginnt bei d das Abklingen der Erregung von links nach rechts, die Potentialdifferenz ist von rechts nach links gerichtet. Der Verlauf des Abklingens der Erregung ist viel langsamer, es wird eine nach abwärts gerichtete träge Schwankung, im Ekg die T-Zacke, gebildet (s. Abb. 10).

Erklärung zu Abb. 9.

Oben links. Abl. I—III. „Koma-Ekg" bei einem 38jährigen Manne mit schwerem diabetischem Koma. Das Ekg zeigt: 1. Aufwärtsgerichteten Ventrikelanfangskomplex in allen Ableitungen. 2. Muldenförmige Senkung von S-T mit neg. T in allen Ableitungen.

Oben rechts. Ekg desselben Falles 16 Tage später. Reparationsstadium. Koma abgeklungen.

Mitte links. Ekg einer 43jährigen Frau mit schwerem Coma basedowicum. Jodbasedow! 110% Grundumsatzsteigerung. Abl. III stark verzittert.

Mitte rechts: Reparationsstadium. Ekg 4 Wochen später.

Unten links: Ekg einer 40jährigen Frau mit schwerem wahrscheinlich grippösem Infekt. Im Kollaps aufgenommen. Die späteren anatomischen Untersuchungen der Coronarien zeigten keinerlei Veränderungen an den Coronargefäßen.

Unten rechts. Ekg eines 18jährigen Mädchens. Coma diabeticum. Muldenförmige Senkung von S-T in Abl. II und III.

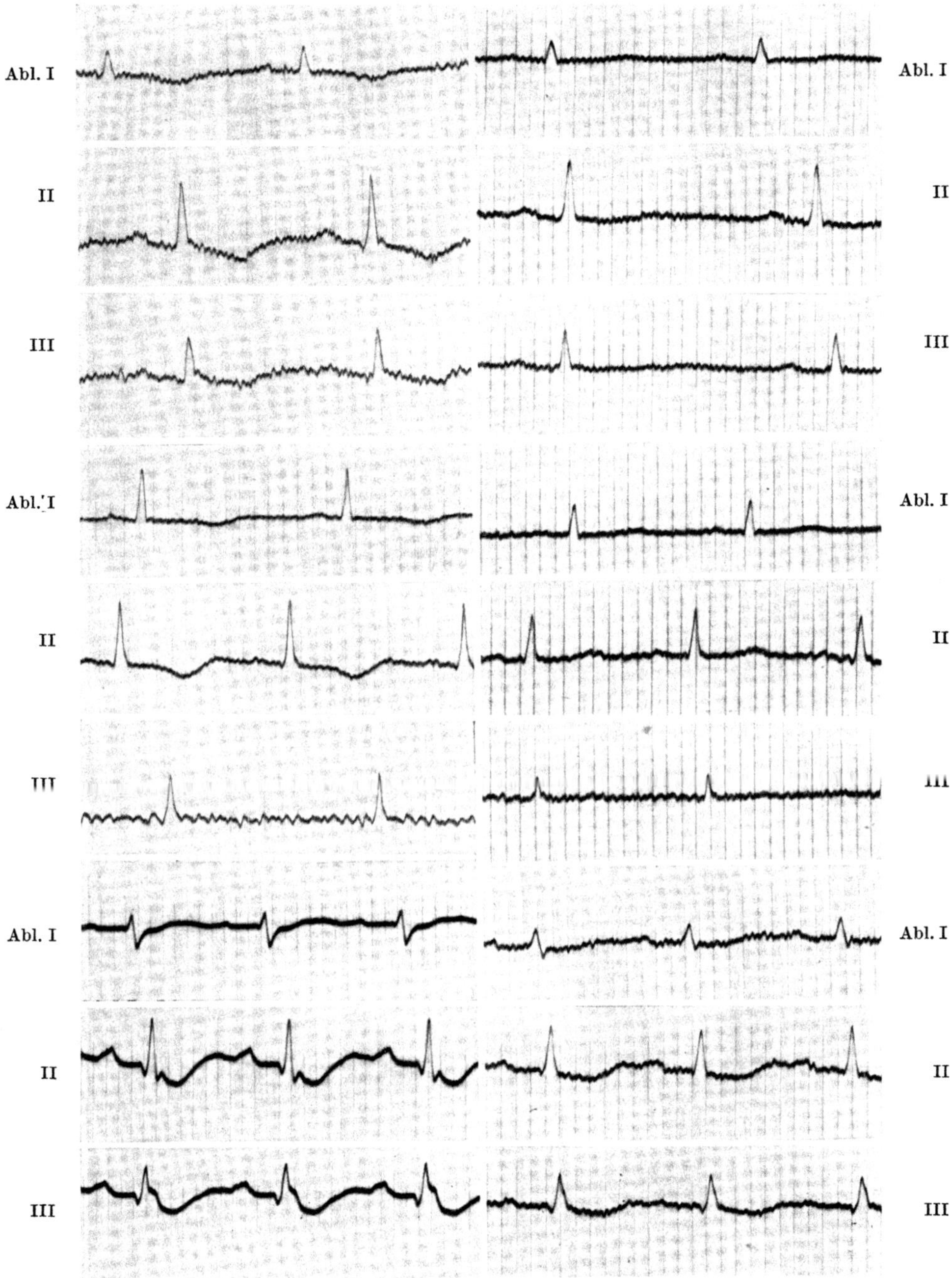

Abb. 9. Das Koma- und Kollaps-Ekg (Coronarinsuffizienz bei Kollaps).

Die Erklärung, weshalb im normalen menschlichen Ekg die T-Zacke in Abl. I und II aufwärts und nicht, wie man aus diesem Schema folgern sollte, abwärts gerichtet ist, sieht SCHELLONG darin, daß das Abklingen der Erregung

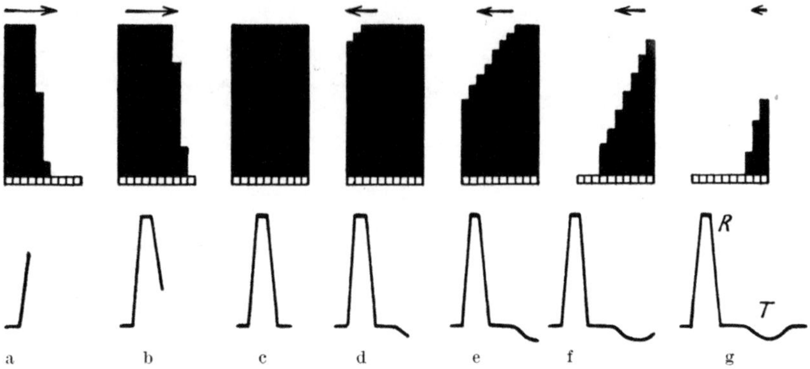

Abb. 10 a—g (SCHELLONG).

nicht im ganzen Herzen gleichmäßig erfolgt. Wenn man mit der SCHELLONGschen Methode der Vektordiagraphie die Änderungen der Potentialdifferenz während eines Herzschlages direkt aufzeichnet und die erhaltenen Bilder aus einem frontalen und einem sagittalen Vektordiagramm räumlich zusammensetzt, so sieht man daraus, daß die Gegend, die der Basis des linken Ventrikels entspricht, also eine Gegend im rechten oberen hinteren Teil des Herzens, zuletzt von der Kontraktion ergriffen wird und zuletzt mit Erregung und Kontraktion aufhört. Diesem Überdauern der Erregung in Gegend der linken Herzbasis ist der normale Schluß der T-Zacke zuzuschreiben. Verläuft nun die Erregung in den einzelnen Herzmuskelfasern in einer anderen *Form,* z. B. unter Digitaliswirkung — oder auch bei einer diffusen Durchblutungsstörung des Myokards — mit einer Abflachung der Erregungsform aller Herzteilchen, so würde sich das oben wiedergegebene SCHELLONGsche Schema wie unten dargestellt ändern; durch eine Abflachung der Erregungsform aller betroffenen Herzteilchen käme eine Senkung von S-T zustande. Diese Senkung ist eine bogenförmige und sie erfolgt und muß nach diesem Schema immer erfolgen in einer Richtung, die der Anfangsschwankung entgegengesetzt ist (Abb. 11).

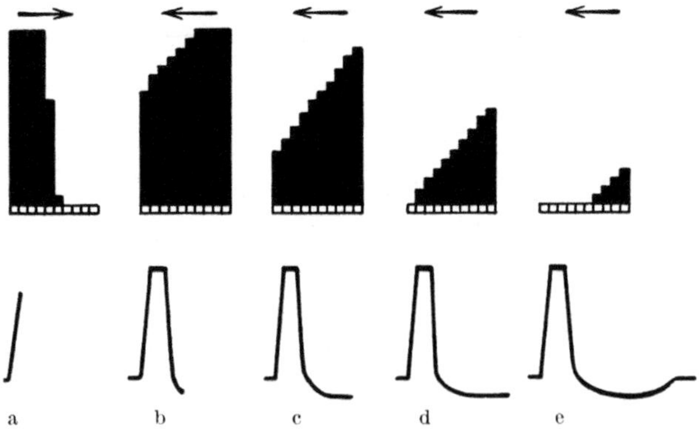

Abb. 11 a—e (SCHELLONG).

Dabei muß die Koordination der Herzkammern erhalten bleiben, d. h. der Schluß des Erregungsvorganges würde nach wie vor in Gegend der linken Herzbasis liegen und das T wird also nicht negativ, sondern die Senkung von S-T schließt mit einem positiven T ab.

Diese Darstellung trifft in besonderer Weise auf das „Koma-Ekg“ zu, wie ich es oben beschrieben habe, also einem Zustand, bei dem wir eine *diffuse* Schädigung der Durchblutung des ganzen Herzens annehmen müssen ohne Störung der Koordination der einzelnen Herzteile (s. Abb. 9). WINTERNITZ hat auf diese muldenförmige Senkung von S-T in allen drei Ableitungen, entgegengesetzt der Hauptschwankung, schon hingewiesen.

Demgegenüber muß grundsätzlich ein ganz anderer Verlauf des Ekgs resultieren, wenn die Koordination der Erregung der einzelnen Herzteile gestört ist, wenn ein Herzteil z. B. beim Myokardinfarkt anatomisch und elektrisch ausfüllt, somit in diesem Herzteil die Erregung zu früh nachläßt oder gar nicht zustande kommt. In diesem Falle muß bei plötzlichem Aufhören der Erregung in einem *umschriebenen Bezirk* eine Verschiebung von S-T gleichsinnig zur Anfangsschwankung in einer oder mehreren Ableitungen resultieren. Die Ekg-Befunde bei Coronarinfarkt finden so ihre Erklärung. Endlich ist auch die Senkung von S-T mit schräg nach oben verlaufendem S-T-Stück im Arbeits-Ekg bei Tachykardie durch Beschleunigung des Abfalls der Erregung nach dem SCHELLONGschen Schema gut erklärbar und nicht ohne weiteres das Arbeits-Ekg mit tiefem spitzem S und schräg aufwärts laufendem S-T-Stück als pathologisch anzusehen.

Nach den SCHELLONGschen Untersuchungen scheint die Erklärung des muldenförmigen S-T-Stückes bei diffuser Durchblutungsstörung in allen Ableitungen entgegen der Anfangsschwankung gesenkt, am einleuchtendsten und grundsätzlich wichtig. Ebenso wichtig ist der Nachweis im Vektordiagramm, daß z. B. Herzquerlage und Linkshypertrophie grundsätzlich unterschieden werden können und daß das neg. T_I mit scharfwinkeligem, von R abgehenden S-T-Stück ein Linkshypertrophie-Ekg ist und an sich nichts mit Coronarinsuffizienz zu tun hat. Diese Dinge scheinen mir weitgehend geklärt.

Ich stelle hier die Schlußsätze der genannten Autoren gegenüber:

WEBER (Dtsch. med. Wschr. **1937 I**, 434): „Senkung von S T und T sind Folge einseitiger Verlangsamung der Erregungsleitung, die Veränderungen sind Folge einer Myokardschädigung, die vorwiegend einen Ventrikel betreffen. In zahlreichen Fällen ist diese Myokardschädigung durch Coronarinsuffizienz bedingt.“ (Dazu wäre zu sagen, daß beim Koma-Ekg die Senkung von S-T kaum als Folge einer einseitigen Verlangsamung der Erregungsleitung anzusprechen ist und andererseits die reinen Hyperthrophiekurven mit neg. T-Zacken keineswegs als Coronarinsuffizienzkurven anzusprechen sind.)

SCHELLONG: „Senkung von S-T und Veränderungen von T *können* Folgen einer Myokardschädigung insbesondere auch einer Coronarinsuffizienz sein, wenn der klinische Befund dafür spricht. Es gibt aber auch solche Ekg-Veränderungen, die mit einer Schädigung des Myokards nichts zu tun haben.“ Und: „Senkung von S-T und Veränderungen von T können Folge einer Verlangsamung der Erregungsleitung sein, nämlich dann, wenn QRS verbreitert ist.“ (Wobei aber m. E. im extremen Falle beim Schenkelblock, aber auch beim Überwiegungs-Ekg das Ende von S nicht mehr zu bestimmen ist.) „Sie können aber auch darauf beruhen, daß die einphasische Erregungsform verändert ist, entweder in allen Herzmuskelteilchen oder in einem Teil des Herzens.“

Es scheinen mir zwei Grundformen des Ekgs für die Erklärung der coronaren Durchblutungsstörungen wegweisend, nämlich

der Typ I (Abb. 12, links) des „Koma-Ekgs“, der reine Typ der diffusen Störung der Coronardurchblutung oder der diffusen Schädigung der Herzmuskelteilchen — der bogenförmige Übergang von R in S-T, die muldenförmige Senkung von S-T — der SCHELLONGschen Deutung der veränderten Erregungsform, des flachen, verlangsamten Ablaufs der Erregung entsprechend;

der Typ II (Abb. 12, rechts) als Beispiel der Überwiegungskurve, das „Hypertrophie-Ekg“ in diesem Fall für das linke Herz — allein erklärbar durch das Überdauern der Erregung in den Spitzenteilen — Beispiel einer Veränderung von T durch Veränderung der Geschwindigkeit und der Länge des Weges in einem der beiden Ventrikel bei der Erregungsfortpflanzung.

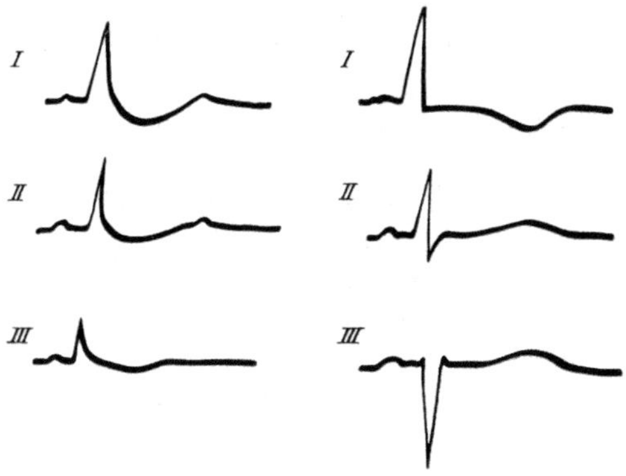

Abb. 12.

Zwischen diesen beiden Typen liegen die „coronaren“ Elektrokardiogramme, je bogiger R-S, je muldenförmiger S-T, um so mehr auf diffuse allseitige Durchblutungsstörung weisend — in der anderen extremen Richtung mündet die Wegverlängerung, die Linksverspätung schließlich in das Ekg des Schenkelblockes ein.

Die Koeffizienten, die bei der Deutung der coronaren Ekgs zu berücksichtigen wären, sind demnach:

1. Veränderung der Erregungsform der einzelnen Herzmuskelteilchen bei diffuser Myokardschädigung oder Durchblutungsstörungen des ganzen Herzens (Koma-Ekg).

2. Einseitige Durchblutungsstörung mit Veränderung der Erregungsform der Herzteilchen.

3. Einseitige Durchblutungsstörung mit Veränderung der zeitlichen Erregungsausbreitung in dem betroffenen Ventrikel (wobei bei Betroffensein des ganzen Herzens nach SCHELLONG der Gesamt-QRS-Komplex verbreitert sein müßte, während m. E. bei einer einseitigen Verzögerung sehr wohl diese Verbreiterung erst im Bereich von S einsetzen kann und dann, wie beim Schenkelblock, so auch bei vielen coronaren Ekgs keine exakte Abmessung von QRS im Bereich von S bzw. S-T ermöglicht).

4. Einseitige Hypertrophie mit dadurch bedingter einseitiger Verlängerung des Weges der Erregungsleitung.

Strittig schien noch die Erklärung der coronaren Welle, ob es sich hier um den Ausdruck eines Demarkationsstromes oder um den Ausfall der Erregung eines scharf begrenzten Herzbezirkes handle.

Hier hat die Methode *der Vektordiagraphie des Herzens nach* SCHELLONG *zur Lokalisation des Coronarinfarkts* einen wesentlichen Fortschritt gebracht.

Die von SCHELLONG erstmalig auf dem Kongreß für innere Medizin im Jahre 1936 vorgetragene Methode der Vektordiagraphie geht von folgenden Überlegungen aus: Beim normalen Ekg läßt sich nach dem EINTHOVENschen Dreieckschema in jedem Augenblick bei einer Ableitung die manifeste Potentialdifferenz im Herzen in ihrer Größe darstellen, indem man das Lot auf die Verbindungslinie zweier Ableitungsstellen fällt. Umgekehrt läßt sich aus den drei so erhaltenen Strecken bzw. aus den im Ekg aufgezeichneten Potentialdifferenzen in jedem Augenblick die im Herzen herrschende Potentialdifferenz nach Größe und Richtung rekonstruieren. Diese Potentialdifferenz ändert dauernd ihre Richtung, sie führt eine Drehung aus, der manifeste Vektor ändert sich in gesetzmäßiger Weise. Die Darstellung der manifesten Potentialdifferenz mußte dann direkt möglich sein, wenn es gelang, 2 Ableitungen, aus denen sich nach dem EINTHOVENschen Schema die 3. gesetzmäßig ergibt, gleichzeitig in einem Registrierinstrument zu verzeichnen. Die Möglichkeit ergab sich in gemeinsamen Versuchen mit HELLER aus der Verwendung des BRAUNschen Rohres, dessen Lichtpunkt beliebig in allen Richtungen einer Ebene, nicht nur wie bei der bisherigen Registrierung in einer Richtung, ablenkbar ist. Der durch 2 gleichzeitige Abl. bewirkte Ausschlag des Lichtpunktes in jedem Moment stellt also direkt die Richtung und Größe der Potentialdifferenz am Herzen, den manifesten Vektor dieses Augenblickes, dar. Das gilt für die Darstellung in einer Ebene. Will man zur räumlichen Darstellung der Potentialdifferenz einer Herzrevolution kommen, so muß man die gleiche Aufnahme des manifesten Vektors in einer zweiten, zur ersten senkrechten Ebene vornehmen. Aus diesen beiden auf stehender photographischer Platte in der frontalen wie in der sagittalen Ebene aufgenommenen Vektordiagrammen läßt sich dann ein räumliches Bild des Ablaufs der Herzpotentiale geben. Die Schwierigkeit, die Vektordiagramme bei Aufnahmen in zwei aufeinander senkrechten Ebenen anschaulich zu einem Bilde zu vereinigen, veranlaßte SCHELLONG, eine andere und die einzige mögliche Methode der anschaulichen Darstellung eines nach Lage der Dinge nun einmal räumlichen Vorganges zu wählen, nämlich die stereoskopische Darstellung. Danach mußte die Aufnahme in der sagittalen senkrechten Ebene abgeändert werden und statt des rechten Winkels ein spitzer Winkel genommen werden. Das Vektordiagramm zur stereoskopischen Darstellung wird für das rechte Auge abgeleitet aus den Ableitungsstellen: rechtes Schlüsselbein — linke Schulter, zum linken unteren Rippenbogen, also 2 Abl. in frontaler Ebene. Für das linke Auge ist gewählt; rechtes Schulterblatt — linke Schulter, linker unterer Rippenbogen, also 2 Abl. in einer gewissermaßen nach rückwärts bis zum spitzen Winkel herüber geklappten Sagittalebene. Die Bilder sind damit stereoskopisch zu betrachten. Die obere Abbildung (Abb. 13) zeigt die beiden für das rechte und linke Auge bestimmten, zwecks räumlicher Erfassung des manifesten Vektors stereoskopisch zu betrachtenden Vektordiagramme. Die kleinste Schleife dicht am Nullpunkt stellt die P-Zacke dar, die große Schleife entspricht dem QRS-Komplex, die mittlere stärker gezeichnete Schleife der T-Zacke. Es läßt sich stereoskopisch erkennen, daß die QRS-Schleife in einer Ebene verläuft, die von links vorne nach rechts hinten liegt. Die darunterstehende Abbildung, die ich gleichfalls der Liebenswürdigkeit des Herrn Professor SCHELLONG verdanke, zeigt, daß bei dem hier vorliegenden Fall eines frischen Coronarinfarktes die QRS-Schleife nicht in einer Ebene verläuft, sondern in sich spitzwinklig abgebogen ist und eine Einbuchtung zeigt. Dieses Verhalten bezeichnet SCHELLONG als Allodromie, d. h. es besteht eine Störung bzw. ein Umweg bei der intraventrikulären Erregungsausbreitung. Für die Lokalisation des Infarktes ist die Stelle wichtig, an der der Lichtpunkt während dse S-T-Stückes verweilt. Diese Stelle ist mit *2* bezeichnet, sie liegt von dem Nullpunkt *1* gesehen, ein wenig nach rechts, d. h. in der rechten Körperseite, sie liegt etwas nach unten und sie liegt auch bei der stereoskopischen Betrachtung ein klein wenig nach hinten. Wenn man den Nullpunkt *1* des Vektordiagramms (VKG) als in der Mitte des Herzens gelegen annimmt, so würde man den Sitz dieses elektrisch unerregten Gebietes dadurch erhalten, daß man vom Nullpunkt eine Linie auf diesen

Punkt *2* des S-T-Stückes zieht. Daraus würde sich ergeben, daß der Infarkt dem linken Ventrikel angehört und rechts seitlich liegt.

Die Abb. 3 zeigt von links nach rechts die Abl. I—III des gleichen Falles mit dem Einthoven-Ekg aufgenommen. Das Bild entspricht mit tiefer Senkung von S-T_I, tiefem Q_{III} und hoher coronarer Welle in Abl. III dem Bilde, das wir bei der klassischen Elektrokardiographie des frischen Hinterwandinfarktes deuten würden.

Es ist wahrscheinlich, daß die Methode der Vektordiagraphie von Schellong mit ihrer sehr anschaulichen Darstellung des räumlichen Verlaufs der

a

b

c

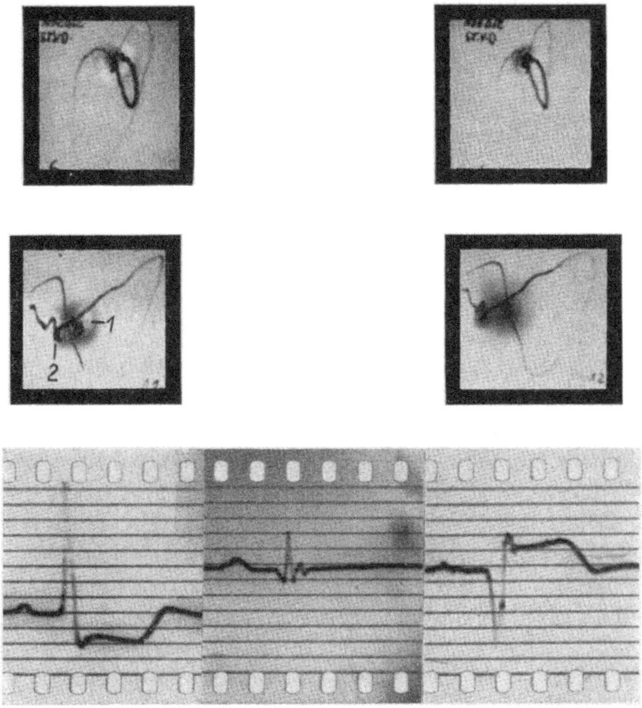

Abb. 13. Die Vektordiagraphie des Coronarinfarktes. (Nach Schellong.)

Herzpotentiale uns einerseits eine genauere Lokalisation des Sitzes des Myokardinfarktes ermöglichen wird, wenn auch autoptische Kontrollen noch nicht in genügender Zahl vorliegen — daß sie andererseits für die theoretische Deutung des klassischen Ekgs bei den Coronarerkrankungen noch von größtem Werte sein dürfte.

Die Frage: macht der Coronarinfarkt in jedem Fall elektrokardiographisch nachweisbare Erscheinungen? kann man dahin beantworten, daß dieser Nachweis von der Zeit nach dem Infarkt, von der Größe des infarzierten Bezirkes und von dem vorherigen Zustand des Herzmuskels abhängig ist. Wenn somit bei weitem der größte Teil aller Infarkte eindeutig im Ekg nachweisbar ist, so können oft kleinere Infarkte nur an Knotenbildungen und leichten Deformierungen des QRS-Komplexes erkannt bzw. vermutet werden. In einem Fall konnte ich frühestens 12 Stunden nach der vermutlichen Zeit des Infarktes Veränderungen im Sinne einer coronaren Welle in Abl. I nachweisen, während andererseits nach Ablauf von 5—6 Wochen die Deutung des Ekgs schwierig wird und der Infarkt später nicht mehr mit Sicherheit zu diagnostizieren ist, sondern nur noch aus Anamnese und verbleibender Ekg-Veränderung vermutet werden kann. Über die Möglichkeit, alte Infarkte mit den thorakalen Ableitungsmethoden noch zu diagnostizieren, wird an anderer Stelle zu reden sein. Endlich ist bei Herzen mit stark verändertem Ekg der Nachweis des Infarktes nicht möglich, insbesondere bei dem Ekg von absolut sehr niedrigen Voltwerten. Ich beobachtete eine Reihe von Fällen mit dem klinischen Bild der Coronarinfarcierung und autoptischer Kontrolle, ohne daß an dem Ekg, das nur aus minimalen kleinen Erhebungen bestand (unter 5 mm), irgendwelche Veränderungen auftraten. Folgender Fall sei dazu angeführt, der sowohl die völlige Schmerzlosigkeit wie die elektrokardiographische Nicht-Nachweisbarkeit eines schweren, durch Obduktion bestätigten Infarktes demonstriert.

M. C., 64 Jahre. Seit Oktober 1937 Atemnot bei körperlichen Anstrengungen. Abends Anschwellungen der Beine. Nachts zunehmende Atemnot, wenig Urin, Appetit schlecht. Leib aufgetrieben, keine Schmerzen irgendwelcher Art. Der Patient kam unter zunehmender Dekompensation und allgemeinem Hydrops am 14. 3. 38 zum Exitus.

Das Ekg am 12. 2. und kurz vor dem Exitus zeigte in Abl. I eine kleine Zacke (2 mm) als R-Zacke, kein Vorhof und keine Finalschwankung erkennbar. In Abl. II fand sich lediglich ein kleiner aufgesplitterter abwärts gerichteter Ventrikelanfangskomplex von 1 mm Tiefe, Abl. III bestand nur aus einer abwärts gerichteten Zacke von 3 mm Tiefe (1 Millivolt = 10 mm).

Die Obduktion ergab: starke Hypertrophie und mäßige chronische Dilatation der linken und rechten Herzkammer (bei fortgeschrittener Nephrosklerose) in ihrer Ausflußbahn. Hochgradige Sklerose der Coronarien mit völligem Verschluß des vorderen absteigenden Astes der linken Coronararterie und frischeren ausgedehnten myomalacischen Herden in deren Bereich sowie älteren schwieligen Einlagerungen im Herzmuskel.

Die umgekehrte Frage würde lauten: Gibt es ähnliche *Veränderungen am Ekg, wie sie der Verschluß der Coronarien hervorruft*, bei anderen Zuständen, ohne daß eine anatomisch nachweisbare Coronarschädigung vorliegt. Hier ist einmal auf die Veränderungen bei der Perikarditis hinzuweisen, die unter Umständen denen des Coronarinfarktes im Ekg sehr ähnlich sein können. Wahrscheinlich ist es das Ekg der Schädigung der Durchblutung der gesamten *äußeren* Myokardpartien. Andererseits gibt es funktionelle Zustände der Blutabsperrung in den Coronargefäßen oder mangelnder Blutzufuhr zu den Coronarien, die, wenn auch selten in ausgesprochenem Maße, ein dem Coronarinfarkt ähnliches Ekg verursachen können. Es kann, wie gesagt, hierbei auch zu infarktähnlichen Bildern kommen, ohne daß diesem Ekg ein entsprechendes pathologisch-anatomisches Substrat zugrunde läge.

L. H., 46jährige Frau. In desolatem Zustand eingeliefert, angeblich grippöser Infekt vorangegangen. Kollapszustände. Das im Bett registrierte Ekg zeigte in Abl. II tiefe muldenförmige Senkung von S-T, in Abl. III hoher Ansatz von S-T im absteigenden Schenkel von R_{III} nach Art einer coronaren Welle, Übergang in eine tiefe muldenförmige Senkung von S-T mit fehlender T-Tacke. Autoptisch wurden am Herzen keinerlei Veränderungen gefunden, weder am Herzmuskel noch an den Coronarien, so daß man einen vorübergehenden funktionell spastischen Zustand der Coronargefäße annehmen muß.

VII. Die Verwendung der thorakalen Ableitungen zur Diagnose der Coronarerkrankungen.

Die Brustwandableitung ist die älteste Ableitung des Ekgs und wurde ursprünglich schon von Waller und auch von Einthoven vor der Ableitung des Extremitäten-Ekgs verwandt. Die erste Anwendung zur Diagnose der Coronarerkrankungen fand die thorakale Ableitung durch WOLFERTH und WOOD, die im Tierexperiment bei experimentell erzeugten Myokardläsionen bei thorakaler Ableitung noch typische Veränderungen fanden, wenn die Extremitätenableitungen stumm blieben. Spätere Arbeiten von WOOD, BELLET, MCMILLAN und WOLFERTH stellten typische Abweichungen bei Vorder- und Hinterwandinfarkt fest. Man darf heute den Stand der Forschung dahin kennzeichnen, daß für die Diagnose der Coronarerkrankungen die thorakale Ableitung eine sehr wesentliche Ergänzung der alten Methodik der Extremitätenableitung darstellt, nicht aber einen Ersatz. Sie erhöht zweifellos die Zahl der erkennbaren Coronarschädigungen wesentlich, ohne eine völlige Sicherheit zu geben. Sie verdient zweifellos die Einführung in die allgemeine Praxis, aber sie hat vorläufig noch einen Nachteil, nämlich daß jeder Autor mit seinen Elektroden beliebig um die Brustwände kreist, und daß es fast so viel Ableitungsmethoden wie Publikationen auf diesem Gebiet gibt.

Man kann hier im wesentlichen unterscheiden:

I. Eine Gruppe von Autoren, die eine fixierte Dorsoventralableitung mit bestimmten Ableitungsstellen als wesentlich ansieht und verwendet.

II. Eine Gruppe von Autoren, die je nach der Lage des Falles versucht, mit einer Reihe wechselnder Ableitungen und vielfachen Variationen das Herzpotential abzufangen, um eben schließlich doch in der ein oder anderen Ableitung noch Abweichungen zu erfassen.

Erklärung zu Abb. 14. Verlaufsbilder von Coronarinfarkten.

Linke Spalte von oben nach unten. Abl. I—III. Frischer Hinterwandinfarkt unter dem Bilde eines Magenulcus bei einem 45jährigen Mann. — Ekg vom 6. Tage nach dem Infarkt. — Darunter in der Mitte: Derselbe Fall, Ekg 9 Tage nach dem Infarkt. Es ist ein kompletter a-v-Block, sowie ein Aborisationsblock aufgetreten. Pulsfrequenz: 38—42. Darunter untere Kurven: Endstadium. Ekg nach 10 Wochen. Es verbleibt neg. T_{II} und T_{III} mit verbreitertem Ventrikelkomplex. Klinisch nach 8 Monaten wieder voll arbeitsfähig als Ingenieur. (Anamnesenfall 8.)

Spalte von links, von oben nach unten. Abl. I—III. Frischer Vorderwandinfarkt unter dem Bilde eines Asthmaanfalles bei einer 48jährigen Frau. Auffallend kleines R_I und angedeutete coronare Welle in Abl. I. — Darunter Ekg 8 Tage später. Deutliches Negativwerden von T_I und T_{II}. — Darunter: 10 Wochen später: Endstadium. Kleine Ventrikelkomplexe, isoelektrisches T_I und T_{III}, auch bei späteren Kontrollen nicht mehr veränderlich. Für leichte Hausarbeit fähig. (Anamnesenfall 5.)

Spalte von links, von oben nach unten. Abl. I—III. Anamnestisch 5 Tage zurückliegender sehr schwerer Angina pectoris-Anfall bei einem 68jährigen Hypertoniker, wahrscheinlich Hinterwandinfarkt. — Darunter mittlerer Teil: Ekg vom nächsten Tag nach einem nächtlichen sehr bedrohlichen und noch fortdauernden Angina pectoris-Anfall mit rein abdominellen Symptomen. Auftreten von Q_I und neg. T_I, Aufsplitterung von QRS in II, T_{III} ist nunmehr (nachdem jetzt ein Vorderwandinfarkt anzunehmen ist) positiv geworden. — Darunter unten: Endstadium. Kontrolle nach 1 Jahr nicht mehr verändert. Klinisch latenter anginöser Zustand mit Neigung zu Dekompensation. (Anamnesenfall 6.)

Spalte rechts, von oben nach unten. Abl. I—III. Hinterwandinfarkt, 1 Tag alt, bei einem 72jährigen Manne. Sehr typische Veränderungen in Abl. I und III. — Darunter mittlere Kurve: Ekg 12 Tage später. T_{II} ist neg. geworden. T_{III} stark neg. Rückbildung der coronaren Welle in Abl. III Verstärkung von Q_{III}. — Darunter untere Kurve: Endzustand. Kontrolle nach 8 Monaten unverändert. Q_{III} verkleinert. T_{II} isoelektrisch, T_{III} wieder positiv. Klinisch zu kleinen Gängen fähig bei gelegentlichen anginösen Beschwerden.

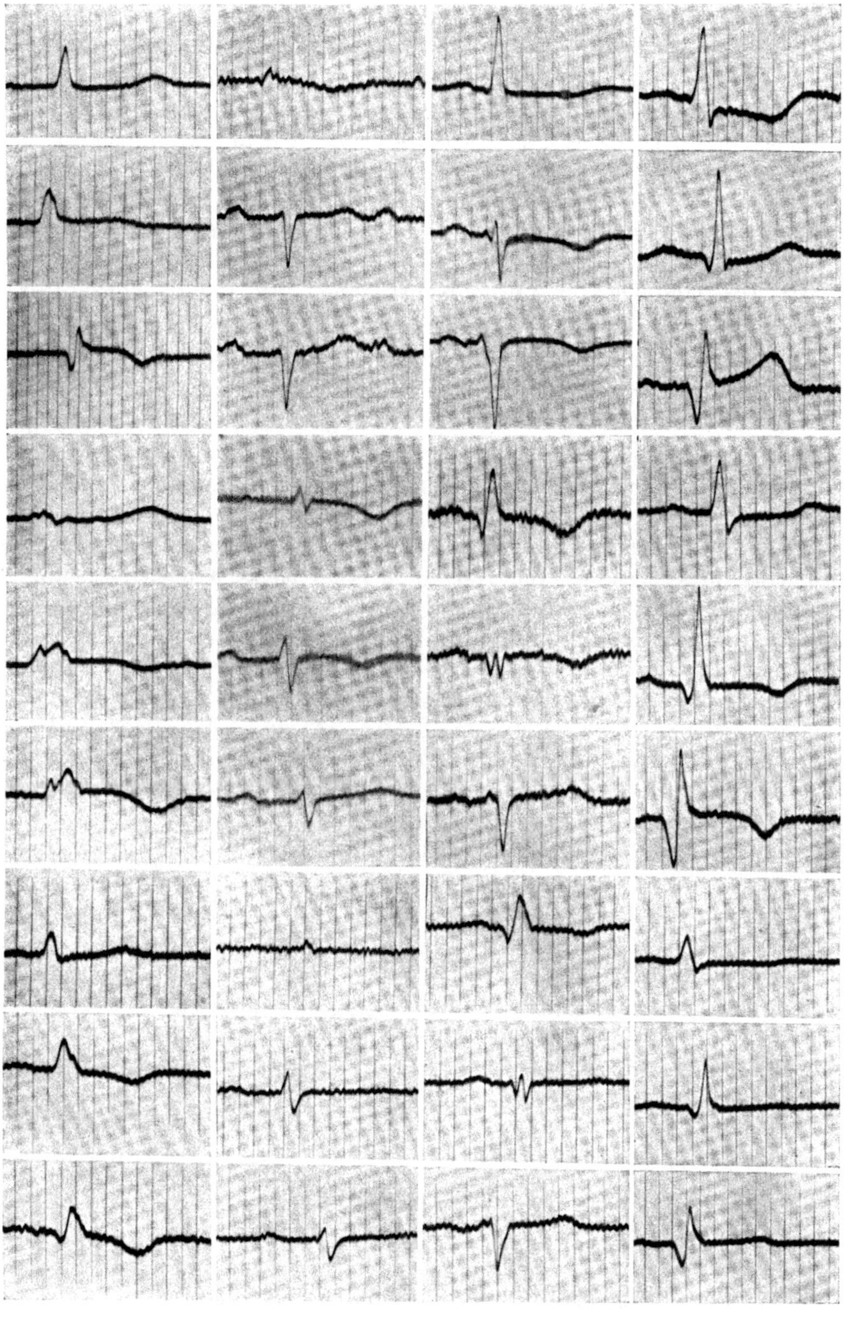

Abb. 14. Verlaufsbilder von Myokardinfarkten in Abl. I—III.

III. Eine Gruppe von Autoren, die aus technischen Gründen wegen der Unbequemlichkeit der Brustwand-Rückenableitung im Liegen von vorneherein auf eine dorsale Ableitung verzichtet und eine differente Elektrode auf die Herzgegend legt, eine indifferente an die Extremitäten.

Zu der ersten Gruppe würde man die Arbeiten von WOLFERTH, WOOD und Mitarbeitern rechnen, die eine Abl. IV, V und VI unterscheiden, dabei aber der Abl. IV den größten diagnostischen Wert einräumen. Die rechte Armelektrode wird hierbei auf die Brustwand in Gegend der Herzspitze angelegt, die linke Armelektrode kommt auf den Rücken zwischen Angulus scapulae und Wirbelsäule. Das dabei resultierte Ekg, Abl. IV, zeigt neg. P_{IV}, einen Kammerkomplex mit tiefem Q_{IV} etwa gleich hohem R_{IV} isoelektrischen S-T-Stück und neg. T_{IV}.

Als Abweichungen bei Coronarschädigung wurden gefunden:

QRS-Komplex ohne Q_{IV}, S-T gesenkt, T fehlend oder positiv.

Eine weitere Abweichung bei Coronarschädigung stellt dar: QRS-Komplex beginnt mit spitzer aufwärts gerichteter Zacke, der eine starke neg. Zacke folgt. P ist pos., T abgeflacht.

Eine weitere Abweichung stellt eine pos. P-Zacke mit stark aufwärts gerichtetem QRS-Komplex, fehlender Q-Zacke und spitz und tief gesenktem T dar.

A. JERVELL arbeitet mit der umgekehrten Elektrodenanlage, d. h. die linke Armelektrode kommt auf die Herzspitze, die rechte Armelektrode in Gegend des linken Angulus scapulae. Diese Form der Ableitung hat insofern gewisse Vorteile, als man sich in das Kurvenbild schneller hineinliest. Das Normalbild entspricht der Abl. II des EINTHOVEN-Ekgs. P ist positiv. Q fehlt. Es folgt ein R (dem Q_{IV} von WOLFERTH entsprechend!) und anschließend ein S von fast gleicher Höhe. S-T ist isoelektrisch, T wird positiv. Bei Coronarthrombose des Ramus descendens der linken Coronarie fand JERVELL negative P-Zacke, tief abwärts gerichteten neg. QRS-Komplex ohne vorangehende R-Zacke. Starke Aufwärtsdeviation von S-T nach oben konvex mit fehlender T-Zacke. Langsam bildet sich danach die negative T-Zacke aus, während das S-T-Stück sich zur isoelektrischen Linie wieder senkt. D. HALL gibt eine besondere Form der Elektrode für die Abl. IV an und bestätigt ihre Bedeutung an Hand von 17 Fällen von Coronarschädigung. L. TOCHOWICZ findet, daß bei Verwendung der klassischen Abl. IV von WOLFERTH und WOOD auf 280 Kranke mit Stenokardien nur 42 „stumme“ Fälle im Ekg kommen, daß also rund 80% aller Fälle mit stenokardischen Beschwerden auch im Ruheintervall unter Hinzuziehung von Abl. I—IV und eventuell des Belastungs-Ekgs als Coronarschädigungen zu diagnostizieren sind. Wenn man nach den bisherigen Statistiken annehmen darf, daß mit dem üblichen EINTHOVEN-Ekg

Erklärung zu Abb. 15.

Oben links. Hinterwandinfarkt (Autopsie).

Oben rechts. Vorderwandinfarkt (Autopsie).

Mitte links. Hochgradige Verengung der rechten Coronararterie (Autopsie).

Mitte rechts. Hochgradige Verengung der linken Coronararterie (Autopsie).

Unten links. Arteriosklerose beider Coronarien. Myofibrosis. Alter thrombotischer Verschluß des Ramus descendens der linken Coronararterie. Kommt im Ekg nicht mehr zum Ausdruck (Autopsie).

Unten rechts: Ausgedehnte arteriosklerotische Veränderungen beider Coronarien. Zahlreiche Myokardschwielen (Autopsie).

(Obduktionen.)

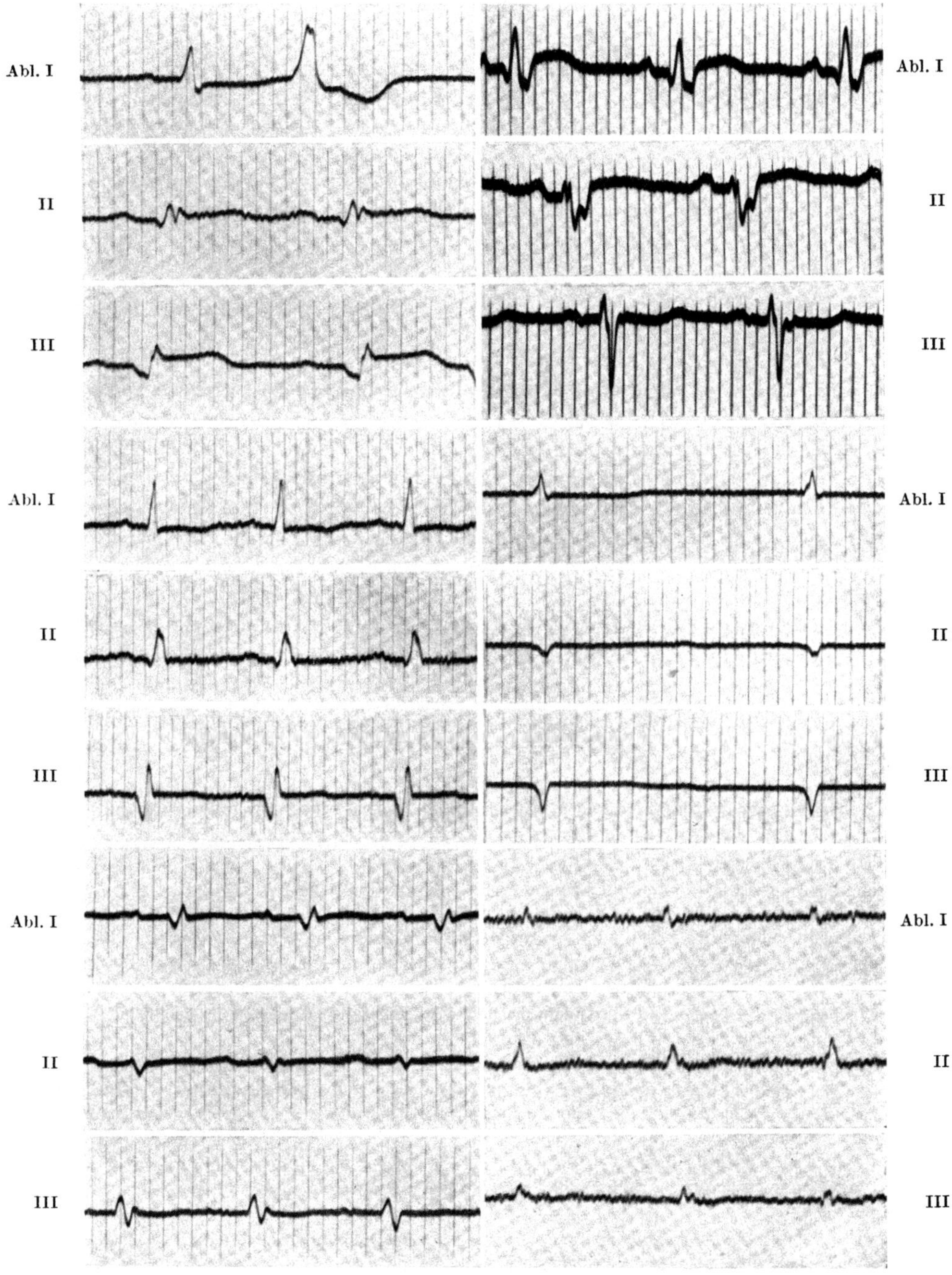

Abb. 15. Ekgs obduzierter Fälle von Coronarinfarkt, Coronarinsuffizienz und Arteriolosklerose der Coronarien.

etwa 55% der Fälle von Coronarveränderungen erfaßbar waren — EDENS gibt nur 45% an, LEWY etwa 50% — so dürfte die Zuziehung der thorakalen

Ableitung eine wesentliche Verbesserung der Diagnostik sein. Spätere Arbeiten von J. Edeiken, Ch. Ch. Wolferth und F. C. Wood weisen darauf hin, daß unter Umständen eine aufrechte oder diphasische Finalschwankung in Abl. IV das einzig sichere Zeichen einer durchgemachten Coronarschädigung sein kann. Sie fanden unter 26 Ekgs von Erwachsenen mit positivem oder diphasischem T_{IV} 17 Fälle von Angina pectoris, 4 alte Coronarverschlüsse und andere Herzleiden. Die Hälfte der Fälle hatte ein normales Einthoven-Ekg. Bei Kindern findet sich in etwa 25% der Fälle ein positives T_{IV}, bei Erwachsenen ist es nur bei voraufgegangener intensiver Digitalisbehandlung nicht verwertbar, sonst stark verdächtig auf Coronarschädigung. A. Faleiro glaubt mit Hilfe der Brustwandableitung eine noch genauere Lokalisation des Sitzes des Vorderwandinfarktes treffen zu können. Ein kasuistischer Beitrag von E. T. Freemann bestätigt die Brauchbarkeit der thorakalen Ableitung bei 3 Fällen von Coronarthrombose, ebenso bestätigt eine ausführliche Arbeit von A. Willcoz und J. L. Loriband die großen Vorteile der thorakalen Ableitung bei Coronarerkrankungen. Von W. Hauss und B. Steinmann konnte bei 25 Patienten in 17 Fällen durch Hinzuziehung der thorakalen Ableitung die Diagnose auf Zustand nach Coronarinfarkt, also Herznarbe gestellt werden, während am gleichen Material nur 8 Patienten im Einthoven-Ekg Veränderungen aufweisen. A. Allen Goldbloom fand bei 4 Fällen von Coronarthrombose ebenfalls lediglich in Abl. IV typische Veränderungen, während Abl. I—III normal waren. Die Abweichungen in Abl. IV nach der Methode von Wolferth und Wood bestehen im Fehlen der T-Welle sowie in einer Aufsplitterung des QRS-Komplexes und in einem Diphasischwerden oder einer Umkehr der T-Welle. Nach den Angaben dieses Autors werden bei Coronarinsuffizienz in 7,5% der Fälle, bei Coronarthrombose in 30% in Abl. IV noch typische Abweichungen des Ekgs gefunden, wenn die Extremitätenableitungen versagen. Bolzning

Erklärung zu Abb. 16. Die Differentialdiagnose der Coronarerkrankungen.

Linke Spalte. 3 Elektrokardiogramme Abl. I—III von oben nach unten bei einem Fall von Pericarditis exsudativa. Coronarinfarkt-ähnliche Ekgs. *Oben* ist ST in allen 3 Ableitungen eleviert und setzt am absteigenden Schenkel von R an. Dabei pos. T-Zacken. Das coronarinfarkt-ähnliche Bild entsteht durch Anämie der peripheren Herzmuskelpartien bei Perikarditis. Kennzeichnend ist die gleichsinnige Veränderung in allen Ableitungen. Mittleres Bild: im weiteren Verlauf wird T_I und T_{II} neg. Unten: Restitutio. Normales Ekg nach Ablauf der Perikarditis.

Mittlere Spalte oben. Coronar-ähnliches Ekg bei totaler Concretio pericardii. Kleine absolute Voltwerte. Neg. T-Zacke in allen Ableitungen.

Mittlere Spalte mitte. Autoptisch bestätigter Hinterwandinfarkt. In Abl. III tiefes Q_{III} und coronare Welle. Unten: dasselbe Ekg unmittelbar darauf nach einer tödlich verlaufenen Lungenembolie. Die Lungenembolie vermag wahrscheinlich reflektorisch coronarinfarktähnliche Bilder im Ekg hervorzurufen!

Rechte Spalte oben. Tiefes Q_{III} und neg. T_{III} bei einem völlig gesunden, außerordentlich leistungsfähigen Sportsmann ohne jeden Anhalt für Coronarschädigung, weder klinisch noch anamnestisch.

Rechte Spalte mitte. Triphasischer Ventrikelkomplex in Abl. III mit neg. T_{III}. Klinisch anginöse Beschwerden. Arteriosklerose. Kann Zeichen von Coronarschädigung sein.

Rechte Spalte unten. Normales Ekg bei einem Fall mit autoptisch stark arteriosklerotisch veränderten Coronargefäßen, multiplen kleinen Coronarthrombosen. Im Ekg weder Zeichen der Durchblutungsstörung, noch der Erregungsablaufverlängerung, noch der Reizleitungsstörung.

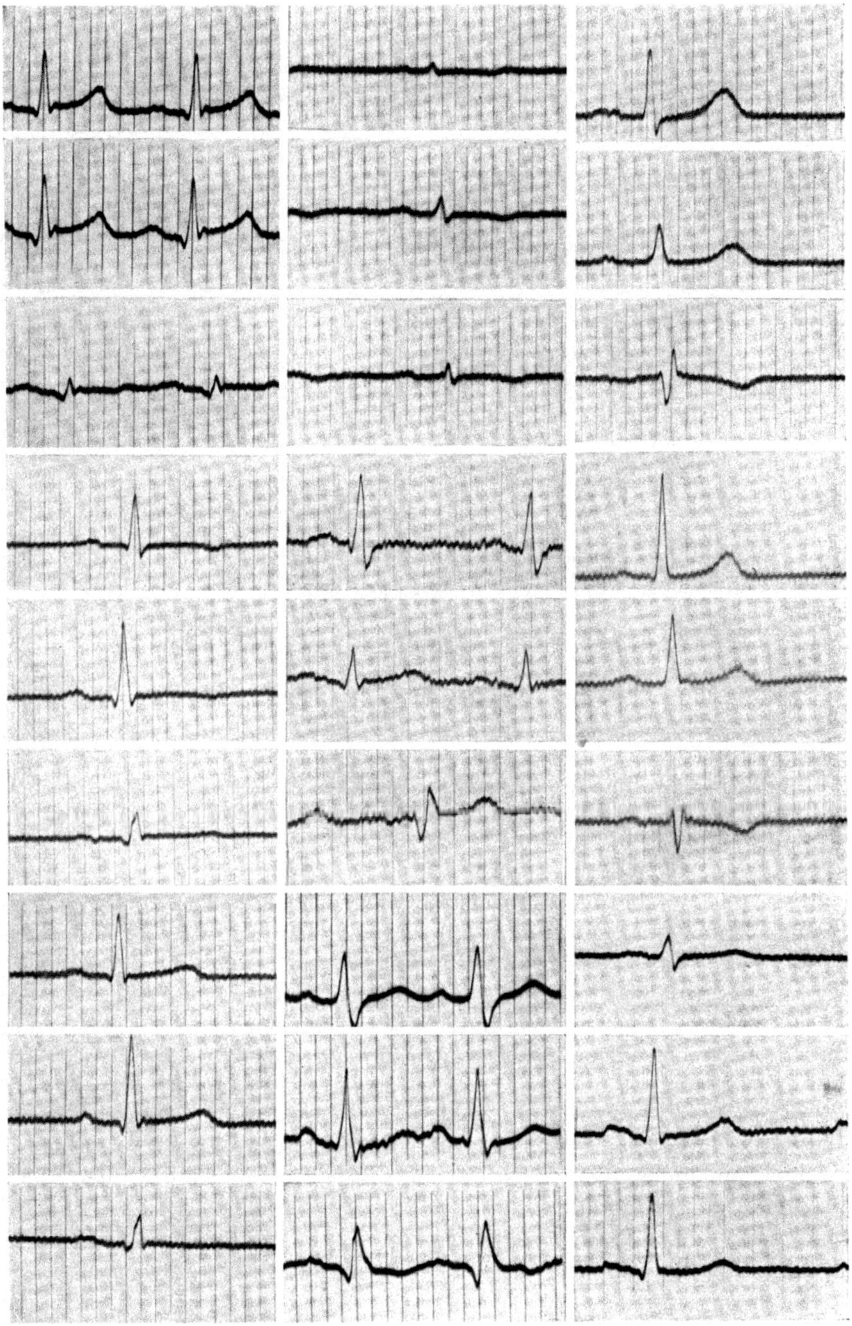

Abb. 16. Die Differentialdiagnose der coronaren Elektrokardiogramme.

und Katz arbeiten ebenfalls mit der klassischen Abl. IV. Bei der Untersuchung von 200 Kranken mit Coronarsklerose, 50 Kranken mit Verdacht auf Coronar-

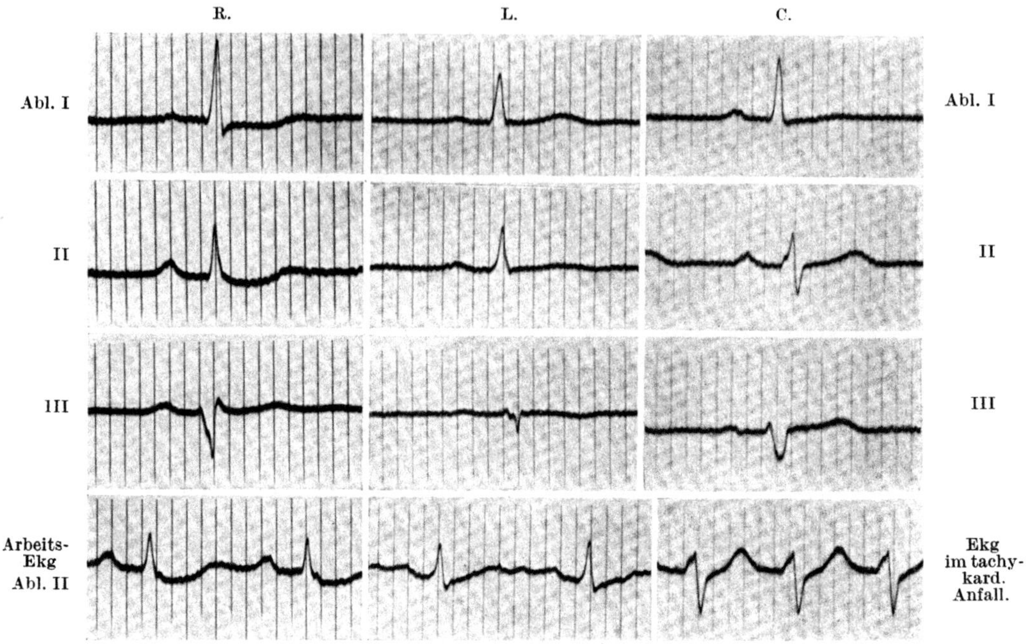

Abb. 17. Dem coronaren Ekg ähnliche Bilder nach Arbeitsbelastung.

Erklärung zu Abb. 17.

Senkrechte Spalten. Abl. I—III und Abl. II als Arbeits-Ekg nach 25 Kniebeugen. Die verstärkte bogenförmige Vertiefung von S-T (links unten) bei einem Fall von Angina pectoris ist wahrscheinlich als Durchblutungsstörung zu werten. Der schräge Anstieg von S T (unten mitte und rechts) ist nicht sicher zu verwerten. (Erklärbar durch Vergrößerung des Schlagvolumens und Erhöhung der Herzfrequenz. E. SCHWINGEL: Dtsch. med. Wschr. **1937 I.**)

sklerose, 100 Herzkranken unsicherer Diagnose und 133 Kranken mit organischem Herzfehler zeigte sich, daß bei Coronarsklerosen Veränderungen im Sinne eines pos. QRS-Komplexes, eines tief gesenkten S-T-Stückes und einer positiven oder diphasischen T-Zacke auftraten. Die Abl. I—III zeigten zwar gewöhnlich ebenfalls Veränderungen, jedoch waren die Abweichungen in Abl. IV meist deutlicher. C. L. C. VAN NIEUWENHUIZEN und H. A. P. HARTOG verwenden gleichfalls die typischen Brustwandableitungen, allerdings mit der WOLFERTH-WOOD- und JERVELL-Schaltung wechselweise, außerdem eine Schaltung, bei der die rechte Armelektrode in Gegend des Herzens, die linke Armelektrode am linken Bein liegt. Sie unterscheiden in Abl. IV den C_2-Typ mit fehlendem Q, tief gesenktem S-T-Stück und positive T-Zacke beim Vorderwandinfarkt und dem C_1-Typ mit tiefem Q_{IV} und hohem Abgang von S-T bei fehlender Finalschwankung beim Hinterwandinfarkt.

Ein besonders tiefes T_{IV} entgegengesetzt dem QRS-Komplex und oft von größerer Voltstärke als dieser, fand sich häufig bei organischem Herzleiden. Flaches oder positives T_{IV} (in der WOLFERTHschen Ableitung) wird als sicheres Zeichen der Myokardschädigung aufgefaßt. LEVY und BRUENN fanden bei rheumatischer Myokarditis in Abl. IV ebenfalls aufwärts gerichtete T-Zacke, vertiefte negative T-Zacke, sowie Knotung von QRS und Hebung oder Senkung des Zwischenstückes, so daß auch bei der Abl. IV die Abweichungen des Ekgs nur den lokalen Myokardschaden, nicht aber seine Ursache aufdecken können, wie es ohne weiteres selbstverständlich ist. IRVING R. ROTH steht der Bedeutung der Abl. IV skeptischer gegenüber als die bisher genannten Autoren. Sicher scheint ihm zu sein, daß Fehlen von Q_{IV} auf einen alten Infarkt der Herzvorderwand hinweist. Andererseits weist ROTH darauf hin, daß ein abnormes T_{IV} zwangsläufig ein abnormes T_I bedingt und daß bei weitem der Mehrzahl der Myokardinfarkte auch in Abl. I—III Veränderungen vorhanden sind, wenn Abl. IV pathologische Abweichungen zeigt, ja in vielen Fällen Abl. IV versagt, wenn I—III Abweichungen aufweisen.

Es wurde schon erwähnt, daß WOLFERTH und WOOD außer der Abl. IV später weitere Standardableitungen verwandten, nämlich: Abl. IV = Herzspitze zur l. Scapula, Abl. V = Herzspitze zum linken Bein, Abl. VI = l. Scapula zum linken Bein. In einer späteren Arbeit (1934) sprechen die Autoren die Vermutung aus, daß eine ungewöhnlich hohe Nachschwankung in Abl. IV und V einem Infarkt der Vorderwand des linken Ventrikels entspricht, eine ungewöhnlich tiefe Nachschwankung in IV und V einem Infarkt der Hinterwand des linken Ventrikels. Von anderen Autoren wurde nun von dieser Methode der Standardableitungen und der Festlegung bestimmter Numerierung der Ableitungen abgegangen und mit einer Extremitätenelektrode und einer Suchelektrode gearbeitet, so von KOSSMANN, der die größten Änderungen des Ekgs erhielt, wenn die Suchelektrode direkt über dem infarzierten Herzteil zu liegen kam und damit Infarkte der Vorderwand gut erfassen konnte, während Hinterwandinfarkte „stumm" blieben. Während die Bezeichnung der Abl. IV usw. in der amerikanischen Literatur allgemein üblich geworden ist, wird in der europäischen Literatur diese Bezeichnung teilweise abgelehnt und durch die Beschreibung der bei den einzelnen Autoren allerdings recht variablen Ableitungsstellen ersetzt. M. HOLZMANN beschreibt die Ableitungsstellen beginnend mit der rechten Armelektrode als herzferner Elektrode, schließend mit der linken Armelektrode als herznaher Elektrode. Ableitungsstellen sind neben einer dorsoventralen Ableitung (d. v. Abl.) vom Rücken links der Wirbelsäule zum Anfang der 5. Rippe am Sternum: linker Arm, linkes Bein, rechte Axillarlinie, linke Axillarlinie, rechte und linke Medioclavicularlinie in Höhe des 5. ICR, rechter und linker Sternalrand am Anfang der 5. Rippe. Die sich ergebenden Einzelformen der Ekgs in den verschiedenen Ableitungen zu beschreiben, ist unmöglich, und ich habe Zweifel, ob der Vorteil größer ist, daß man mit zahlreichen Variationen der Ableitungen doch noch kleine Infarktherde entdecken könnte — und dazu müßte man in der Deutung außerordentlich vorsichtig sein — oder der Nachteil, daß die x-fache Variation der Ableitungen die Einführung der an sich guten und richtigen thorakalen Ableitungen in die Praxis so gut wie ganz bisher verhindert hat. Die bei der dorso-ventralen Ableitung erzielten Typen: niedriges R bei tiefem S und abnorm hohes T streifen schon stark das pathologische Ekg der Abl. IV. Relativ gut erkennbar ist der frische Vorderwandinfarkt: Reduktion oder Verschwinden von R (dem Q_{IV} von WOLFERTH), tiefes S (dem hohen R_{IV} von WOLFERTH), Hebung und Konvexität von S-T und Plateauform von S-T. Dann folgt Rückgang der abnormen Hebung von S-T und Ausbildung der T-Negativität. Wichtig ist der Hinweis von HOLZMANN, daß zu hohes Anlegen der herznahen Elektrode in Höhe des 3.—4. Rippenansetzens am Sternum ein Verschwinden der R-Zacke bedingen kann. WILSON hat auf das Auftreten von Q_I im Zusammenhang mit dem Schwinden von R (= Q_{IV}) in der d. v. Abl. (Abl. IV) hingewiesen. Es finden sich also beim alten Vorderwandinfarkt neben den von WILSON sowie von MCLEAD, BARKER und JONSTON beschriebenen Zeichen: Q_I verstärkt, kleines R_I, negatives T_I, überwiegendes S_{II} und S_{III}, das Verschwinden von R_{IV} (= Q_{IV}) und Negativität von T_{IV}. Umkehr der Zackenfolge in der d. v. Abl. scheint für Störungen der Erregungsfolge zu sprechen und bei Mitbeteiligung des Septums vorzukommen. Beim Herzhinterwandinfarkt findet HOLZMANN sehr viel weniger typische Bilder, wie überhaupt aus allen Publikationen die Unsicherheit der Diagnose der Hinterwandinfarkte in der Abl. IV hervorgeht. Bei Fällen mit typischem Q_{III} und T_{III} findet sich am ehesten noch ein gesenktes und leicht konkaves S-T-Stück, wenn überhaupt Veränderungen da sind. R_{IV} ist dabei eher hoch als niedrig, T_{IV} kann neg. werden, aber auch abnorm hoch. Vergleiche dazu die differential-diagnostische Tabelle auf S. 505.

M. HOLZMANN findet als Zeichen der Coronarinsuffizienz das Auftreten einer Q-Zacke bei dorsoventraler Ableitung, ferner abnorme Kleinheit oder Fehlen von R, ein Zeichen, das jedoch beim Hypertonieherzen nicht verwertbar ist. Hebung von S-T kann Coronarinsuffizienz sein, kommt aber auch beim Linksherzen vor, S-T-Senkung ist beim Linksherzen immer pathologisch, beim Rechtsherzen und bei Digitalis mit Vorsicht zu bewerten. Negative, abnorm hohe, biphasische und flache T-Welle sprechen für Durchblutungsstörungen.

A. M. MASTER, S. DACK, H. H. KALTER und H. L. JAFFE arbeiten mit einer Ableitung vom Arm zur Brustwand, die sie Abl. IV benennen. Das Normal-Ekg besteht aus einer Aufwärtszacke (von den Autoren Q-Zacke genannt) und einer negativen (R-) Zacke mit pos. Finalschwankung. Auch bei diesem sehr großen Material von 4500 Ekg deutete in $^2/_3$ der Fälle das Fehlen von R_{IV} (Q_{IV} = positive Zacke am Anfang des Ventrikel-Ekgs) auf Coronarinfarkt, und zwar der Vorderwand hin. Sonst fand sich diese Anomalie bei Coronarsklerose, Hypertonus, intraventrikularem Block, rheumatischer oder luischer Myokarditis und bei Drehungen des Herzens. Die Veränderungen von T sind weniger konstant und flüchtiger. FRANZ KISCH leitet nach dem

Erklärung zu Abb. 18.

Die Spalten enthalten untereinander: Abl. I, Abl. II, Abl. III, Abl. IV (li. Armelektrode Herzspitze — re. Armelektrode li. Schulterblatt) und Abl. IV (re. Armelektrode Herzspitze — li. Armelektrode zwischen Schulterblatt und Wirbelsäule).

1. Spalte von links. Normalfall.

2. Spalte von links. Coronarinsuffizienz. Aufsplitterung des Ventrikelkomplexes in den thorakalen Ableitungen.

3. Spalte von links. Linksherz. Angina pectoris. Abl. I—III lassen die Frage einfacher Linkshypertrophie (Erregungsverspätung links) offen. Abl. IV u. und IV zeigen schwere Veränderungen des Ventrikelkomplexes aus Umkehr der T-Zacken, sowie Veränderungen des S T-Stückes.

4. Spalte von links. Klinisch schwerste Angina pectoris-Anfälle. Kurz darauf Exitus im Anfall. Abl. I—III sind völlig uncharakteristisch. Die thorakalen Ableitungen zeigen Depression bzw. Elevation von S-T und Umkehr der Finalschwankung.

5. Spalte von links und 6. Spalte von links. Zeitlich aufeinanderfolgende Ekgs eines Falles von Endarteriitis obliterans mit schwersten anginösen Zuständen. Die Abweichungen in den thorakalen Ableitungen (Fehlen von Q_{IV}, Depression von S T_{IV}, pos. T_{IV}) sind wesentlich deutlicher als in Abl. I—III (neg. T_I, isoelektrisches T_{II}).

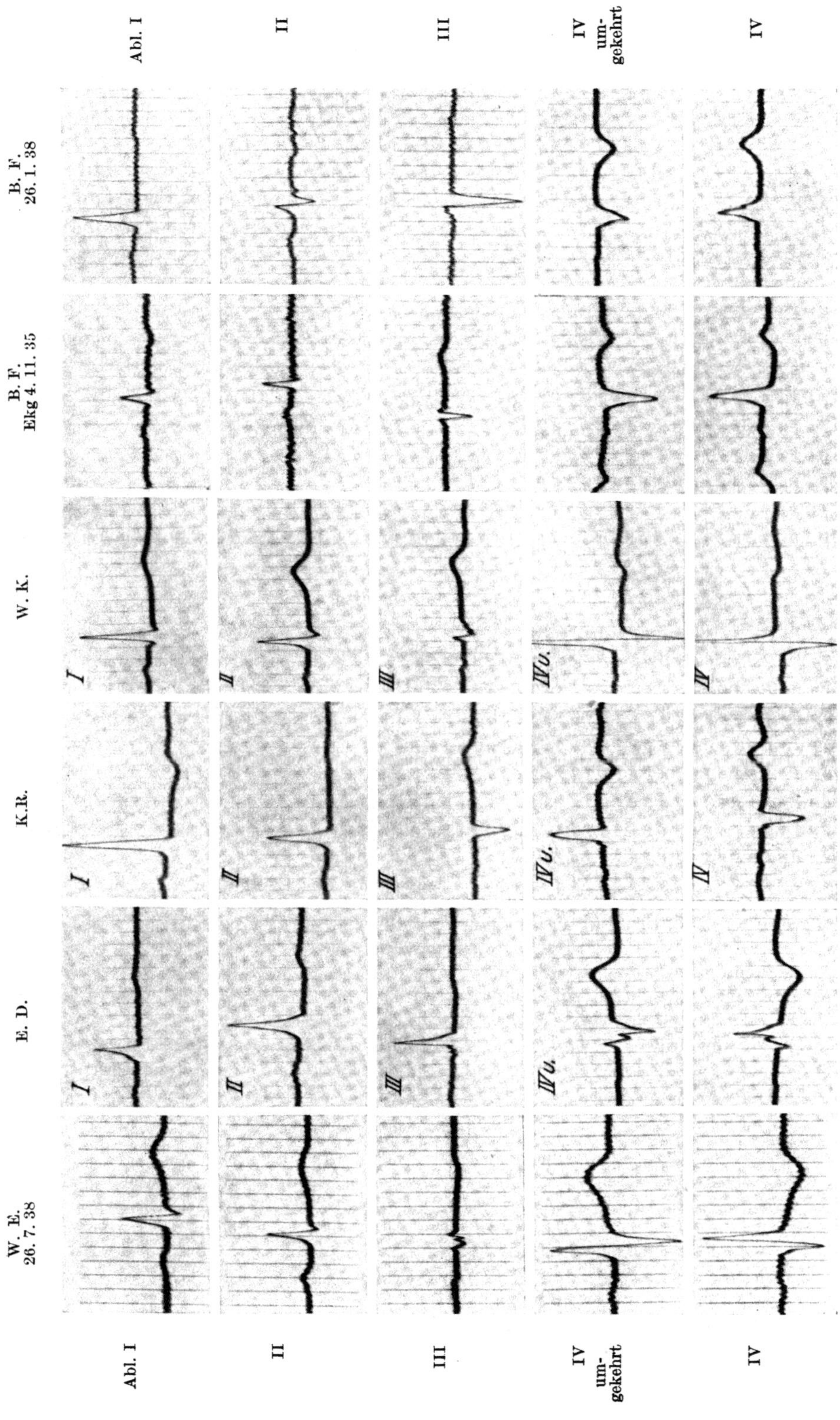

Abb. 18. Erkennung der Coronarschädigung in der thorakalen Ableitung.

Vorschlag von D. Scherf ab vom linken Unterschenkel zur Gegend der absoluten Herzdämpfung und bezeichnet auch diese Ableitung mit IV (besser ist sicher U-H-Ableitung zur Klärung!). Die Normalkurve gleicht der Abl. I oder II des Einthoven-Ekgs.: kleine, nach unten oder selten nach oben gerichtete P-Zacke, sehr große Anfangsschwankung mit zuerst aufwärts, dann abwärts gerichtetem Ausschlag, dem ohne größeres Zwischenstück meist eine etwas oberhalb der Nullinie ansetzende hoch nach oben gehende Endschwankung folgt. Häufig findet sich eine U-Welle. Beim frischen Vorderwandinfarkt findet sich: Fehlen von R, hoher Abgang von S-T mit nach oben konvexem Bogen, negatives T_{IV}. Der Hinterwandinfarkt ist oft nicht zu erkennen, manchmal findet sich leicht nach oben konkaves S-T-Stück mit kaum angedeuteter oder „gigantischer" T-Zacke. Die hier angewandte unipolare Brustwandableitung ist im übrigen schon von Wilson geübt worden und wird von Irving R. Roth in der Weise empfohlen, daß die erste herznahe Elektrode in die Gegend des Herzspitzenstoßes angebracht wird, die zweite herzferne an den rechten Arm angelegt. M. B. Whitten wendet endlich eine mittelaxillare Ableitung zur Diagnose des Herzinfarktes an: linke mittlere Axillarlinie zur rechten mittleren Axillarlinie. Die Abl. ist der Einthoven-Abl. I sehr ähnlich, läßt aber unklare Bilder bei Vorderwandinfarkten (T_I-Veränderungen) oft deutlicher hervortreten.

Zusammenfassung.

Die sehr zahlreichen Arbeiten über die thorakalen Ableitungen des Ekgs haben grundsätzlich Neues nicht gebracht. Gutes leisten die thorakalen Ableitungen beim frischen Vorderwandinfarkt (Fehlen von Q_{IV} in der Abl. IV, Senkung von S-T_{IV}), ebenfalls beim alten Vorderwandinfarkt, der sonst nur aus dem unsicheren Zeichen des negativen T_I zu erkennen ist (Fehlen von Q_{IV}, sofern kein Hypertonus vorliegt, Senkung von S-T_{IV}, pos. T_{IV})[1]. Mit verwendbar sind die, wenn auch vieldeutigen Abweichungen bei der Coronarinsuffizienz. Beim Hinterwandinfarkt versagen die thorakalen Ableitungen. Grundsätzlich sollte die Abl. IV von Wolferth und Wood (rechte Armelektrode

Erklärung zu Abb. 19. Die Verwendung der thorakalen Ableitungen zur Diagnose der Coronarschädigungen.

Die Spalten enthalten untereinander: Abl. I, II und III. Abl. IV u. (li. Armelektrode Herzspitze re. Armelektrode li. Schulterblatt) und Abl. IV (re. Armelektrode Herzspitze li. zwischen Schulterblatt und Wirbelsäule li.).

1. Spalte von links, 2. Spalte von links, 3. Spalte von links. Zeitlich aufeinanderfolgende Kurven eines Falles mit schweren Angina pectoris-Anfällen (Anamnesen, Fall 1), wobei Abl. I—III zunächst wenig charakteristisch sind, erst allmählich mit tiefem Q_{III}, Knotung und Verbreiterung des Ventrikelkomplexes auf den Ausfall von Myokardteilen und Schädigungen der Erregungsausbreitung hinweisen. In Abl. IV fehlt schon frühzeitig die Q-Zacke, S-T ist gesenkt, T angedeutet pos.

4. und 5. Spalte von links. Schwerste Angina pectoris-Anfälle, die nach wenigen Monaten zum Tode führten. In Abl. I neg. T_I, war bei der gleichzeitigen Hypertonie mit Linkshypertrophie nicht sicher zu verwerten. Das Fehlen von Q_{IV} ist wegen der Linkshypertrophie ebenfalls nicht verwertbar, wohl aber die Depression von S-T_{IV} (in Spalte 4) und die isoelektrische Finalschwankung in Abl. IV (in Spalte 5).

6. Spalte von links. Fall von Angina pectoris, der nur in einer Abl. (Herzspitze zur Wirbelsäule) eindeutige Veränderungen aufweist.

---

[1] Bezogen auf die Wolferth-Woodsche Abl. IV.

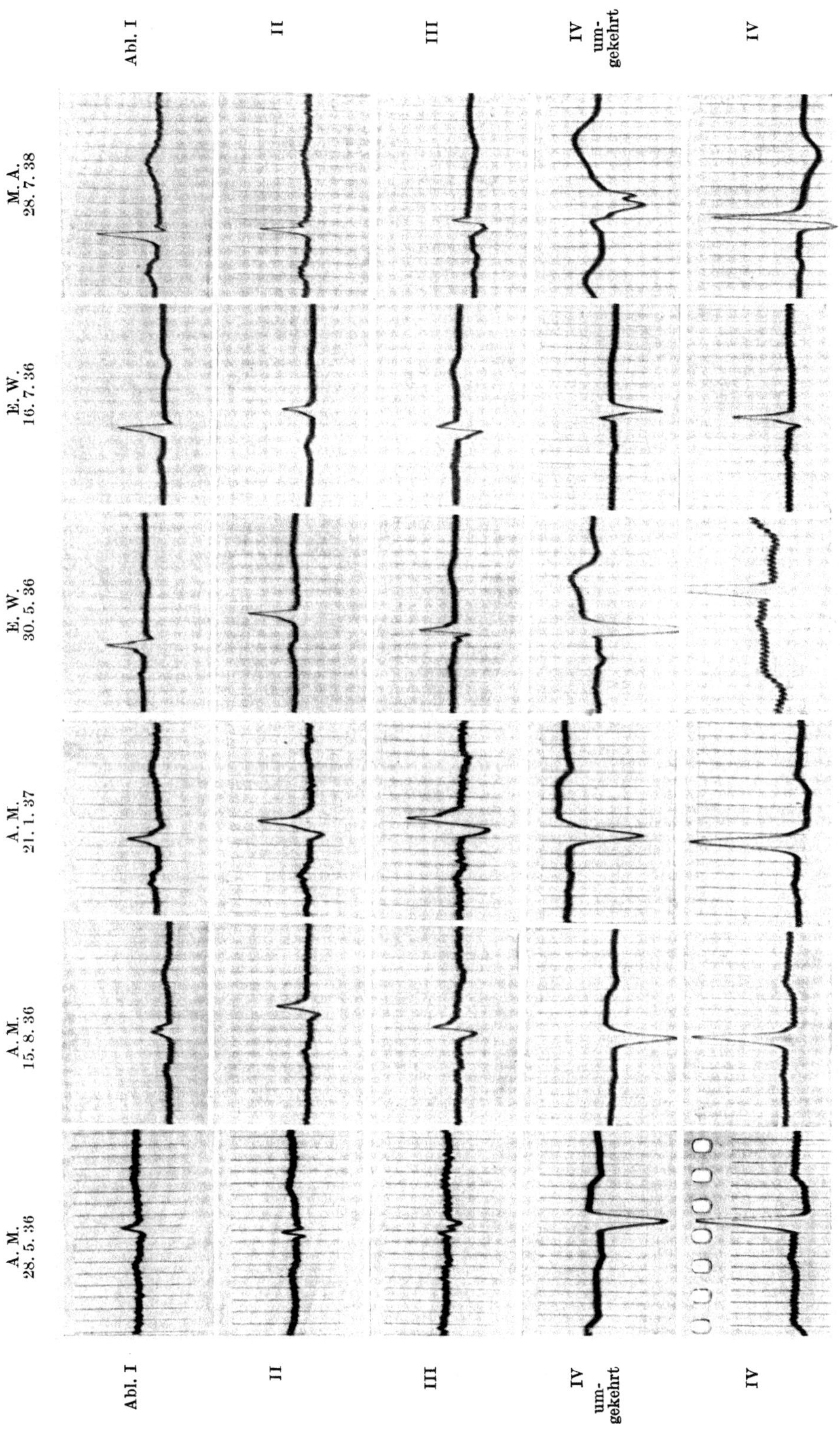

Abb. 19. Die Verwendung der thorakalen Ableitung zur Diagnose der Coronarschädigung.

Herz- — l. Armelektrode Rücken) oder eine präkordiale Ableitung (l. Armelektrode Herz — r. Armelektrode l. Oberschenkel) bei Verdacht auf Coronarerkrankungen mit vorgenommen werden.

VIII. Die röntgenologische Diagnostik der Coronarerkrankungen.

Die einfache Durchleuchtung des Brustkorbes sowie die Herzfernaufnahme bzw. das Orthodiagramm, spielen unter den diagnostischen Hilfsmitteln der Coronarerkrankungen eine gegenüber dem klinischen Befund und der Elektrokardiographie durchaus untergeordnete Rolle. Bei der chronischen Coronarinsuffizienz resultiert im allgemeinen eine allmählich fortschreitende Dilatation des Herzens, das Bild der Myodegeneratio cordis mit allseitiger Zunahme der Herzmaße, pathologisch-anatomisch den multiplen Schwielenbildungen und Muskelatrophien entsprechend. Die Arteriolosklerose der Coronarien zeigt enorme Herzmaße in auffallendem Gegensatze zu den minimalen Ausschlägen des Ekgs bei dieser Form der Coronarschädigung. Die akute Coronarinsuffizienz zeigt, wie zu erwarten, keinerlei Veränderungen der Herzsilhouette. Einen Hinweis vermisse ich allerdings in der Literatur, nämlich, daß man im Zweifelsfall, z. B. bei der Differenzialdiagnose zwischen Coronarverschluß und abdomineller Erkrankung, Gallenkolik oder Ulcus, aus der akut aufgetretenen Stauungslunge oft mit größerer Sicherheit als aus dem in den ersten Stunden noch atypischem Ekg die Diagnose auf eine akute schwere Herzschädigung stellen kann. In Abb. 23a ist ein Fall von akuter Coronarinsuffizienz bei schwer toxischem Krankheitsbild, in Abb. 23 b ein Fall von ganz akuter Stauungslunge bei 2 Stunden altem völlig schmerzlosem Coronarinfarkt dargestellt. Es handelt sich um einen Vorderwandinfarkt, der elektrokardiographisch nur sehr geringe Erscheinungen — Verkleinerung von R_I und angedeuteter erhöhter Ansatz von S-T in Abl. I — gemacht hatte. Beim frischen Coronarinfarkt ist die Beobachtung von verminderter Amplitude der Herzkontraktion bei der Durchleuchtung meist erfolglos. Meist bleibt nach nicht großen Myokardinfarkten die Herzgröße auch bei nachfolgender monate- und jahrelanger Beobachtung unverändert. HORINE und WEISS haben 20 Fälle von Coronarthrombose zum Teil jahrelang röntgenologisch kontrolliert und halten es mit Recht für ein prognostisch gutes Zeichen, wenn keine Herzdilatation eintritt.

Bei größerem Ausfall von Herzmuskelteilen kommt es zur Entwicklung des Herzaneurysmas, PARADE berichtet über zwei einschlägige Fälle von aneurysmatischer Elongation des linken Ventrikels, die sich nach einem Coronarverschluß herausbildete. Charakteristisch für diese Fälle ist die auffällige Verlagerung der Herzsilhouette nach links, sowie die rechtswinklige Abknickung des linken Herzrandes im Bereich der Herztaille mit mäßiger Verlängerung des Herzens nach links. LEVENE, WHEATLEY und HELEN MATHEWS[1] weisen darauf hin, daß bei der durch Coronarveränderungen hervorgerufenen Herzinsuffizienz der linke Herzrand gerade oder konkav statt konvex erscheint. Die Amplitude des linken Ventrikels erscheint oft geringer als die der Vorhöfe.

Ein anderer Versuch, Erkrankungen bzw. sklerotische Veränderungen mit Verkalkung der Coronargefäße röntgenologisch zu erfassen, wurde 1933 von PARADE und KUHLMANN unternommen, denen es gelang, mittels besonderer

[1] LEVENE, WHEATLEY and HELEN MATHEWS: Amer. J. Roentgenol. **31** (1934).

Ausblendetechnik Veränderungen der Coronarien direkt nachzuweisen. KUHLMANN berichtet 1938 über eine Reihe weiterer Fälle. In den meisten Fällen wurden pathologische Befunde am Ramus descendens der linken Kranzarterie gefunden, eine Stelle, die besonders gut darstellbar ist, während isolierte Veränderungen der rechten Coronarie nie nachgewiesen werden konnten. Mehrfach wurde bei klinisch sicherem oder sehr wahrscheinlichem Herzinfarkt an der Stelle, wo der Ramus descendens der linken Coronarie abzweigt, ein kleiner inhomogener konkrementartiger Schatten von länglicher Form gefunden, der als verkalkter Thrombus angesprochen wurde. Auch kymographisch ließ sich die Bewegung des Gefäßlumens der linken Coronarie verfolgen, wobei die größte Breite des Lumens am Ende der Systole verzeichnet wurde.

Neuerlich haben sich H. A. SNELLEN und J. H. NAUTA mit der röntgenologischen Diagnose der Coronarverkalkungen erfolgreich beschäftigt. Sie haben im Laufe eines Jahres in 40 Fällen eine Verkalkung der Coronarien in vivo diagnostiziert, von diesen Fällen wurden 5 durch Autopsie bestätigt. Auch diesen Autoren gelang es nicht, eine isolierte rechtsseitige Verkalkung nachzuweisen, während 37 von den untersuchten Fällen allein ein isoliertes Befallensein der linken Coronarie aufwiesen. Offenbar liegen hier noch technische Schwierigkeiten vor.

Einen wesentlichen Fortschritt in der Röntgendiagnostik der Coronarerkrankungen bedeutet die Einführung der Röntgenkymographie durch PLEIKART STUMPF, die durch HECKMANN, HENNING u. a. für die Herzdiagnostik weiter ausgebaut worden ist. Im normalen Kymogramm drückt sich die Ventrikelpulsation aus als langsame bogenförmige Lateralbewegung und schnelle geradlinige Medialbewegung. Im Mittel ist das Ausmaß dieser Bewegungen etwa 3—5 mm, wobei meist beim gesunden leistungsfähigen Herzen das Ausmaß der Bewegungen des Herzrandes spitzenwärts, also caudal, an Größe zunimmt, der sog. Typ I, während bei den Herzen einer zweiten Gruppe, der oft weniger leistungsfähige Herzen angehören, ein Bewegungstyp auftritt, bei denen die Ausmaße der Pulsationen spitzenwärts abnimmt, der sog. Typ II. Allerdings fanden HOLST, KLIONER, KOPPELMANN und SPERANSKY unter ihrem Material beide Bewegungstypen auf gesunde und kranke Herzen ungefähr gleichmäßig verteilt und lehnen eine Funktionsdiagnose auf Grund dieser Typeneinteilung ab. STUMPF vertritt den Standpunkt, daß an sich der Typ II nicht pathologisch ist, wohl aber der sog. fixierte Typ II, d. h. wenn die beschriebene Pulsationsform bei Einatmung und Ausatmung sowie bei Arbeitsleistung unverändert erhalten bleibt. Beim Myokardinfarkt kommt es zunächst zu einer Ausschaltung des infarzierten Herzmuskelbezirkes aus der funktionellen Tätigkeit. Die Kontraktionen des Herzmuskels an dieser Stelle hören auf, im Kymogramm kommt es zur Bildung einer „stummen Zone". Hier ist für die diagnostische Bewertung die Tatsache, daß schon normaliter in manchen Fällen die Kontraktionen der Herzspitze von sehr geringem Ausmaß sind, sehr erschwerend, Ausfall der Spitzenbewegung kann nur dann mitbewertet werden, wenn auch klinische und elektrokardiographische Befunde ebenfalls für Infarkt in Gegend der Herzspitze sprechen. Weit besser zu diagnostizieren ist der höher liegende „Mittelinfarkt", eine isolierte „stumme Zone" am linken Herzrand mit guten Amplituden oberhalb und unterhalb der Infarktstelle. Einen solchen Fall zeigt die Abb. 21. Diagnostisch nicht ungünstig liegen auch die Verhältnisse beim

Hinterwandinfarkt. Bei Drehung in den zweiten schrägen Durchmesser, besser noch etwas weiter in gleicher Richtung, wird der rechte Ventrikel randbildend und läßt oft „stumme Zonen" deutlich erkennen. Bei elektrokardiographisch und klinisch sicheren Hinterwandinfarkten sieht man oft eine deutliche Einschränkung der Amplituden der Herzspitze. Im weiteren Verlauf des Myokardinfarktes treten Veränderungen auf, wie sie von STUMPF beschrieben wurden

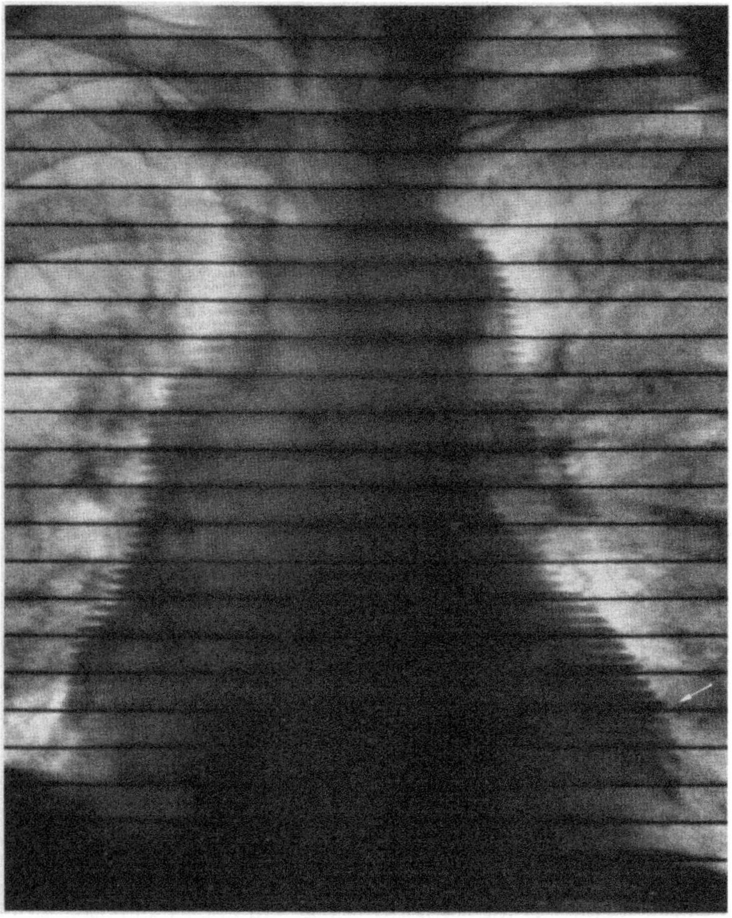

Abb. 20. Aorteninsuffizienz auf luischer Basis. Alter Vorderwandinfarkt. Schwere Angina pectoris-Anfälle. Kymographischer Ausfall der Bewegungen der Spitzenteile.

und für die die von ihm gegebene anatomische Deutung zutreffen dürfte. Man sieht kleine spitze Zacken, die durch Ausmessung des Abstandes von der jeweiligen Streifenunterteilung des Kymogramms und im Vergleich mit den gesunden Partien als herzsystolische Lateralbewegungen zu erkennen sind. Es werden also die Partien mit zugrunde gegangener nicht mehr kontraktionsfähiger Muskulatur systolisch nach auswärts gedrängt. Später treten mit zunehmender Konsolidierung des Infarktes Doppelbewegungen auf, bedingt durch eine zunächst passive Lateralbewegung, der eine schwache aktive Medialbewegung als Einkerbung folgt. Endlich folgt, zum Teil in die früheren Stadien übergehend, ein Stadium der ruckweisen, nicht gleichmäßigen, daher gezackten und aufgesplitterten Lateralbewegung der Amplituden, wie sie aus der Vorstellung eines narbig veränderten Myokards verständlich wird. Beim Herzaneurysma oder bei einer dem Infarkt folgenden hochgradigen Atrophie der Muskulatur der Herzspitze bleiben die systolischen Lateralbewegungen als

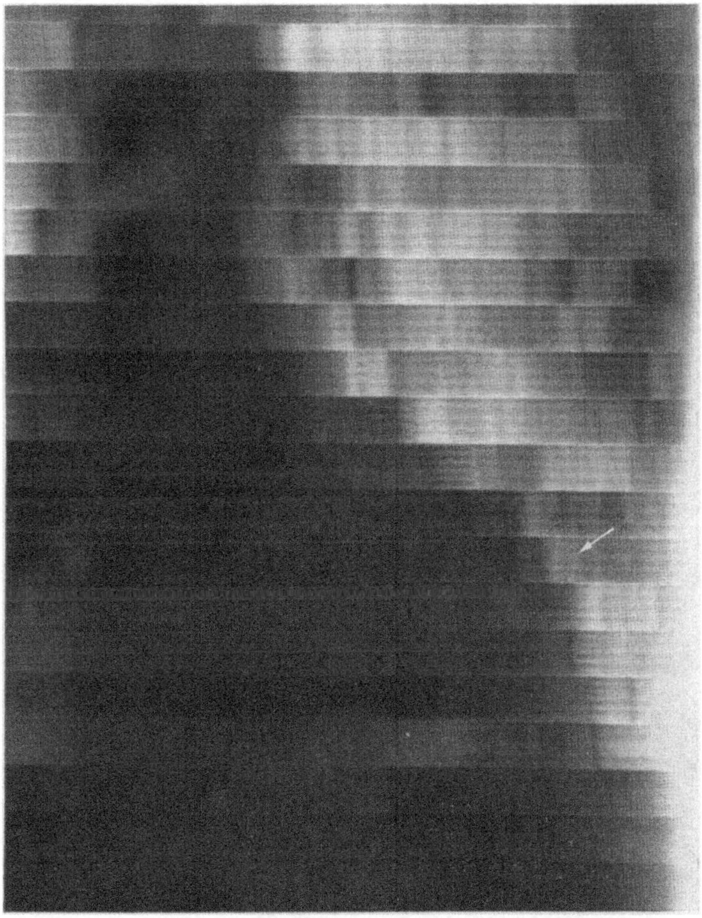

Abb. 21. Stumme Zone am linken Herzrand bei Vorderwandinfarkt. Stufenkymogramm. Der Pfeil bezeichnet die Ausfallzone.

Dauerzustand bestehen. Bei der chronischen Coronarinsuffizienz mit Bildung multipler Nekroseherde und bei der Arteriolosklerose der Coronarien findet sich neben der Vergrößerung der kymographischen Herzsilhouette eine Verkleinerung der Amplituden, die auf Werte unter 2 mm zurückgehen, eine Aufsplitterung der Zacken in der diastolischen Lateralbewegung, Auflösung der Exkursionen in kleine Medial- und Lateralbewegungen. Oft bleiben als Restzustand der Infarktperikarditis Zonen mit totalem Ausfall der Amplituden lokal als Dauerzustand zurück. Von HENNING werden die von STUMPF

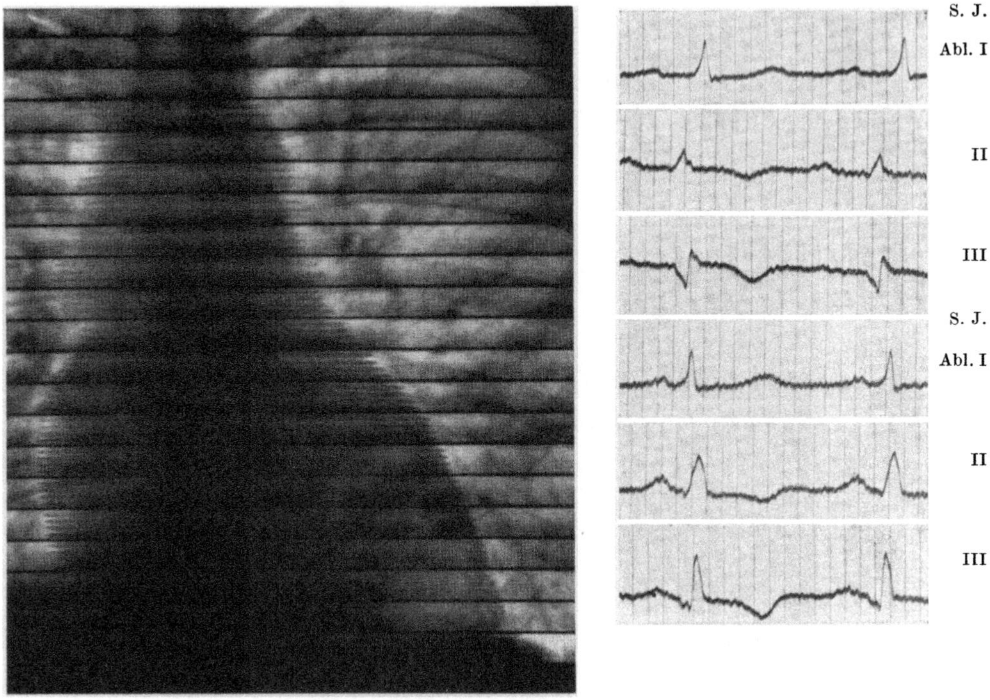

Abb. 22a. Links Kymogramm mit stummer Zone am linken Herzrand. Rechts: Im Ekg erscheint der Fall als Hinterwandinfarkt. Die oberen und unteren 3 Ableitungen liegen 10 Tage auseinander.

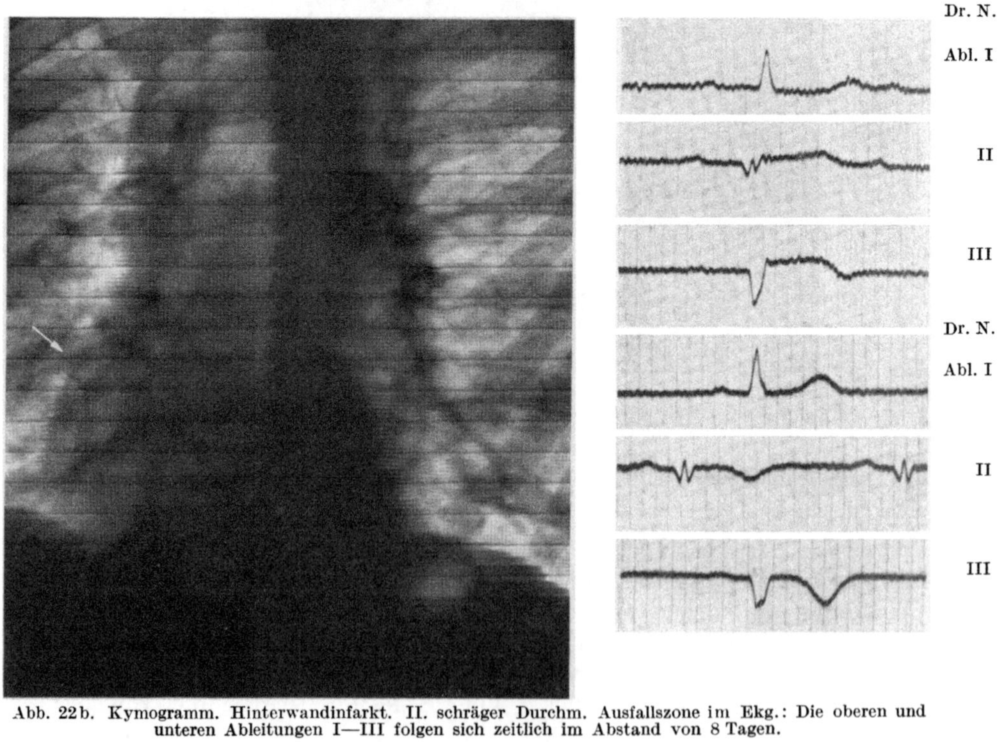

Abb. 22b. Kymogramm. Hinterwandinfarkt. II. schräger Durchm. Ausfallszone im Ekg.: Die oberen und unteren Ableitungen I—III folgen sich zeitlich im Abstand von 8 Tagen.

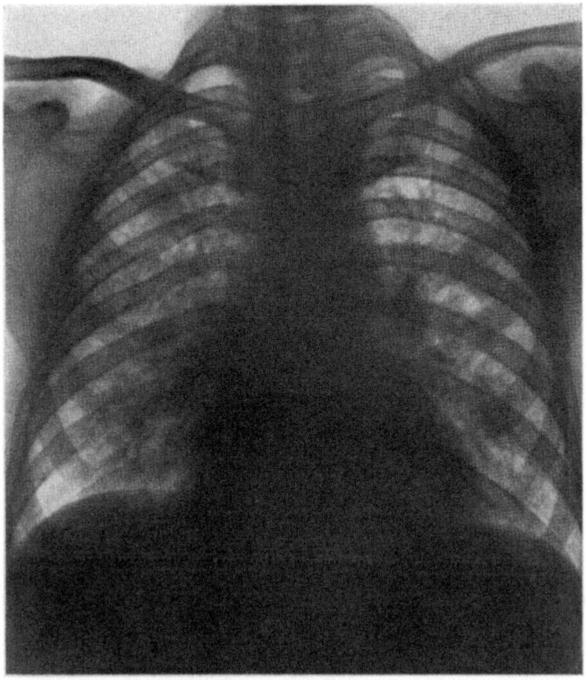

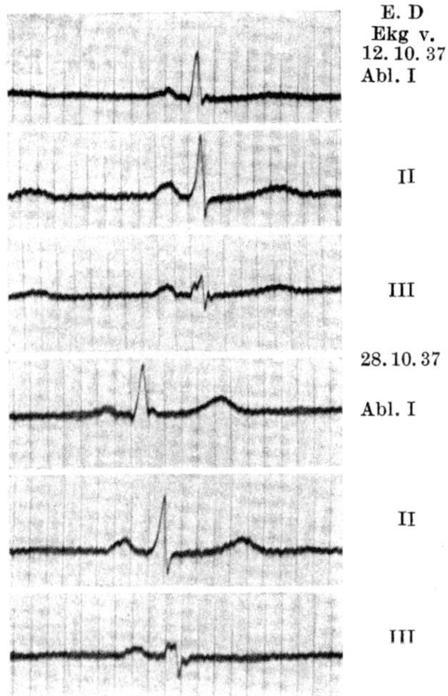

Abb. 23a. Akute Stauungslunge. Toxische Herzmuskelschädigung nach Angina. Afebril: Das zeitlich dem Röntgenbild entsprechende Ekg rechts oben zeigt lediglich abgeflachtes T_I und T_{II}.

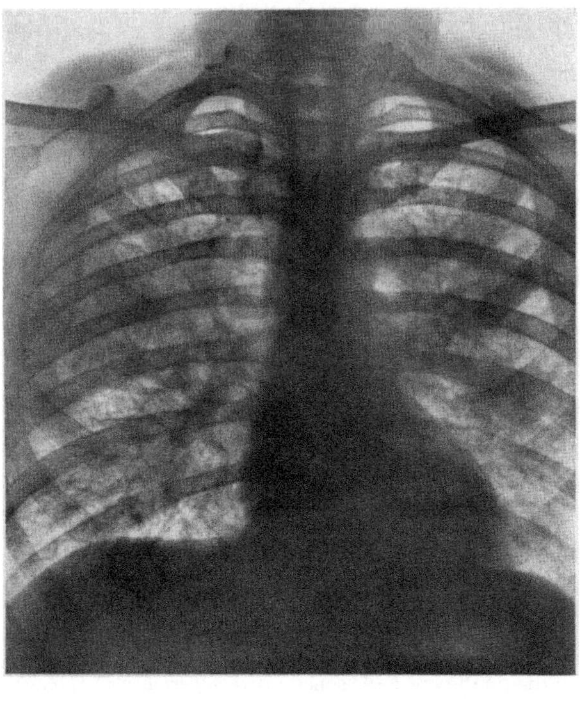

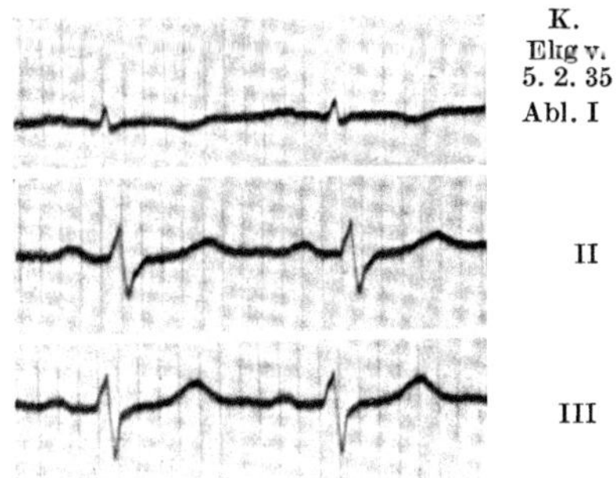

Abb. 23 b. Akute Stauungslunge. Coronarinfarkt, Röntgenbild und Ekg.

beschriebenen Veränderungen im wesentlichen bestätigt, auch HENNING fand die Einschränkung der Bewegung der Herzspitze im wesentlichen bei myokardgeschädigten Fällen. Ebenso schließen sich B. FABER und KJAERGAARD der Meinung an, daß bei chronischen Myokardschädigungen der Typ II gewöhnlich gefunden wird.

Zusammenfassung.

Bei den Coronarerkrankungen bleibt die Röntgendiagnostik gegenüber der elektrokardiographischen Diagnostik das bei weitem unterlegene Verfahren. Das gewöhnliche Durchleuchtungsbild ist sehr oft völlig normal. Sehr wichtig und nicht genügend beachtet ist der Nachweis der akuten Stauungslunge unmittelbar nach dem Angina pectoris-Anfall, der zur Herzinsuffizienz führt. Die kymographische Diagnostik vermag in manchen Fällen Zonen veränderter oder fehlender Bewegungen des linken oder rechten Herzrandes nach Infarkten aufzudecken, bei deren Deutung allerdings Vorsicht geboten ist, da besonders in der Herzspitzengegend auch aus anderen Ursachen die Randbewegungen wesentlich vermindert sein können.

IX. Tabellarische Zusammenfassung der Ätiologie und Symptomatologie der Coronarerkrankungen.

Ich habe in der ersten Auflage meines Buches: „*Die Herzkrankheiten im Röntgenbild und im Elektrokardiogramm*“ eine differentialdiagnostische Tabelle der Coronarerkrankungen gegeben, die im folgenden in erweiterter Form als Anhalt für die differentialdiagnostische Erkennung und Abgrenzung der verschiedenen Erkrankungen der Coronararterien wiedergegeben sei:

I. Myokardinfarkt = akuter Sauerstoffmangel mit „landkartenähnlicher“ Nekrose eines ganzen Herzteils.

1. Coronarthrombose. 2. Coronarembolie.

Ursache. Gefäßschädigung der Coronararterie durch Arteriosklerose, Lues, entzündliche Prozesse, toxische Einwirkung, dazu nervös spastische Komponente, Gefäßkrampf.

Auslösung. Überarbeitung, akute Überanstrengung, Schreck, psychische Erregungen anderer Art, übermäßige Mahlzeiten.

Folgen. Akuter sofort einsetzender Kollaps. In einigen Stunden: Stauungslunge, akutes Lungenödem. In einigen Tagen: Erscheinungen fortschreitender kardialer Dekompensation.

Klinische Zeichen. Sofort Schweißausbruch, Pulsfrequenzsteigerung, Blutdruckabsinken, motorische Unruhe. Angst und Vernichtungsgefühl, ausstrahlende Schmerzen in den linken Arm, den Hals, das Kinn vor allem bei Vorderwandinfarkt, in den Leib, die Speiseröhre, die Magengrube mehr bei Hinterwandinfarkt. Bei letzteren häufig Durchfälle und fast regelmäßig unerträgliche Flatulenz. Es kommen nicht selten völlig „stumme“ Formen ohne Schmerz vor (s. Anamnesen!). Nach einigen Stunden: Dyspnoe, Cyanose, Hypostase der Lungen, blutig-schaumiges Sputum, Fieberanstieg bis etwa 38°, Leukocytose, 15—20000 Leukocyten, Senkungsbeschleunigung, Reiben an der Stelle des Infarkts durch Begleitperikarditis, Blockerscheinungen durch Blutung in das Leitungssystem des Herzens. Glykosurie, Rest-N-Erhöhung. Verkürzung des WELTMANNschen Koagulationsbandes.

Röntgenbild. Normales großes Herz, manchmal Zeichen der Gefäßsklerose, Darstellbarkeit der Kranzgefäße mit gezielten Aufnahmen, im Kymogramm „stumme“ Zonen oder Zonen abgeflachter und treppenförmiger Zacken, später unter Umständen Herzaneurysma.

Elektrokardiogramm (s. Schema am Schluß dieses Absatzes). Beim *frischen Vorderwandinfarkt:* Coronare Welle in Abl. I und eventuell in Abl. II, R_I ist deutlich verkleinert, eventuell auch R_{II}. Auftreten einer Q_I eventuell Q_{II}-Zacke. Tiefer Ansatz von $S\text{-}T_{IV}$ Bei unipolarer Thoraxableitung fehlt die (in diesem Falle sonst aufwärtsgerichtete) Q-Zacke.

S-T setzt als hohe nach oben konvexe Welle an. Beim *älteren Vorderwandinfarkt* tiefes Q_I, S-T wieder isoelektrisch, T_I negativ und manchmal spitz. In Abl. II ähnliche Veränderungen, aber weniger deutlich, T_{II} negativ oder auch positiv. Abl. III uncharakteristisch. Abl. IV zeigt bleibendes Fehlen der Q_{IV}-Zacke und positives T_{IV}, eventuell sehr hohes spitzes T_{IV}. Präkordiale Abl.: Fehlen von Q, S-T wieder isoelektrisch, T tief und spitze abwärts gerichtet.

Beim *frischen Hinterwandinfarkt.* Abl. I uncharakteristisch, S-T eventuell gesenkt. Abl. II Q_{II} verstärkt, coronare Welle in Abl. II vorhanden je nach Ausdehnung. Abl. III zeigt verstärktes Q_{III} coronare Welle in Abl. III, T_{III} fehlt. S-T_{III} stark eleviert. Abl. IV manchmal vertieftes Q_{III} und eleviertes S-T-Stück, wenig typisch. Unipolare Abl.: S-T gesenkt, T flach oder fehlend. Beim *alten Hinterwandinfarkt.* Abl. I uncharakteristisch, Abl. II kann vertieftes Q_{II} zeigen, T_{II} flach oder negativ. Abl. III weitere Vertiefung von Q_{III} (die allein für sich aber zur Diagnose nicht genügt) S-T isoelektrisch. T_{III} tief abwärts gerichtet und spitz. Abl. IV wenig charakteristisch, eventuell positives T_{IV} oder diphasisches T_{IV}. Präkordiale Abl.: eventuell Senkungen von S-T oder Aufsplitterungen des Kammerkomplexes oder diphasisches T.

Therapie. Strophanthintherapie, Kollapstherapie, absolute Bettruhe für 2—3 Monate, flüssige Kost, Stuhlregulierung. Morphium, calorienarme Ernährung.

II. Coronarinsuffizienz = mehr oder weniger chronischer Sauerstoffmangel mit multiplen ischämischen Nekrosen des Herzmuskels.

1. Sauerstoffmangel durch Coronarstörung.

a) Coronarinsuffizienz bei *organischer* Stenosierung der Coronarien:

Coronarsklerose. Coronarlues. Coronarschädigung nach CO-Vergiftung. Zustand nach Infarkt.

b) Coronarinsuffizienz bei *Kompression* der Coronarien eventuell Umklammerung des Herzens:

Coronarsyndrome der Mitralstenosen (mechanisch?). Coronarinsuffizienz bei Pericarditis exsudativa, bei Concretio pericardii (mechanisch durch Umklammerung?).

c) Coronarinsuffizienz bei funktioneller Drosselung der Coronarien:

Angina pectoris vasomotorica, Nicotinherz. Coronarinsuffizienz bei endokrinen Erkrankungen (klimakterische Hypertonie, Tetanie, Basedow-Koma), Kälteeffekt, stumpfes Trauma gegen die Brust (Commotio cordis).

2. Sauerstoffmangel des Herzmuskels durch mangelndes O_2-Angebot bei normaler Coronardurchblutung.

a) Mangelnde O_2-Zufuhr bei:

Anämien, Anoxämien durch Höhenklima, durch CO-Vergiftung, Emphysem, Pneumonose, im Astmaanfall.

b) Mangelnde O_2-Verwertung bei Capillarstörungen des Herzmuskels:

Coronarinsuffizienz bei Alkoholvergiftung, im Kollaps (Verbrennungskollaps, Histaminshock, Kollaps bei Infektionskrankheiten!), Digitalis- und Strophanthinintoxikationen, Barbitursäurevergiftung.

3. Sauerstoffmangel des Herzmuskels bei *übernormalem O_2-Bedarf* und *relativ* ungenügender Blutzufuhr, aber intakten Coronarien:

a) Coronarinsuffizienz der Hypertoniker, der Emphysematiker mit Rechtsinsuffizienz, bei Aorteninsuffizienz, Mitralstenose, Pulmonalstenose, Myodegeneration mit Herzhypertrophie.

b) Die bei körperlicher Arbeit auftretende Angina pectoris (Belastungselektrokardiogramm!).

Die *Ursachen* und *auslösenden Momente* ergeben sich aus der Aufzählung der obigen Formen.

Folgen. In jedem Falle führt die ungenügende Blutversorgung des Herzmuskels, so fern sie lange genug andauert, zu ischämischen multiplen Muskelnekrosen (Weber, Büchner, Haager), damit zur chronischen Herzmuskelschädigung (Myodegeneratio cordis). Im akuten Angina pectoris-Anfall kann Kollaps und Tod, sowie als Folge ausgedehnter ischämischer Nekrosen akute Herzinsuffizienz eintreten.

Klinische Zeichen. Die Zeichen des Kollapses und der anginöse Schmerz mit seinen Ausstrahlungen und dem Vernichtungsgefühl sind ebenso wie beim Infarkt vorhanden, im ganzen meist schwächer („kleiner Anfall"). Die Zeichen der Muskelnekrose fehlen oder sind nur angedeutet nach schweren Anfällen (Senkung, Temperatursteigerung, Leukocytose). Ebenso fehlt Glykosurie und Begleitperikarditis. Blutdruck ist unverändert oder erhöht. Dauer des Anfalls viel kürzer als beim Infarkt, meist nur Minuten. Der Anfall reagiert auf Nitroglycerin im Gegensatz zum A.p.-Anfall beim Infarkt. Nach EDENS reagiert der Anfall bei organischer Stenose auf Strophanthin (s. unten).

Röntgenbild. Herz nach häufigeren Anfällen fast immer dilatiert, oft Zwerchfellhochstand, gasgefüllter Dickdarm. Im Kymogramm Typ II nach STUMPF. Diphasische Zacken mit Plateaubildung.

Elektrokardiogramm (s. Schema am Schluß dieses Absatzes). Bei *linksseitiger Coronarinsuffizienz:* hohes R_I. S-T-Stück kann gesenkt sein, T_I negativ. Negativität von T_I allein nicht beweisend, Senkung von S-T, jedoch kann auch allein das negative T_I auf Coronarinsuffizienz hindeuten. R_{II} hoch, im übrigen ebenfalls weniger ausgesprochene Senkung von S-T und negativem T_{II}. Abl. III zeigt abwärtsgerichteten Ventrikelkomplex mit positivem T_{III}. Abl. IV Abflachung oder Diphasischwerden von T_{IV}. Hauptschwankung uncharakteristisch, oft stark positiv oder gesplittert. Q_{IV} kann klein sein, S-T kann gesenkt sein. Präkordiale Abl.: R kann fehlen, S-T kann eleviert sein und ist dann beim Linksherzen beweisend. T kann flach, diphasisch oder abnorm hoch sein.

Bei *rechtsseitiger Coronarinsuffizienz* Kammerhauptkomplex in Abl. I nach unten gerichtet, T_I positiv, Abl. II zeigt aufwärts gerichtetes R_{II} mit positivem oder negativem T_{II}, Abl. III zeigt aufwärts gerichtetes R_{III} mit Senkung von S-T und negativem T_{III}. Abl. IV zeigt Veränderungen des Kammerkomplexes mit Aufsplitterung und eventuell Veränderungen von T_{IV}. Präkordiale Abl.: Veränderung der Nachschwankung, negativ oder diphasisch, kann vorhanden sein.

Doppelseitige Coronarinsuffizienz (Koma-Ekg). Senkung von S-T mit negativem T in Abl. I—III. In Abl. IV T abgeflacht oder positiv, in unipolarer Abl. T abgeflacht oder negativ.

III. Die Arteriosklerose der Coronarien. *Ursache.* Allgemein arteriosklerotische Veränderungen der feineren Verzweigungen der Coronargefäße.

Folgen. Multiple Nekrosen, Fibrosen, fettige Degeneration des Herzmuskels mit zunehmender motorischer Herzinsuffizienz.

Klinisch. Anginöse Beschwerden nur anfangs vorhanden, manchmal fehlend, mehr uncharakteristisches Gefühl der Schwere und Völle, der Unruhe, später Zeichen der Dekompensation.

Röntgenbild. Progrediente Größenzunahme des Herzens nach rechts und links. Im Kymogramm Typ II, d. h. Abnahme der Amplituden der Bewegungen spitzenwärts. Später allseitig kleine Zacken, an der Spitze eventuell systolische Lateralbewegungen oder diastolische Lateralbewegungen mit Einkerbungen und Stufenbildungen oder Plateaubildung.

Elektrokardiogramm (s. Schema am Schluß dieses Absatzes). Frühzeitiges Auftreten von Knotungen im Ventrikelkomplex. Später Ekg. mit absolut kleinen Voltwerten in allen Ableitungen, eventuell M-Blockbildung.

Therapie. Deckt sich mit der Therapie der chronischen Herzinsuffizienz. Die Prognose ist absolut schlecht.

Eine weitere Einteilung der Coronarerkrankungen, die von mir zum Teil bei der einleitend gegebenen benutzt wurde, ist die von S. DIETRICH aus der BERGMANNschen Klinik. DIETRICH gab folgende Einteilung über die Ursachen der Ernährungsstörungen des Herzens:

I. Anoxie durch Herabsetzung der Durchblutung der Coronargefäße.

A. Verengerung der Coronargefäße.

1. Anatomisch bedingte Enge. Coronarsklerose, Coronarlues, thrombotischer Verschluß einer erkrankten Coronararterie.

2. Funktionell bedingte Enge. Reflektorische Drosselung über dem Vagus bei plötzlicher Blutdrucksteigerung, Dehnung des Eingeweiderohres, Kälteeinwirkung.

B. Störung der Windkesselfunktion der Aorta, Aortensklerose, Aortenlues, Aorteninsuffizienz.

II. Anoxie bei unveränderter Durchblutung der Coronargefäße.

A. Herabsetzung des Sauerstofftransportvermögens des Blutes.

1. Anämien.

2. Anoxämien. a) Höhenklima, b) CO-Vergiftung, dabei noch direkte Hemmungen des Atmungsfermentes im Muskel, c) Störungen des Gasaustausches in der Lunge (Pneumonose, Stauungslunge, Emphysem, Asthma bronchiale), d) Durchmischung von arteriellen und venösen Blut (angeborene Vitien).

B. Erschwerung der O_2-Diffusion im Herzmuskel.

1. Herzmuskelhypertrophie (Verlagerung des Diffusionsvorganges aus den Capillaren an die Stellen des Verbrauchs durch Dickenzunahme der einzelnen Muskelfasern), Vitien, Hypertonus, Emphysem, große Körperarbeit, große Flüssigkeitszufuhr, Erhöhung des Grundumsatzes als Ursache der Hypertrophie.

2. Störung der Capillarisierung des Herzmuskels (Verkleinerung der Diffusionsfläche) toxische Einflüsse? Infekt?

3. Störung der O_2-Diffusion durch die Capillarwand (Erhöhung des Diffusionswiderstandes) Barbitursäure. Alkohol? Körpereigener Eiweißzerfall. Infekte. Histamin (seröse Entzündung).

C. Anoxämien durch maximale Steigerung der O_2-Verbrauchs des Herzens. Maximale langdauernde sportliche Anstrengungen, dauernde Erhöhung der Herzleistung (Hypertonus, Emphysem, Vitien, Thyreotoxikosen!).

Das Kriterium für die Durchblutungsstörung des Herzens ist in erster Linie das S-T-Stück, in zweiter Linie die T-Zacke (deren Negativwerden auch andere Ursachen im Einzelfalle haben könnte, nämlich einfache Wegverlängerung der Erregung in einem Ventrikel *ohne* Durchblutungsstörung). Gewissermaßen der Modellversuch zur Demonstration der Empfindlichkeit des Herzmuskels gegen Sauerstoffmangel ist das Verhalten des Elektrokardiogramms in der Unterdruckkammer. Hier nimmt mit Abnahme des Barometerdruckes zunächst T ab und wird in Abl. III isoelektrisch. Bei einem 6000 m Höhe entsprechendem Druck ist T_{III} negativ und T_{II} isoelektrisch. Schon vor dem Verschwinden der Finalschwankung kommt es zu einer Depression des S-T-Stückes. Bei 8000 m Höhe ist T_I isoelektrisch, T_{II} und T_{III} sind negativ, das S-T-Stück mehr oder stark gesenkt. Durch O_2-Atmung sind diese Veränderungen wieder rasch zu beseitigen.

Im Anschluß an diese Einteilung gebe ich noch zwei weitere wieder: EDENS gab [1] folgende tabellarische Darstellung der Differentialdiagnose der Coronarerkrankungen:

Nr.		Angina pectoris vasom.	Angina pectoris	Herzinfarkt
1	Vorkommen	meist Frauen	meist Männer	meist Männer
2	Anfall	Teilerscheinung einer allgemeinen spastischen Vasoneurose	auch ohne Zeichen einer allgemeinen Vasoneurose	unabhängig vom Zustand des Gefäßnervensystems z. Z. des Anfalls
3	Beginn des Anfalls	mit peripherischen Gefäßstörungen	mit Herzbeschwerden	mit Herzbeschwerden
4	Auslösung des Anfalls	Kälte, Ermüdung, oft Entzündungsherden	Anstrengung, Kälte, Erregung, Blähung	oft in der Ruhe oder im Schlaf
5	Im Intervall	meist vasomotorische Beschwerden	ohne Beschwerden	mit längere Zeit anginöse Beschwerden nach dem Anfall
6	Dauer des Anfalls	Minuten, Stunden	Minuten	Stunden, Tage

[1] EDENS: Münch. med. Wschr. **1932**.

Nr.		Angina pectoris vasom.	Angina pectoris	Herzinfarkt
7	Haltung im Anfall	unruhig, oft Erleichterung durch Bewegung	Vermeidung jeder Bewegung	unruhig, zuweilen Umhergehen
8	Schmerz	meist geringer als Beklemmung	oft in der Mitte des Brustbeins	oft im untern Teil des Brustbeins, durch Nitrite und Xanthinpräparate nicht beeinflußt
9	Shockerscheinungen	fehlen	fehlen	vorhanden
10	Puls	labil	unverändert	klein und oft auch beschleunigt
11	Blutdruck	labil	unverändert oder erhöht	oft erniedrigt
12	Herztöne	unverändert	unverändert	leise, zuweilen Galopprhythmus, perikardiales Reiben
13	Erbrechen	fehlt	fehlt	oft
14	Dyspnoe	fehlt	fehlt	oft vorhanden
15	Stauungserscheinungen	fehlen	(fehlen)	häufige Folge des Anfalls
16	Temperatur	normal	normal	erhöht
17	Leukocytose	fehlt	fehlt	vorhanden
18	Elektrokardiogramm	normal	oft verändert	gewöhnlich charakteristisch verändert

Wir würden heute die Angina pectoris vasom. und die echte Angina pectoris unter den gemeinsamen Begriff der Coronarinsuffizienz rechnen, denn schließlich ist es oft kaum trennbar, ob die Durchblutung des Herzmuskeln durch organische oder rein spastische Verengung der Coronarien leidet oder ob beides zusammenwirkt. Als sicherstes Unterscheidungsmerkmal sieht EDENS die Strophanthinwirkung an; bessert sich die Angina pectoris unter Strophanthin, so spricht dies für organische Verengung, bessert sie sich nicht, für spastische Angina pectoris.

H. ROSEGGER[1] aus der VOLHARDschen Klinik faßt unter Benutzung der Tabelle von v. JAGIC und ZIMMERMANN die Symptomatologie der Coronarinsuffizienz — die als Angina pectoris simplex bezeichnet wird — und des Myokardinfarkts in einer für den praktischen Arzt bestimmten Tabelle folgendermaßen zusammen:

Eintritt	Angina pectoris simplex	Myokardinfarkt
Eintritt:	nach Anstrengung, Kälte, psychischer Erregung	bei Ruhe, im Schlaf
Schmerzdauer:	Minuten; Tendenz zur Wiederholung	Stunden bis Tage, allmählich abnehmend
Schmerzintensität:	erträglich. Oft vorwiegend Beklemmung	mitunter sehr quälend bis überwältigend
Verhalten des Patienten:	ängstliche Ruhigstellung (Stehenbleiben)	motorische Unruhe

[1] ROSEGGER, H.: Ther. Gegenw. **1938**, 451.

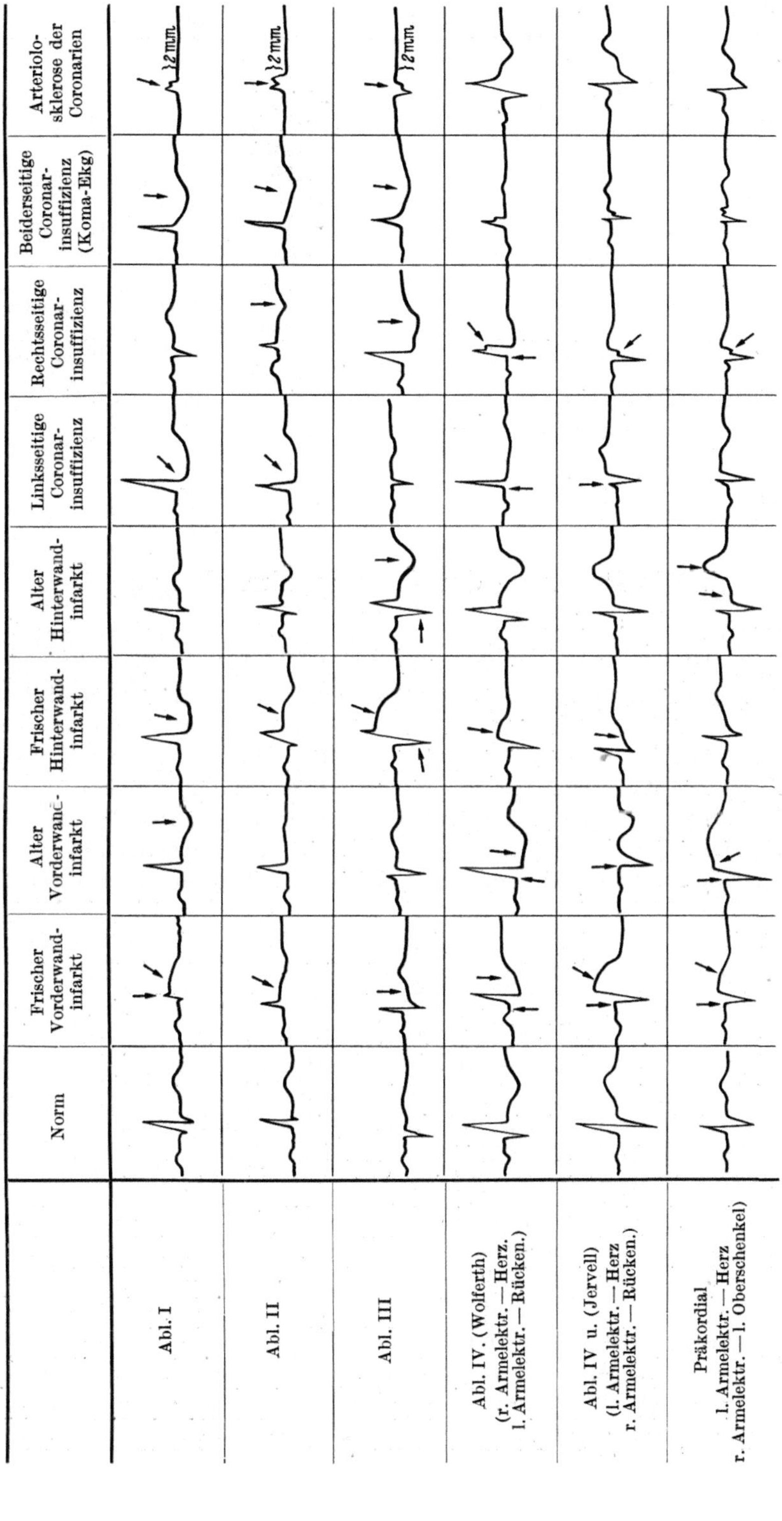

Abb. 24. Schematische Darstellung der Veränderungen des Ekgs bei den Coronarerkrankungen. Erläuterung s. Text. Die wichtigsten Veränderungen sind durch Pfeile gekennzeichnet.

Eintritt	Angina pectoris simplex	Myokardinfarkt
Kollaps:	fehlt	vorhanden
Puls:	eher langsam	klein, beschleunigt
Blutdruck:	erhöht	nach kurzer Anfangssteigerung gesenkt
Fieber:	fehlt	vorübergehend } 2.—4. Tag!
Leukocytose:	fehlt	vorübergehend } 2.—4. Tag!
WELTMANN-Band:	normal	verkürzt } eventuell erst nach Tagen
Senkung:	normal	beschleunigt } eventuell erst nach Tagen
Magenbeschwerden:	fehlen	vorhanden, meist mit Erbrechen oder Durchfall
Herzbefund:	uncharakteristisch	am 2.—3. Tag Pericarditis epistenocardica
Rhythmusstörung	fehlt meist	Neigung zur Extrasystolie
Ekg:	nur im Anfall positiv	Dauerveränderungen
Wirkung von Nitrit:	vorhanden	fehlt
Blutzucker:	normal	vorübergehend erhöht
Harnzucker:	negativ	vorübergehend positiv

X. Die Prognose der Coronarerkrankungen.

Die Prognose des akuten Coronarverschlusses ist von der Ausdehnung des Infarktes, dem Zustand des übrigen Herzmuskels, oft auch von der Art der durchgeführten Behandlung und ihrer Schnelligkeit bestimmt. In der Literatur wird die primäre Mortalität im Anfall auf etwa die Hälfte der Fälle angegeben. Die Angabe scheint mit reichlich hoch. Von 50 Fällen der letzten 2 Jahre sind nur 6 im akuten Anfall gestorben — und 8 wieder arbeitsfähig im Beruf — allerdings bei vorwiegend sitzender Beschäftigung und geistiger Arbeit — geworden, 10 Fälle sind im Verlauf mehrerer Monate an Herzinsuffizienz und interkurrenten Krankheiten zugrunde gegangen, der Rest führte ein Leben der Ruhe und Schonung bei mehr oder weniger großen Beschwerden. S. F. STRONG findet 50% Mortalität im Anfall beim akuten Coronarverschluß, von den restlichen 50% starb wiederum die Hälfte im Verlauf weniger Jahre an Herzschwäche und Angina pectoris, die Hälfte der Überlebenden ist durch Beschwerden von seiten des Herzens aus dem Arbeitsprozeß ausgeschaltet, so daß nur 12,5% des gesamten Materials von 120 Kranken wieder arbeitsfähig wurde. LEVINE gibt auf Grund von 145 Fällen eine sofortige Mortalität von 53% für die Coronarthrombose an, WILLIUS und BARNES nehmen 50% an, die Statistik von CONNER und HOLT über 287 Fälle deckt sich mit einer augenblicklichen Mortalität von 16,2% und einer späteren Mortalität von 55% besser mit meinen Erfahrungen. SMITH und CLIFF-SAULS weisen mit Recht darauf hin, daß die ersten 3 Wochen nach dem Coronarverschluß die kritische Periode darstellen. HOCHREIN und SCHNEYER hatten unter 226 Fällen eine Gesamtmortalität von 71%, wovon in den ersten Tagen oder sofort 42,5% zugrunde gingen. In der späteren Zeit nach Überstehen des Infarktes finden sich als Todesursache: Herzinsuffizienz, Embolie, erneuter Myokardinfarkt und Sekundenherztod. Von 65 Fällen, die einen Myokardinfarkt überstanden hatten, waren 23 Fälle voll erwerbsfähig, 24 Fälle beschränkt erwerbsfähig und 18 Fälle erwerbsunfähig. J. COWAN fand bei 33 Patienten, die $^1/_2$ Jahr nach einem Myokardinfarkt untersucht wurden,

16mal gutes Befinden, 12mal mäßiges Befinden und 4mal schwere Kreislaufstörungen. F. Kisch meint, daß den Fällen, die die Shockphase überstehen und in das Konsolidierungsstadium des Infarktes glücklich hineingelangen, eine relativ gute Prognose zu stellen sei. Im Konsolidierungsstadium starben nur 23,5% der Kranken, wobei auffallenderweise die Zahl bei Frauen erheblich größer war als bei Männern. Fälle, die den Infarkt überstanden haben, können 10 Jahre und mehr bei gutem Wohlbefinden am Leben bleiben. F. A. Willius fand bei 370 Fällen von Coronarthrombose eine Früh- und Spätmortalität von 53,3% der Fälle, wobei meist zunehmende Kreislaufinsuffizienz, dann erneute Coronarthrombose die Todesursache war. Wiederholte Thrombosen geben eine sehr schlechte Prognose. Von dem Rest der Fälle wird angegeben, daß 42,6% sich gesund fühlten, 23,1% mußten vorsichtig leben, 28,9% hatten immer wieder rezidivierende anginöse Beschwerden und 3,6% litten an Kreislaufschwäche, sowie 1,8% an vasculären Störungen. Eine Statistik von Warren B. Corksey berichtet über 53 Fälle von Myokardinfarkt, die den initialen Shock glücklich überstanden hatten und nach Ablauf des Konsolidierungsstadiums weitere 7 Jahre nachuntersucht wurden. Von diesen Kranken lebten noch 32, davon gingen 25 wieder ihrem Berufe nach, 24 sind beschwerdefrei, während die restlichen 8 Fälle mehr oder weniger stark unter kardialen Störungen zu leiden hatten. E. C. Eppinger und Levine fanden bei 140 Fällen von Angina pectoris den akuten Herztod bei Männern erheblich häufiger als bei Frauen. Im ganzen betrug die Dauer des Leidens bis zum Tode im Mittel 4,6 Jahre bei Männern und 4,5 Jahre bei Frauen. Während über den Myokardinfarkt zahlreiche prognostische Mitteilungen vorliegen, fehlen diese bei der Coronarinsuffizienz fast völlig. Das liegt wohl an der Inhomogenität des Krankheitsbildes, wobei die Coronarinsuffizienz bei Coronarsklerose, bei Vergiftungen, bei Hypertonie, bei Rechtsinsuffizienz, bei Klappenfehlern usw. jeweilig eine durchaus verschiedene Prognose bieten würde. Bezüglich der Arteriolosklerose der Coronarien darf man sagen, daß die Prognose dieser Herzen absolut infaust ist, das stark dilatierte Herz mit einem völlig von Schwielen durchsetzten Herzmuskel ist therapeutisch außerordentlich undankbar, sehr im Gegensatz zu manchen Formen der Coronarinsuffizienz und auch zum Coronarinfarkt. Bei letzterem darf man vielleicht die Prognose dahin zusammenfassen, daß der Schwerpunkt der Gefahr im akuten Anfall und seiner Shockwirkung liegt. Wird dieser Gefahrenpunkt überstanden, so sind ungünstig: Ausbildung von Block- oder Flimmerarrhythmien, dauernde erhebliche Senkung des Blutdruckes oder auch fixierte Hypertonie, Neigung zu anginösen Anfällen und zu erneuten Thrombosen, Fortdauer einer Blutsenkungsbeschleunigung, hohes Alter und fortgeschrittene allgemeine Arteriosklerose, Lues oder gleichzeitig bestehende Aorteninsuffizienz, ferner allmählich fortschreitende Dilatation des Herzens im Röntgenbild. Wenn sich unmittelbar nach dem Infarkt Stauungserscheinungen ausbilden, Stauungslunge, Anschoppung des rechten oder linken Lungenlappens, was sehr häufig ist, und leichte Lebervergrößerung mit positiver Aldehydreaktion, so ist das noch kein prognostisch schlechtes Zeichen. Diese Frühinsuffizienz des Herzens ist eher die Regel als die Ausnahme und stellt meines Erachtens die Hauptindikation der Strophanthintherapie dar. Erst die spätere Ausbildung von Erscheinungen der Herzinsuffizienz nach mehreren Wochen läßt eine schlechte Prognose stellen.

XI. Die interne Therapie der Coronarerkrankungen.

Die Therapie des Myokardinfarktes hat die eine und sehr wesentliche Aufgabe zu erfüllen, nämlich zu verhindern, daß der lokalen Herzmuskelschädigung die Insuffizienz des Gesamtherzens und Kreislaufs folgt. An der Tatsache der Thrombosierung eines Coronargefäßes läßt sich in dem Moment, wo wir die Diagnose auf Myokardinfarkt gestellt haben, nichts mehr ändern. Hier müssen die Dinge ihren Gang gehen und wenn der nekrotische Bezirk wichtige Teile des Herzens mitergreift, wenn er, wie sehr häufig, zum kompletten a—v-Block führt oder zum Schenkelblock, so ist daran nichts zu ändern, aber diese Folgen sind ja nicht direkt bedrohlich. Bedrohlich ist die folgende Herzinsuffizienz und der initiale Shock, wobei sich manchmal unmittelbar nach dem Infarkt schwere Cyanose, Dyspnoe und bedrohliches Absinken des Pulses zeigen. Es kommt zum Kollaps — wohl reflektorisch, da das ganze vegetative Nervensystem unter einer ausgesprochenen Shockwirkung steht (vgl. z. B. die oft auftretende Glykosurie im Anfall) oder zur akuten muskulären Insuffizienz des Herzens mit Lungenödem. Oder es kommt zu späteren Insuffizienzerscheinungen im Stadium der Reparation des nekrotischen Bezirkes. Man kann die Folgen des Myokardinfarktes gliedern wie folgt:

Myokardinfarkt

- *sofort*
  - Shockwirkung Kollaps
    - Exitus
    - Erholung
  - akutes Herzversagen Lungenödem
    - Exitus
    - Erholung
- *nach 3—6 Wochen*
  - beginnende Insuffizienzerscheinungen. Herzdilatation. Leberstauung. Schlechte Prognose
- *nach mehreren Monaten*
  - schleichend sich entwickelnde Myodegeneratio. Coronarinsuffizienz
  - Ausheilung mit Narbe ohne erkennbare Folgen

Je nachdem die Erscheinungen sind, hat die Therapie einzusetzen. Im Einzelfall kann diese Therapie sehr wenig aktiv sein und in einigen Injektionen Luminal Natr. 0,2 i.m. oder einigen Löffeln Chloralhydrat 8/200 oder 10—15 Tropfen 2% Eucodal bestehen. Im übrigen darf man bei absoluter Bettruhe, Regelung des Stuhlganges durch Einläufe, absoluter Trennung des Patienten von Beruf und Umgebung und mit sedativer Therapie abwarten, was daraus wird. Die Ernährung bleibt flüssig-breiig. Gegen die Flatulenz Fencheltee, Goldhammer Pillen, Festal, Luicym, Antigaspillen, Intestinol usw. Etwas Morphium kann man nicht immer entbehren, unter Umständen muß man zur Spritze greifen, aber nur mit kleinen Dosen! Coronarerweiternde Mittel sind zwecklos und kontraindiziert, da sie den Blutdruck nur noch weiter senken. Auf diesen Blutdruck kommt es an. Sinkt der RR unter 100 mm Hg., wird die Amplitude klein, zeigen sich auch nur die geringsten Zeichen einer pulmonalen Hypostase, so hört die konservative und abwartende Therapie auf, um einer zuweilen äußerst aktiven Therapie Platz zu machen. Sowohl beim Frühkollaps wie bei der Frühinsuffizienz hat die Strophanthintherapie sofort einzusetzen. Ich gebe an meiner Klinik 0,0015—0,0025 *Kombetin* in 20 ccm 10%iger Calorose. Bei höheren Strophanthindosen wird 0,25—0,125 (= $^1/_2$—1 Ampulle) Coff. natr. benz. zugesetzt, um dem Pulsabfall durch Strophanthin entgegenzuwirken. Wieweit der Traubenzucker als Nährmittel für den Herzmuskel in Frage kommt, sei dahingestellt, empirisch halte ich ihn für gut. Höhere Traubenzuckerkonzentrationen sind unzweckmäßig, weil sie die Venenwand schädigen können und wir haben die Venen des Patienten meist noch sehr nötig. Die Strophanthinbehandlung scheint mir eine absolute Notwendigkeit und in den obengenannten Fällen durchaus gegeben. Bedenken, daß Thrombosen mobilisiert werden können, daß durch Verstärkung der Herztätigkeit eine relative Coronarinsuffizienz hervorgerufen werden kann, müssen zurücktreten vor der akuten und dringendsten Notwendigkeit, die Herzinsuffizienz oder den Kollaps sofort zu beseitigen. Die Strophanthininjektionen werden je nach Lage des Falles 3—6 Tage zweimal täglich gemacht, dann auf eine Injektion am Tage und schließlich auf eine Injektion jeden 2. und jeden 3. Tag reduziert. Das häufige Auftreten des Herzblockes ist keine Kontraindikation gegen die Strophanthinbehandlung, eher im Gegenteil. Daneben sind Kreislaufmittel unerläßlich. Der Blutdruck wird mehrfach täglich kontrolliert, sinkt er unter 100 mm Hg, so wird eine gegen die mangelhafte Regulation des Gefäßsystems gerichtete Therapie erforderlich. So wenig man einen hohen RR haben will, so muß man bedenken, daß sehr viele Menschen mit Myokardinfarkt in höherem Lebensalter stehen und normaliter oft einen mehr oder weniger deutlich erhöhten Blutdruck haben. Wenn man versucht, den RR auf 100—120 mm Hg zu halten, so tut man meist nicht zuviel. Bei starkem Absinken des Blutdruckes ist eine Schwester an das Krankenbett zu stellen, die je nach Lage alle Viertelstunde bis halbstündlich, bis schließlich 1-, 2- und 3stündlich 1 ccm Cardiazol, 1 ccm Sympatol, 1 ccm Coffein, 2 ccm Coramin subcutan injiziert. In manchen Fällen habe ich das Veritol mit eingeschaltet und habe nichts Schlechtes gesehen, obschon es theoretisch wegen der möglichen Zuvielbelastung des rechten Herzens nicht ganz unbedenklich zu sein scheint. Mit Coramin kann man ruhig freigiebiger sein, insbesondere dann, wenn hypostatische Prozesse drohen. In diesen Fällen ist auch unter Umständen ein Campherdepot von 5 ccm Ol. campher forte abends indiziert, oder eine intramuskuläre Mischspritze von 3 ccm Ol. campher forte mit 2 ccm Transpulmin. Nach 5—10 Tagen kann man, wenn der Blutdruck sich gut hält, auf Tropfenmedikation übergehen, etwa 4mal 10 Tropfen Ephetonin liquid., 4mal 15 Tropfen Sympatol, 4mal 10 Tropfen Cardiazol, dazu evtl. noch 4mal 20 Tropfen Coramin, Sedativa sind dann meist auch noch nötig, etwa 4mal 2 Luminaletten, Prominaletten oder Hovaletten forte. Halten die Venen die Fortführung der Strophanthinbehandlung nicht durch, so gehe ich lieber auf die intramuskuläre Strophanthinbehandlung als auf die Digitalisbehandlung über. Myocombin 0,0025 · 0,0004 täglich i.m. wird meist gut vertragen und genügt in den meisten Fällen, wenn die erste Frühinsuffizienz überwunden ist. Die Stuhlregulierung und Bekämpfung der Gasbildung (Einläufe, hohes Darmrohr, gärungsfreie Ernährung!) muß fortgeführt werden. Die Behandlung des Coronarinfarktes erfordert eine ungeheuere Geduld des Patienten und Arztes. Vor 6—8 Wochen ist an Aufstehen gewöhnlich nicht zu denken, vor 5—6 Monaten nicht an irgendwelche berufliche Tätigkeit. Die Ernährung bleibt in der ersten Zeit auf stark untercalorischen Werten, um 1000 Calorien. Viel Flüssigkeit belastet das Herz, zu wenig fördert die Bluteindickung und macht Thrombosenbereitschaft, man bleibe um 1000—1200 ccm täglich.

Die Therapie der Coronarinsuffizienz. Die Therapie der Coronarinsuffizienz hat wesentlich andere Zielsetzung als die Therapie des Myokardinfarktes. Bei letzterem liegt ein unabänderliches therapeutisch nicht direkt beeinflußbares Geschehen vor, bei der Coronarinsuffizienz dagegen ein funktionelles Geschehen, in das auf verschiedene Weise Eingriffe möglich sind.

Zunächst der sinnfälligste Ausdruck der akuten Herzmuskelischämie, nämlich der Angina pectoris-Anfall. Das überragende Mittel ist das Nitroglycerin in nicht zu kleiner Dosis. Das Groedelsche Nitrolingual enthält 0,0008 g Nitroglycerin, das Angiolingual (Silbe) 0,0006 g. Die anderen Präparate sind entbehrlich. Diese Medikation erfüllt gleichzeitig eine diagnostische Notwendigkeit, nämlich die Unterscheidung von der Coronarthrombose. Wirkt Nitroglycerin nicht, so kann man mit hoher Wahrscheinlichkeit annehmen, daß größere Äste einer Coronarie thrombosiert sind. Der Patient muß beruhigt werden, wozu bei dem einen einige Tropfen Baldrian, bei dem anderen eine Tablette Lubrokal oder 1 Eßlöffel eines Brompräparates, beim dritten ein Einlauf von 2 Eßlöffel Chloralhydrat 8/200 und beim vierten einige Tropfen Morphium oder Eucodal gehören. Mit Morphiuminjektionen sei man beim Coronarinfarkt freigiebiger als bei dem meist weniger heftigen und auf Nitroglycerin gut reagierenden Anfall von Coronarinsuffizienz. Ableitungen wirken manchmal gut: heiße Tücher auf den Leib, heiße Kompressen in den Rücken, heiße Fußbäder. Wird der Puls klein, und frequent sinkt der Blutdruck ab, so muß man zur Strophanthinspritze greifen und Kollapsmittel geben, wie gesagt sind das aber meist Fälle, wo es zur Thrombose der Coronarie gekommen ist. Die Diathermiebehandlung des Herzens hat mir keine guten Resultate gegeben.

Bei der chronischen immer wieder rezidivierenden Coronarinsuffizienz mit Ruhe- oder Bewegungsangina pectoris, mit leichter oder schwerer Dekompensation, sind verschiedene Möglichkeiten des therapeutischen Eingreifens gegeben, nämlich die Beseitigung des zur Coronarinsuffizienz führenden Zustandes, sofern das eben möglich ist, die chronische Erweiterung des Coronargebietes, soweit es eben nicht anatomisch fixierte Veränderungen erlitten hat, die Ausschaltung der immer recht erheblichen nervösen Komponente und endlich die Beseitigung der in jedem Falle langdauernden Coronarinsuffizienz schließlich resultierenden Herzschwäche. Dabei führt die letzte Notwendigkeit in eine unerfreuliche Zwickmühle insofern, als die Hebung der Herztätigkeit wohl oder übel zu vermehrter Blutanforderung seitens des Herzens führen muß und damit die relative Insuffizienz des Coronarkreislaufes gesteigert wird. Die Ausschaltung der Ursache der Coronarinsuffizienz kommt z. B. in Frage bei der Nicotin-Angina durch absolutes Rauchverbot. Weniger ätiologisch wirken bei der Anstrengungs-Angina das Gebot körperlicher Schonung, und bei der Kälte-Angina das Gebot der warmen Kleidung — nebenbei genügt die Einwirkung der Kälte auf Gesicht und Hände völlig zur Auslösung des Angina pectoris-Anfalls. Bei den Anämien kommt die Besserung des Blutstatus als ätiologische Behandlung in Frage, jedoch warne ich vor Bluttransfusionen, einmal wegen der Belastung des oft insuffizienten Herzens, zum anderen wegen der Gefahr der Thrombosebegünstigung. Scherf sah bei klimakterischen Coronarinsuffizienzen mit Hypertonie subjektive und objektive Besserungen durch *Follikelhormon,* vielleicht eine ätiologische Therapie durch Hormonregulierung. Die Coronarinsuffizienz des Hypertonikers durch blutdrucksenkende Mittel zu behandeln, bleibt leider ein bislang unerfüllter Wunsch. Immerhin gehe man auf eine extrem scharfe, salzfreie Kost, wie sie z. B. von Martini-Bonn angegeben wird. Bei der Coronarinsuffizienz im Kollaps ist in jedem Falle zum Strophanthin zu greifen. Dazu kommt die Kollapstherapie mit Auffüllung des Flüssigkeitsdefizits, intravenösen Kochsalzinfusionen oder Infusionen von Tutofusin, Normosal usw. Die intravenösen Infusionen sind bei Herzen, die vor dem Eintritt des Kollapses schon irgendwelche Coronarsymptome aufwiesen, mit Vorsicht zu verwenden, das gleiche gilt für die Bluttransfusionen. In nicht eiligen Fällen lasse man lieber subcutan oder durch Tropfklysma einlaufen. Die psychische Beruhigung des Patienten ist oft ausschlaggebend für den Enderfolg der ganzen Therapie. Freilich, Aufregungen fernzuhalten, sowohl solche geschäftlicher wie familiärer Art, ist oft leichter gesagt als getan. In Finanz- und Prozeßsachen muß sich der Arzt oft genug schützend vor seinen Patienten stellen, und zwar energisch. Sedativa sind nicht zu entbehren und müssen über längere Zeit hindurch gegeben werden. Jeder mag hier sein ihm geläufiges Präparat verwenden. (Luminaletten, Hovaletten 3mal 2, Prominal 3mal 0,2, Bromnervacit 3mal 1 Teelöffel, bei Hypertonien Theominal 3mal $^1/_2$ bis 3mal 1 Tablette.) An Schlafmitteln kommt man zum mindesten in der Zeit gehäufter Anfälle nicht vorbei. Oft genügen leichte Beruhigungsmittel (Nervophyll, Sedobrol, Ovobrol usw.) oder leichte Schlafmittel (Sedormid, Phanodorm, Eldoral, Evipan, Somnacetin als Zäpfchen, Adalin, Somnifen als Tropfen, 15—20 Tropfen); manchmal muß man zu Opiaten greifen (Luminal 0,25 mit Pantopon 0,02 als Suppos., 10 Tropfen 2%ige Eucodallösung mit 20 Tropfen Somnifen usw.). Baldrianbäder oder Fichtennadelbäder evtl. auch Fichtennadelsauerstoffbäder kann man mit Erfolg als sedativ wirkend geben, sofern keine Dekompensation vorliegt. Von den vorhandenen coronarerweiternden Präparaten steht das Nitroglycerin an erster Stelle. Man spart sich am besten das Nitrolingual für den akuten schweren Anfall auf und gibt zwischendurch Nitroglycerin in irgendeiner anderen Form, z. B. Nitroglycerinkompretten 0,0005, 6mal $^1/_2$ Komprette mit 1 Luminalette über den Tag verteilt, *oder* Tinct. valeriana 20,0 Eutonon 10, Sol. alkohol. nitroglycerini 1/1000 10,0 Ds. 20—25 Tropfen, *oder* Tinct. valeriana 20,0, Tinct. strophanthi, sol. nitroglycerin. alcohol. 1/1000, Cardiazol dicodid 10,0 Ds. 4mal 25 Tropfen, *oder* Recvalysat. 20,0, Belladonnysat 10, Sol. alcohol. nitroglycerin 1/1000, 10,0 Ds. 3mal 20 Tropfen Scherf empfiehlt ein Pulver folgender Zusammensetzung

Erythroltetranitrat	0,005	Chinin	0,1
Luminal	0,01	Theobromin pur.	0,15
Papaverin hydrochlor.	0,04	3mal täglich 1 Pulver	
Atropin sulf.	0,0002		

Frank empfiehlt:

Erythroltetranitrat	0,012—0,0006	Theocin	0,07
Papaverin hydrochlor.	0,04 —0,08	Extr. Aloës	0,04
Cod. phosphor.	0,03	M. f. pil. 3mal 1 Pille	

Morawitz gibt folgende Zusammensetzung an:

Atropin. sulfur.	0,0005	Theobrom nutr. salicyl.	0,3
Luminal	0,05	M. f. pulv. tel. dos. Na	30
Chinidin sulf.	0,1	2—3mal 1 Pulver täglich.	

Daneben wirken schwächer, aber für chronische Formen geeignet: Diuretin und Euphyllinkombinationen wie Theominal, Deriphyllin, Jocapral. Den

Traubenzuckerinfusionen wird eine Coronargefäß-erweiternde Wirkung zugeschrieben, man steigert sie von 10%- bis zu 25%-Lösung. Über 25%-Lösungen hinauszugehen empfiehlt sich nicht wegen der Gefahr der Venenwandschädigung. KROETZ empfiehlt die Behandlung der chronischen Coronarinsuffizienz mit B_1-Vitamin.

Die dritte therapeutische Maßnahme ist die Behandlung der durch die Coronarinsuffizienz bedingten muskulären Herzinsuffizienz. Hier bin ich ohne Einschränkung für die chronische Strophanthinbehandlung, wobei je nach Zustand des Myokards der Kranke 1—2mal wöchentlich seine ambulante Strophanthininjektion (0,0025 mg Kombetin, 0,02 Coff. natr. benz. in 20 ccm 10—25% Traubenzucker) erhält. In Fällen akuter Dekompensation z. B. nach einem frischen Angina pectoris-Anfall wird diese Injektion täglich vorgenommen. Nur in seltenen Fällen hat der Kranke bei der Strophanthininjektion, wenigstens wenn sie langsam injiziert wird, unangenehme Sensationen. Immerhin gibt es Fälle, denen das gesteigerte Schlagvolumen des Herzens mit vermehrtem Blutbedarf eine gewisse Beengung auf der Brust hervorruft. In diesen Fällen kann man zur chronischen Digitalisierung übergehen, wobei die Wahl des Präparates mehr oder weniger Gewohnheitssache ist (Digalen, Verodigen, Digipurat., Digilanid usw.). Ein gutes, wenig bekanntes Präparat scheint mir das Dyocid (0,05 Digitalis mit Theocin) 2mal täglich 1 Tablette, wobei ich nie Kumulationserscheinungen beobachten konnte. Ähnlich zusammengesetzt ist das Cardiopon. Von anderen Maßnahmen ist die Vermeidung von Nicotin absolut erforderlich. Gegen Alkohol bestehen weniger Bedenken, sofern die Flüssigkeitsmenge nicht zu sehr anwächst. Bei Hypertonikern wirkt manchmal der Aderlaß gut. Blutegel auf die Herzgegend geben oft Erleichterung. Blähende Speisen sind zu vermeiden. Mittagsruhe ist ärztlich anzuordnen.

EVANS und HOYLE versuchten bei 23 Fällen von Arbeitsangina eine Behandlung durchzuführen, die lediglich unter Vermeidung aller Medikamente in einer vierwöchigen strengen Bettruhe bestand. Nitroglycerin wurde nur im Notfalle vereinzelt gegeben. Die meisten der Fälle waren danach wesentlich gebessert. F. KISCH empfiehlt als Prophylaxe des bei Arbeit voraussichtlich eintretenden Angina pectoris-Anfalls 3 Tropfen einer 1%igen alkoholischen Nitroglycerinlösung perlingual zu geben und konnte damit in den meisten Fällen den Anfall abschwächen oder ganz unterdrücken. In der französischen Literatur wird von LYON und BARRIEU die subcutane Injektion von Kohlensäure und ebenso die Inhalation von Kohlensäure bei Angina pectoris und intermittierendem Hinken empfohlen. BARACH und LEVY behandelten Fälle von akutem Coronarverschluß erfolgreich mit Sauerstoffinhalation, die besonders auf die Atemstörungen und die motorische Unruhe, aber auch auf den Schmerz einwirkte. Von R. A. BULLRICH wird in mehreren Veröffentlichungen das Kobragift, daneben auch Klapperschlangengift und Bienengift bei Angina pectoris empfohlen. Die Wirkung ist bei intravenöser oder subcutaner Injektion im wesentlichen eine schmerzstillende, soll aber von sehr langer Dauer und sehr ausgiebig sein. In Europa sind meines Wissens noch keine Versuche damit angestellt, doch kennen wir die schmerzstillende Wirkung des Kobragiftes beispielsweise aus der Krebstherapie. HALBRON, LENORMAND und DERTIGNE behandeln mit subcutanen Injektionen eines Gemisches von Aminosäuren, Histin und Tryptophan, und rühmen die ausgezeichnete schmerzstillende Wirkung. Die Behandlung der

Angina pectoris mit Organextrakten wird immer wieder empfohlen (Borgard, Sommer u. a.), wobei verschiedene Präparate wie Padutin, Reflexan, Myoston angewandt wurden. Aus der Bergmannschen Klinik wird von Dietrich und Schwiegk die Muskeladenosinphosphorsäure (M.A.P.) empfohlen in intramuskulärer Injektion. Ihre Verträglichkeit ist nach meinen Erfahrungen nicht bei allen Angina pectoris-Kranken gleich. Der Behandlung der Coronarerkrankungen mit hochprozentigen Traubenzuckerlösungen wird von Feinberg eine Therapie mit intravenösen Injektionen einer 5%igen Kochsalzlösung, 3mal täglich hohe Dosen von 100—250 ccm gegenübergestellt, die auch bei sehr schweren Fällen noch wirksam sein soll.

An physikalischen Maßnahmen sind die Hauffeschen Teilbäder sehr zu empfehlen. Man lasse den Kranken beide Arme in ein Becken mit Wasser von 30—32° einsetzen und steigere die Temperatur in 15—25 Minuten bis zu 42 bis 44° C. Vorsichtigerweise kann man mit einem Arm beginnen. Ferner werden oft Trockenbürstungen des ganzen Körpers im Sinne einer Erweiterung der peripheren Gefäße sehr angenehm empfunden. Kalte Teilbäder mit nassen Abbürstungen des Oberkörpers sind etwas anstrengender und in leichten Fällen chronischer Coronarinsuffizienz erlaubt. Ausgezeichnet wirken sowohl beim Coronarinfarkt wie bei der Coronarinsuffizienz die Blutegel, von denen 2—3 in die Herzgegend appliziert werden. Eventuell mit dem Schnepper eine kleine Hautwunde setzen an der Stelle, an der man den Anbiß haben will. Bei nachgewiesener Lues oder Verdacht darauf widerrate ich einer Salvarsankur: der Versuch einer vorsichtigen Hg-Schmierkur ist erlaubt.

Zusammenfassungen.

Die Behandlung des Coronarinfarktes ist eine sofortige Kollapsbehandlung und eine sofortige Herzmuskelbehandlung mit Strophanthin, sofern nach dem Gesamtbild mit einer Herzinsuffizienz zu rechnen ist. Die zahlreichen Fälle nicht behandelter oder naturheilbehandelter Fälle von Coronarinfarkt, die den Shock überstanden haben, zeigen, daß man bei kleineren Infarkten auch mit einfacheren Mitteln auskommen kann. Das ändert nichts an der Tatsache, daß für den schweren Infarkt das Strophanthin unter allen Umständen das Mittel der Wahl ist.

Die Coronarinsuffizienz ist der Dauerstrophanthinbehandlung zuzuführen, deren Domäne jedoch die Linksinsuffizienz ist, während die Rechtsinsuffizienz oft nicht anspricht. Daneben sind coronarerweiternde Medikamente und physikalische Maßnahmen sowie Regulierung der Lebensweise nötig.

XII. Die chirurgische Therapie der Coronarerkrankungen.

Die chirurgische Therapie der Coronarerkrankungen nahm ihren Ausgang von dem Bestreben, die zentripetalen Bahnen, die den anginösen Schmerz leiten, irgendwie zu unterbrechen, um den Patienten von den unerträglichen Schmerzen zu befreien. Es ist hier nicht der Ort, auf die unzähligen Arbeiten der Physiologen, zum Teil auch der Chirurgen, einzugehen, die darauf hinzielten, über den Verlauf der Schmerzleitungsbahnen des Herzens Klarheit zu erhalten. Wir wissen heute, daß der *Vagus* für die Schmerzleitung keine wesentliche Rolle spielt, auch der *Depressor* kommt nicht nennenswert in Frage, die Schmerzleitung ist eine sympathische und wahrscheinlich nach FRANCOIS FRANCK eine direkt durch das *Ganglion stellatum* und den Halssympathicus verlaufende Leitung. JONNESCU gründete darauf die Methode der linksseitigen totalen Sympathektomie, wobei er den ganzen linken Halssympathicus vom obersten Halsganglion bis einschließlich zum obersten Dorsalganglion entfernte. Eine Statistik von HESSE vermerkt bei 50 Fällen, die nach JONNESCU operiert wurden, 56% Erfolge und 16% Mortalität. Später arbeitete DANIELOPOLU das Verfahren der partiellen cervithorakalen Sympathektomie aus: Durchtrennung oder Resektion des Grenzstranges unmittelbar cervical vom Ganglion stellatum, Durchtrennung der Rami communicantes C_6—D_1, der Nn. cardiazi, des N. vertebralis sowie aller Verbindungsnerven zwischen Vagus und Sympathicus. DANIELOPOLU gibt 1932 bei 54 Fällen 70% Heilung und 3,7% Mortalität an, jedoch ist sein Verfahren nur vereinzelt noch von anderen Chirurgen ausgeführt worden. HAGENAU und LEFEBRE berichten über einen Fall bei einem 61jährigen Mann, der an so schwerer Angina pectoris litt, daß er das Bett hüten mußte. Der Patient wurde $2^1/_2$ Jahre beobachtet und erlangte nach der Operation seine Arbeitsfähigkeit wieder. Eine zusammenfassende Darstellung von JESSEN erwähnt noch folgende Eingriffe: Die Durchschneidung des oft vom Sympathicus nicht zu trennenden N. depressor, von WENCKEBACH, empfohlen, die Sympathectomia cervicalis superior von HESSE, d. h. die Excison des Ganglion cervicale sup. isoliert oder mit dem Ganglion cervicale med. Die Sympathectomia cervicalis inferior, d. h. die Entfernung des Ganglion stellatum. BERARD gibt hierfür recht gute Resultate an: 67% Besserungen oder Heilungen bei 0% Operationsmortalität. Angeblich ist in keinem Falle nach der Stellektomie eine zunehmende Herzschwäche gefolgt. Ferner wurden an operativen Eingriffen vorgenommen: Die Ramisektion der Verbindungen des Ganglion stellatum mit den Radices C_5—D_1, die Resektion der hinteren Wurzeln in diesem Gebiet bzw. noch tiefer gehend von C_5—D_5, ohne daß größere Statistiken vorliegen. Mit Recht weist JESSEN darauf hin, daß bei den sehr verschiedenen Methoden von immer wieder verschiedenen Chirurgen ausgeführt, kaum ein Überblick über die tatsächlichen Erfolge zu gewinnen ist. HESSEs Statistik von 1930 umfaßt nach diesem Hinweis 135 Fälle von Sympathektomien, von 50 verschiedenen Chirurgen ausgeführt. Wir können diese Operationen nur unter dem Gesichtspunkt betrachten, wie hoch das Risiko ist, das wir dabei eingehen — und das ist leider außerordentlich hoch — und wieweit eine Befreiung des Patienten von Schmerzen erreicht worden ist, denn an dem Krankheitsgeschehen als solchem wird nichts geändert. Was an Coronarschädigung überhaupt vorgelegen hat: Coronarsklerose, Lues, Coronarinsuffizienz aus anderen Ursachen, Myokardinfarkt, bleibt in den meisten Fällen unklar — es wird ein Symptom, der Schmerz, chirurgisch angegangen und unter hohem Einsatz in manchen Fällen beseitigt — ein wenig befriedigendes Ergebnis.

Man hat daher mit Recht nach einfacheren Methoden gesucht, eine Unterbrechung der Schmerzbahnen zu erreichen und hat dazu nach dem Vorgang von LAEWEN und BERGMANN, SCHITTENHELM, MANDL, WHITE und anderen Autoren versucht, mittels paravertebraler Injektion den Grenzstrang und die sympathischen Ganglien lahmzulegen. WHITE anästhesierte die 4—5 obersten Dorsalsegmente zunächst mit Novocain-Adrenalin und spritzte 95% Alkohol nach. Er gibt 67,7% gute und 17,6% annehmbare Fälle an. Mandl gibt bei 50 Fällen von Angina pectoris 50% länger dauernde Erfolge bezüglich des Sistierens der Anfälle und der Schmerzfreiheit an. Pletnew injiziert in die paravertebralen Ganglien $^1/_2$—1%ige Novocainlösung und anschließend 70%igen Alkohol. Die Injektion wirkt sofort schmerzstillend, das Gefühl des Druckes und der Schwere in der Herzgegend verschwindet. Unter 78 Fällen mit sehr guten Resultaten trat zweimal nach Injektion des Alkohols ein akuter Kollaps mit Herzschwäche auf, worin Pletnew den Beweis erblickt, daß stenokardische Anfälle extrakardial von den sympathischen Ganglien durch zum Herzen führende Nervenbahnen ausgelöst werden können. Ich selbst habe mehrfach sehr bedrohliche Kollapszustände nach paravertebralen Injektionen gesehen und halte das Verfahren keineswegs für ungefährlich.

Die Entfernung der Schilddrüse an Herzkranken und Angina pectoris-Kranken die von Blumgart und seinen Mitarbeitern empfohlen wurde, hat ein starkes Echo in der Literatur besonders in Amerika wachgerufen. Der Nachweis, daß die Umlaufgeschwindigkeit des Blutes zugleich mit dem Grundumsatz steigt und ferner, daß das Minutenvolumen des Herzens bei Thyreotoxikosen ansteigt, ließ den Gedanken aufkommen, durch Entfernung der Schilddrüse Grundumsatz und Blutumlaufgeschwindigkeit zu senken und gleichzeitig das Minutenvolumen und damit die Herzarbeit herabzusetzen. Devis, Weinstein, Riseman und Blumgart fanden nach der totalen Thyreoidektomie, daß in den meisten Fällen das Herz eine röntgenologische Zunahme seiner Größe erfuhr, wobei zwei entgegengesetzte Faktoren einwirken: der Hypothyreoidismus bedingt eine Größenzunahme, die eintretende Kompensation des Kreislaufs und Herabsetzung des Minutenvolumens bedingt eine Verkleinerung des Herzens. Im Elektrokardiogramm fand sich häufig Verkleinerung von P und Abflachung der T-Zacke. Bedrohliche Erscheinungen von Herzschwäche durch Ausbildung eines Myxödemherzens sollen nach Blumgart und seinen Mitarbeitern nicht eintreten, wenn der Grundumsatz nach der Totalexstirpation der Schilddrüse nicht unter — *30*% absinkt. Allerdings hat man dieses Absinken des Grundumsatzes gerade bei Kranken mit Angina pectoris nicht in der Hand, denn die Zufuhr von Thyreoidea-Präparaten löst wieder Angina pectoris-Anfälle aus, worauf Scherf mit Recht hinweist. Auch Hurxthal kritisiert die totale Thyreoidektomie in ihren Resultaten dahin, daß entweder die Kranken ein Myxödem bekommen und damit schwere geistige Veränderungen und Herzdekompensation auf Grund ihres Myxödemherzens, oder aber sie bekommen zuviel Thyreoidea und damit wieder Angina pectoris-Anfälle.

Brenner, Donovan und Murtagh operierten 6 Patienten mit schwerer Herzinsuffizienz (ohne Coronarsymptome) mit sehr gutem Resultat hinsichtlich der Besserung der Kreislauffunktion. Cutler und Levine setzen sich lebhaft für die totale Thyreoidektomie ein. Es muß aber zugegeben werden, daß ihre Wirkung keineswegs völlig geklärt ist. So fanden Weinstein, Davis, Berlin und Blumgart, daß die Herzschmerzen postoperativ verschwanden, ein Resultat, wie es auch bei der linksseitigen Sympathektomie erzielt wird, daß die Schmerzen aber nur dann dauernd beseitigt wurden, wenn eine wesentliche Senkung des Grundumsatzes erzielt wurde. Shambauch und Cutler sehen die günstige Wirkung der Thyreoidektomie bei der Angina pectoris in einer Veränderung der Adrenalinwirkung auf das Herz, sei es in einem Wegfall der Herzleistungssteigerung, sei es in einem Wegfall der coronarkonstriktorischen Impulse. Blumgart und seine Mitarbeiter geben bei schwer dekompensierten Herzkranken eine Operationsmortalität von 8% an. D. D. Berlin hat bei seinen Operationen bei Angina pectoris und Herzinsuffizienz 70% Besserung erzielt. Gehäufte Angina pectoris-Anfälle und Ruhe-Angina verschlechtern die Aussichten, man soll etwa 3 Monate nach dem Angina pectoris-Anfall warten. Fälle mit primärer Grundumsatzsenkung schon ante operationem geben keine Aussicht auf Erfolg. Berard, Cutler und Pyoan sehen ebenfalls den Erfolg der Schilddrüsenexstirpation in einer Veränderung der Adrenalinempfindlichkeit des Herzens und Levine konnte das experimentell insofern beweisen, als er in 5 Fällen von Angina pectoris ante operationem mit großer Sicherheit Anginaanfälle hervorrufen konnte durch Adrenalininjektionen, post operationem war das Adrenalin ohne Wirkung. Von den amerikanischen Statistiken über die Operationsresultate seien aus der zusammenfassenden Arbeit von Jessen noch zwei Statistiken aufgeführt: Weck gibt bei 100 Fällen von Angina pectoris, die an verschiedenen Kliniken operiert wurden, 3% operative Mortalität an, 15% Spätmortalität, gute Besserung bei 42% und mäßige Besserung bei 33%, unbeeinflußt 7%. Wesentlich schlechter ist allerdings das Resultat von Berard bei der 1936 erfolgten Untersuchung der 1932—1934 von Cutler operierten Fälle. Von 30 Kranken starben 3 bald nach der Operation, 8 starben 5—13 Monate post operationem, und zwar fast alle an Coronarthrombose. 85% der überlebenden Fälle waren mehr oder weniger myxödematös, zum Teil traten sehr erhebliche Erscheinungen von Möyxdem auf, so daß Jessen den Eingriff bei intelligenten und psychisch aktiven Menschen für kontraindiziert halten möchte. C. Weeks berichtet 1936 über 6 operierte Fälle von Angina pectoris, von denen er 1 Fall 11 Wochen nach der Operation an Coronarthrombose verlor. 4 Fälle wurden wesentlich gebessert. In Europa hat Mandl in Wien 38 Fälle von Herzinsuffizienz und Angina pectoris operiert. Er weist auf die Wichtigkeit hin, in Lokalanästhesie ohne Adrenalinzusatz zu operieren. 1 Fall starb 4 Stunden nach der Operation, 4 Fälle gingen an Recurrenslähmung oder Myxödem zugrunde. Mandl setzt sich stark für die Operation ein. Scherf sieht bei den Angina pectoris-Fällen die Hauptindikation in den unbeeinflußbaren Fällen von Ruheangina bei Aortenfehlern, ferner in den Fällen mit Gefäßkrisen bei Arteriosklerose, Mesaortitis und Hypertonie. Allerdings ist die Gefahr der Myxödembildung einmal wegen des Myxödemherzens, zum zweiten wegen der dem Myxödem folgenden atheromatösen Veränderungen recht erheblich, so daß an Stelle der Blumgartschen totalen Thyreoidektomie die subtotale Thyreoidektomie empfohlen wird. Von Friedman ist auf Grund experimenteller Untersuchungen und eines erfolgreich operierten Falles empfohlen worden, die totale Thyreoidektomie durch eine Unterbindung aller Schilddrüsenarterien und Abpräparieren der Kapsel der Drüse an der ganzen Vorderfläche zu ersetzen, was angeblich zur Inaktivierung der Schilddrüse genügt. Als dritter der Wiener Autoren spricht sich R. Singer sehr positiv für die Behandlung der Angina pectoris mittels totaler Thyreoidektomie aus.

In einem gewissen Zusammenhang mit der von Blumgart und Levine erstrebten Grundumsatzsenkung zur Besserung der dynamischen Bedingungen des Herzens stehen Versuche von Master, Joffe und Dack, auf rein diätetischem Wege den Grundumsatz, der bei Herzkranken meist erhöht ist, zu senken.

Die Autoren gaben eine Diät von nur etwa 800 Calorien pro die und erzielten damit Senkungen des Grundumsatzes um 20—30%. An einem Material von 243 Fällen mit Coronarthrombose, davon allerdings ein erheblicher Teil mit Hypertonie, wurde von allen anderen Behandlungsmethoden abgesehen und allein eine untercalorische Diät neben Bettruhe angewandt. Die Resultate waren überraschend gut, die Mortalität betrug insgesamt 16,5%.

Endlich seien an dieser Stelle die Versuche erwähnt, durch Heranziehung benachbarter Gefäße an das Herz den gestörten Blutkreislauf in den Coronarien mehr oder weniger zu ersetzen und zu ergänzen. Von Moia und Acevedo wurde tierexperimentell nachgewiesen, daß man durch Mediastinalgewebe, Muskelgewebe oder das durch das Zwerchfell nach oben gezogene große Netz Blutgefäße an das Herz heranbringen kann, die in enge Beziehungen zu den Coronargefäßen treten. Bei Patienten mit Angina pectoris wurde nunmehr ein größerer Teil der Herzoberfläche mit einem Muskellappen des Pectoralis major bedeckt. Von 7 Operierten starb einer, die anderen wurden wesentlich gebessert. Feil und Beck kamen ebenfalls auf Grund tierexperimenteller Untersuchungen zu einer ähnlichen Operation: der Epikard wird entfernt, das Perikard aufgerauht und eine Verbindung mit dem M. pectoralis hergestellt. Bei 21 operierten Fällen waren nach anfänglich hoher Mortalität die späteren Resultate teilweise überraschend gut. Neuerdings berichtet Lezius über ähnliche Versuche.

Im Anschluß an die chirurgischen Behandlungsmethoden sei noch die Röntgenbehandlung der Angina pectoris erwähnt. Gilbert versucht durch Bestrahlung der Herz- und Paravertebralgegend mit mittelharter und harter Strahlung in kleinen Dosen über 4—5 Wochen verteilt das vegetative Nervensystem zu beeinflussen und gibt bei 10 Fällen von Angina pectoris gute Erfolge an. Auch von Beck und Hirth und von Delherm und Beau wurden direkte Bestrahlungen der Herzgegend von vorn und hinten vorgenommen. Ich kann gewisse Bedenken hier nicht unterdrücken, jedenfalls ist große Vorsicht bei Herzbestrahlungen geboten. Auf die Möglichkeit von Herzschädigungen nach Röntgenbestrahlungen, insbesondere nach intrathorakalen Bestrahlungen, weist Parade hin und ich hatte in mehreren Fällen den Eindruck, daß eine vorangegangene intensive Röntgenstrahlenbehandlung, z. B. wegen Arthrosis deformans, nicht ohne Einfluß auf die folgende Coronarthrombose war. Das gleiche gilt auch meines Erachtens für die beispielsweise von A. Schürig empfohlene Diathermiebehandlung der Angina pectoris, von der ich wenig gutes gesehen habe. Nicht ganz von der Hand zu weisen ist vielleicht der Vorschlag von W. Raab, die Angina pectoris auf dem Wege über die Nebenniere anzugreifen, wie ja möglicherweise die Schilddrüsenexstirpation auch nur eine Desensibilisierung des Herzens gegen Adrenalin ist. Raab versucht, durch eine Röntgenstrahlenbehandlung der Nebenniere die Adrenalinausschüttung zu hemmen und erzielt bei 20 Fällen von typischer Angina pectoris durch die Bestrahlung wesentliche Besserung.

Die Röntgenstrahlentherapie der Angina pectoris ist leider aus dem ersten Versuchsstadium nicht herausgekommen. Und doch dürfte es ein durchaus aussichtsreicher Versuch sein, an die Stelle der operativen Entfernung sympathischer Ganglien oder der Injektionsbehandlung dieser Ganglien, wobei man im ersten Falle eine hohe Mortalität, im zweiten Falle eine unter Umständen bedrohliche Shockwirkung und sehr unsicheren Erfolg hat, die Bestrahlung zu setzen. Sussmann bestrahlte 16 Fälle von Angina pectoris paravertebral.

Es wurden 6 Fälle schmerzfrei, 5 gebessert, 1 starb, 4 nicht kontrolliert. Er bestrahlte mit einem Feld von 10×20 cm mit der Mitte auf den 7. Halswirbel und mit 270 r pro dosi, zusammen mit etwa 800 r. LANGER bestrahlte paravertebral im Bereich der Brustwirbelsäule mit 350—500 r pro Feld, also mit ziemlich harter Strahlung, um die Ganglien in der Tiefe zu erreichen und erzielte damit sehr gute Resultate. GROEDEL veröffentlichte 1923 im ganzen 23 Fälle hauptsächlich organisch bedingter Angina pectoris mit ebenfalls sehr guten Resultaten der Bestrahlung. R. GLAUNER weist mit Recht darauf hin, daß bei den verschiedenen technischen Anordnungen der Bestrahlungsfelder es darauf ankomme, daß der Ganglion stellatum im Bestrahlungsbereich liegt.

Zusammenfassung.

Die chirurgische Behandlung der Coronarerkrankungen hat sich bisher nicht durchzusetzen vermocht und blieb auf einzelne Operateure beschränkt.

Neuerdings ist die totale Thyreoidektomie in größerem Maßstab angewandt worden. Die Anfangsresultate sind gut, die Statistik der Spätresultate ist bisher weniger befriedigend. Bei gewissen Fällen von Angina pectoris — z. B. Hypertonikern mit hohem Grundumsatz und Herzinsuffizienz — scheint diese Methode zukunftsreich.

Ferner halte ich die Röntgenbehandlung der Coronarerkrankungen — z. B. Schilddrüsenbestrahlung — Bestrahlung des Ganglion stellatum — Nebennierenbestrahlung — für ein noch zu bearbeitendes und aussichtsreiches Gebiet.

Namenverzeichnis.

Die *kursiv* gedruckten Ziffern beziehen sich auf die Literatur.

Sachverzeichnis.

Inhalt der Bände 51—55.

Ein Generalregister für die Bände 1—25 befindet sich in Band 25 und für die Bände 26—50 in Band 50.

I. Namenverzeichnis.

II. Sachverzeichnis.

GPSR Compliance

The European Union's (EU) General Product Safety Regulation (GPSR) is a set of rules that requires consumer products to be safe and our obligations to ensure this.

If you have any concerns about our products, you can contact us on ProductSafety@springernature.com

In case Publisher is established outside the EU, the EU authorized representative is:

Springer Nature Customer Service Center GmbH
Europaplatz 3
69115 Heidelberg, Germany

Batch number: 10683525

Printed by Printforce, the Netherlands